运动疗法与作业疗法

（第二版）

于兑生　恽晓平　编著

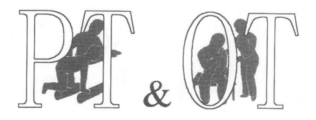

华夏出版社

前　　言

　　现代系统康复医学的理念是在 20 世纪 80 年代初才被引进我国的，将近 10 年之后的 1989 年得以进入医学院校的殿堂，我们所撰写的第一本教材——《康复治疗学》也就被用于医学院校康复系的大学本科教学。虽说那本教材曾在 1995 年获首都医科大学优秀教材奖，但现在看来，其实只是一个雏形。1998 年首都医科大学开设康复治疗技术专业，我们又收集了大量的国外资料以及美国、加拿大、挪威、日本等多所医科大学的教学大纲及教材，结合多年临床及教学经验和我国国情重新编写了《物理疗法与作业疗法》，由于其内容丰富，与国际接轨，理论与实际相结合，可操作性强，所以深受广大师生以及专业技术人员的欢迎，并于 2002 年获首都医科大学优秀教材一等奖。

　　该教材十余年来在多所高等医学院校、卫生部康复医师培训基地、中国残疾人康复协会康复技术专业委员会举办的全国康复技术人员培训教学中应用，得到广大医务工作者的热情关怀和鼓励。在广大读者的敦促下，我们又从临床实用的角度出发，再次进行了较大篇幅的增补，原定于 2001 年正式出版，热情的读者纷纷来信订购。就在书稿"杀青"的关键时刻，电脑发生了毁灭性的故障。祸兮福兮，在振作精神重新撰稿时，我们又有机会将最新的信息和进展及时补充进来。这使我们感到欣慰，同时也将此作为对很早就订购本书的读者的一种补偿。

　　本书共分四篇四十六章，计 100 余万字，含插图 650 幅，是我国当前第一部系统介绍运动疗法与作业疗法治疗技术的专业书籍。

　　归纳本书特点大体有以下几个方面：

　　1. 本书在专业知识和内容的编排上基本反映了当代运动疗法与作业疗法专业的全貌和发展水平。

　　2. 本书对运动疗法与作业疗法专业的区别、两专业之间的关系以及工作内容分别做了具体的论述。在目录和内容的编排上，力求体现各自的专业特点，能够使读者获得准确、清晰的概念。

　　3. 理论与实际应用紧密结合，在每章的第一节对相关基础知识和理论做了简明扼要的介绍。注重讲述各种实用康复治疗技术的原理、原则与操作手法是本书的鲜明特点。

　　4. 对操作性强的治疗技术或手法均配有插图，便于学习和理解。

　　5. 对在国际上广为应用、已臻成熟的治疗技术理论与手法操作均设有专题章节详细论述并重点介绍了操作手法。尽管随着康复医学的发展，某些治疗技术显现出时代的局限性，存在着一些争议，但是为了使读者能够客观地了解其本来面貌，我们尽量做到了在尊重原著者观点的基础上予以介绍。

　　6. 为便于临床应用，帮助读者建立康复病历，我们将各章节有关的评价内容和方法设计为临床实用的评价表格，临床工作人员可以直接复印使用。

我们在本书中反复强调，康复治疗不是单一技术的简单应用，而是根据患者病情的需要进行分析、判断，并综合应用多种技术，全面设计和有计划、按步骤实施训练的过程。因此，本书对各种技术的"优""劣"未置可否，谨将多种治疗技术推荐给读者，以丰富康复医务工作者的治疗手段。

编写本书旨在提高我国临床康复医学工作者的康复医学理论水平与临床实践能力，所以它不仅适用于康复治疗专业和康复医学专业教学之用，而且更适用于临床康复医生和治疗师自学之用。此外，本书也是神经内、外科及骨科等临床医生开展临床康复的得力助手。

在本书正式出版之际，我们不会忘记自 1987 年至今十五年来始终对作者进行谆谆教诲的国际著名康复专家津山直一先生、初山泰弘先生、二瓶隆一先生等日本老师以及加拿大 Tanya Packer 教授的指导与帮助。在本书编写期间我们专程赴香港理工大学考察，受到康复系主任许云影等教授的热情接待和指导，在此一并致谢。

本书的大量插图是由中国康复研究中心的张雁医师、李炜垣同志和中央工艺美术学院附属中学的傅可同学协助绘制的，为他们所付出的辛勤劳动我们也深表谢意。

由于我们的水平有限，不足甚至错讹之处在所难免，敬请各位专家、同道以及广大读者批评指正。

于兑生　恽晓平

2002 年 11 月 8 日于北京

目　　录

第一篇　总　　论

第二篇　评价学

第三篇　康复治疗技术

第四篇　临床康复

第一篇

总　　论

第一章　运动疗法总论

运动疗法是物理疗法的一部分。物理疗法（physical therapy）是利用运动、手法以及光、电、声、磁等物理因子作用于人体以治疗疾病的方法的总称，在康复医学中将前者称为运动疗法，而将后者称为物理因子疗法，后者也简称为理疗。从事物理疗法的技术人员简称为 PT 师（Physical therapist, PT）。随着康复医学的不断发展，人们普遍认为由患者积极参与的主动运动是改善运动功能障碍的主要手段，所以康复医学工作者将物理疗法的研究重点放在运动疗法上。理疗在我国具有悠久的历史，而且在临床医学中发挥了巨大的作用，如何将物理因子疗法与运动疗法相结合应予以足够的重视和研究。

第一节　运动疗法的历史与现状

一、运动疗法的历史

人类用运动的方式治疗疾病已有悠久的历史，最早的记载起源于中国。古代的中国功夫是僧侣们为了解除疼痛和其他症状所编排的一系列的姿势和运动，中医古代医书《黄帝内经》中也对运动治疗疾病的作用有较系统的论述。由于西方医学起源于希腊，所以世界各国多认为 Herodicus 是论述运动治疗疾病方法的创始人，大部分国家称他为运动疗法之父。但是，将运动作为一种系统的、科学的治疗手段，使其成为一门独立的治疗体系，应该是随着康复医学的形成与发展而逐渐成熟的。康复医学的发展史可以概括分为四个时期：史前期（1910 年以前）、形成期（1910～1940）、确立期（1940～1970）、发展期（1970 年以后）。

20 世纪初期，理疗专家主要注重于电疗，而运动疗法则是矫形外科、神经病科和温泉疗养院医师的领域。直至第二次世界大战，运动疗法才成为物理疗法的重要组成部分。

20 世纪初，相继在欧美及日本大量设立康复机构，健全康复立法，成立专门的学校，培养康复技术人员。临床工作也从对第二次世界大战战伤人员的治疗，转到对脊髓灰质炎、弛缓性瘫痪的治疗。随着 Lovett 的徒手肌力检查法，DeLorme 的渐增抵抗运动疗法，Muller、Hettinger 的等长运动疗法的不断发展，运动疗法也日趋成熟。

1950 年以后，针对中枢性瘫痪，建立和发展了包括 Brunnstrom 训练法、Bobath 训练法和 PNF（proprioceptive neuromuscular facilitation）训练法在内的神经生理学疗法体系，以改善关节活动度、增强肌力训练为主要目的的生物力学疗法，以及以关节松动技术（mobilization）、Mckenzie 疗法为代表的手法等，为运动疗法的发展奠定了坚实的理论基础和极其丰富的技术内涵。

二、运动疗法的现状

近几十年来，康复医学得到迅速发展，并日益为社会所重视，我国的康复医学在近十年来发展较快。1991 年 7 月我国卫生部、民政部、中国残疾人联合会联合颁布了《康复医学事业"八五"规划要点》，提出了"八五"期间康复医学事业发展的基本任务和具体标准。卫生部还要求各级医院均应负责预防、医疗、保健和康复服务任务，明确指出康复应包括医院内康复和社区康复两方面，二级、三级医院必须设立康复医学科。除国家级、省市级的康复中心或三级甲等医院是在刚刚起步时就设计了比较完善的 PT、OT 独立科室外，大部分康复科是在理疗科或神经内科、骨科的基础上，增加一个 PT 与 OT（参见第二章介绍）结合在一起的训练室。此一阶段，虽然专业人员人数不多，业务水平也有限，但它是我国康复医学发展的雏形。

康复医学教育也在起步，部分医学院校开设了专门课程，首都医科大学于 2000 年成立了第一所康复医学院，其中设有康复技术专业，开始培养 PT、OT 专业人员。

随着康复医学在我国的发展，先后成立了"中国残疾人康复协会""中华医学会物理医学与康复学会"及"中国康复医学会"等康复学术组织。1989 年在中国残疾人联合会的指示和领导下，在日本康复学会的帮助下，正式成立了我国第一个 PT、OT 专业的学术组织，由于当时 PT、OT 专业人数极少，队伍薄弱，难以成立各自独立的专业组织，故联合起来称为"康复技术专业委员会"。其宗旨是在国内普及、推广康复技术，建立和发展PT、OT 专业队伍，为与 PT、OT 国际专业组织接轨打下基础。在十多年里，专业委员会坚持每年定期举办全国 PT、OT 培训班，编写出版 PT、OT 专业书籍和教材。经过培训的学员已在各个省市的医院和社区开展 PT、OT 业务工作，为残疾人的康复发挥了重要作用。

据联合国统计，世界残疾人占总人口的 10%，如此庞大的人群需要大量的康复技术人员。我国人口众多，随着社会老龄化的进程，需要康复的人群不断扩大。培养专业康复治疗技术人员的问题已迫在眉睫。

运动疗法近几十年来发展很快，从以往在骨科疾病中应用，迅速向中枢神经系统、循环系统、呼吸系统、糖尿病等成人疾病方向转移，但其介入时间、训练内容、运动量、安全有效的条件等是一般处方所难以解决的，运动疗法师与临床专业医生之间的关系和工作模式有待进一步探讨。

"生命在于运动"。做什么运动，如何运动，是残疾人、慢性病患者，以及健康的老人、儿童、特殊职业工作者和一切希望健康长寿的人群向我们提出的问题。

第二节　运动疗法的定义与分类

一、运动疗法的定义

运动疗法（therapeutic exercise）是物理疗法中重要的组成部分。传统的物理治疗是专指利用光、电、声、磁等物理因子对患者进行的被动治疗，患者无治疗愿望亦可以进行，因此可称之为被动的物理治疗。运动疗法则与此不同，有人称之为恢复训练、治疗性锻炼、功能训练、康复训练等等。虽然各种不同命名之间有着微妙的差异，但都是在治疗师的指导下，为达到某种目的而进行的积极的运动，患者无此愿望是无法进行的。因此，运动疗法是以患者主动参与为主的特殊治疗方法。简单地说，所谓运动疗法就是利用运动的方法，对身体的功能障碍和功能低下，起到预防、改善和恢复作用的一种特殊疗法。随着医学模式的转化和障碍学的发展，运动疗法已经形成了针对某些疾患进行康复治疗的独立体系。它在物理疗法中的位置以及与水疗法、温热疗法、光电疗法、手法疗法以及日常生活活动训练（activity of daily living, ADL）等各种治疗方法之间的关系如图 1–1 所示。

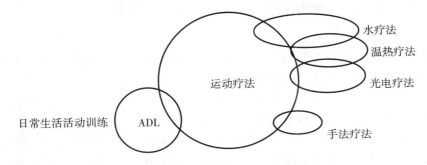

图 1–1　运动疗法在物理疗法中的位置

二、运动疗法的分类

运动疗法从不同的角度和目的出发，有不同的分类方法。现介绍几种与临床关系较密切的分类方法：

（一）按治疗部位分类

1. 全身运动疗法　以恢复全身的体力为目的，所产生的效果是间接性的，与促进局部损害的恢复有关。

2. 局部运动疗法　是针对关节活动度、肌力等，以改善局部性损害为目的的训练。

在所有疾患的康复过程中，采用全身运动疗法和局部运动疗法二者并用最为理想，但在实际工作中全身运动疗法往往被忽略。

（二）按治疗程序分类

1. 个别功能训练　是指扩大关节活动度训练、协调性恢复训练、平衡功能训练、肢体控制能力训练等为专一目的而进行的训练。

2. 综合功能训练　是将专一的、局部的功能联系起来，作为一个整体，为提高综合功能

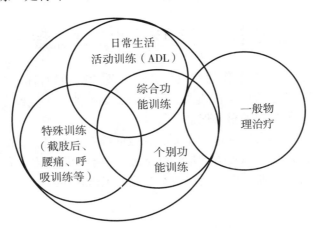

图 1–2　运动疗法按治疗程序分类及与其他训练或治疗的关系

所进行的训练。在某种程度上完成了综合功能训练后，就可以向最后的日常生活活动训练转移。所以，个别功能训练和日常生活活动训练以综合功能训练为桥梁。对某些特殊的疾患还可以以特殊训练内容与此衔接（图 1-2）。

（三）按运动方式分类

1. 被动运动疗法　完全依靠治疗师、器械或者患者本身的健康部位等外力协助患侧完成运动，如按摩、关节松动技术以及各种训练法中的被动手法等等。

2. 主动运动疗法　是利用患者自身的肌力进行的运动。一般可分为三种：①辅助主动运动。在器械、治疗师或自己健康肢体的帮助下，患侧尽最大努力完成的运动，是从被动运动向主动运动过渡的阶段。②主动运动。不依靠外力而完全由患者主动收缩肌肉完成的运动。③抗阻力运动。克服由治疗师、器械等实施的各种外来阻力完成的主动运动。根据疾病性质、肌力大小、全身体力状况和训练的目的，选择不同的训练方法。

（四）按运动疗法的原理分类

随着运动疗法的发展，治疗技术不断创新，关节活动度、肌力、耐力改善的传统训练方法不断完善，伴随着生物力学、神经生理学的应用，训练方法也日趋成熟，治疗范围不断扩大。由于大部分疗法都是研究运动功能障碍的康复技术，因此均含有大量的解剖学、运动解剖学、生理学、功能恢复生理学、障碍学、生物力学等边缘学科的成果。但是，各种疗法因其不同的康复对象如骨科疾病、小儿脑瘫、脑血管病等导致的中枢性瘫痪等，又具有各自不同的原理、技术特点和主要适用范围。为便于理解，在此进行相对的分类整理。

1. 手法　关节松动技术（joint mobilization）、McKenzie 疗法以及各国不同风格的传统按摩、推拿手法。

2. 生物力学疗法　渐增阻力训练法，关节活动度的维持与改善训练法，呼吸系统疾病运动疗法，步态矫正训练法等等。

3. 神经生理学疗法　根据神经生理与神经发育的规律应用易化或抑制方法，改善因中枢神经系统损伤而导致的运动障碍的康复治疗方法。应用较普遍的有 Bobath 训练法、Brunnstrom 训练法、本体感觉性神经肌肉易化训练法（proprioceptive neuromuscular facilitation，PNF）以及 Rood 训练法等。

第三节　运动疗法的工作流程

康复医学与临床医学，在工作的对象、方法以及欲达到的目的等方面均有显著的区别。因此，康复治疗具有独特的工作模式。以科学、规范的工作流程开展治疗，是克服不同阶段的难点、提高康复疗效的重要保证。

患者入院后，首先由主管医生进行全面、细致的检查，根据患者的疾病诊断、障碍诊断，综合分析存在的问题后，以处方的形式，下发到各有关康复专业科室。运动疗法科的治疗师接到医生处方之后，便可以开始进入本专业的工作程序。

一、收集资料

通过阅读病历，与患者谈话，以及有关的检查与测量，收集患者的资料，选择适当的评价方法，系统、详细地填写评价表格，以便将障碍程度科学合理地量化。

二、分析、研究

在此阶段，治疗师应重点考虑患者的疾病性质和障碍的诊断与分类，在找出患者存在的全部问题的基础上，对有关资料进行整理，通过分析、研究，对问题作出合理的解释。对患者存在的问题、产生问题的原因、应采取的措施以及措施的理论根据一一加以分析。以不同颜色的线将这些内容串联起来，使治疗师思路清晰，措施得当，为以后有计划、分步骤地进行康复治疗打好基础。

三、制订计划

在分析研究的基础上，设定远期目标和近期目标；为达到近期目标而制订治疗计划。

（一）设定康复目标

远期目标（long-term goal）应是康复治疗结束或出院时所达到的效果，也应是患者通过康复治疗可能达到的最佳状态，如在穿戴踝 - 足矫形器的条件下独立行走，或在社区生活中以轮椅代步。远期目标需要在综合患者的功能、能力及社会因素评价结果和了解患者需求的基础上形成。

近期目标（short-term goal）是指通过 1 ~ 3 周的康复治疗和训练，在某些问题上可能达到的康复效果。近期目标是实现远期目标的基础和具体步骤。因此，近期目标是实现远期目标过程中的许多阶段性目标。随着康复的进展，近期目标不断出新，逐步接近远期目标。

远期目标的设定，有利于患者和家属对康复的理解，丢掉幻想，根据自己的条件，客观地安排治疗、工作、学习和生活，也为治疗人员制订近期目标确定基本方向。近期目标的设定使患者看到希望，找到奋斗的目标，为治疗人员提供检验治疗效果的时机与标准。

（二）制订治疗计划

PT、OT 训练要根据各自的近期目标制订治疗计划，包括治疗原则、疗法的种类、治疗的顺序与时间、训练内容、训练量、必要的条件、场所以及实施的时间等。

四、出席初期评价会议

将以上材料在初期评价会议上报告，并听取其他专业的评价报告、治疗计划，修改初期评价会议决议中与原计划不符的内容。

五、康复治疗

按照初期评价会议的决议，执行近期康复治疗计划。

六、出席中期评价会议

根据患者康复进程的需要，制订新的治疗计划；在中期评价会议上报告下一阶段的治疗计划，并根据评价会讨论结果对治疗计划的内容进行修改。

七、继续康复治疗

按照新的方案进行治疗。在康复治疗期间，根据需要和主管医生的建议，可以召开数次中期评价会议，调整和修改训练计划，直至患者康复出院。

八、出席末期评价会议

在患者结束康复治疗出院前，应进行总结，各项检查项目均应与入院时初期评价结果和远期目标进行对照，说明康复治疗的效果、回归方向和遗留问题的处理建议（图1-3）。

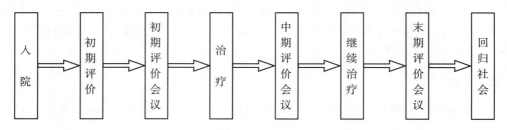

图1-3 运动疗法工作流程示意图

九、追访

对康复患者登记、追访也是运动疗法师不可忽略的重要工作。

第四节 运动疗法的适应证与禁忌证

一、运动疗法的适应证

1. 疼痛。
2. 关节挛缩。
3. 软组织损伤。
4. 骨骼、肌肉系统疾病导致的运动障碍。
5. 神经系统疾病导致的运动障碍。
6. 循环系统的功能低下。
7. 内脏器官的功能低下。
8. 精神功能异常。

二、运动疗法的禁忌证

除被动运动及轻度的主动运动外，运动疗法的绝对禁忌如下：
1. 需绝对安静的重症患者。
2. 体温在38℃以上。
3. 持续的或不稳定型心绞痛患者。
4. 发作后处于不稳定状态的心肌梗死患者。
5. 安静时血压舒张压在120mmHg以上，或收缩压在200mmHg以上。
6. 安静时脉搏超过100次/分。
7. 心力衰竭失代偿状态，有心源性哮喘症状，呼吸困难，全身浮肿，胸水、腹水患者。
8. 心肌疾患发作在10日以内者。
9. 重度心律不齐。

10. 体位变化或运动时血压的反应显著异常者。

11. 安静时有心绞痛发作者。

12. 游离性大动脉瘤。

13. 手术后未拆线。

14. 骨折愈合不充分。

15. 剧烈疼痛。

16. 全身性疾患的急性期。

第五节　运动疗法的常用设备

综合医院建设运动疗法科室需要购置的设备要因地制宜，不必千篇一律。规模较大、经费充裕、业务范围广、科研和教学任务多的医院，与仅以临床为主的医院，所需要的设备种类截然不同。一般可以将康复设备分为两大类。

一、共用基本设备

为运动疗法专业必备设备，如肋木、训练台、训练用阶梯、平行杠、平衡板、矫形镜、功率自行车、砂袋、起立床等。为了使用方便，在科室内摆放的共用设备，一般应固定位置，统一保管，不得随意拿出科室供个人使用（表1–1）。

高科技含量的先进设备的应用，如等速运动仪、减重步态训练仪、平衡训练仪，极大地提升和丰富了运动疗法的治疗手段和水平。由于其价格不菲，仪器的操作使用需经过专门培训，尚难以普及推广，故在此不详述。

二、个人使用的用品用具

由于患者大部分伴有运动功能障碍，因行动不便，有些不仅在训练室内需要，回到病房，甚至出院后仍需要的辅助用品、用具，可由私人购买或租用，如轮椅、助行器、腋拐、四脚拐、手杖、肩吊带、长/短下肢矫形器等。此类设备的管理可根据各医院的具体情况进行，原则上是要在科室内留有基本备用品，可以采取借用、出售、出租等方式为患者提供方便，带出科室使用（表1-1）。

表1–1　运动疗法科设备分类

分　类	内　容
共用基本设备	平行杠（方型、圆型、儿童型）平衡功能评价、训练装置 起立床 训练床 矫形镜 股四头肌训练器 平衡板（大、中、小）助行器 功率自行车 砂袋 滑轮 绳索 体操垫 PT凳 保护腰带 训练用球 支撑架 楔形垫等
个人用品用具	轮椅 腋拐 手杖 四脚拐 长/短下肢矫形器 膝踝关节矫形器 防褥疮坐垫 肩吊带等

第六节　运动疗法科室的建设与管理

康复医学目前在我国仍属初期阶段，部分综合医院中没有康复科室，相当一部分初建的康复科是在临床科室的基础上发展起来的。虽然科室的建立应根据各医院的条件因地制宜，但是作为康复科中不可缺少的运动疗法训练室，由于专业的特殊需要，应尽快地争取达到正规化标准。

一、科室建设

1. 训练室面积尽量大，具有开阔感。理想的面积小规模的应在 $40m^2$ 以上，大规模的应在 $60m^2$ 以上。根据患者人数设计，每名患者应有 $3 \sim 4m^2$。

2. 室内具有患者充分活动的空间。

3. 门的设计要充分考虑到轮椅和运动障碍者的出入自如。

4. 室内采光良好，使患者以最佳的精神状态参与训练。

5. 随时保持整洁，无关物品不得带入室内，既可以扩大活动空间，对患者的安全也会起到保证作用。

6. 室内一切设施均应充分地考虑患者的安全，如可抓扶的物品必须固定坚牢，暖气、管道、水池的位置均应妥善设计。

7. 地面最好用木质地板，注意不用过硬、过滑的地面材料，以防患者跌倒受伤。

8. 设备的摆放要科学合理，以免训练时互相干扰，或妨碍轮椅驱动和步行训练。

9. 如条件许可，在宽大的训练室内设两个单间房屋，在需暴露身体的特殊检查和评价时使用。另一间为工作人员办公室。

10. 室内应有空调设备，控制冬季、夏季适于训练的室温。

11. 运动疗法科室应设在既照顾住院患者又方便门诊患者的适当位置。

二、运动疗法科的管理

（一）治疗人员编制

运动疗法科的治疗人员，要根据患者的人数决定。美国医院协会公布的物理治疗师患者定额的报告，为 1 名治疗师配 1 名助手，每日负责 10 ~ 20 名患者的治疗。世界物理治疗协会公布，2 名治疗师加 2 名 PT 助理或实习生，每日负责 40 名患者的治疗。对重症患者，治疗师在训练中应寸步不离地予以治疗，国外的经验证明，每名治疗师配 1 ~ 2 名助手效率会更高。如果每日全科室的治疗量超过 100 人，应配一名接诊员，负责患者登记、协调工作、科室内一般事务的处理，解答患者以及家属的疑问，处理科室之间的业务往来。

（二）规定时间治疗制度

运动疗法因其专业的特殊要求，必须严格遵守规定时间治疗制度。应当将每日工作时间，按 45 分钟一个工作单元，平均分割成 7 ~ 8 个治疗时间段。无论是门诊还是住院患者，均应由有关护士长与运动疗法科协调，规定患者的治疗时间段，按时训练，按规定时间结束。否则往往会出现忙、闲不均，上午 10:00 ~ 11:00 与下午 2:30 ~ 4:00 为高峰时间段，患者人数过多，治疗效果差，安全不能得到保证。有的患者不按时结束治疗，会造成管理上的混乱，以致影响疗效。

（三）建立健全登记制度

1. 患者训练登记　内容包括年、月、日、时间，障碍诊断分类，患者姓名，治疗师签字，日工作量小结，当天特殊情况记录，值班人员签字。

2. 新患者治疗处方登记　值班人员接到门诊或病房送至的新患者治疗处方应及时登记，并经与 PT 长（PT 治疗师负责人）协商，分配到负责治疗师，治疗师接到处方后应在登记本上签字，并在 24 小时之内与患者接洽，安排时间，及时开始治疗。

3. 评价会议通知登记　值班人员接到科室的各种评价会议通知，应及时登记，并将通知单当日内送交责任者，接到通知单的治疗师应在登记本上签字。

4. 事故、差错登记　训练中出现的一切意外均应登记，如患者跌倒、坠床等等。

5. 治疗人员调整登记　全科训练人数在 100 人 / 日以上者应建立此项登记。治疗人员因病、因事请假或因公外出不能准时治疗时，值班人员协调，由其他治疗师代替治疗。值班人员应对调换结果及时进行登记，并由治疗师签字。

（四）评价会议制度

每名患者在住院期间都应安排不得少于三次的评价会议。召集有关治疗人员，组成治疗小组，定时召开初期、中期、末期评价会议。初期评价会议应在治疗人员收到处方的一周左右召开，不得间隔时间过短而影响治疗师的检查评价和制订计划，也不得拖延时间过长而影响患者的治疗。中期和末期评价会议也应提前 2 ~ 3 日通知有关人员填写评价表格，安排好患者的治疗，准时出席会议。

（五）病历书写和检查制度

PT 长应定期检查治疗师评价表格及治疗记录的书写，对不符合要求的医疗文件应及时修改。治疗师对自己负责的患者必须进行认真的检查，选择合理的评价内容填写评价结果，如存在的问题、治疗的目标（远期、近期）、治疗计划（时间、方法、强度）、评价会议记录、训练效果等等，患者出院时交病案室统一保管。

（六）会诊查房制度

除建立定期查房制度之外，还应对复杂病例或难点问题，开展各种形式的会诊或讨论，如请主任、高年资治疗师会诊或组织集体讨论，请患者到场，由主管治疗师提出问题，请同行讨论，提出新的治疗方案。还可以根据患者普遍存在的难点问题，布置查找有关资料，安排重点发言以展开讨论等。由于康复治疗在不同阶段都会出现难点，而治疗师是固定的，治疗时间过长，往往会出现思维的局限，这就使得互相交流成为及时调整治疗计划、提高疗效的重要措施。

第二章 作业疗法总论

第一节 作业疗法的历史与现状

一、作业疗法的历史

作业疗法的历史根源可以追溯到 19 世纪初美国的道德疗法时代。道德疗法（moral treatment）主要是对精神病患者有计划地安排一些病房工作、工艺、园艺等人性化的活动，帮助患者维持精神平衡。第一次世界大战期间，肢体伤残患者的数量剧增，作业疗法的工作范围因此而逐渐扩展到对躯体功能障碍者的治疗中，作业疗法在康复医学中的作用逐渐受到重视。

20 世纪 40 年代以后，作业疗法迅速发展。作业疗法与康复医学密切配合，大力发展生物力学治疗技术、神经肌肉易化技术、日常生活活动训练、假肢训练以及矫形器的制作等技术。随着作业疗法的发展，人们不断地探索和研究构成本专业的理论和技术内涵，使其日趋成熟。1954 年"世界作业治疗师联合会"正式成立。此后，作业疗法在欧、美、澳大利亚及日本等国迅速广泛开展，成为康复医学领域中不可缺少的治疗手段。

二、作业疗法在我国的发展现状

作业疗法是帮助障碍者回归社会的重要手段，具有很强的国情性。随着改革开放的进程，人们的思想观念、生活水平都发生了巨大变化。但是，我国仍然属于发展中国家，经济水平还不高，社会保险、医疗报销制度、残疾人保障法尚在不断完善之中，旧的思想观念还在影响着残疾人回归社会的落实，作业疗法的发展受到一定的制约。目前国家级和部分省市级康复中心成立了作业疗法科，在国情允许的范围内开展了部分业务工作，但在医学院校的康复教育中尚未开设独立的作业疗法专业。大多数医院也没有成立专门的科室，仅是在运动疗法科内或康复科内由 PT 治疗师兼做一些作业疗法的工作。近几年来，随着康复医学的普及、发展以及作业疗法水平的提高，人们已经明显地表现出对本专业的认可。一些有条件的医院正在逐渐地将作业疗法从运动疗法中分离出来，成立了专门的训练室。

第二节 作业疗法的定义与分类

一、作业疗法的定义

作业疗法（occupational therapy）是以有目的的、经过选择的作业活动为主要治疗手段，用来维持、改善和补助患者功能的专门学科。作业疗法能够帮助因躯体、精神疾患或发育障碍造成的暂时性或永久性残疾者，最大限度地改善与提高自理、工作及休闲娱乐等日常生活能力，提高生活质量，回归家庭与社会。从事作业疗法专业的技术人员简称为 OT 师（occupational therapist, OT）。

英文 "occupation" 直译为 "职业"，但在作业疗法中，它不是简单地指某一工种，而是指占据一个人的时间并且对其生活赋予意义的所有活动，在作业疗法专业中将这些活动统称为作业活动。因此，作业活动既是作业疗法的治疗手段，又是作业疗法康复的目标。

二、作业疗法的分类

作业疗法包含的范围非常广泛，就其工作内容而言，不同版本的教材分类方法也有所不同。本书综合各家之长提出以下的分类。

（一）功能性作业疗法

功能性作业疗法是为了改善和预防身体的功能障碍而进行的治疗活动，根据障碍的不同，包括关节活动度训练、精细动作训练、肌力增强训练、耐力训练等。这些训练与 PT 训练的目的相同，但所采取的方法却截然不同。针对患者的障碍、残存功能、心理状态和兴趣爱好，设计和选择相应的作业活动，如工艺、木工、雕刻、游戏等，患者通过完成 OT 师精心设计的某项感兴趣的活动，达到治疗的目的。因此，OT 师要根据国情并结合患者常见的身体功能障碍，设计出丰富多彩、患者喜闻乐见而又行之有效的作业活动，这是提高疗效的关键。

（二）心理性作业疗法

患者在出现身体功能障碍时，往往伴随着继发的心理障碍，OT 师可以根据其心理异常的不同阶段，设计相应的作业活动，帮助患者摆脱否认、愤怒、抑郁、失望等不安的状态，向心理适应期过渡。住院后与社会隔离，相当一部分患者会因环境的变化而感到不习惯，OT 师可以根据患者的兴趣设计有针对性的作业活动，对患者的心理进行支持性训练。对具有愤怒、不满情绪的患者，可以设计陶艺、金工、木工等活动，通过敲敲打打进行宣泄。近年来，心理性作业疗法有向神经心理学、高级脑功能障碍（如失用、失认）的评价与训练发展的倾向。

（三）日常生活活动能力训练

日常生活活动是人在社会生活中必不可少的活动。康复医疗中的患者大部分日常生活活动动作都需要别人帮助。因此，要对患者这方面的能力进行全面的评价，确定患者不能独立完成哪些动作，需要多少帮助，这种量化性的评价是确定训练目标和训练计划的重要环节。日常生活能力的评价与训练不仅仅在 OT 专业进行，PT 师、护士等也非常关注。但是，进食、更衣、梳洗和修饰、如厕、家务劳动等项目难度较大，不仅要对患者进行专门训练，而且在功能难以改善时还要进行环境控制、改造，自助具的设计与制作等，这些都是 OT 师的重要工作内容。

（四）自助具、矫形器的制作与应用

根据患者障碍的程度和日常生活能力训练的结果，为了减少患者的疼痛等症状，代偿丧失的功能，提高日常生活能力水平，OT 师应能设计并亲手制作适合患者使用的矫形器，如用热可塑材料制作手夹板、对指矫形器、踝关节跖屈内翻矫形器；为颈损或偏瘫患者设

计制作万能袖带、指甲刀、系扣器等自助具。目前有些用品已由工厂生产并在商店出售，但如何根据特殊患者的具体情况，灵活地设计制作和训练患者熟练使用矫形器或自助具仍是 OT 师的重要工作内容。

（五）职业前的作业疗法

当患者结束医学康复训练后，应回归社会或到职业康复中心学习，掌握适合身体条件的工作技能。在此阶段前，OT 师应对患者的躯体功能、精神状态、障碍的种类及程度、日常生活能力水平、学习能力以及可能从事的专业进行全面的评价和试训练，将评价结果认真记录，最后将材料介绍给职业康复中心或职业介绍所。

第三节　作业疗法的工作流程

作业疗法的工作流程与运动疗法的工作流程在总体上基本相同，但在某些环节上体现出作业疗法专业的特点。在评价时，首先应当对患者的作业活动能力进行评价；在此基础上展开对于影响作业活动的各种因素，包括躯体因素、精神因素以及各种环境因素的评价；通过全面评价，发现哪些日常生活活动受到影响并找出原因，提出针对性的治疗计划（作业疗法的工作流程如图 2-1 ）。

在制订治疗方案的过程中，治疗师需要遵循作业疗法所特有的决策思维方式制订出适合患者的具体方法（图 2-2 ）。

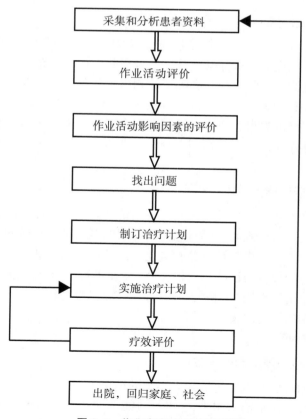

图 2-1　作业疗法工作流程示意图

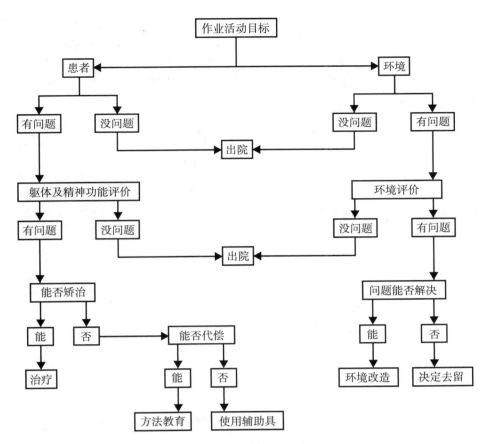

图 2-2　作业治疗方案制订的决策流程意图

第四节　作业疗法的适应证

作业疗法的治疗对象包括所有因疾病或创伤而导致的在自理、工作或休闲娱乐活动等方面存在能力障碍的伤残者，例如：①中枢神经系统损伤：中风、脑瘫、脑外伤、脊髓损伤。②骨骼运动系统损伤或术后：骨折、脱位、各种关节炎、关节置换术后。③外周神经损伤。④任何由于手术而导致的或需要手术的功能障碍。⑤烧伤。⑥心肺疾患。⑦发育迟缓。⑧学习障碍。⑨老年痴呆。⑩任何影响精神功能的障碍：抑郁、精神分裂症。

作业疗法不仅仅在康复专科医院开展，也常常在综合医院、老年病机构、患者家里或居住地、敬老院、特殊教育学校及门诊、社区康复机构、精神病医院，乃至工厂、普通学校及有残疾者的工作单位开展。

第五节　作业疗法的常用设备

作业疗法的业务范围较广，所需设备较多，占地面积也大，要结合国情、本地区康复医学发展水平和本院的经济能力综合考虑。应当因地制宜、就地取材设计作业活动，仅购置简单的设备即可开展工作，随着业务的发展再逐渐完善。在经济发达地区可配置环境控制系统，用以训练重度肢体残疾的患者，如高位颈损的四肢瘫患者的日常生活活动能力。此外，还可以设计一间用于日常生活活动能力训练的房间，房中模拟典型的中国式家庭环境布置。偏瘫、截瘫、截肢等患者在这种环境中进行各种实际活动，由 OT 师进行观察、分析，为其设计训练计划，或是根据患者的具体困难设计环境改造方案（一般作业疗法科的常用设备归纳在表 2–1 中）。

表 2–1　作业疗法科常用设备

分　类	内　容
治疗用器械	站立台、可调式 OT 桌、砂板磨、滚筒、木钉板、手指功能训练器、握力计、训练床、体重计、矫形镜、功率自行车、认知功能评价训练用具
治疗用游戏用品	各种球（大橡胶球、篮球、排球、皮球、乒乓球）、套圈、各种棋类等
自助具和矫形器	各种日常生活活动用自助具、各种支具（腕、手、肘、肩支具或矫形器）、充气支具、手夹板制作工具及材料
作业活动用具	皮革工艺用具及材料 雕刻用工具及材料 铜板作业用工具及材料 木工用工具及材料 马赛克工艺用工具及材料 陶艺用工具及材料 毛衣编织机、样书、毛线 书法、绘画用工具及材料 其他
日常生活活动能力训练用具	坐便器、浴盆、炊事用具及材料、扫除用具、洗衣机、电话、其他

第六节　作业疗法与运动疗法的区别

　　作业疗法与运动疗法是康复医学的重要组成部分，在康复治疗中作业疗法与运动疗法具有同等重要的作用和价值。作为独立的专业，它们各自建立了完整而独立的学科体系。从工作重点、所采取的治疗手段到康复目标均有着根本性的区别。以下就作业疗法与运动疗法的区别做简要的总结（表 2–2）。

表 2–2 作业疗法与运动疗法的区别

项目	作业疗法	运动疗法
关注焦点	从事作业活动的能力	躯体运动功能
介入时间	较运动疗法相对晚	急性期即介入
治疗手段	治疗性作业活动、自助具及夹板、作业及环境改造等	运动等各种物理因子
治疗内容	ADL、感觉、认知及知觉、精细动作与协调性、耐力等	肌力、关节活动度、平衡、姿势控制、步态矫正等
康复目标	提高人的作业活动能力水平	提高机体功能水平

评 价 学

第三章　评价学总论

第一节　定义与目的

评价是运动疗法和作业疗法工作程序中非常重要的内容。在康复医学领域中，一切治疗手段都从初期评价开始，至末期评价结束，评价贯穿于治疗的全过程。只有掌握了正确的评价方法，治疗师才能根据本专业的特点准确地设计患者的康复目标，制订行之有效的康复计划，使康复治疗工作顺利进行。

一、定义

评价（assessment）也称为评定，是收集患者的有关资料，检查与测量障碍，对其结果进行比较、分析、解释并进行障碍诊断的过程。通过评价，能够发现和确定患者当前存在的障碍点、障碍水平以及患者的潜在能力，为制订明确的康复目标和康复治疗计划提供依据。

世界卫生组织将障碍分为三个层次：第一个层次是功能形态障碍（impairment），如脑卒中患者直接的病理损害包括感觉丧失、运动功能丧失、异常的运动与运动协调性障碍等，间接损害包括废用性肌萎缩、关节挛缩等。第二个层次是能力障碍（disability），如脊髓损伤所致高位截瘫的患者不能以正常的方式独立进食、如厕或翻身等。第三个层次是社会不利因素引起的障碍（handicap），即由于功能形态障碍或能力障碍，限制或阻碍一个人参与社会各种活动，如不能重返工作岗位。根据不同疾病和不同层次的障碍，评价就要在这三个层面上进行。

1.功能形态障碍的评价　身体形态、关节活动度、肌力、肌张力、运动发育、平衡与运动协调性、上下肢运动功能、感觉、认知、呼吸以及循环系统的评价等。

2.能力障碍的评价　作业活动能力，包括日常生活活动、职业活动、休闲活动等方面的评价。

3.社会因素障碍的评价　职业评价、各种自然环境和社会人文环境的评价等。

如骨科疾病需要选择肢体形态、关节活动度的测量、肌力评价和有关能力评价，而中枢性瘫痪的患者一般不使用肌力评价，常根据患者存在的问题，选择上下肢功能评价、认知、语言、感觉等功能评价及步态、日常生活活动能力和家居环境的评价等内容。

治疗师根据各自的专业特点，选择相应的评价内容。运动疗法的评价常以功能形态障碍为主；而作业疗法则以能力和与作业活动障碍有关的功能形态及环境的评价为重点。两个专业在评价的内容上有相同的方面，但侧重点不同。例如对关节活动度的测量，运动疗法师着重肢体与躯干关节的测量，而作业疗法师则侧重于上肢，尤其是手部诸关节的测量。

二、目的

评价贯穿于康复治疗的全过程。因此，在康复治疗过程中，不同时期的评价有着不同的目的，从总体来讲，可以归纳为以下几点：

1. 确定障碍的性质、范围和程度　通过对患者躯体、精神或心理功能及残存功能进行评价，发现并确定患者存在哪些障碍，障碍的部位、范围和程度。

2. 确定影响患者康复的外界因素　通过对患者的家庭及社会环境进行评价，找出影响康复的外界环境因素。

3. 确定是否需要运动疗法或作业疗法治疗。

4. 指导制订康复治疗计划　评价结果作为客观依据，为治疗人员正确提出康复目标、制订康复治疗原则、明确治疗方法及具体实施方案提供第一手资料。

5. 判定康复疗效　在阶段性治疗后进行再次评价，通过与初期评价的结果进行比较，可以判断疗效优劣、治疗方法是否正确、下一治疗阶段是否需要修改治疗计划等。

6. 评估投资－效益比　康复的最终目的是使残疾人最大限度地独立回归家庭与社会生活。是否在最短的时间里、用最低的成本达到最佳的疗效，即达到上述目标，是评估或衡量康复医疗机构医疗质量与效率的重要手段。通过对一定时间内患者日常生活活动能力的恢复程度进行评价，可以有效地对一个康复医疗机构的投资－效益比进行评估。

7. 判断预后　由于损伤部位、范围或程度不同，同一种疾病的康复进程和结局可以不同。通过对障碍进行全面评价，治疗人员可以对患者的恢复进行预测判断，为制订更加切实可行的康复目标和治疗计划提供依据，也使患者及其家属对未来有一个预期目的和心理准备，既不悲观，也不盲目乐观，使患者更积极地参与和配合治疗。

8. 为残疾等级的划分提出标准。

三、评价的类型

根据不同时期以及评价目的的不同，将评价分为初期评价、中期评价、末期评价及随访评价。

1. 初期评价　初期评价是治疗师在接到康复医生的治疗通知后首次对患者进行的评价。其目的是发现和确定患者在上述三个层次存在的障碍点、障碍水平以及患者的需求，为设计远期、近期目标和治疗方案提供依据；也为中、末期评价判定疗效提供客观指标。对于住院的患者而言，初期评价通常在医生下达治疗通知后即开始。

2. 中期评价　患者经过一段时间的治疗后，治疗师需要对治疗情况进行总结，此即中期评价。中期评价的过程同初期评价，但评价重点或评价的目的是判断障碍是否有改善、改善的程度以及治疗方案有无必要调整。通过将中期评价结果与初期评价结果进行比较，检查初期评价以来的变化或进步是否与近期目标相符合，从而判断疗效。如果所得进步已达到近期目标，则可重新设计康复目标；如果进步不大，治疗效果不显著，或变化与目标不相符合，提示治疗原则与方法不当，则需要及时更改治疗原则与方法。一般在患者住院中期予以安排，也可以根据患者病情的需要组织多次评价。

3. 末期评价　末期评价通常在患者出院前结束治疗时进行。目的在于判定康复治疗效果如何、是否达到预期目标，对遗留问题提出进一步解决的方法和建议。

4. 随访评价　治疗师有时需要对出院后回归社区家庭的患者进行随访追踪评价。其目的是了解患者的功能和能力状况，即是否仍保持已获得的进步还是出现了退步，是否需要继续治疗。评价的对象多为治疗进步缓慢，但不需要接受常规康复治疗者，如中风后偏瘫恢复期的患者。随访评价可 2 ~ 3 个月、半年甚至 1 年进行一次。随访评价也常用于科研中。

第二节　评价的过程与方法

评价的过程分为收集资料、分析、解释评价结果和召开评价会四个阶段。实施评价按上述四个阶段依次进行。

一、收集资料

运动治疗师（简称 PT 师）和作业治疗师（简称 OT 师）在接到由医生下达的治疗单后，在进行各种评价之前，应首先收集患者的一般情况。

（一）阅读病历

对患者的一般情况如年龄、职业、婚姻、家庭状况、入院日期、病历号、诊断、临床治疗过程、并发症等尽量从病历中摘取。

（二）谈话

PT、OT 师根据本专业特点与患者进行接触。第一次谈话的效果对将来的康复治疗影响很大。康复的对象往往是因疾病、外伤等突然发生的事件，造成了不可逆转的生理功能障碍，如脑外伤、脑卒中、脊髓损伤、截肢等等，无论是患者还是家属都经受了一次意外的打击，由于个人的工作、学习、家庭、生活情况不同，心理反应千差万别，对康复的理解也各不相同。因此，谈话要在阅读病历之后，进行认真的准备。刚参加工作的年轻 PT、OT 师应书写谈话提纲，以饱满的热情，最佳的状态，简洁、幽默的语言，在尽量短的时间内，向患者和家属提出需要了解的问题，介绍本专业的工作内容和特点，交待治疗中的注意事项等。要通过第一次谈话与患者建立感情，给患者留下良好的印象，使患者得到最大的宽慰，坚定康复信心，在了解康复特点的情况下，主动积极地参与治疗训练。

（三）检查与测量

通过阅读病历和与患者或家属交谈，治疗师初步了解了患者目前功能或能力方面存在的问题。根据疾病诊断和专业的不同，选择适当的评价内容和评价方法。从定性、定量分析的角度，评价检查可以分为定性、定量以及半定量评价。

1. 定性评价　是通过用肉眼观察，结合观察者以往积累的经验对观察内容及结果进行归类分析的评价方法。通过观察可以大致判断患者是否存在障碍及存在何种障碍。在临床康复医学工作中，定性分析方法常作为一种筛查手段对患者进行初查，找出问题，如对偏瘫患者进行的运动模式的评价（屈肌联带运动、伸肌联带运动、分离运动等）、异常步态的目测分析法等。定性评价的优点是在很短的时间内就可以对患者的情况做出大致的判断，不需要昂贵的仪器设备，检查不受场地限制。作为一种筛查手段，定性分析为进一步详查缩小了范围，提高了评价的针对性。由于肉眼观察具有一定的主观性，不同的观察者所得印象可能不尽相同，会使结论的客观性和准确性受到影响。

2. 定量评价　是将障碍的程度用数值来表示的评价方法。所得数据一般用度量衡单位表示，如关节活动度以度（°）、Cybex 等速运动肌力检查以牛顿·米（N·m）、身体重心偏移及重心摆动轨迹以厘米（cm）、步态分析中的步速以米 / 秒（m/s），步幅、步宽、跨步长均以厘米（cm）或米（m）表示。定量评价最突出的优点是将障碍的程度量化，因而所得结论客观、准确，便于进行治疗前后的比较。但是，高科技专用评价设备价格昂贵、需要专人培训后操作等因素限制了定量评价方法在临床工作中的推广应用。

3. 半定量评价　是将障碍的水平分为若干级别、阶段或得分进行评价的方法，临床上通常采用标准化的量表检查法，例如偏瘫上、下肢及手的功能分为 Brunnstrom 的 6 个阶段和上田敏的 12 级方法，徒手肌力检查法采用 0 ~ 5 级的 6 级分法等。半定量评价能够发现问题所在，并能够根据评价标准大致判断障碍的程度，由于该标准操作简单，因而易于推广，在临床康复中最常用。

二、分析资料

1. 确定问题　如前所述，患者存在的问题可分为三大类，即功能形态障碍、能力障碍及社会因素障碍。PT 师以确定功能形态障碍为主；OT 师则主要是确定患者在哪些日常活动中存在能力障碍，以及与之相关的功能形态障碍。找出患者存在的全部问题，是决定康复治疗方案和取得效果的关键。脑血管意外患者，其日常生活活动能力的水平与认知、知觉功能水平相关，如果仅仅注意肢体的偏瘫而忽略认知、知觉功能障碍等问题，将会影响肢体功能康复的治疗效果。此外，由于所有的问题不可能同时解决，因此在找出存在的问题后，还要确定优先或亟待解决的问题。功能障碍的性质、训练的难度以及患者的意愿和需要是决定治疗先后顺序的因素。

2. 确定残存功能或能力　在康复治疗中，除进行功能或能力恢复训练外，还需要加强患者的残存功能或能力。因此，在找出障碍点后，治疗师还应当通过分析检查结果，确定患者哪些功能或能力仍有保留。

三、解释评价结果

1. 分析问题产生的原因　发现问题并正确地认识和理解其病理变化，是制订正确治疗计划的基础。因此，要分析功能结构损伤与能力障碍之间是否存在因果关系，分析能力障碍的原因。例如：类风湿性关节炎患者不能用勺进食可以由多种原因导致，如手指关节急性炎症、手指关节挛缩畸形等；偏瘫患者肩关节疼痛可因肩关节周围肌弛缓、肩关节固定及周围软组织损伤等引起。只有认清障碍产生的原因，才能制订出有效的治疗方案。

2. 探讨解决措施　找出问题之后，仍需要判断患者所存在的问题是否能够通过运动疗法或作业疗法解决。治疗师应当清楚，有些损伤是永久性的，因而并不是所有的功能形态障碍都可以通过运动疗法得到改善。应当根据疾病自然恢复的规律和障碍学的特点，结合临床表现与个体差异，初步判断患者的预后，为制订治疗计划打下基础。

四、召开评价会

评价会是由康复医师负责组织的、针对某一位具体患者的问题与康复治疗计划进行讨论和决策的康复小组会议。康复小组成员包括康复医师、运动疗法师、作业疗法师、语言治疗师、心理医生、康复工程技师及工程师、护士、社会工作者，必要时营养师也参加评价会。评价会通常在每次评价过程结束后进行。在评价会上，运动疗法师或作业疗法师各自从不同的专业角度报告评价结果并提出康复治疗计划，包括远期目标和近期目标、治疗方法与具体的实施方案，同时也听取其他专业人员的报告。通过沟通和讨论，使康复小组成员对患者的情况有一个全面的了解，有助于加深对患者存在的问题的理解，对不适当的治疗计划进行必要的修改，有助于专业之间相互协调、合作，提高全面康复的效果，最终使患者受益。

不能将评价片面地理解成一项检查或是一次会议，而是要将评价贯穿在康复治疗的始终，要做到评价与手法一致，随时用评价的观点验证手法的有效性。只有正确地理解并严格地做好评价，才能使康复治疗有计划、有步骤、有效地进行。

第三节　评价方法的选择及注意事项

一、评价方法选择的原则

在临床中，治疗人员希望使用操作简单、信度高、效度好的评价方法以准确、快捷地发现患者存在的问题。此外，推出新的治疗方法后，需要根据新疗法的理论设计出新的评价方法。因此，临床工作中常见有多种评价方法针对同一种功能障碍进行检查，如对偏瘫的运动功能就有 Brunnstrom 法、Bobath 法、Rood 法、上田敏法、Fugl-Meyer 法和 MAS（motor assessment scale）法等若干种。尽管如此，不同的评价方法仍各有侧重，并且与特定的治疗方法有着密切的联系。在实际工作中，不同的医院没有必要采用统一的评价方法，但在选择评价方法时应遵循以下原则。

1. 选择信度、效度高的评价方法　分析所选评价方法的信度（可重复性和稳定性）和效度（准确性、灵敏度和特异性）水平，在满足评价目的的前提下，应当选择信度、效度水平高的方法。

2. 根据实际情况选择评价手段　进行功能评价时，通常采取谈话、观察、量表检查及仪器测量等手段来获取第一手资料。在进行某一项功能评价时，要根据本单位现有条件选择评价手段。例如：肌力评价有徒手肌力检查法和使用设备如等速运动肌力测试系统；对平衡功能进行评价时，可采用平衡检查量表和平衡功能专用测定仪器的评价方法等；进行步态分析时，既可以采用简易的评价量表，又可以运用高科技的运动分析系统。

3. 根据目的进行选择　医生在门诊检查患者，上级医生查房或会诊时，需要对障碍的范围、性质以及治疗方向做出判断，应选择简单、快捷、敏感、定性好的量表式评价方法；治疗师为判断患者障碍水平，制订训练计划，比较治疗方法的有效性，修改治疗方案等，应选择量化、精确度和灵敏度较高、特异性较强的评价方法。例如：对偏瘫患者的运动功能进行评价时，前者可以选择 Brunnstrom 评价法，仅用 2 ~ 3 分钟就可以判定患者运动功能所处的阶段、存在的主要问题、问题的性质、障碍的范围及康复治疗的原则等等；为了全面、详细地了解患者运动功能损伤的程度或情况，应进一步实施深入的定量评价，如对平衡功能、步态做定量分析等。此外，还应根据所采用的治疗技术进行具体、详细的评价，如从运动模式的角度分析应采用 Bobath 法，从治疗阶段上考虑应采用上田敏法等。

4. 评价与训练方法的一致性　许多评价方法与治疗方法密切相关，如对偏瘫运动功能的评价，Brunnstrom 评价方法是在其训练方法的理论基础上设计的。根据评价结果又制订出治疗方案，即患者所处不同的阶段，训练方法完全不同。而 Bobath 的评价方法是从运

第二篇　评价学

动模式进行分析的，与 Brunnstrom 评价的角度完全不同。因此，如果使用 Bobath 训练方法而用 Brunnstrom 评价方法则会导致评价与训练脱节。

5. 根据障碍的诊断，选择具有专科特点的评价方法 小儿的康复与老年人的康复，中枢性瘫痪与周围性瘫痪的康复，骨关节损伤的运动系统康复与呼吸、循环系统疾病的康复各有不同的特点，应根据各自障碍诊断的特点选择科学、合理的评价内容。例如：对中枢性瘫痪的患肢运动功能就不宜使用徒手肌力检查法；虽然日常生活动作的内涵对于人体都是一致的，但小儿脑瘫的日常生活能力评价量表应根据小儿的发育和生活特点予以设计；小儿脑瘫运动功能的评价虽然与成人中枢性瘫痪性质相似，但应对神经反射发育和运动发育进行重点评价。

6. 选择与世界接轨的通用方法 同类评价方法中有些是在世界范围内使用多年的标准化的方法，有些是在某个国家或地区使用较多的方法，有些方法则可能是某个作者发表的研究结果且尚未被国际同行所接受。因此，在选择评价方法时，除以上五点外，还应该考虑到在总结临床经验并在国际会议或杂志上发表论文时是否可以被国际同行理解和接受的因素。有些评价方法虽然具有地域的局限性，但如果其评价结果与国际认可的标准化检查方法具有高度的相关性，则仍然是可取的，如上田敏的偏瘫运动功能评价方法虽然只在日本使用较普遍，但其结果可以与 Brunnstrom 评价互通。上田敏的评价方法既可变换成 Brunnstrom 的阶段，又较好地解决了 Brunnstrom 评价方法灵敏度差和各阶段标准不明确的缺憾，因此被越来越多的同行所接受。

二、评价的注意事项

评价是使康复治疗工作科学、有序地进行的根本保证。为了做好评价，一般应注意以下几点：

- PT、OT 师应完成与本专业有关的评价工作。
- 根据疾病诊断、障碍诊断的不同特点，正确地选择评价内容和方法。
- 检查项目应根据世界卫生组织对障碍的分类分别进行，防止只重视功能检查而忽略能力和社会、心理因素的检查。
- 评价前要向患者说明目的和方法，以消除不安感，使患者全力配合。
- 要根据评价的不同方法（谈话、检查、测量、召开会议）选择适宜的环境，减少干扰和患者的心理负担。
- 评价的时间要尽量短，检查动作要熟练、迅速，避免引起患者的疲劳。
- 评价应由一名治疗师完成，以保证评价的可靠性。
- 当患者提出疼痛、疲劳时，要变换体位、休息或改日进行。
- 检查结果要记录，对出现异常姿势和动作等情况应详细记录在评价表中。
- 健、患侧对照检查。
- 检查的结果应整理存档，妥善保管，并准时提交评价会审议。
- 及时召开评价会，必要时可请患者及家属出席。

第四章　关节活动度的评价

第一节　基础知识

一、关节的解剖

（一）骨的连结

骨连结分为直接连结和间接连结两类。

1.直接连结　骨与骨借致密结缔组织、软骨或骨组织紧密地连结起来，两骨之间没有关节腔，这种连结基本上不活动或活动甚微。根据连结两骨的组织不同又可分为纤维连结、软骨结合和骨性结合三种。

2.间接连结　又称滑膜关节或关节，骨与骨之间没有直接的连结，活动度大，结构复杂，是本章讲述的重点。

（二）关节的结构

关节都具有关节面、关节囊和关节腔（图4-1）。

1.关节面　构成关节的骨面光滑，都有一层关节软骨覆盖。关节面的形状与关节的运动性质和运动范围有关。关节软骨的作用是减轻摩擦、吸收震荡和使关节面更为相符。

2.关节囊　是由致密结缔组织形成的包囊，附于关节面周围的骨面并与骨膜融合，将构成关节的各骨连接起来。关节囊可分为两层，外层为纤维层，内层为滑膜层。

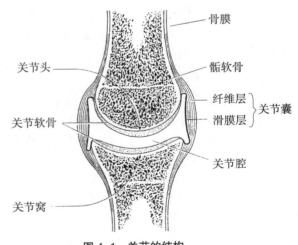

图4-1　关节的结构

（1）纤维层　厚而坚韧，通常在关节面附近与骨膜附着，在某些部位增厚成为韧带以增强关节的稳固性。

（2）滑膜层　薄而滑润，分泌滑液，以减轻关节的摩擦，有利于灵活运动，营养关节软骨。

3.关节腔　由关节囊的滑膜层和关节软骨共同围成的腔隙。腔内含有少量滑液。

4.辅助结构　某些关节为适应特殊功能的需要分化出一些特殊结构。

（1）关节的支持韧带　用于增强骨的连结或促使关节向某一方向运动，以及补充运动对侧的支持力，抑制骨的动摇和过度运动而分化出关节囊韧带和副韧带。

1）关节囊韧带　由构成关节囊的结缔组织纤维层局部增厚所形成，成为不能与关节囊分离的韧带。

2）副韧带　是可以部分或全部与关节囊相分离的韧带，例如：关节囊内韧带（膝关节的前十字韧带、后十字韧带等）和关节囊外韧带，位于一个关节的两侧，称为侧副韧带（肘关节、膝关节等）。

（2）关节盘　是位于关节内两个关节软骨之间的纤维软骨板，其周缘附于关节囊纤维层的内面，将关节腔分成两部分，有时关节盘不完整，呈环状、半月状的小板，将关节腔分隔成两个，如膝关节内的纤维软骨半月板。关节盘可使两关节面更相符合，并缓和冲击与震荡，使关节的运动形式和运动范围进一步扩大。

（3）关节唇　是附着在关节窝周边的纤维骨环，有加深关节窝、增大关节面的作用，如髋臼唇。

（4）滑液囊及滑液鞘　滑膜层连同纤维层褶皱成襞，向外反转，内含滑液，与关节腔相交通，呈鞘状或囊状，位于肌腱的下方，当关节活动、关节腔的形状与容积发生改变时可起调节作用。

二、人体的轴与面

在关节活动测量技术中，被查者的体位、测量尺的轴心、固定臂与移动臂的位置以及肢体的运动方式均与人体各部结构的位置有密切的关系。解剖学为了说明人体的各部分位置关系，特规定标准姿势、方位、轴和面的术语。

（一）解剖学姿势（anatomical position）

人体直立，头正，颈直，两眼目视前方，双侧上肢在体侧自然下垂，手掌朝向前方，双足并拢，足趾朝向前方。

（二）轴（图4-2）

1. 垂直轴（vertical axis）　又称纵轴，自头顶至尾端，与地面垂直的轴。
2. 矢状轴（sagittal axis）　自腹侧面达背侧面，与垂直轴呈直角相交。
3. 冠状轴（coronal axis）　人体两侧同高对称点之间的连线，与地面平行。

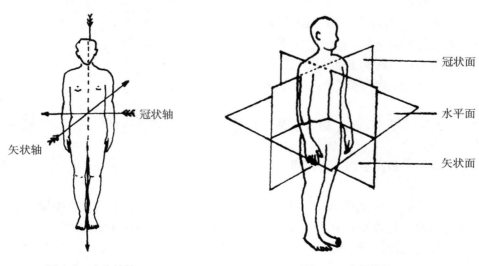

图4-2　人体的轴　　　　　　　　图4-3　人体的面

（三）面（图 4-3）

1.矢状面（sagittal plane）　纵向地由前向后将人体分为左、右两部分的平面，与水平面垂直。

2.冠状面（coronal plane）　将人体分为前、后两部分的平面，又称额状面。

3.水平面（horizontal plane）　将人体分为上、下两部分的平面，垂直于上述两个平面，又称横平面。

上述的"面"不可与"切面"混淆。如上肢是个上下长的结构，它的三个面的方位与切面的方位完全一致，而足是前后长的结构，因此足的横切面实际上是在上述的冠状面内，而足的纵切面是在上述的矢状面内。

（四）方位

方位是以解剖学姿势为基础，用规定的方位术语，准确地说明某一种解剖结构与其它结构的位置关系（表 4-1）。

表 4-1　人体方位术语

方　　位	定　　义
上（颅侧）	接近头顶
下（尾侧）	接近足底
前（腹侧）	接近身体前面（腹面）
后（背侧）	接近身体后面（背面）
内侧	接近正中
外侧	远离正中
近侧（端）	接近躯干侧（肢体）
远侧（端）	远离躯干侧（肢体）
桡侧	桡骨侧（前臂）
尺侧	尺骨侧（前臂）
胫侧	胫骨侧（小腿）
腓侧	腓骨侧（小腿）

三、关节的运动

关节的运动可以从骨运动学和生理学不同角度进行分析和研究。根据骨运动学原理将关节运动分为滑动、转动、轴旋转，有关知识将在第二十七章介绍。本节介绍关节的生理学运动形式，生理学运动可以归纳为四种基本形式。

（一）滑动运动

一种最简单的运动，相对关节面的形态基本一致，活动量微小。

（二）角运动

邻近两骨远离或靠拢，导致关节角度的变化。通常有屈伸和收展等运动形式。

1.屈伸运动　关节沿冠状轴运动，导致相关的两骨互相接近、角度减小时为屈，反之则为伸。

2.内收、外展运动　关节沿矢状轴运动，导致骨向正中线移动为内收，向相反方向移动则为外展。

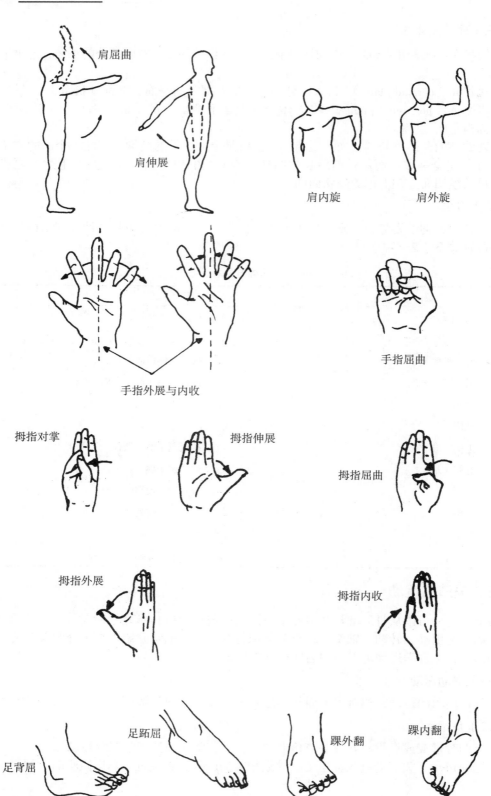

图 4-4　关节的运动模式

（三）旋转运动

骨环绕垂直轴运动时称为旋转运动。骨的前面向内侧旋转时为旋内，相反则为旋外。

（四）环转运动

骨的上端在原位转动，下端则做圆周运动。凡具有进行额状和矢状两轴活动的关节都能做环转运动。

关节的运动模式举例如屈、伸、内收、外展、旋内、旋外、内翻、外翻、背屈、跖屈等等，见图4-4。

第二节　测量工具与测量方法

在四肢和躯干的评价中，最重要、最基本的内容是肌力和关节活动度的检查。关节活动度（range of motion，ROM）是在特定的体位下，关节可以完成的最大活动范围。其量化的方法是用量角器、尺子等量具，通过对关节的近端和远端骨运动弧的测量而获得的。

一、测量工具

测量关节活动度使用的工具有电子角度计和量角器两种。一般应用最普遍的是量角器。它是由金属或塑料制成的规格不等的测量尺。一般出售的量角器长度从7.5cm至40cm不等。检查者应当根据所测关节的大小，选择适合的量角器。

量角器由一个带有半圆形或圆形角度计的固定臂及一个普通长度尺（称为移动臂）组成的，两臂在半圆仪圆心位置用铆钉固定，称为轴心，固定臂与移动臂以轴心为轴，可自由转动，按照各关节测量时的具体要求，测出关节活动的范围（图4-5）。由于量角器使用简单，携带方便，在临床中广为应用。

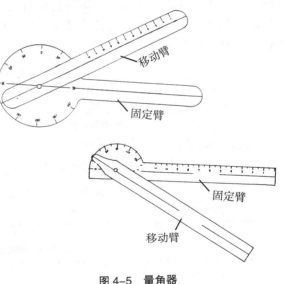

图4-5　量角器

二、测量方法

关节活动度的测量是一项非常严格的评价技术，有较高的信度、效度要求。其高信度指在同一关节、同一检查者多次测定其数值所保持的一致性和同一关节、不同检查者之间检查结果的一致性。其高效度表现在所测的关节活动度是在量角器的限度内测到最大范围的活动度，与利用电子角度测量计所测的结果差异在允许的范围内。

为了准确地掌握关节活动度的检查技术，提高测量的信度、效度水平，必须反复练习，掌握以下几项内容：

1. 量角器的使用方法　根据被测量的关节大小选择合适的量角器，如测量膝关节、髋关节等大关节时应选择40cm长臂的量角器，而测量手或趾关节时，应选用7.5cm短臂的量角器。

在测量时应严格按照规定，固定臂与构成关节的近端骨长轴平行，移动臂与构成关节的远端骨长轴平行（当患者有特殊运动障碍时可以变化）。量角器的轴心一般应与关节的运动轴一致。检查者应熟练掌握各关节测量时固定臂、移动臂、轴心的具体规定。

2. 体位 不同的体位下，关节周围软组织（关节、韧带、肌腱）的紧张程度不同。因此，在不同的体位下测量的结果往往出现差异。本章对各关节的测量都规定了推荐体位，一般情况下均应按要求操作，如患者有特殊情况或有困难时，应在评价表格备注栏内加以说明。

3. 固定 为了防止被测量关节运动时，其它关节参与运动，或是构成关节的远端骨运动时，近端骨出现固定不充分的现象。检查者应协助被检者保持体位的固定，本章对各关节运动时容易出现的代偿动作，均设计了相应的固定方法。由于检查者操作时一手测量、一手协助固定，会有一定难度。须反复练习，熟练掌握。

4. 运动终末感 关节被动活动时，检查者应能掌握施加外力的大小，被检查关节的运动是否受到了限制，如出现了运动抵抗，应能判断这种抵抗是生理的（正常的）运动终末感，还是病理的（异常的）运动终末感。要通过反复的实践体会到各种限制的分类与产生的原因。生理性运动终末感，可分为软组织性抵抗、结缔组织性抵抗和骨性抵抗三种（表4-2）。病理性运动终末感可分为软组织性抵抗、结缔组织性抵抗、骨性抵抗和虚性抵抗四种（表4-3）。

表4-2 生理性运动终末感

运动终末感	原因	举例
软组织性抵抗	软组织间的接触	膝关节屈曲（大腿与小腿屈肌群的接触）
结缔组织性抵抗	肌肉的伸张	膝关节伸展、髋关节屈曲（股二头肌牵拉的紧张）
	关节囊的伸张	手指掌指关节伸展（关节囊前部的紧张）
	韧带的伸张	前臂旋后（掌侧桡尺韧带、骨间膜的紧张）
骨性抵抗	骨与骨的接触	肘关节伸展（尺骨鹰嘴与肱骨鹰嘴窝的接触）

表4-3 病理性运动终末感

运动终末感	原因
软组织性抵抗	软组织浮肿、滑膜炎
结缔组织性抵抗	肌紧张增加、关节囊、肌肉、韧带短缩
骨性抵抗	骨软化症、骨性关节炎、关节内游离体、骨化性肌炎、骨折
虚性抵抗	疼痛、防御性收缩、脓肿、骨折、心理反应

三、关节活动度测量的注意事项

• 体位的选择，将解剖学立位时的肢位定为0°。
• 测量前要对患者说明方法，以得到合作，防止出现错误的运动姿势和代偿运动。
• 关节测量尺的轴心、固定臂和移动臂要严格按规定方法实施。
• 关节测量尺与身体的接触要适度，不得影响关节的运动。

• 被动运动关节时手法要柔和，速度要缓慢、均匀，尤其对伴有疼痛和痉挛的患者不能做快速运动。

• 原则上角度尺应放在患者被测关节的外侧。

• 对活动受限的关节，要测定被动运动和主动运动两项的活动范围，并将后者记录在括号内，以便分析受限的原因。

• 对测定时所观察到的内容要记录在备注中，如关节变形、浮肿、疼痛、痉挛、挛缩及测定时患者的反应等。

第三节　上肢关节活动度的测量

一、肩肱关节

（一）屈曲

【体位】　坐位或仰卧位，膝关节屈曲（防止腰椎屈曲）。肩关节无外展、内收、旋转，前臂中立位，手掌朝向体侧。

【固定臂】　与胸廓的腋中线一致。

【移动臂】　肱骨外侧中线与肱骨外上髁延长线一致。

【轴心】　肩峰（图4-6）。

【运动终末感】　因喙肱韧带后束、关节囊后部、小圆肌、大圆肌以及冈下肌的紧张而产生的结缔组织性抵抗。

【运动方式】　在矢状面上以冠状轴为轴，上肢向前上方运动。检查时，应固定肩胛骨，防止出现代偿动作（复合运动时固定胸廓防止脊柱伸展）。

【正常值】　0°～180°。

（二）伸展

【体位】　坐位或俯卧位，颜面部转向被测肩关节的对侧。卧位时头部不得使用枕头，坐位时肩关节无外展及旋转。为防止肱二头肌紧张的限制，肘关节轻度屈曲，手掌朝向体侧，前臂呈中立位。

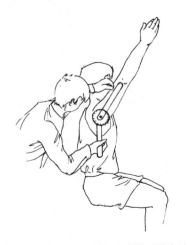

图4-6　肩肱关节屈曲活动度测量方法

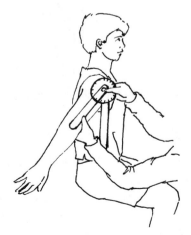

图4-7　肩肱关节伸展活动度测量方法

【固定臂】 腋中线。

【移动臂】 肩峰与肱骨外上髁连线。

【轴心】 肩峰。

【运动终末感】 喙肱韧带的前部、关节囊前部紧张出现的结缔组织性抵抗（如完成肩的复合运动时，则是胸大肌锁骨部纤维、前锯肌紧张出现的结缔组织性抵抗）。

【运动方式】 在矢状面上以冠状轴为轴，上肢向后上方运动，检查时应固定肩胛骨，防止出现代偿动作（复合运动时固定胸廓防止脊柱前屈）（图4-7）。

【正常值】 0°～50°。

（三）外展

【体位】 取仰卧位（坐位，俯卧位），肩关节屈曲、伸展均呈0°位，前臂旋后，手掌向前方，使肱骨充分外旋，防止因肱三头肌紧张限制运动的完成。

【固定臂】 与胸骨前面的中心线平行。

【移动臂】 肩峰与肱骨内上髁连线。

【轴心】 肩峰的前侧。

【运动终末感】 检查者左手固定肩胛骨，右手将上肢外展，当肩胛骨出现向外侧移动时，即为肩肱关节外展的运动终末。肱韧带的中部与下部纤维、关节囊的下部、背阔肌、胸大肌紧张而出现的结缔组织性抵抗（复合运动时为大菱形肌、小菱形肌、斜方肌的中部及下部纤维的紧张）。

【运动方式】 在冠状面上以矢状轴为轴完成的运动（图4-8）。检查时应固定肩胛骨（复合运动时固定胸廓防止脊柱侧屈）。

【正常值】 0°～180°。

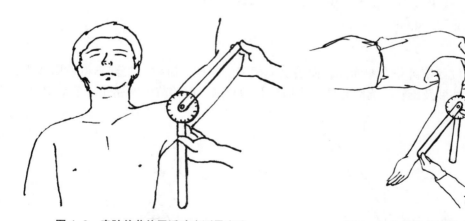

图4-8 肩肱关节外展活动度测量方法　　　图4-9 肩关节内旋活动度测量方法

（四）内收

在冠状面上，以矢状轴为轴完成的运动。测量的体位、量角器的使用方法均与外展相同。

【运动方式】 如肩关节处于20°～45°屈曲位时，上肢从身体前方向内运动。

【正常值】 45°。

（五）内旋

【体位】 仰卧位、俯卧位均可。肩关节外展 90°，肘关节屈曲 90°。

【固定臂】 与地面垂直。

【移动臂】 与尺骨纵轴一致。

【轴心】 尺骨鹰嘴。

【运动终末感】 关节囊的后部、冈下肌、小圆肌紧张出现的结缔组织性抵抗（复合运动时大小菱形肌、斜方肌中部、下部肌束紧张出现的结缔组织性抵抗）。

【运动方式】 前臂在矢状面上，以冠状轴为轴，向下肢的方向运动（图 4-9）。固定肱骨远端，防止肩胛骨向上方和前方倾斜（复合运动时固定胸廓防止脊柱屈曲）。

【正常值】 0° ~ 70°。

（六）外旋

体位、量角器的固定臂、移动臂、轴心与内旋相同。

【运动终末感】 肱韧带的三条束、喙肱韧带、关节囊的前部、肩胛下肌、胸大肌、背阔肌、大圆肌紧张出现的结缔组织性抵抗（复合运动时因前锯肌和小圆肌的紧张而出现的结缔组织性抵抗）。

【运动方式】 前臂在矢状面上以冠状轴为轴，向头部方向运动（图 4-10）。测量时应固定肩胛骨，防止肩胛下角向后方倾斜（复合运动时固定胸廓，防止运动终末时脊柱伸展）。

【正常值】 0° ~ 90°。

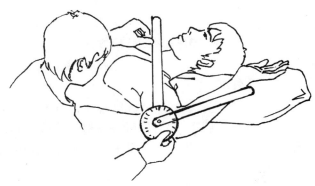

图 4-10 肩关节外旋活动度测量方法

二、肘关节

（一）屈曲

【体位】 仰卧位（坐位或立位）。上肢紧靠躯干，肩关节无伸展、屈曲及外展，前臂旋后，手掌朝向上方。

【固定臂】 肱骨纵轴。

【移动臂】 桡骨纵轴。

【轴心】 肱骨外上髁。

【运动终末感】 前臂前面肌腹与肱骨前面肌腹接触而出现的软组织性抵抗，或关节囊后部和肱三头肌紧张出现的结缔组织性抵抗，或尺骨的冠突与肱骨的冠突窝以及桡骨头与肱骨的桡骨窝间的接触而出现的骨性抵抗。

【运动方式】 在矢状面上以冠状轴为轴，前臂从前方作接近肱骨方向的运动（图 4-11）。

【正常值】 0°~150°。

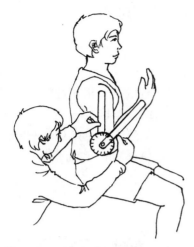

图 4-11 肘关节屈曲活动度测量方法

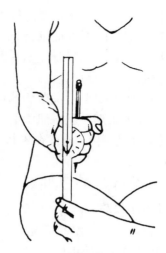

图 4-12 前臂中立位

（二）伸展

体位、固定臂、移动臂、轴心与屈曲相同。

【运动终末感】 尺骨鹰嘴与肱骨的鹰嘴窝接触而出现的骨性抵抗，或关节囊的前部、侧副韧带、肱二头肌、肱肌紧张而出现的结缔组织性抵抗。

【正常值】 0°。

三、前臂

（一）旋前

【体位】 取坐位，上臂紧靠躯干，肩关节无屈曲、伸展、外展、内收、旋转，肘关节屈曲 90°，前臂呈中立位（图 4-12）。

【固定臂】 与肱骨中线平行。

【移动臂】 桡骨茎突与尺骨茎突的连线。

【轴心】 尺骨茎突的外侧。

【运动终末感】 由于桡骨与尺骨的接触而出现的骨性抵抗，另外，下尺桡关节背侧的尺桡韧带、骨间膜、旋后肌、肱二头肌紧张而出现的结缔组织性抵抗。

【运动方式】 在水平面上，以垂直轴为轴进行拇指向内侧、手掌向下的运动（图 4-13），上臂紧靠躯干，防止肩关节代偿。

【正常值】 0°~90°。

（二）旋后

【体位】 同旋前。

【固定臂】 与肱骨前面中线平行。

【移动臂】 下尺桡关节，前臂的内侧面。

【轴心】 下尺桡关节前臂的内侧（图 4-14）。

【运动终末感】 下尺桡关节掌侧的尺桡韧带、斜索、骨间膜、旋前圆肌、旋前方肌紧张而出现的结缔组织性抵抗。

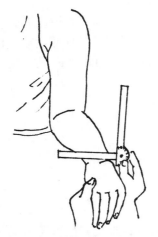

图 4-13 前臂旋前活动度测量方法

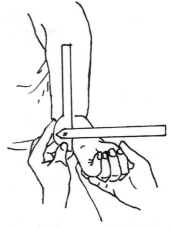

图 4-14 前臂旋后活动度测量方法

【运动方式】 拇指向外侧、手掌向上的运动。

【正常值】 0°～90°。

四、腕关节

（一）掌屈

【体位】 坐位，肩关节外展 90°，肘关节屈曲 90°，前臂置于桌上，手掌与地面平行，腕关节不得出现桡、尺偏及手指屈曲，以免影响腕关节活动。

【固定臂】 与尺骨中线平行。

【移动臂】 第五掌骨外侧中线。

【轴心】 尺骨茎突稍向远端，腕关节的尺侧。

【运动终末感】 因背侧、桡侧腕韧带和背侧关节囊紧张而产生的结缔组织性抵抗。

【运动方式】 在矢状面上以冠状轴为轴，向手掌靠近前臂屈侧运动，检查时固定尺、桡骨，防止前臂的旋前、旋后（图 4-15）。

【正常值】 0°～90°。

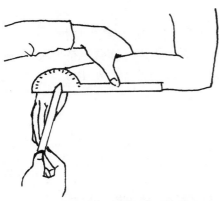

图 4-15 腕关节掌屈活动度测量方法

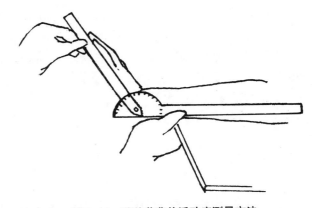

图 4-16 腕关节背伸活动度测量方法

（二）背伸

体位、固定臂、移动臂、轴心同掌屈。

【运动终末感】 桡腕掌侧韧带和掌侧关节囊紧张而产生的结缔组织性抵抗。

【运动方式】 矢状面上以冠状轴为轴的运动。手掌向靠近前臂伸侧运动，检查时除固定前臂外，还应防止手指伸展，以免因指浅屈肌和指深屈肌的紧张，限制腕关节的运动（图4-16）。

【正常值】 0°～70°。

（三）桡偏

【体位】 与腕关节屈曲检查相同。

【固定臂】 前臂背侧中线。

【移动臂】 第三掌骨背侧纵轴线。

【轴心】 腕关节背侧中点。

【运动终末感】 因桡骨茎突与舟状骨接触而产生的骨性抵抗，也可能出现因腕尺侧副韧带、关节囊尺侧紧张而产生的结缔组织性抵抗。

【运动方式】 运动在冠状面上以矢状轴为轴进行。检查时应固定桡骨、尺骨远端，防止前臂的旋前、旋后及肘关节的过度屈曲。治疗师一手固定固定臂，另一手托住被检手的掌骨，防止腕关节掌屈或背伸（图4-17）。

【正常值】 0°～25°。

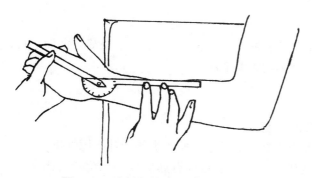

图4-17 腕关节桡偏活动度测量方法

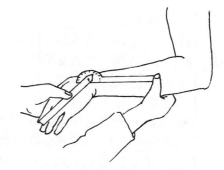

图4-18 腕关节尺偏活动度测量方法

（四）尺偏

体位、固定臂、移动臂、轴心与桡偏相同。

【运动终末感】 桡侧侧副韧带与关节囊的桡侧紧张而产生的结缔组织性抵抗。

【运动方式】 在冠状面上以矢状轴为轴的运动。检查者一手固定前臂维持肘关节90°屈曲，另一手握被检者的第2、3掌骨，防止腕关节出现掌屈或背伸（图4-18）。

【正常值】 0°～55°。

五、手指

（一）掌指关节

1.屈曲

【体位】 坐位，腕关节中立位，前臂放在桌面上，被检手指无内收、外展。

【固定臂】 掌骨背侧中线。

【移动臂】 指骨背侧中线。

【轴心】 掌指关节背侧。

【运动终末感】 因指骨与掌骨掌侧面的接触而产生的骨性抵抗，或关节的背侧和侧副韧带紧张而产生的结缔组织性抵抗。

【运动方式】 在矢状面上以冠状轴为轴。检查者一手固定掌骨，维持腕关节的中立位，另一手固定手指及移动臂，进行手指向掌侧的运动（图 4-19）。

【正常值】 0°～90°。

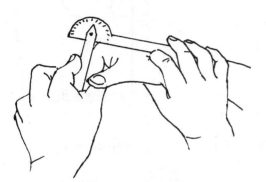

图 4-19　掌指关节屈曲活动度测量方法

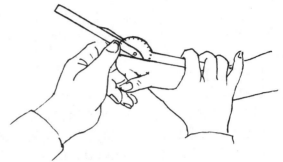

图 4-20　掌指关节伸展活动度测量方法

2. 伸展

体位、固定臂、移动臂、轴心与屈曲检查相同。

【运动终末感】 因关节囊掌侧和掌侧纤维软骨紧张而产生的结缔组织性抵抗。

【运动方式】 在矢状面上以冠状轴为轴进行运动。其余各指的掌指关节呈屈曲位，固定被检手指的掌骨，令手指完成向背侧的运动（图 4-20）。

【正常值】 0°～45°。

3. 外展

【体位】 坐位，腕关节中立位，前臂旋前，手掌放在桌面上，掌指关节无屈曲、伸展。

【固定臂】 掌骨背侧中线。

【移动臂】 指骨背侧中线。

【轴心】 掌指关节背侧。

【运动终末感】 因掌指关节侧副韧带、手掌的深筋膜、掌侧骨间肌紧张而产生的结缔组织性抵抗。

【运动方式】 在冠状面上以矢状轴为轴，固定掌骨，防止腕关节运动，被检手指完成离开中指的运动（图 4-21）。

【正常值】 0°～20°。

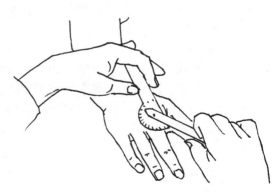

图 4-21　掌指关节外展活动度测量方法

4. 内收

体位、固定臂、移动臂、轴心、正常值与外展相同。

（二）近端指间关节

1. 屈曲

【体位】 坐位，腕关节中立位，掌指关节无屈曲、伸展、内收及外展，前臂放在桌面上。

【固定臂】 近节指骨背侧中线。

【移动臂】 中节指骨背侧中线。

【轴心】 近端指间关节背侧。

【运动终末感】 因中节指骨与近节指骨掌侧面接触而产生的骨性抵抗或因关节囊背侧和侧副韧带紧张产生的结缔组织性抵抗。

【运动方式】 在矢状面上以冠状轴为轴，固定近端指骨，完成手指向掌心方向的运动（图4-22）。

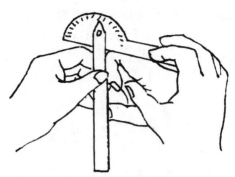

图 4-22 指间关节屈曲活动度测量方法

【正常值】 0°～100°。

2. 伸展

体位、固定臂、移动臂、轴心同屈曲检查法。

【运动终末感】 因关节囊的掌侧和掌侧纤维软骨紧张而产生的结缔组织性抵抗。

【运动方式】 在矢状面上以冠状轴为轴，手指向背侧方向运动。

【正常值】 0°。

（三）远端指间关节

1. 屈曲

【体位】 坐位，前臂和手置于桌面，前臂、腕关节均呈中立位，掌指关节无屈曲、伸展、内收、外展，近端指间关节屈曲约70°～90°。

【固定臂】 中节指骨背侧中线。

【移动臂】 远节指骨背侧中线。

【轴心】 远端指间关节背侧面。

【运动终末感】 因关节囊背侧和侧副韧带紧张产生的结缔组织性抵抗。

【运动方式】 在矢状面上以冠状轴为轴进行运动。固定中节指骨，防止腕关节、掌指关节、近端指间关节出现屈曲和伸展，远节指骨向掌心方向运动。

【正常值】 0°～90°。

（2）伸展

体位、固定臂、移动臂、轴心均与屈曲检查相同。

【运动终末感】 因关节囊掌侧和掌侧纤维软骨板紧张而产生的结缔组织性抵抗。

【运动方式】 在矢状面上以冠状轴为轴进行运动。固定中节指骨，防止腕关节、掌指关节、近端指指关节伸展，远节指骨向手伸侧方向运动。

【正常值】 0°～10°。

六、拇指

（一）腕掌关节

1. 屈曲

【体位】 坐位，将前臂和手放在桌面上，前臂充分旋后，腕关节中立位，拇指腕掌关节无外展、内收，拇指的掌指关节、指间关节呈解剖 0° 位。

【固定臂】 桡骨的掌侧中线。

【移动臂】 第一掌骨掌侧中线。

【轴心】 拇指腕掌关节掌侧。

【运动终末感】 因关节囊背侧、拇短伸肌、拇短展肌紧张而产生的结缔组织性抵抗。

【运动方式】 在冠状面以矢状轴为轴进行运动。检查者左手固定被检者右手第一掌骨，向内侧牵引的同时使其屈曲，右手固定腕关节，防止尺偏和掌屈（图 4-23，4-24）。

【正常值】 0° ~ 15°。

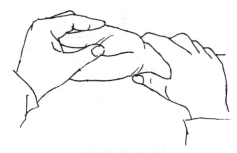 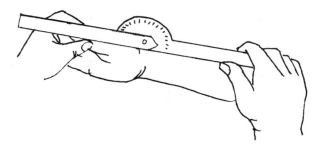

图 4-23 拇指腕掌关节屈曲运动的手法　　图 4-24 拇指腕掌关节屈曲活动度测量方法

2. 伸展

体位、固定臂、移动臂、轴心均与屈曲检查相同。

【运动终末感】 因关节囊的掌侧、拇短屈肌、拇收肌、拇对掌肌、骨间肌紧张而产生的结缔组织性抵抗。

【运动方式】 在冠状面以矢状轴为轴进行运动。检查者左手固定第一掌骨、向外侧牵引的同时，完成伸展。右手固定腕关节，以防出现桡偏和背伸（图 2-25）。

【正常值】 0° ~ 20°。

3. 外展

【体位】 坐位，前臂和手放在桌面上，前臂、腕关节均呈中立位，拇指腕掌关节、掌指关节、指间关节均呈解剖 0° 位。

【固定臂】 第二掌骨的桡侧中线。

【移动臂】 第一掌骨的桡侧中线。

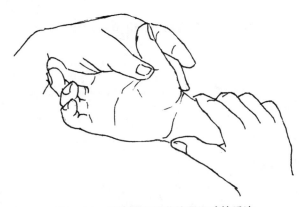 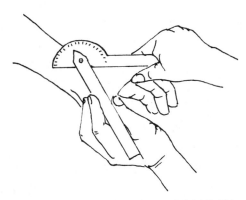

图 4-25 拇指腕掌关节伸展运动的手法　　图 4-26 拇指腕掌关节外展活动度测量方法

【轴心】腕关节。

【运动终末感】 因拇指与示指间的深筋膜和皮肤的紧张或拇收肌、骨间肌紧张而产生的结缔组织性抵抗。

【运动方式】 在矢状面上以冠状轴为轴进行运动。检查者用右手固定被检者的第 2 掌骨，用左手的拇指、示指捏住腕掌关节，在与掌面呈垂直的面上做与示指分离方向的运动（图 4-26）。

【正常值】 0° ~ 70°。

4. 对掌

【体位】 坐位，前臂和手放在桌面上并充分旋后，腕关节中立位，拇指和小指的指间关节呈解剖 0° 位。

【测量】 一般测量对掌不使用量角器，而用直尺测出拇指指尖与小指指尖（或小指的掌指关节）的距离（图 4-27）。

【运动终末感】 大鱼际肌肌腹与手掌接触产生的软组织性抵抗或关节囊、拇短伸肌、腕横韧带的紧张产生的结缔组织性抵抗。

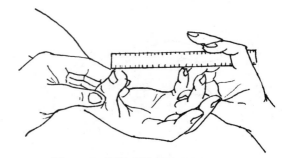

图 4-27   拇指对掌活动度测量方法

【运动方式】 运动为屈曲、外展、内旋的复合运动，检查者用右手固定第 5 掌骨，防止腕关节的代偿运动，并使小指的掌骨和第 1 节指骨保持对掌位，左手拇指按压第 1 掌骨的同时使其完成对掌运动。

【正常值】 拇指末端与小指末端接触。

（二）掌指关节

1. 屈曲

【体位】 坐位，前臂和手放在桌面上，前臂充分旋后。腕关节中立位。拇指的腕掌关节、拇指的指间关节呈解剖 0° 位。

【固定臂】 第一掌骨背侧中线。

【移动臂】 近节指骨背侧中线。

【运动终末感】 近节指骨与第一掌骨掌侧面接触而产生的骨性抵抗或关节囊背侧、侧副韧带、拇短伸肌紧张而产生的结缔组织性抵抗。

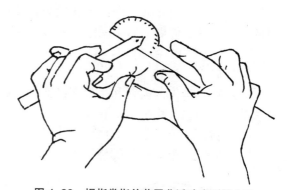

图 4-28   拇指掌指关节屈曲活动度测量方法

【运动方式】 在冠状面上以矢状轴为轴进行运动。检查时应固定第 1 掌骨，防止出现腕关节、拇指腕掌关节屈曲和对掌运动（图 4-28）。

【正常值】 0° ~ 60°。

2. 伸展

体位、固定臂、移动臂、轴心与屈曲检查相同。

【运动终末感】 关节囊的掌侧和拇短屈肌紧张而产生的结缔组织性抵抗。

【运动方式】 在冠状面上以矢状轴为轴进行运动。固定第一掌骨，防止出现腕关节、腕掌关节屈曲和对掌。完成掌指关节向背侧的运动。

【正常值】 0°~10°。

（三）指间关节

1.屈曲

【体位】 坐位，前臂和手放在桌面上，前臂充分旋后，腕关节中立位，拇指腕掌关节呈解剖0°位，拇指掌指关节无屈曲、伸展。

【固定臂】 近端指骨背侧中线。

【移动臂】 末节指骨背侧中线。

【轴心】 拇指指间关节背侧面（图4-29）。

【运动终末感】 侧副韧带和关节囊背侧紧张产生的结缔组织性抵抗或末节指骨与掌侧纤维软骨板、近端指骨掌侧面的接触产生的骨性抵抗。

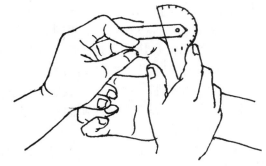

图4-29 拇指指间关节屈曲活动度测量方法

【运动方式】 在冠状面上以矢状轴为轴运动。固定近节指骨，防止出现腕掌关节的屈曲和伸展，完成远节指骨向掌侧的运动。

【正常值】 0°~80°。

2.伸展

体位、固定臂、移动臂、轴心与屈曲检查相同。

【运动终末感】 关节囊的掌侧紧张产生的结缔组织性抵抗。

【运动方式】 除末节指骨完成向伸侧运动外，均与屈曲运动相同。

【正常值】 0°~10°。

第四节　下肢关节活动度的测量

一、髋关节

（一）屈曲

【体位】 仰卧位，髋关节无内收、外展、内旋、外旋。

【固定臂】 通过大转子、躯干的纵轴。

【移动臂】 股骨纵轴。

【轴心】 大转子。

【运动终末感】 大腿前群肌肉与下腹部接触产生的软组织性抵抗。

【运动方式】 在矢状面上以冠状轴为轴，完成膝关节伸展的抬腿动作，然后做膝关节屈曲抬腿动作（图4-30）。检查时注

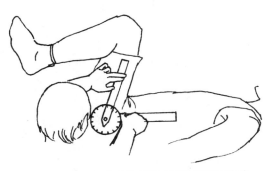

图4-30 膝屈曲位髋关节屈曲活动度测量方法

意固定骨盆，防止躯干的代偿运动。检查者一手放在骨盆上，一手扶持屈曲的膝关节做被动的屈曲（但不得向下压），髋关节屈曲时，出现骨盆后倾即为运动终末。

【正常值】　0°～125°。

（二）伸展

【体位】　俯卧位，髋关节无内收、外展、内旋、外旋，膝关节伸展位，固定臂、移动臂、轴心与屈曲检查相同。

【运动终末感】关节囊前部、髂股韧带、耻股韧带的紧张产生的结缔组织性抵抗。也会因髂腰肌、缝匠肌、股肌、阔筋膜张肌、长收肌等髋关节屈肌的紧张产生结缔组织性抵抗。

【运动方式】　在矢状面上以冠状轴为轴运动。检查者一手托被检股骨远端，另

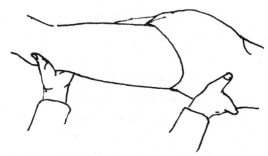

图 4-31　髋关节伸展的运动终末判定方法

一手置于同侧的髂前上棘，将下肢向后上方抬起，当骨盆出现前倾时即为运动终末。检查时应固定骨盆，防止出现前倾和旋转（图 4-31）。

【正常值】　0°～15°。

（三）外展

【体位】　仰卧位，髋关节无屈曲、伸展、旋转，膝关节伸展位。

【固定臂】　两侧髂前上棘连线。

【移动臂】　股骨纵轴（髂前上棘与髌骨中心连线）。

【轴心】　髂前上棘。

【运动终末感】　因关节囊内侧、耻股韧带、髂股韧带下束紧张而产生的结缔组织性抵抗。大收肌、长收肌、短收肌、耻骨肌、股薄肌的紧张也会限制关节的活动。

【运动方式】　在冠状面上以矢状轴为轴进行运动。检查者一手握住被检侧踝关节，向外展方向牵引，同时防止髋关节外旋，另一手置于髂前上棘上方，当下肢向侧方移动，骨盆出现向侧方倾斜和脊柱侧屈时，即为运动终末（图 4-32）。

【正常值】　0°～45°（图 4-33）。

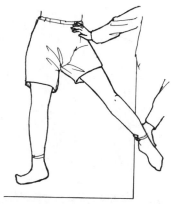

图 4-32　髋关节外展的运动终末判定方法

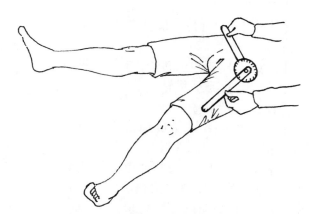

图 4-33　髋关节外展活动度测量方法

（四）内收

体位、固定臂、移动臂、轴心与外展检查相同。

【运动终末感】　因关节囊外侧和髂股韧带上束紧张而产生的结缔组织性抵抗。臀中肌、臀小肌及阔筋膜张肌紧张也是限制髋关节内收的因素。

【运动方式】　在冠状面上以矢状轴为轴进行运动。检查者一手固定骨盆，另一手使下肢保持内收位，当骨盆出现侧方倾斜时即为运动终末（图 4-34）。

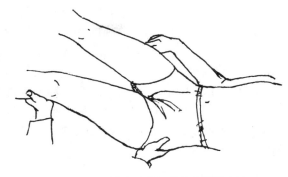

图 4-34　髋关节内收的运动终末判定方法

【正常值】　0°～30°。

（五）内旋

【体位】　取端坐位，膝关节、髋关节屈曲 90°，无髋关节外展及内收。将毛巾卷成圆筒状，置于股骨远端（也可取仰卧位、俯卧位）。

【固定臂】　通过髌骨中心的垂线。

【移动臂】　胫骨纵轴。

【轴心】　髌骨中心。

【运动终末感】　因关节囊后部和坐股韧带紧张而产生的结缔组织性抵抗。闭孔外肌、闭孔内肌、上孖肌、下孖肌、股方肌、臀中肌后部纤维、臀大肌紧张也会限制髋关节的内旋。

【运动方式】　在水平面上以垂直轴为轴进行运动。检查者一手置于被检下肢的股骨远端，防止髋关节屈曲和内收，另一手使小腿向外侧摆动。被检者双手置于检查台面上，体重移至被检侧臀部，以协助固定。当髋关节内旋出现脊柱侧屈时即达到运动终末（图 4-35）。

【正常值】　0°～45°（图 4-36）。

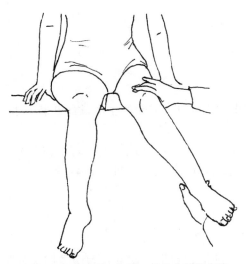

图 4-35　髋关节内旋的运动终末判定方法

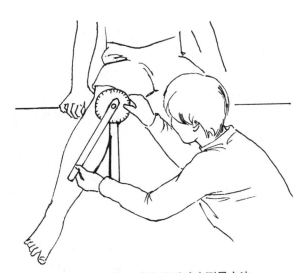

图 4-36　髋关节内旋活动度测量方法

（六）外旋

体位、固定臂、移动臂、轴心与内旋检查相同。

【运动终末感】　因关节囊前部、髂股韧带、股韧带紧张而产生的结缔组织性抵抗。臀中肌前部纤维、臀小肌、大收肌前部纤维、臀小肌、大收肌、长收肌、耻骨肌紧张也会限制髋关节的外旋。

【运动方式】　在水平面上以垂直轴为轴进行运动。检查者一手置于被检下肢的股骨远端，防止髋关节的屈曲和外展。另一手置于踝关节上方，将小腿向内侧摆动，被检者双手置于检查台面上，重心移向被检侧臀部，另一侧下肢膝关节屈曲以免妨碍被检侧下肢向内侧摆动（图4-37）。

【正常值】　0°～45°。

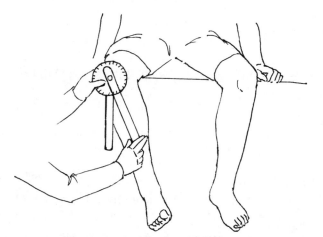

图4-37　髋关节外旋活动度测量方法

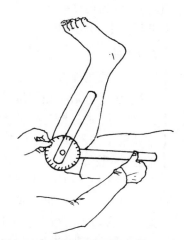

图4-38　膝关节屈曲活动度测量方法

二、膝关节

（一）屈曲

【体位】　俯卧位，髋关节无内收、外展、屈曲、伸展及旋转。

【固定臂】　股骨纵轴。

【移动臂】　腓骨小头与外踝连线。

【轴心】　股骨外侧髁。

【运动终末感】　小腿、大腿后群肌肉或是足跟与臀部的接触而产生的软组织性抵抗。股直肌紧张也会限制膝关节屈曲的活动度。

【运动方式】　在矢状面上，以冠状轴为轴。检查者一手固定被检大腿，防止髋关节的旋转、屈曲、伸展，另一手扶持踝关节上方，完成足跟靠近臀部的运动（图4-38）。

【正常值】　0°～150°。

（二）伸展

体位、固定臂、移动臂、轴心与屈曲检查相同。

【运动终末感】　因关节囊后部、腘斜韧带、侧副韧带、前交叉韧带和后交叉韧带紧张产生的结缔组织性抵抗。

【运动方式】 在矢状面上以冠状轴为轴进行运动，完成足跟向远离臀部方向的运动。检查时应固定大腿，防止髋关节出现旋转、屈曲、外展的代偿动作。

【正常值】 0°。

三、踝关节

（一）背屈

【体位】 坐位或仰卧位，膝关节屈曲大于30°，踝关节无内翻及外翻。

【固定臂】 腓骨小头与外踝的连线（腓骨外侧中线）。

【移动臂】 第5跖骨。

【轴心】 第5跖骨与小腿纵轴延长线在足底的交点。

【运动终末感】 因关节囊后部、跟腱、三角韧带胫跟部、后距腓韧带、距跟骨间韧带紧张而产生的结缔组织性抵抗。

【运动方式】 在矢状面上以冠状轴为轴，完成足尖从中立位向靠近小腿的方向运动。检查者左手固定小腿远端，右手托住足底向上推，施被动手法时应避免推按足趾，以免造成腓肠肌和比目鱼肌的抵抗，同时注意不得出现膝关节和髋关节的代偿动作（图4-39、40）。

【正常值】 0°～20°。

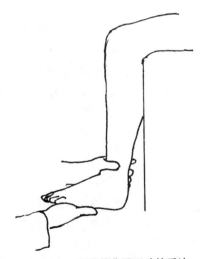

图4-39 踝关节背屈运动的手法

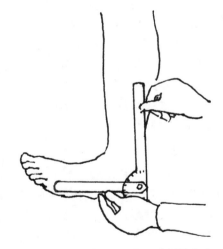

图4-40 踝关节背屈活动度测量方法

（二）跖屈

体位、固定臂、移动臂、轴心与背屈检查方法相同。

【运动终末感】 因关节囊前面、三角韧带前部、距腓前韧带、胫骨前肌、姆长伸肌紧张产生的结缔组织性抵抗或因距骨后结节与胫骨后缘的接触而产生的骨性抵抗。

【运动方式】 在矢状面上以冠状轴为轴进行运动。完成足向足底方向的运动。检查者一手固定小腿远端，防止膝关节、髋关节出现代偿动作，另一手向下方正直按压被检侧的足背，使其跖屈，但不得对足趾产生压力和出现内翻、外翻（图4-41）。

【正常值】 45°。

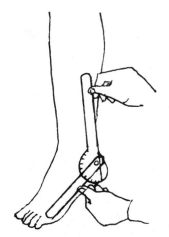 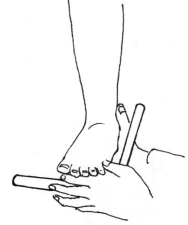

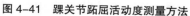
图 4-41 踝关节跖屈活动度测量方法　　图 4-42 踝关节内翻活动度测量方法

（三）内翻

【体位】 坐位（仰卧位），膝关节 90° 屈曲，髋关节无内收、外展及旋转。

【固定臂】 与小腿纵轴一致。

【移动臂】 移动的足底面。

【轴心】 两臂交点（图 4-42）。

【运动终末感】 因关节囊，前、后距腓韧带，跟腓韧带，前、后、外侧的距跟韧带，跟骰背侧韧带，背侧距舟韧带，分歧韧带，骰舟背侧韧带和楔舟、楔间、楔骰、跟骰、跗跖关节的背侧，底侧骨间的各种韧带，腓骨长肌，腓骨短肌紧张造成的结缔组织性抵抗。

【运动方式】 在冠状面上以矢状轴为轴进行运动。检查者一手固定被检者小腿远端，防止膝关节、髋关节的运动，另一手做踝关节的外旋、内收、跖屈的复合运动。

【正常值】 35°。

（四）外翻

体位、固定臂、移动臂、轴心均与内翻相同。

【运动终末感】 跟骨与距骨之间的接触产生的骨性抵抗，或因关节囊、三角韧带、内侧距跟韧带、底侧跟舟韧带、跟骰韧带、背侧跟舟韧带、分歧韧带内侧束，以及骰舟、楔间、楔骰各关节背侧、底侧、骨间各韧带及后胫骨肌紧张产生的结缔组织性抵抗。

【运动方式】 组成踝关节的诸关节共同完成的内旋、外展、背屈的组合运动，检查时应固定患者小腿远端，防止出现膝关节的屈曲与外旋。

【正常值】 0° ~ 20°。

第五节　脊柱关节活动度的测量

一、颈椎

（一）屈曲

【体位】 坐位，胸腰椎紧靠在椅背上，颈椎无旋转及侧屈。

【固定臂】　与地面垂直。

【移动臂】　与鼻子底部延长线一致。

【轴心】　外耳道中点（图 4-43）。

【运动方式】　在矢状面上以冠状轴为轴进行运动。检查者左手将被检者后头部向前下方按压，右手扶持患者下颏向胸部按压，同时控制其胸部，防止胸腰椎的屈曲。

【正常值】　0°～45°。

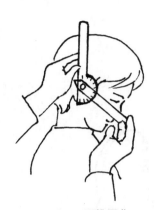 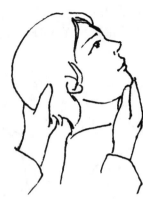 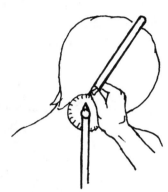

图 4-43　颈椎屈曲　　　　　图 4-44　颈椎伸展　　　　　图 4-45　颈椎侧屈
活动度测量方法　　　　　　活动度测量体位　　　　　　活动度测量方法

（二）伸展

体位、固定臂、移动臂、轴心与屈曲相同。

【运动方式】　在矢状面上以冠状轴为轴进行运动。检查者右手扶持被检者下颌部，左手扶持后头部，防止颈椎的旋转与侧屈。胸腰椎紧靠椅背，防止出现伸展的代偿动作（图 4-44）。

【正常值】　0°～45°。

（三）侧屈

【体位】　坐位，胸腰椎紧靠在椅背上，颈椎无屈曲、伸展及旋转。

【固定臂】　沿胸椎棘突与地面垂直。

【移动臂】　以枕外隆凸为标志点与后头部中线一致。

【轴心】　与第 7 颈椎棘突一致。

【运动方式】　在冠状面上以矢状轴为轴进行运动。固定被检者肩胛骨，防止胸腰椎侧屈（图 4-45）。

【正常值】　0°～45°。

（四）旋转

【体位】　取坐位，胸腰椎紧靠椅背，颈椎无屈曲、伸展及侧屈。

【固定臂】　与两侧肩峰连线平行。

【移动臂】　头顶与鼻尖连线一致。

【轴心】　头顶中心点（图 4-46）。

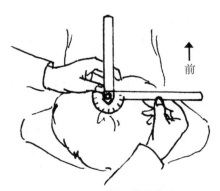

图 4-46　测量颈椎旋转时
量角器的使用方法

【运动方式】 在水平面上以垂直轴为轴进行运动。固定肩胛骨防止躯干旋转。

【正常值】 0° ~ 60°。

二、胸椎与腰椎

（一）屈曲

【体位】 立位，胸、腰椎无屈曲及旋转。

【固定臂】 通过第 5 腰椎棘突的垂直线。

【移动臂】 第 7 颈椎棘突与第 5 腰椎棘突连线的平行线。

【轴心】 第 5 腰椎棘突。

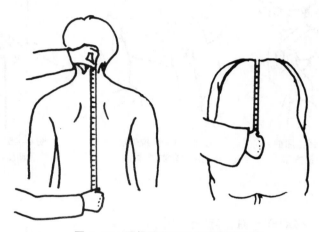

图 4-47　腰椎屈曲活动度测量方法

【运动方式】 在矢状面上以冠状轴为轴进行运动。检查时应注意固定骨盆，防止髋关节屈曲。也可测量 $C_7 \sim S_1$ 之间直立位与屈曲位距离的差（图 4-47）。

【正常值】 0° ~ 80°，或约 10cm。

（二）伸展

与屈曲方法相同，运动时固定骨盆以防止后倾。

【正常值】 0° ~ 25°。

（三）侧屈

【体位】 立位，颈椎、胸椎、腰椎无屈曲、伸展及旋转。

【固定臂】 髂嵴连线中点的垂直线。

【移动臂】 第 7 颈椎棘突与第 5 腰椎棘突连线。

【轴心】 第 5 腰椎的棘突。

【运动方式】 在冠状面上以矢状轴为轴进行运动。检查时应固定骨盆以防止向侧方倾斜（图 4-48）。

【正常值】 0° ~ 35°。

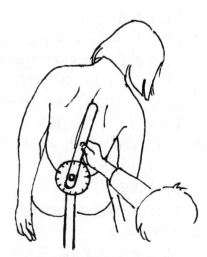

图 4-48 胸腰椎侧屈
活动度测量方法

（四）旋转

【体位】 坐位。为防止影响躯干的旋转，不得使用带靠背的椅子。颈椎、胸椎、腰椎无屈曲、伸展、侧屈。

【固定臂】 设定与双侧髂棘上缘连线的平行线。

【移动臂】 设定与双侧肩峰连线的平行线。

【轴心】 头部上面的中点。

【运动方式】 检查者双手置于被检者骨盆的髂前上棘，固定骨盆，防止其旋转。在水平面上以垂直轴为轴，完成最大限度的胸腰椎旋转运动（图4-49）。

【正常值】 0°～45°。

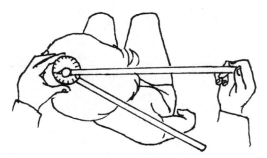

图4-49　胸腰椎旋转活动度测量方法

附：上肢关节活动度评价记录表（表4-4）；颈、躯干及下肢关节活动度评价记录表（表4-5）。

第二篇　评价学

表 4-4　上肢关节活动度评价记录表

姓名			性别			年龄				病案号		
科室			病房/床				临床诊断					

左　侧						部位	检查项目	正常值(°)	右　侧					
月　日		月　日		月　日					月　日		月　日		月　日	
主动	被动	主动	被动	主动	被动				主动	被动	主动	被动	主动	被动
						肩	屈曲	~ 180						
							伸展	~ 50						
							内收	~ 45						
							外展	~ 180						
							内旋	~ 70						
							外旋	~ 90						
						肘	屈曲	~ 150						
							伸展	~ 0						
						前臂	旋前	~ 90						
							旋后	~ 90						
						腕	掌曲	~ 90						
							背伸	~ 70						
							桡偏	~ 25						
							尺偏	~ 55						
						四指	MP 屈曲	~ 90						
							MP 伸展	~ 45						
							PIP 屈曲	~ 100						
							PIP 伸展	~ 0						
							DIP 屈曲	~ 90						
							DIP 伸展	~ 10						
						拇指	MP 屈曲	~ 60						
							IP 屈曲	~ 80						
							MP 伸展	~ 10						
							IP 伸展	~ 10						
							内收							
							外展	~ 70						

注:1.MP = 掌指关节，PIP = 近端指间关节，DIP = 远端指间关节，IP = 指间关节

　　2. 因痉挛导致关节活动受限在角度后用"S"表示，因疼痛导致活动受限在角度后用"P"表示。

表 4-5 颈、躯干及下肢关节活动度评价记录表

姓名		性别		年龄		病案号	
科室		病房/床		临床诊断			

左 侧						部位	检查项目	正常值(°)	右 侧					
月 日		月 日		月 日					月 日		月 日		月 日	
主动	被动	主动	被动	主动	被动				主动	被动	主动	被动	主动	被动
						颈	前屈	~ 45						
							后伸	~ 45						
							旋转	~ 60						
							侧屈	~ 45						
						躯干	屈曲	~ 80						
							伸展	~ 25						
							旋转	~ 45						
							侧屈	~ 35						
						髋	屈曲	~ 125						
							伸展	~ 15						
							内收	~ 30						
							外展	~ 45						
							内旋	~ 45						
							外旋	~ 45						
						膝	屈曲	~ 150						
							伸展	~ 0						
						踝	背屈	~ 20						
							跖屈	~ 45						
							内翻	~ 35						
							外翻	~ 20						
						足趾	MP 屈曲	~ 35						
							MP 伸展	~ 40						
							PIP 屈曲	~ 35						
							PIP 伸展	~ 0						
							DIP 屈曲	~ 50						
							DIP 伸展	~ 0						

注:1. MP = 掌指关节, PIP = 近端指间关节, DIP = 远端指间关节

2. 因痉挛导致关节活动受限在角度后用"S"表示,因疼痛导致活动受限在角度后用"P"表示。

第五章　肌力的评价

第一节　基础知识

一、肌的分类

人体的肌根据其组织结构不同可以分为三类：①平滑肌，存在于内脏，也称内脏肌。②心肌，心脏特有的肌。③骨骼肌，存在于躯干和四肢。心肌和平滑肌都属于不随意肌，它们受内脏神经的支配。骨骼肌受躯体神经支配，受人的意志管理，称为随意肌。

本节主要介绍骨骼肌。骨骼肌在显微镜下观察都有横纹，故也称为横纹肌。骨骼肌的肌纤维借结缔组织连接在一起，通常与肌腱相连，跨过一个或几个关节，两端分别附着在骨、韧带、筋膜或皮肤上。肌收缩变短，牵引着骨产生运动。因此，它是构成运动系统的主要部分。

（一）骨骼肌按形状分类

- 长肌　多见于四肢，肌束与肌的长轴平行，收缩时可使肌明显缩短，引起大幅度运动。
- 短肌　多见于躯干部的深层，具有明显的节段性，收缩时只能产生小幅度运动。
- 阔肌　多见于胸腹壁，扁而薄，除运动外还有保护内脏的作用。
- 轮匝肌　位于孔裂的周围，由环行肌纤维构成，收缩时可以关闭孔裂。

（二）骨骼肌按作用分类

分为伸肌、屈肌、收肌、展肌、旋前肌和旋后肌。他们分别有伸、屈、内收、外展和旋转关节的作用。

二、骨骼肌在运动中的协调作用

骨骼肌收缩受运动神经的支配。一个运动神经细胞的轴突和它所支配的全部肌纤维共同构成一个运动单位。当神经冲动沿一个运动神经元的神经纤维传至该运动单位所有肌纤维时，全部肌纤维同时收缩。

肌器官作用的力的大小和收缩的长短与肌纤维的数量排列形式和长度有关，一条肌纤维收缩时，可缩短约 1/2，因此长肌束产生的运动范围比短肌束大。肌肉的力量是全体肌纤维收缩力量的总和，所以肌力大小与肌横断面积成正比。

任何一个动作都不是一块肌肉完成的，而是一组肌群共同完成的。这些肌群来自关节的不同方位，使关节具有不同方向的运动，根据它们所发挥的不同作用分为原动肌、拮抗肌、固定肌和协同肌等。

- 原动肌　是指发起和完成一个动作的主动作肌，如股四头肌是伸膝的原动肌。
- 拮抗肌　是与原动肌功能相反的肌。例如膝关节伸展时，股二头肌使膝关节屈曲故是股四头肌的拮抗肌。

● 固定肌　是固定原动肌起点的肌，它们可使原动肌工作得更有效，例如止于肩胛骨的肌收缩固定该骨，有利于三角肌作用于肩关节。

● 协同肌　是配合原动肌，随原动肌一同收缩，产生相同功能的肌；或随原动肌收缩，限制原动肌产生不必要运动的肌。如肱二头肌使前臂旋后时，常伴有肱三头肌收缩以消除肱二头肌产生的屈肘运动。

一般当负荷非常小的关节运动时，仅原动肌产生收缩。如果负荷稍增加，固定肌收缩，固定近侧关节。随着负荷增加协同肌参与援助，当负荷过大时，拮抗肌也被调动起来固定关节。

三、肌的起止

肌围绕关节分布于全身，肌收缩时牵引它所附着的骨而产生关节的运动。通常把肌接近身体正中线的或接近肢体上端的附着处叫肌的起点或固定点，把另一端的附着处称为止点或动点。在人体完成动作时，常是起点固定不动，牵拉止点所附着的骨向起点方向运动。在生活中可以因目的动作不同，起点和止点发生互换。

以下列表将上、下肢肌群的起止、作用和神经支配进行归纳（表 5–1 和表 5–2）。

表 5–1　上肢各肌群的起止点、作用和神经支配

● 背上肢肌

肌　名		起　点	止　点	作　用	神经支配
第一层	斜方肌	枕外隆凸、上项线、项韧带、第 7 颈椎和全部胸椎棘突及其棘上韧带	锁骨的外侧 1/3、肩峰及肩胛冈	上部提肩、下部降肩，二者均能使肩胛骨下角转外；两侧同时收缩使肩胛骨向中线靠拢；肩胛骨固定时，一侧收缩，颈屈向同侧，同时收缩使头后仰	副神经和 $C_{3\sim4}$ 前支
	背阔肌	下 6 胸椎及全部腰椎棘突、骶正中嵴及髂嵴后部	肱骨结节间沟底	使肱骨内收、旋内和后伸；上肢上举固定时，可引体向上	胸背神经（$C_{6\sim8}$）
第二层	肩胛提肌	上 4 个颈椎横突	肩胛骨上角	上提肩胛骨，肩胛骨固定时，使颈屈向同侧	肩胛背神经（$C_{4\sim5}$）
	菱形肌	第 6～7 颈椎和第 1～4 胸椎棘突	肩胛骨内侧缘	使肩胛骨向脊柱靠拢并稍上提	

● 胸上肢肌

肌群	起　点	止　点	作　用	神经支配
胸大肌	锁骨内侧半、胸骨、第 2～6 肋软骨、腹外斜肌腱膜	肱骨大结节嵴	使肱骨内收和旋内；上肢上举固定时，可上提躯干、助吸气	胸外侧神经（$C_{5\sim7}$）和胸内侧神经（$C_8\sim T_1$）
胸小肌	第 3～5 肋	肩胛骨喙突	拉肩胛向前下方；起止易位时，可以提肋助吸气	胸内侧神经（$C_8\sim T_1$）
锁骨下肌	第 1 肋	锁骨下面	拉锁骨向下及向内侧	锁骨下肌神经（$C_{5\sim6}$）
前锯肌	上 8 或 9 个肋骨	肩胛骨内侧缘（主要在下角）	拉肩胛骨向前紧贴胸廓；下部纤维使下角旋外；肩胛骨固定时，可以提肋助深吸气	胸长神经（$C_{5\sim7}$）

● 上肢带肌

肌群	起点	止点	作用	神经支配
三角肌	锁骨外侧段、肩峰和肩胛冈	肱骨三角肌粗隆	使肩关节外展；前部屈和内旋肩关节；后部伸和外旋肩关节	腋神经（$C_{5~6}$）
冈上肌	冈上窝、深筋膜	肱骨大结节上部	使肩关节外展	肩胛上神经（$C_{5~6}$）
冈下肌	冈下窝、深筋膜	肱骨大结节中部	使肩关节旋外	肩胛上神经（$C_{5~6}$）
小圆肌	肩胛骨外侧缘上 2/3 的背侧面	肱骨大结节后下部	使肩关节旋外和内收	腋神经分支（$C_{5~6}$）
大圆肌	肩胛骨下角的背面	肱骨小结节嵴	使肩关节内收及旋内	肩胛下神经（$C_{5~7}$）
肩胛下肌	肩胛下窝	肱骨小结节	使肩关节内收及旋内	肩胛下神经（$C_{5~7}$）

● 臂肌

肌群	肌名	起点	止点	作用	神经支配
前群	肱二头肌	长头，肩胛骨盂上结节；短头，肩胛骨喙突	桡骨粗隆后份	屈肘关节；也可屈肩关节；前臂旋前时有旋后作用	肌皮神经（$C_{5~7}$）
前群	喙肱肌	肩胛骨喙突；肌间隔	肱骨中部内侧	协助屈和内收肩关节	肌皮神经（$C_{5~7}$）
前群	肱肌	肱骨下半的前面	尺骨粗隆	屈肘关节	肌皮神经（$C_{5~7}$）
后群	肱三头肌	长头，肩胛骨盂下结节；外侧头，桡神经沟外上方的骨面；内侧头，桡神经沟以下的骨面，肌间隔	尺骨鹰嘴	强有力的伸肘肌；长头可使肩关节后伸和内收	桡神经分支（$C_{6~8}$）
后群	肘肌	肱骨外上髁后面	尺骨鹰嘴外侧面及尺骨上部后面	稳定肘关节，助伸肘	桡神经分支（$C_7~T_1$）

● 前臂肌

肌群	肌名	起点	止点	作用	神经支配
前群	肱桡肌	肱骨外上髁上嵴	桡骨茎突	屈肘关节	桡神经分支（$C_5~T_1$）
前群 第一层	旋前圆肌		桡骨外侧面中部	屈肘关节和使前臂旋前	正中神经分支（$C_5~T_1$）
前群 第一层	桡侧腕屈肌	肱骨内上髁屈肌总腱；前臂深筋膜	第 2 掌骨底掌面	屈肘、屈腕、使桡腕关节外展	正中神经分支（$C_5~T_1$）
前群 第一层	掌长肌	肱骨内上髁屈肌总腱；前臂深筋膜	掌腱膜	屈腕、紧张掌腱膜	正中神经分支（$C_5~T_1$）
前群 第一层	尺侧腕屈肌	尺骨后缘	豌豆骨	屈腕和使桡腕关节内收	尺神经分支（$C_8~T_1$）
前群 第二层	指浅屈肌	肱骨内上髁，尺骨和桡骨前面	以四腱止于第 2~5 指中节指骨体两侧	屈第 2~5 指的近节指间关节；屈掌指关节；屈腕和屈肘	正中神经分支（$C_5~T_1$）
前群 第二层	拇长屈肌	桡骨上端的前面和骨间膜	拇指远节指骨底掌面	屈拇指间关节和掌指关节	正中神经分支（$C_5~T_1$）

肌群		肌名	起　点	止　点	作　用	神经支配
前群	第三层	指深屈肌	尺骨上端的前面和骨间膜	以四腱止于第 2～5 指远节指骨底掌面	屈第 2～5 指远端指间关节；屈近端指间关节、掌指关节和屈腕关节	正中神经（桡侧半）、尺神经（尺侧半）
	第四层	旋前方肌	尺骨下端的掌面	桡骨下端的掌面	前臂旋前	正中神经分支（C5～T1）
后群	浅层	桡侧腕长伸肌 桡侧腕短伸肌 指伸肌	肱骨外上髁伸肌总腱	第 2 掌骨底背面 第 3 掌骨底背面 以 4 腱至第 2～5 指背面形成指背腱膜，分三束止于中节和远节指骨底背面	伸腕、外展腕 伸腕、外展腕 伸指、伸腕、协助伸肘	桡神经分支（C_5～T_1）
		小指伸肌 尺侧腕伸肌	尺骨后缘	小指指背腱膜 第 5 掌骨底背面	伸小指 伸腕、内收腕	
	深层	旋后肌	肱骨外上髁和尺骨外侧缘的上部，桡、尺骨后面和骨间膜	桡骨前面的上部	前臂旋后	桡神经分支（C_5～T_1）
		拇长展肌 拇短伸肌		第 1 掌骨底 拇指近节指骨底背面	外展拇指掌骨 伸拇指，协助伸腕、伸掌指关节	
		拇长伸肌 示指伸肌		拇指末节指骨底背面 示指指背腱膜	伸示指、助伸腕、伸掌指关节	

● 手肌

肌群	肌名	起　点	止　点	作　用	神经支配
外侧群	拇短展肌	屈肌支持带及其外侧附着点	拇指近节指骨底	外展拇指	正中神经分支（C_8～T_1）
	拇短屈肌			屈拇指	
	拇对掌肌		第 1 掌骨桡侧半前面全长	对掌	
	拇收肌	横头：第 3 掌骨前面 斜头：屈肌支持带桡侧	拇指近节指骨底	内收拇指	尺神经深支（C_5～T_1）
内侧群	小指展肌 小指短屈肌	屈肌支持带及其内侧附着点	小指近节指骨底 第 5 掌骨尺侧缘	外展小指 屈小指	
	小指对掌肌			对掌	
掌中群	蚓状肌	指深屈肌腱	第 2～5 指的指背腱膜桡侧	屈掌指关节，伸指间关节	正中神经分支至第 1～2 蚓状肌，尺神经分支至第 3～4 蚓状肌

骨间掌侧肌（4块）	第1、2掌骨尺侧面；第4、5掌骨桡侧面	细腱行经第1、2指的尺侧和第4、5指的桡侧，止于同指近节指骨底和指背腱膜	使第2、4、5指向中指靠拢；并协助屈掌指关节，伸指间关节	尺神经深支（$C_8 \sim T_1$）
骨间背侧肌（4块）	掌骨骨间隙的相对骨面	细腱行经第2、3指的桡侧和第3、4指的尺侧，止于同指近节指骨底和指背腱膜	使第2～4指离开中指中线，屈掌指关节，伸指间关节	

表 5-2 下肢各肌群的起止点、作用和神经支配

● 髋肌

肌群	肌 名	起 点	止 点	作 用	神经支配
前群	髂腰肌	1～4腰椎体侧面及横突	股骨小转子	屈大腿微外旋	$L_{1 \sim 3}$ 或 L_4
	腰大肌	髂窝及髂前下棘的内侧			
	髂肌				$L_{2 \sim 3}$
后群	臀大肌	髂翼外面、骶骨和尾骨后面、骶结节韧带	股骨臀肌粗隆，大部分借髂胫束至胫骨内侧髁	伸大腿并外旋	臀下神经（$L_5 \sim S_2$）
	阔筋膜张肌	髂前上棘及其至髂结节的一部分髂嵴	髂胫束至胫骨内侧髁	屈大腿、伸小腿	
	臀中肌	介于臀上线与臀后线之间的骨面	股骨大转子	外展大腿、屈内旋（前半部）或后伸外旋（后半部）	臀上神经（$L_4 \sim S_1$）
	臀小肌	介于臀上线与臀下线之间的骨面	股骨大转子前缘	外展大腿，微内旋	
	梨状肌	骶骨前面外侧面	股骨大转子尖	外旋大腿，并助展与伸	$L_5 \sim S_2$
	闭孔内肌	闭孔膜及其周围骨部；上孖肌起于坐骨棘；下孖肌起于坐骨结节	股骨转子窝	外旋大腿	至闭孔内肌神经（$L_5 \sim S_2$）上孖肌由至闭孔内肌神经支配下孖肌由至股方肌神经支配
	股方肌	坐骨结节	转子间嵴	外旋大腿	至股方肌神经（$L_4 \sim S_1$）
下群	闭孔外肌	闭孔膜外面及其周围骨部	股骨转子窝	外旋大腿，微内收	闭孔神经后股（$L_{2 \sim 4}$）

● 股肌

肌群	肌 名	起 点	止 点	作 用	神经支配
前群	缝匠肌	髂前上棘	胫骨体上端内侧面和小腿筋膜	屈大腿，屈小腿并微内旋	股神经（$L_{2 \sim 4}$）
	股四头肌股直肌股中间肌肌外肌肌内肌	髂前下棘及髋臼上缘股骨体前上2/3处股骨嵴外侧唇和大转子下部股骨嵴内侧唇	通过髌骨和髌韧带止于胫骨粗隆	屈大腿（股直肌）伸小腿	股神经（$L_{2 \sim 4}$）

肌群	肌名	起　点	止　点	作　用	神经支配
内侧群	耻骨肌	耻骨梳及其附近	股骨耻骨肌线	屈、内收并微外旋大腿	股神经和闭孔神经（$L_{2\sim4}$）（$L_{2\sim4}$）
	长收肌	耻骨支前面和耻骨结节下方	胫骨粗隆内侧唇 1/3 份	内收和外旋大腿	
	股薄肌	耻骨支联合部和耻骨下支	股骨粗线内下方	内收微屈大腿，屈小腿微内旋	闭孔神经（$L_{2\sim4}$）
内侧群	短收肌	耻骨支联合部	股骨粗线内侧唇上 1/3 部	内收外旋微屈大腿	
	大收肌	闭孔前下缘，坐骨结节	股骨粗线内侧唇上 2/3 部及收肌结节	内收和外旋大腿伸大腿	闭孔神经、胫神经（$L_4\sim S_3$）
后群	股二头肌	长头：坐骨结节 短头：股骨粗线外侧唇	腓骨头	伸大腿，屈小腿微外旋	长头：胫神经（$L_4\sim S_3$）短头：腓总神经（$L_4\sim S_2$）
	半腱肌	坐骨结节	胫骨粗隆内下方	伸大腿，屈小腿微内旋	坐骨神经（胫）（$L_4\sim S_3$）
	半膜肌	坐骨结节	胫骨内侧髁	伸大腿，屈小腿微内旋	

● 小腿肌

肌群	肌名	起　点	止　点	作　用	神经支配
前群	胫骨前肌	胫骨上半部外侧面、小腿骨间膜及小腿筋膜	内侧楔骨内侧面及足第 1 跖骨底	足背屈、内翻	
	趾长伸肌	腓骨前面上 1/3、骨间膜、小腿筋膜	第 2～5 趾背腱膜	足背屈、伸趾	腓深神经（$L_4\sim S_2$）
	拇长伸肌	小腿骨间膜和腓骨前面中部	拇趾末节趾骨底	伸拇趾、足背屈、内翻	
	第三腓骨肌	腓骨下 1/3 前面、骨间膜	第 5 跖骨底背面	足背屈、外翻	
外侧群	腓骨长肌	腓骨头、腓骨外侧面上 2/3、肌间隔、小腿筋膜	内侧楔骨外侧及第 1 跖骨底	足跖屈、外翻	腓浅神经（$L_5\sim S_2$）
	腓骨短肌	腓骨外侧面下 1/3 及肌间隔	第 5 跖骨粗隆	足跖屈、外翻	
后群	腓肠肌	内侧头：股骨内侧髁 外侧头：股骨外侧髁			

第二篇 评价学

续表

肌群	肌名	起　点	止　点	作　用	神经支配
后群	比目鱼肌	腓骨头及胫骨腘肌线	以跟腱止于跟结节	足跖屈	胫神经 ($L_4 \sim S_3$)
	跖肌	腘平面外下部及关节囊			
	腘肌	股骨外侧髁	胫骨腘肌线	屈小腿、内旋小腿	
	拇长屈肌	胫骨后面中 1/3	第 2～5 趾末节趾骨底	屈末节趾骨，足跖屈和内翻	
	拇长屈肌	腓骨后面下 2/3 及骨间膜	拇趾末节趾骨底	足跖屈，屈拇趾	胫神经 ($L_4 \sim S_3$)
	胫骨后肌	胫骨及腓骨后面及骨间膜	除距骨以外的跗骨第 2～4 跖骨，骰骨	足跖屈、内翻	

● 足肌

肌群	肌名	起　点	止　点	作　用	神经支配
足背肌群	拇短伸肌	骨窦前方、跟骨上面与外侧	拇趾近节趾骨底	伸拇趾	腓深神经 ($L_4 \sim S_2$)
	趾短伸肌		第 2～4 趾近节趾骨底	伸第 2～4 趾	
足底内侧群	拇展肌	跟骨结节内侧突	趾近节趾骨底内侧	外展微屈趾	足底内侧神经 ($S_{2\sim3}$)
	拇短屈肌	外侧楔骨、骰骨跖面	拇趾近节趾骨底两侧	屈拇趾	
	拇收肌	斜头：第 2～5 跖骨底 横头：第 3～5 跖趾韧带跖侧	拇趾近节趾骨底	屈和内收拇趾	
足底外侧群	小趾展肌	跟骨跖面及跖腱膜	第 5 跖骨粗隆、小趾近节趾骨底	屈小趾并外展	足底外侧神经 ($S_{2\sim3}$)
	小趾短屈肌		第 5 跖骨底	屈小趾近节趾骨	
足底中间群	蚓状肌	趾长屈肌健	第 2～5 趾的趾背腱膜	屈跖趾关节、伸趾关节	第一蚓状肌：足底内侧神经 其它三肌：足底外侧神经
	趾短屈肌	跟骨结节	第 2～5 趾的中节趾骨底	屈第 2～5 趾	足底内侧神经
	足底方肌	跟骨结节	趾长屈肌腱	助屈趾	
	骨间足底肌	第 3～5 跖骨内侧半	第 3～5 趾近节趾骨底和趾背腱膜	内收第 3～5 趾	
	骨间背侧肌	跖骨的相对面	第 2～4 趾近节趾骨底和趾背腱膜	外展第 2～4 趾	足底外侧神经 ($S_{2\sim3}$)

第二节　徒手肌力检查法

徒手肌力检查（manual muscle test, MMT）技术是用来评价由于疾病、外伤、废用所导致的肌力低下的范围与程度的主要方法。虽然随着科学技术的发展，不少电子测量肌力的仪器设备不断问世，但徒手肌力检查法仍因其简单、科学、实用而成为临床工作中最常用的评价方法。

一、肌力评价的注意事项及评级标准

为了正确地理解徒手肌力检查法，较好地掌握肌力评价技术，在学习前应对如下问题加以说明。

（一）肌力评价的注意事项

• 由于大脑所支配的是运动而不是一块或一组肌肉的收缩，因此，本章介绍的重点是身体主要关节及其有关的肌肉在运动中的作用，所描述的内容是有关的主要动作肌和辅助肌共同完成的运动。

• 徒手肌力检查法具有高度的可信性和有效性，因此，学习掌握此项技术必须深刻地理解书中提到的正确体位、运动范围、固定方法、手法原理、检查的内容实质及可能出现的代偿动作等等。因病情而不能按规定检查时，应将改变的内容记录在评价表中，以便对照比较。

• 本检查法是针对肌肉收缩本身，肌神经结合部及下位运动神经元等疾患所致的肌力低下设计的评价方法。中枢神经系统疾病如偏瘫、脑瘫所致的运动障碍，因具有反射性肌活动方式和痉挛改变，不适用本法。

• 文中"运动范围"指主动运动的关节活动度。

• 检查者的位置，以尽量靠近被检者，便于固定和实施手法为宜，文中插图是为了方便读者观察手法而绘制的，操作时不必拘泥。

• 检查中施加阻力时，应对解剖部位、用力方向、施加阻力的时间、阻力的大小等做出合理的设计，绝对禁止因手法粗暴造成被检肢体软组织损伤。

• 评价结果要根据身体状况、年龄、性别、心理因素、环境、疲劳等个体差异做出综合判断。

（二）肌力评级的方法

1. 肌力评级的依据　后述的评级均以下列三项因素为依据。在基本分级的基础上，通常还附加一个"+"或"−"来表示。

（1）外加阻力的大小　根据不同的运动模式和解剖部位施加不同的阻力，以"较大"阻力和"轻度"阻力分别定为5级或4级。

（2）重力作用　能克服肢体重力的影响，完成全关节活动范围的运动者定为3级。解除肢体重力的影响，能完成全关节活动范围的运动，或克服肢体重力的影响，仅能完成部分活动范围的运动者定为2级。

（3）有无肌肉或肌腱的收缩　可触及到收缩但无关节活动者定为1级，无收缩者定为0级。

2.肌力的评级标准（表5-3）

表5-3 肌力评级标准

分 级	评 级 标 准
5	能抗重力及最大阻力，完成全关节活动范围的运动
4^+	4级与5级之间
4	能抗重力及轻度阻力，完成全关节活动范围的运动
4^-	3级与4级的中间水平，能抗重力及弱的阻力，完成全关节活动范围的运动
3^+	此级与4^-只是阻力大小程度的区别
3	不施加阻力，能抗肢体重力，完成全关节活动范围的运动
3^-	抗重力完成正常关节活动范围的50%以上
2^+	抗重力完成正常关节活动范围的50%以下
2	解除重力的影响，完成关节活动范围的运动
2^-	解除重力的影响，可完成全关节活动范围的50%以上
1^+	解除重力的影响，可完成全关节活动范围的50%以下
1	可触及肌肉的收缩，但不能引起关节的活动
0	不能触及肌肉的收缩

二、颈与躯干肌的肌力评价

（一）颈前屈

【主要动作肌】 胸锁乳突肌（图5-1）。

【辅助肌】 头长肌、颈长肌、前斜角肌、舌骨下肌群、中斜角肌、后斜角肌、头前直肌。

【运动范围】 颈椎伸直后再稍向前方屈曲。

【检查方法】

体位 仰卧位。

手法 固定胸廓下部，肩部放松。令其完成颈椎屈曲运动。检查者在前额部施加阻力（两侧胸锁乳突肌不对称者，使其头部向侧方旋转，完成屈颈动作，抵抗施于耳部）。

【评级】

5级与4级 能对抗前额部较大的阻力，完成颈椎屈曲全关节活动范围运动者为5级，仅能对抗轻度阻力，完成以上动作者为4级（图5-2）。

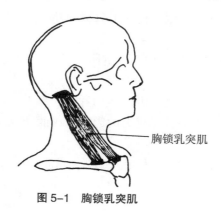

图5-1 胸锁乳突肌

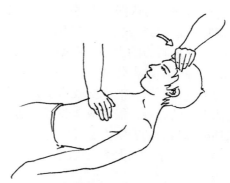

图5-2 胸锁乳突肌5级与4级肌力检查法

3级与2级 能克服重力的影响，完成颈椎屈曲全关节活动范围运动者为3级，部分完成者为2级。

1级与0级 完成屈颈动作时，仅能触及到胸锁乳突肌的收缩为1级，触不到收缩者为0级。

（二）颈后伸

【主要动作肌】 斜方肌、头半棘肌、头夹肌、颈夹肌、骶棘肌、颈髂肋肌、头最长肌、头棘肌、颈棘肌、颈半棘肌（图5-3）。

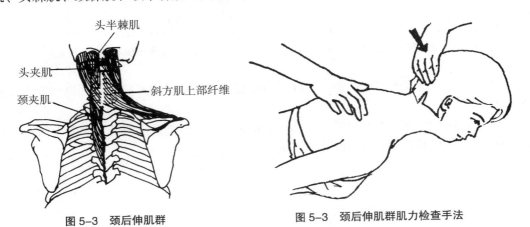

图5-3 颈后伸肌群　　　　图5-3 颈后伸肌群肌力检查手法

【辅助肌】 多裂肌、头上斜肌、头下斜肌、头后大直肌、头后小直肌、肩胛提肌。

【运动范围】 头与躯干背部肌群接触。

【检查方法】

体位 俯卧位。

手法 一手固定上胸廓及肩胛骨，另一手置于被检者的后头部，向下方施加阻力（图5-4）。

【评级】

5级与4级 能对抗施于头部的较大阻力，完成颈椎后伸的全关节活动范围运动者为5级，仅能对抗轻度阻力，完成以上动作者为4级。

3级与2级 能克服重力的影响，完成颈椎后伸的全关节活动范围运动者为3级，部分完成者为2级。

1级与0级 检查者用手支撑被检者头部，令其完成后伸动作，另一手触摸第7颈椎与枕骨间的肌群，有收缩者为1级，无收缩者为0级。

（三）躯干前屈

【主要动作肌】 腹直肌（图5-5）。

【辅助肌】 腹内斜肌、腹外斜肌。

【运动范围】 仰卧位，肩胛骨能离开台面。

【检查方法】

体位 仰卧位。

手法 固定双侧下肢。

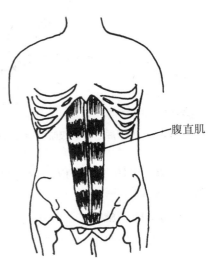

腹直肌

图5-5 腹直肌

【评级】

5 级　被检者双手交叉置于颈后，尽力前屈抬起胸廓，双肩均可完全离开台面者为 5 级（图 5-6）。

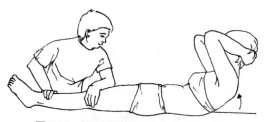

图 5-6　躯干屈肌群 5 级肌力检查方法

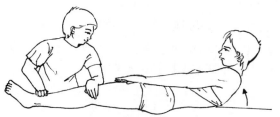

图 5-7　躯干屈肌群 4 级肌力检查方法

4 级　双侧上肢置于躯干两侧，令其尽力抬起上身，双肩均可完全离开台面者为 4 级（图 5-7）。

3 级　双侧上肢置于躯干两侧，令其尽力抬起上身，只能达到双侧肩胛骨上缘离开台面，肩胛骨下角仍着台面者为 3 级（图 5-8）。

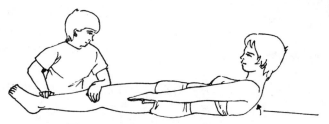

图 5-8　躯干屈肌群 3 级肌力检查方法

2 级　双侧上肢置于躯干两侧，令其颈椎前屈，检查者按压胸廓下部使腰椎前屈消失、骨盆前倾，触摸腹肌，如有正常收缩则为 2 级（图 5-9）。

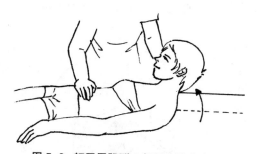

图 5-9　躯干屈肌群 2 级肌力检查方法

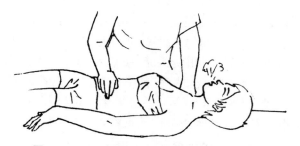

图 5-10　躯干屈肌群 1 级与 0 级肌力检查方法

1 级与 0 级　仰卧位，令其咳嗽，同时触诊腹壁，如有轻微的收缩则为 1 级，无收缩则为 0 级（图 5-10）。

（四）躯干旋转

【主要动作肌】腹内斜肌、腹外斜肌（图 5-11）。

【辅助肌】　背阔肌、半棘肌、多裂肌。

【运动范围】　仰卧位，肩胛骨可以离开台面。

【检查方法】

体位　仰卧位、坐位。

手法　被检查者仰卧位，检查者固定其双下肢，令被检者胸廓向一侧旋转、屈曲。

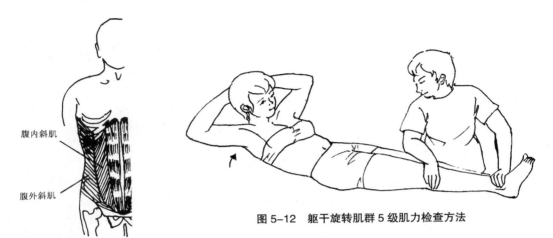

腹内斜肌

腹外斜肌

图 5-11　腹内斜肌、腹外斜肌

图 5-12　躯干旋转肌群 5 级肌力检查方法

【评级】

5 级　被检者双手交叉置于后头部，双侧肩胛骨均可离开台面，完成躯干旋转者为 5 级（图 5-12）。

4 级与 3 级　双侧上肢置于躯干两侧，完成胸廓屈曲、旋转，如抬高侧肩胛骨离开台面，另侧肩胛骨部分离开台面者为 4 级，如仅抬高侧肩胛骨可以离开台面则为 3 级（图 5-13）。

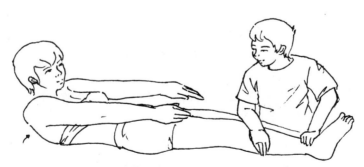

图 5-13　躯干旋转肌群 4 级与 3 级肌力检查方法

2 级　取坐位，双上肢放松，自然下垂于体侧，检查者固定骨盆，令被检者胸部分别向两侧旋转，如能完成部分范围的运动即为 2 级（图 5-14）。

第二篇　评价学

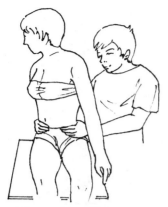

图 5-14 躯干旋转肌群 2 级
肌力检查方法

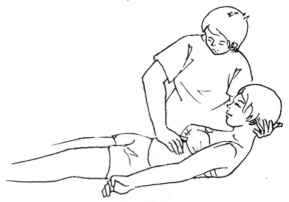

图 5-15 躯干旋转肌群 1 级
0 级肌力检查方法

1 级与 0 级　取仰卧位，令被检者左侧胸廓尽力向靠近骨盆右侧方向用力，同时触诊其肋骨下缘以下的肌肉，出现收缩者为 1 级，无收缩者为 0 级（图 5-15）。

（五）躯干后伸

【主要动作肌】　骶棘肌、胸髂肋肌、胸最长肌、棘肌、腰髂肋肌、腰方肌（图 5-16）。

【辅助肌】　头半棘肌、旋转肌、多裂肌。

【运动范围】　胸椎能基本垂直，腰椎自然伸展。

【检查方法】

体位　俯卧位。

手法　检查者按压固定骨盆。先令被检者将上肢及双肩离开台面，再将腰椎挺起，使胸廓下部离开台面。

【评级】

5 级与 4 级　检查者于抬起的胸廓下部施以阻力，能对抗较大阻力者为 5 级，仅能对抗轻度阻力者为 4 级（图5-17）。

3 级　检查者按手法要求控制被检者体位，并令其完成胸椎与腰椎的后伸，能完成抗重力的充分后伸动作者为 3 级（图 5-18）。

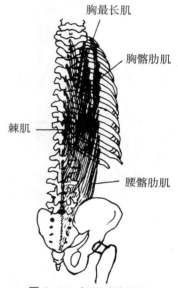

图 5-16　躯干后伸肌群

（图中标注：胸最长肌、胸髂肋肌、棘肌、腰髂肋肌）

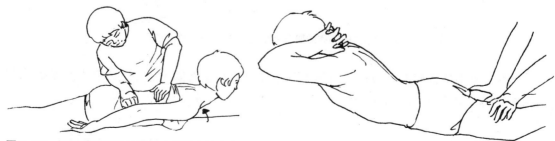

图 5-17　躯干后伸肌群 5 级与 4 级肌力检查方法　　　图 5-18　躯干后伸肌群 3 级肌力检查方法

　　2级　检查方法与3级相同，如被检者仅能部分完成后伸动作（不能达到正常范围）则为2级。

　　1级或0级　令被检者完成以上动作的同时触诊其脊柱，伸肌可触及收缩者为1级，无收缩者为0级。

（六）骨盆提升

　　【主要动作肌】　腰方肌、腰髂肋肌（图5-19）。

　　【辅助肌】　腹外斜肌、腹内斜肌。

　　【运动范围】　立位时一侧骨盆提升，该侧足可完全离开地面。

　　【检查方法】

　　体位　仰卧位、立位。

　　手法　仰卧位，令腰部适当伸展。被检者双手扶持诊查台台面以固定胸廓（如伴有肩、臂无力者，由助手协助固定胸廓）。

　　【评级】

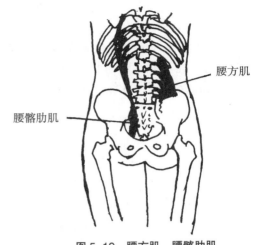

图5-19　腰方肌、腰髂肋肌

　　5级与4级　检查者双手握住被检者踝关节，将下肢向下方牵拉，与此同时令其一侧骨盆向胸廓方向上提，能对抗较大阻力完成骨盆上提动作者为5级（图5-20），对抗轻度阻力完成骨盆上提动作者为4级。

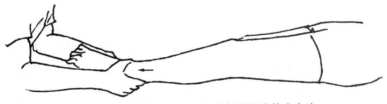

图5-20　骨盆提升肌群5级与4级肌力检查方法

　　3级　被检者取立位，检查者协助固定胸廓，令其完成上提骨盆动作，能克服肢体重力影响完成动作者为3级（或取仰卧位对抗轻度阻力完成上抗骨盆动作者亦可）。

　　2级　取仰卧位，在解除阻力及肢体重力的影响下，能完成上提骨盆动作者为2级。

　　1级与0级　仰卧位，令其上提骨盆，同时触诊骶棘肌外侧缘腰部深层，如腰方肌出现收缩则为1级，不能触及收缩者为0级。

三、下肢肌的肌力评价

（一）髋关节屈曲

　　【主要动作肌】　腰大肌、髂肌（图5-21）。

　　【辅助肌】　股直肌、缝匠肌、阔筋膜张肌、耻骨肌、短收肌、长收肌。

　　【运动范围】　0°～115°或125°。

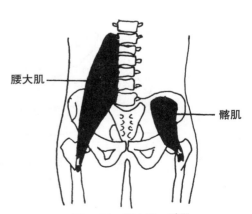

图5-21　腰大肌、髂肌

【检查方法】

体位 坐位、侧卧位、仰卧位。

手法 取坐位，双侧小腿自然下垂，两手把持诊台台面以固定躯干。检查者一手固定其骨盆，令被检者最大限度地屈曲髋关节。

【评级】

5 级与 4 级 令被检者完成屈曲髋关节的同时，对其膝关节上方施加阻力。能对抗较大阻力，完成髋关节屈曲的全活动范围运动者为 5 级，对抗轻度阻力，完成髋关节屈曲全活动范围运动者为 4 级（图 5-22）。

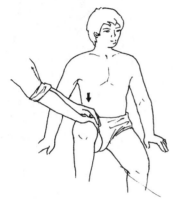

图 5-22 髋关节屈肌群 5 级与 4 级肌力检查方法

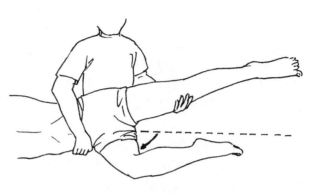

图 5-23 髋关节屈肌群 2 级肌力检查方法图

3 级 被检者能对抗肢体重力的影响，完成髋关节屈曲全活动范围运动者为 3 级。

2 级 取侧卧位，被检侧下肢在下方，检查者托起上方的下肢，躯干、骨盆、下侧下肢伸直。令被检下肢完成屈髋屈膝动作，在解除肢体重力影响下能完成髋关节屈曲全活动范围运动者为 2 级（图 5-23）。

1 级与 0 级 取仰卧位，检查者托起被检小腿，令其用力屈曲髋关节，同时触诊缝匠肌内侧腹股沟下方之腰大肌，能触及收缩者为 1 级，无收缩者为 0 级（图 5-24）。

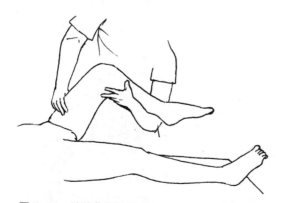

图 5-24 髋关节屈肌群 1 级与 0 级肌力检查方法

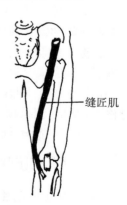

缝匠肌

图 5-25 缝匠肌

（二）髋关节屈曲、外展及外旋的同时膝关节屈曲

【主要动作肌】 缝匠肌（图5-25）。

【辅助肌】 髋关节和膝关节的屈肌群、髋关节外旋肌群、外展肌群。

【运动范围】 因系复合关节运动，故各分离运动均不充分。

【检查方法】

体位 坐位、仰卧位。

手法 坐位，两小腿自然下垂，令被检者屈曲髋关节、膝关节，同时髋关节外展、外旋。此时检查者一手置于膝关节，对髋关节屈曲、外展施以阻力，另一手置于踝关节，对髋关节外旋及膝关节屈曲施以阻力。

【评级】

5级与4级 能对抗较大阻力完成髋关节屈曲、外展、外旋全关节活动范围运动者为5级，能对抗轻度阻力完成以上动作者为4级（不得出现髋关节垂直向上的屈曲，图5-26）。

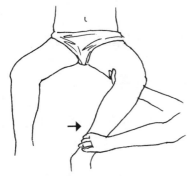

图5-26 缝匠肌5级与4级肌力检查方法

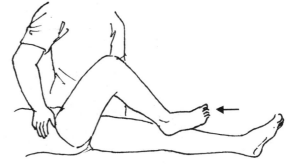

图5-27 缝匠肌2级肌力检查方法

3级 维持以上体位，检查者固定其骨盆，不施加阻力，能克服肢体重力的影响完成以上动作者为3级。

2级 仰卧位，令被检足跟置于另侧踝关节上方，固定骨盆，完成髋关节屈曲、外展、外旋，同时膝关节屈曲，足跟能沿胫骨前缘滑动至膝关节者为2级（图5-27）。

1级与0级 不能完成以上动作，仅在髂前下棘下方触到缝匠肌收缩者为1级，无收缩者为0级。

（三）髋关节伸展

【主要动作肌】 臀大肌、半腱肌、半膜肌、股二头肌长头（图5-28）。

【运动范围】 0°～15°。

【检查方法】

体位 俯卧位、侧卧位。

手法 俯卧位，固定骨盆。令被检者尽力伸展髋关节，检查者在膝关节上施以阻力（单独检查臀大肌肌力

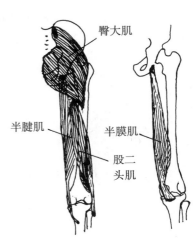

图5-28 髋关节伸肌群

时应保持膝关节屈曲位)。

【评级】

5 级与 4 级 能对抗较大阻力，完成全关节活动范围运动者为 5 级，能对抗轻度阻力，完成以上动作者为 4 级（图 5-29）。

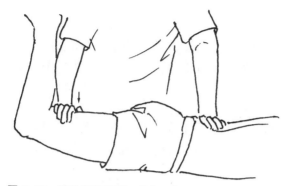

图 5-29 髋关节伸肌群 5 级与 4 级肌力检查方法

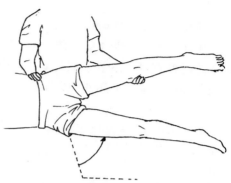

图 5-30 髋关节伸肌群 2 级肌力检查方法

3 级 解除阻力，能克服肢体重力的影响，完成全关节活动范围运动者为 3 级。

2 级 被检下肢在下方的侧卧位，检查者一手托住上侧下肢、一手固定骨盆，令其下肢在台面上滑动，完成髋关节伸展，在解除重力影响下可以完成全关节活动范围运动者为 2 级（图 5-30）。

1 级与 0 级 俯卧位，令其伸展髋关节，同时触诊臀大肌有无收缩（应仔细触诊肌肉上、下两部分）有收缩者为 1 级，无收缩者为 0 级。

（四）髋关节外展

【主要动作肌】 臀中肌（图 5-31）。

【辅助肌】 臀小肌、阔筋膜张肌、臀大肌。

【运动范围】 0° ～ 45°。

【检查方法】

体位 侧卧位、仰卧位。

手法 侧卧位，被检下肢在上方，髋关节稍呈过伸展位，下方下肢膝关节呈屈曲位。检查者一手固定骨盆，令被检下肢外展，另一手在膝关节处施以阻力。

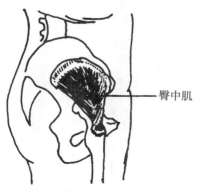

臀中肌

图 5-31 臀中肌

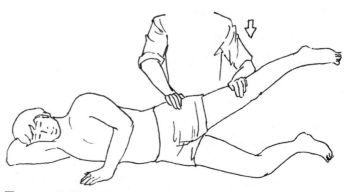

图 5-32 髋关节外展肌群 5 级和 4 级肌力检查方法

【评级】

5 级与 4 级　能对抗较大阻力，完成髋关节外展的全关节活动范围运动者为 5 级，能对抗轻度阻力完成以上动作者为 4 级（图 5-32）。

3 级　解除阻力，能克服肢体重力的影响，完成全关节活动范围运动者为 3 级。

2 级　仰卧位，解除肢体重力的影响，能完成全关节活动范围运动者为 2 级。

1 级与 0 级　仰卧位，令其完成以上动作的同时，触诊大转子上方及髂骨外侧臀中肌有无收缩，有收缩者为 1 级，无收缩者为 0 级。

（五）髋关节屈曲位外展

【主要动作肌】　阔筋膜张肌（图 5-33）。

【辅助肌】　臀中肌、臀小肌。

【运动范围】　因系关节复合运动，故各分离运动均不充分。

【检查方法】

体位　侧卧位、坐位。

手法　侧卧位，被检下肢在上方髋关节屈曲 45°，另一侧下肢膝关节稍屈曲。检查者一手固定骨盆，另一手在膝关节上方施加阻力，令被检下肢完成髋关节外展运动。

【评级】

5 级与 4 级　能对抗较大阻力完成髋关节外展的全关节活动范围运动者为 5 级，能对抗轻度阻力完成以上动作者为 4 级（图 5-34）。

3 级　解除阻力，能克服肢体重力的影响，完成髋关节外展的全关节活动范围运动者为 3 级。

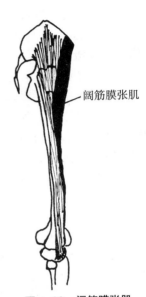

阔筋膜张肌

图 5-33　阔筋膜张肌

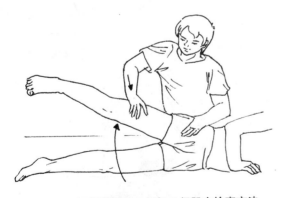

图 5-34 阔筋膜张肌 5 级与 4 级肌力检查方法

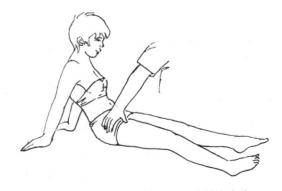

图 5-35 阔筋膜张肌 2 级肌力检查方法

2 级　长坐位，躯干与台面呈 45°，双手于体后支撑。在解除肢体重力的影响下，被检下肢可完成 30° 外展运动则为 2 级（图 5-35）。

1 级与 0 级　体位同 2 级检查法。令被检下肢完成髋外展，同时触诊阔筋膜张肌起止部有无收缩，有收缩者为 1 级，无收缩者为 0 级。

（六）髋关节内收

【主要动作肌】　大收肌、短收肌、长收肌、耻骨肌、股薄肌（图 5-36）。

【运动范围】 30°～0°。

【检查方法】

体位 侧卧位、仰卧位

手法 侧卧位，被检下肢在下方，另一侧下肢由检查者抬起约呈 25° 外展。令被检下肢内收与另一侧下肢靠拢，同时检查者另一手在膝关节上方施加阻力。

【评级】

5 级与 4 级 能对抗较大阻力，完成髋关节内收的全关节活动范围运动者为 5 级，能对抗轻度阻力完成以上动作者为 4 级（图 5-37）。

3 级 解除外加阻力，能克服肢体重力影响，完成髋关节内收的全关节活动范围运动者为 3 级。

2 级 仰卧位，双下肢外展约 45°。在解除肢体重力的影响下，能完成全关节活动范围的内收动作，髋关节不出现旋转者为 2 级（图 5-38）。

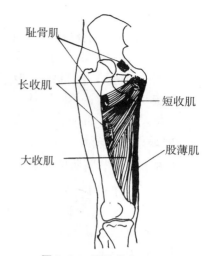

图 5-37 髋关节内收肌群

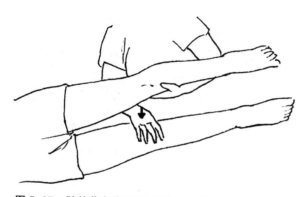

图 5-37 髋关节内收肌群 5 级与 4 级肌力检查方法

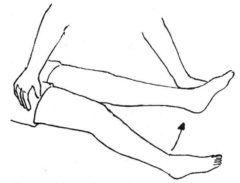

图 5-38 髋关节内收肌群 2 级肌力检查方法

1 级与 0 级 令被检下肢完成髋关节内收，同时于大腿内侧及耻骨附近触诊有肌肉收缩者为 1 级，无收缩者为 0 级。

（七）髋关节外旋

【主要动作肌】 闭孔外肌、闭孔内肌、股方肌、梨状肌、上孖肌、下孖肌、臀大肌（图 5-39）。

【辅助肌】 缝匠肌、股二头肌（长头）。

【运动范围】 0°～45°。

【检查方法】

体位 坐位、仰卧位。

手法 坐位，双侧小腿下垂。检查者一手按压被检膝关节上方，防止髋关节外

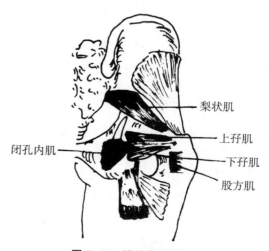

图 5-39 髋关节外旋肌群

展、屈曲等代偿动作。被检者双手握住台面，以固定骨盆。令被检大腿外旋，检查者另一手在踝关节上方施加阻力。

【评级】

5级与4级 能对抗较大阻力，完成髋关节外旋的全关节活动范围运动者为5级。能克服轻度阻力，完成以上动作者为4级（图5-40）。

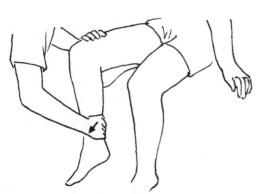

图5-40 髋关节外旋肌群5级与4级肌力检查方法

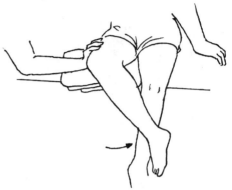

图5-41 髋关节外旋肌群3级肌力检查方法

3级 体位与5级检查相同，解除外加阻力，能完成髋关节外旋的全关节活动范围运动者为三级（图5-41）。

2级 仰卧位，解除肢体重力的影响，能完成髋关节外旋的全关节活动范围运动者为2级（图5-42）。

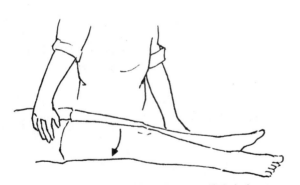

图5-42 髋关节外旋肌群2级肌力检查方法

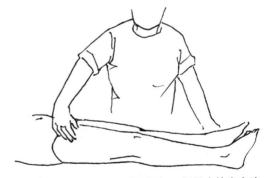

图5-43 髋关节外旋肌群1级与0级肌力检查方法

1级与0级 仰卧位，令其完成髋外旋动作的同时触诊大转子后方皮下深部，有肌肉收缩者为1级。无收缩者为0级（图5-43）。

（八）髋关节内旋

【主要动作肌】 臀小肌、阔筋膜张肌（图5-44）。

【辅助肌】 臀中肌、半腱肌、半膜肌。

【运动范围】 0°～45°。

【检查方法】

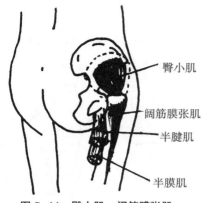

图 5-44 臀小肌、阔筋膜张肌

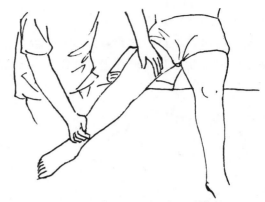

图 5-45 髋关节内旋肌群 5 级和 4 级肌力检查方法

体位 坐位、仰卧位。

手法 坐位，双侧小腿自然下垂。被检者双手握住台面边缘以固定骨盆。被检下肢大腿下方垫一棉垫，检查者一手固定膝关节上方，防止髋关节内收。令被检髋关节内旋，检查者另一手在踝关节上方施加阻力。

【评级】

5 级与 4 级 能对抗较大阻力，完成髋关节内旋的全关节活动范围运动者为 5 级。能对抗轻度阻力，完成以上动作者为 4 级（图 5-45）。

3 级 解除外加阻力，完成以上动作者为 3 级。

2 级 仰卧位，髋关节置于外旋位，检查者固定骨盆，能完成髋关节内旋的全关节活动范围运动者为 2 级。

1 级与 0 级 髋关节内旋动作时，如在髂前上棘的后方及下方阔筋膜张肌起始部附近及臀小肌（臀中肌及阔筋膜张肌下方深层）处触及收缩者为 1 级，无收缩者为 0 级。

（九）膝关节屈曲

【主要动作肌】 股二头肌、半腱肌、半膜肌（图 5-46）。

【辅助肌】 缝匠肌、股薄肌、腓肠肌。

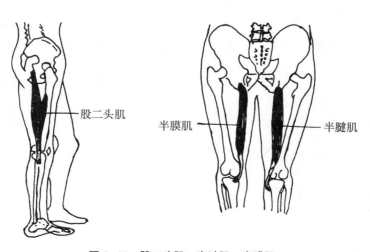

图 5-46 股二头肌、半腱肌、半膜肌

【运动范围】 0°～150°。

【检查方法】

体位 俯卧位，侧卧位。

手法 俯卧位，双下肢伸展。检查者一手固定骨盆，一手握住踝关节上方，令其完成膝关节屈曲运动，同时施加阻力（图5-47）。检查股二头肌时应使小腿外旋；检查半腱肌、半膜肌时应内旋小腿。注意防止缝匠肌代偿动作（髋关节屈曲、外旋）、股薄肌代偿动作（髋关节内收）及腓肠肌代偿动作（踝关节跖屈）。

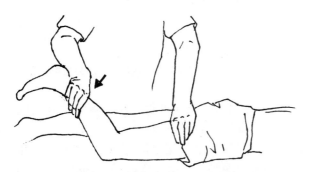

图 5-47 膝关节屈肌群 5 级与 4 级肌力检查方法

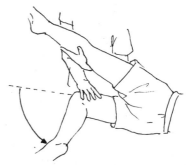

图 5-48 膝关节屈肌群 2 级肌力检查方法

【评级】

5级与4级 能对抗较大阻力，完成膝关节屈曲的全关节活动范围运动者为5级。能对抗轻度阻力，完成以上动作者为4级。

3级 解除阻力，能克服肢体重力影响，完成以上动作者为3级。

2级 侧卧位，双下肢伸展，检查者托起非检查侧下肢使之外展，令被检下肢完成膝关节屈曲动作。在解除肢体重力的影响下，可完成膝关节屈曲的全关节活动范围运动者为2级（图5-48）。

1级与0级 俯卧位，检查者支撑被检小腿，使膝关节稍屈曲。令被检下肢完成屈膝动作，检查者如在膝关节附近大腿后面触到肌腱收缩则为1级，无收缩者为0级。

（十）膝关节伸展

【主要动作肌】 股四头肌：股直肌、股中间肌、股内侧肌、股外侧肌（图5-49）。

【运动范围】 150°～0°。

【检查方法】

体位 坐位、侧卧位、仰卧位。

手法 坐位，双侧小腿自然下垂，双手握住台面边缘以固定躯干，身体稍后倾。检查者一手固定其大腿，另一手握住踝关节上方，令其完成伸展膝关节的动作，与此同时施加阻力（不得对伸展固定的膝关节施加阻力）。

【评级】

5级与4级 能对抗较大阻力，完成膝关节伸展的全关节活动范围运动者为5级。能对抗轻度阻力，完成以上动作者为4级（图5-50）。

3级 解除阻力，能克服肢体重力的影响，完成膝关节伸展的全关节活动范围运动者为3级。

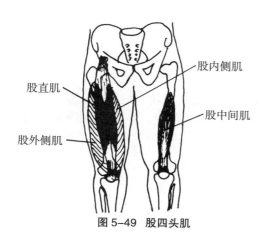

图 5-49 股四头肌

股内侧肌
股直肌
股中间肌
股外侧肌

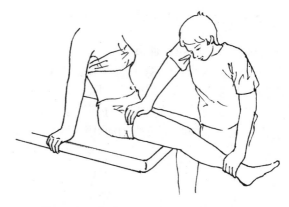

图 5-50 股四头肌 5 级与 4 级肌力检查方法

2 级 侧卧位，检查者支撑上方的下肢，被检下肢膝关节屈曲，检查者固定其大腿，在解除肢体重力的影响下可以完成全关节范围的伸膝动作者为 2 级。

1 级与 0 级 仰卧位，膝关节屈曲位，并给予支持，令其完成伸展膝关节动作，同时触诊胫骨粗隆与髌骨之间的肌腱或股四头肌，如有收缩则为 1 级，无收缩者为 0 级。

（十一）踝关节跖屈

5 级与 4 级肌力检查方法

【主要动作肌】腓肠肌、比目鱼肌（图 5-51）。

【辅助肌】 胫骨后肌、腓骨长肌、腓骨短肌、长屈肌、趾长屈肌、跖肌。

【运动范围】 0°～45°。

【检查方法】

体位 立位、侧卧位。

手法 被检下肢单腿支撑，膝关节伸展，足尖着地（五趾着地，足跟离开地面）。

【评级】

5 级与 4 级 能足尖着地，然后全腿掌着地，如此反复完成 4～5 次者为 5 级。仅能完成 2～3 次，其余动作完成不标准者为 4 级（图 5-52）。

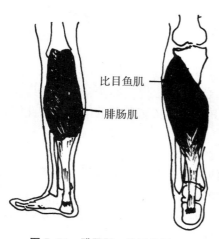

图 5-51 腓肠肌、比目鱼肌

比目鱼肌
腓肠肌

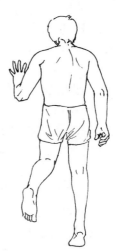

图 5-52 踝关节跖屈肌群 5 级与 4 级肌力检查方法

3级 只能完成一次足跟抬起动作者为3级。

2级 侧卧位，被检下肢在下方，膝关节伸展，踝关节呈中立位，检查者固定其小腿，踝关节在解除肢体重力的影响下，能完成跖屈动作者为2级。

1级与0级 侧卧位，令其完成跖屈动作，检查者于腓肠肌、比目鱼肌及跟腱处触诊，有收缩者为1级，无收缩者为0级（图5-53）。

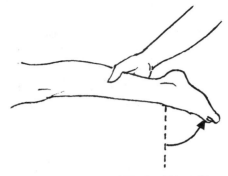

图5-53 踝关节跖屈肌群1级与0级肌力检查方

（十二）踝关节背屈与内翻

【主要动作肌】 胫骨前肌（图5-54）。

【运动范围】 0°～20°。

【检查方法】

体位 坐位。

手法 坐位，小腿自然下垂。检查者一手握踝关节上方，令其完成背屈及内翻。另一手在足内侧及足背部施加阻力，足趾不得用力（图5-55）。

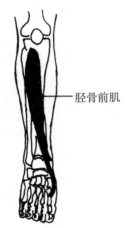

胫骨前肌

图5-54 胫骨前肌

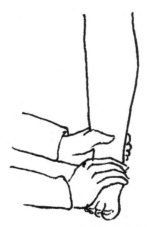

图5-55 胫骨前肌检查方法

【评级】

5级与4级 能对抗较大阻力，完成踝关节背屈的全关节活动范围运动者为5级。能对抗轻度阻力完成以上动作者为4级。

3级与2级 解除外力，能独立完成踝背屈及内翻的全关节活动范围运动者为3级。完成动作不充分者为2级。

1级与0级 令其完成背屈、内翻动作，同时触诊踝关节内侧、背侧的胫骨前肌肌腱及小腿前外侧的肌肉，有收缩者为1级。无收缩者为0级。

（十三）足内翻

【主要动作肌】 胫骨后肌（图5-56）。

【辅助肌】 趾长屈肌、长屈肌、腓肠肌（内侧头）。

【运动范围】 0°～35°。

【检查方法】

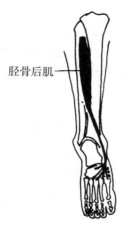

图 5-56 足内翻肌群

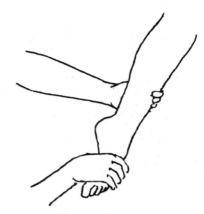

图 5-57 足内翻肌群肌力检查方法

体位 侧卧位，仰卧位。

手法 侧卧位，足于中立位。检查者手握小腿固定（对胫骨后肌肌腹不得施加压力），令其足尽力内翻，检查者另一手在足前部施以阻力，足趾屈肌不得用力（图 5-57）。

【评级】

5 级与 4 级 能对抗较大阻力，完成踝关节内翻的全关节活动范围运动者为 5 级，能对抗轻度阻力，完成以上动作者为 4 级。

3 级 不施加阻力，足置于中立位，能完成足内翻全关节活动范围运动者为 3 级。

2 级 仰卧位，踝关节轻度跖屈，可完成足内翻的全关节活动范围运动者为 2 级。

1 级与 0 级 在内踝与舟骨之间胫骨后肌腱处可触及收缩者为 1 级，无收缩者为 0 级。

（十四）足外翻

【主要动作肌】 腓骨长肌、腓骨短肌（图 5-58）。

【辅助肌】 趾长伸肌、第三腓骨肌。

【运动范围】 0°～20°。

【检查方法】

体位 侧卧位、仰卧位。

手法 侧卧位，置足于中立位，固定小腿，令其完成足外翻动作（第一跖骨头部向下，第五跖骨向上运动）。检查者评价腓骨短肌时，对足外缘施以阻力。评价腓骨长肌时，对第一跖骨头跖面施以阻力。如两者同时评价，则于第五跖骨施向下、向内的压力，于第一跖骨底施以向上、向内的压力。

【评级】

5 级与 4 级 能对抗较大阻力，完成足外翻的全关节活动范围运动者为 5 级。能对抗轻度阻力完成以上动作者为 4 级（图 5-59）。

3 级 侧卧位，足于中立位，能完成足外翻的全关节活动范围运动，同时第一跖骨向下方运动者为 3 级。

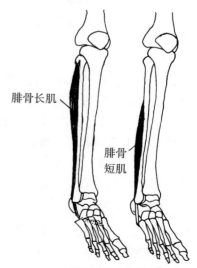

腓骨长肌

腓骨短肌

图 5-58 足外翻肌群

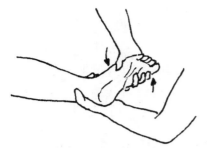

图 5-59 足外翻肌群 5 级与 4 级肌力检查方法

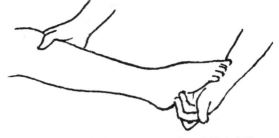

图 5-60 足外翻肌群 1 级与 0 级肌力检查方法

2 级　仰卧位，足于中立位，令其完成足外翻时，第一跖骨与足底一起向下方运动者为 2 级。

1 级与 0 级　在完成足外翻动作时，于第 5 跖骨近端底外侧缘（腓骨短肌肌腱），小腿外侧下部，腓骨头远端，小腿外侧面的上半部（腓骨长肌）触及到收缩者为 1 级，无收缩者为 0 级（图 5-60）。

四、上肢肌的肌力评价

（一）肩胛骨外展及向上旋转

【主要动作肌】　前锯肌（图 5-61）。

【辅助肌】　胸大肌。

【运动范围】　0°～30°。

【检查方法】

体位　仰卧位、坐位。

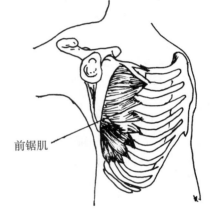

前锯肌

图 5-61　前锯肌

手法　仰卧位，肩关节屈曲 90°，肘关节伸展。令其完成向上伸出的动作，检查者一手扶持肘关节，一手握前臂，向相反方向（台面）施以阻力。

【评级】

5 级与 4 级　能对抗较大阻力，肩胛骨不出现翼状突起，保持前伸（肩胛骨外展）姿势者为 5 级，能对抗一定阻力达到以上标准者为 4 级（图 5-62）。

3 级　解除阻力，令被检上肢完成向上方伸举动作，肩胛骨不出现翼状突起，并且可以充分外展者为 3 级。

2 级　被检者坐在桌前，肩关节屈曲 90°，将上肢置于桌面。检查者固定胸廓，令其完成上肢前伸动作（肩胛骨外展），肩胛骨能完成外展的全关节活动范围运动者为 2 级。

1 级与 0 级　检查者扶持被检上肢呈肩关节屈曲 90°，并轻轻向肩胛骨方向推，观察是否出现翼状肩胛，并触诊腋中线上腹外斜肌与背阔肌之间的前锯肌齿状分叉部有无收缩。无翼状肩胛并有收缩者为 1 级，无收缩者为 0 级。

（二）肩胛骨上提

【主要动作肌】　斜方肌、肩胛提肌（图 5-63）。

【辅助肌】　大、小菱形肌。

【运动范围】　10～12cm。

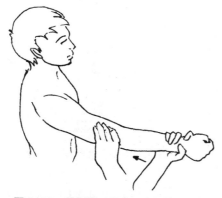

图 5-62 前锯肌 5 级与 4 级肌力检查方法

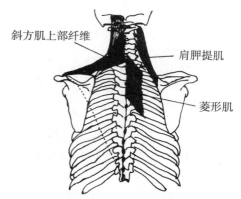

图 5-63 斜方肌、肩胛提肌

【检查方法】

体位 坐位、俯卧位。

手法 坐位，双上肢放松自然下垂。检查者双手置于肩上，向下施加压力，同时令被检者尽力上提肩胛骨。

【评级】

5 级与 4 级 能对抗较大阻力，完成肩胛骨充分上提动作者为 5 级。能对抗一定阻力，充分完成上提肩胛动作者为 4 级（图 5-64）。

3 级 解除外力，能克服肢体重力影响，充分完成肩胛骨上提动作者为 3 级。

2 级 俯卧位，前额部着台面，检查者双手支撑双肩，解除肢体重力的影响，令其完成上提肩胛骨的动作，能充分完成以上动作者为 2 级（图 5-65）。

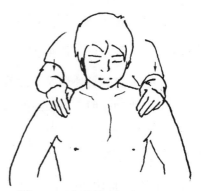

图 5-64 肩胛骨上提肌群 5 级
与 4 级肌力检查方法

1 级与 0 级 俯卧位，令其上提肩胛骨，同时触诊锁骨上方的斜方肌上部，有收缩者为 1 级，无收缩者为 0 级。

（三）肩胛骨内收

【主要动作肌】 斜方肌、大菱形肌、小菱形肌（图 5-66）。

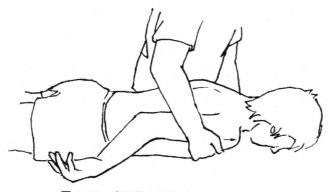

图 5-65 肩胛骨上提肌群 2 级肌力检查方法

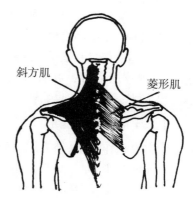

图 5-66 斜方肌、菱形肌

【辅助肌】　斜方肌（下部及上部纤维）。

【运动范围】　15cm（内收、外展总活动范围）。

【检查方法】

体位　俯卧位、坐位。

手法　俯卧位，上肢外展 90° 并外旋，肘关节屈曲 90°。检查者固定胸廓，并令其完成肩胛骨的内收（上肢离开台面上举），同时对肩胛骨外角施加阻力。

【评级】

5 级与 4 级　能克服较大阻力，完成肩胛骨内收的全关节活动范围运动者为 5 级。能克服一定阻力完成以上动作者为 4 级（图 5-67）。

3 级　解除阻力，能克服肢体重力影响完成以上动作者为三级。

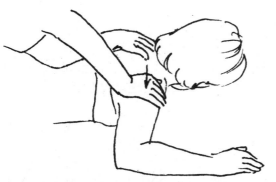

图 5-67 肩胛骨内收肌群 5 级与 4 级肌力检查方法

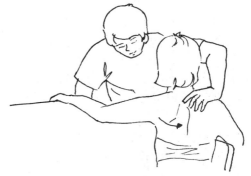

图 5-68 肩胛骨内收肌群 2 级肌力检查方法

2 级　坐位，上肢外展 90°，置于桌面上，固定胸廓，在解除肢体重力的影响下，能完成肩胛骨内收的全关节活动范围运动者为 2 级（图 5-68）。不能维持坐位者，俯卧位只能完成部分内收动作者为 2 级。

1 级与 0 级　坐位或俯卧位，令其完成内收动作时，触诊肩峰与脊柱之间肩胛冈上之斜方肌中部纤维有无收缩，有收缩者为 1 级，无收缩者为 0 级。

（四）肩胛骨下掣与内收

【主要动作肌】　斜方肌（下部纤维）（图 5-69）。

【辅助肌】　斜方肌（中部纤维参与内收）。

【运动范围】　10～12cm（肩胛下角）。

【检查方法】

体位　俯卧位。

手法　俯卧位，头向对侧旋转，被检上肢屈曲 145°（侧方上举），上肢抬起离开台面。检查者手置于肩胛骨外上角，向外上方推按施加阻力。

【评级】

5 级与 4 级　能克服较大阻力完成肩胛骨下掣内收的全关节活动范围运动者为 5 级。能克服轻度阻力完成以上动作者为 4 级。

3 级与 2 级　解除阻力，完成以上动作，如肩胛骨不向上方

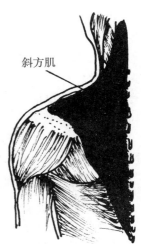

斜方肌

图 5-69　斜方肌
（下部纤维）

移动，或肩峰不向前下方移动，而能完成肩胛骨下掣、内收的全关节活动范围运动者为 3 级。仅能完成部分范围的运动者为 2 级（图 5-70）。

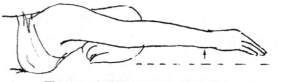

图 5-70 斜方肌 3 级与 2 级肌力检查方法

1 级与 0 级 令被检者作上肢从台面上抬起动作，同时触诊斜方肌下部纤维，有收缩者为 1 级，无收缩者为 0 级。

（五）肩胛骨内收及下方旋转

【主要动作肌】 大菱形肌、小菱形肌（图 5-71）。

【辅助肌】 斜方肌。

【运动范围】 60°。

【检查方法】

体位 俯卧位。

手法 俯卧位，头转向对侧，被检侧上肢内收、内旋置于背后，肩放松。令被检上肢伸展，肩胛骨内收，检查者手置于肩胛骨内缘处，稍向上、向外方施以阻力。

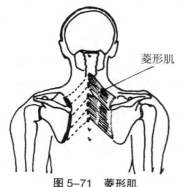

图 5-71 菱形肌

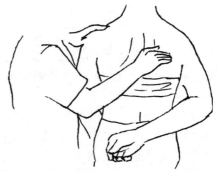

图 5-72 菱形肌 1 级与 0 级肌力检查方法

【评级】

5 级与 4 级 能克服较大阻力，完成肩胛骨内收及下方旋转的全关节活动范围运动者为 5 级。对抗轻度阻力，完成以上动作充分者为 4 级。

3 级 解除阻力，能充分完成肩胛内收及下方旋转者为 3 级。

2 级 坐位，上肢内收、内旋，检查者固定其躯干，防止出现屈曲、旋转等代偿动作，令被检上肢尽力内收肩胛骨，能充分完成内收动作者为 2 级。

1 级与 0 级 令被检者内收肩胛骨，在肩胛骨脊柱缘与斜方肌下部纤维处触诊，有肌肉收缩者为 1 级，无收缩者为 0 级（图 5-72）。

（六）肩关节 90° 屈曲

【主要动作肌】 三角肌、喙肱肌（图 5-73）。

【辅助肌】 三角肌（中部纤维）、胸大肌（锁骨部纤维）、肱二头肌。

【运动范围】 0° ~ 90°。

【检查方法】

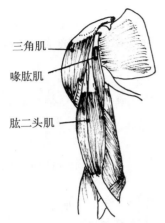

图 5-73　三角肌、喙肱肌

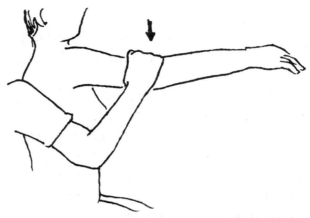

图 5-74　肩关节屈曲 90° 肌群 5 级与 4 级肌力检查方法

体位　坐位、仰卧位。

手法　坐位，上肢自然下垂，肘关节轻度屈曲，前臂呈旋前位（手掌面向下），完成肩关节屈曲动作。检查者一手固定肩胛骨，另一手在肘关节处施加阻力。

【评级】

5 级与 4 级　能克服较大阻力，完成全关节活动范围运动者为 5 级。能对抗轻度阻力，完成以上动作者为 4 级（图 5-74）。

3 级与 2 级　解除阻力，能克服肢体重力的影响，完成全关节活动范围运动者为 3 级。仅能完成部分活动，达不到全关节活动范围运动者为 2 级（亦可采用侧卧位，在解除重力下完成全关节活动范围运动者为 2 级）。

1 级与 0 级　仰卧位，令其完成屈曲动作的同时，触诊上肢近端 1/3 处三角肌前部纤维及喙肱肌，有收缩者为 1 级，无收缩者为 0 级。

（七）肩关节伸展

【主要动作肌】　背阔肌、大圆肌、三角肌（图 5-75）。

【辅助肌】　小圆肌、肱三头肌。

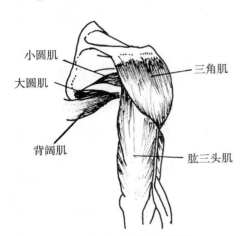

图 5-75　肩关节伸肌群

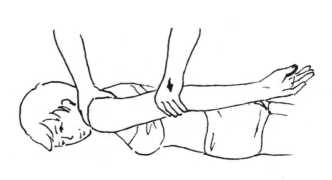

图 5-76　肩关节伸肌群 5 级与 4 级肌力检查方法

【运动范围】 0°～50°。

【检查方法】

体位 俯卧位、侧卧位。

手法 俯卧位，上肢内收、内旋（手掌向上）完成肩关节伸展动作。检查者一手固定肩胛骨，另一手于肘关节处施加阻力。

【评级】

5 级与 4 级 能对抗较大阻力，完成全关节活动范围伸展运动者为 5 级。能对抗轻度阻力，完成以上动作者为 4 级（图 5-76）。

3 级与 2 级 解除阻力，能克服肢体重力的影响，完成全关节活动范围运动者为 3 级。仅能完成部分活动范围的伸展为 2 级（侧卧位，腋下置一平板，在解除肢体重力的影响下，可完成全关节活动范围伸展运动者亦为 2 级）。

1 级与 0 级 俯卧位，令其完成上肢伸展的同时，触诊肩胛骨下缘的大圆肌、稍下方的背阔肌及上臂后方的三角肌后部纤维，有收缩者为 1 级，无收缩者为 0 级。

（八）肩关节外展

【主要动作肌】 三角肌中部纤维、冈上肌（图 5-77）。

【辅助肌】 三角肌（前、后部纤维）、前锯肌。

【运动范围】 0°～90°。

【检查方法】

体位 坐位、仰卧位。

手法 坐位，上肢自然下垂，肘关节轻度屈曲，手掌向下，完成外展动作，检查者一手固定肩胛骨，另一手于肘关节附近施加阻力。

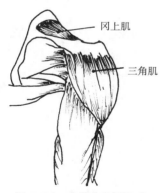

图 5-77 肩关节外展肌群

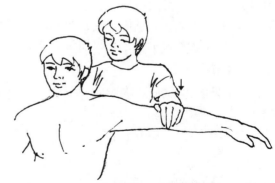

图 5-78 肩关节外展肌群 5 级与 4 级肌力检查方法

【评级】

5 级与 4 级 能对抗较大阻力，完成肩关节外展 90° 则为 5 级。能对抗轻度阻力，完成以上运动者为 4 级（图 5-78）。

3 级 解除阻力，克服肢体重力的影响，完成肩关节外展 90° 则为 3 级。要防止躯干倾斜及耸肩的代偿动作。

2 级 仰卧位，解除肢体重力的影响，检查者固定肩胛骨，被检上肢能沿台面滑动完成 90° 外展者为 2 级（图 5-79）。

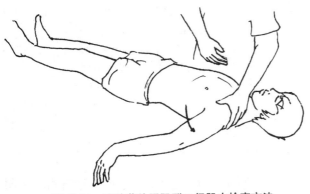

图 5-79　肩关节外展肌群 2 级肌力检查方法

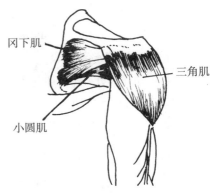

图 5-80　肩关节水平外展肌群

冈下肌

三角肌

小圆肌

第二篇　评价学

1 级与 0 级　做肩外展动作，触诊三角肌中部，肩胛冈上窝处的冈上肌，有收缩者为 1 级，无收缩者为 0 级。

（九）肩关节水平外展

【主要动作肌】　三角肌（图 5-80）。

【辅助肌】　冈下肌、小圆肌。

【运动范围】　0° ~ 30°。

【检查方法】

体位　俯卧位、坐位。

手法　俯卧位，肩关节 90° 外展，上臂置于台面，前臂于台边缘处下垂。令其上臂尽力上抬做水平位外展，检查者一手固定肩胛骨，另一手于肘关节近端施加阻力（肘关节不得伸展）。

【评级】

5 级与 4 级　对抗较大阻力，完成肩关节水平位外展的全关节活动范围运动者为 5 级。仅能对抗轻度阻力，完成以上动作者为 4 级。

3 级　解除外力，能克服肢体重力的影响，完成以上动作的全关节活动范围运动者为 3 级。

2 级　坐位，上肢 90° 外展，置于台面，肘关节轻度屈曲。检查者固定肩胛骨，令其完成沿台面滑动的水平外展，可达到全关节活动范围运动者为 2 级（图 5-81）。

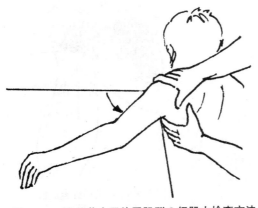

图 5-81　肩关节水平外展肌群 2 级肌力检查方法

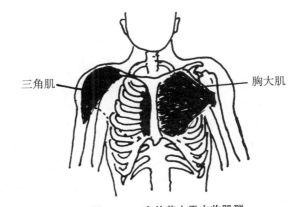

三角肌

胸大肌

图 5-82　肩关节水平内收肌群

1级与0级 令其做肩关节水平外展动作，同时触诊三角肌后部纤维，有收缩者为1级。无收缩者为0级。

（十）肩关节水平内收

【主要动作肌】 胸大肌（图5-82）。

【辅助肌】 三角肌。

【运动范围】 0°～135°。

【检查方法】

体位 仰卧位、坐位。

手法 仰卧位，上肢90°外展，检查者一手固定躯干，另一手于肘关节内侧施以阻力，同时令被检上肢尽力水平内收。

【评级】

5级与4级 能对抗较大阻力，完成肩关节水平内收的全关节活动范围运动者为5级。仅能对抗轻度阻力，完成以上动作者为4级（图5-83）。

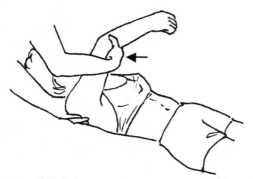 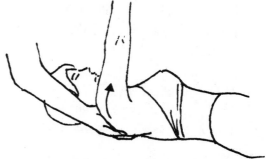

图5-83 肩关节水平内收肌群5级与4级肌力检查方法　　图5-84 肩关节水平内收肌群3级肌力检查方法

3级 解除阻力，能克服肢体重力的影响，从上肢90°外展位内收至与台面垂直者为3级（图5-84）。

2级 坐位，上肢90°外展置于台面上，检查者固定躯干令其上肢在台面上滑动，能完成水平位内收的全关节活动范围运动者为二级。

1级与0级 做水平内收动作时，检查者触诊胸大肌起止点附着部，有收缩者为1级，无收缩者为0级。

（十一）肩关节外旋

【主要动作肌】 冈下肌、小圆肌（图5-85）。

【辅助肌】 三角肌（后部纤维）。

【运动范围】 0°～90°。

【检查方法】

体位 俯卧位。

手法 俯卧位，肩关节外展90°，上臂置于台面，前臂于床边自然下垂。检查者一手固定其肩胛骨，另一手握住腕关节上方。令被检前臂用力上抬（肩关节外旋），与

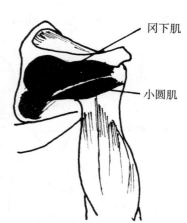

图5-85 肩关节外翻肌群

此同时检查者在腕关节施加阻力。

【评级】

5级与4级 能对抗较大阻力，完成肩关节外旋的全关节活动范围运动者为5级。仅能对抗轻度阻力，完成以上动作者为4级（图5-86）。

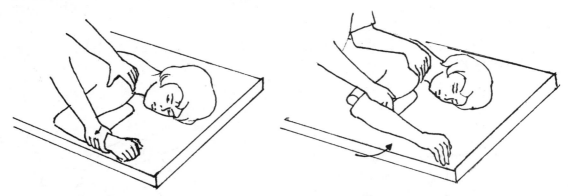

图 5-86 肩关节外旋肌群5级与4级肌力检查方法　　　图 5-87 肩关节外旋肌群3级肌力检查方法

3级 解除阻力，能对抗肢体重力的影响，完成全关节活动范围运动者为3级（图5-87）。

2级 俯卧位，被检上肢在台边自然下垂，取内旋位，检查者固定肩胛骨，能完成外旋的全关节活动范围运动者为2级。

1级与0级 做外旋动作的同时，触诊肩胛骨外侧缘的小圆肌及冈下窝中的冈下肌，有收缩者为1级，无收缩者为0级。

（十二）肩关节内旋

【主要动作肌】 肩胛下肌、胸大肌、背阔肌、大圆肌（图5-88）。

【辅助肌】 三角肌（前部纤维）。

【运动范围】 0°～70°。

【检查方法】

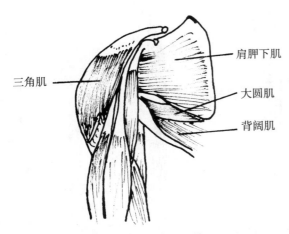

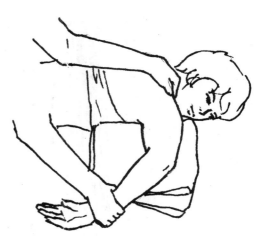

图 5-88 肩关节内旋肌群　　　　　　图 5-89 肩关节内旋肌群5级与4级肌力检查方法

体位　俯卧位，上臂 90° 外展置于台面上，前臂在台边自然下垂。

手法　检查者固定其肩胛骨，令被检上肢前臂向后摆动完成肩关节的内旋，检查者一手握其腕关节近端施加阻力。

【评级】

5 级与 4 级　能对抗较大阻力，完成肩关节内旋的最大活动范围运动者为 5 级。仅能对抗轻度阻力，完成以上动作者为 4 级（图 5-89）。

3 级　解除阻力，能对抗肢体重力的影响，完成肩关节内旋的全关节活动范围运动者为 3 级（图 5-90）。

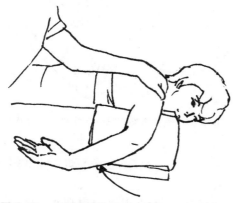

图 5-90　肩关节内旋肌群 3 级肌力检查方法

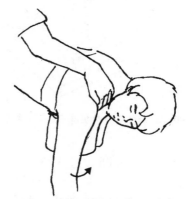

图 5-91　肩关节内旋肌群 2 级肌力检查方法

2 级　俯卧位，整个上肢由台边自然下垂，置于外旋位。检查者固定其肩胛骨，能完成肩关节内旋全关节活动范围运动者为 2 级（图 5-91）。注意防止前臂旋前的代偿动作。

1 级与 0 级　做肩关节内旋运动时，触诊腋窝深部的肩胛下肌，有收缩者为 1 级，无收缩者为 0 级。

（十三）肘关节屈曲

【主要动作肌】　肱二头肌、肱肌、肱桡肌（图 5-92）。

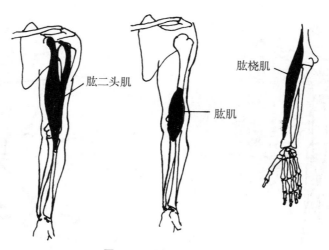

肱二头肌

肱肌

肱桡肌

图 5-92　肘关节屈肌群

【辅助肌】　其它前臂的屈肌群。

【运动范围】　0°～150°。

【检查方法】

体位　坐位、仰卧位。

手法　坐位，两上肢自然下垂于体侧，检查肱二头肌时前臂旋后，检查肱肌时前臂旋前，检查肱桡肌时前臂于中间位。检查者一手固定上臂，另一手于腕关节近端施加阻力。

【评级】

5级与4级　能对抗较大阻力，完成肘关节屈曲的全关节活动范围运动者为5级。能对抗轻度阻力，完成以上动作者为4级（图5-93）。

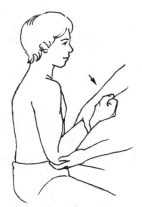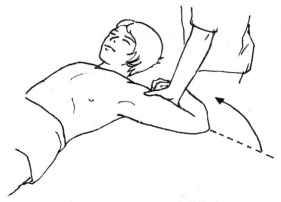

图5-93　肘关节屈肌群5级与4级肌力检查方法　　图5-94　肘关节屈肌群2级肌力检查方法

3级　解除阻力，能克服肢体重力的影响，完成肘关节屈曲的全关节活动范围运动者为3级。

2级　仰卧位，上臂外展90°，置于外旋位，检查者固定上臂，令其前臂在台面上滑动，能完成肘关节屈曲的全关节活动范围运动者为2级（图5-94）。

1级与0级　令被检上肢做肘关节屈曲动作时，于肘关节前方触诊肱二头肌腱，于肱二头肌下方内侧触诊肱肌，于肘下方前臂前外侧触诊肱桡肌，有收缩者为1级，无收缩者为0级。

（十四）肘关节伸展

【主要动作肌】　肱三头肌（图5-95）。

【辅助肌】　肘肌、前臂伸肌群。

【运动范围】　150°～0°。

【检查方法】

体位　仰卧位。

手法　仰卧位，肩关节屈曲90°，肘关节屈曲，检查者固定上臂，令患者尽力伸肘的同时，检查者于腕关节近端施加阻力。

【评级】

5级与4级　能对抗较大阻力，完成肘关节伸展的全关

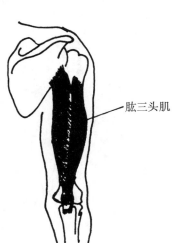

肱三头肌

图5-95　肱三头肌

节活动范围运动者为 5 级。仅能对抗轻度阻力，完成以上运动者为 4 级（图 5-96）。

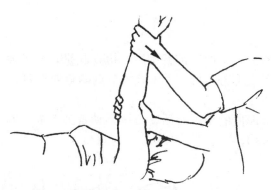 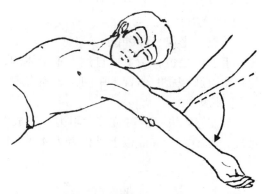

图 5-96   肘关节伸肌群 5 级与 4 级肌力检查方法   图 5-97   肘关节伸肌群 2 级肌力检查方法

3 级   解除阻力，能克服肢体重力的影响，完成肘关节伸展的全关节活动范围运动者为 3 级。

2 级   仰卧位，上肢 90° 外展，外旋，肘关节屈曲，检查者固定上臂，令前臂在台面上滑动，能完成肘关节伸展的全关节活动范围运动者为 2 级（图 5-97）。

1 级与 0 级   做肘关节伸展运动时，在鹰嘴近端触诊肱三头肌腱，有收缩者为 1 级，无收缩者为 0 级。

（十五）前臂旋后

【主要动作肌】   肱二头肌、旋后肌（图 5-98）。

【辅助肌】   肱桡肌。

【运动范围】   0° ~ 90°。

【检查方法】

体位   坐位。

手法   坐位，上肢于体侧自然下垂，肘关节屈曲 90°，前臂置于旋前位，手指自然放松，检查者固定上臂，阻力施于桡骨背侧及尺骨掌侧。

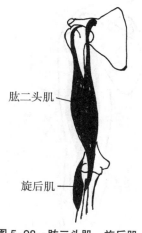

肱二头肌

旋后肌

图 5-98   肱二头肌、旋后肌

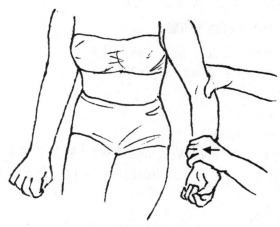

图 5-99   前臂后肌群 5 级与 4 级肌力检查方法

【评级】

5 级与 4 级　能对抗较大阻力，完成前臂旋后的全关节活动范围运动者为 5 级。能对抗轻度阻力，完成以上动作者为 4 级（图 5-99）。

3 级与 2 级　解除阻力，能完成前臂旋后的全关节活动范围运动者为 3 级，完成部分范围的运动者为 2 级。

1 级与 0 级　做前臂旋后动作，同时在前臂背侧桡骨头下方触诊旋后肌（腕掌关节屈曲可与伸肌群相区别），在肘关节前下方触诊肱二头肌腱，有收缩者为 1 级，无收缩者为 0 级。

（十六）前臂旋前

【主要动作肌】　旋前圆肌、旋前方肌（图 5-100）。

【辅助肌】　桡侧腕屈肌。

【运动范围】　0°～90°。

【检查方法】

体位　坐位。

手法　坐位，双上肢于体侧自然下垂，肘关节屈曲 90°，前臂置于旋后位，手指放松。检查者一手固定上臂，令其尽力完成掌心向下的旋转运动，同时另一手对桡骨远端掌侧及尺骨背侧施加阻力。

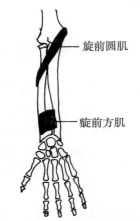

图 5-100　旋前圆肌、旋前方肌

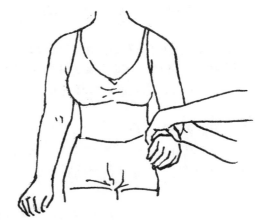

图 5-101　前臂旋前肌群 5 级与 4 级肌力检查方法

【评级】

5 级与 4 级　能对抗较大阻力，完成前臂旋前的全关节活动范围运动者为 5 级，能对抗轻度阻力，完成以上动作者为 4 级（图 5-101）。

3 级与 2 级　解除阻力，能完成前臂旋前的全关节活动范围运动者为 3 级，仅能完成部分关节活动范围的运动者为 2 级。

1 级与 0 级　做前臂旋前动作同时，于前臂掌侧远端 1/3 处，肱骨内髁至桡骨外缘触诊旋前圆肌，有收缩者为 1 级，无收缩者为 0 级。

（十七）腕关节掌屈

【主要动作肌】　桡侧腕屈肌、尺侧腕屈肌（图 5-102）。

【辅助肌】 掌长肌。

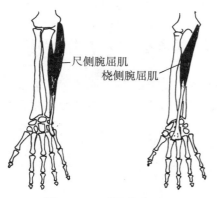
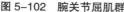

图 5-102 腕关节屈肌群

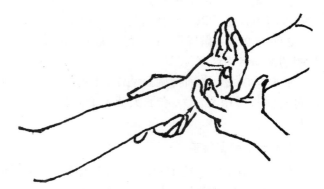

图 5-103 腕关节屈肌群 5 级与 4 级肌力检查方法

【运动范围】 0°~90°。

【检查方法】

体位 坐位、卧位均可。

手法 置前臂于旋后位，手指放松（不得握拳）。检查者一手固定前臂，令被检者掌屈腕关节，另一手施加阻力（检查桡侧腕屈肌，阻力施于第二掌骨底部，向背侧、尺侧用力。检查尺侧腕屈肌，阻力施于第五掌骨底部，向背侧、桡侧用力）。

【评级】

5 级与 4 级 能对抗较大阻力，完成腕关节掌屈的全关节活动范围运动者为 5 级，仅能对抗轻度阻力，完成以上动作者为 4 级（图 5-103）。

3 级 解除阻力，能克服肢体重力的影响，完成腕关节掌屈的全关节活动范围运动者为 3 级。

2 级 前臂及手置于台面上，前臂呈中立位，手内侧缘置于台面上，令其在台面上滑动，完成腕关节掌屈运动。能完成全关节活动范围运动者为 2 级（可根据桡偏、尺偏情况判断不同肌肉的肌力）。也可利用抗肢体重力的检查方法，对仅能完成部分活动范围的运动者定为 2 级。

1 级与 0 级 做屈腕动作，触诊腕关节掌面桡侧的桡侧腕屈肌肌腱或关节掌面尺侧的尺侧腕屈肌肌腱，有收缩者为 1 级，无收缩者为 0 级。

（十八）腕关节背伸

【主要动作肌】 桡侧腕长伸肌、桡侧腕短伸肌、尺侧腕伸肌（图 5-104）。

【运动范围】 0°~70°。

【检查方法】

体位 坐位、卧位均可。

手法 置前臂于旋前位，手指肌肉放松（不得呈伸展位）。检查者固定前臂，令被检腕关节背伸，同时检查者施加阻力。检查桡侧伸腕长、短肌时，阻力施于第 2、3 掌骨背侧（向屈曲、尺偏用力）。检查尺侧腕伸肌时，阻力施于第 5 掌骨背面（向屈曲、桡偏用力）。

【评级】

5 级与 4 级 能对抗较大阻力，完成腕关节背伸的全关节活动范围运动者为 5 级。仅能对抗轻度阻力，完成以上动作者为 4 级（图 5-105）。

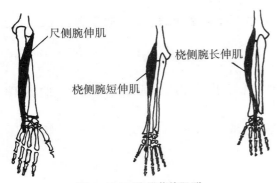

图 5-104 腕关节伸肌群

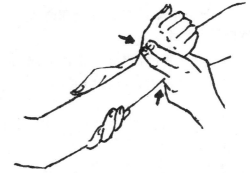

图 5-105 腕关节伸肌群 5 级与 4 级肌力检查方法

3 级 解除阻力，能克服肢体重力的影响，完成腕关节背伸的全关节活动范围运动者为 3 级。

2 级 前臂及手置于台面上，前臂呈中间位，手内侧缘在台面上滑动做腕关节背伸，能完成全关节活动范围动作者为 2 级。也可利用抗重力检查法，完成部分关节活动范围运动者为 2 级（根据桡偏或尺偏判定不同肌肉的肌力）。

1 级与 0 级 做腕关节背伸动作，同时于第 2、3 掌骨腕关节桡侧背面触诊桡侧腕长、短伸肌腱，于第 5 掌骨近端尺侧背面触及尺侧腕伸肌腱，有收缩者为 1 级，无收缩者为 0 级。

（十九）手掌指关节屈曲

【主要动作肌】 蚓状肌、骨间背侧肌、骨间掌侧肌（图 5-106）。

【辅助肌】 小指短屈肌、指浅屈肌、指深屈肌。

【运动范围】 0°～90°。

【检查方法】

体位 坐位、卧位均可。

手法 前臂旋后，掌心朝上，指间关节呈伸展位。检查者固定其掌骨，令其掌指关节做屈曲动作，同时对其近节指骨掌面施加阻力（最好各指分别检查）。

【评级】

5 级与 4 级 能对抗较大阻力，完成掌指关节屈曲的全关节活动范围运动者为 5 级。仅能对抗轻度阻力，完成以上动作者为 4 级（图 5-107）。

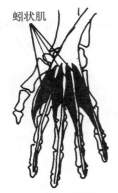

图 5-106 掌指关节屈肌群

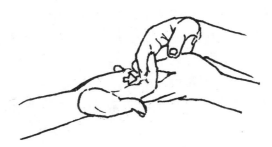

图 5-107 掌指关节屈肌群 5 级
与 4 级肌力检查方法

3级与2级 解除阻力，能完成全关节活动范围的掌指关节屈曲者为3级，仅能完成部分关节活动范围运动者为2级。

1级与0级 做掌指关节屈曲动作，同时在近节指骨掌侧触诊，有收缩者为1级，无收缩者为0级。

（二十）手指近节和远节指间关节屈曲

【主要动作肌】 指浅屈肌（近节指间关节屈曲）、指深屈肌（远节指间关节屈曲）（图5-108）。

【运动范围】 近节指间关节0°～120°；远节指间关节0°～80°。

【检查方法】

体位 坐位、卧位均可。

手法 前臂旋后，腕掌关节中立位，手指呈伸展位。检查者一手固定其余各指近节，令被检手指完成近节指间关节的屈曲，另一手对中节指骨掌侧施加阻力。

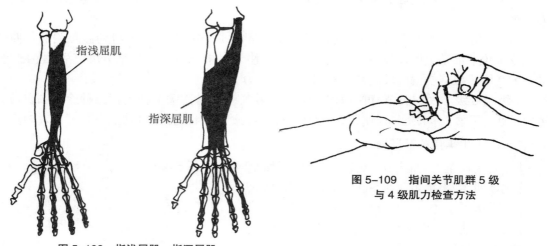

指浅屈肌

指深屈肌

图5-108 指浅屈肌、指深屈肌

图5-109 指间关节肌群5级
与4级肌力检查方法

【评级】

5级与4级 能对抗阻力，完成全关节活动范围屈曲运动者为5级。能对抗轻度阻力，完成以上动作者为4级（图5-109）。

3级与2级 解除阻力，屈曲中节指骨，能完成全关节活动范围运动者为3级，仅能完成部分关节活动范围运动者为2级。

1级与0级 指深屈肌在中节指骨掌面触诊，有收缩者为1级，无收缩者为0级。

• 远节指间关节屈曲评级方法与近节指间关节相同，区别在于固定中节指骨，完成末节指骨的屈曲动作。

（二十一）手掌指关节伸展

【主要动作肌】 指总伸肌、示指伸肌、小指伸肌（图5-110）。

【运动范围】 0°～45°。

【检查方法】

体位 坐位、卧位均可。

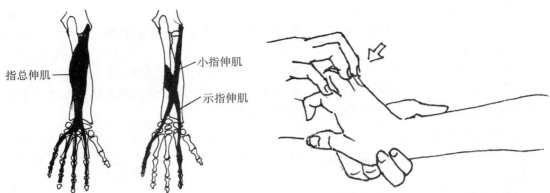

图 5-110　指总伸肌、示指伸肌、小指伸肌

图 5-111　指伸肌群 5 级与 4 级肌力检查方法

　　手法　前臂旋前，腕掌关节呈中立位（腕掌关节伸展则指长屈肌紧张，影响掌指关节伸展）。令掌指关节伸展，同时，对近节指骨背侧施加阻力。

　　【评级】

　　5 级与 4 级　能对抗阻力，完成全关节活动范围伸展者为 5 级。仅能对抗轻度阻力，完成以上动作者为 4 级（图 5-111）。

　　3 级与 2 级　解除阻力，能完成全关节活动范围伸展者为 3 级，仅能完成部分关节活动范围伸展者为 2 级。

　　1 级与 0 级　做伸展动作时，于手背该肌腱所通过的掌骨处触诊，有收缩者为 1 级，无收缩者为 0 级。

　　（二十二）手指外展

　　【主要动作肌】　骨间背侧肌、小指展肌（图 5-112）。

　　【运动范围】　0°～20°。

　　【检查方法】

　　体位　坐位、卧位均可。

　　手法　前臂旋前，手置于台面，手指伸展，内收。检查者固定掌骨，令手指外展，检查者于示指桡侧及中指尺侧施加阻力（单指检查时阻力施于各指末节）。

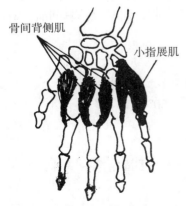

图 5-112　骨间背侧肌和小指展肌

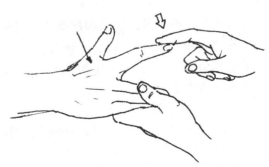

图 5-113　手指外展肌群 5 级与 4 级肌力检查方法

【评级】

5 级与 4 级　能对抗较大阻力，完成充分外展者为 5 级。仅能对抗轻度阻力，完成充分外展者为 4 级（图 5–113）。

3 级与 2 级　解除阻力完成手指外展，能充分外展者为 3 级，仅能完成部分外展者为 2 级。

1 级与 0 级　令手指做外展动作时，触诊于手背面掌骨间的骨间背侧肌，如第 5 掌骨外缘的小指展肌。有收缩者为 1 级，无收缩者为 0 级。

（二十三）手指内收

【主要动作肌】　骨间掌侧肌（图 5–114）。

【运动范围】　20° ~ 0°。

【检查方法】

体位　坐位、卧位均可。

手法　前臂旋前，手指伸直，外展，令手指完成拼拢动作（手指内收），检查者对第二指近节　向桡侧，第四、五指向尺侧施加阻力（各指分别检查）。

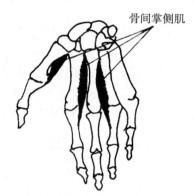

图 5–114　骨间掌侧肌

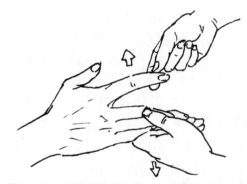

图 5–115　手指内收肌 5 级与 4 级肌力检查方法

【评级】

5 级与 4 级　能对抗较大阻力，完成手指充分内收者为 5 级。仅能对抗轻度阻力，完成以上动作者为 4 级（图 5–115）。

3 级与 2 级　解除阻力，能完成充分内收者为 3 级，仅能完成部分内收者为 2 级。

1 级与 0 级　将第二、四、五指置于外展位，令被检手指内收，同时触诊骨间肌，有收缩者为 1 级，无收缩者为 0 级。

（二十四）拇指掌指关节和指间关节屈曲

【主要动作肌】　拇短屈肌（掌指关节）、拇长屈肌（指间关节）（图 5–116）。

【运动范围】　掌指关节屈曲 0° ~ 60°，指间关节屈曲 0° ~ 80°。

【检查方法】

体位　坐位、卧位均可。

手法　前臂旋后，掌指关节中间位，拇指末节放松，检查者一手固定第一掌骨，另一手对近节指骨掌侧施加阻力。

【评级】

5 级与 4 级　拇指近节指骨抗阻力屈曲，能对抗较大阻力，完成全关节活动范围运动者

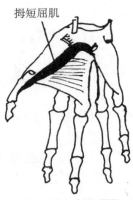

图 5-116 拇短屈肌

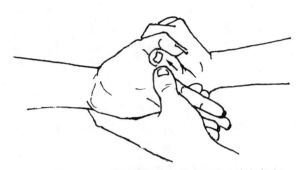

图 5-117 拇短屈肌 5 级与 4 级肌力检查方法

为 5 级。仅能对抗轻度阻力,完成以上动作者为 4 级(图 5-117)。

3 级与 2 级 解除阻力,能完成全关节活动范围运动者为 3 级,仅能完成部分关节活动范围运动者为 2 级。

1 级与 0 级 令其做拇指掌指关节屈曲动作,于第一掌骨掌侧触诊拇短屈肌,有收缩者为 1 级,无收缩者为 0 级。

• 拇指指间关节屈曲的评级方法与掌指关节相同,只是固定拇指近节指骨,完成远节指骨的屈曲运动,1 级与 0 级触诊的部位为拇指近节掌侧的拇长屈肌腱。

(二十五)拇指掌指关节和指间关节伸展

【主要动作肌】 拇长伸肌(指间关节)(图 5-118)。

【运动范围】 60° ~ 0°(掌指关节),80° ~ 0°(指间关节)。

【检查方法】

体位 坐位、卧位均可。

手法 前臂、腕关节中立位。检查者一手固定四指,另一手于拇指近节指骨背侧施加阻力,令其近节指骨完成伸展动作。

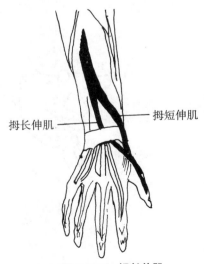

图 5-118 拇长伸肌

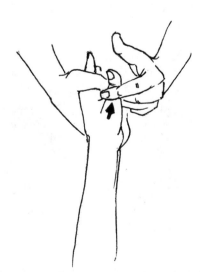

图 5-119 拇长伸肌 5 级与 4 级肌力检查方法

【评级】

5 级与 4 级　能对抗较大阻力，完成拇指掌指关节伸展的全关节活动范围运动者为 5 级。仅能对抗轻度阻力，完成以上运动者为 4 级（图 5-119）。

3 级与 2 级　解除阻力，能完成全关节活动范围运动者为 3 级，仅能完成部分关节活动范围运动者为 2 级。

1 级与 0 级　做拇指掌指关节伸展动作，同时于第一掌骨基底处触诊拇短伸肌肌腱，有收缩者为 1 级，无收缩者为 0 级。

•指间关节伸展的检查方法同上，但固定位置与运动的部位改为由拇指近节指骨和远节指骨背伸，完成指间关节的伸展。另外，1 级的触诊部位为第一掌骨与第二掌骨基底部之间背侧及远节指骨背侧的拇长伸肌肌腱。

（二十六）拇指外展

【主要动作肌】　拇长展肌、拇短展肌（图 5-120）。

【辅助肌】　掌长肌。

【运动范围】　0° ～ 70°。

【检查方法】

体位　坐位、卧位均可。

手法　前臂旋后，腕掌关节中立位，检查者固定腕关节及第 2 ～ 5 掌骨，令拇指与掌面垂直做外展运动。检查者另一手对拇指近节指骨外缘（检查拇长展肌）或掌骨末端（检查拇短展肌）外施加阻力。

【评级】

5 级与 4 级　能对抗较大阻力，完成拇指外展全关节活动范围运动者为 5 级。仅能对抗轻度阻力，完成以上动作者为 4 级（图 5-121）。

3 级与 2 级　解除阻力，拇指能完成全关节活动范围的外展运动者为 3 级，仅能完成部分活动范围运动者为 2 级。

1 级与 0 级　做拇指外展的动作，同时触诊大鱼际肌、拇短屈肌外侧的拇短展肌腱及第一掌骨基底桡侧和拇长展肌，有收缩者为 1 级，无收缩者为 0 级。

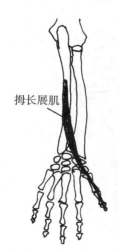 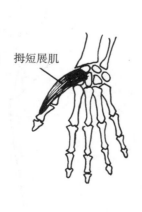

拇短展肌

拇长展肌

图 5-120　拇长展肌、拇短展肌

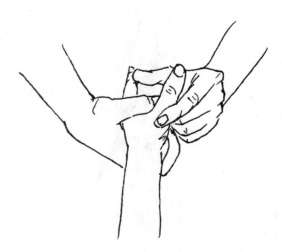

图 5-121　拇指外展肌群 5 级与 4 级肌力检查方法

（二十七）拇指内收

【主要动作肌】　拇收肌（图 5-122）。

【运动范围】　40° ~ 50°。

【检查方法】

体位　坐位、卧位均可。

手法　前臂旋前，腕掌关节中立位，检查者固定第二至五掌骨，令其拇指完成内收动作，同时检查者于拇指近节指骨内缘施加阻力。

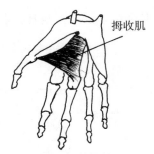

图 5-122　拇收肌

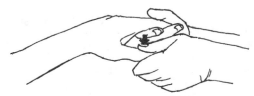

图 5-123　拇收肌 5 级与 4 级肌力检查方法

【评级】

5 级与 4 级　能对抗较大阻力，完成拇指全关节活动范围的内收运动者为 5 级。仅能对抗轻度阻力，完成以上动作者为 4 级（图 5-123）。

3 级与 2 级　解除阻力，拇指能完成全关节活动范围的内收运动者为 3 级，仅能完成部分范围运动者为 2 级。

1 级与 0 级　令其做拇指内收动作，同时触诊第一骨间背侧肌与第一掌骨间的拇内收肌，有收缩者为 1 级，无收缩者为 0 级。

（二十八）拇指对掌

【主要动作肌】　拇指对掌肌（图 5-124）。

【辅助肌】　拇长展肌、拇短展肌。

【运动范围】　拇指末端指腹与小指末端指腹接触。

【检查方法】

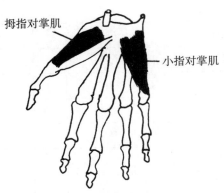

图 5-124　拇指对掌肌

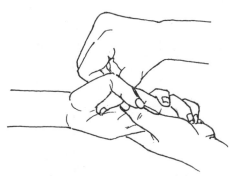

图 5-125　拇指对掌肌 5 级与 4 级肌力检查方法

体位　坐位、卧位均可。

手法　前臂旋后，腕掌关节中间位，令其拇指末端与小指末端接触，检查者于第一掌骨掌侧末端施加阻力。

【评级】

5级与4级　能对抗较大阻力，完成对掌动作者为5级。仅能对抗轻度阻力，完成以上动作者为4级（图5-125）。对两块肌肉分别进行检查。

3级与2级　解除阻力，能完成对掌运动者为3级，仅能完成部分运动而不能接触者为2级。

1级与0级　令其做对掌动作，于拇短展肌外侧触诊拇指对掌肌，于第五掌骨桡侧触诊小指对掌肌，有收缩者为1级，无收缩者为0级。

表5-4　上肢、颈及躯干徒手肌力评价记录表

姓名		性别		年龄				病案号	
科室		病房/床			临床诊断				

左 侧						部位	运动	肌 群	右 侧					
月	日	月	日	月	日				月	日	月	日	月	日
						肩胛骨	外展	前锯肌						
							上举	斜方肌上部						
							下掣	斜方肌下部						
							内收	斜方肌中部						
								菱形肌						
						肩	屈曲	三角肌前部						
							伸展	背阔肌						
								大圆肌						
							外展	三角肌中部						
							水平外展	三角肌后部						
							水平内收	胸大肌						
							外旋	外旋肌群						
							内旋	内旋肌群						
						肘	屈曲	肱二头肌						
								肱桡肌						
							伸展	肱三头肌						
						前臂	旋前	旋前肌群						
							旋后	旋后肌群						

续表

左 侧			部位	运动	肌群	右 侧		
月 日	月 日	月 日				月 日	月 日	月 日
			腕	掌屈	桡侧腕屈肌			
					尺侧腕屈肌			
				背伸	桡侧腕长、短伸肌			
					尺侧腕伸肌			
			四指	MP 屈曲	蚓状肌			
				PIP 屈曲	指浅屈肌			
				DIP 屈曲	指深屈肌			
				MP 伸展	指总伸肌			
				内收	骨间掌侧肌			
				外展	骨间背侧肌			
				外展	小指展肌			
				对掌	小指对掌肌			
			拇指	MP 屈曲	拇短屈肌			
				IP 屈曲	拇长屈肌			
				MP 伸展	拇短伸肌			
				IP 伸展	拇长伸肌			
				外展	拇短展肌			
					拇长展肌			
				内收	拇收肌			
				对掌	拇指对掌肌			
			颈	前屈	胸锁乳突肌			
				后伸	后伸肌群			
			躯干	屈曲	腹直肌			
				旋转	腹外斜肌			
					腹内斜肌			
				后伸	胸背部伸肌群			
					腰背部伸肌群			
				骨盆上提	腰方肌			

注:MP=掌指关节,PIP=近端指间关节,DIP=远端指间关节,IP=指间关节

表 5-5 下肢徒手肌力评价记录表

姓名		性别		年龄			病案号	
科室		病房/床			临床诊断			

左 侧						部位	运动	肌 群	右 侧					
月	日	月	日	月	日				月	日	月	日	月	日
						髋	屈曲	髂腰肌						
							伸展	臀大肌						
							外展	臀中肌						
							内收	内收肌群						
							外旋	外旋肌群						
							内旋	内旋肌群						
						膝	屈曲	股二头肌						
								半腱、半膜肌						
							伸展	股四头肌						
						踝	背屈	胫骨前肌						
							跖屈	腓肠肌						
								比目鱼肌						
							内翻	胫骨后肌						
							外翻	腓骨长肌						
								腓骨短肌						
						趾	MP 屈曲	蚓状肌						
							MP 伸展	趾长伸肌						
								趾短伸肌						
							PIP 屈曲	趾短屈肌						
							DIP 屈曲	趾长屈肌						
						拇趾	MP 屈曲	拇短屈肌						
							MP 伸展	拇短趾伸肌						
							IP 屈曲	拇长屈肌						
							IP 伸展	拇长伸肌						

注:MP = 跖趾关节,PIP = 近节趾间关节,DIP = 末节趾间关节,IP = 趾间关节

第三节　器械检查法

一、测力计检查法

临床上，可以采用手持测力计检查肌力，它与徒手肌力检查法互为补充，用于精确测量 4 级和 5 级肌力。测力计是一个小而轻巧、便于携带的仪器。将测力计的压力传感装置置于所测部位并施加压力，要求被检查者抵抗测力计的压力并使关节保持不动。测力计通过测量施加在肌肉上的机械压力来反映肌肉抗阻力收缩的力量。治疗师可以从显示板上读出精确数字。该仪器多用于四肢肌力的检查。

二、等速运动肌力测试技术

（一）等速运动肌力测试技术的特点

等速运动（isokinetic exercise）是指关节运动的速度预先在等速仪器上设定的一种运动，等速肌力测试是应用等速运动技术和测试设备定量测定 3 级或 3 级以上肌力及肌肉功能的方法。运用等速肌力测试系统评价肌肉功能具有以下突出的特点：

- 运动速度恒定。无论受试者用多大的力量，肢体的运动始终在设定的速度下进行。受试者的主观用力只能使肌肉张力增高。
- 顺应性阻力。在等速运动过程中，等速运动仪器提供一种与肌肉实际收缩力相匹配的顺应性阻力。阻力大小随肌肉收缩力的大小而变化，即肌肉张力增高，阻力随之增大；反之亦然。
- 全程肌力最大化。顺应性阻力使肢体在整个关节活动范围内的每一瞬间或角度均承受相应的最大阻力，从而使肌肉在每一关节角度上均产生最大的张力和力矩输出。
- 精确定量测定肌力。等速运动测力系统不但可以精确测定全关节活动范围内肌肉每一瞬间的最大力量，而且还能够同时测定主动肌和拮抗肌在每一瞬间的最大力量。
- 安全，评价结果可靠，重复性好。

（二）基本参数与应用

等速运动肌力测试系统可测得肌肉输出的力矩值并得到力矩曲线（图 5–126、127）。此外，可同时获得肌肉做功能力、爆发力及耐力等数据。

1.峰力矩　为全关节运动范围内某一肌群在工作过程中瞬间所达到的最高力矩输出值，为力矩曲线的最高点。单位为牛顿米（Nm）。峰力矩值是反映肌肉力量最常用、可信度最好的指标。由不同速度的峰力矩值派生出的指标可以从不同角度反映肌肉功能状况，如耐力、伸屈肌比值等。

2.总功指某肌群数次重复运动做功之和，为力矩曲线下的面积之和。单位为焦耳（J）。

3.平均功率　为肢体运动过程中，某一肌群做功之和除以做功的时间，即反映某一肌群在单位时间内的做功能力。因此，快速测试比慢速测试更能准确地反映肌肉的功率输出情况。是常用的肌肉功能检测指标之一。

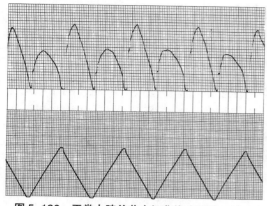

图 5-126 正常人膝关节力矩曲线（60°/sec）

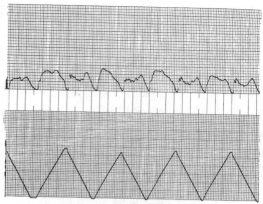

图 5-127 不完全性脊髓损伤患者
膝关节力矩曲线（60°/sec）

4. 耐力比 为快速测试中重复运动 25 ～ 30 次，后 5 次和最初 5 次运动的做功量或力矩之比。亦可以采用时间下降百分比来衡量，即达到峰力矩的时间与力矩下降 50% 时的时间之比。该指标反映肌肉耐力或疲劳性。

5. 对抗肌比值和左右同名肌比值 对抗肌比值为主动肌和拮抗肌峰力矩值之比，多采用慢速测试的峰力矩比值。反映互为拮抗的肌群的力量平衡情况。左右同名肌比值为双侧同名肌峰力矩值之比，反映同名肌力量的对称性。

6. 关节活动范围及峰力矩关节角度 测试中除记录关节运动的范围、起止角度，还可以确定力矩达到最大值时的关节角度，这个角度是肌肉运动产生最大力量时的最佳角度。

一般测定肌肉最大力量采用慢速，常用 30°/秒或 60°/ 秒；测定速度力量采用快速，如 180°/ 秒、240°/ 秒或更高速度。

等速运动测试系统对运动中的肌肉功能进行测试，可较为准确和全面地提供反映肌肉功能的多项定量指标。除手部小关节外，四肢关节周围肌和躯干肌均可以进行测试，但临床上以测试膝关节伸屈肌群最常用。该仪器也可用于静态的肌力检查，如等长性肌收缩峰力矩和离心性肌收缩力矩等。

此外，肌肉关节的病变情况在等速肌力测试的力矩曲线上亦可得到反映，通过对力矩曲线特征性变化进行分析，有助于临床诊断。如膝关节骨性关节炎患者力矩曲线常表现为中段伸肌力矩曲线下降、出现切迹、不光滑或呈双峰样改变，而屈肌力矩曲线表现正常。其它如前十字韧带损伤、半月板损伤、髌骨半脱位、肩周炎等在运动中出现疼痛或关节不稳定时，在力矩曲线的一定部位都可出现大小或形态不同的切迹。

第六章 身体形态的测量

第一节 基础知识

良好的姿势是行走和完成日常生活活动的基本条件。常态姿势主要靠骨骼结构和各部分肌肉的紧张度来维持，它显示良好的健康状态。精神因素、不良习惯以及疾病等原因均可使身体正常的姿势被破坏。早期发现姿势异常，有助于及时矫正，否则将会由于人体正常力学关系的破坏而无法恢复常态。

一、定义

身体形态的测量是测定身体各部位大小、容积及以形态为主的评定方法。简称身体的测量。内容包括身长、体重、坐高、胸围、腹围、皮下脂肪厚度、头围、指距、四肢长度与周径，以及立位时肢体的位置关系等等。

二、目的

根据患者年龄、性别、发育状况的不同，身体各部位的长度、周径、形态均不相同，而且会因为遗传、疾病、障碍的影响不断发生变化。身体形态的评价，就是根据临床的需要，对身体各部位的形态、大小进行科学的、客观的测量和记录，以协助疾病的诊断，为制订康复治疗方案、判断康复效果提供依据。

三、注意事项

• 项目的选择要有针对性　身体形态测量的内容较多，评价时应根据疾病、障碍的诊断，对相关内容进行详尽记录。如与小儿发育有关的疾病应对小儿身长、身长中点、小儿坐高、头围、胸围、体重等进行测量。而对肢体疼痛的患者则应重点测量肢体的周径、长度、脊柱的形态、身体重心线的改变等等。

• 检查时身体应充分暴露。

• 检查时应进行双侧对照　影响身体各部位数值的因素很多，患者自身健、患侧的对照是非常有意义的，无论什么项目均应健、患侧或双侧同时测量，进行比较。

• 重视体检的体位。

• 测量应按规定方法操作　测量方法不正确会直接影响测量结果的准确与精确性。为了使评价准确、客观，治疗师必须熟悉各解剖部位的体表标志，严格按照规定的测量方法操作。

• 评价记录方法科学统一　身体形态的评价是非常重要的评价内容，而又是往往被忽略的项目。为了防止遗漏，应对不同障碍诊断设计出不同的评价表格，如对运动功能障碍的患者进行身体重心线的测量与记录。对截肢的患者应详细填写截肢残端评价表，并且对评价表的诸项认真填写，以便动态观察患者各项指标的变化，为调整康复治疗方案提供依据。

四、身体测量的标定点

测量肢体的长度、周径等项目时，测量的部位不同，数值相差很大，尤其是肌肉丰满或粗细变化较大的部位更为突出，如下肢大腿与小腿的周径、胸围、腹围等。

为了使测量更加准确以提高其可比性，测量时常利用体表的突起和凹陷作为标定点。在解剖学上根据突起的大小、形态及明显程度可分为突、棘、隆起、粗隆、结节、角、嵴等，长骨两端可分为头、小头、髁、上髁及踝等。骨面的凹陷又分别称为窝、凹、沟、压迹、切迹等等。治疗师应能熟练、准确地触诊到各部位标定的体表标志。

（一）颅区体表标志

颅区分为颅顶和颅底两部。在临床上有实用意义的体表标志有：

- 头顶点　顶骨后方的最凸隆点，也称顶结节。
- 眉弓　在眉毛下方的条状骨性隆起。
- 颧弓　位于外耳道开口前方的水平线上。
- 下颌隆起　下颌骨前面正中部，呈上下的线状隆起。
- 乳突　在耳垂后方的圆锥形隆起。
- 枕外粗隆　枕骨外面的隆起。

（二）胸部的体表标志

胸骨上宽下窄，位于胸前壁正中，可分胸骨柄、胸骨体、剑突三部分。

- 胸骨 – 颈静脉切迹　胸骨柄上缘正中。
- 胸骨角　胸骨柄与胸骨体连接处，向前突出。两侧连接第 2 肋骨，可作为计数肋骨的标志。相当于第 4 胸椎下缘水平。
- 剑胸关节　胸骨体与剑突的连结。相当于第 9 胸椎水平，两侧连第 7 肋骨。
- 剑突　扁而薄，悬挂在胸骨体下端，形状变化较大。胸部结合临床常用以下标线：前正中线、锁骨中线、腋前线、腋中线、腋后线、肩胛线、脊柱旁线、后正中线。

从背部正中线上可触及各胸椎棘突。肩胛冈根部对第 3 胸椎棘突，肩胛骨下角约对第 7 肋。第 12 肋与骶棘肌外侧缘的交点相当于第 1 腰椎棘突水平。

（三）腹壁体表标志

骨性标志，上方有胸骨剑突、肋弓、第 11 肋前端；下方有耻骨联合，耻骨结节、髂前上棘、髂嵴与髂嵴结节。脐的位置不恒定，约相当于第 3 ~ 4 腰椎之间。腹前壁移行于大腿处为腹股沟，在深部有腹股沟韧带。

（四）骨盆的体表标志

在皮下可触及耻骨联合及其外侧的耻骨结节、髂嵴及其前端的髂前上棘、骶骨和尾骨。男性在阴囊根部的后方可触及耻骨下缘和耻骨弓。

（五）上肢的体表标志

在肩部可以摸到锁骨全长、肩胛冈。上肢近端顶部可能触及肩峰，外侧部可见三角肌的圆形隆起。上臂前面可见肱二头肌隆起，肱二头肌两侧可触及肱二头肌内、外侧沟。

上臂下端两侧可摸到肱骨内、外上髁和鹰嘴，腕部两侧可摸到桡骨茎突及尺骨茎突，手掌两侧可见大鱼际肌和小鱼际肌。

（六）下肢体表标志

髂嵴全长均可摸到，前端为髂前上棘，后端为髂后上棘。股骨大转子位于大腿外上方。膝部可以触到髌骨，股骨内、外侧髁和胫骨内、外侧髁，胫骨粗隆及腓骨小头。踝关节可以摸到内、外踝。足部最末端为跟骨结节，最前端为足尖。

五、人体形态测量常用的标定点

人体形态测量常用的标定点如图（图 6-1）。

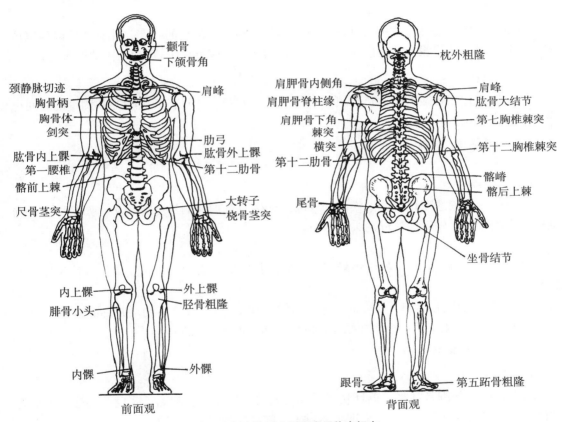

图 6-1 人体形态测量常用体表标志

第二节 评价内容与方法

一、身长

（一）目的

身长除可以反映身体发育的状态外，还常常根据身长评价肺活量、计算体表面积及作为为该患者选择拐杖长度的参考依据等。

（二）方法

1. 测量身长时因时间不同而有所差别，故一般定为上午 10 点左右测量为好。测量时，应姿势端正，除头正、颈直、挺胸、收腹、双下肢伸直外，还应注意裸足，足跟并拢在一条线上，足尖打开约 30° ~ 40°。

2. 身长中点 新生儿身长中点在脐。随年龄增长，下肢相对变长，身长中点逐渐下移，6 ~ 7 岁时在脐与耻骨联合之间，成年时降至耻骨联合。

3. 指距与身长 双侧上肢外展，肘、腕、手指关节伸展时，两侧手指末端的距离。正常成人指距等于身长。

二、体重

（一）目的

可以通过体重的变化掌握身体的发育、营养、萎缩、消耗的状态，儿童还可以根据体重决定服药量。体重没有绝对的正常值，更有意义的是体重比（体重 kg ／身长 cm）。

（二）方法

利用体重计在特定的时间进行测量。尽量简单着装，并且将着装情况和测量的时间记录在评价表中。

三、周径的评价

（一）头围

1. 目的 头围的变化可协助疾病的诊断。新生儿头围的测量更有意义：如脑积水、佝偻病者头围增大；先天性畸形则头围变小。

2. 方法

（1）用皮尺通过眉间经枕骨粗隆绕头一周的长度即为头围。对长发者，应将头发上下分开后测量。

（2）正常新生儿为 33 ~ 34cm，前半年约增加 10cm，后半年约增加 2cm，第二年约增加 2cm。第 3 、4 年两年约增加 2cm，以后 6 年只增加约 1.5cm。

（二）躯干周径的测量

1. 胸围

（1）目的 胸围是呼吸、循环功能重要的间接评价项目。胸廓扩张度差往往是由形态障碍、运动障碍（颈髓损伤）、生理功能障碍（肺部疾病）等造成的。

（2）方法

【测量体位】 坐位或站立位，上肢在体侧自然下垂。

【测量点】 成人用皮尺测量三个部位的周径，即腋窝高、乳头高、剑突高。正常成人胸围等于身高的一半。小儿胸围的测量点为平乳晕下缘与肩胛骨下角水平的胸部周径。

【胸廓扩张度】 深呼气与深吸气的胸围之差可以反映胸廓扩张度。正常成人剑突处的胸廓扩张度一般在 5cm 以上。

2. 腹围 测量腹围时，要注意腹围的大小与消化器官内容物充满和膀胱充盈程度有关。

（1）目的 了解营养吸收的状态或观察腹水、肠梗阻等病人腹胀的消长情况。

（2）方法　用皮尺测量。

【测量体位】　坐位或站立位，上肢在体侧自然下垂。

【测量点】　通过第十二肋骨下端和髂前上棘的中点水平线，最细的部位。

3. 臀围

【测量体位】　站立位，双侧上肢在体侧自然下垂。

【测量点】　大转子与髂前上棘连线中间臀部最粗的部分。

（三）四肢周径的测量

1. 上臂周径

（1）肘伸展位（图6-2）

【测量肢位】　上肢在体侧自然下垂，肘关节伸展。

【测量点】　上臂中部、肱二头肌最大膨隆部（肌腹），卷尺与上臂纵轴垂直，不可倾斜。

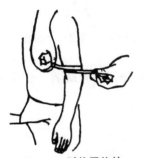
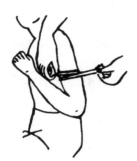
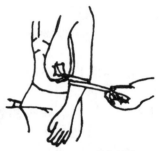

图6-2　肘伸展位的
上臂周径测量

图6-3　肘屈曲位的
上臂周径测量

图6-4　前臂最大周
径测量

（2）肘屈曲位（图6-3）

【测量肢位】　肘关节用力屈曲。

【测量点】　同伸展位。

2. 前臂周径

（1）前臂最大周径（图6-4）

【测量肢位】　前臂在体侧自然下垂。

【测量点】　前臂近侧端最大膨隆部位，卷尺与前臂纵轴垂直。

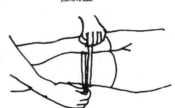

图6-5　大腿周径测量

（2）前臂最小周径

【测量肢位】　前臂在体侧自然下垂。

【测量点】　前臂远端最细的部位，卷尺与前臂纵轴垂直。

3. 大腿周径（图6-5）

【测量肢位】　下肢稍外展，膝关节伸展。

【测量点】　一般测量臀横纹下的周径，大腿中央部周径或髌骨上缘上方10cm处。因此在测量时应注明测量的部位。

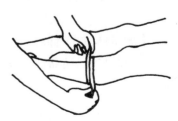

图6-6　小腿周径测量

4. 小腿周径　小腿周径可分为最大、最小周径（图6-6）。

【测量肢位】　下肢稍外展，膝关节伸展位。

【测量点】　小腿最粗的部位和内、外踝上方最细的部位。

在测量肢体周径时，应作双侧相同部位的对比以保证测量结果可靠。

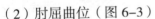

第二篇　评价学

四、四肢长度的测量

（一）上肢长度的测量

1. 上肢长（图6-7）

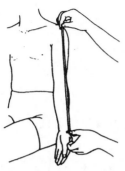 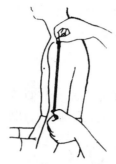 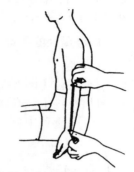

图6-7 上肢长度测量　　　　图6-8 上臂长度测量　　　　图6-9 前臂长度测量

【测量体位】 坐位或立位，上肢在体侧自然下垂，肘关节伸展，前臂旋后，腕关节中立位。

【测量点】 从肩峰外侧端到桡骨茎突。

2. 上臂长（图6-8）

【测量体位】 同上。

【测量点】 从肩峰外侧端到肱骨外上髁。

3. 前臂长（图6-9）

【测量体位】 同上。

【测量点】 从肱骨外上髁到桡骨茎突。

4. 手长（图6-10）

【测量体位】 手指伸展位。

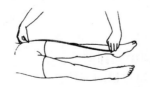

图6-10 手长度测量

【测量点】 从桡骨茎突到尺骨茎突的连线起始，到中指末端。

（二）下肢长度的测量

1. 下肢长（图6-11）

【测量体位】 仰卧位，骨盆水平，下肢伸展，髋关节中立位。

【测量点】 从髂前上棘到内踝的最短距离。另一方法是测量从大转子到外踝的距离。

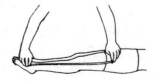

图6-11 下肢长度测量

2. 大腿长（图6-12）

【测量体位】 同上。

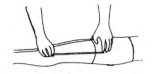
图 6-12 大腿长度测量

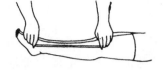
图 6-13 小腿长度测量

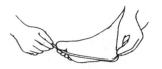
图 6-14 足长度测量

【测量点】 从股骨大转子到膝关节外侧关节间隙。

3. 小腿长（图 6-13）

【测量体位】 同上。

【测量点】 从膝关节外侧间隙到外踝的距离。

4. 足长（图 6-14）

【测量体位】 踝关节中立位。

【测量点】 从足跟末端到第 2 趾末端的距离。

将以上测量结果填入形态测量评价表（表 6-1）中。

表 6-1 身体形态测量记录表

姓名		性别		年龄		病案号	
科室		病房 / 床		临床诊断			
1. 身高（cm）：							
2. 体重（kg）：							
3. 胸围（cm）：①腋窝：		②乳头：		③剑突：			
4. 腹围（cm）：							
5. 臀围（cm）：							
6. 四肢周径（cm）：		左		右		备注	
上臂	伸展位						
	屈曲位						
前臂	最大						
	最小						
大腿	根部						
	中央部						
小腿	最大						
	最小						
7. 四肢长度（cm）：							
上肢长							
上臂长							
前臂长							
下肢长							
大腿长							
小腿长							

检查者_____   检查日期_____

五、人体姿势的评价

（一）目的

正常人脊柱从侧面观察有四个弯曲，称为生理性弯曲。即颈椎前凸；胸椎后凸；腰椎有较明显的前凸；骶椎则有较大幅度的后凸（图6-15）。从正面观察，脊柱正直无侧弯。脊柱的生理弯曲是维持良好的姿势和进行一系列正常运动的基础。由于疾病、外伤、遗传等因素的影响，均会导致这种关系的破坏，如胸部结核可造成脊椎后凸增加，形成驼背畸形；由于髋关节的固定或屈曲畸形、腰椎前凸增加而形成前凸畸形；脊柱侧弯过多，可造成侧突畸形。因此，姿势的评价对于疾病的诊断及障碍的量化都有着特殊的意义。

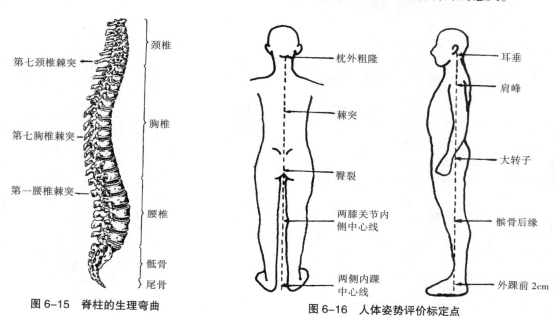

图6-15 脊柱的生理弯曲   图6-16 人体姿势评价标定点

（二）方法

1. 了解病史   如脊柱发育畸形、风湿性关节炎、强直性脊柱炎等均可改变正常的姿势。
2. 测量   使用铅垂线，将垂线起点置于规定的解剖部位，从正面和侧面观察与人体重心线是否一致。

（1）侧面观察

1）垂线通过的标定点   外耳孔→肩峰→大转子→膝关节前面（髌骨后方）→外踝前约2cm（图6-16）。

2）观察记录的内容   头是否向前伸，躯干是否向前或向后倾，胸椎弯曲有否增大，腰椎弯曲是否增大，腹部有否凸出，膝关节是否过伸展，踝关节有无跖屈挛缩，足纵弓有否减小。

（2）正面观察

1）垂线通过的标定点   枕骨粗隆→脊柱棘突→臀裂→双膝关节内侧中心→双踝关节内侧中心（图6-16）。

2）观察记录的内容 脊柱有否侧弯，头部有否侧偏，两侧肩峰、肩胛骨、髂嵴上缘的高度是否一致，两侧腰角是否对称。

3.记录 将垂线与标定点不能一致的部分用直尺测量，量化后填入评价表格，根据疾病或障碍诊断以及治疗的需要，择期检查，对评价的结果进行比较和分析（评价表见表6-2）。

表 6-2 站立位姿势评价记录表

姓名		性别		年龄		病案号	
科室		病房/床			临床诊断		
体重（kg）：		体型：①瘦长型		②矮胖型		③均匀型	

检查项目		评 价 结 果			备 注
		月 日	月 日	月 日	
侧面观察	身体向前方倾斜				
	身体向后方倾斜				
	头向前伸				
	肩胛骨隆起				
	胸椎弯曲增大				
	腰椎弯曲增大				
	腹部凸出				
	膝过伸展				
	足纵弓低下				
后面观察	身体侧弯				
	头部侧偏				
	肩胛骨外展				
	腰角不对称				
	脊柱侧弯				
	扁平背				
	膝内（外）翻				
	其他				
前面观察	肩				
	胸廓畸形				
	骨盆倾斜				
	小腿				
	其他				
整体评价，好、中、差					

检查者_____

第二篇 评价学

第七章　肌张力的评价

第一节　基础知识

一、定义

正常人无论是在睡眠中还是进行各种活动时，肌肉都会处于不同程度的紧张状态，肌肉的这种紧张度称为肌张力（muscle tone）。

正常肌张力是人体维持各种姿势及运动的基础，并表现为多种形式。一般归纳为静止性肌张力、姿势性肌张力和运动性肌张力三种。

1. 静止性肌张力　是指肌肉处于不活动状态下肌肉具有的紧张度。

2. 姿势性肌张力　是指人体在维持任何一种姿势时肌肉所产生的张力。例如，站立位时，虽然不能观察到肌肉的收缩，但是为了维持立位的平衡，身体的屈伸肌群必须不断地调整，产生一定的肌张力。

3. 运动性肌张力　肌肉在运动过程中的张力。

二、肌张力的产生

肌张力的产生和维持是一种复杂的反射活动。其反射弧称为"γ-袢"，包括传入和传出两部分。

（一）γ-袢的传入部分（感受器）

1. 肌梭　分布在骨骼肌组织内的一种菱形结构。当受到肌肉伸长牵张刺激时产生神经冲动传入到脊髓。

2. 腱梭　分布在肌腹和肌腱的结合处。当骨骼肌收缩时，腱梭被拉长而产生冲动传入到脊髓。

（二）γ-袢的传出部分

1. 肌梭γ-袢　脊髓前角细胞及脑干运动神经核内的α运动神经元支配肌梭外肌，使之收缩引起肌肉短缩，产生肌力，对外做功。γ运动神经元发出Aγ纤维并支配梭内肌使之收缩。这种活动仅使肌张力增高，而不会导致整个肌肉的缩短，因而对外不做功。

2. 腱梭γ-袢　腱梭是在肌肉收缩时受到牵张刺激而兴奋。腱梭的兴奋冲动传到脊髓后角，经过一个中间神经元对脊髓前角细胞以及α和γ运动神经元起抑制作用，使肌力和肌张力都下降。

三、肌张力的中枢调节

中枢神经系统的许多结构都对肌张力有影响。在中脑以上的各种结构对肌张力产生抑制作用；而中脑以下的各种结构，前庭系统对肌张力产生易化作用。

脑干网状结构可分成两部分，中脑和桥脑的网状结构是肌张力易化区，使肌张力增高。在延髓腹侧部分的网状结构是肌张力的抑制区，使肌张力降低。

许多疾病与损伤可导致肌张力发生变化。肌张力降低可见于下运动神经元疾病（如周围性神经炎、脊髓前角灰质炎）、小脑病变、脑卒中弛缓期、脊髓急性病损的休克期等。肌张力增高可分为痉挛性和强直性两类。锥体束损害时所致的肌张力增高，称为痉挛性肌张力增高；锥体外系损害时所致的肌张力增高，称为强直性肌张力增高。肌张力评价是肌肉功能评价的重要内容。

第二节　检查方法

一、肌肉形态的改变

1. 肌肉张力降低　肌肉外观平坦，失去原来肌肉特定的外形，从表面上看类似肌萎缩，实际进行肌容量测量，测量数值无改变。脑卒中患者还伴有其它改变如翼状肩胛、肩关节半脱位、鼻唇沟变浅、口角下垂等。

2. 肌张力增高　肌肉隆起外形较正常状态更为突出，甚至肌腱的形态也表露出来。大部分脑卒中痉挛性偏瘫患者由于偏瘫肢体的肌张力增高程度在各肌群不一致而出现姿势异常，如偏瘫上肢肩关节内收内旋、肘关节屈曲、前臂旋前、腕关节掌屈尺偏、拇指内收、四指屈曲的痉挛模式，下肢髋关节内收内旋、膝关节伸展、踝关节跖屈与内翻等伸肌张力增高的模式。

二、肌肉硬度的改变

在放松、静止的情况下检查肌肉的张力状态。肌张力降低时表现为肌肉松弛柔软，不能保持正常弹力，肌腹移动程度增大。肌张力增高时肌肉硬度增高。

三、关节运动状态的改变

1. 肌张力降低　肢体被动运动时阻力小于正常水平，关节活动度超过正常范围。检查者在运动中途放手时肢体向重力方向落下。

2. 肌张力增高　肢体被动运动时出现抵抗感，尤其做快速屈伸或旋前、旋后运动时阻力增强。这种抵抗感因病变的不同而不同，一般可分为两种，即因锥体束损害导致的在全关节活动范围中呈不均等的增高（被动运动开始抵抗感较大，终末时突感减弱，称为"折刀样肌张力增高"）和因锥体外系损害导致的在全关节活动范围中呈均等的增高（称为"齿轮样"或"铅管样"改变）。

第三节 肌张力的评价标准

一、正常肌紧张

正常肌紧张应具有如下特征：

1. 肌肉外观应具有特定的形态。

2. 肌肉应具有中等硬度和一定的弹性。

3. 近端关节可以进行有效的主动肌与拮抗肌的同时收缩使关节固定。

4. 具有完成抗肢体重力及外界阻力的运动能力。

5. 将肢体被动地放在空间某一位置上，突然松手时，肢体有保持肢位不变的能力。

6. 可以维持主动肌与拮抗肌间的平衡。

7. 具有随意使肢体由固定到运动和在运动过程中变为固定姿势的能力。

8. 在需要的情况下，具有可以完成某肌群的协同动作，也可以完成某块肌肉的独立的运动功能的能力。

9. 被动运动时具有一定的弹性和轻度的抵抗。

二、肌张力降低

（一）轻度降低的特征

1. 肌紧张低下，关节固定时表现出主动肌与拮抗肌的同时收缩较弱。

2. 若将肢体放在可下垂的位置并放开时，肢体仅具有短暂的抗肢体重力的能力，随即落下。

3. 肌力低下，但能完成功能性动作。

（二）中度到重度降低的特征

1. 肌紧张明显低下或消失。

2. 不能完成主动肌与拮抗肌的同时收缩。

3. 将肢体放在抗重力位并放开时，患肢迅速落下，不能维持规定肢位。

4. 稍有或无克服肢体重力而进行移动的能力。

5. 不能完成功能动作。

三、肌张力增高（痉挛）

痉挛（spasticity）是由于上运动神经元或锥体束受损后引起牵张反射兴奋性增高，其结果导致骨骼肌张力增高，其特点为肌张力随牵张速度增加而升高。常见于脑卒中、脊髓损伤、脑瘫、多发性硬化、侧索硬化症及脊髓病中。手法检查是临床中评价痉挛的主要方法。手法检查是检查者根据被动运动受试者关节时所感受的阻力进行分级评价。

（一）轻度痉挛的特征

1. 通过被动运动可以诱发轻度的牵张反射，需借助被动运动才能完成全关节活动范围的运动。

2. 拮抗肌与主动肌肌张力的均衡遭到破坏。

3. 做被动伸张运动时，在全关节活动范围的后 1/4 处才出现抵抗和阻力，检查者可以较容易地完成被检查部位的全关节活动范围的运动。

4. 粗大运动尚可以正常协调地进行。

5. 选择性动作能力低下，精细动作不灵活或不能完成。

（二）中度痉挛的特征

1. 被动运动肢体时，出现中等强度的牵张反射。

2. 主动肌和拮抗肌的张力显著不均衡。

3. 做被动伸张运动时，在全关节活动范围的 1/2 处即出现抵抗和阻力，检查者必须克服一定的阻力才能完成全关节活动范围的运动。

4. 完成某些粗大运动缓慢、费力，并且伴随有不协调动作。

（三）重度痉挛的特征

1. 被动运动时，往往从运动的开始就被诱发出很强的牵张反射。

2. 做被动伸张运动时，在全关节活动范围的前 1/4 处即出现抵抗和阻力，由于严重的痉挛，检查者不能完成全关节活动范围的被动运动。

3. 由于严重的痉挛，不能进行关节活动度训练而导致关节挛缩，对缓解痉挛的训练手法无反应。

4. 可动范围明显减少，完全丧失了主动运动。

目前对痉挛的评价多采用改良的 Ashworth 分级（见表 7-1）。

表 7-1　改良的 Ashworth 痉挛评价量表

级别	评 级 标 准
0	无肌张力的增加
I	肌张力轻度增加：受累部分被动屈伸时，在关节活动范围之末呈现最小的阻力或突然卡住
I⁺	肌张力轻度增加：在关节活动范围后 50% 范围内突然卡住，然后出现较小的阻力
II	肌张力较明显地增加：在关节活动范围的大部分范围内，肌张力均较明显地增加，但受累部分仍能比较容易地进行被动运动
III	肌张力显著增高：被动运动困难
IV	受累部分被动屈伸时呈现僵直状态而不能完成被动运动

第八章 反射及反射发育的评价

第一节 基础知识

一、反射的定义

反射是神经活动的基本表现，是机体感受刺激引起的不随意运动的定型反应。反射通过反射弧完成。一个典型的反射弧包括感受器→传入神经→反射中枢→传出神经→效应器五部分。其中任何部分发生病变都会使反射出现异常。

二、反射的分类

人体的反射一般可以分为条件反射和非条件反射两大类。

条件反射为后天获得，是个体在发育过程中逐渐建立并不断得到完善的。由于条件反射不固定，所以一旦建立，如不反复强化就会因遗忘而消退。

非条件反射是个体所特有的、恒久存在的、先天遗传的反射活动，是在种族发生过程中，机体与环境互相联系而产生出来的，其反射弧固定而持久，数目少而有限，反射中枢可不经过大脑皮质，因此在一定程度上可以反映各皮质下中枢的功能，成为神经系统疾病诊断中不可缺少的项目。本章所讨论的内容均属非条件反射。非条件反射的分类方法较多，在康复医学中常用的分类方法如下：

（一）按生理功能分类

1. 防御反射 包括当身体某部位受到损害性刺激时引起的屈肌反射，角膜受异物刺激时引起的角膜反射等。

2. 摄食反射 唾液分泌反射、吸吮反射等。

3. 姿势反射 调节骨骼肌紧张度，保持和纠正身体姿势的各种反射。

（二）按感受器分类

1. 外感受性反射 是由位于身体浅层的感受器受到外界刺激而引起的反射，又叫浅反射，如触觉、痛觉反射等。

2. 内感受性反射 是由位于身体深层的感受器受到体内环境的刺激引起的反射，又叫深反射，如肌肉受到牵张刺激发生的牵张反射，血压升高后引起血压下降的颈动脉窦压力感受性反射等。

（三）按反射的发育分类

1. 脊髓水平 包括屈肌收缩反射、伸肌伸张反射及交叉性伸展反射等。

2. 脑干水平 包括非对称性紧张性颈反射、对称性紧张性颈反射、紧张性迷路反射、联合反应、阳性支持反射、各种调整反应等。

3.皮质水平　包括仰卧位和俯卧位倾斜反应、膝手位反应、坐位反应、跪位反应、迈步反应等各种平衡反应等。

婴儿出生时和出生后的一段时间里会陆续出现一些脊髓、脑干以及皮质水平的反射或反应。随着神经系统的发育成熟，脊髓和某些脑干水平的反射（原始反射）受到抑制。当各种原因导致中枢神经系统损害时，大脑皮层失去了对此类反射的抑制，原始的反射形式又复出现，成为病理反射，如偏瘫患者出现对称性或非对称性紧张性颈反射及联合反应等。此外，脑瘫患儿由于各种原因造成出生时脑受到损害，表现为在反射该出现的时候不出现，原始反射该消失的时候却又不消失。

三、浅反射与深反射的传导

（一）浅反射

浅反射由皮肤或黏膜的刺激引起，反射由身体同侧的屈肌收缩组成，表现为肢体或效应器从有害的刺激处退缩。当屈肌收缩时伴随着伸肌舒张，这表明伸肌运动神经元受到抑制，才使得屈肌收缩不会受到拮抗肌同时收缩的妨碍。由此可说明浅反射是多突触反射弧。

此外，浅反射是皮质性反射，其传入纤维在构成阶段性皮质下反射弧的同时上行入皮质，再经皮质下进入锥体束内下行，所以锥体束损伤后浅反射减弱或消失。

（二）深反射

深反射是由急促敲打肌肉或肌腱引起，肌、腱内肌梭本体感受器因受到刺激，产生神经冲动并沿着直径最粗、传导速度最快的纤维传入中枢，并在中枢内直接与运动神经元形成突触，运动神经元支配骨骼肌发生反射。因此，腱反射是一种仅由两个神经元构成的单突触反射，传导速度快。

第二节　反射的检查

一、浅反射

（一）腹壁反射

【反射中枢】　上：胸髓7、8，中：胸髓9、10，下：胸髓11、12。

【检查方法】　患者仰卧位，双膝关节屈曲，呈膝立位以使腹肌松弛。然后用尖端钝的针沿肋骨缘自上而下、从外向内，按上、中、下三个部分轻划腹壁皮肤（图8-1）。

【临床意义】　正常人在受刺激的部位可见腹壁肌收缩，脐向刺激侧移动。上部反射消失见于胸髓7～8节病损，中部反射消失见于胸髓9～10节病损，下部反射消失见于胸髓11～12节病损。

（二）提睾反射

【反射中枢】　腰髓1～2。

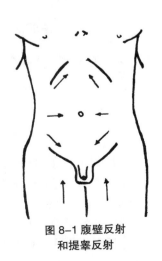

图8-1 腹壁反射
和提睾反射

【检查方法】 用火柴棒由下而上轻划大腿内侧上方皮肤，可引起同侧睾丸上提（图 8-1）。

【临床意义】 双侧反射消失见于腰髓 1～2 节病损。一侧反射减弱或消失见于锥体束损害。亦可见于局部病变如腹股沟疝、阴囊水肿、精索静脉曲张、睾丸炎、附睾炎以及老年人。

（三）跖反射

【反射中枢】 骶髓 1～2。

【检查方法】 患者仰卧，髋及膝关节伸直，检查者以手持患者踝部，用火柴棒由后向前划足底外侧至小趾掌关节处再转向趾侧。

【临床意义】 正常表现为足趾向跖面屈曲。

（四）肛门反射

【反射中枢】 骶髓 4～5。

【检查方法】 用火柴棒轻划肛门周围的皮肤。

【临床意义】 引起肛门括约肌收缩为正常，马尾神经损伤等情况下反射减弱以至消失。

二、深反射（腱反射）

检查时患者要合作，肢体应放松、对称和位置适当。检查者叩击力量要均等，两侧对比检查。腱反射的强弱可分为消失、减弱、正常、增强、轻微阵挛及持续阵挛。腱反射不对称（一侧增强、减低或消失）是神经损害的重要定位体征。

（一）上肢的反射

1. 肱二头肌反射

【反射中枢】 颈髓 5～6。

【检查方法】 检查者以左手托住患者屈曲的肘部，并将拇指置于肱二头肌肌腱，然后以叩诊锤叩击检查者的拇指（图 8-2）。正常表现为肱二头肌收缩，引起前臂快速屈曲。

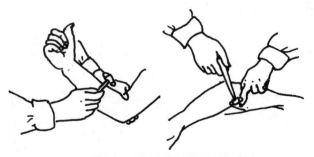 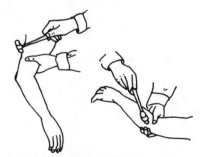

图 8-2 肱二头肌反射检查示意图　　　图 8-3 肱三头肌反射检查示意图

2. 肱三头肌反射

【反射中枢】 颈髓 7～8。

【检查方法】 检查者以左手托住患者屈曲的肘部，然后以叩诊锤叩击鹰嘴突上方的肱三头肌肌腱（图 8-3）。正常表现为肱三头肌收缩，引起前臂伸展。

3. 桡骨骨膜反射（桡反射）

【反射中枢】 颈髓 5～8。

【检查方法】 检查者以左手轻托腕部，前臂处于半屈半旋前位，使腕关节自然下垂。用叩诊锤轻叩桡骨茎突（图8-4）。正常表现为肱桡肌收缩引起肘关节屈曲、前臂旋前。

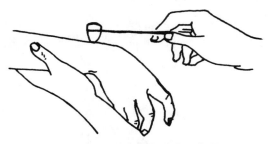

图8-4　桡骨骨膜反射检查示意图

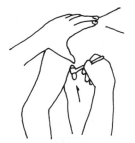

图8-5　胸大肌反射检查示意图

（二）躯干的反射

1.胸大肌反射

【反射中枢】 颈髓5～胸髓1。

【检查方法】 患者上肢轻度外展，检查者的拇指按住胸大肌在肱骨的附着部，用叩诊锤叩击检查者的拇指（图8-5）。正常时只在检查者的手指下感到胸大肌的收缩，引起上肢的内收和轻度内旋。

2.腹肌反射

【反射中枢】 胸髓6～12。

【检查方法】 患者仰卧位，将腹部分为三个部位进行叩击检查。

上部（肋骨骨膜反射）：叩击肋骨缘。正常反射为上腹部肌肉收缩，脐向叩打的方向偏歪。

中部（狭义的腹肌反射）：在脐的高度叩击腹直肌，或叩击检查者按在该肌上面的手指，引起腹肌收缩为正常。

下部（耻骨反射）：叩打距耻骨联合中央1～2cm处。正常时引起下部腹肌收缩，脐向叩打的方向偏歪，有时大腿内收肌出现收缩，腹肌反射正常时收缩非常弱。

（三）下肢的反射

1.膝腱反射

【反射中枢】 腰髓2～4。

【检查方法】 患者取仰卧位或坐位。仰卧位：检查者用左手在腘窝处抬起两小腿，足跟离床，使髋、膝关节稍屈，然后用右手持叩诊锤叩击髌骨下方的股四头肌肌腱。两侧同时检查对比（图8-6）。坐位：两小腿自然下垂，足跟离地，用叩诊锤叩击髌骨下方的股四头肌肌腱（图8-7）。正常反射为股四头肌收缩、小腿前踢。

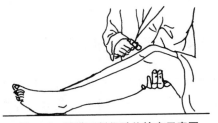

图8-6　膝腱反射仰卧位检查示意图

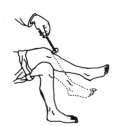

图8-7　膝腱反射坐位检查示意图

2. 跟腱反射

【反射中枢】　腰髓 5 ~ 骶髓 2。

【检查方法】　患者仰卧位，髋、膝关节稍屈曲，下肢取外旋外展位，检查者左手扶持患者足掌，使足呈过伸展位，然后以叩诊锤叩击跟腱（图 8-8）。如卧位不能测出时，可让患者跪在椅子上，双足自然下垂，然后轻叩跟腱（图 8-9）。正常反射为腓肠肌收缩、足跖屈。

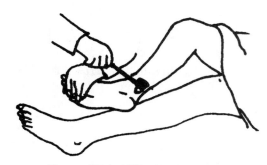

图 8-8　跟腱反射仰卧位检查示意图

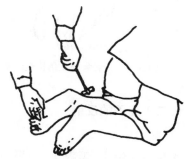

图 8-9　跟腱反射跪位检查示意图

（四）临床意义

深反射亢进为锥体系障碍。深反射的减弱或消失多为器质性病变，如末梢神经炎、神经根炎、脊髓前角灰质炎等致使反射弧遭受损害；脑或脊髓的急性损伤可发生超限抑制，使低级反射中枢受到影响，深反射减弱或消失；骨关节病和肌营养不良症也可使深反射减弱或消失。深反射易受精神紧张的影响。

三、病理反射

病理反射是指由于上运动神经元损伤所引起或下运动神经元失去高位神经中枢抑制而释放出的反射现象。1 岁半以内的婴幼儿由于锥体束尚未发育完善，可以出现下述反射。成年人若出现下述反射现象则为病理反射。

（一）头部、面部的反射

1. 吸吮反射

【检查方法】　患者将嘴稍张开，检查者用压舌板或叩诊锤的柄从上唇、口角轻轻触及。

【临床意义】　引起嘴紧张地进行吃奶的动作为阳性。正常的婴幼儿也可以为阳性。成年人当额叶、两侧大脑广泛障碍时表现出阳性反射。

2. 努嘴反射

【检查方法】　患者放松，检查者用手指或叩诊锤轻轻叩击上唇中央。

【临床意义】　引起口轮匝肌的收缩而呈努嘴样为阳性。两侧锥体系障碍者呈阳性。

（二）上肢的反射

1. 霍夫曼征（Hoffmann 征）　系手指屈肌反射，此反射系正常的牵张反射，但一般人难以引出，因此常作为病理反射进行检查。反射中枢位于脊髓颈 6 ~ 胸 1。

【检查方法】　腕关节轻度过伸位，检查者用示指和中指夹住患者中指的第 2 指骨，用检查者的拇指向掌侧弹拨中指的指甲（图 8-10）。当检查者用手指从掌面弹拨患者的中指指尖引起各指屈曲反应时，称特勒姆内征（Tromner 征）。

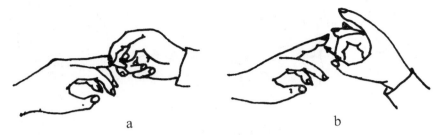

图 8-10 霍夫曼征（a）和特勒姆内征（b）

【临床意义】　由于中指深屈肌受到牵引而引起其余四指的轻微掌屈称为霍夫曼征阳性。如一侧出现阳性反应，则为上肢锥体束征，亦较多见于颈髓病变。

2.抓握反射

【检查方法】　在患者的手掌面，检查者用手指或叩诊锤柄从腕部通过拇指与示指之间向指间方向划过。

【临床意义】　由于刺激引起手指屈曲，类似抓握的动作为阳性。婴幼儿常为阳性。额叶障碍时则对侧呈阳性。

3.手掌下颚反射

【检查方法】　用叩诊锤柄从腕关节通过拇指大鱼际肌划向指尖。

【临床意义】　同侧的下颚肌出现收缩为阳性。有时口轮匝肌和眼轮匝肌的一部分也会出现收缩。锥体系障碍、额叶障碍和中枢性面神经麻痹等可呈阳性，末梢性面神经麻痹则此反射消失，可供两者的鉴别，有时正常人也会出现阳性。

（三）下肢的反射

1.巴宾斯基征（Babinski 征）

【检查方法】　用叩诊锤末端由足跟开始沿足底外侧向前轻划，至小趾跟部，再转向趾（图 8-11）。

【临床意义】　正常时可以引起拇趾及其余四趾跖屈。如拇趾缓缓背屈，其余四趾呈扇形展开，则为巴宾斯基征阳性，见于锥体束损害。

2.奥本海姆征（Oppenhiem 征）

【检查方法】　检查者用拇指及示指沿患者的胫骨前侧用力由上向下加压推动。

【临床意义】　阳性表现同巴宾斯基征。

3.戈登征（Gordon 征）

【检查方法】　患者仰卧位，下肢伸展，检查者用手握挤腓肠肌。

【临床意义】　阳性表现同巴宾斯基征。

4.查多克征（Chaddock 征）

【检查方法】　体位同上，检查者用叩诊锤末端划足背外侧。

【临床意义】　阳性表现同巴宾斯基征。

5.贡达征（Gonda 征）

【检查方法】　将手置于足外侧两趾背面，然后向跖面按压，数秒后突然松开。

【临床意义】　阳性表现同巴宾斯基征。

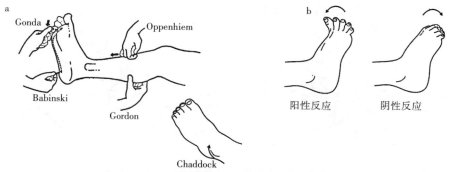

图 8-11 巴宾斯基征及其等位征检查法示意图
a. 刺激方法 b. 反应

- 奥本海姆征（Oppenhiem 征）、戈登征（Gordon 征）、查多克征（Chaddock 征）、贡达征为刺激不同部位引起的相同反射，故称巴宾斯基等位征（图 8-11）。

6. 阵挛 腱反射极度亢进的表现，是由于牵张深反射所涉及的肌腱后产生的节律性舒缩运动。常见髌阵挛与踝阵挛。

（1）髌阵挛（patellar clonus）

【检查方法】 患者仰卧位，下肢伸展。检查者拇指、示指持髌骨上缘时，用力向远端方向快速推动数次，然后保持适度的推力（图 8-12）。

【临床意义】 阳性表现为股四头肌节律性收缩致使髌骨上下运动，见于锥体束损害。

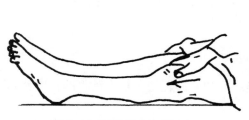

图 8-12 髌阵挛检查法示意图

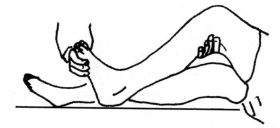

图 8-13 踝阵挛检查法示意图

（2）踝阵挛（ankle clonus）

【检查方法】 患者仰卧位，膝关节屈曲。检查者左手托腘窝，右手握足前部，突然用力使踝关节背屈（图 8-13）。

【临床意义】 阳性表现为腓肠肌和比目鱼肌发生节律性收缩，意义同髌阵挛。

（四）深反射的记录方法

亢进一般可分为轻度亢进、中度亢进、高度亢进，分别以（＋＋）、（＋＋＋）、（＋＋＋＋）表示。消失用（－）表示，轻度低下则用（±）表示。

- 深反射及病理反射检查评价记录的方法见表 8-1。

表 8-1 深反射及病理反射评价记录表

姓名		性别	年龄	病案号
诊断		检查日期	记录者	
深反射	亢进（＋＋～＋＋＋＋）	正常（＋）	低下（±）	消失（－）
下颌反射①*				
胸大肌反射				
肱二头肌反射②*				
肱三头肌反射③*				
桡反射④*				
膝腱反射⑤*				
跟腱反射⑥*				

病理反射	左	右
Hoffmann 征		
Tromner 征		
手掌下颚反射		
Babinski 征		
Oppenhiem 征		
Chaddock 征		
Gordon 征		
髌阵挛		
踝阵挛		

注：分别用 －～＋＋＋＋ 在相应部位标明。

* :①～⑥与人体简图的数字一致。

第三节　反射发育的评价

中枢神经系统的损伤或疾病可能导致原始反射的重新出现和平衡、保护性伸展反应受到破坏以至消失，这些病理改变在康复治疗学中有重要的意义。脊髓、脑干和大脑皮质不同水平的反射或反应意味着中枢神经系统反射发育的成熟过程，它与运动发育和中枢神经系统疾病所致的运动功能障碍有着密切的关系，因此在评价中占有重要的位置。

一、脊髓水平

脊髓反射是运动的反射，它可协调肢体肌肉出现完全的屈曲或伸展动作模式。出生后两个月以内正常小儿可以呈阳性。如果两个月以后仍为阳性，可能是中枢神经系统成熟迟滞的表现。阴性为正常。

（一）屈肌收缩反射（flexor withdrawal）

【检查体位】　患者取仰卧位，头部呈中立位，双下肢伸展。

【检查方法】　刺激一侧足底（图 8-14）。

　阴性　受到刺激的下肢仍维持伸展位，或因厌烦刺激而退缩。

　阳性　受到刺激的下肢出现失去控制的屈曲。

【临床意义】　出生后两个月以内呈阳性为正常。两个月以后仍为阳性者可能是神经反射发育迟滞的征候。

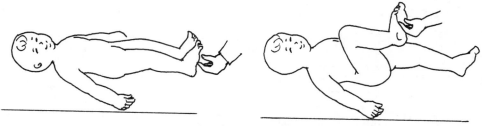

图 8-14　屈肌收缩反射

（二）伸肌伸张反射（extensor thrust）

【检查体位】　患者仰卧位，头呈中立位，一侧下肢伸展，另一侧屈曲。

【检查方法】　刺激屈曲位的足底（图 8-15）。

　阴性　被刺激的一侧下肢仍坚持屈曲位。

　阳性　被刺激的下肢失去控制地呈伸展位。

【临床意义】　出生后两个月以内的婴儿呈现阳性属正常。两个月以后仍呈现阳性，可能是神经反射发育迟滞的征候。

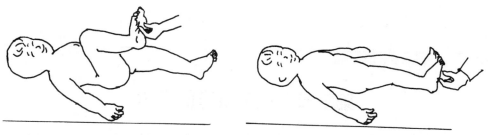

图 8-15　伸肌伸张反射

（三）交叉伸展反射①（crossed extension ①）

【检查体位】　患者取仰卧位，头部中立位，一侧下肢屈曲，另一侧下肢伸展。

【检查方法】　将伸展位的下肢做屈曲动作（图 8-16）。

　阴性　原屈曲位的一侧下肢仍处于屈曲状态。

　阳性　伸展位的下肢一屈曲，屈曲位的下肢立即伸展。

【临床意义】　出生后两个月以内的婴儿呈阳性为正常。两个月以后仍呈阳性者可能是神经反射发育迟滞的征候。

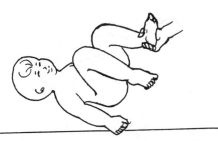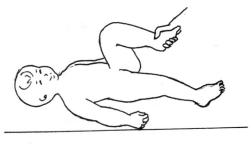

图 8-16 交叉伸展反射①

（四）交叉伸展反射②（crossed extension ②）

【检查体位】　患者仰卧位，头部中立位，两下肢伸展。

【检查方法】　在一侧下肢的内侧给予轻轻叩打刺激（图 8-17）。

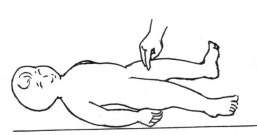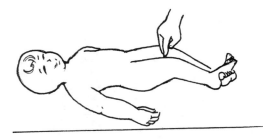

图 8-17　交叉伸展反射②

阴性　刺激后双下肢无反应。

阳性　另一侧下肢表现出内收、内旋，踝关节跖屈（典型的剪刀状体位）。

【临床意义】　出生后两个月以内的婴儿呈阳性为正常。两个月以后仍呈阳性者可能是神经反射发育迟滞的征候。

二、脑干水平 1

脑干反射是静止的姿势反射。随着头部与身体的位置关系变化以及体位变化而导致了全身肌张力的变化。正常小儿出生后 4 ~ 6 个月以内存在。如超过 6 个月仍为阳性者可能是中枢神经系统发育迟滞的表现。阴性为正常。

（一）非对称性紧张性颈反射（asymmetrical tonic neck reflex）

【检查体位】　患者取仰卧位，头部中立位，上、下肢伸展。

【检查方法】　将头部转向一侧（图 8-18）。

阴性　无论哪侧的肢体都无反应。

阳性　头部转向侧的上、下肢伸展，或伸肌紧张度增高；另一侧的上、下肢屈曲，或屈肌紧张度增高。

【临床意义】　出生后 4 ~ 6 个月以内呈阳性属正常。6 个月以后仍呈阳性者为病理性，多见于痉挛型和手足徐动型脑瘫患儿。

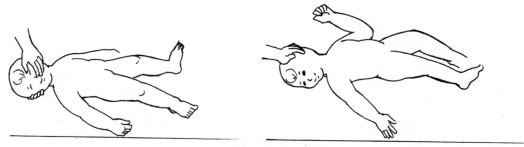

图 8-18 非对称性紧张性颈反射

（二）对称性紧张性颈反射①（symmetrical tonic neck reflex ①）

【检查体位】 患者取膝手卧位，或趴在检查者的腿上（检查者取坐位）。

【检查方法】 使患者头部尽量前屈（图 8-19）。

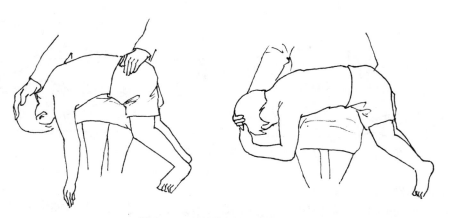

图 8-19 对称性紧张性颈反射①

阴性 上、下肢的肌张力程度无变化。

阳性 上肢屈曲或屈肌紧张度增强，下肢伸展或伸肌的紧张度增强。

【临床意义】 出生后 4～6 个月以内呈阳性为正常。6 个月以后仍呈阳性者可能是神经反射发育迟滞的征候。

（三）对称性紧张性颈反射②（symmetrical tonic neck reflex ②）

【检查体位】 患者取膝手卧位，或趴在检查者的腿上。

【检查方法】 使患者头部尽量后伸（图 8-20）。

阴性 上、下肢的肌张力无变化。

阳性 两上肢伸展或伸肌的肌张力增高，两下肢屈曲或屈肌的肌张力增高。

【临床意义】 出生后 4～6 个月以内呈阳性为正常。6 个月以后仍呈阳性者可能是神经反射发育迟滞的征候。

（四）紧张性迷路反射——仰卧位（tonic labyrinthine supine）

【检查体位】 患者仰卧，头部中立位，两侧上下肢伸展。

【检查方法】 保持仰卧位（图 8-21）。

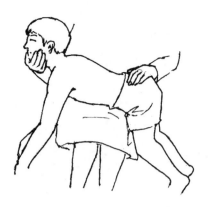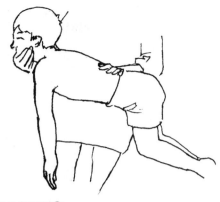

图 8-20　对称性紧张性颈反射②

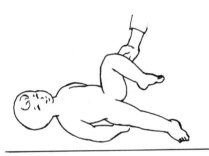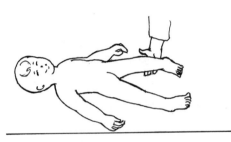

图 8-21　紧张性迷路反射——仰卧位

阴性　被动屈曲上、下肢时，无伸肌的肌张力变化。

阳性　被动屈曲上肢或下肢时，伸肌的张力增高。

【临床意义】　出生后 4 个月以内呈阳性为正常。4 个月以后仍呈阳性者，可能是神经反射发育迟滞的征候。

（五）紧张性迷路反射——俯卧位（tonic labyrinthine prone）

【检查体位】　患者取俯卧位，头部中立位。

【检查方法】　维持俯卧位（图 8-22）。

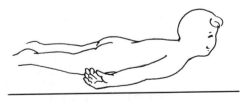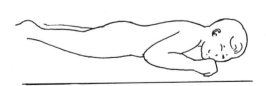

图 8-22　紧张性迷路反射 – 俯卧位

阴性　屈肌未见肌张力增高，头部、躯干、上肢及下肢能保持伸展位。

阳性　不能完成头部后仰，肩部后伸，躯干及上、下肢伸展等动作。

【临床意义】　出生后 4 个月以内呈阳性为正常。4 个月以后仍呈阳性者，可能是神经反射发育迟滞的征候。

（六）**联合反应**（associated reactions）

【检查体位】 患者取仰卧位。

【检查方法】 令患者用力握拳（偏瘫患者用健侧手）（图 8-23）。

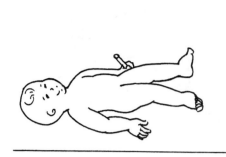
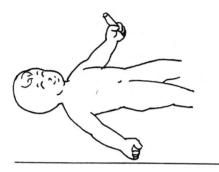

图 8-23 联合反应

阴性 无反应，或身体的其它部分有轻微的反应，或肌紧张力稍增高。

阳性 对侧的肢体出现同样的动作或身体的其它部位肌张力明显增高。

【临床意义】 伴随着其它的异常反射，出现阳性时可能是神经反射发育迟滞的征候。

（七）**阳性支持反射**（positive supporting）

【检查体位】 患者保持立位。

【检查方法】 让患者足底着地跳数次（图 8-24）。

阴性 肌张力无增加（下肢自然屈曲）。

阳性 下肢伸肌肌张力增高。踝关节跖屈，也许还会引起膝反张。

【临床意义】 出生后 3～8 个月呈现阳性为正常。8 个月以后仍呈阳性者，可能是神经反射发育迟滞的征候。

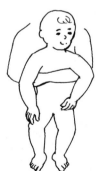
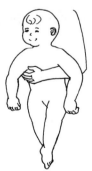
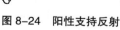
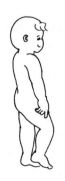
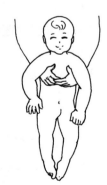

图 8-24 阳性支持反射　　　　图 8-25 阴性支持反射

（八）**阴性支持反射**（negative supporting）

【检查体位】 患者取立位。

【检查方法】 以体重作为负荷刺激（图 8-25）。

阴性 通过阳性支持反射而产生的伸肌张力增高得到缓解，踝关节可以保持 90° 位置，下肢可以完成屈曲动作。

阳性　伸肌张力增高不能缓解，阳性支持反射仍存在。

【临床意义】　阴性为正常，出生后 8 个月仍呈阳性者为异常。出生后 4 个月以上的婴儿，体重负荷时呈过度屈曲反应者为异常。

三、脑干水平 2

脑干水平 2 是调整反应。具有确立头部与身体的正常关系以及身体各部分相互关系的作用。这些反应从出生就出现了最初的模式，到 10 ~ 12 个月达到最高的协调效果。

（一）颈部调整反应（neck righting acting on the body）

【检查体位】　患者仰卧位，头部中立位，上、下肢伸展位。

【检查方法】　将患者头部向一侧旋转，主动或被动（图 8-26）。

阴性　身体无旋转。

阳性　整个身体随着头部的旋转而向相同方向旋转。

【临床意义】　出生后 6 个月以内出现阳性反应属正常。6 个月以后仍呈阳性者可能是神经反射发育迟滞的征候。出生 1 个月以上仍是阴性反应，也可能是神经反射发育迟滞的征候。

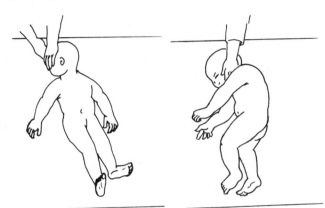

图 8-26 颈部调整反应

（二）躯干旋转调整反应（body righting acting on the body）

【检查体位】　患者仰卧位，头部中立位，上、下肢伸展。

【检查方法】　将患者的头部主动或被动地向一侧旋转（图8-27）。

阴性　身体整个旋转（颈的调整反应），不出现分节旋转。

阳性　肩和骨盆之间，身体分节旋转（即头部旋转，接着两肩旋转，最后骨盆旋转）。

【临床意义】　阳性反应在出生后 6 个月出现，存在至 18 个月。出生 6 个月以上仍呈现阴性反应者是反射发育迟滞的征候。

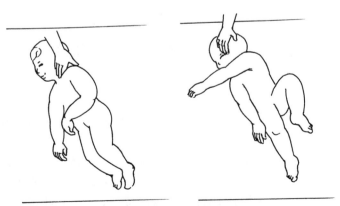

图 8-27 躯干旋转调整反应

（三）头部迷路性调整反应①（labyrinthine righting acting on the head ①）

【检查体位】　将患者的眼睛蒙上，取俯卧位。

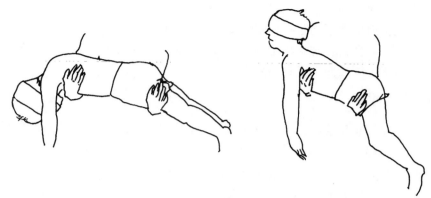

图 8-28 头部迷路性调整反应①

【检查方法】 检查者用双手将患者呈俯卧位托起（图 8-28）。

阴性 不能主动地将头部抬起至正常体位。

阳性 头部抬至正常体位，颜面垂直，口呈水平位。

【临床意义】 阳性反应在出生后 1～2 个月出现，并维持一生为正常。两个月以上仍呈现阴性反应者可能是神经反射发育迟滞的征候。

（四）头部迷路性调整反应②（labyrinthine righting acting on the head ②）

【检查体位】 将患者的眼睛蒙上，取仰卧位。

【检查方法】 检查者用双手将患者呈仰卧位托起（图 8-29）。

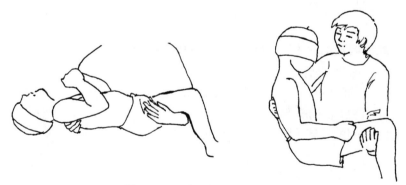

图 8-29 头部迷路性调整反应②

阴性 不能主动地将头部抬起至正常体位。

阳性 头部抬至正常体位，颜面垂直，口呈水平位。

【临床意义】 阳性反应为正常，大约在出生后 6 个月出现，并维持一生。如出生 6 个月以后仍呈现阴性反应，可能是神经反射发育迟滞的征候。

（五）头部迷路性调整反应③（labyrinthine righting acting on the head ③）

【检查体位】 将患者的眼睛蒙上，检查者抱住患者的骨盆处保持在空间位置。

【检查方法】 将患者向右侧及左侧倾斜（图 8-30）。

阴性 不能主动地将头部向正常体位方向摆动。

阳性　头部摆向正常体位，颜面垂直，口呈水平位。

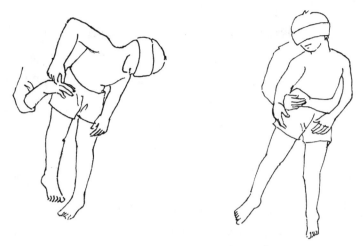

图 8-30　头部迷路性调整反应③

【临床意义】　阳性反应为正常，于出生后 6 ～ 8 个月出现，并持续一生。如出生后 8 个月仍为阴性，可能是神经反射发育迟滞的征候。

（六）**视觉调整反应①**（ optical righting ① ）

【检查体位】　患者俯卧在检查者的双臂上，保持在悬空位置。

【检查方法】　在空间维持俯卧位（图 8-31 ）。

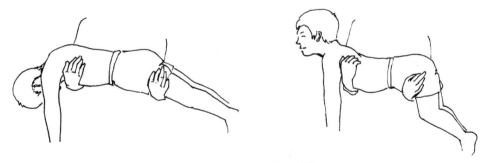

图 8-31　视觉调整反应①

阴性　不能主动地将头抬起。

阳性　将头部抬起，颜面垂直，口呈水平位。

【临床意义】　阳性反应在正常情况下紧跟着头部迷路性调整反应以后出现（ 1 ～ 2 个月)，持续一生。在上述时期后仍表现为阴性反应，可能是神经反射发育迟滞的征候。

（七）**视觉调整反应②**（ optical righting ② ）

【检查体位】　将患者以仰卧位保持在空间。

【检查方法】　在空间维持仰卧位（图 8-32)。

阴性　不能主动地将头部抬起。

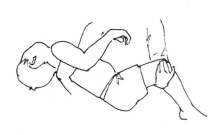
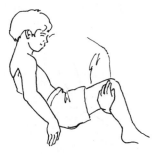

图 8-32　视觉调整反应②

　　阳性　头部可以抬起，颜面垂直，口呈水平位。

　　【临床意义】　阳性反应在正常情况下为出生后 6 个月左右出现，并持续一生。如果 6 个月以后仍表现为阴性反应，可能是神经反射发育迟滞的征候。

（八）视觉调整反应③（ optical righting ③ ）

　　【检查体位】　抱住患者的骨盆处保持在悬空位置。

　　【检查方法】　向右侧及左侧倾斜（图 8-33 ）。

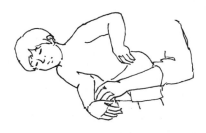
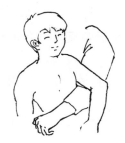

图 8-33　视觉调整反应③

　　阴性　不能主动地将头部摆正。

　　阳性　头部摆向正常体位的方向，颜面垂直，口呈水平位。

　　【临床意义】　阳性反应在正常情况下是出生后 6 ~ 8 个月左右出现，并持续一生。如果 8 个月以后仍呈阴性反应，可能是神经反射发育迟滞的征候。

（九）两栖动物反应（ amphibian reaction ）

　　【检查体位】　患者俯卧位，头中立位，下肢伸展，上肢伸向头的方向。

　　【检查方法】　检查者将一侧骨盆抬起（图 8-34 ）。

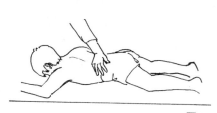
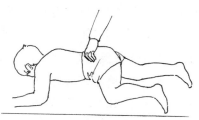

图 8-34　两栖动物反应

阴性　未出现上肢及膝、髋关节的屈曲。

阳性　被抬起侧的上肢及膝、髋关节自动地屈曲。

【临床意义】　阳性反应应在出生后 6 个月出现，并维持一生。6 个月以后仍表现为阴性者，可能是神经反射发育迟滞的征候。

四、主动运动反射与反应

为新生儿或婴儿可见的一组反射与反应。严格地讲主动运动反应不是调整反应，而是与半规管、迷路或颈本体感受器有关的反射与反应。

（一）莫勒反射（Moro reflex）

【检查体位】　患者取半卧位。

【检查方法】　将头部突然后仰（图 8-35）。

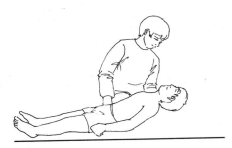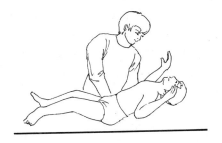

图 8-35　Moro 反射

阴性　无或出现轻微的惊愕。

阳性　上肢外展外旋，伸展（或屈曲），各手指伸展并外展。

【临床意义】　从出生到 4 个月表现为阳性者为正常。4 个月以后仍呈阳性者，可能是神经反射发育迟滞的征候。

（二）兰道反射（Landau reflex）

【检查体位】　患者俯卧位，检查者托住患者的胸部，保持悬空位。

【检查方法】　主动或被动地将头部后仰（图 8-36）。

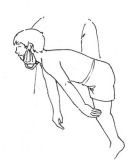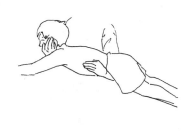

图 8-36 兰道反射

阴性　脊柱和下肢屈曲。

第二篇　评价学

阳性 脊柱和下肢伸展（使头部前屈时，脊柱和下肢屈曲）。

【临床意义】 从出生后 6 个月到 2 岁或 2 岁半，出现阳性表现者为正常。出生后 6 个月以内和 2 岁半以后直至终生出现阴性表现为正常。2 岁半以后仍呈现阳性者，可能是神经反射发育迟滞的征候。

（三）保护性伸肌伸张 – 降落伞反应（protective extensor thrust–parachute reaction）

【检查体位】 患者俯卧位，上肢向头的方向伸展。

【检查方法】 扶持患者的双下肢或骨盆，使其头向下悬在空中，然后突然将小儿向地面方向移动（图 8-37）。

阴性 上肢无保护头部的动作而出现非对称性或对称性紧张性颈反射的原始反射。

阳性 上肢迅速伸展，并且手指外展、伸展，出现保护头部的动作。

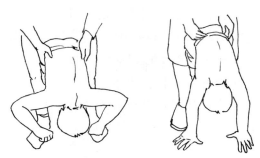

图 8-37 降落伞反应

【临床意义】 出生后约 6 个月出现阳性反应并维持一生者为正常。如果 6 个月以后仍表现出阴性反应者，可能是神经反射发育迟滞的征候。

五、脑皮质水平

随着平衡反应的成熟，运动发育进入了两足动物的阶段。这些反应需要正常的肌张力作为保证。身体为了适应重心的变化而出现一系列的调整。当某一水平的反应呈现阳性后，才能完成与之相应的运动动作。因此，脑皮质水平的反应是人站立和行走的重要条件。

（一）仰卧位倾斜反应（tilting–supine）

【检查体位】 患者于倾斜板上仰卧，上、下肢伸展。

【检查方法】 倾斜板向一侧倾斜（图 8-38）。

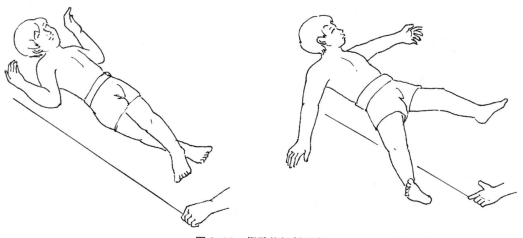

图 8-38 仰卧位倾斜反应

阴性　头部和胸廓无调整，无平衡反应及保护反应出现（身体某个局部可能出现反应，但其它部分无反应）。

阳性　头部和胸廓出现调整，倾斜板抬高的一侧上、下肢外展，伸展（平衡反应）。倾斜板下降的一侧可见保护反应。

【临床意义】　出生后 6 个月出现阳性反应并维持一生为正常。6 个月以后仍呈阴性者，可能是神经反射发育迟滞的征候。

（二）俯卧位倾斜反应（tilting-prone）

【检查体位】　患者于倾斜板上取俯卧位，上、下肢伸展。

【检查方法】　倾斜板向一侧倾斜（图 8-39）。

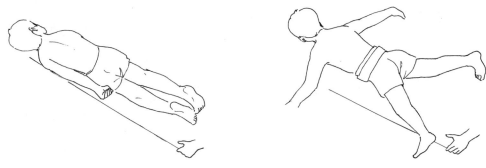

图 8-39　俯卧位倾斜反应

阴性　头部和胸廓无调整，未出现平衡反应和保护反应（身体的某个局部可见阳性反应）。

阳性　头部和胸廓有调整，倾斜板翘起的一侧上、下肢外展，伸展，倾斜板向下倾斜的一侧可见保护反应。

【临床意义】　出生后 6 个月出现阳性反应并维持一生为正常。6 个月以后仍呈阴性者，可能是神经反射发育迟滞的征候。

（三）膝手位反应（four-foot kneeling）

【检查体位】　患者双手双膝支撑身体。

【检查方法】　检查者推动患者躯干，破坏其稳定性（图 8-40）。

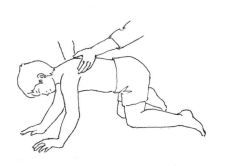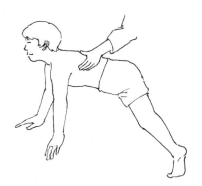

图 8-40　膝手位反应

阴性　头部和胸廓无调整，未见平衡反应和保护反应。

阳性　头部和胸廓出现调整，受力的一侧上、下肢外展，伸展（平衡反应），另一侧可见保护反应。

【临床意义】　出生后 8 个月出现阳性反应并维持一生为正常。8 个月以后仍为阴性者，可能是神经反射发育迟滞的征候。

（四）坐位反应（sitting）

【检查体位】　患者坐在椅子上。

【检查方法】　检查者将患者上肢向一侧牵拉（图 8-41）。

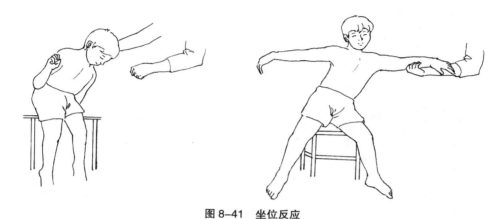

图 8-41　坐位反应

阴性　头部和胸廓无调整，未出现平衡反应和保护反应。

阳性　头部和胸部出现调整，被牵拉一侧出现保护反应，另一侧上、下肢伸展，外展（平衡反应）。

【临床意义】　阳性为正常。大约出生后 10～12 个月出现并维持一生。12 个月后仍呈阴性者，可能是神经反射发育迟滞的征候。

（五）跪位反应（kneeling-standing）

【检查体位】　患者取跪位。

【检查方法】　牵拉患者的一侧上肢，使之倾斜（图 8-42）。

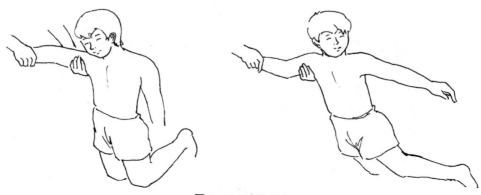

图 8-42　跪位反应

　　阴性　头部和胸廓未出现调整，未见平衡反应和保护反应。

　　阳性　头部和胸部出现调整，被牵拉的一侧可见保护反应。对侧上、下肢外展，伸展，出现平衡反应。

　　【临床意义】　阳性为正常，出生后约 15 个月时出现，并维持一生。15 个月以后仍为阴性者，可能是神经反射发育迟滞的征候。

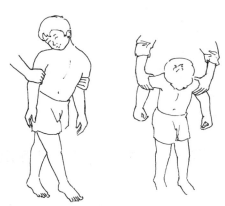

图 8-43　迈步反应

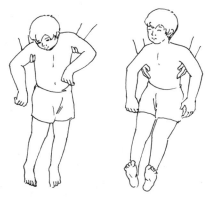

图 8-44　足背屈反应

（六）迈步反应（Hopping）

　　【检查体位】　患者取立位，检查者握住患者的上肢。

　　【检查方法】　向左侧、右侧、前方及后方推动患者。

　　阴性　头部和胸部不出现调整，不能为了掌握平衡而踏出一步。

　　阳性　为了维持平衡，脚向侧方或前方、后方踏出一步，头部和胸廓出现调整（图8-43）。

　　【临床意义】　阳性为正常，约 15 ～ 18 个月时出现，并维持一生。18 个月后仍为阴性者可能是神经反射发育迟滞的征候。

（七）足背屈反应（dorsiflexion）

　　【检查体位】　患者取立位，检查者扶持双侧腋部。

　　【检查方法】　将患者向后牵拉（图 8-44）。

　　阴性　头部和胸廓无调整，未见踝关节背屈。

　　阳性　头部和胸廓出现调整，踝关节背屈。

　　【临床意义】　阳性为正常。出生后约 15 ～ 18 个月时出现，并维持一生。18 个月以后仍为阴性者，可能是神经反射发育迟滞的征候。

（八）压扳反应（see-saw）

　　【检查体位】　（患者必须能保持立位）患者立位，检查者握住患者的同侧手和足，使髋关节和膝关节屈曲。

　　【检查方法】　将上肢向前侧方轻轻地牵拉（图 8-45）。

　　阴性　头部和胸廓无调整反应，不能保持立位。

　　阳性　头部和胸廓出现调整反应，为了维持平衡，被检查侧的手屈曲，膝轻度外展，伸展。

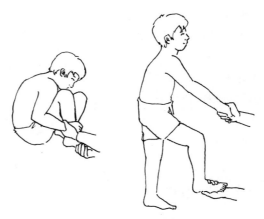

图 8-45   压扳反应

【临床意义】 阳性为正常。在出生后约 15 个月时出现，并维持一生，15 个月后仍为阴性者，可能是神经反射发育迟滞的征候。

• 将反射发育评价结果记录在表 8-2 中。

表 8-2 反射发育评价记录表

姓名		性别		出生日期（年龄）			病案号		
科室		病房 / 床			临床诊断				
反射			年 月 日		年 月 日		年 月 日		
			阴性	阳性	阴性	阳性	阴性	阳性	
脊髓水平	屈肌收缩反射								
	伸肌伸张反射								
	交叉伸展反射①								
	交叉伸展反射②								
脑干水平1	非对称性紧张性颈反射								
	对称性紧张性颈反射								
	紧张性迷路反射仰卧位								
	紧张性迷路反射俯卧位								
	联合反应								
	阳性支持反射								
	阴性支持反射								
脑干水平2	颈部调整反应								
	躯干旋转调整反应								
	头部迷路性调整反应①								
	头部迷路性调整反应②								
	头部迷路性调整反应③								
	视觉调整反应①								
	视觉调整反应②								
	视觉调整反应③								
	两栖动物反应								
主动运动反射与反应	莫勒反射								
	兰道反射								
	保护性伸肌伸张反应								
脑皮质水平	俯卧位倾斜反应								
	仰卧位倾斜反应								
	膝手位反应								
	坐位平衡反应								
	跪位平衡反应								
	迈步反应								
	足背屈反应								
	压扳反应								

检查者_____　　　　检查日期_____

第九章　平衡功能的评价

平衡是人体保持体位，完成各项日常生活活动，尤其是步行的基本保证。当各种原因导致维持姿势稳定的感觉运动器官受到损伤时，平衡功能就出现障碍。为了改善患者的运动功能，提高日常生活作能力，平衡功能的评价和训练是不可忽视的问题。

第一节　基础知识

一、基本概念

平衡（balance）是指在不同的环境和情况下维持身体直立姿势的能力。一个人的平衡功能正常时就能够：①保持体位；②在随意运动中调整姿势；③安全有效地对外来干扰做出反应。为了保持平衡，人体重心（body's center of gravity, COG）必须垂直地落在支持面上方或范围内（图9-1）。换言之，平衡就是维持COG于支持面上方的能力。

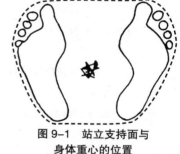

图9-1　站立支持面与身体重心的位置

（一）支持面

支持面（support surface）指人在各种体位下（站立、坐、卧、行走）所依靠的面，即接触面。站立时的支持面为包括两足底在内的两足间的表面。支持面的面积大小和质地均影响身体平衡。当支持面不稳定或面积小于足底面积、质地柔软或表面不平整等等情况使得双足与地面接触面积减小时，身体的稳定性，即稳定极限下降。

（二）稳定极限

稳定极限（limits of stability, LOS）指人体在能够保持平衡的范围内倾斜时与垂直线形成的最大角度。正常人双足自然分开站在平整而坚实的地面上时，LOS前后方向的最大倾斜或摆动角度约为12.5°，左右方向为16°，围成一个椭圆形。在这个极限范围内，COG能够安全地移动而无需借助挪动脚步或外部支持来防止跌倒。LOS的大小取决于支持面的大小和性质。当重心偏离并超出稳定极限时，平衡便被破坏，正常人可以通过跨一步及自动姿势反应重新建立平衡；平衡功能障碍者则因为不能做出正常反应而跌倒。稳定极限是判断身体的稳定性以及平衡功能水平的重要指标。

二、维持平衡的生理机制

人体能够在各种情况下（包括来自身和外环境的变化）保持平衡，有赖于中枢神经系统控制下的感觉系统和运动系统的参与、相互作用以及合作。躯体感觉、视觉以及前庭三个感觉系统在维持平衡的过程中各自扮演不同的角色。

（一）躯体感觉系统

平衡的躯体感觉输入包括皮肤感觉（触、压觉）输入和本体感觉输入。在维持身体平衡和姿势的过程中，与支持面相接触的皮肤触、压觉感受器向大脑皮质传递有关体重分布情况和身体重心位置的信息；分布于肌梭、关节的本体感受器则向大脑皮质输入随支持面变化如面积、硬度、稳定性以及表面平整度等而出现的有关身体各部位的空间定位和运动方向的信息。这些感受器在支持面受到轻微干扰时能够迅速做出反应（详见本节后续内容）。研究结果表明，正常人站立在固定的支持面上时，足底皮肤的触、压觉和踝关节的本体感觉输入起主导作用，此时身体的姿势控制主要依赖于躯体感觉系统，即使去除了视觉信息输入（闭目），COG 摆动亦无明显增加。当足底皮肤和下肢本体感觉输入完全消失时，人体失去感受支持面情况的能力，姿势的稳定性立刻受到严重影响，闭目站立时身体倾斜、摇晃，并容易跌倒。双腿截肢安装假肢的患者的平衡与姿势控制能力与截肢平面密切相关。由于大腿截肢患者的踝关节和膝关节本体感觉输入均丧失，大腿截肢患者站立时的平衡控制能力明显低于小腿截肢患者。

（二）视觉系统

通过视觉，人们能够看见某一物体在特定环境中的位置，判断自身与物体之间的距离，同时也知道物体是静止的还是运动的。视觉系统在视环境静止不动的情况下准确感受环境中物体的运动以及眼睛和头部的视觉空间定位。当环境处于动态时，由于视觉输入受到干扰，使人体产生错误的反应。如果被检查者站在一间墙壁可移动的房屋中心，当墙壁向其靠近或远离时身体都出现明显的晃动；当墙壁向远离方向（前方）移动时，被检查者产生错觉，以为自己此时正向后晃动，为了维持身体的平衡，被检查者通过主动地向前移动躯干作为反应；反之亦然。这个实验说明视觉信息准确与否影响站立时身体的稳定性。当身体的平衡因躯体感觉受到干扰或破坏时，视觉系统在维持平衡中发挥重要作用，通过颈部肌肉收缩使头保持向上直立位和保持水平视线来使身体保持或恢复到原来的直立位，从而获得新的平衡。如果去除或阻断视觉输入如闭眼或戴眼罩，姿势的稳定性将较睁眼站立时显著下降。

（三）前庭系统

头部的旋转刺激了前庭系统中两个感受器。其一为前、后、外三个半规管内的壶腹嵴，壶腹嵴为运动位置感受器，能感受头部在三维空间中的运动角加（减）速度变化而引起的刺激。其二是前庭迷路内的椭圆囊斑和球囊斑，它能感受静止时的地心引力和直线加（减）速度的变化引起的刺激。无论体位如何变化，通过头的调整反应改变颈部肌肉张力来保持头的直立位置是椭圆囊斑和球囊斑的主要功能，通过测知头部的位置及其运动，使身体各部随头做适当的调整和协调运动，从而保持身体的平衡。在躯体感觉和视觉系统正常的情况下，前庭冲动在控制 COG 位置上的作用很小。只有当躯体感觉和视觉信息输入均不存在（被阻断）或输入不准确而发生冲突时，前庭系统的感觉输入在维持平衡中才变得至关重要。

当体位或姿势变化时，为了判断 COG 的准确位置和支持面状况，中枢神经系统将三种感觉信息进行整合，迅速判断哪些感觉所提供的信息是有用的，哪些感觉所提供的信息是相互冲突的，从中选择出那些提供准确定位信息的感觉输入，放弃错误的感觉输入。中枢神经系统整合感觉信息的这个过程被称为感觉组织（sensory organization）。一般来说，在支持面和环境稳定的情况下，主要通过躯体感觉输入维持直立姿势；如果支持面被破坏，视觉就成为主要感觉输入；如果支持面和视觉均被干扰或发生冲突，前庭输入就成为中枢神经系统判断感觉信息的主要来源。因此，身体做出何种姿势反应是根据当时的具体情况、具体环境而变化，并由特定的感觉输入引发。当出现视觉干扰、支持面不稳定或感觉信息发生冲突等任何单一情况时，由于仍然存在其它感觉信息输入，故使平衡仍得以保持。但是，如果两个感觉系统同时出现问题，则身体平衡的调节控制将受到影响。

（四）运动系统在维持人体平衡中的作用

中枢神经系统在对多种感觉信息进行分析整合后下达运动指令，运动系统以不同的协同运动模式控制姿势变化，将身体重心调整回到原范围内或重新建立新的平衡。多组肌群共同协调完成一个运动被称为协同运动（synergy）。自动姿势性协同运动（automatic postural synergies）是下肢和躯干肌以固定的组合方式并按一定的时间先后顺序和强度进行收缩，用以保护站立平衡的运动模式，它是人体为回应外力或站立支持面的变化而产生的对策。人体在对付外来干扰时采用三种对策或姿势性协同运动模式，即踝关节模式、髋关节模式及跨步动作模式。踝关节协同运动模式（ankle synergy）指身体重心以踝关节为轴进行前后转动或摆动，类似钟摆运动（图9-2）。当人站在小块儿的地毯上，地毯突然被向前或者向后轻轻地拽一下时，身体就会出现向后或向前的摆动并同时引发出踝关节协同运动模式。将地毯向前拽使站立者平衡受到干扰而向后倾斜，此时胫前肌、股四头肌及腹肌按顺序依次收缩以阻止身体进一步向后倾斜。为对抗因拽地毯向后而导致的身体前倾，腓肠肌、腘绳肌以及骶棘肌按顺序收缩。踝关节模式中固定组合肌群的兴奋收缩顺序由远端至近端。站立时的姿势晃动或摆动即体现踝关节的协同运动。髋关节协同运动模式（hip synergy）是通过髋关节的屈伸来调整身体重心和保持平衡的。例如，一个非体操运动员站在平衡木上，狭窄的平衡木不能为其提供有效的支持面积（双脚底不能与平衡木完全接触）。因此，站立者的稳定性显著下降，重心移位，身体摆动幅度增大。为了减少身体前后摆动使重心重新回到双脚范围内，构成髋关节运动模式的肌群自近端至远端兴奋收缩。为对抗身体前倾，腹肌和股四头肌依次收缩，使髋关节屈曲，膝关节过伸展，躯干向前下方探出，身体重心移向后；对抗身体向后的摆动，骶棘肌和腘绳肌依次收缩，使髋关节过伸展，腹部向前突出，躯干上部向后挺（图9-3）。当外力过大使身体晃动明

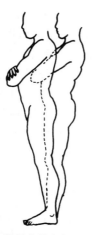

图9-2　踝关节协同运动模式

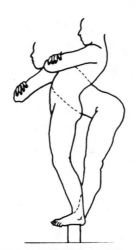

图9-3　髋关节协同运动模式

显增加时,重心超出其稳定极限,人体自动地向作用力方向快速跨出一步,即人体采用跨步的对策(stepping strategy)来重新建立身体重心的支撑点,为身体重新确定站立支持面。

身体被干扰时诱发出何种对策取决于站立支持面的种类和干扰强度。正常人如果站在坚硬、支持面宽度足以支持对抗踝关节运动(前后方向"转动")的地面上受到慢速、小幅的平衡干扰时,踝关节协同运动是保持站立平衡的主要对策;当站立者身体受到了较大干扰且这种干扰已超出踝关节协同运动模式控制的范围,或支持面过小而无法诱发踝关节协同动作,身体出现快速晃动时,通常会采用髋关节协同运动模式来进行对抗。当人体受到最大和最快的姿势干扰时,身体重心偏移过远并超出稳定极限时常常采用跨步对策,需要站立者向前进一步或向后退一步以建立新的平衡。在身体重心达到稳定极限时,为了防止跌倒,上肢、头和躯干也参与到维持平衡的运动中即出现各种姿势反应(调整反应和平衡反应)。诱发出何种姿势反应受当事者的经验、特定的感觉输入和干扰刺激以及身体在失平衡时的体位等因素的影响。

第二节　评价方法

许多疾病或损伤可引起坐位或站立平衡功能障碍,了解障碍的性质、障碍的程度以及障碍发生的原因是制订治疗方案的依据,因此,对于有平衡功能障碍的患者,需要进行系统全面的,包括定性、定量评价及障碍发生原因的诊断性评价。

一、适应证

任何引起平衡功能障碍的疾患都有必要进行平衡功能的评价,临床常见的疾患包括:

1. 中枢神经系统损害　脑外伤、脑血管意外、帕金森病、多发性硬化、小脑疾患、脑肿瘤、脑瘫、脊髓损伤等。

2. 耳鼻喉科疾病　各种眩晕症。

3. 骨科疾病或损伤　骨折及骨关节疾患、截肢、关节置换、影响姿势与姿势控制的颈部与背部损伤以及各种运动损伤、肌肉疾患及外周神经损伤等。

4. 老年人。

5. 运动员、飞行员及宇航员。

二、各种评价方法

(一)平衡反应评价

平衡反应是人体维持特定的姿势和运动的基本条件,是人体为恢复被破坏的平衡作出的保护性反应。检查可以在不同的体位,如卧位、跪位、坐位或站立位进行。检查者破坏患者原有姿势的稳定性,然后观察其反应。检查既可以在一个静止、稳定的表面上进行,亦可以在一个活动的表面(如大治疗球或平衡板)上进行。平衡板底面为弧形,治疗师控制平衡板倾斜的角度。正常人对于破坏平衡的典型反应为调整姿势,使头部向上直立和保持水平视线以恢复正位姿势,获得新的平衡。如果破坏过大,则会引起保护性跨步或上肢伸展反应。平衡反应检查包括如下内容(参见第八章第二节中"脑皮质水平反应"):①仰卧位和俯卧位的倾斜反应。②膝手位反应。③坐位平衡反应。④跪位平衡反应。⑤保护性伸展反应。⑥迈步反应。

（二）静态平衡功能评价

静态平衡功能评价可以在站立位或坐位进行。检查方法包括双腿站立、单腿站立、足尖对足跟站立（双脚一前一后）、睁眼及闭眼站立。结果分析包括站立维持的时间以及身体重心自发摆动或偏移的程度。

随着力台技术的发展，力台被用于平衡功能检测，通过连续测定和记录身体作用于力台表面的垂直力位置来确定身体摆动的轨迹，使身体自发摆动状况得以进行定量分析。采用重心记录仪等设备检查能够提供静态平衡功能的客观数据。当被检查者双脚按照规定的位置站在力台上时，力台通过应变或晶体传感器将来自身体的压力信号即人体重心移动信号转换成电信号。信号经微机处理获得与重心摆动有关的多项指标，如重心摆动路线或轨迹以及长度、重心摆动的范围、根据偏移距离显示重心的位置等（图9-4、5）。

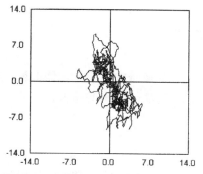

图9-4 重心摆动轨迹长度及范围（闭目）

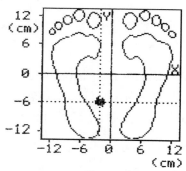

图9-5 重心最大偏移距离

（三）动态平衡功能评价

动态平衡功能的评价包括稳定极限和体重或重心主动转移能力的测定。后者常通过观察功能活动如站起、行走、转身、止步和起步等进行评价。稳定极限测定可在站立位和坐位进行，要求被检查者有控制地将身体尽可能向各个方向（前、后、左、右）倾斜。当重心超出支持面范围时可诱发出保护性上肢伸展反应。测量方法可以采用测量倾斜角度或测量支持面到身体最大倾斜度时重心位置的距离（图9-6、7）。图9-7是由平衡功能检测仪器测得的稳定极限范围。功能活动可以通过目测观察、动态平衡或运动分析系统进行评价。

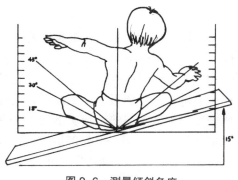

图9-6 测量倾斜角度

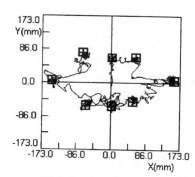

图9-7 测量支持面到最大倾斜时重心的距离

（四）综合性功能评价

1.Berg 平衡量表　临床上通常采用综合性功能检查量表对患者动、静态平衡进行全面检查。本章主要介绍 Berg 平衡量表（Berg balance scale）。Berg 平衡量表正式发表于 1989 年，由加拿大的 Berg 等人设计。Berg 平衡量表是一个标准化的评定方法，已广泛应用于临床。Berg 评定方法将平衡功能从易到难分为 14 项。每项分为 5 级，即 0、1、2、3、4。最高得 4 分，最低得 0 分，总积分最高为 56 分，最低分为 0 分（表 9-1）。检查工具包括秒表、尺子、椅子、小板凳和台阶。测试用椅子的高度要适当。

表 9-1　Berg 平衡量表评定标准

（1）从坐位站起	4 分	不用手扶能够独立地站起并保持稳定
	3 分	用手扶着能够独立地站起
	2 分	几次尝试后自己用手扶着站起
	1 分	需要他人小量的帮助才能站起或保持稳定
	0 分	需要他人中等或大量的帮助才能站起或保持稳定
（2）无支持站立	4 分	能够安全站立 2 分钟
	3 分	在监视下能够站立 2 分钟
	2 分	在无支持的条件下能够站立 30 秒
	1 分	需要若干次尝试才能无支持地站立达 30 秒
	0 分	无帮助时不能站立 30 秒
（3）无靠背坐位，但双脚着地或放在一个凳子上	4 分	能够安全地保持坐位 2 分钟
	3 分	在监视下能够保持坐位 2 分钟
	2 分	能坐 30 秒
	1 分	能坐 10 秒
	0 分	没有靠背支持不能坐 10 秒
（4）从站立位坐下	4 分	最小量用手帮助安全地坐下
	3 分	借助于双手能够控制身体的下降
	2 分	用小腿的后部顶住椅子来控制身体的下降
	1 分	独立地坐，但不能控制身体下降
	0 分	需要他人帮助坐下
（5）转移	4 分	稍用手扶就能够安全地转移
	3 分	绝对需要用手扶着才能够安全地转移
	2 分	需要口头提示或监视才能够转移
	1 分	需要一个人的帮助
	0 分	为了安全，需要两个人的帮助或监视
（6）无支持闭目站立	4 分	能够安全地站 10 秒
	3 分	监视下能够安全地站 10 秒
	2 分	能站 3 秒
	1 分	闭眼不能达 3 秒钟，但站立稳定
	0 分	为了不摔倒而需要两个人的帮助
（7）双脚并拢无支持站立	4 分	能够独立地将双脚并拢并安全站立 1 分钟
	3 分	能够独立地将双脚并拢并在监视下站立 1 分钟

（7）双脚并拢无支持站立	2分	能够独立地将双脚并拢，但不能保持 30 秒
	1分	需要别人帮助将双脚并拢，但能够双脚并拢站 15 秒
	0分	需要别人帮助将双脚并拢，双脚并拢站立不能保持 15 秒
（8）站立位时上肢向前伸展并向前移动	上肢向前伸展达水平位，检查者将一把尺子放在指尖末端，手指不要触及尺子。测量的距离是被检查者身体从垂直位到最大前倾位时手指向前移动的距离。如可能，要求被检查者伸出双臂以避免躯干的旋转。	
	4分	能够向前伸出 >25cm
	3分	能够安全地向前伸出 >12cm
	2分	能够安全地向前伸出 >5cm
	1分	上肢可以向前伸出，但需要监视
	0分	在向前伸展时失去平衡或需要外部支持（9）站立位时从地面捡起物品
（9）站立位时从地面捡起物品	4分	能够轻易地且安全地将鞋捡起
	3分	能够将鞋捡起，但需要监视
	2分	伸手向下达 2 ~ 5cm 且独立地保持平衡，但不能将鞋捡起
	1分	试着做伸手向下捡鞋的动作时需要监视，但仍不能将鞋捡起
	0分	不能试着做伸手向下捡鞋的动作，或需要帮助免于失去平衡或摔倒
（10）站立位转身向后看	4分	从左右侧向后看，体重转移良好
	3分	仅从一侧向后看，另一侧体重转移较差
	2分	仅能转向侧面，但身体的平衡可以维持
	1分	转身时需要监视
	0分	需要帮助以防失去平衡或摔倒
（11）转身 360°	4分	在 ≤ 4 秒的时间内安全地转身 360°
	3分	在 ≤ 4 秒的时间内仅能从一个方向安全地转身 360°
	2分	能够安全地转身 360° 但动作缓慢
	1分	需要密切监视或口头提示
	0分	转身时需要帮助
（12）无支持站立时将一只脚放在台阶或凳子上	4分	能够安全且独立地站，在 20 秒的时间内完成 8 次
	3分	能够独立地站，完成 8 次的时间 >20 秒
	2分	无需辅助具在监视下能够完成 4 次
	1分	需要少量帮助能够完成 >2 次
	0分	需要帮助以防止摔倒或完全不能做
（13）一脚在前无支持站立	4分	能够独立地将双脚一前一后地排列（无间距）并保持 30 秒
	3分	能够独立地将一只脚放在另一只脚的前方（有间距）并保持 30 秒
	2分	能够独立地迈一小步并保持 30 秒
	1秒	向前迈步需要帮助，但能够保持 15 秒
	0分	迈步或站立时失去平衡（14）单腿站立
（14）单腿站立	4分	能够独立抬腿并保持时间 >10 秒
	3分	能够独立抬腿并保持时间 5 ~ 10 秒
	2分	能够独立抬腿并保持时间 ≥ 3 秒
	1分	试图抬腿，不能保持 3 秒，但可维持独立站立
	0分	不能抬腿或需要帮助以防摔倒

附：Berg 平衡量表评价记录表（表 9-2）。

表 9-2 Berg 平衡量表评价记录表

姓名		性别		年龄			病案号	
科室		病房/床			临床诊断			

检查序号	检查内容	得分（0~4）		
		月 日	月 日	月 日
1	从坐位站起			
2	无支持站立			
3	无支持坐位			
4	从站立位坐下			
5	转移 6 闭目站立			
7	双脚并拢站立			
8	上肢向前伸展并向前移动			
9	从地面拾起物品			
10	转身向后看			
11	转身 360°			
12	将一只脚放在台阶或凳子上			
13	两脚一前一后站立			
14	单腿站立			
总 分				

检查者＿＿＿＿＿＿

2. 平衡功能分级　表 9-3 根据身体是否需要支持以及可否抗平衡干扰及转移身体重心等情况，将平衡功能进行分级。

表 9-3 功能性平衡分级

分 级	功 能 情 况
正常	在无支持情况下能够保持平衡，可完成向所有方向的重心转移和抗平衡干扰。
良	在无支持情况下能够保持平衡，可向各个方向有限地转移身体重心，可抗中等程度的平衡干扰。
可	在无支持情况下不能保持平衡，不能抗平衡干扰，不能向各方向转移重心。
差	需要支持来保持身体平衡。
零	需要最大量的帮助以保持身体平衡。

（五）障碍原因评价

无论是定性还是定量评价，所反映的是平衡功能的状态，即是否存在障碍以及障碍的程度，并不能确定导致平衡功能障碍的确切原因。关节肌肉功能异常、反应延迟、肌群应答错误、各种感觉信息判断不准确、感觉运动整合不恰当或其它原因等均可导致平衡障碍。因此，为了使治疗方案更有针对性，需要对平衡障碍的原因进行调查、分析。治疗师必须区分平衡功能障碍是否由于运动系统异常或中枢神经系统异常所致，还是两者兼具。

1. 运动系统的评价

（1）肌肉与关节功能的评价　对于确有平衡障碍的患者，要首先进行肌力、肌张力、关节活动度和稳定性的评价，以分别判断它们是否对姿势控制有影响。踝关节活动度受限及其周围肌肉肌力下降将影响踝关节的协同运动；同样，髋关节活动度受限及其周围肌肉肌力下降将影响髋关节的协同运动；原发性前庭功能障碍患者常伴有颈部关节活动受限。疼痛是引起关节活动受限的常见原因，故在评价中要询问患者有否疼痛及疼痛的部位。肌力检查应当在功能状态下进行，如臀中肌最好在单腿站立同时提高对侧骨盆的姿势下检查，股四头肌则在半蹲姿势或其它有关功能活动时检查。

（2）姿势性协同模式的评价　正常人在身体重心受到前、后方向的干扰时会采用踝关节协同运动、髋关节协同运动以及跨步对策来抗干扰并维持平衡。重心受到干扰时将诱发出何种姿势协同运动模式取决于站立支持面的种类和干扰强度。因此，进行检查时，施加干扰的速度和强度以及支持面的变化要循序渐进，依次诱发检查踝关节模式、髋关节模式及跨步对策。检查踝关节协同运动模式时站立支持面要平、硬且宽；检查髋关节协同运动时被检查者可站在窄于足底长度的横木上或采取不会引起踝关节协同动作的其它体位如足跟接足尖（双脚一前一后）站立位。在干扰的同时，检查相应动作肌群的收缩情况及动作反应。例如：检查有无踝关节协同运动，身体前倾时触摸腓肠肌、腘绳肌以及脊柱旁肌群（骶棘肌），身体后倾时触摸胫前肌、股四头肌和腹肌。检查髋关节协同运动，身体向前摆动时用手触摸有无腹肌和股四头肌收缩，身体向后摆动时检查有无脊柱旁肌群（骶棘肌）和腘绳肌收缩。通过检查，要明确协同运动模式是否：①正常存在；②存在但受限；③存在但不能在特定的情况下出现；④异常；⑤消失。如果有异常或消失等情况，检查者需要进一步分析：哪些姿势协同运动不能诱发出来；协同运动本身有无异常，如肌收缩时间、收缩顺序或有无应答错误等。为了更加深入、准确地了解参与姿势协同运动模式的肌群的活动情况，有条件时应进行肌电图分析。

2. 平衡的感觉组织检查　在进行感觉组织检查前，应首先检查本体感觉和皮肤触、压觉。足底和踝关节为重点检查部位。中枢神经系统整合三种感觉信息的过程为感觉组织（sensory organization）。感觉组织检查是通过阻断感觉信息输入或输入不准确的感觉信息，将被检查者置于6种情况下对身体的摆动情况进行测量（表9-4）。随着感觉控制条件的变化，身体的晃动幅度逐渐增大。被检查者除站在正常的支持面上，还要站在硬海绵上、前后转动或移动的支持面上来干扰躯体感觉系统感受和传递来自踝关节和皮肤的、有关人体垂直体位的正确信息；通过睁眼、遮蔽双眼或戴上头罩（一个大的球形罩将头面部包括在其中，头罩随头部的运动而动，头罩的内面有经纬线用于视刺激和视固定跟踪）的方法分别准确输入、阻断输入视觉信息或输入不准确的视觉信息。除检查1的支持面和视觉输入条件均正常，其余5个检查的感觉输入条件都有不同的变化并且感觉冲突水平逐渐增加，检查6难度最大。检查步骤与方法见表9-4，并参见图9-8（①~⑥）。图9-8为采用高科技平衡功能检测设备进行平衡感觉组织检查的示意图。

表 9-4 感觉组织检查步骤、条件与意义

检查步骤	检 查 条 件	意 义
1	支持面稳定（输入有关支持面的准确信息）睁眼（输入准确的视觉信息）（图 10-8 ①）	身体摆动增加，提示躯体感觉或视觉输入障碍
2	支持面稳定（输入有关支持面的准确信息）双眼遮蔽（即阻断视觉输入）（图 10-8 ②）	身体摆动明显增加，提示躯体感觉输入障碍
3	支持面稳定（输入有关支持面的准确信息）睁眼（输入不准确视觉信息）（图 10-8 ③）	视觉与踝关节本体感受器所输入的信息发生冲突。用于躯体感觉障碍检查
4	支持面前后转动或移动（输入不准确信息）睁眼（输入准确信息）（图 10-8 ④）	因关节和肌梭感受器不能感受正常的踝关节运动反应，输入了不准确信息，因而正常人身体摆动幅度明显增大。用于视觉输入障碍检查
5	支持面前后转动或移动（输入不准确信息）双眼遮蔽（阻断视觉输入）（图 10-8 ⑤）	视觉与踝关节本体感受器所输入的信息发生冲突，前庭系统发挥作用，调节平衡。正常人身体摆动幅度继续增大。用于检查前庭系统障碍
6	支持面前后转动或移动（输入不准确信息）睁眼（输入不准确视觉信息）（图 10-8 ⑥）	同上。正常人身体摆动在 6 种情况中达到最大幅度。用于检查前庭系统障碍

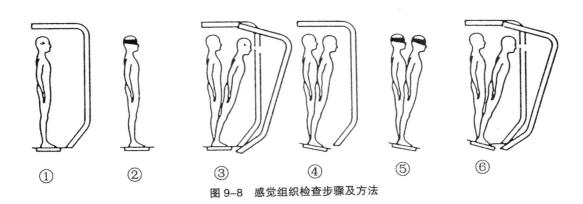

① ② ③ ④ ⑤ ⑥

图 9-8 感觉组织检查步骤及方法

通过改变站立支持面和视觉输入条件，有系统、有步骤地控制躯体感觉和视觉信息的输入，可以分别对躯体感觉、视觉和前庭等感觉成分在维持平衡功能上的作用进行单因素分析。因感觉障碍而致的平衡功能障碍可根据感觉组织检查进行鉴别。例如：在检查 2 中，当双眼因被遮蔽而不能感受视觉信息时，只有依赖躯体感觉信息控制平衡。此时若躯体感觉功能障碍，则重心摆动幅度异常增大。在检查 4 中，正常情况下起主要作用的躯体感觉因支持面转动受到干扰而使重心摆动幅度增加，但由于此时视觉输入正常，重心摆动幅度虽然增加，但仍能够保持平衡；如果此时同时存在视觉输入障碍就可能失去平衡。在检查 6 中，由于视觉和躯体感觉同时被干扰并发生冲突，故只能依赖前庭解决冲突并控制平衡。正常人此时重心摆动虽大幅增加，但仍可以保持平衡；如摆动幅度超出正常范围甚至丧失了平衡，则提示前庭功能障碍。

因此，在大多数情况下，站在稳定的支持面上，视觉环境也未受到干扰时人体以躯体感觉输入为主保持身体直立的姿势。如果支持面被干扰，则视觉成为中枢神经系统判断和

利用的主要来源；当躯体感觉和视觉均被干扰而发生冲突时，前庭系统发挥调节平衡的作用。一个感觉系统出现问题如视觉被阻断或支持面不稳定或发生感觉冲突时，身体仍然可以保持平衡；但两个系统同时出现障碍时，失平衡的情况将不可避免。检查每一种情况时，可根据身体摆动幅度的变化打分：1 分 = 极微小摆动；2 分 = 轻度摆动；3 分 = 中度摆动；4 分 = 摔倒。也可以记录维持平衡的时间。

第十章 运动协调性的评价

协调（coordination）是指在准确完成一个动作的过程中多组肌群共同参与并相互配合、相互和谐的性质。协调是完成精细运动和技能动作的必要条件（如弹钢琴）。协调也是姿势控制如站、走、跑、跳，每日日常生活活动如做饭、打扫房间、看孩子等所必须具有的基本条件。通常将运动分为两大类：粗大运动和精细运动。粗大运动包括大肌群参与的姿势、平衡及肢体运动；精细运动为小肌群参与的动作，如用手操作是上肢精细运动协调性的一种表现。因此，协调性的评价是作业治疗师的重要工作内容。

第一节 基础知识

一、共济失调

任何一个动作的完成都必须有一定的肌群参加，如主动肌、对抗肌、协同肌及固定肌等。这些肌群的协调一致主要是靠小脑的功能。此外，前庭神经、视神经、深感觉、锥体外系均参与作用，动作才得以协调和平衡。上述结构发生病变，协调动作即会出现障碍，称为共济失调（ataxia）。表现为醉酒步态、言语顿挫、震颤、书写困难，严重者日常生活活动不能自理。

二、不自主运动

亦称不随意运动（involuntary movement），是由随意肌不自主地收缩所发生的一些无目的的异常动作，主要表现如下。

（一）震颤

震颤（tremor）是两组拮抗肌交替收缩所引起的一种肢体摆动动作。

1. 静止性震颤 在静止时表现明显，动作如同"搓丸"样，在做意向性动作时可减轻或暂时消失，伴有肌张力增高，见于震颤麻痹（帕金森病，Parkinson's disease）。

2. 老年性震颤 与震颤麻痹相似，但多见于老年动脉硬化患者，常表现为点头或摇头动作，一般不伴有肌张力的改变。

3. 动作性震颤 震颤在动作时出现，在动作终末，愈接近目的物时愈明显，见于小脑疾患、扑翼样震颤。震颤动作多在腕掌部，见于慢性肝病、早期肝昏迷。此外，手指的细微震颤，常见于甲状腺功能亢进。

（二）舞蹈样运动

舞蹈样运动（chorea）为肢体的一种快速、不规则、无目的、不对称的运动，持续时间不长，在静止时可以发生，也可因外界刺激、精神紧张而引起发作，睡眠时发作较轻或消失。动作也可表现在面部，如做鬼脸。多见于儿童的脑风湿病变。

（三）手足徐动

手足徐动（athetosis）为手指或足趾的一种缓慢持续的伸展扭曲动作，可重复出现且较有规则。见于脑性瘫痪、肝豆状核变性、脑基底节变性（脑炎或中毒）等。

（四）手足搐搦

手足搐搦（tetany）发作时手足肌肉呈紧张性痉挛，在上肢表现为腕部屈曲、手指伸展、掌指关节屈曲、拇指内收靠近掌心并与小指相对，形成"助产士手"；在下肢表现为踝关节与趾关节皆呈屈曲状。见于低钙血症和碱中毒。

（五）摸空症

摸空症（carphology）表现为上肢以肘、腕、手关节为主的一种无意识摸索动作，见于脑膜炎、伤寒及败血症的高热期有意识障碍者和肝昏迷病人。

第二节 评价方法

协调性评价实际上是对精细运动技能及能力的评价。临床上，通常从交互动作、协同性、准确性三方面对其进行评价。

交互动作是检查主动肌和拮抗肌之间运动相互转换的能力。指鼻试验、指指试验、对指试验、前臂快速旋前旋后、手有节奏地拍打膝盖或桌面（上肢）以及足敲击地面（下肢）、跟－膝－胫试验等用于评价交互动作的完成情况。协同性是检查这些共同作用的肌群是否协调配合。准确性是检查估计测量或判断距离的能力。指鼻试验、指指试验、对指试验以及跟－膝－胫试验也可用于评价协同性和准确性。瞄准或指向活动、投球及踢球均可以作为评价协同性和准确性的方法。更加精确的检查可以按规定画线或临摹等。

一、指鼻试验

嘱患者先将手臂伸直、外旋、外展，以示指尖触自己的鼻尖，然后以不同的方向、速度、睁眼、闭眼重复进行，并两侧比较。小脑半球病变时可看到同侧指鼻不准，接近鼻尖时动作变慢，或出现动作性震颤（意向性震颤），且常见超过目标（辨距不良）。感觉性共济失调时睁眼做无困难，闭眼时则发生障碍（图 10-1）。

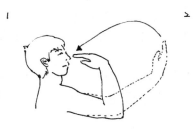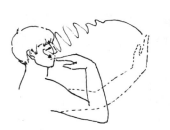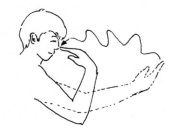

图 10-1 指鼻测脸
a. 正常 b. 小脑性共济失调 c. 感觉性共济失调

二、指指试验

嘱患者伸直示指，曲肘，然后伸直前臂以示指触碰对面检查者的示指，先睁眼做，后闭眼做，正常人可准确完成。若总是偏向一侧，则提示该侧小脑或迷路有病损。

三、跟－膝－胫试验

患者仰卧，上抬一侧下肢用足跟碰对侧膝盖，再沿胫骨前缘向下移动。小脑损害时抬腿触膝易出现辨距不良和意向性震颤，下移时常摇晃不稳。感觉性共济失调时，患者足跟于闭目时难寻到膝盖。

四、轮替动作

交互动作障碍的评价方法。嘱患者以前臂向前伸平并快速反复地做旋前旋后动作，或以一侧手快速连续拍打对侧手背，或足跟着地以前脚掌敲击地面等。小脑共济失调患者的这些动作笨拙，节律慢而不匀，称轮替动作不能。

五、闭目难立征（Romberg 征）

嘱患者双足并拢站立，两手向前平伸，闭目。如出现身体摇晃或倾斜则为阳性。仅闭目不稳提示两下肢有感觉障碍（感觉性共济失调），闭目、睁目皆不稳提示小脑蚓部病变（小脑共济失调）。蚓部病变易向后倾。一侧小脑半球病变或一侧前庭损害则向病侧倾倒。

六、站立后仰试验

协同运动障碍的检查方法。患者取立位，嘱其身体向后仰。正常人膝关节弯曲，身体可以维持后仰位，小脑疾患时膝不能弯曲而向后方倾倒。

七、准确性测验

（一）测验 1

作业见图 10-2。中心圆直径 1cm，每圈之间的距离为 1cm。患者手持铅笔，从距离纸面 10cm 处（垂直距离），以每秒一点的速度向中心圆打点（治疗师用拍手来掌握节奏），共做 50 秒。双手分别进行。注意肘关节勿接触桌面。将落在图中同心圆 1 ~ 5 轨道中和图外不同区域的点数记录在右侧的表格内。

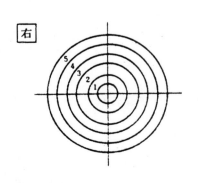
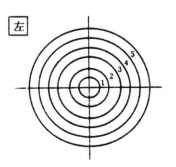

各区域内的点数

	左	右
1		
2		
3		
4		
5		
外		

需要的时间（50 次）

	左	右

图 10-2　准确性测验 1

第二篇　评价学

（二）测验2

两手分别用铅笔通过纵线的缺口处以最快的速度划出曲线（图10-3）。不可触及纵线，肘关节不能离开桌面。将结果记录在右侧表格内。

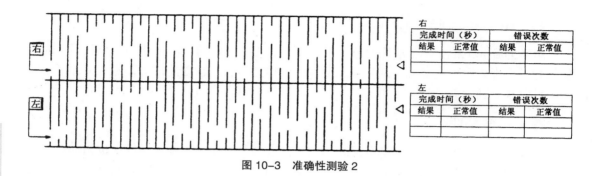

右

完成时间（秒）		错误次数	
结果	正常值	结果	正常值

左

完成时间（秒）		错误次数	
结果	正常值	结果	正常值

图10-3　准确性测验2

正常人所需时间：右手11～16秒，左手14～21秒。触及纵线次数：右手0～2次，左手0～2次。

（三）测验3

手持铅笔，自左向右在圆圈内打点，肘关节不得离开桌面（图10-4）。在练习线上试做一次。然后在正式测试图上进行。在第3秒和第5秒的打点处用"0"做上记号，将3秒以内完成的打点圈数进行记录整理，点在圈外的个数做分子，准确完成的个数做分母，即圈外的个数／准确完成的个数。正常值：右手1/5～10，左手1/2～8。

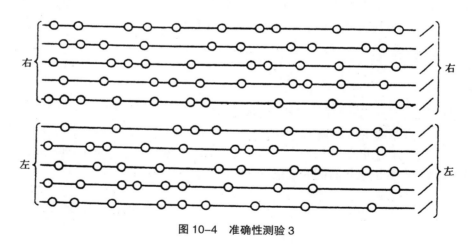

图10-4　准确性测验3

八、手指灵巧性的评价

Purdue钉盘测验用于检查手指精细运动的灵巧性，参见第十五章。

九、观察日常生活动作

观察吃饭、穿衣、系钮扣、取物、书写、站立姿势以及步态等活动是否协调正确。有无动作性震颤、言语顿挫等。观察有无不自主运动，如舞蹈样运动、手足徐动、震颤（静止性、动作性）、抽搐、肌束颤动、肌阵挛等患者不能随意控制的骨骼肌的病态动作。患者的功能障碍表现如下：

1. 自理活动　吃饭、穿衣、系钮扣、取物等日常生活动作因上肢的动摇而难以完成。

2. 书写　小脑疾患者写字将纸穿破，歪歪斜斜，字行间距不等，开始时字小，越写越大。帕金森氏征患者相反，开始字大，越写越小。

3. 站立姿势　患者站立时，两足间的距离增大，双侧上肢为了维持平衡均呈外展位，症状加重时全身不规则地摇摆，跌倒的方向向后。小脑性运动失调在闭眼和睁眼时身体的摇摆无差别。脊髓痨患者闭眼时身体立即出现摇晃，而且是向前、后、左、右各个方向摇晃，范围较大，甚至摔倒。

4. 语言　说话唐突，吐字不清，音量大小不等，强弱不同，呈呐吃样言语，或爆发性，或断辍性，声音时断时续，称为失调性构音障碍。小脑蚓部病变时，这种情况更为明显。

5. 眼震　首先让患者平视前方，然后嘱其看一侧的固定目标，便产生眼震，小脑病变时多见。

6. 步态　常见异常步态有蹒跚步态、共济失调步态、慌张步态、剪刀步态等。蹒跚步态见于进行性肌营养不良症患者；共济失调步态见于小脑疾患、酒精中毒或巴比妥中毒（小脑共济失调）及脊髓疾病的患者（感觉性共济失调）。轻度失调患者进行足跟对足尖的步行时，表现为不能维持平衡或迈步困难；慌张步态见于震颤麻痹患者；剪刀步态则见于脑瘫患者。各种异常步态的表现见第十一章步态分析。

附：运动协调性评价记录表（表10-1）。

表 10-1 运动协调性评价记录表

姓名			性别			年龄			病案号		
科室			病房 / 床				临床诊断				
书写检查	住址										
	姓名					所需时间	分 秒		使用手	左 右	
画线检查	左手										
	右手										
交互协同运动检查	指鼻试验			左				右			
	指指试验										
	跟 – 膝 – 胫试验										
	轮替动作试验										
	站立后仰试验										

准确性检查	靶心打点			纵线缺口画线			线圈打点		
		左	右		左	右		左	右
	圈外点数			误画处数			圈外点数		
	所需时间			所需时间			所需时间		
日常生活活动									

检查者＿＿＿＿＿＿＿

检查日期＿＿＿＿＿＿

第十一章　步态分析

行走是上肢、躯干、骨盆、下肢关节及肌群的一种周期性规律运动。步态是一个人行走时的表现形式，即行走模式。正常人的行走模式虽各有特点，但具有一定的规律性。正常的步态有赖于中枢神经系统以及骨骼肌肉系统的正常、协调工作，当中枢神经系统的损害（如脑卒中，儿童脑性瘫痪，神经骨骼肌肉系统损伤或病变如外周神经损伤、截肢，以及退行性病变等）出现时，就可能影响其行走功能。在临床工作中，需要通过步态分析来评估患者是否存在行走功能异常。对步态进行分析不仅有助于治疗师认识发现异常步态，亦有助于分析异常步态的原因并制订针对性的步态矫正方案。

第一节　基础知识

一、步态分析用术语及基本概念

（一）步行周期

1. 周期及时相　人在行走时，从一侧足跟着地起到该侧足跟再次着地为止所用的时间被称为一个步行周期。在一个步行周期中，每一侧下肢都要经历一个与地面接触并负重的站立相及离地腾空向前挪动的迈步相。站立相指从足跟着地到足趾离地的过程；迈步相指从足趾离地到同侧足跟再次着地的过程。正常人的站立相约占整个步行周期的 60%，迈步相约占这个周期的 40%，二者比例约为 6：4。一条腿与地面接触并负重时称"单支撑期"；体重从一侧下肢向另一侧下肢传递，双足同时与地面接触时称为"双支撑期"（图 11-1）。一

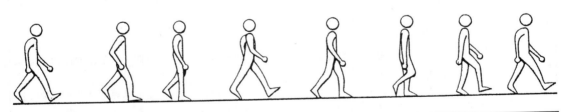

右双支撑期（10%）	右单支撑期（40%）	左双支撑期（10%）	左单支撑期（40%）
左步（50%）		右步（50%）	
右站立相（60%）		右迈步相 (40%)	

图 11-1　正常人步行周期及时相

个步行周期中出现两次双支撑期,随着步速放慢,双支撑期时间延长。

2. 分期 除了将每一步行周期分为站立相和迈步相外,每个时相又根据经历过程细分为若干个时期。分期方法有两种:一种为传统划分法,另一种是目前通用的、由美国加利福尼亚州 Rancho Los Amigos (RLA) 医学中心提出的 RLA 划分法(图 11-2)。传统分期和 RLA 分期以及特征如表 11-1 所示。

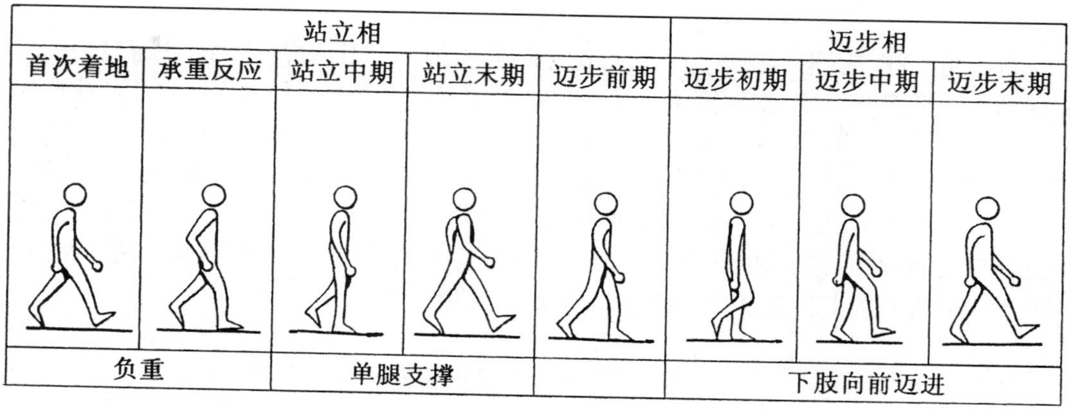

图 11-2 正常步态及分期

表 11-1 步行周期的传统分期和 RLA 分期

传统分期			RLA 分期		
时相	分期	定义	时相	分期	定义
站立相	足跟着地(heel contact)	足跟接触地面的瞬间,站立相的起始点	站立相	首次着地(initial contact)	足跟或足底的其它部位接触地面的瞬间,站立相的起始点
	足放平(foot flat)	足跟着地后脚掌随即着地的瞬间		承重反应(loading response)	一侧足跟着地后到对侧下肢离地时
	站立中期(mid-stance)	躯干位于支撑腿正上方		站立中期(mid-stance)	从对侧下肢离地到躯干位于该侧(支撑)腿正上方时
	足跟离地(heel off)	站立中期后,支撑腿足跟离地的瞬间		站立末期(terminal stance)	从站立中期到对侧下肢足跟着地时
	足趾离地(toe off)	支撑腿足跟离地后足趾仍接触地面的瞬间		迈步前期(pre-swing)	从对侧下肢足跟着地到支撑腿离地之前
迈步相	加速期(acceleration)	从足趾离地起到大腿向前摆动至身体的正下方	迈步相	步初期(early swing)	从支撑腿离地到该腿膝关节达到最大屈曲
	迈步中期(mid-swing)	加速期结束到减速期开始		迈步中期(mid-swing)	从膝关节最大屈曲摆动到小腿与地面垂直
	减速期(deceleration)	小腿向前减速摆动准备进入下一个足跟着地迈		迈步末期(terminal swing)	从与地面垂直的小腿向前摆动到该侧足跟再次着地之前

（二）时间、距离参数

1. **步长**　行走时左右足跟或足尖先后着地时两点间的距离称为步长（step length），以 cm 为单位表示。步长与身高有关，身材愈高，步长愈大。正常人约为 50 ~ 80cm（图 11-3）。一步的概念还可以用时间来衡量，即迈一步所用的时间。正常人行走时左右侧步长及时间基本相等，这反映了步态的对称性。

2. **跨步长**　同侧足跟（或足尖）前后两次着地点间的距离称为跨步长（stride length），以 cm 为单位表示。正常人跨步长是步长的两倍，约为 100 ~ 160cm（图 11-3）。

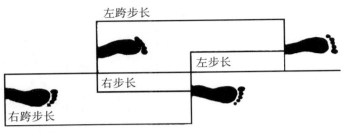

图 11-3　步长与跨步长

3. **步宽**　指两足心之间的平行距离。

4. **足角**　指贯穿整个足底的中心线与前进方向所形成的夹角。

5. **步频**　单位时间内行走的步数称为步频（cadence），以步数 /min 表示。正常人平均自然步速约为 95 ~ 125 步 /min 左右。

6. **步行速度**　单位时间内行走的距离称为步行速度（velocity），以 m/s 表示。正常人平均自然步速约为 1.2m/s 左右。步行速度与跨步长和步频相关，跨步长增加、步频加快，步行速度亦加快，反之亦然。

二、正常步行周期中骨盆和下肢各关节的角度变化

见表 11-2。

表 11-2　正常步行周期中骨盆和下肢各关节的角度变化

步行周期	关节运动角度			
	骨盆	髋关节	膝关节	踝关节
首次着地（足跟着地）	5° 旋前	30° 屈曲	0°	0°
承重反应（足放平）	5° 旋前	30° 屈曲	0° ~ 15° 屈曲	0° ~ 15° 跖屈
站立中期	中立位	30° 屈曲 ~ 0°	15° ~ 5° 屈曲	15° 跖屈 ~ 10° 背屈
站立末期（足跟离地）	5° 旋后	0° ~ 10° 过伸展	5° 屈曲	10° 背屈 ~ 0°
迈步前期（足趾离地）	5° 旋后	10° 过伸展 ~ 0°	5° ~ 35° 屈曲	0° ~ 20° 跖屈
迈步初期（加速期）	5° 旋后	0° ~ 20° 屈曲	35° ~ 60° 屈曲	20° ~ 10° 跖屈
迈步中期	中立位	20° ~ 30° 屈曲	60° ~ 30° 屈曲	10° 跖屈 ~ 0°
迈步末期（减速期）	5° 旋前	30° 屈曲	30° 屈曲 ~ 0°	0°

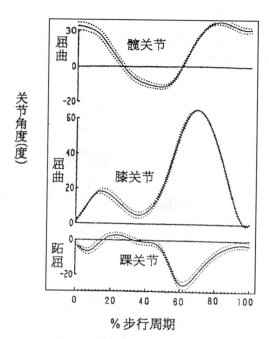

图 11-4   正常人步行周期中髋、膝、踝关节角度变化曲线

图 11-4 为正常人在一个步行周期中髋、膝、踝关节角度变化轨迹图。图中横坐标表示步行周期时间百分比，纵坐标为关节角度。戴克戎等对我国正常青年的测量结果显示，在一步行周期中，髋关节屈曲峰值平均为 27.6 ± 4.2°，此峰位于摆动初期与摆动中期之间；膝关节在整个步行周期中始终没有完全伸展，而是在 7.0 ± 5.7° 与 70.2 ± 6.0° 范围内活动。踝关节的活动范围在 15.7 ± 6.5° 跖屈与 10.9 ± 3.0° 背屈之间。

三、正常步态中主要下肢肌群活动

见表 11-3 和图 11-5。

表 11-3   正常步态中主要下肢肌群活动

步行周期	正常运动	肌群活动		
		作用于髋关节的肌群	作用于膝关节的肌群	作用于踝关节的肌群
足跟着地 ↓ 足放平	髋关节 30° 屈曲 膝关节 0°～15° 屈曲 踝关节 0°～15° 屈曲	骶棘肌、臀大肌、腘绳肌收缩	股四头肌先行向心性收缩以保持膝关节伸展位，然后进行离心性收缩	胫前肌离心性收缩，防止足放平时前脚掌拍击地面
足放平 ↓ 站立中期	髋关节 30°～5°。 膝关节 15°～5°。 屈曲踝关节 15°。跖屈～10°背屈	臀大肌收缩活动逐渐停止	股四头肌活动逐渐停止	腓肠肌和比目鱼肌离心性收缩控制小腿前倾
站立中期 ↓ 足跟离地	膝关节 5° 屈曲 踝关节 10°～15° 背屈	/	/	腓肠肌、比目鱼肌离心性收缩对抗踝关节背屈，控制小腿前倾

续表

步行周期	正常运动	肌群活动		
		作用于髋关节的肌群	作用于膝关节的肌群	作用于踝关节的肌群
足跟离地 ↓ 足趾离地	髋关节　10°过伸展～中立位 膝关节　5°～35°屈曲 踝关节　15°背屈～20°跖屈	髂腰肌、内收大肌、内收长肌收缩	股四头肌离心性收缩控制膝关节过度屈曲	腓肠肌、比目鱼肌、腓骨短肌、拇长屈肌收缩产生踝关节屈曲
加速期 ↓ 迈步中期	髋关节　20°～30°屈曲 膝关节　40°～60°屈曲 踝关节　背屈～中立位	髋关节屈肌、髂腰肌、股直肌、股薄肌、缝匠肌、阔筋膜张肌收缩，启动迈步期	股二头肌（短头）、股薄肌、缝匠肌向心性收缩引起膝关节屈曲	背屈肌收缩使踝关节呈中立位，防止足趾拖地
迈步中期 ↓ 减速期	髋关节　30°～20°屈曲 膝关节　60°～30°～0°。 踝关节　中立位	腘绳肌收缩	股四头肌向心收缩以稳定膝关节于伸展位，为足跟着地做准备	胫前肌收缩使踝关节保持中立位

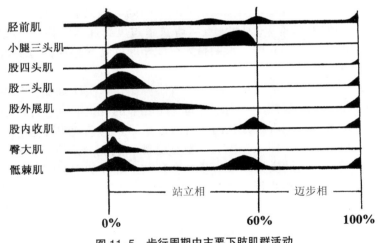

图 11-5　步行周期中主要下肢肌群活动

第二节　步态的定性分析

　　步态分析（gait analysis）分为定性分析和定量分析。前者通常采用目测观察的方法获得第一手资料，然后根据经验进行分析；后者需要简单的仪器或高科技设备来采集数据和分析步态的运动学和动力学特征。

一、目测步态分析

　　目测分析是用肉眼观察步行中人体运动的形式与姿势情况。由美国加利福尼亚 RLA 医学中心设计提出的步态目测观察分析法观察内容系统、全面，容易抓住要害问题所在，易于临床应用。为临床治疗人员提供了系统观察步态的手段。该评价表中包含了47种常见的异常表现，如足趾拖地、踝关节过度跖屈或屈曲，踝或膝关节内、外翻，髋关节过度屈曲，躯干侧弯等。遵循评价表所提示的内容，检查人员能够系统地对每一个关节或部位，即踝、膝、髋、骨盆及躯干等在步行周期的各个分期中的表现进行逐一分析。因此，RLA系统分析法能够帮助人们发现患者在步行中存在何种异常以及在何时出现该异常。

RLA步态分析依据评价表11-4观察足趾、踝、膝、髋、骨盆及躯干等部位在行走周期各分期中的运动情况。该表横行为步行周期的各个分期，纵列按躯干、骨盆、髋、膝、踝及足趾的顺序将47种异常表现依次列出。表中涂黑的格子表示与该步行分期相对应的关节运动情况可以省略而无需观察；空白格和浅灰色格子则表示要对这一时间里是否存在某种异常运动进行观察和记录。在存在异常的格中打"√"。如为双侧运动则用"左"或者"右"表示。空白格表示最需要重点观察的情况。例如，踝关节内翻的情况在迈步相甚至负重期存在并无大碍，但对于单支撑期来说十分不利，因为踝关节内翻使单支撑腿的站立面不稳定，故很容易摔倒。因此，在有关踝关节运动的目测观察中，应重点审视在单支撑期有无踝关节内翻的情况。再者，由于前脚掌着地方式会影响完成承重反应，所以在首次着地期应重点观察足首次着地的方式。从评价表"前脚掌着地"一栏中可见，只在首次着地期有一个空白格，提示了检查者应观察的重点。踝关节过度跖屈会影响行走时的站立中期和末期，患者因此可能用前脚掌行走（如脑瘫患儿）或采取其它代偿运动；过度跖屈还使得患者在迈步中期时出现足趾拖地或同侧骨盆抬高，髋关节外展、外旋以画圈的方式将下肢迈向前方（如偏瘫患者）。因此，在"踝关节过度跖屈"一栏中，要注意观察多个时期里的情况，不但要观察站立中、末期有无过度跖屈的情况存在，迈步相中、末期也需重点分析，不要遗漏。

观察顺序由远端至近端，即从足、踝关节观察开始，依次评价膝、髋关节、骨盆及躯干。在评价每一个部位时，应按步行周期中每一个环节的发生顺序进行仔细观察，且应从首次着地作为评价的起点。先观察矢状面，再从冠状面观察患者的行走特征。在矢状面观察时，要包括对双侧的观察，即从左侧和右侧或健侧和患侧分别进行观察。目测观察后，还要分别就患者在负重、单腿支撑以及迈步几个环节中存在的主要问题进行归纳总结，以便进一步分析异常的原因。在步行中产生异常运动的原因和后果分析归纳在表11-5和表11-6中，供参考。

表11-4　步态观察分析表

		负重		单腿支撑		摆动腿向前迈进			
		首次着地	承重反应	站立中期	站立末期	迈步前期	迈步初期	迈步中期	迈步末期
躯干	前屈								
	后伸								
	侧弯（左/右）								
	过度旋转（向同侧）								
	过度旋转（向对侧）								
骨盆	一侧抬高								
	后倾								
	前倾								
	旋前不足								

续表

		负重		单腿支撑		摆动腿向前迈进			
		首次着地	承重反应	站立中期	站立末期	迈步前期	迈步初期	迈步中期	迈步末期
骨盆	旋后不足	▓	▓	▓	▓	▓	▓	▓	▓
	过度旋前	▓		▓	▓	▓	▓	▓	▓
	过度旋后	▓			▓	▓	▓	▓	
	同侧下降	▓	▓	▓	▓	▓	▓	▓	▓
	对侧下降	▓					▓	▓	▓
髋关节	屈曲：受限	▓	▓	▓	▓	▓		▓	▓
	消失	▓	▓	▓	▓	▓		▓	▓
	过度	▓	▓	▓	▓	▓		▓	▓
	伸展不充分	▓	▓				▓	▓	▓
	后撤	▓	▓	▓	▓	▓	▓	▓	▓
	外旋	▓	▓	▓	▓	▓	▓	▓	▓
	内旋	▓	▓	▓	▓	▓	▓	▓	▓
	内收	▓	▓	▓	▓	▓	▓	▓	▓
	外展	▓	▓	▓	▓	▓	▓	▓	▓
膝关节	屈曲：受限	▓		▓	▓		▓	▓	▓
	消失	▓		▓	▓		▓	▓	▓
	过度	▓	▓		▓		▓	▓	
	伸展不充分	▓					▓	▓	▓
	不稳定	▓			▓	▓	▓		▓
	过伸展	▓		▓	▓		▓		▓
	膝反张	▓	▓		▓		▓	▓	▓
	内翻	▓	▓	▓	▓	▓	▓	▓	▓
	外翻	▓	▓		▓	▓	▓	▓	▓
	对侧膝过度屈曲	▓	▓	▓	▓	▓			▓
踝关节	前脚掌着地		▓	▓	▓	▓	▓	▓	▓
	全足底着地		▓	▓	▓	▓	▓	▓	▓
	足拍击地面	▓		▓	▓	▓	▓	▓	▓
	过度跖屈	▓					▓	▓	▓
	过度背屈	▓					▓	▓	▓
	内翻	▓					▓	▓	▓
	外翻	▓					▓	▓	▓
	足跟未触地	▓	▓			▓	▓	▓	▓
	无足跟离地	▓	▓	▓		▓	▓	▓	▓
	足趾或前脚掌拖地	▓	▓	▓	▓	▓		▓	▓
	对侧前脚掌跖起	▓	▓	▓	▓		▓	▓	▓
足趾	过度伸展（上翘）	▓	▓	▓	▓	▓	▓	▓	▓
	伸展不充分	▓	▓	▓	▓	▓	▓	▓	▓
	过度屈曲	▓	▓	▓	▓	▓	▓	▓	▓

表 11-5　负重期和单腿支撑期的异常运动及因果关系

异常运动	原　因	后　果
对侧骨盆下降	髋关节外展肌力或控制能力减弱	平衡能力下降或消失
髋关节内收	外展肌活动减弱 内收肌活动增加 本体感觉减退	站立支持面变窄导致平衡丧失
髋关节伸展不充分	髋关节伸肌力或控制能力减弱 髋关节屈曲挛缩 髋关节屈肌活动增加 关节疼痛 本体感觉减退 膝关节过度屈曲	能量需求增加；身体前进幅度减小，速度减慢
膝关节伸展不充分	股四头肌肌力或控制能力减弱 膝关节屈曲挛缩 腘绳肌活动增加 腓肠肌活动增加 髋关节伸展不充分或踝关节过度背屈 关节疼痛 本体感觉减退	能量需求增加；站立相稳定性降低导致站立相时间缩短；身体前进幅度减小，速度减慢
膝反张	股四头肌控制能力减弱 股四头肌活动增加 继发于踝关节不稳定 跖屈挛缩 跖屈肌活动增加 膝关节疼痛（为避免屈膝） 本体感觉减退	膝关节承重反应消失；身体前进幅度减小，速度减慢；可引关节疼痛、出现病变
踝关节过度跖屈	跖屈肌活动增加 跖屈肌肌力或控制能力减弱 跖屈挛缩 本体感觉减退	身体前进幅度减小，速度减慢；出现代偿性姿势；能量需求增加；站立相时间缩短
踝关节过度背屈	膝关节屈曲挛缩 跖屈肌肌力减弱 本体感觉减退 踝关节背屈挛缩（少见）	站立相稳定性下降，站立相相对时间缩短；髋、膝关节代偿性屈曲导致能量需求增加；身体前进幅度减小，速度减慢
无足跟离地	跖屈肌肌力或控制能力减弱 踝、足、跖骨头疼痛 踝及足部诸关节活动受限	迈步前期膝关节屈曲减小；身体前进幅度减小，速度减慢
踝关节内翻	内翻肌群活动增加 本体感觉减退	支撑面不稳定，易摔倒 身体前进幅度减小，速度减慢
足趾关节过度屈曲	足趾屈肌活动增加 骨间肌肌力减弱 平衡障碍的代偿性反应 足趾屈曲挛缩	皮肤受压和足趾远端负重引起疼痛，身体前进幅度减小，速度减慢

表 11-6　迈步相运动障碍及因果关系

异常运动	原因	后果
髋关节屈曲消失或受限	髋关节伸肌活动增加，或髋关节屈肌肌力或控制能力减弱 关节疼痛 本体感觉减退	身体前进幅度减小，速度减慢；步长缩短；能量需求增加
膝关节屈曲不充分	迈步相前期膝关节屈曲减小 膝关节伸肌活动增加 关节疼痛 膝关节屈曲活动受限 腘绳肌肌力减弱 本体感觉减退	迈步相初期足趾拖地
膝关节伸展不充分（迈步相末期）	膝关节屈曲挛缩 不能在髋关节屈曲时伸展膝关节 膝关节屈肌活动增加	步长缩短； 身体前进幅度减小，速度减慢
髋关节内收	髋关节内收肌活动增加 本体感觉减退	迈步腿碰撞支撑腿而摔倒；身体向前推进减慢；迈步腿置于支撑腿之前使支持面变窄
踝关节过度跖屈（迈步相中、末期）	背屈肌肌力减弱 踝关节跖屈挛缩 跖屈肌活动增加 伸肌协同作用 本体感觉减退	足趾拖地（迈步相中期）；为下一个足跟着地准备不充分导致首次着地方式为足平放或足趾先着地；使踝关节承重反应消失

目测观察和分析步态不需要价格昂贵的设备，却仍然可以获得有关步态的特征性资料。但是，目测观察的结果具有一定的主观性，结果的准确性或可靠性与观察者的观察技术水平和临床经验有直接关系。因此，掌握目测观察步态技术，需要通过学习和培训，并在临床实践中不断积累经验。

此外，患者的精力和体力可能无法耐受反复的行走直至检查者完成对步态的分析；检查者也难以准确地在短时间内完成多部位、多环节的分析，因此，有必要利用摄像机将行走过程记录下来，以便反复观看，细致观察分析，从而提高分析的客观性、可靠性。

二、临床常见异常步态

1. 臀大肌（髋伸肌）步态　臀大肌无力者，足跟着地时常用力将胸部后仰，使重力线落在髋关节后方以维持髋关节被动伸展，站立中期时绷直膝关节，形成仰胸挺腰凸腹的臀大肌步态（图 11-6）。

2. 臀中肌步态　臀中肌麻痹多由脊髓灰质炎引起，一侧臀中肌麻痹时，髋关节侧方稳定受到影响，表现为行走中患侧腿于站立相时躯干向患侧侧弯，以避免健侧骨盆下降过多，从而维持平衡（图 11-7）。两侧臀中肌受损时其步态特殊，步行时上身左右交替摇摆，状如鸭子，故又称鸭步。

3. 股四头肌步态　股四头肌麻痹者，行走中患侧腿站立相伸膝的稳定性受到影响，表现为足跟着地后，臀大肌为代偿股四头肌的功能而使髋关节伸展，膝关节被动伸直，造成膝反张。如伸髋肌无力，则患者需俯身用手按压大腿，使膝伸直（图 11-8）。

4. 帕金森步态　帕金森步态是一种极为刻板的步态。表现为步行启动困难，行走时双下

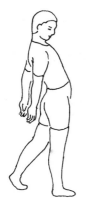
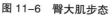
图 11-6　臀大肌步态

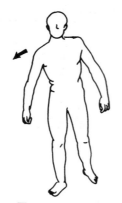
图 11-7　臀中肌步态

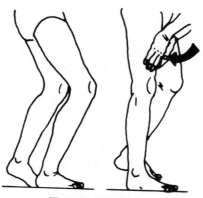
图 11-8　股四头肌步态

肢交替迈步动作消失、躯干前倾、髋膝关节轻度屈曲、踝关节于迈步相时无跖屈、足擦地而行,步幅缩短表现为步伐细小。由于躯干前倾,致使身体重心前移。为了保持平衡,患者以小步幅快速向前行走,不能随意骤停或转向,呈现出前冲或慌张步态(图 11-9)。

5. 减痛步态　一侧下肢出现疼痛时,常呈现出逃避疼痛的减痛步态,其特点为患侧站立相时间缩短,以尽量减少患肢负重,步幅变短。此外,患者常一手按住疼痛部位,另一上肢伸展。疼痛部位不同,表现可有差异。髋关节疼痛者,患肢负重时同侧肩下降,躯干稍倾斜,患侧下肢外旋、屈曲位,尽量避免足跟击地。膝关节疼痛患者膝稍屈,以足趾着地行走。

6. 偏瘫步态　偏瘫步态指一侧肢体正常,而另一侧肢体因各种疾病造成瘫痪所形成的步态。其典型特征为患侧膝关节因僵硬而于迈步相时屈曲活动范围减小,患侧踝关节跖屈、内翻;为了使瘫痪侧下肢向前迈步,迈步相时患侧肩关节下降,骨盆代偿性抬高,髋关节外展、外旋,使患侧下肢经外侧画一个半圆弧将患侧下肢向前迈出,故又称为画圈步态(图 11-10)。

7. 剪刀步态　剪刀步态是痉挛型脑性瘫痪的典型步态。由于髋关节内收肌痉挛,行走时迈步相下肢向前内侧迈出,双膝内侧常相互摩擦碰撞,足尖着地,呈剪刀步或交叉步,交叉严重时步行困难(图 11-11)。

8. 跨阈步态　足下垂患者为使足尖离地,将患肢抬得很高,犹如跨越旧式门槛的姿势。见于腓总神经麻痹患者(图 11-12)。

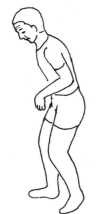
图 11-9　帕金森步态

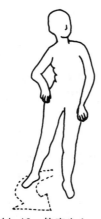
图 11-10　偏瘫步态

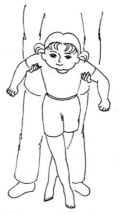
图 11-11　剪刀步态

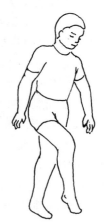
图 11-12　跨阈步态

9. 短腿步态 患肢缩短达 2.5cm 以上者，该侧着地时同侧骨盆下降导致同侧肩倾斜下降，对侧迈步腿髋、膝关节过度屈曲，踝关节过度背屈。如果缩短超过 4cm，则缩短侧下肢以足尖着地行走，其步态统称为短腿步态。

10. 小脑共济失调步态 小脑共济失调步态为小脑功能障碍所致。患者行走时两上肢外展以保持身体平衡，两足间距过宽，高抬腿，足落地沉重；不能走直线，而呈曲线或呈"Z"形线前进；因重心不易控制，故步行摇晃不稳，状如醉汉，故又称酩酊步态或醉汉步态（图 11–13）。

11. 持拐步态 因各种原因导致单侧或双侧下肢于行走过程中不能负重者，需使用拐杖辅助行走，呈持拐步态。根据拐杖与下肢行走的位置关系，将持拐行走步态分为两点步、三点步、四点步、迈至步和迈过步。

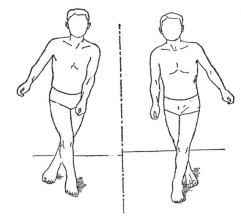

图 11–13 小脑共济失调步态

第三节 步态的定量分析

步态的定量分析能够为治疗师制订治疗计划和评价治疗效果提供客观数据。步态的定量分析包括运动学分析和动力学分析。运动学分析是一种定量的描述性分析过程，所得结果反映了被检查者的步态特征，如步长、跨步长、步频、站立相和迈步相在步行周期中分别所占时间及其比例以及步行速度等有关距离和时间参数；步行中各关节角度的变化或位移、肢体的运动速度及加速度等。动力学分析是指对某种步态特征进行成因学分析，如人体的重力、地反应力、关节力矩、肌肉收缩力等力学分析及机械能转换与守恒等的分析。动力学分析需要科技含量高的设备，价格昂贵，分析过程较复杂，因此多用于步态的研究工作中。本章重点讨论运动学分析的方法及其临床应用。

一、距离与时间参数的测量

（一）步态的距离参数测量

步态的距离测量包括步长、跨步长、步宽、足夹角的测量。在临床中，可以采用简单的方法如足印法来获得上述各种结果。因此，测量的关键步骤是获得行走中的足印。记录足印的方法有很多，可在行走台或步行通道上洒上面粉或滑石粉等，也可在足底或鞋底涂上墨汁或其它易擦洗的颜料，然后用皮尺测量各数值。通过结果分析，可以大致判断患者的步态是否对称以及步态的稳定性。步行时如出现左右步长不等，提示行走的对称性被破坏；步宽缩窄和足夹角减小都会使人体站立的支持面积减小，因而使步行中身体的稳定性下降。

（二）步态的时间参数测量

步态的时间测量指与步行相关的时间事件，如步频、步行速度、步行周期时间、站立相和迈步相时间、站立相各分期发生时间及所占时间等参数的测量。步行周期时间可通过直接测量获得，即用秒表记录同侧下肢前后两次首次着地所用时间；步频（一定行走时间内的步数）和步行速度（一定行走时间内所走过的距离）可通过计算得到。确定站立相和迈步相的时间需要用一定的记录分析设备，如脚踏开关或运动分析系统。将脚踏开关置于足跟和足尖处以区别首次着地和足趾离地时间。

步行速度是步态分析最基本、最敏感的指标，步速减慢是绝大多数病理步态的共同特征。步频所反映的是步态的节奏与稳定性。站立相与迈步相时间之比是反映步态对称性的另一个敏感指标。偏瘫患者因患侧不能有效地负荷身体的重量并害怕摔倒，故急于将身体的重量转移到健侧，步态分析显示患侧下肢站立相时间明显缩短，健侧站立相时间延长，站立相时间与迈步相时间的比例下降。右迈步相时间/左迈步相时间之比也可以用于评价步态的对称性。

二、关节位移的测量

步行中关节角度变化可以采用电子关节角度计测量。通过分析被检查者躯干和下肢诸关节角度的变化以及这种变化与步行周期的对应关系，能够客观地评价步行中关节功能障碍的部位、出现的时间和程度，进而指导康复治疗。此法适用于各种原因所致的行走障碍与疗效的评价。

需要指出的是，如有条件，上述运动学分析还可以采用运动分析的专用设备，如Peak Performance 系统、Vicon 系统等。专用的运动分析系统不但可以测量分析所有运动学参数，还可以进行步态的动力学分析。但由于价格不菲，分析技术复杂，目前尚不能推广使用，在此不做详尽介绍。

第十二章 感觉检查

躯体感觉是人体进行有效的功能活动的基本保证。躯体感觉缺失，正常的运动功能的价值也就十分有限。因此，感觉检查是康复过程中非常重要的评价内容。通过感觉检查，治疗师可以准确地了解感觉缺失的部位和程度，从而为制订感觉再教育方案和做出预防继发性损伤的治疗计划提供依据。通过跟踪检查，可以掌握感觉恢复的进展情况，及时调整治疗方案。为此，治疗师，尤其是 OT 师应熟练掌握感觉检查的具体操作方法及其检查结果的临床意义。

第一节　基础知识

感觉分为躯体感觉和内脏感觉两大类，其中躯体感觉是康复评价中最重要的部分。躯体感觉是由脊髓神经及某些颅神经的皮肤、肌肉分支所传导的浅层感觉和深部感觉。根据感受器对于刺激的反应或感受器所在的部位不同，躯体感觉又分为浅感觉、深感觉和复合感觉。

一、浅感觉

浅感觉包括皮肤及黏膜的触觉、痛觉、温度觉和压觉。此类感觉是受外在环境的理化刺激而产生的。浅感觉的感觉器大多表浅，位于皮肤内。躯干及四肢的浅感觉传导路如图 12-1 所示。

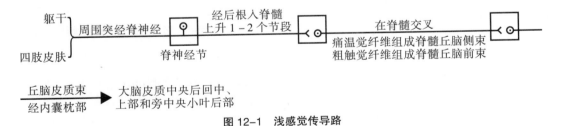

图 12-1　浅感觉传导路

二、深感觉

深感觉是深部组织的感觉，包括关节觉、震动觉、深部触觉，又名本体感觉。此类感觉是由于体内的肌肉收缩，刺激了肌、腱、关节和骨膜等处的神经末梢，即本体感受器（肌梭、腱梭等）而产生的感觉。躯干及四肢的深感觉传导路如图 12-2 所示。

三、复合感觉

包括皮肤定位感觉、两点辨别感觉、体表图形觉、实体辨别觉。这些感觉是大脑综合、分析、判断的结果，故也称皮质感觉。

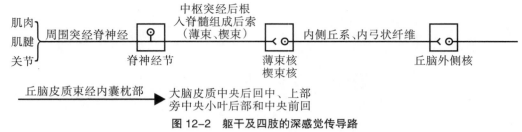

图 12-2 躯干及四肢的深感觉传导路

第二节 检查方法

通过感觉检查，可以了解感觉缺失的程度，评估感觉恢复的情况，辅助临床诊断以确定损伤和功能受限的方面和程度，为制订作业康复治疗方案提供客观依据和方向；在康复治疗程中，通过随时检查感觉恢复情况以决定开始感觉再教育的时间，以及在作业活动中是否需要给予预防受伤的训练。

检查感觉功能时，患者必须意识清楚，检查前要向患者说明检查的目的和检查的方法，使之充分合作。检查者必须耐心细致，既有重点又要注意左右侧和远近端部分的对比，一般从感觉缺失部位查至正常部位或从四肢远端向近端检查。检查时忌用暗示性提问，必要时多次复查。感觉检查由两部分组成，即给予刺激和观察患者对于刺激的反应。如感觉有障碍，应注意感觉障碍的类型、部位和范围、程度及患者的主观感觉。

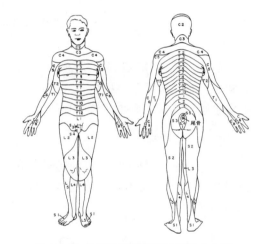

图 12-3 节段性感觉支配的皮肤分布图

一、浅感觉检查

浅感觉检查部位见图 12-3。脊髓节段性感觉支配及其体表检查部位见表 12-1。

表 12-1 感觉检查部位

节段性感觉支配	检查部位	节段性感觉支配	检查部位
C_2	枕外隆凸	T_8	第八肋间
C_3	锁骨上窝	T_9	第九肋间
C_4	肩锁关节的顶部	T_{10}	第十肋间（脐水平）
C_5	肘窝的桡侧面	T_{11}	第十一肋间
C_6	拇指	T_{12}	腹股沟韧带中部
C_7	中指	L_1	T_{12} 与 L_2 之间上 1/3 处
C_8	小指	L_2	大腿前中部
T_1	肘窝的尺侧面	L_3	股骨内上髁

节段性感觉支配	检查部位	节段性感觉支配	检查部位
T$_2$	腋窝	L$_4$	内踝
T$_3$	第三肋间	L$_5$	足背第三跖趾关节
T$_4$	第四肋间（乳头线）	S$_1$	足跟外侧
T$_5$	第五肋间	S$_2$	腘窝中点
T$_6$	第六肋间（剑突水平）	S$_3$	坐骨结节
T$_7$	第七肋间	S$_{4 \sim 5}$	肛门周围

（一）触觉检查

患者闭目，检查者用棉签或软毛笔轻触患者皮肤，让患者回答有无轻痒的感觉。测试时注意两侧对称部位的比较，刺激动作要轻，刺激不应过频。检查四肢时，刺激的走向应与长轴平行，检查胸腹部的方向应与肋骨平行。检查顺序为面部、颈部、上肢、躯干、下肢。

对于神经损伤的患者，为了更仔细查明神经损伤程度和术后恢复情况，还需要用单丝皮肤阈值测验（Semmes Weinstein monofilament cutaneous threshold test）进行检查。单丝皮肤阈值测验通过选用不同直径的细丝与皮肤接触，能够测出皮肤对不同压力的反应和敏感程度，区分不同压力之间的差别。正常人对轻触感觉很灵敏。

（二）痛觉检查

通常用大头针的针尖以均匀的力量轻刺患者的皮肤，让患者立即陈述具体的感受及部位。对痛觉麻木的患者，检查要从障碍部位向正常部位逐步移行；而对痛觉过敏的患者，要从正常部位向障碍部位逐渐移行。为了避免主观或暗示作用，患者应闭目接受测试。测试时注意两侧对称部位的比较。有障碍时，要记录障碍的类型、部位和范围。

（三）温度觉检查

正常人能明确辨别冷和热的感觉。用盛有热水（40～45℃）及冷水（5～10℃）的试管测试，让患者回答自己的感受（冷或热）。应在闭目的情况下冷热交替接触患者的皮肤。选用的试管直径要小，管底面积与皮肤接触面不要过大，接触时间以2～3秒为宜。检查时应注意两侧对称部位的比较（图12-4）。

（四）临床意义

触觉障碍见于后索病损；局部疼痛为炎性病变影响到该部末梢神经之故；烧灼性疼痛见于交感神经不完全损伤；温度觉障碍见于脊髓丘脑侧束损伤。

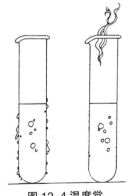

图12-4　温度觉

浅感觉障碍的类型分为：①感觉异常：最常见。患者在无外界刺激情况下，自发地感觉身体某一部位有异常，如麻木感、蚁走感、针刺感、寒冷感、温热感、触电感等。②感觉倒错：如对触觉刺激感到疼痛，对温热刺激感到寒冷等。③感觉迟钝：表现为刺激必须达到较强程度才能被感受到，或刺激从开始到被感知之间有一段潜伏期，随后可向周围扩散，刺激停止后仍持续有后作用。④感觉过敏：患者对刺激的反应超过正常，轻微的刺激即可引起剧痛。⑤感觉减退：刺激阈增高，反应反而减弱。给予强刺激才能引起一般感觉。⑥感觉缺失：在清醒状况下，对刺激全无感觉，如同一部位各种感觉都消失，称为完全性感觉缺失，如只有某种感觉缺失，而其它感觉尚保存，则称为分离性感觉障碍。

许多神经疾病都有痛、温、触觉的丧失或减退，如脑卒中、脊髓损伤等。糖尿病性神经病、神经炎、带状疱疹后神经痛、雷诺氏病、束性脊髓病等常出现感觉异常或感觉迟钝。

二、深感觉（本体感觉）检查

（一）关节觉

关节觉是指对关节所处的角度和运动方向的感觉。其中包括关节对被动运动的运动觉和位置觉，一般两者结合起来检查。

1. 位置觉　患者闭目，检查者将其肢体放置在某种位置上，让患者说出肢体所处的位置，或让另一侧肢体模仿出相同的角度。

2. 运动觉　患者闭目，检查者被动活动患者四肢，让患者说出肢体运动的方向。如检查者用示指或拇指轻持患者的手指或足趾两侧做被动伸或屈的动作（约5°左右），让患者闭目回答"向上"或"向下"。如感觉不清楚可加大活动幅度或再试较大的关节。

患肢做4～5次位置的变化，记录准确回答的次数，将检查的次数作为分母，将准确地回答或模仿出关节位置的次数作为分子记录（如上肢关节觉4/5）。

（二）震动觉

用每秒震动128次的音叉柄端置于患者肢体的骨隆起处。检查时常选择的骨隆起部位有胸骨、锁骨、肩峰、鹰嘴、尺桡骨茎突、棘突、髂前上嵴、股骨粗隆、腓骨小头及内外踝等。询问患者有无震动的感觉，并注意感受的时间，两侧对比。正常人有共鸣性震动感。

（三）临床意义

关节觉障碍见于脊髓后索病损，震动觉障碍见于脊髓后索损害。本体感觉障碍主要表现为协调障碍，即运动失调。由本体感觉障碍引起的运动失调以脊髓痨、多发性神经炎多见。

三、复合感觉检查

由于复合感觉是大脑皮质（顶叶）对各种感觉刺激整合的结果，因此必须在深、浅感觉均正常时，复合检查才有意义。

（一）两点辨别觉

患者闭目，用分开的两脚规刺激两点皮肤，若患者有两点感觉，再缩小两脚规的距离，直到患者感觉为一点为止，测出两点间最小的距离（图12-5）。

身体各部位对两点辨别感觉灵敏度不同，以舌尖、鼻端、手指最明显，四肢近端和躯干最差。正常上臂及大腿两点最小距离为75mm；背部为40～50mm；前胸40mm；手背、足背为30mm；手掌、足底为15～20mm；指尖最敏感，为3～6mm。

（二）图形觉

患者闭目，用铅笔或火柴棒在其皮肤上写数字或画图形（如圆形、方形、三角形等），询问患者能否辨别（图12-6）。

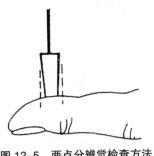

图 12-5　两点分辨觉检查方法

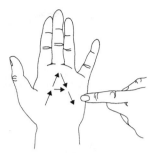

图 12-6　图形觉检查方法

（三）实体觉

实体觉检查是测试手对实物的大小、形状、性质的识别能力。检查时患者闭目，将日常生活中熟悉的物品放置于患者手中（如火柴盒、小刀、铅笔、橡皮、手表等）。让患者抚摸后，说出该物的名称、大小及形状等。检查时应先测患侧。

（四）临床意义

触觉正常而两点分辨觉障碍见于顶叶疾患；图形觉功能障碍见于脑皮质病变；实体觉功能障碍提示丘脑水平以上的病变。脑卒中偏瘫和神经炎患者常有复合感觉障碍。

检查结果记录在感觉评价表中（表 12-2），并将浅感觉障碍的部位及范围标示在皮肤感觉分布图上（图 12-3）。

表 12-2　感觉评价记录表

姓名		性别		年龄		病案号	
科室		病房 / 床			临床诊断		

左　侧			检查项目		右　侧		
月　日	月　日	月　日			月　日	月　日	月　日
			浅感觉	触觉			
				痛觉			
				温度觉			
			本体感觉	关节觉			
				震动觉			
			复合感觉	两点分辨觉			
				图形觉			
				实体觉			

检查者＿＿＿＿＿＿＿

第十三章　作业活动的评价

作业活动的评价是作业治疗师在接到治疗通知后，着手进行评价与治疗患者的起始点。评价的目的在于了解：①患者能做什么，不能做什么。②患者在进行某项活动时，是否需要帮助；如果需要帮助，需要何种帮助；需要帮助的程度如何。③为确定康复目标、制订适当的康复治疗训练方案提供依据。④评价疗效，确定是否继续执行或修订原治疗方案。⑤判断预后，为决定患者是否出院、预测生活独立程度，乃至残疾等级提供依据。⑥评估医疗质量，进行投资 – 效益比分析。

第一节　基础知识

一、作业活动分类

作业活动是指一个人在其特定的发育阶段和生活环境中每天必须完成的活动或承担一定角色所从事的各种活动。每一个人都要通过参加各种活动来建立个人形象和自信心，理解生活的意义和价值。因此，无论普通人还是残疾人，参与活动是提高生活质量、体现生命价值的根本途径。从作业疗法的角度将作业活动分为三大类，即自理活动、工作或生产性活动以及休闲活动。作业疗法的目标就是要帮助残疾人成功而且满意地实施上述这些作业活动。

（一）自理活动

自理活动（self-care）是指为了生存与健康，人们每天常规都要进行的活动，包括进食、梳洗修饰、洗澡、口腔清洁、穿脱衣、上厕所、吃饭、移动、使用交通工具、钱的管理、购物、做饭、服药、维护日常安全等活动。为了生存，人必须进食，上厕所；为了符合社会生活的要求，个人还必须遵守某些卫生、衣着及社会形象的要求。

（二）工作 / 生产性活动

工作或生产性活动（work/productivity）指通过提供物质与服务，能够对社会、对家庭做出贡献或对自己有益的那些活动，是体现个人价值的活动，如有报酬的工作、志愿者服务、学习受教育、家务管理、抚养子女、照顾他人等。家庭妇女虽然没有参加工作直接服务于社会，但在家相夫教子和管理家务，可以使其丈夫不必为家务分心而全身心投入工作，并将子女培养成为对社会有用之人，对社会做出的贡献是长远而不可低估的。生活中的每个人都在各自不同的角色中实现个人价值的最大化。

（三）休闲活动

休闲活动（leisure）通常指那些有趣的、能给人们带来轻松、愉悦或惬意感的娱乐消遣活动。如体育运动、艺术活动、手工艺、种花、养鸟、各种爱好、俱乐部或集体活动、社交聚会活动、温泉和桑拿浴、参观博物馆及画廊、阅读书报、各种游戏、欣赏表演等。参与这些活动的目的是为了使自己在精神上放松、缓解压力、满足兴趣、保持身体健康、和家人或友人增进感情以及增加自我表现的机会。参与休闲活动有助于扩展个人的知识与技能，有助于发展正常的生理与心理空间。参加休闲活动并不需要承担义务，是一种自由的选择。

在评价残疾人的自理、工作及闲暇活动的情况时，要对活动完成的质与量，活动受限的程度及原因，以及是否有潜力完成这些活动等一一进行仔细考察。

二、影响作业活动的因素

能否完成作业活动或在作业活动中能否有良好表现，有赖于身心和环境两方面的支持。任何一个方面出现问题都会对作业活动的质与量产生影响。

（一）影响作业活动的自身因素

自身的因素包括一个人的躯体、精神心理、社会文化素质以及信仰或信念等，它们从不同的角度，在不同的时期或阶段起着积极、促进或消极、妨碍的作用。

1. 躯体功能因素　包括关节活动度、肌力、运动协调性、姿势控制、耐力、感觉功能状况等。

2. 精神心理因素　包括注意、记忆、序列思维、解决问题的能力，识别、运用能力，情绪、社会行为、应对和适应能力以及动机等。

3. 社会文化因素　指一个人在家庭或社会文化环境中发展形成的心理素质，包括价值观、兴趣的选择以及角色的领悟能力等。

4. 信念及信仰因素　指一个人所具有的生活目的感、对于生命的理解以及生命赋予各种活动的含义，它并不仅仅局限于宗教信仰。

了解上述方面对于作业治疗师十分重要。这些因素与作业活动的实施关系密切并影响作业活动的质与量。例如，因烧伤瘢痕导致利手的关节活动范围受限，有可能影响一个农民抓握农具而影响耕作（躯体功能因素影响生产性活动）；由于不能识别危险的特征和采取安全措施而不能独自在家将影响其进行各种自理、休闲及生产性活动（精神心理因素影响自理、生产性活动、闲暇活动）；如果一个人对任何事情都失去兴趣就不会参加休闲活动，如果对生产性活动的结果不满意，则会产生自责感（社会文化因素影响休闲和生产性活动）。在临床工作中，治疗师往往只考虑和重视躯体功能因素而忽略其它因素对于作业活动质量的影响，这种倾向应予纠正。

（二）影响作业活动的环境因素

人们将影响作业活动实施的所有外界因素称之为环境。环境是一个人从事并完成有目的的作业活动的外在条件，存在环境障碍会阻碍残疾人最佳作业活动能力的挥发，而提供环境支持则有利于并促进和帮助其发挥最佳的作业活动能力。可将环境分为物质环境、文化环境、社会以及政治的环境等。物质的、文化的、社会的以及政治的环境都可能从不同角度起着阻碍或支持作用。

1. 物质环境（physical environment）　指各种建筑（家居、社区以及公共建筑）、交通工具、各种可利用空间和设备及物品等。

2. 社会环境（social environment）　包括居住方式（独居或与家人同住），社会支持，社区支持（邻居、朋友），公众的态度与偏见，与种族、宗教信仰、社会经济地位及语言有关的机会与限制。

3. 文化环境（cultural environment）　包括家庭结构与状况，受教育背景，工作与闲暇时的活动方式及期望，自身文化与周围文化的相关性，受到文化环境的熏陶或影响所表现出的、对待疾病与健康、治疗与处理残疾的态度。

4. 政治环境（political environment）　包括政府对保健及健康服务的支持，政府对残疾人的支持，用于残疾人、残疾人家属及社区服务的政府基金，残疾人选举和被选举的权利等。

图 13-1 用图解的方式阐明了人－环境－作业活动三者之间的关系，这种关系是相互依存、相互影响又相互作用的。一个人自理活动、生产性活动或休闲活动能否独立进行有赖于自身（躯体功能、精神心理、社会文化、信念信仰）和环境（物质环境、文化环境、社会环境、政治环境）因素，这种关系模式为作业疗法实践提供了坚实而丰厚的理论基础。

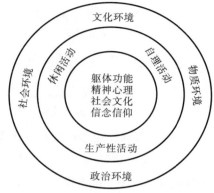

图 13-1　人－环境－作业活动模式

第二节　作业活动障碍的自评

Law 等人于 1991 年设计并发表了用于评价作业活动的"加拿大作业活动测量表（the Canadian occupational performance measures, COPM）"。通过该量表测量可以找出患者作业活动中存在的问题点，为确定治疗方向、制订治疗计划提供依据。

一、评价内容

COPM 评价表由自理活动、生产性活动及休闲活动三部分组成。它要求患者自己评述作业活动方面存在的问题，包括自己找出需要解决的问题，即自己不能独立完成的活动；自己评估所述问题的重要性并进行排序；自己评估作业活动状况的水平及满意度。患者对重要性的先后顺序的排列实际上确定了作业治疗的重点。

COPM 得出两个评分结果，即作业活动状况评分和满意度评分。通过对原有问题再次评分，可以从患者的角度观察和评价作业活动的变化和评价疗效。COPM 使患者从一开始就主动地参与到作业治疗的过程中。因此，它所体现的是以患者为中心，而不是以治疗师为中心的作业治疗模式。COPM 可用于任何疾病和年龄的患者。

二、评价及评分方法

COPM 采用作业治疗师与患者面谈的方式进行。评价是一个包含确认问题、评估重要性、评分及再评价等四个步骤的过程（参见表 13-1）。

（一）步骤 1——确认问题

接收患者后，治疗师应尽早对其进行 COPM 评价。作业治疗师与患者进行交谈，按照作业活动的内容，通过提示、发问和讨论，帮助患者发现那些他／她认为需要做并且想要做，目前由于机体损伤而不能做的事情或活动，并将这样的问题列出，依照活动分类记录在表中。

表 13-1　加拿大作业活动测量（COPM）

步骤 1： 确认作业活动方面的问题		步骤 2： ● 重要性评估 　　　　　重要性
● 步骤 1A：自理活动 个人护理 （如：穿衣、洗澡、进食、洗漱等）		
功能性移动 （如：各种转移、室内/室外移动等）		
社区活动 （如：使用交通工具、购物、理财等）		
● 步骤 1B：生产性活动 工作 （如：有薪工作、志愿服务等）		
家务管理 （如：打扫卫生、洗衣、做饭）		
玩耍/上学 （如：技能游戏、家庭作业）		
● 步骤 1C：休闲活动 安静娱乐 （如：集邮、手工、阅读）		
活动性娱乐 （如：体育、郊游、旅行）		
社交活动 （如：串门、打电话、聚会、通信）		

第二篇　评价学

● 步骤 3&4：评分——首次评价 & 再次评价					
首次评价：			再次评价：		
作业活动问题	现状 1	满意度 1	现状 2	满意度 2	
1.					
2.					
3.					
4.					
5.					
评分： 总分=（现状或满意度总分）÷ （问题总数）	现状 1 得分 ____ ÷ ____ =	满意度 1 得分 ____ ÷ ____ =	现状 2 得分 ____ ÷ ____ =	满意度 1 得分 ____ ÷ ____ =	
作业活动表现的变化＝现状 2 得分_____ − 现状 1 得分_____ ＝_____ 满意度的变化＝满意度 2 得分_____ − 满意度 1 得分_____ ＝_____					

如一截瘫患者分别在"自理活动"中列出不能自己穿衣服、不能自己上厕所、不能外出购物；在"生产性活动"中列出不能做原来的工作；在"休闲性活动"中列出不能写信或使用电脑与朋友聊天等。

需要指出的是，治疗师和患者讨论的范围并不仅仅局限于表中所列出的活动。表中所列举的活动仅作为一种提示来帮助治疗师在和患者交谈中给予方向性的引导。

患者确认的问题应当是日常生活中他 / 她想要做、需要做，或者是被期望做的事情与活动。需要强调的是，COPM 是要获得患者的想法，而不是治疗师的想法，治疗师不要将自己的认识强加于患者，即便治疗师认为患者所指的问题不确切，或患者不认为是问题而治疗师却认为问题存在，也不要继续追究，而是放到以后讨论。

如果治疗师判断患者确实不能够认识、理解或回答问题，可由亲属或其他相关人员（陪护、老师或护士）代之，但答案是他们的看法，而不是患者自己的看法。

在结束步骤 1 时，治疗师应该在患者所关心的问题，即活动障碍点上获得一个全面、综合的印象。

（二）步骤 2——评估重要性

在确认并列出具体存在的问题后，要求患者就每一个问题在其生活中的重要性做出评估与判断。给患者出示如下评分卡。同时问患者"能从事这项活动或做这件事对你来说有多重要？"重要性的程度分 10 个等级，从 1 分到 10 分。1 分说明完全不重要，10 分则表示非常重要。患者根据自己的需要从中做出选择。

● 重要性评分卡

	1	2	3	4	5	6	7	8	9	10	
完全不重要											非常重要

将每一项活动的重要性评估的得分结果分别填于相应的评分表中。重要性评估是评价过程中的关键步骤。它使患者自己从一开始就确定了障碍治疗的先后顺序，也使治疗师更

好地理解了患者的需求，因而有助于治疗计划的制订。

（三）步骤 3——现状和满意度评分

治疗师请患者选择出 5 个他 / 她自己认为亟待解决的重要问题。治疗师可以从患者完成的"重要性评分"中挑出得分最高的 5 个问题，让患者确认这些问题是否为最需要治疗的问题。也可以让患者从已确认但未评分的问题中选择几个他 / 她自己认为最重要的问题。治疗师将这些被挑出的问题填入"作业活动问题"栏中。这 5 个问题将成为确定治疗目标的基础依据。

对挑选出的每一个问题，让患者仍然采用 10 分等级评分卡对自己以下两方面进行评估：①就每一个作业活动问题的完成情况即现状评分；②就完成活动现状的满意度评分。

- 活动现状评分卡

	1	2	3	4	5	6	7	8	9	10	
完全不能做										能做得非常好	

- 满意度评分卡

	1	2	3	4	5	6	7	8	9	10	
非常不满意										非常满意	

现状和满意度的评分方法与重要性评估相同。将每一个确认的问题的相应分值分别填入"现状 1"与"满意度 1"栏中。现状的总分等于各项现状得分之和，然后除以已确认问题的总数。满意度总分的计算方法与现状总分的计算方法相同。公式如下：

$$P_{总} = \frac{\sum P}{n} = \frac{P_1 + P_2 + P_3 + P_4 + P_5}{n}$$

$$S_{总} = \frac{\sum S}{n} = \frac{S_1 + S_2 + S_3 + S_4 + S_5}{n}$$

式中

$\sum$——求和符号，表示连加

n——确认问题的个数

$P_{1,2,3,4,5}$——各项完成情况，即现状得分

$S_{1,2,3,4,5}$——各项满意度得分

$P_{总}$——现状总分

$S_{总}$——满意度总分

所得分数在 1～10 分范围内。10 分意味着患者对某一单项活动的完成情况很满意，提示不需要治疗；而低于 10 分则表明希望或需要接受治疗。

再次进行评价时，可将患者首次和再次测量结果进行自身前后比较。研究表明，2 分或 2 分以上的变化具有重要的临床意义，它提示治疗方法有效。因此，完成情况和满意度的评估结果为治疗师和患者提供了很有用的信息。

一旦患者已经确认了问题所在，治疗师则需要进一步评价与其有关的运动、感觉、精神及心理等功能情况以及环境状况，从而决定治疗原则和具体方案。

（四）步骤 4——再评价

经过一段时间的治疗后，进行第二次评价。就首次评价中列出的问题，要求患者重新

进行活动现状和满意度的评价并填入再评价栏中。现状总分和满意度总分的计算方法同前。最后，计算现状和满意度前后两次得分的变化值。例如，单项分变化值：现状或满意度得分的变化是第二次得分与第一次得分之差。同样，现状或满意度的总分变化是第二次现状或满意度总分与第一次总分之差。治疗后得分与治疗前得分可进行单项比较，如治疗后得分高于治疗前得分，则表明活动障碍经过治疗有很大改善，同时也证实所采取的治疗方法正确、有效。计算现状和满意度的总分可以进行治疗前后总的疗效比较。

治疗师应当决定再次评价的适当时机。一项新的治疗开始之前、一项治疗终止时、患者已出现很大进步、患者自己感觉问题已得到解决或治疗师需要检验治疗计划时都是再次评价的时机。

第三节　日常生活活动能力的评价

患者在找出自己认为亟待解决的问题后，作业治疗师还不能仅仅依赖患者的陈述，尚需对患者的作业活动实施状况进行全面的评价。本节重点讲述日常生活活动能力的评价。

一、定义

日常生活活动（activity of daily living, ADL）指一个人为了满足日常生活的需要每天所进行的必要活动，分为基础性日常生活活动（basic activity of daily living, BADL）和工具性日常生活活动（instrumental activity of daily living, IADL）。

（一）基础性日常生活活动（BADL）

BADL 是指人维持最基本的生存、生活需要所必须每日反复进行的活动，包括自理活动和功能性移动两类活动。自理活动包括进食、梳妆、洗漱、洗澡、如厕、穿衣等，功能性移动包括翻身、从床上坐起、转移、行走、驱动轮椅、上下楼梯等。

（二）工具性日常生活活动（IADL）

IADL 指人维持独立生活所进行的一些活动，包括使用电话、购物、做饭、家事处理、洗衣、服药、理财、使用交通工具、处理突发事件及在社区内的休闲活动等。从 IADL 所包含的内容中可以看出，这些活动常需要使用一些工具才能完成，是在社区环境中进行的日常活动。

BADL 评价的对象为住院患者，而 IADL 评价则多用于生活在社区中的伤残者及老人。表 13-2 列出了各种 BADL 和 IADL 评价量表中所包含的项目。

表 13-2　BADL 和 IADL 评价所含项目

BADL		IADL
自理活动	功能移动性活动	
进食	床上移动	做饭
从碗里取食	移动体位	使用器皿餐具
用杯子、吸管喝水	翻身	使用炉灶
切食品	坐起	打扫卫生
使用餐具	转移	理财
咬和咀嚼	床	找零钱、存取钱、记账
吞咽	椅	购物

BADL		IADL
自理活动	功能移动性活动	
卫生 　刷牙、梳头、剃须、化妆、 　修剪指甲 洗澡 　上身（手、脸、上肢、躯干） 　下身（臀部、大腿、小腿、脚） 穿衣 　上身（内衣、前开襟、套头衫、 　助听器 / 眼镜） 　下身（内裤、长裤、裙子、袜子、鞋、 　矫形器 / 假肢） 如厕 　穿脱衣、清洁、冲洗厕所 　控制排尿、控制排便 交流 　理解口语、理解书面语、理解手语、 　表达基本需要（说、写、手势）	浴盆 淋浴室 　小汽车 坐 站 行走 　（平地、斜坡、台阶、楼梯） 社区活动 　进出公寓 　过马路 　去车站	购买食品、衣物、日常用品 打电话 　找电话号码 　拨号 　留言 　记录留言 服药 　开瓶盖、按医嘱服药 洗衣 　洗衣服、熨衣服 安排时间 　计划、组织、准时赴约 交通 　开车、搭乘公交车

二、ADL 的评价方法

基本的评价方法包括回答问卷、观察以及量表评价。

（一）提问法

提问法是通过提问的方式来收集资料和进行评价。提问有口头提问和问卷提问两种。无论是口头问答还是答卷都不一定需要面对面的接触。谈话可以在电话中进行，答卷则可以采取邮寄的方式。就某一项活动的提问，其提问内容应从宏观到微观。表 13-3 中就评价患者的洗澡动作完成情况，共提出 5 个问题。第一个问题："你能够自己洗澡吗？"是一个笼统的问题；而第 2 ~ 5 个问题则是很具体的，实际上是洗澡的分解动作。两个患者都可能有洗澡障碍，但障碍点可以是不同的。

应尽量让患者本人回答问题。检查者在听取患者的描述时，应注意甄别患者的陈述是客观存在还是主观意志，回答是否真实、准确。当患者因体力过于虚弱、情绪低落或有认知障碍而不能回答问题时，可以请患者的家属或陪护者回答问题。

由于在较少的时间内就可以比较全面地了解患者 ADL 的完成情况，因此提问法适用于对患者的残疾状况进行筛查。如前所述，有的患者可能并不能准确描述存在的问题；再者，如果患者并不具备医学、康复等方面的知识，也就没有能力区分出哪些因素是引起障碍的原因。因此，当评价 ADL 的目的是为了帮助或指导制订治疗计划时，则不宜使用提问法。尽管如此，在评价 ADL 的总体情况时，提问法仍是常选择的方法。它不仅节约时间、节约人力，亦节约空间。

（二）观察法

观察法是指检查者通过直接观察患者 ADL 实际的完成情况进行评价。观察的场所可以是实际环境，也可以是实验室。实际环境指被检查者日常生活中实施各种活动的生活环境，这里所指的环境，不仅仅包括地点（如在家里），还包括所使用的物品（如家中的浴盆、肥皂）以及适当的时间等。社区康复常采用在实际环境中观察 ADL 实施情况的方法，检查者可在清晨起床后在被检查者家中的盥洗室里观察其洗漱情况。住院患者的 ADL 观察评价则通常在实验室条件下，即在模拟的家庭或工作环境中进行。需要指出的是，不同的环境会对被检查者 ADL 表现的质量产生很大的影响。实际环境与实验室环境条件下被检查者的 ADL 表现可能有所不同。因此，在评价的过程中应当将环境因素对于 ADL 的影响考虑在内，使观察结果更真实、准确。

采用观察法评价能够使治疗师在现场仔细地审视患者活动的每一个细节，看到患者的实际表现。这一点从提问中是无法获得的，而且观察法能够克服或弥补提问评价法中存在的主观性强、可能与实际表现不符的缺陷。通过实际观察，检查人员还可以从中分析影响该作业活动完成的因素或原因。

（三）量表检查法

量表检查法是采用经过标准化设计、具有统一内容、统一评价标准的检查表评价 ADL。检查表中设计了 ADL 检查项目并进行系统分类，每一项活动的完成情况被量化并以分数表示。量表经过信度、效度及灵敏度检验，其统一和标准化的检查与评分方法使得评价结果可以对不同患者、不同疗法以及不同的医疗机构之间进行比较。因此，量表检查法是临床及科研中观察治疗前后的康复进展、研究新疗法、判断疗效等常用的手段。以下重点介绍目前国际公认并通用的 ADL 评价量表。

表 13-3 分别列举了提问法、观察法以及量表法评价两位患者洗澡和转移的完成情况。通过比较，三种评价方法的特点一目了然。

表 13-3 三种评价方法评价患者洗澡和转移的完成情况

方法	项目	患者 1	患者 2
问卷评定法	问题：		
	1. 你自己能够洗澡吗？	能	能
	2. 你自己能够进出浴盆吗？	能	能
	3. 你自己能够坐到浴盆里吗？	不能	能
	4. 你可以自己洗吗？	能	能
	5. 你能够自己洗全身，包括后背和脚吗？	不能	能
观察评定法	洗澡步骤：		
	1. 入浴盆	独立，抬脚入盆不稳	独立，跪在地上爬进浴盆
	2. 坐到浴盆里	依赖，中度身体帮助	
	3. 放洗澡水	独立、安全、时间合理	独立排放冷、热水
	4. 洗上身	独立、安全、时间合理	需要他人口头指导
	5. 洗下身	独立、安全、时间合理	需要他人口头指导
	6. 从浴盆中站起	依赖，中度身体帮助	将脚放在身体下面有困难
	7. 出浴盆	独立、安全、时间合理	独立、安全、时间合理
	8. 擦干上身	独立、安全、时间合理	给予指令无效，忽略背部
	9. 擦干下身	独立、安全、时间合理	独立、安全、时间合理
量表评定法	FIM： • 洗澡 • 转移	7 分 3 分	5 分 7 分

无论采取何种评价方法，治疗师都首先要通过阅读病历、参加查房、与亲属及患者本人交谈来获取有关资料。了解的内容包括病史、职业情况（上班，退休，还是从事家务）、工作性质、是否要返回工作岗位、回家后是和家人住在一起还是独住、经济状况如何、患者的期望是什么等。

三、常用评价工具和使用方法

常用的 ADL 量表评价方法有 Barthel 指数、Katz 指数、修订的 Kenny 自理评价、PULSES 及功能独立性测量等。本书重点介绍 Barthel 指数和功能独立性测量。

（一）Barthel 指数评价

该法产生于 20 世纪 50 年代中期。Barthel 指数评价简单，可信度高，灵敏度也高。它不仅可以用来评价治疗前后的功能状况，而且可以预测治疗效果、住院时间及预后，是康复医疗机构应用最广的一种 ADL 评价方法。

1. 评价内容　Barthel 指数包括 10 项内容（表 13-4）。

表 13-4　Barthel 指数评价项目及评分标准

序号	项目	得分	评 分 标 准
1	进食	10	在合理的时间内独立地完成进食活动，必要时能使用辅助具
		5	需要部分帮助（如切割食物）
2	洗澡	5	独立
3	修饰	5	独立地洗脸、洗手、梳头、刷牙、剃须（包括安装刀片，如需用电动剃须刀则应会用插头）、女性独立化妆
4	穿衣	10	独立地穿脱衣裤、系鞋带、扣扣子、穿脱支具
		5	需要帮助，但在合理的时间内至少完成一半的工作
5	大便	10	无失禁，如果需要，能使用灌肠剂或栓剂
		5	偶尔失禁（每周 < 1 次）或需要器具帮助
6	小便	10	无失禁，如果需要，能使用集尿器
		5	偶尔失禁（ < 1 次 /24 小时， > 1 次 / 周）或需要器具帮助
7	上厕所	10	独立用厕所或便盆，穿脱衣裤，使用卫生纸或清洗便盆
		5	在穿脱衣裤或使用卫生纸时需要帮助
8	床椅转移	15	独立、安全地从轮椅到床，再从床回到轮椅，包括从床上坐起，刹住轮椅，抬起脚踏板
		10	最小量帮助和监督
		5	能坐起，但需要大量帮助才能转移
9	行走	15	能在水平路面独立行走 45m，可以用辅助装置，但不包括带轮的助行器
		10	在小量帮助下行走 45m
		5	如果不能行走，能独立操纵轮椅至桌前、床旁、厕所，能拐弯，能至少行进 45m
10	上下楼梯	10	独立，可以用辅助具
		5	需要帮助和监督

2. 评分标准　评分标准见表 13-4。根据是否需要帮助及其帮助程度分为 0、5、10、15 分四个功能等级，总分为 100 分。得分越高，独立性越强，依赖性越小。若达到 100 分，这并不意味着患者能完全独立生活，他也许不能烹饪、料理家务和与他人接触，但

他的 BADL 不需要照顾，可以自理。如不能达到项目中规定的最低分（5 分）标准时，给 0 分。60 分以上提示被检查者 BADL 基本可以自理，60～40 分者 BADL 需要帮助，40～20 分者需要很大帮助，20 分以下者生活完全需要帮助。Barthel 指数 40 分以上者康复治疗的效益最大。将评价结果记录在表 13-5 中。

表 13-5 Barthel 指数评价记录表

姓名		性别		年龄		病案号	
科室		病房 / 床			临床诊断		

序号	评价项目	评分	评分结果		
			月 日	月 日	月 日
1	进食	0 5 10			
2	洗澡	0 5			
3	修饰	0 5			
4	穿衣	0 5 10			
5	控制大便	0 5 10			
6	控制小便	0 5 10			
7	上厕所	0 5 10			
8	床椅转移	0 5 10 15			
9	行走	0 5 10 15			
10	上下楼梯	0 5 10			
总 分					

检查者_____

（二）功能独立性测量

功能独立性测量（functional independence measurement, FIM）80 年代末在美国开始使用以来，逐渐受到重视和研究。目前已在全世界广泛应用。FIM 在反映残疾水平或需要帮助的量的方式上比 Barthel 指数更详细、精确、敏感，是分析判断康复疗效的一个有力指标。它不但评价由于运动功能损伤而致的 ADL 能力障碍，而且也评价认知功能障碍对于日常生活的影响。在美国，它已被作为衡量医院医疗管理水平与医疗质量的一个客观指标。FIM 是医疗康复中惟一建立康复医学统一数据库系统（UDSRM）的统一测量残疾程度的方法。

FIM 所测量的是残疾人实际做什么，即活动的现实情况。因此，对残疾者进行 FIM 评价时，不要评价其应当能做什么，或在某种条件下可能可以做什么。例如，一个抑郁症患者能够做许多事情但是他现在却不做。采用 FIM 测量该患者时，所考察的应是目前的实际状态，而不是他在症状缓解时能够做什么。

各康复专业人员均可使用 FIM 进行评价。必要时可根据专业特点，将 FIM 分为几个部分由不同专业的人员分别进行测量。例如，由 OT 师负责评价自理活动以及认知性活动，由护士评价大小便控制功能，由 PT 师评价转移活动，而交流能力则可以由语言治疗师来评价。

FIM 应用范围广，可用于各种疾病或创伤者日常生活能力的评价。

1. 评价内容　FIM 包括 6 个方面，共 18 项，其中包括 13 项运动性 ADL 和 5 项认知性 ADL（表 13-6）。评分采用 7 分制，即每一项最高分为 7 分，最低分为 1 分。总积分最高分为 126 分，最低分为 18 分。得分的高低以患者独立的程度、对辅助具或辅助设备的需求以及他人给予帮助的量为依据。

表 13-6　FIM 评价内容

Ⅰ. 自理活动	1. 进食　2. 梳洗修饰　3. 洗澡　4. 穿上身服装　5. 穿下身服装　6. 如厕
Ⅱ. 括约肌控制	7. 排尿管理　8. 排便管理
Ⅲ. 转移	9. 床椅间转移　10. 转移至厕所　11. 转移至浴盆或淋浴室
Ⅳ. 行进	12. 步行 / 轮椅　13. 上下楼梯
Ⅴ. 交流	14. 理解　15. 表达
Ⅵ. 社会认知	16. 社会交往　17. 解决问题　18. 记忆

在进行 FIM 评价之前，检查者应首先将每一项活动所指内容以及评价的动作要点搞清楚，只有遵循 FIM 对每一项活动所界定的特有内容进行评价，才有可能使结果客观、准确。各项活动所包含的动作要点将在以下评分标准中述及。

2. 评分标准

（1）基本评分标准　根据患者进行日常生活活动时独立或依赖的程度，将结果分为 7 个等级（表 13-7）。

表 13-7　FIM 评分标准

能　力		得分	评　分　标　准
独立	完全独立	7	不需修改或使用辅助具；在合理的时间内完成；活动安全
	有条件的独立	6	活动能独立完成，但活动中需要使用辅助具；或者需要比正常长的时间；或需要考虑安全保证问题
有条件的依赖	监护或准备	5	活动时需要帮助者，帮助者与患者没有身体接触；帮助者给予的帮助为监护、提示或督促，或者帮助者仅需帮患者做准备工作或传递必要的用品，帮助穿戴矫形器等
	最小量接触身体的帮助	4	给患者的帮助限于轻触、患者在活动中所付出的努力 ≥ 75%
	中等量帮助	3	患者所需要的帮助要多于轻触，但在完成活动的过程中，本人主动用力仍在 50% ~ 74% 之间完全
完全依赖	最大量帮助	2	患者主动用力完成活动的 25% ~ 49%
	完全帮助	1	患者主动用力 < 25%，或完全由别人帮助

日常生活活动独立完成者活动中不需要他人给予帮助，但可以使用辅助具（或需要较长时间，或考虑安全问题）。前者为完全独立，评 7 分；后者则为有条件的独立，评为 6 分。日常生活活动需要依赖他人者则需他人监护或给予接触身体的帮助。患者自己付出 50% 或更多的努力时，称为有条件的依赖，根据所需的辅助水平评出 5 分、4 分、3 分。患者付出的努力 ≤ 49%，需要最大量的帮助或完全帮助，或根本不能进行活动时，称为完全依赖，根据所需要帮助的水平，评出 2 分和 1 分。

（2）具体评分标准

1）进食

【评价要点】将食物以通常习惯的方式放在桌上或托盘中后，被检查者能够：①使用合适的餐具将食物送入口中。②咀嚼。③吞咽。

【评分】

7分 完全独立——患者在正常时间内用叉子或勺将食物送入口，咀嚼并咽下。可处理任何种类的食物，能用茶杯或口杯喝水。动作独立且安全。

6分 有条件的独立——进食时间延长，使用进食辅助具如防滑垫、盘档、多功能袖带等，改变食物的形状或将食物切碎，或需考虑安全因素。需非经口途径如经胃造瘘管或鼻饲管提供营养时，患者可以自己管理。

5分 监护或准备——需监视、提示、指导及由他人帮助做准备工作如穿戴自助具、切割食品、剔鱼骨、打开瓶盖、倒饮料等。

4分 最小量帮助——患者独立完成 ≥ 75% 的进食动作。

3分 中等量帮助——独立完成 50% ~ 74% 的进食动作。例如：他人帮助佩戴自助具并帮助将食物放进勺等餐具中，由患者自己送到口中。

2分 最大量帮助——独立完成 25% ~ 49% 的进食动作。

1分 完全帮助——仅独立完成不足 25% 的进食动作。例如：可以咀嚼、吞咽食物，但不能将食物送到口中；或患者不能进食和饮水，必须用鼻饲或胃造瘘供给营养时，完全由他人帮助。

2）梳洗修饰

【评价要点】 包括①清洁口腔、②洗脸（不含端脸盆的动作）、③洗手、④梳头以及⑤剃须或化妆等 4 ~ 5 项。如患者平时不剃须或不化妆，评分时可忽略。

【评分】

7分 完全独立——可自己刷牙或刷假牙（包括挤牙膏），用梳子或刷子梳头、洗手、洗脸、剃须或化妆。包括全部准备工作。

6分 有条件的独立——需使用特殊辅助具（包括假肢或矫形器），并需要比平时多的时间，或者考虑安全因素。

5分 监护或准备——需监视、提示、指导及由他人做准备工作如穿戴自助具，准备特殊梳洗用具，将牙膏涂在牙刷上，打开化妆品盒等。

4分 最小量帮助——患者完成 75% 以上的梳洗修饰动作。清洁口腔、洗脸、洗手、梳头以及剃须或化妆等动作各占 25%（4 项）或 20%（5 项），检查者根据患者独立完成动作的比例进行评分。例如：不化妆的女患者权梳头需要帮助，自己完成其余 3 项（占75%）动作，评为 4 分（图 13-2）。

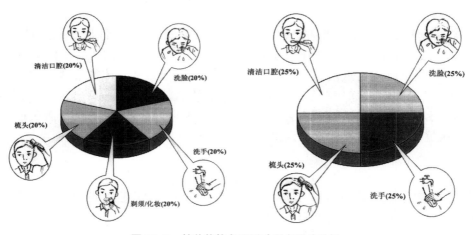

图 13-2 梳妆修饰各项活动所占评分比例

3分 中等量帮助——患者独立完成 50% ~ 74% 的梳洗修饰动作。例如：清洁口腔、洗脸、洗手、梳头和剃须或化妆 5 项中，患者自己可完成 3 项。

2分 最大量帮助——患者独立完成 25% ~ 49% 的梳洗修饰动作。例如：清洁口腔、洗脸、洗手、梳头和剃须或化妆 5 项中，患者自己可完成两项。

1分 完全帮助——仅独立完成不足 25% 的梳洗修饰动作或全部需要帮助。

3）洗澡

【评价要点】 包括洗、冲和擦干的动作，范围从颈部以下分为 10 个区（各占 10%），即左上肢、右上肢、胸部、腹部、会阴部、臀部、右大腿、左大腿、左小腿和足、右小腿和足，不含背部（图 13-3）。盆浴、淋浴、海绵浴或床上浴均可。

【评分】

7分 完全独立——患者能洗涤、冲洗和擦干身体，动作独立且安全。

6分 有条件的独立——需使用辅助具，或需要考虑安全问题如帮助调节水温，或完成上述动作需用比正常长的时间。

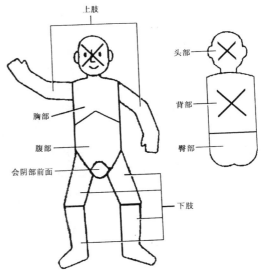

图 13-3 洗澡时身体评分范围

5分 监护或准备——需监视、提示、指导及由他人做准备工作（准备必要的洗澡用品、用具及洗澡水）。

4分 最小量帮助——偶尔需要帮助。例如：有几次将毛巾放入患者手中，或仅帮助其洗 1 ~ 2 个区域。患者独立完成 ≥ 75% 的洗澡动作。

3分 中等量帮助——患者独立完成 50% ~ 74% 的洗澡动作。例如：将近 80% 的部位患者可以自己洗，但不能自己擦干。

2分 最大量帮助——患者独立完成 25% ~ 49% 的洗澡动作。例如：自己可以洗双上肢和胸、腹部，但会阴部及双下肢均需他人帮助洗。

1分 完全帮助——患者独立完成不足 25% 的洗澡动作。例如：自己仅可以洗 1 ~ 2 个部位，全过程均需他人帮助。

4）更衣（上身服装）

【评价要点】 包括穿、脱腰以上的各种内外衣或假肢及矫形器。动作要点包括取衣，穿、脱衣及解、系扣。

【评分】

7分 完全独立——患者独立穿脱衣，包括从抽屉或衣柜中取出衣服及穿、脱衣服（含穿脱胸罩、套头衫、前开襟式衣服及穿脱假肢或矫形器）及解、系扣子（含解、系各种纽扣及开、关拉链）。动作安全。

6分 有条件的独立——需使用辅助器具如取衣夹、系扣器、尼龙搭扣等，也包括使用假肢及矫形器，或完成上述动作需用比正常长的时间。

5分 监护或准备——需监视、提示、指导及由他人做准备工作如准备衣服及穿衣用具或帮助患者穿戴假肢或矫形器。

第二篇 评价学

4分 最小量帮助——患者独立完成 ≥ 75% 的更衣动作。

3分 中等量帮助——患者独立完成 50% ~ 74% 的更衣动作。

2分 最大量帮助——患者独立完成 25% ~ 49% 的更衣动作。

1分 完全帮助——患者独立完成不足 25% 的更衣动作，需 1 ~ 2 人帮助或不穿衣服。

图 13-4 为偏瘫患者穿上衣时根据是否需要帮助以及帮助量进行评分的举例。

5）更衣（下身服装）

【评价要点】 包括穿脱腰以下衣物（裤、裙、袜、鞋），亦包括穿脱假肢和矫形器。

【评分】

7分 完全独立——患者独立穿脱衣，包括从抽屉或衣柜中取出及穿脱衣物（含穿脱内外裤、裙、袜子及鞋，解系腰带、拉链、扣子及假肢或矫形器）。动作安全。

6分 有条件的独立——需使用辅助器具如取衣夹、系扣器、尼龙搭扣等，也包括使用假肢及矫形器，或完成上述动作需用比正常长的时间。

5分 监护或准备——需监视、提示、指导及由他人做准备工作如准备衣物及穿衣用具或帮助患者穿戴假肢或矫形器。

4分 最小量帮助——患者独立完成 ≥ 75% 的更衣动作。例如：仅需他人帮助系扣（带），或帮助完成 1 个其它动作。

3分 中等量帮助——患者独立完成 50% ~ 74% 的更衣动作。例如：穿袜子、鞋需要帮助。

2分 最大量帮助——患者独立完成 25% ~ 49% 的更衣动作。例如：穿袜子、鞋，系扣，将裤子上提至膝部需要帮助，其余自理。

1分 完全帮助——患者独立完成不足 25% 的更衣动作，需 1 ~ 2 人帮助或不穿衣服。

6）如厕

【评价要点】 包括清洁会阴部，如厕（含使用坐便器和床上用便器）前、后整理衣服。评价女性患者时包括使用卫生用品。

【评分】

7分 完全独立——患者在如厕前后能整理衣服，如厕后能清洁，女患者需要时可使用卫生巾或卫生棉栓。

6分 有条件的独立——需使用辅助器具如扶手等，也包括使用假肢及矫形器，或完成上述动作需用比正常长的时间，或考虑安全因素。

5分 监护或准备——需监视、提示、指导及由他人做准备工作如打开包装，准备卫生纸和辅助用具。

4分 最小量帮助——患者独立完成 ≥ 75% 的如厕动作。例如：仅帮助系扣或开关拉链，或轻扶以助平衡。

3分 中等量帮助——患者独立完成 50% ~ 74% 的如厕动作。例如：松解裤子、清洁、上提裤子等动作中，有 1 项需要帮助。

2分 最大量帮助——患者独立完成 25% ~ 49% 的如厕动作。例如：松解裤子、清洁、上提裤子等动作中，有 2 项需要帮助。

1分 完全帮助——患者独立完成不足 25% 的如厕作或完全由他人帮助。

7）排尿管理

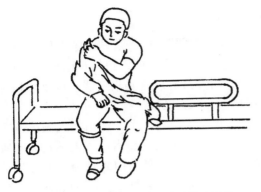

① 7分：不需要帮助和使用特殊辅助用具。

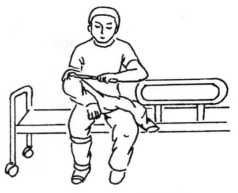

② 6分：使用穿衣自助具等辅助用具。

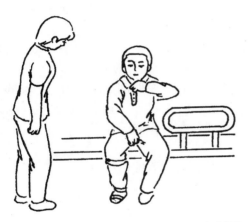

③ 5分：辅助者仅用口头指导，不用动手帮助。

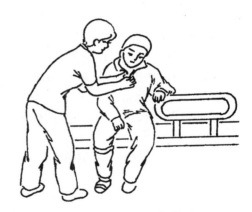

④ 4分：只需要辅助者帮助系纽扣。

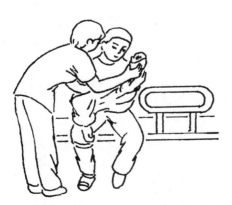

⑤ 3分：仅帮助患者穿一只袖子，将衣服向下拉拽等。

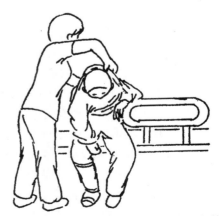

⑥ 2分：帮助患者穿一只袖子，套头、系纽扣等。

图 13-4　偏瘫患者穿 上衣的评分标准（①～⑥）

【评价要点】 包括排尿的控制水平和必要时使用排尿控制所需的器械和药物。

【评分】

7分 完全独立——完全和随意地控制排尿，从未失禁。

6分 有条件的独立——需使用辅助器具如导尿管、集尿器、尿壶、床上便盆、尿垫、吸收垫等，或尿流改道，或用药物控制排尿。患者可自行导尿，包括自己插导尿管，冲洗导尿管，清洁、消毒以及准备用于冲洗的器具；可连接导尿管和集尿器；可排空和清洁各种集尿袋（固定于小腿的集尿袋或回肠集尿袋）。无尿失禁。

5分 监护或准备——患者需要在监护（监视、提示、指导）下，或由他人做准备工作（放置与排空导尿管）来维持令人满意的排尿模式或外用器具；患者由于来不及去厕所或来不及使用床上便盆偶尔出现尿失禁，或尿液流到便盆或尿壶外，但每月少于1次。

4分 最小量帮助——管理排尿器具时需最低限度的帮助；患者可独立完成≥75%与排尿管理有关的活动；偶尔尿失禁，或尿液流到便盆或尿壶外，但每周少于1次。

3分 中等量帮助——管理排尿器具时需中等量的帮助；患者独立完成50%～74%与排尿管理有关的活动；常有尿失禁，或尿液流到便盆或尿壶外，但每日少于1次。

2分 最大量帮助——不论是否留置导尿管或造瘘管，患者几乎每日出现尿失禁，必须使用尿垫或吸收垫。患者仅能够独立完成25%～49%与排尿管理有关的活动。

1分 完全帮助——不论是否留置导尿管或造瘘管，患者几乎每日出现尿失禁，必须使用尿垫或吸收垫。患者仅能够独立完成不足25%与排尿管理有关的活动。

• 排尿管理的功能目标是在需要时尿道括约肌开放，而其余时间关闭。为此，某些患者需辅助器具、药物或他人的帮助。评价该项时应考察两个方面：①排尿控制成功的水平。②所需辅助的水平。通常两者相互伴随，如两者不一致时，取低分值。

8）排便控制

【评价要点】 包括排便的控制水平和使用控制排便所需的器械和药物。

【评分】

7分 完全独立——完全且随意地控制排便，从未失禁。

6分 有条件的独立——患者需用床上便盆，手指刺激，使用粪便软化剂、栓剂、缓泻剂或其它用于排便控制的药物以及定期灌肠。患者自己管理结肠造瘘。无失禁。

5分 监护或准备——患者需要在监护（监视、提示、指导）下，或由他人做准备工作（放置与移走便盆）来维持令人满意的排便模式或处理造瘘排便器具；患者偶尔出现排便失禁，但每月少于1次。

4分 最小量帮助——使用肛门入药或灌肠器具时需最低限度的帮助；患者可独立完成≥75%与排便管理有关的活动；偶尔失禁，但每周少于1次。

3分 中等量帮助——使用肛门入药或灌肠器具时需中等程度的帮助。患者可独立完成50%～74%与排便管理有关的活动；常有失禁，但每日少于1次。

2分 最大量帮助——不论是否留置结肠造瘘排便用器具，患者几乎每日处于污染状态，必须使用尿垫或吸收垫。患者仅能够独立完成25%～49%与排便管理有关的活动。

1分 完全帮助——不论是否留置造瘘排便用器具，患者几乎每日处于污染状态，必须使用尿垫或吸收垫。患者仅能够独立完成不足25%与排便管理有关的活动。

• 排便管理的功能目标是在需要时肛门括约肌开放，而其余时间关闭。为此，某些患者需要辅助器具、药物或他人的帮助。评价该项时应考察两个方面：①排便控制成功的水平。②所需辅助的水平。通常两者相互伴随，如两者不一致时，取低分值。

9）转移 1——床椅间转移

【评价要点】 包括床和座椅或轮椅间相互转移过程中的所有动作，若行走为主要的运动方式则包括站起。评价床与座椅间的转移时，患者一般要从仰卧位开始，以回到仰卧位为结束。

【评分】

7分 完全独立——如果步行，患者接近椅子并坐下，再站起；从床转移到座椅。动作安全。如果坐在轮椅中，患者接近床或座椅，合上车闸，提起脚踏板，必要时拆扶手，以轴旋转或滑动（无滑板）的方式进行转移并返回。动作安全。

6分 有条件的独立——需使用滑板、升降机、扶手、特殊座椅、支架、手杖等辅助器具，假肢或矫形器的使用与转移有关时，也属于辅助用具；完成上述动作需要用比正常长的时间或考虑安全因素。

5分 监护或准备——辅助者不用伸手扶患者，仅监视、指导，给予保护即可，或做转移前的准备工作如放置滑板，移开脚踏板，转移前将座椅或轮椅定位等。

4分 最小量帮助——患者独立完成 ≥ 75% 的转移动作。例如：为安全起见，轻轻用手扶患者一下即可。

3分 中等量帮助——患者独立完成 50% ~ 74% 的转移动作。例如：患者站起时，辅助者用手向上轻提其身体。

2分 最大量帮助——患者独立完成 25% ~ 49% 的转移动作。例如：患者站起时，辅助者需用力上提其身体，患者在转移过程中的转身动作亦需要帮助。

1分 完全帮助——患者独立完成不足 25% 的转移动作或完全由辅助者帮助。

图 13-5 为偏瘫患者做床与轮椅间的转移时根据是否需要帮助以及帮助量进行评分的举例。

10）转移 2——上、下坐便器

【评价要点】 包括转移到坐便器上和从坐便器上离开。

【评分】

7分 完全独立——如果步行，患者接近标准的坐便器并坐下，再站起；动作安全。如果坐在轮椅中，患者接近坐便器，合上车闸，提起脚踏板，必要时拆扶手，以轴旋转或滑动（无滑板）的方式进行转移并返回。动作安全。

6分 有条件的独立——需使用滑板、升降机、扶手、特殊座椅、支架、手杖等辅助器具或改造后的厕所，假肢或矫形器的使用与转移有关时，也属于辅助用具；完成上述动作需要用比正常长的时间或考虑安全因素。

5分 监护或准备——需监视、提示、指导及由他人做准备工作如放置滑板，移开脚踏板等。

4分 最小量帮助——患者独立完成 ≥ 75% 的转移动作。例如：为完全起见，轻轻用手扶患者一下即可。

3分 中等量帮助——患者独立完成 50% ~ 74% 的转移动作。例如：患者站起时，辅助者用手向上轻提其身体。

2分 最大量帮助——患者独立完成 25% ~ 49% 的转移动作。例如：患者站起时，辅助者需用力上提其身体，患者在转移过程中的转身动作亦需要帮助。

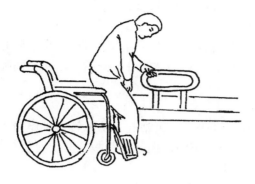

① 6 分：利用扶手独立转移。

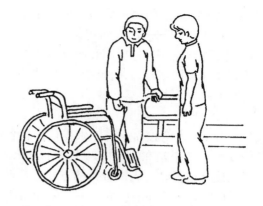

② 5 分：监视下独立完成转移动作
（可给予口头指示）。

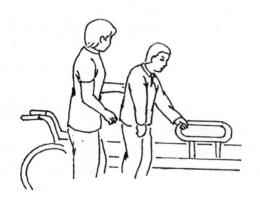

③ 4 分：如果患者身体出现晃动、辅助
者给予轻接触性辅助。

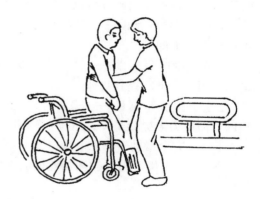

④ 3 分：辅助者轻轻上提患者身体。

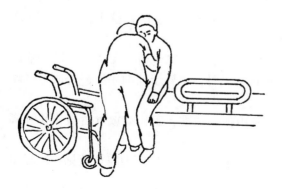

⑤ 2 分：辅助者上提患者身体，并协助
完成旋转动作。

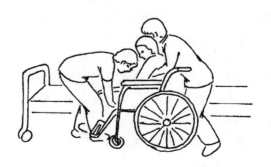

⑥ 1 分：患者的转移需要 2 人帮助。

图 13-5 偏瘫患者进行床与轮椅间转移的评分标准（① ~ ⑥）

1分 完全帮助——患者独立完成不足25%的转移动作或不能进行转移。

11）转移3——进、出浴盆或淋浴室

【评价要点】 包括出入浴盆或淋浴室。

【评分】

7分 完全独立——如果步行，患者走近、进、出浴盆或淋浴室。动作安全。如果坐在轮椅中，患者接近浴盆或淋浴室，合上车闸，提起脚踏板，必要时拆扶手，以轴旋转或滑动（无滑板）的方式进行转移并返回。动作安全。

6分 有条件的独立——需使用防滑垫、滑板、升降机、扶手、特殊座椅、支架、手杖、假肢或矫形器等辅助器具；完成上述动作需要用比正常长的时间或考虑安全因素。

5分 监护或准备——需监视、提示、劝说及由他人做准备工作如放置滑板，移开脚踏板等。

4分 最小量帮助——患者独立完成≥75%的转移动作。例如：用浴盆者仅在脚出入浴盆时需要帮助。

3分 中等量帮助——患者独立完成50%～74%的转移动作。例如：用浴盆者在座位上移动或抬腿动作均需要帮助。

2分 最大量帮助——患者独立完成25%～49%的转移动作。站立、坐到椅子上、返回均需要帮助。

1分 完全帮助——患者独立完成不足25%的转移动作或完全由他人帮助。

12）行进——步行、驱动轮椅

【评价要点】 步行或在平地上驱动轮椅50m或17m。

【评分】

7分 完全独立——不用辅助设备或用具，在合理的时间内至少能安全地步行50m。不用轮椅。

6分 有条件的独立——步行者可独立步行50m，但需要使用辅助具如下肢矫形器、假肢、特殊改制的鞋、手杖、步行器等；行走时需用比正常长的时间并考虑安全因素。若不能步行，至少应独立操作手动或电动轮椅前进50m，能转弯，能驱动轮椅到餐桌、床边或厕所。可上行3°的斜坡，能在地毯上操作轮椅，能通过门槛。

5分 监护或准备——可以行进（步行或使用轮椅）50m，但需要他人监护、提示及做行进前的准备工作。患者不能独立行进（步行或使用轮椅）50m时，在没有他人帮助的情况下，不论使用辅助设备或辅助具与否，能步行或驱动轮椅行进17m，达到室内生活（家庭内移动）的功能水平。

4分 最小量帮助——步行时需他人轻轻地用手接触或偶尔帮助；使用轮椅行进时，在狭窄拐弯处或上坡时需要帮助。患者至少独立完成≥75%的50m行进动作。

3分 中等量帮助——步行时需他人轻轻地上提患者身体；驱动轮椅者只能直行。患者至少独立完成50%～74%的50m行进动作。

2分 最大量帮助——患者至少独立完成25%～49%的50m行进动作。仅需1人的帮助。

1分 完全帮助——患者仅完成不足25%的行进动作。需要2人的帮助，或无论步行还是使用轮椅也不能行进17m。

• 评价时要根据行进的距离和辅助量两个方面评分。检查最常用的行进方式（步行或使用轮椅），如平时两者都采用，则两种行进方式均记录。出院时，如患者的行进方式改变（通常从轮椅改为步行），以出院时最常用的行进方式评分。

13）上下楼梯

【评价要点】　在建筑物内上、下 12～14 级楼梯（一层楼梯）或 4～6 级楼梯。

【评分】

7 分　完全独立——不用任何类型扶手或支撑物可连续、安全地上下一层楼梯。

6 分　有条件的独立——独立上、下 12～14 级楼梯，但需要使用辅助具如扶手、各种杖等；上下楼梯时间长或需考虑安全因素。

5 分　监护或准备——能够上、下 12～14 级楼梯，但需他人监视、提示、指导及做上下楼梯前的准备工作如准备和安装矫形器等。患者不能独立上、下 12～14 级楼梯时，在没有他人帮助的情况下，不论使用辅助设备或辅助具与否，能上、下 4～6 级楼梯，达到室内生活的功能水平。

4 分　最小量帮助——上、下楼梯时需他人轻轻地用手接触或偶尔帮助，患者至少独立完成≥ 75% 的上、下一层楼梯动作。

3 分　中等量帮助——上、下楼梯时需他人轻轻地上提患者身体。患者至少独立完成 50%～74% 的上、下一层楼梯动作。

2 分　最大量帮助——患者至少独立完成 25%～49% 的上、下 4～6 级楼梯动作。仅需 1 人的帮助。

1 分　完全帮助——仅完成不足 25% 的上、下楼梯动作；需要 2 人帮助；不能上、下 4～6 级楼梯；由他人搬运。

14）理解

【评价要点】　该项是检查患者能否听懂他人说话，或看懂书面语、手语以及姿势的能力。理解包括听理解和视理解。理解的内容分为复杂抽象的信息和基本的日常生活需要。复杂抽象的信息指电视播出及报刊发表的时事、宗教、幽默、数学、日常生活中的财务问题或集体讨论；基本日常生活需要的信息包括与被检查者的营养、饮食、排泄、卫生以及睡眠有关的对话、指示、提问或陈述。

【评分】

7 分　完全独立——理解复杂或抽象的指示和会话；理解母语的口语及书面语。

6 分　有条件的独立——在大多数情况下能够迅速理解复杂或抽象的指示和会话或仅有轻度的困难。可能需要视觉辅助具（如放大镜）、听觉辅助具（如助听器）或其它类型的辅助具。需用较长的时间去理解所得信息。不需要他人提示。

• 5 分以下的患者不能理解复杂或抽象的信息，故根据患者在理解与日常生活有关的会话和指示方面所需要的帮助量进行评价。

5 分　监护——90% 以上的情况下，患者可理解与日常生活的基本需求有关的指示和会话。在不足 10% 的时间当中，对方说话时需要放慢速度，重复，强调某一个词或句，停顿；或给予视觉或手势提示。不能理解复杂的剧情或幽默。

4 分　最小量帮助——75%～90% 的情况下，患者可理解与日常生活的基本需求有关的指示和会话。

3 分　中等量帮助——50%～74% 的情况下，患者可理解与日常生活的基本需求有关的指示和会话，例如：可以理解辅助者用手势加简短语句的表述或提问；对于"嗓子干吗？""饿吗？""疼吗？"等日常生活中的简单问题，辅助者必须放慢速度，反复询问。即使如此，患者也不能完全理解全部内容。

2分 最大量帮助——25% ~ 49% 的情况下，患者可理解与日常生活的基本需求有关的指示和会话。仅理解简单、常用的口语，例如："你好！""你好吗？"半数以上的情况需要提示。

1分 完全帮助——患者理解与日常生活的基本需求有关的指示和会话的情况不足25%；不理解简单、常用的口语，例如："你好！""你好吗？"或手势如挥手再见、握手致谢等。无论给予何种提示均不能使其做出正确反应。

• 评价中检查最常用的理解方式是听觉或视觉，如两者均同等采用，则两种理解方式均要记录。

15）表达

【评价要点】 该项是检查患者用口语或非口语（文字、交流工具及手势）方式向他人传达自己的需要和想法的能力。表达的内容分为复杂抽象想法和基本的日常生活需求。复杂抽象的表达包括讨论时事、宗教以及与他人的关系等；基本需要的表达包括营养、饮食、排泄、卫生或睡眠等生理需要等。

【评分】

7分 完全独立——可清晰、流畅地表达出复杂及抽象的想法。

6分 有条件的独立——在大多数情况下能够清晰、流畅地表达出复杂或抽象的想法，或仅有轻度的困难。可能需要辅助交流设备。需用较多的时间来表达想法。不需要他人提示。

• 5分以下的患者不能表达复杂或抽象的想法，故根据患者表达与日常生活有关的需求和想法时所需要的帮助量进行评价。

5分 监护——90% 以上的情况下，患者可表达与日常生活有关的基本需求及想法。所需提示不足 10%。复杂问题表达不清。

4分 最小量帮助——75% ~ 90% 的情况下，患者可表达与日常生活有关的基本需求及想法。能用短句表达如"把盐拿来"，但有时说错。辅助者需要确认是需要盐还是其它物品。

3分 中等量帮助——50% ~ 74% 的情况下，患者可表达与日常生活有关的基本需求及想法。如患者能指物说"给我"，但经常指错。辅助者须指实物让患者选择确认。有时辅助者只能理解患者所表达的部分内容。

2分 最大量帮助——25% ~ 49% 的情况下，患者可表达与日常生活有关的基本需求及想法。仅能用字、单词或手势表达，或不能说也不能写，故需辅助者提供几种选择让患者挑选或用交流板表达。半数以上的情况需要提示。

1分 完全帮助——患者能表达与日常生活有关的基本需求及想法的情况不足 25%；无论给予何种提示均不能使其表达自己的基本需求和想法。

• 评价检查最常用的表达方式是口语或非口语，如两者均同等采用，则两种表达方式均记录。

16）社会交往

【评价要点】 该项是检查患者在社交和治疗场合中与他人相处以及参与集体活动的能力，通过言行表现，反映患者如何处理自身利益与他人利益之间的关系。

【评分】

7 分 完全独立——与工作人员，其他患者及家属相处恰当。例如：能够控制情绪，接受批评，理解语言及行为对他人的影响。

6 分 有条件的独立——患者在大多数情况下与工作人员，其他患者及家属相处恰当，仅偶尔失控。不必监视。或许需要较长时间的调整以适应所处社会环境。必要时可用药物进行控制。

5 分 监护——患者仅在紧急或不熟悉的情况下才需要他人监护（监视、口头制止、提示或劝说），需要帮助的情况在 10% 以内。开始交往时患者常需要鼓励。

4 分 最小量帮助——75% ~ 90% 的场合下，患者可恰当交往。

3 分 中等量帮助——50% ~ 74% 的场合下，患者可恰当交往。

2 分 最大量帮助——25% ~ 49% 的场合下，患者可恰当交往。出现不恰当行为，辅助者需要对不恰当行为加以限制或制止。拒绝训练，不参加集体训练，脾气暴躁，动作慢慢腾腾，无欲望，无精打采，固执，退缩，郁闷，自闭，见人不打招呼，打人，大声吵闹，在不适当场合驱动轮椅飞跑等，均可视为不恰当行为。

1 分 完全帮助——患者仅在不足 25% 的场合下可恰当交流，或完全不交流。需要对不恰当行为加以限制或制止。

17）问题解决

【评价要点】 指就财务、社会及个人事物等方面能够做出合理、安全和及时的决定，并能够启动、按顺序实施解决问题的步骤以及自我纠错。解决问题包括解决复杂的问题和日常生活问题。复杂问题包括管理银行账务、参与制订出院计划、服药、解决和别人发生的冲突以及求职等；日常生活问题包括完成每日的任务，处理日常活动中发生的意外事件或危险等。例如：需要转移时请求帮助，饭菜变质时要求更换，需要护士帮助时知道按呼叫铃等。

【评分】

7 分 完全独立——患者能够发现复杂问题，正确地做出解决问题的决定并按步骤实施以解决复杂的问题。发现错误能及时自行纠正。

6 分 有条件的独立——在大多数情况下，可发现复杂问题，在做出正确的决定并实施解决问题的方案方面有轻度困难，或需要比平常多的时间才能做决定或解决复杂问题。

• 5 分以下的患者不能解决复杂问题，故采用日常生活问题进行评价。

5 分 监护——解决日常生活问题时，患者仅在紧急或不熟悉的情况下才需要监护（监视、口头制止、提示或劝说），需要帮助的情况在 10% 以内。

4 分 最小量帮助——患者可解决 75% ~ 90% 的日常生活问题。

3 分 中等量帮助——患者可解决 50% ~ 74% 的日常生活问题。

2 分 最大量帮助——患者可解决 25% ~ 49% 的日常生活问题。半数以上的情况需要帮助患者启动、计划或完成简单的日常活动。

1 分 完全帮助——患者仅可解决不足 25% 的日常生活问题。几乎所有的情况均需要帮助，或不能有效地解决问题。为完成简单的日常活动，常需要 1 对 1 的指导帮助。

18）记忆

【评价要点】 该项是检查患者在社区或医院环境中认识和记住常见的人、每日的常规活动及履行他人的要求的能力，包括视觉和听觉记忆。

【评分】

7分 完全独立——认识常遇见的人，记住每日的常规活动，不必反复提醒就能履行他人的要求。

6分 有条件的独立——在认识常遇见的人、记住每日的常规活动、履行他人的要求方面有轻度困难。需要应用自身发起的或从环境中取得的提示加以记忆，亦可以使用辅助工具记忆，如利用笔记本。

5分 监护——患者仅在紧急或不熟悉的情况下才需要他人监护（监视、口头制止、提示或劝说），需要帮助的情况在 10% 以内。

4分 最小量帮助——患者认识并记住 75% ~ 90% 的人或事情，即需要帮助的程度 < 25%。

3分 中等量帮助——患者认识并记住 50% ~ 74% 的人或事情，即需要帮助的程度 < 50%。

2分 最大量帮助——患者认识并记住 25% ~ 49% 的人或事情。半数以上的情况需要提示帮助。

1分 完全帮助——患者仅认识并记住不足 25% 的人或事情；在所有的情况下均需要帮助，不能有效地认识和记住。

四、注意事项

- 在评价时注重观察患者的实际操作能力，而不能仅依赖其口述。
- 患者在帮助下才可完成某种活动时，要对帮助的方法与帮助量予以详细记录。
- 评价应在适当的时间和地点进行。通常应由作业治疗师在早上起床时到病房观察病人穿衣、洗漱、刮脸或化妆等各种自理活动的完成过程，以求真实。如作业疗法科有 ADL 评价设施，必须尽量接近实际生活环境。
- 为避免因疲劳而失实，必要时可分几次完成评价，但应在同一地点进行。
- 再次评价的时机。再次评价 ADL 的目的是为了观察疗效、检验治疗方法、为及时调整治疗方案提供依据以及判断预后。因此，再次评价的时间应该安排在一个疗程结束时以及出院前。出现新障碍时应随时进行评价。
- 对于不能独立完成的项目，治疗师需进一步检查影响这些活动完成的因素，如关节活动度、肌力、平衡、协调性、感觉等。ADL 活动水平与认知功能密切相关，所以对于有 ADL 障碍的患者，也应进一步评价认知和知觉功能。

第十四章 认知与知觉功能的评价

第一节 基础知识

认知指人获取、编码、操作、提取和利用知识或信息的高级脑功能活动，认知能力表现在人对客观事物的认识活动中。认知活动包括注意、记忆、思维运作、知觉及语言等。认知能力是通过脑这一特殊物质实现的。

一、大脑皮质功能

大脑皮质由运动皮质、感觉皮质和联合皮质组成。根据功能的复杂性，将大脑皮质分为第一运动和感觉区、第二联合区、第三联合区三个水平。第一皮质投射区为运动皮质和感觉皮质，直接加工 I 级运动和感觉信息。第一区包括 I 级感觉区（躯体感觉中枢）、I 级视觉区（视觉中枢）、I 级听觉区（听觉中枢）和 I 级运动区（躯体运动中枢）。以上各区或中枢都是特异性感觉传导束的最终投射区，能引起明确性质的感觉，如触觉、视觉、听觉和运动感觉。I 级感觉和运动区以外的大脑皮质均为联合区。皮质感觉联合区整合和处理来自 I 级感觉中枢和其它脑区的信息。一些研究结果提示，联合区皮质是将具体事物的感知"抽象"成概念的场所。第二联合区有视联合区、听联合区、躯体感觉联合区，除各联合区相互联系外，它们还分别与更高级的联合区以及与其相邻的第一皮质区（I 级中枢）相互联系，参与单一感觉或运动功能的较复杂的加工。第三联合区是更高一级的联合区，包括前额叶皮质、边缘皮质及顶 – 颞 – 枕皮质，它们参与来自多个不同皮质区的信息的更复杂的整合。前额叶皮质参与各种复杂的运动功能的意念形成及运动计划。边缘联合皮质包括含额叶眶部、颞极、扣带回、海马旁回诸结构，管理记忆及行为的动机和情绪反应。顶、颞、枕叶交界区皮质整合来自顶叶、颞叶、枕叶第二联合区两种或两种以上感觉信息；认识、运用以及躯体构图等功能主要与该区顶叶部分密切相关。表 14-1 ～ 4 从功能性分区的角度总结了额叶、顶叶、枕叶及颞叶皮质功能与定位。

二、大脑两半球功能的偏侧化

大脑两半球以胼胝体相连，且结构大体相同。大脑处理感觉信息和运动信息的方式以及大脑外周感觉的传导，甚至运动器官通过大脑相联系的传导通路基本上左右交叉、两侧对称。然而，大脑两半球又存在着结构、功能上的不对称性。美国心理学家 Sperry 与他的同事们从 20 世纪 50 年代开始就对此做了大量的研究。他们发现大脑皮质的高级机能在两半球并非对称分布，而是有一定的专门化（表 14-5）。正常情况下，大脑两半球各自处理不同类型的信息，这种分工通过半球间的联络纤维传送信息来协调。从总体上看，左半球专管语词能力如语言、阅读、书写，也涉及数学能力和分析能力；右半球专管非语词性的，它以形象而不是以词语进行思维，主管与空间合成或概念有关的能力如空间认知和旋律等。

表 14-1 额叶功能

功能区	定　位	作　用	皮质内信息传输方向
第一运动区	中央前回	运动的执行	↑
第二联合区（次级联合皮质）	运动前皮质	运动的计划、程序的编排和组织	
	额视野（双侧）	眼的随意运动	
	Broca 区左侧额下回	言语运动的编程	
	补充运动区（双侧）	运动意向	
第三联合区（高级联合皮质）	前额叶皮质	意念产生	↑
		概念形成	
		动作步骤的组织与排序、时间安排	
		动作的启划	
		判断	
		抽象思维	
		记忆	
		智能	
		情绪	

表 14-2 顶叶功能

功能区	定　位	作　用	皮质内信息传输方向
第一感觉区	中央后回	精细触觉	↓
		本体感觉	
		运动觉	
第二联合区（次级联合皮质）	顶上小叶	感觉输入的协调、整合和精加工；触觉定位及分辨	↓
第三联合区（高级联合皮质）	顶下小叶（角回、缘上回）	认识：视觉、触觉、听觉输入的识别　运用：运动排序所需的视运动记忆痕迹或程序的储存躯体构图：人体姿势模式，身体各部位及其空间位置语言：语词的理解，语调解译，语词的强度与时序，声音调制	

第二篇 评价学

第二篇 评价学

表 14-3 枕叶功能

功能区	定 位	作 用	皮质内信息传输方向
视觉中枢	距状裂	视知接收	↓
视联合区	Brodaman 区（18、19 区）	视觉信息的合成与整合 视空间关系知觉 视记忆痕迹形成 语言理解和言语的前置结构 视运动记忆痕迹形成	

表 14-4 颞叶功能

功能区	定 位	作 用	皮质内信息传输方向
听觉中枢	颞横回	听知接收	↓
第二联合区 （次级联合皮质）	Wernicke 区	语言理解 声音调制 音乐知觉 记忆	↓
第三联合区 （高级联合皮质）	颞极、 海马旁回	记忆 较高级视作业和听觉模式的学习 情绪 动机 个性	

表 14-5 大脑两半球功能的分化

左半球	右半球
言语	二维、三维形状知觉
命名	颜色
阅读	空间定位、定向
书写	形状触觉
时间顺序的分析与感知	音乐的和声与旋律
数学	乐声的音色与强度
计算	模型构造
词语学习	非词语成分学习
记忆	对感受视野的直接注意
概念形成	面容识别
概念相似性辨认	简单的语言理解
左右定向	基本时间知觉能力
	感情色彩与语调形式

  各种原因引起的脑损伤可导致不同形式和程度的认知功能障碍，重度障碍者将阻碍肢

体功能的康复以及日后日常生活的自理程度。因此，发现和认识各种认知功能障碍对于脑损伤后的预后，制订康复治疗目标、计划和方法均具有十分重要的意义。

第二节　认知功能的评价

本节讨论的主要认知功能障碍包括注意障碍、定向障碍、记忆障碍以及思维运作障碍。知觉障碍将在下一节讨论。

一、注意障碍

（一）概念

注意（attention）是心理活动集中指向特定刺激，同时忽略无关刺激的能力。指向性和集中性是注意的基本特征。指向性指在某一瞬间，人们的心理活动有选择地朝向一定对象，从而保证知觉的精确性和完整性；集中性指心理活动停留在一定对象上的强度或紧张度，以保证注意的清晰、完善和深刻。注意是记忆的基础，也是一切意识活动的基础。

（二）注意的种类

注意分为无意注意和有意注意。

1.无意注意　是一种事先没有预定目的，并且不需要意志努力的注意。无意注意的引起和维持主要取决于刺激物本身的性质和强度。日常生活中人们常常不由自主、不知不觉地被新颖或有趣的事物所吸引，即属于无意注意。它是一种被动的注意。由于它不需要付出意志努力，因而不易产生疲劳。

2.有意注意　有意注意是一种积极主动地服从于当前任务的注意。学生上课时将注意力集中在老师的讲课内容上，考试时将注意力集中在卷面上，这些注意都是有意注意。它受人的意识支配和控制，是注意的一种高级发展形式。由于有意注意需要一定的意志努力，因此易产生疲劳。

（三）注意的品质及其影响因素

1.注意的范围　是指在同一时间内一个人所能清楚地把握注意对象的数量，是注意的广度特征。正常成年人能注意到8 ~ 9个黑色圆点；4 ~ 6个没有关系的外文字母；3 ~ 4个几何图形。扩大注意的范围可以提高学习和工作的效率。一般来说被知觉的对象越集中，排列上越有规律，越能成为相互联系的整体，注意的范围就越大，反之注意的范围就越小。此外，当任务复杂或需要更多地注意细节时，注意的范围就会缩小。

2.注意的选择性　是指心理活动指向具有意义的、符合当前活动需要的特定刺激，同时忽略或抑制无关刺激。

3.注意的紧张性　是指心理活动对一定对象的高度集中程度，是注意的强度特征。一个人对于注意对象的浓厚的兴趣和爱好、良好的身体和精神状况都有助于保持高度的注意紧张性。反之亦然。

4.注意的持久性　是指注意在某一对象上所能保持时间的长短，是注意的时间特征。在一定范围内，注意的持久性是随注意对象复杂性的增加而提高的。但如果注意对象过于复杂、难以理解，那么就容易导致疲劳，引起注意的分散。

5.注意的转移性　是指根据新任务的要求，主动、及时地将注意从一个对象转移到另一个对象。对原来活动的注意紧张程度越高，注意的转移就越困难，转移的速度也越慢。此外，对新的对象有浓厚兴趣或其符合当时的心理需求时，注意的转移就会比较容易和迅速。

6. 注意的分配性 是指在进行两种或两种以上活动时能同时注意不同的对象。具备这样的能力需要两个条件：一是必须有一种活动达到纯熟的程度以至于不需要太多的注意就能进行；二是同时进行的几种活动之间必须相互关联并形成固定的反应系统。开车需要手、脚和眼配合才能完成一系列动作，只有经过训练建立一定的反应系统后，司机才能很好地分配注意，自如驾车。

（四）注意障碍分型

注意是完成各种作业活动的必要条件。注意功能障碍者不能处理用于顺利进行活动所必要的各种信息。脑损伤后出现的注意障碍可分为若干类型：

• 觉醒状态低下 因网状结构功能障碍，患者对痛、触、视、听及言语等刺激的反应时间延迟，不能迅速、正确地作出反应。因此，患者对于刺激的反应能力下降。

• 保持注意障碍 指注意的持久性或稳定性下降。患者丧失在持续和重复性的活动中保持较长时间的注意于一定刺激上的控制能力。患者不能阅读书报、听课；在康复训练时由于患者不能将注意力长时间保持在所进行的活动上而影响康复治疗效果。

• 选择注意障碍 患者不能有目的地注意符合当前需要的特定刺激及剔除无关刺激。有研究表明，脑损伤患者从复杂环境中提取所需信息困难是由于脑损伤患者对突出刺激的注意和不相关信息的过滤存在缺陷所致。患者很容易受自身或外部环境因素的影响而使注意不能集中，如不能从混放在一起的各种物品中挑出指定物品，不能在较嘈杂的环境中与他人进行谈话，丧失了从复杂或嘈杂背景环境中选择一个刺激的控制能力。

• 转移注意障碍 患者不能根据需要及时地从当前的注意对象中脱离并及时转向新的对象。额叶损伤时常表现为持续状态。如果患者是一个学生，则无法交替地听老师讲课和记笔记；在进行康复训练时，患者在指令下从一个动作转换到另一个动作会出现困难。

• 分配注意障碍 患者不能同时利用所有有用的信息，表现为不能在同一时间做两件事。例如，一偏瘫患者尚可以在他人的监护下行走，但是当另外一个人从他面前走过并向其打招呼时，患者就会因失去平衡而止步、踉跄甚至摔倒。这说明患者没有足够的注意力同时兼顾行走和任何其它情况。研究显示，重度脑损伤患者在同时进行两项任务时常常会出现注意的分配障碍。在从事或执行那些需要有意识控制的加工过程的任务时，由于信息加工速度变慢会引起分配障碍；不需要有意识控制而自动完成的任务则不会引起分配障碍。这些研究结果也证实了正常的分配注意是建立在熟练掌握技能活动并相互协调的基础上的。

脑的许多结构如脑干网状激活系统、基底神经节、边缘系统以及皮层以网络的形式参与注意的控制与调节。因此，网络中的任何结构受到损伤都会引起注意功能的缺陷，越来越多的研究表明，脑外伤后注意障碍与额叶执行功能受损关系密切。大脑右半球的损伤对于注意的影响显著大于左半球损伤对其的影响。

（五）评价

通过对注意的品质进行检查，对受试者的注意功能状态进行综合评价。

1. 反应时检查 反应时间又称反应时，指刺激作用于机体后到明显的反应开始所需要的时间，即刺激与反应之间的时距。检查测量时，给被试者以单一的刺激，要求其在感受到刺激时尽可能快地对刺激做出反应。检查者预先向受试者交代刺激是什么以及他要做的反应是什么。计时器记录从刺激呈现到受试者的反应开始的时间间隔。可根据情况选择听觉反应时间或视觉反应时间的测定。

2. 注意广度的检查　数字广度测验是最常用的检查方法。检查者按每秒一个字的速度说出几个随机排列的数字，让患者立即重复。从 1 位数开始，逐渐增加数字距，直至患者说错为止。如："2"，"5"，"8-7"，"4-1"，"5-8-2"，"6-9-4"，"6-4-3-9"，"7-2-8-6"，"4-2-7-3-1"，"7-5-8-3-6"，如能复述数字达 7±2 个则为正常。不能复述 5 个或 5 个以下数字的患者，可认为有明显的注意障碍。注意排除由于听觉或语言障碍所引起的复述较差的结果。

3. 注意持久性的检查　常采用划销测验。给患者一只笔，要求其以最快的速度准确地划去指定数字或字母，如划去下列数字中的 3 和 5：

34713846231651253845637132543618585649339451985918594685968563 48954
13237295813163931262561512737613425238614334817619758327658475 79321
54323147514652596137541337543121562374137259345894689581849159 15798

或要求患者划去下列字母中的 "C" 和 "E"：

BEIFHEHFEGKCHEICBDACBFBIEDACDAFCIHCFEBAFEACFCHIBDCFGH
CAHEFACDCFEHBFCADEHAEIEGDEGHBCAGCIEHCNEFHICDBCGFDEBI
EBCAFCBEHFAEFEGCIGDEHBAEGDACHEBAEDGCDAFBIFEADCBEACEC
CDGACHEFBCAFEABFCHDEFCGACBEDCFAHEHEFDICHBIEBCAHCHEFB
ACBCGBIEHACAFCICABEGFBEFAEABGCGFACDBEBCHFEADHCAKEFEG
EDHBCADGEADFEBEIGACGEDACHGEDCABAEFBCHDACGBEHCDFEHAE

患者操作完毕后，分别统计正确划销数字与错误划销数字，并记录划销时间。根据下列公式计算患者的注意持久性或稳定性指数，并作为治疗前后自身比较的指标。

$$\text{指数} = \frac{\text{总查阅数}}{\text{划销时间}} \times \frac{\text{正确划销数} - \text{错误划销数}}{\text{应划销数}}$$

4. 注意选择性的检查　在外界干扰的情况下，要求患者指向并集中于某一特定对象。干扰可以采用听觉或视觉干扰。

5. 注意转移的检查　按以下规则出两道题：

【第一题】　写两个数，上下排列，然后相加。将和的个位数写在右上方，将上排的数直接移到右下方，如此反复下去。

3 9 2 1 3 4 7 1 8 9……
6 3 9 2 1 3 4 7 1 8……

【第二题】　开始上下两位数与第一题相同，只是将和的个位数写在右下方而把下面的数移到右上方。

3 6 9 5 4 9 3 2 5 7……
6 9 5 4 9 3 2 5 7 2……

每隔半分钟发出"变"的口令，受试者在听到命令后立即改做另一题。将转换总数和转换错误数进行比较，并记录完成作业所需时间。

6. 注意分配的检查　声光刺激同时呈现，要求受试者对刺激做出判断和反应。

行为观察也是判断患者注意力状况的一种重要方法。与患者交谈时，注意患者的谈话和行为，注意力不集中的患者趋向漫谈，常失去谈话主题，不能维持思维的连贯性；或者检查中东张西望，周围环境中的任何变动，都可能引起患者的"探究反应"。LOTCA 成套测验就是根据患者在整个测验过程中的表现对其注意力进行评分。

二、定向障碍

脑损伤患者常常在对人物、地点和时间的定向（orientation）上表现出迷惑。患者不能表明他/她现在何处，也可能迷路或走丢。患者可能不能识别他人甚至自己。评定的方法如下：

（一）人物定向

通过以下提问进行评价：

• 你叫什么名字？
• 你多大了？
• 你的生日是哪天？

（二）地点定向

通过以下提问进行评价：

• 你现在在哪里？
• 你现在所在的医院在哪里？
• 你家住在哪里？

（三）时间定向

通过以下提问进行评价：

• 今天的日期（要求说出年、月、日）？
• 今天是星期几？
• 现在的时间（被检查者不允许看表）？

患者在上述定向检查中回答不准确，则表明有定向障碍。但患者仅可能表现出某一方面的定向障碍，如时间定向或地点定向障碍。

三、记忆障碍

（一）基本概念

记忆（memory）是过去经历过的事物在头脑中的反映。用信息加工的观点看，记忆就是人脑对所输入的信息进行编码、存储以及提取的过程。由于记忆功能的存在，使人们能够利用以往的经验，学习新的知识。记忆随年龄增长而有改变，记忆障碍是脑损伤后常见的临床问题，也是各种类型的痴呆的常见症状。脑部的损伤会使记忆的任何一个环节受到破坏而致记忆中断，并且将长期受到影响。

（二）记忆的种类

根据记忆编码方式不同、储存时间不同，可以将记忆分为感觉记忆、短时记忆和长时记忆。

1.感觉记忆　是指当感觉刺激停止后头脑中仍能保持瞬间映像的记忆。也就是说，当作用于感觉器官的各种刺激消失后，感觉并不随着刺激的消失而立即消失，仍有一个极短的感觉信息保持过程，故而它又称瞬时记忆（immediate memory）。瞬时记忆保持的时间以毫秒计，最长 1 ~ 2 秒钟。感觉记忆是人类记忆系统的第一阶段。

2.短时记忆（short-term memory）　是指信息保持在 1 分钟以内的记忆。在一般情况下，信息在短时记忆中仅存 30 秒左右。短时记忆的容量称为记忆广度，一般人的容量或储存量为 7±2 个项目。这里的项目为记忆单位，称为"组块"，每一个组块是一个整体。它可以是一个数字，也可以是一串有意义的数字；可以是一个字母，也可以是有许多字母的单词。例如，19870514 这是 8 个数字，如果以单个数字记忆则占 8 个组块，若将其划分为 1987（出生年）、05（出生月）和 14（出生日），则只占三个组块。因此，组合大的组块对提高短时记忆容量和效率有重大意义。

短时记忆是感觉记忆和长时记忆的中间阶段。它对来自感觉记忆和长时记忆储存的信息进行有意识的加工：一方面，它通过注意接受从感觉记忆输入的信息，为当前的认知活动服务，并将其中必要的信息经复述、编码输入长时记忆储存，不必要的信息随即消失；另一方面，它又根据当前认知活动的需要，从长时记忆中提取储存在那里的信息进行操作。因此，短时记忆又称工作记忆，它不仅起着暂时保存信息的作用，而且还执行着整个系列的加工与提取过程，翻译的口译过程、查号台的服务、学生听课做笔记等都是短时记忆的功能表现。

3.长时记忆（long-term memory）　是指信息在头脑中长时间保留的记忆。它保留信息的时间在 1 分钟以上，包括数日、数年直至终生。它的信息来源是短时记忆阶段加工后的内容，一般经过复述而储存。长时记忆是记忆系统的第三阶段，与短时记忆相比，长时记忆的功能主要是备用性的。长时记忆是信息的永久性仓库，其容量几乎无限大，永远不会"仓满为患"。储存在长时记忆中的东西不用时处于一种潜伏状态，只在需要时才被提取到短时记忆中。在长时记忆中储存的内容一般分为陈述性知识和程序性知识两种。前者用于回答"是什么"，"为什么"的问题；后者则用于回答"怎么做"的问题。

这三种记忆可视为记忆系统信息加工过程中相互联系的三个阶段（图 14-1）。

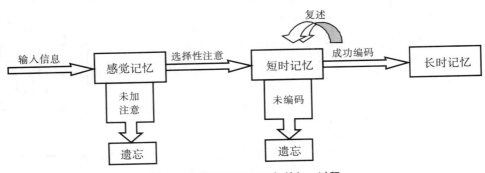

图 14-1　记忆系统及记忆的加工过程

（三）记忆的基本过程

记忆的基本过程包括识记、保持和回忆三个环节。从信息加工的角度看，这一基本过程是信息的输入（编码）、储存和提取。识记是人识别并记住事物的过程，它是记忆的第一环节。保持是识记的事物在头脑中储存和巩固的过程，是记忆的第二环节，是实现回忆的必要前提。回忆是对头脑中所保持事物的提取过程，也是记忆的最后一个环节。回忆有再现和再认两种方式。再现是当识记过的事物不在时能够在头脑中重现，学生在做闭卷问答题时就需要通过再现学过的内容作答。再认是当识记过的事物再度出现时能够把它识别出来，学生考试时做选择题就是一种再认现象。

编码是短时记忆中信息加工的步骤。通过分析输入的信息，将需要记住的信息转换成比较容易识别的形式以便日后从长时记忆中提取。康复治疗中采用首词记忆术帮助记住所给信息即是例证。储存是巩固信息的阶段，正常人这一阶段可经历数分钟或数小时。已巩固的信息被储存到长时记忆中。提取是一个从长时记忆中搜寻、定位和摘录信息的过程。

（四）记忆障碍分类

1. 记忆减退   记忆功能低于正常。记忆减退是痴呆患者早期出现的特征性表现。

2. 遗忘   由于脑损伤而致记忆功能受损或丧失。遗忘症者立即回忆功能正常或近于正常。脑外伤患者的遗忘有两种表现形式，即顺行性遗忘和逆行性遗忘。前者指不能回忆伤后发生的事件；后者指不能回忆伤前发生的事件。

3. 虚构   患者以从未发生的经历回答提问，回答不仅不真实且奇特、古怪，或者以既往的经历回答当前的提问。虚构被认为是额叶功能障碍与遗忘同时并存的结果。虚构是一种较严重的记忆障碍。

（五）评价

记忆障碍与颞叶内侧海马及周围结构以及丘脑核损伤密切相关。海马及周围结构主要对长时记忆有影响。短时记忆障碍与大脑皮质前额叶损伤有关。皮质-皮质间回路受损（尤其左侧）可抑制瞬时记忆。关于记忆的大脑半球优势化问题，普遍认为左颞叶与语言记忆有关，而右侧半球与非语言记忆有关。这些问题在记忆障碍的评价中应予以关注。

心理医生以及神经心理学专家采用韦氏记忆量表、临床记忆量表等评价记忆。OT 师则主要是对记忆（瞬时、短时、长时记忆）进行筛查。其目的是了解患者是否存在记忆障碍以及记忆障碍对于日常生活有哪些影响，以便切合实际地为患者制订康复训练计划。

1. 瞬时记忆的评价   常用的方法为检查注意力的数字广度测验。重复的数字长度在 7 ± 2 为正常，低于 5 为即刻记忆缺陷。亦可连续 100 减 7 再减 7，要求患者说出减 5 次的得数。

另一个检查瞬时记忆的方法是检查者说 4 个不相关的词，如牡丹花、眼药水、足球场、大白菜。速度为 1 个 / 秒。随后要求患者立即复述。正常者能立即说出 3 ~ 4 个词。检查中重复 5 遍仍未答对者为异常。只能说出 1 个，甚至 1 个也说不出，表明患者瞬时记忆异常。

非口语记忆可用画图或指物来检查。如出示四张图形卡片（图 14-2），让患者看 30 秒钟后将图卡收起或遮盖，停顿 5 秒钟后要求患者将所看到的图案默画出。不能再现图案，

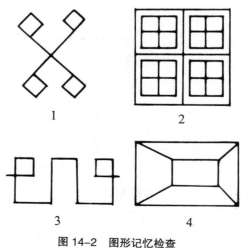

图 14-2   图形记忆检查

或再现的图案部分缺失、歪曲或不紧凑均为异常。

有学者认为，瞬时记忆实际上就是注意力，检查瞬时记忆就是检查注意力。但是在临床中，OT 师可能发现，在一间嘈杂或眼花缭乱的房间里对患者进行正式的记忆测验，要比在一间安静的房间里所测验的结果差。从功能上而言，一个偏瘫的病人在一个繁忙的诊所中记住所教给的单手系鞋带的方法可能会有困难，但是在一间安静的屋内会记住更复杂的穿衣技术。因此，区别记忆本身的缺陷和注意的问题仍十分重要。

2. 短时记忆和长时记忆的评价　可分别于 1 分钟、5 分钟、10 分钟以后要求患者回忆在检查瞬时记忆时所提的四个无关词（牡丹花、眼药水、足球场、大白菜）。如果回忆困难，可给一些口头提示，如语义、语音或上下文的提示。严重遗忘者不能完全回忆，甚至否认曾提供这些词。

非口语记忆测验可用画图或指物。Rey-Osterreith 复杂图形记忆测验用来检测患者的非口语性记忆能力。受试者按要求临摹图案，对受试者记忆功能的测量一般在临摹后 10 ～ 30 分钟以内进行，即让受试者根据记忆自由地将图案重画出来。通过测验可以了解有关受试者记忆过程中保持功能方面的信息。指物测验时检查者将四件易识别的日常用品如钢笔、钱包、硬币、钥匙藏在目前所在的房间内，要求受试者注意看并记住藏匿的位置。分别于 1 分钟、5 分钟、10 分钟以后或检查时间结束时，让受试者指出这些物品藏在哪里。不能指出者为异常。

注意排除由于视觉、语言或注意障碍所引起的异常结果。

远期记忆测验可提问个人的重要经历，这需要亲属或知情者证实其准确性；也可问社会重大事件，它需要注意患者文化水平及生活经历。

3. 问卷　为了更真实地反映患者实际生活中的具体情况，可以采用问卷的方式对记忆障碍进行更为接近日常生活活动的测验（表 14-6）。

表 14-6　日常记忆问卷

你 / 你的家人在日常生活中有否遇到以下情况，如有，请在□内画"√"。

□ 1. 在日常生活中会忘记一些日常用品放在何处

□ 2. 认不出曾经到过的地方

□ 3. 忘记到商店买什么东西

□ 4. 忘记在近几天别人告诉的事情，或需要别人的提示才能记起

□ 5. 认不出时常接触的好友或亲人

□ 6. 有"提笔忘字"、"话在嘴边说不出"的情况，需要别人提示

□ 7. 忘记了日前发生的重要事情及细节

□ 8. 刚说的话或事情，转身的工夫就忘

□ 9. 忘记了与自己有关的一些重要信息，例如生日、住址等等

□ 10. 忘记了在家里或工作单位常做的事情的细节

□ 11. 忘记了在一般情况下可找到某些东西的地方，或在不适当的地方找东西

□ 12. 在所熟识的行程、路线或建筑物内迷失方向或走错路

□ 13. 重复地向某人说其刚说过的内容或重复问同一个问题

□ 14. 无法学习新事物、新游戏的规则

□ 15. 对于生活中的变化无所适从等

四、问题解决障碍

（一）基本概念

1. 思维　思维属于高级的认知活动，是大脑对事物进行分析、综合、比较、分类、抽象和概括的过程。分析就是将事物的整体分解为个别的部分或特征；综合是把事物的多个部分或特征组合成为整体；比较是通过对比，确定不同事物或特征的异同；抽象是从事物许多特征中找出共同的本质特征；而概括则是根据事物共同的本质特征去认识同一类的所有事物。通过思维，人们就可以对事物进行理解和认识。

2. 概念形成　概念是对环境中的人、物及事件进行归类或分类的一种方法。概念由许多成分组成，这些成分是形成概念的关键特征。例如"猫"的概念，并非立即形成，而是人们在生活中逐渐学会确认的，如有四条腿、有尾巴、有胡须、爱吃鱼等，这些特征帮助我们将猫与其它动物区分开来。猫还有许多品种，但都具备类似的本质属性。各种人、物、事都可以按照其本质属性和内在联系进行归类或分类。

3. 问题解决　虽然思维活动到处可见，但更多、更主要的思维现象是与问题情境相联系的。因此，问题解决可视为一种最重要的思维活动，是思维活动的一个最普遍的形式。

（1）问题解决的思维过程　问题解决（problem solving）是指解决实际问题的能力，是消除事物的当前状态和期望状态之间存在的差异的思维操作。这个差异就成为"问题"，而期望状态就成为目标。这种思维操作体现了一个人在新的或陌生的情境中综合处理和运用已有的知识、经验的能力。问题解决的思维过程大体分三个阶段：①认识和理解问题：所有的问题解决必定以对问题存在的认识为开始。通过分析与问题最为相关的情况，识别出问题的一些突出特征，同时剔除无关的信息。②制订和实施计划：当理解了问题所在并将所期望的状态作为目标后，就需要从众多的选择当中产生最佳的解决问题的方法并予以实施。③评价解决问题的方法：是指将最终结果和初始状态或问题进行比较，将最终结果与目标状态进行比较。如果初始状态未达到目标状态，则需要重新调整策略或操作直至问题得到解决。一个简单的例子是一个人感到有些头晕并出冷汗。寻找原因后明白头晕和出冷汗是因为一天没有吃东西而由低血糖引起的。因此，解决问题的办法是给他补充食品，但是吃什么东西？如何得到这些东西，是自己做，还是买，如果买，到哪里买，价位如何等等，均需要进一步探讨和决定。进食后观察症状是否有所缓解，如果补充食物后症状消失说明所采取的策略和具体操作方法适宜，因此问题得到圆满解决。在解决这个问题的过程中包含了上述三个思维阶段。问题解决是多种认知功能的整合结果。因此，在评价问题解决能力时，治疗师必须首先了解患者的其它认知功能（如注意、记忆、知觉等）状况。如果患者不能复制一个木块设计，他／她可能是缺乏空间方面的技能，或者也许是不能分析和不能明白究竟该怎样搭建这个设计。因此，问题解决的评价应从评价其它认知功能开始，如无异常，再进一步评价问题解决能力。

（2）功能障碍　问题解决方面的功能障碍包括：①不能认识存在的问题。在进行一项活动中，患者不能意识有任何差错。在分析问题时，不能区别解决问题的关键要素，表现为理解问题片面，即不能理解问题的全部，而是仅仅看到其中的一部分；过分重视某一个特征而忽略其它关键性的特征；或在进行一项活动时，强调许多无关的因素或特点，因而无法选择关键性的特征。②不能计划和实施所选择的解决方法。表现为不能完成具体任务或活动；选择无效方案或策略，导致花费过多的精力与时间。③不能检验解决问题的办法是否令人满意。不能发现和纠正错误以进一步改进；不能利用反馈来检验问题是否得到满意的解决；也不能通过结果来判断问题是否得到满意的解决。问题解决的能力出现障碍将影响患者日常生活的各个方面。患者去朋友家串门需要乘车却搞不清该乘哪路公共汽车；不明白该怎样安排一顿饭；在一定的社会环境或处境中不知该如何做或做出不恰当的反应。不能计划、组织和实施复杂的作业或工作。思维片面具体，不能举一反三。损伤部位在前额叶皮质。

（二）评价方法

1. 谚语解释 评价问题解决的常用方法为谚语解释。谚语解释这项测验是为了检查患者抽象概括能力，考查患者理解口头隐喻的能力。谚语是在民间流传的固定语句，是用简单通俗的话来反映出深刻的道理。脑损伤患者由于不能抑制无关的联系与选择，或过分强调事物的某一面，因此在解释谚语时常常做出具体的解释，而不能抽象思维。检查者提出谚语，如隔靴搔痒、三个臭皮匠赛过诸葛亮等，仅直接简单地解释谚语，如"隔着靴子抓痒"，"三个皮匠比诸葛亮强"，表明患者在认识和选择事物的主要和共同特征方面存在缺陷。表14-7举例说明用评分的方法判断患者解释谚语的情况，具体解释为0分；半抽象的解释为1分；抽象的解释为2分。具体的回答或简单重复谚语的意思均提示存在障碍。患者的回答不仅与认知力完整程度有关，而且与受教育水平和过去对谚语的熟悉程度都有关，在检查时应了解这方面的情况。谚语解释必须与其它检查所见一致。

表14-7 谚语解释及评分标准举例

谚　语	谚语解释	评分标准
罗马非一天之内建成	要花很长时间才能建成罗马 不可能在一个晚上建成一座城市	0分，具体
	做事必须要有耐心； 你不可能在一天之内学会所有的东西	1分，半抽象
	伟业非一夜之功 坚持必成	2分，抽象
溺水人捞救命稻草	落水时要紧紧抓住手中的稻草 这个人要抓住所有的事情	0分，具体
	自我保护是重要的 没人想死	1分，半抽象
	一个极度绝望之人会做各种努力 依靠完全靠不住的东西	2分，抽象

2. 相似与差异 相似与差异测验检查患者分析和运用知识的能力，通过评价患者识别一对概念的相同或不同之处，考察其对比和分类、抽象与概括的心智操作能力。

（1）相似 给患者出示词组，共四对（如西红柿—白菜；手表—皮尺；诗—小说；马—苹果）。要求患者通过比较上述两种事物或物品指出其相似之处。

正确的回答必须是抽象的概括或总体分类；仅指出它们的非主要特征，只回答出一对词组中一个词的性质，所作的概括与其不相关或不恰当，均提示患者存在缺陷。例如：西红柿和白菜，正确的回答应该是它们都是蔬菜；如果回答它们都是食品，长在地里或都是可以吃的，它们都可以在超市里买到并且都有营养，说明患者在概念形成或分类方面存在缺陷。

（2）差异 与检查相似的方法相同，给患者出示四对词组，如狼—狗、床—椅子、河—运河、谎言—错误。要求患者在比较之后，指出两者间的区别。

3. 推理测验 在解决某些问题时，要在所提供的条件中，通过推理去寻找规律并验证这种规律。因此，推理测验是评价问题解决能力的另一个重要部分。推理测验可选择如下内容：

（1）言语推理

【例 1】已知丫丫比牛牛大，牛牛比菲菲大，毛毛比丫丫大。下面哪个句子是正确的？ ①菲菲比丫丫大；②毛毛比牛牛大；③菲菲比毛毛大；④牛牛比毛毛大。

【例 2】球场上飞出一只足球把教室玻璃砸碎了。老师将同学们集合在一起追问是谁踢的这只球。以下是学生们的回答：这不是刘亮踢的——沈明说。是雷勇踢的——刘亮说。我知道雷勇没有踢球——汪平说。是汪平踢的——张昊说。反正沈明没有踢——雷勇肯定地说。调查结果表明，这 5 个同学中有 1 人说了谎话。请问，谁说了谎话？是谁踢的球？

（2）非言语推理

【数字推理】 如 1、4、7、10······

【图形推理】 可采用瑞文推理测验。此测验由无意义图形组成，较少受文化背景的影响，可测验知觉辨别能力、类同比较能力、比较推理能力、抽象推理能力以及综合运用能力。

4. 回答实际问题 如前所述，问题解决的操作过程分为对实际情况（问题）的分析、选择解决方案并且实施及评估所用方法三个阶段。判断患者在实际情境中的表现也应当围绕这三个阶段进行。可以向患者提出各种突发事件应如何处理的问题。如：假如你在早上 8：00 前一分钟起床，突然想起自己要在 8：00 到市中心出席一个重要的会议，你该怎样做？假设你在湖边散步，看见一个 2 岁的小孩独自在湖边玩耍，你会怎样做？假如当你回家的时候，发现水管破裂，厨房被水浸，你会怎样做？假如你流落在香山，但是口袋里只有一角钱，你会怎样做？然而，患者在面对实际生活中出现的问题时的真实反应情况，需要从家属或在住院期间从医务人员处了解。

第三节 知觉功能的评价

感觉是人脑对当前直接作用于感觉器官的客观事物的个别属性的反映。知觉则是人脑对当前作用于感觉器官的客观事物的各种个别属性进行的整体反映，是大脑皮质的高级活动。通过感觉可知事物的属性，而通过知觉才能对事物有完整的印象。因此，知觉以感觉为基础，但不是感觉的简单相加，而是对各种感觉刺激分析与综合的结果。知觉的形成是当前感觉刺激与以往经验和知识整合的结果。知觉障碍是指在感觉输入系统完整的情况下，大脑皮质特定区域对感觉刺激的认识和整合障碍，可见于各种原因所致的局灶性或弥漫性脑损伤患者。损伤部位和损伤程度不同，知觉障碍的表现亦不相同。临床上常见的主要障碍有：躯体构图障碍、空间关系障碍、失认症及失用症等，每一种类型的障碍又分为若干亚型。

一、躯体构图障碍

躯体构图（body scheme）指人体的姿势模型，其中包括了对人体各部分之间相互关系以及人体与环境关系的认识。有关人体的知觉是各种感觉输入（如触觉、本体感觉等）的整合结果。对于身体各部分及其相互间关系的认识是一切运动的基础，身体的哪一部分移动、向哪里移动以及如何移动均有赖于对身体各部分及其关系的正确认识；认识身体及其各部分之间的关系也是理解人与物之间的空间关系的前提。人在出生后的两年里便逐渐学会了区别自身和周围世界。一个人穿衣服的能力部分依赖于躯体构图的完整。躯体构图与体像不同，体像（body image）是对一个人体产生的与健康、疾病相关的精神心理形象。它表达的是一个人的主观感觉，并不代表身体的确切构成。躯体构图障碍指与人体知觉有关的一组障碍，由顶叶损伤引起，包括单侧忽略、疾病失认、手指失认、躯体失认以及左右分辨困难。单侧忽略的评价将在本章稍后专题讨论。

（一）左右分辨障碍

1. **基本概念**　左右分辨（right/left discrimination）是指理解、区别和利用左右概念的能力，包括理解自身的左与右或对面的检查者的左与右。左右分辨障碍的患者不能命名或指出自身或对面方身体的左、右侧。左右分辨障碍可因任何一侧顶叶损伤所引起。右脑损伤的患者因视空间能力受到影响而表现出不能分辨物体或空间环境中的左与右，如不认路或不会穿衣服；不能分辨坐在对面的检查者身体的左、右侧；不能准确模仿他人的动作等。左脑损伤者则会出现与语言能力受到损害有关的表现，如患者不能执行含有"左—右"概念的口令如"在十字路口向右拐"。左侧脑损伤合并左右分辨障碍的患者常常存在失语症，而左侧非失语症脑损伤患者左右分辨能力则基本正常。

2. **评价方法**　Benton 于 1983 年发表了一个标准化检查方法。治疗师坐在被检查者对面，被检查者按照指令分别指出自己、对方或人体模型的左、右侧。检查左右分辨障碍前应首先排除躯体失认并注意排除感觉性失语对检查的影响。检查内容见表 14-8。

表 14-8　左右定向检查

检查项目	得	分
1. 伸出你的左手	1	0
2. 指你的右眼	1	0
3. 触摸你的左耳朵	1	0
4. 伸出你的右手	1	0
5. 用你的左手触摸你的左耳	1	0
6. 用你的左手触摸你的右眼	1	0
7. 用你的右手触摸你的右膝	1	0
8. 用你的左手触摸你的左眼	1	0
9. 用你的左手触摸你的右耳	1	0
10. 用你的右手触摸你的左膝	1	0
11. 用你的右手触摸你的右耳	1	0
12. 用你的右手触摸你的左眼	1	0
13. 指我的眼睛	1	0
14. 指我的左腿	1	0
15. 指我的左耳	1	0
16. 指我的右手	1	0
17. 用你的右手摸我的左耳	1	0
18. 用你的左手摸我的左眼	1	0
19. 把你的左手放在我的右肩上	1	0
20. 用你的右手摸我的右眼	1	0
总　　分	20	0

满分20分，17～20分为正常，总分＜17分提示存在缺陷。

（二）躯体失认

1. 基本概念　身体部位识别（body part identification）指识别自己和他人身体各部位的能力。这种识别障碍称躯体失认（somatognosia）。躯体失认患者缺乏人体结构的概念，有此障碍的患者不能区别自己和检查者身体的各个部位以及各部位之间的相互关系。因此，不能执行需要区别身体各部位的各种指令，在进行转移动作训练时不能执行治疗师的口令，如"以双脚为轴心移动你的身体，将手放在椅子的扶手上"；"双手在胸前交叉并触摸肩部"等。患者不能模仿治疗师的动作，可能对自己身体的感知产生歪曲变形而将身体或身体某一部位看得比实际大或比实际小。患者常常诉患侧肢体有沉重感。躯体失认的患者也会出现穿衣障碍。损伤部位常见于优势半球顶叶或颞叶后部。因此，该障碍主要见于右侧偏瘫的患者。如果躯体失认不同时合并空间关系障碍，则预后较好。

2. 评价方法

（1）按照指令指出人体部位　被检查者要按照指令指出或回答以下身体部位（自己、检查者、人体画或人体拼图）的名称，如①嘴、②颏、③鼻子、④头发、⑤肘、⑥肩、⑦膝、⑧脚、⑨后背。在检查躯体失认时不要使用"左"和"右"字，以避免合并左右分辨障碍的患者被误诊。检查中注意排除感觉性失语的影响。

在合理的时间内能够正确地说出所有部位的名称者为正常，否则提示异常。人体部位识别障碍者不仅在人体部位识别检查中表现异常，左右分辨亦会表现异常。单纯左右分辨障碍的患者却能较好地辨别身体各部位。

（2）模仿动作　要求患者模仿检查者的动作，如触摸下巴、左手、右小腿等。由于不是检查左右分辨障碍，因此患者模仿时即便是镜像反应也并非异常。

（3）回答问题　检查者要求患者回答以下问题：

- 一般来说，一个人的牙齿是在嘴的里面还是外面？
- 你的腿是在你的胃下面吗？
- 你的脚和胃，哪一个距离你的鼻子更远？
- 你的嘴是在眼睛的上方吗？
- 脖子和肩膀，哪一个距离你的嘴更近？
- 你的手指是在肘和手之间吗？
- 什么在你的头顶上，头发还是眼睛？
- 你的背是在前面还是后面？

正常者应能在合理的时间内正确回答所有问题。

（4）画人体图　给患者一只笔和一张白纸，嘱患者在纸上画一个人。要求画出人体的10个部分，每一部分1分，共10分。这10个人体部位是：头、躯干、右臂、左臂、右腿、左腿、右手、左手、右脚、左脚。10分为正常；6～9分为轻度障碍；5分以下提示重度障碍。注意排除单侧忽略和结构性失用症的影响。

（三）手指失认

1. 基本概念　手指失认（finger agno-sia）指不能识别自己的手指或他人的手指，包括不能命名手指、不能指出被触及的手指。手指失认常表现为双侧性且多见于中间三个手指的命名或指认错误。手指失认将严重影响患者手指的灵巧度，进而影响与手指灵巧性密切相关的活动能力，如系纽扣、鞋带，打字等。损伤部位可见于任意一侧半球顶叶角回或缘上回。手指失认很少单独出现，多与失语症或其它认知障碍合并存在。手指失认同时合并左右分辨障碍、失写（不能抄写文字或完成书写动作）、失算（对数字的认识障碍，同时有算术运算障碍）时称为 Gerstmann's 综合征。

2. 评价方法

（1）在被检查者面前出示一张手指图（图 14-3）。嘱患者将手掌朝下放置于桌面上。检查者触及其某一手指后，要求患者从图中指出刚被触及的手指，如右边第二个手指，左边第三个手指，右边第四个手指等等。要求患者睁眼和闭眼分别指认 5 次，然后进行比较。

正常者应能在合理的时间内正确回答所有问题。

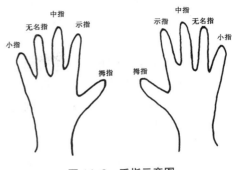

图 14-3　手指示意图

注意排除是否存在感觉障碍。

（2）检查者命名的手指名称，要求患者分别从自己的手、检查者的手及手指图上进行指认（各 10 次）。

（3）患者模仿手指动作，如示指弯曲，拇指与中指相对。

（四）疾病失认

1. 基本概念　疾病失认（anosognosia）是一种严重的躯体构图障碍，患者否认、忽视或不知道其瘫痪的存在及其程度。典型的患者总是坚持一切正常或否认瘫痪的肢体是自己的，有的患者声称这个肢体有其自己的思想等。损伤部位在非优势半球顶叶缘上回。因此，疾病失认常见于右侧脑损伤的患者。

2. 评价方法　和患者进行交谈。通过交谈观察患者是否意识到自己瘫痪了？对于瘫痪感觉如何（是否漠不关心）？如何解释胳膊为什么不能动？如果患者否认肢体瘫痪的存在或者编造各种原因来解释肢体为何不能正常活动时，均提示存在疾病失认。

二、空间关系综合征

空间关系综合征（spatial relations syndrom）包括多种障碍，其共同之处在于观察两者之间或自己与两个或两个以上物体之间的位置关系和距离上表现出障碍，如图形背景分辨困难、空间定位和空间关系障碍、地形定向障碍、物体恒常性识别障碍以及深度与距离判断障碍等。结构性失用和穿衣失用有时也被认为是空间关系障碍的结果。由于右顶叶与空间知觉密切相关，故空间关系综合征最常见于右侧脑损伤的患者。

（一）图形背景分辨困难

1. 基本概念　图形背景分辨（figure-ground identification）知觉是从背景中区别前景的能力。这种能力使人很容易地在抽屉里发现要找的东西；在开车的时候能够专心注视道路情况，忽视其它与安全无关的环境与事物。视觉图形背景分辨困难指患者由于不能忽略无关的视觉刺激和选择必要的对象，故不能从背景中区分出隐含在其中的图形的症状。就功能而言，此障碍将干扰患者从视野中不显眼处发现重要的或所需的物品。如不能从笔记本中或抽屉里找到所要的东西，不能从衣服上找到扣子，不能从单一颜色的衣服上找到袖口；在下楼梯时，不能分辨本层楼梯的结束与下层楼梯的开始；不能在白床单上找到白衬衫；不能在轮椅上找到手闸；不能在杂乱的抽屉里找到眼镜等。由于有图形背景分辨困难的患者很容易分散注意力，故常导致注意范围缩小，独立性和安全性下降。损伤部位主要在非优势半球顶叶，也可以是脑的任何部位。

2.评价

（1）辨认重叠图形　给患者出示一张将三种物品重叠在一起的图片，然后要求患者用手指点或者说出所见物品的名称（图14-4），限1分钟完成辨认。

能够全部辨认者为正常，否则为异常。检查时注意排除视力差、同向偏盲、失语对检查结果的干扰。

（2）功能检查

• 在卧室里，从白床单上拿起白色的浴巾或洗脸毛巾。

• 穿衣时，找到袖子、扣子、扣眼儿以及衬衫的下部。

• 在厨房里，从柜厨里找出一件用具，或从未按分类摆放的抽屉中找出勺子。

• 将衬衣按袖子的长短分开摆放。

患者应在合理的时间内完成任务。检查时注意排除视力差、视失认对检查结果的影响。

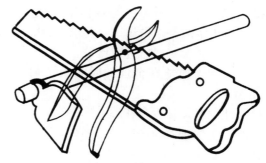

图14-4　图形背景分辨检查

（二）空间定位障碍

1.基本概念　空间定位（position in space）知觉指对物的方位概念如上－下、前－后以及内－外等的认识。出现空间定位障碍的患者不能理解和处理物与物之间的方位关系。如让患者将上肢举到头的"上"方或是把脚放在轮椅的脚踏板"上"时，由于缺乏方位概念，患者表现出不知道做什么。损伤部位于非优势半球顶叶。

2.评价

（1）绘图　将一张画有一只盒子的纸放在患者面前，令患者在盒子的下方或上方画一个圆圈。

（2）图片检查　将几张内容相同的图片呈"一"字排列在被检查者面前。每一张图片中都画有两个不同的物品，如一只鞋和一只鞋盒子，但每张图片中鞋相对于鞋盒的位置均不同，如鞋子位于盒子的上方、侧方、后方及盒内、盒外。要求被检查者描述每一张图片中鞋与鞋盒子之间的位置关系。

（3）实物定位　将一些物品如杯子、勺、茶盘放在被检查者面前，要求被检查者安排这些物品的位置。如"将杯子放到盘子上"，"将勺子放到杯子里"，"将茶盘放到杯子旁"等。亦可将两块正方形积木放在病人面前，要求被检查者将其中一块积木围绕另一块积木来变换摆放位置，如放在它的上面、侧面、前面、后面。

检查中注意排除图形背景分辨障碍、偏盲、单侧忽略、失用症、协调性障碍及理解障碍对评价结果的影响。

（三）空间关系障碍

1.基本概念　空间关系（spatial relation）知觉指对两个或两个以上的物体之间以及它们与人体之间的相互位置关系的认识，如距离感和相互间角度的概念的建立等。一个人在串珠子时必须协调好珠子、串线与其本身各自的位置和角度才可能准确、快速地把珠子串起来。有视空间关系障碍者可出现结构性障碍或穿衣失用；由于不能判断挂钟的时针与分针的相对位置关系，因而不能说出正确的时间。病灶位于非优势半球顶叶。

2. 评价

（1）连接点阵图　一张纸的左半边有一个点阵图，各点之间用线连接后形成一个图案。纸的右半边有一个相同图案的点阵图，要求患者用线将点连接成一个和左侧一模一样的图案。正确完成为正常。注意排除单侧忽略、图形背景分辨障碍、偏盲、手眼协调性差、结构性失用以及持续状态等。

（2）十字标　一张空白纸、一张示范卡片、一只笔。在示范卡不同的位置上画有若干个十字标。要求被检查者完全按照示范卡将十字标及其位置在白纸上准确无误地复制出来，否则为异常。如果患者不理解指令，治疗师则需要给患者做示范（图14-5）。

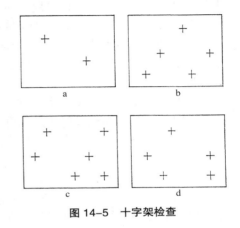

图14-5　十字架检查

（3）结构性运用检查　参考结构性失用的评价。

（4）ADL检查　在穿衣、转移等活动中观察患者取、放物品，身体的相应位置变化等。

（四）地形定向障碍

1. 基本概念　地形定向（topographical orientation）指判断两地之间的关系。从一个房间走到另一个房间，在一个大的购物中心里寻找一家商店，或者在一个城市里旅游，均需要正常的地形定向的知觉能力。地形定向障碍指不能理解和记住两地之间的关系。因此，地形失定向患者无论使用地图还是不使用地图均无法从一地走到另一地。住院时不能从训练室回到自己的病房，找不到回家的路，在熟悉的环境中迷路等；严重时，即便在家里也找不到自己的房间。患者也不能描述所熟悉的路线或环境特征，例如卧室布局。地形判断障碍很少独立存在，常与空间关系障碍其它问题并存。损伤部位于非优势半球枕顶叶。

2. 评价

（1）描述　要求患者描述或画一个熟悉的路线图，如所住街区、居住的位置及主要十字路口。地形定向障碍者一般不能完成上述作业。也可将一张所在城市的交通地图展开放在患者面前，治疗师指出当前所在地点，嘱患者从该点出发并找出其回家的路线。找不出者为异常。

（2）功能评价　有的患者能够通过画图再现所熟悉的路线，但自己却不能按路线行走。如果患者去PT或OT等科室治疗后能够描述回病房的路线但自己不能找到回病房的路，提示存在地形定向障碍。

（五）物体恒常性识别障碍

1. 基本概念　物体恒常性（form constancy）识别障碍指不能观察或注意到物体的结构和形状上的细微差异。患者不能鉴别形状相似的物体，或者不能识别放置于非常规角度的物品，此属空间关系障碍。临床中可见患者将笔和牙刷、大水罐和尿盆、手杖和拐杖等相互混淆。损伤部位于非优势半球颞顶枕叶联络区。

2. 评价　将物品非正常摆放，如反放手表，或将形状相似、大小不同的几样东西混放在一起，如铅笔、钢笔、吸管、牙刷、手表、钥匙、区别针、硬币、戒指，每一物品从不同角度呈现若干次。检查中需排除视失认。

（六）距离与深度知觉障碍

1. 基本概念　存在距离与深度知觉障碍（depth and distance perceptual deficits）的患者在对于物体的距离及深度的判断上常常有误。因不能准确判断距离可能会撞到不该撞到的地方；或患者伸手取物时，由于不能准确地判断物品的位置，或未达该物而抓空，或伸手过远将物品碰倒；不能准确地坐到椅子上；放置物品时也不能正确判断应放的位置；往杯子里倒水时，杯子里的水虽已满但还不停地接着倒。病灶位于非优势半球枕叶。

2. 评价

（1）距离知觉　令患者将摆放在桌子上的一件物品拿起来，或将物品悬吊在患者面前让其抓取。有距离知觉障碍的患者可表现为伸手过近或过远而未抓到。

（2）深度知觉　令患者倒一杯水。深度知觉障碍者在杯子里的水倒满时仍然继续倒。

三、失认症

认识（gnosis）是通过感官（感受器）将各种感受变为有意识的感知，并将接受的感觉与以前的经验进行比较和联想进而达到认识该物。失认症（agnosia）是指不能通过特定的感觉方式认识以往熟悉的事物，但仍可以利用其它感觉途径对其识别的一类症状。失认症并非由于感觉障碍、智力衰退、意识不清、注意力不集中等情况所致，而是感觉信息向概念化水平的传输过程受到破坏的结果。常见于脑外伤及脑卒中患者。根据感觉方式不同，失认症分为视失认、触觉失认和听失认。

（一）视失认

1. 基本概念　视失认（visual agnosia）包括视物体失认、面容失认、同时失认及颜色失认。视物体失认（visual object agnosia）是失认症中最常见的症状。虽然患者的视力和视神经功能正常，视觉刺激虽然能够正常通过眼睛和视束，但在枕叶皮层不能得到正确的解译。因此，患者虽然能看见呈现在面前的物品，却不认识它是什么，即不能通过"看"来识别。然而利用触觉可以认出该物。如拿一只铅笔问患者，"这是什么？"患者不认识，但用手触摸后知道是铅笔。面容失认（prosopagnosia）是不能识别熟悉的面孔，如亲属朋友，甚至不能从镜子里认出自己。患者可以从说话的声音、步态、服装或发型认出对方是谁。面孔失认的本质是在同一种类中不能区别不同的项目。因此，除了区别人的面孔有困难外，在区别其它种类时也可以出现类似的情况，如识别动物或汽车。面容失认与双侧枕叶损伤密切相关。同时失认（simultaneous agnosia）是指不能同时完整地识别一个目标，是视觉信息的整合障碍。患者在观看一幅动作或故事图画时，每一次只能理解或识别其中的一个方面或一部分，不能指出该幅图画的主题或中心思想。病灶位于优势半球枕叶。颜色失认（color agnosia）的患者并非色盲，他能指出两种颜色是否相同，但不能根据要求命名或选择颜色。颜色失认常与面容失认或其它视失认并存，通常为优势半球损伤的结果。左侧偏盲、失读症及颜色失认同时出现被称为枕叶综合征。视失认与大脑左或右半球颞顶枕叶联络区损伤有关，该区负责整合与记忆有关的视觉刺激。

2. 评价

（1）视物体失认　将一些常用的东西，如梳子、眼镜、钥匙、铅笔、硬币、牙刷等物品逐一呈现，要求患者命名并解释其用途。患者有运动性失语时，可由检查者说出物品的名称，患者从中挑出目标。在合理的时间内正确命名物品名称或挑出指定物品并说明其用途者为正常，如果"看"后不能说出物品名称但触摸后可正确回答，提示存在视物体失认。

（2）面容失认 在患者面前摆放若干张公众人物的照片，如国家领导人，体育、电影明星或歌星等，请其辨认。也可让患者照镜子，观察其是否能认出自己。能正确辨认者为正常，否则为异常。

（3）颜色失认 给患者绘有苹果、橘子、香蕉形状的无色图形。嘱患者用彩笔在每张图上涂上相应的颜色。

（二）触觉失认

1. 基本概念 正常人能够通过触摸物品的大小、形状、性质来判断手中的物品是什么。触觉失认（tactile agnosia）患者的触觉、温度觉、本体感觉以及注意力均正常，却不能通过用手触摸的方式了解物品的形状、制作材料的性质和重量从而辨认早已熟悉的物品。触觉失认最常见于右半球顶叶病变。

2. 评价

（1）在桌子上摆放各种物品，如球、铅笔、硬币、戒指、纽扣、积木、剪刀等，先让患者闭眼用手触摸其中一件，辨认是何物，然后放回桌面，再让患者睁开眼，从中挑出刚才触摸过的物品。能在合理的时间内将所有物品都辨认清楚者为正常。

（2）用塑料片做 10 个几何图形，如椭圆形、三角形、五星形、正方形、六角形、八角形、十字形、菱形、梯形、圆形。先让患者闭眼触摸其中一块，然后再睁开眼睛，试从中寻找出与刚才触摸过的物品相同的图形。在合理的时间内能正确辨认图形者为正常。

（3）闭眼用手触摸，辨认粗砂纸、细砂纸、布料、绸缎等。能在合理的时间内正确辨认者为正常。

（三）听觉失认

1. 基本概念 听觉失认（auditory agnosia）是患者不能辨认不同的声音，但其听力并没有下降或丧失。患者可以判断声音的存在，但失去领会任何声音意义的能力，不能分辨出是物体撞击声（如钟表声、门铃声、电话铃声），还是动物鸣叫声或人的说话声音。大多数完全性听失认的病变在优势半球颞叶后部。

2. 评价 听失认的评定与治疗通常由语言治疗师负责。如果没有语言治疗师，OT 师亦可承担此项工作。检查时可在患者背后发出各种不同声响，如敲门、杯子相碰、拍手等，检查患者能否判断是什么声音。

四、单侧忽略

（一）基本概念

单侧忽略（unilateral neglect）又称单侧不注意、单侧空间忽略以及单侧空间失认。单侧忽略是脑损伤后立即出现的最常见的障碍之一，表现为患者不能对大脑损伤灶对侧身体或空间呈现的刺激做出反应。单侧忽略是皮质感觉加工通路损伤所引起的一个注意－觉醒缺陷。Helmand 等人认为注意和定向反应的加工通路为自网状结构、经边缘系统至皮质。每一侧半球都有自己的网状结构－边缘系统－皮质通路，但大脑左半球仅仅注意来自对侧（右侧）的刺激，而右半球同时注意来自双侧的刺激。因此，右半球是注意控制的优势半球。左侧大脑损伤时，右侧大脑仍然能够通过继续注意来自同侧（右侧）的刺激来代偿左侧脑损伤，但右脑损伤时就会对来自左侧的刺激表现出明显的忽略或不注意。因此，临床上右脑损伤引起的左侧忽略最为常见；即便出现左脑损伤所致的右侧忽略，其症状也不及右脑损伤引起的症状严重。

以往人们普遍认为右顶叶是引起左侧单侧忽略的主要损伤部位。然而 Karnath 和 Ferber 等人在对 49 例脑卒中（其中 33 例皮层损伤，16 例基底或丘脑损伤）引起的单纯性空间忽略患者进行 fMRI 检查后，否定了上述关于损伤部位的传统结论，并于 2001 年在《自然》杂志发表了其研究成果，提出右侧壳核、丘脑后结节、尾状核与颞上回在空间忽略的发生上形成了一个皮层 - 皮层下解剖网络。右侧颞上回为发生左侧空间忽略的皮层损伤部位。右壳核、丘脑后结节及尾状核是左侧空间忽略的皮层下损伤部位。

此外，由于额叶与注意有关，因此右侧额叶损伤也可引起左侧忽略，但忽略症状较轻。丘脑病变引起的单侧空间忽略程度较轻且呈一过性。

（二）临床表现

单侧忽略有知觉性忽略和再现性忽略两种表现形式，前者指不能"看到"脑损伤对侧的实际空间环境，后者则是指不能在脑海中重现脑损伤对侧的空间。单纯再现性忽略很少见。

知觉性单侧忽略的症状表现轻重不一。症状轻者可以不影响功能活动，仅在检查中发现。患者可能对来自对侧的刺激做出反应，但在接受同时来自双侧的刺激时就会出现问题。症状严重者不仅检查明显可见，日常生活和学习活动也受到显著影响。患者可表现为单侧空间忽略或单侧身体忽略，以左侧忽略为例，列举症状如下：

1. 单侧空间忽略

• 进餐时，患者吃完盘中右半边的饭菜，剩下盘中左半边的饭菜，此时患者并未吃饱。严重者吃饭时将整个身体远离患侧向右倾斜并逐渐将盘子推向右边。

• 无论穿衣还是梳洗时，不注意或不使用放在左侧视野内的用品。

• 无论患者驱动轮椅还是行走，都可能会撞到位于左边视野的门框或家具。

• 在与他人交流中，尽管可以听见和听懂谈话，但并不注视坐在左边与其谈话的人。

• 阅读时，常常从页面的中线开始而不是从左边开始阅读。因此患者不能理解所读文章。写字时，从纸的中线或偏右侧开始向右写下去。

2. 单侧身体忽略

• 坐位时，头、眼和躯干明显向健侧倾斜。

• 进餐时，忽略不用患侧上肢，患者的手可能会在不注意的情况下放到左边的汤碗或菜碗里。

• 穿衣时，不穿患侧袖子便接着去做其它事。

• 梳洗时，仅梳右半边的头发；刮胡子仅刮右半边脸。

• 从床边转移到椅子上时，由于患者只顾及健侧而使椅子的右半边空着，左半边身体悬空于椅外。

（三）评价

单侧空间忽略的检查常用以下三种方法：

1. 二等分线段测验　在一张白纸上，平行排列三组线段，每组含 6 条线段，长度分别为 10cm、12cm、14cm、16cm、18cm、20cm。最上端及最下端各有 1 条 15cm 的线段作为示范之用，不作为结果统计。患者垂直坐立，嘱其持笔在每条线段上作一标记，即将每条线在其中点处等分为二。每条线上只能画一个标记，嘱患者注意纸上的每一条线段，尽量不要遗漏。

最后计算出每一患者的平均偏离百分数。中点偏移距离超出全长 10% 者为异常。有左侧忽略者，中点常向右偏离。图 14-6 为左侧忽略患者做二等分线段测验时的表现。

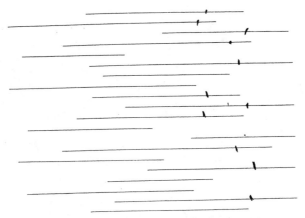

图 14-6 左侧忽略患者二等分线段测验结果

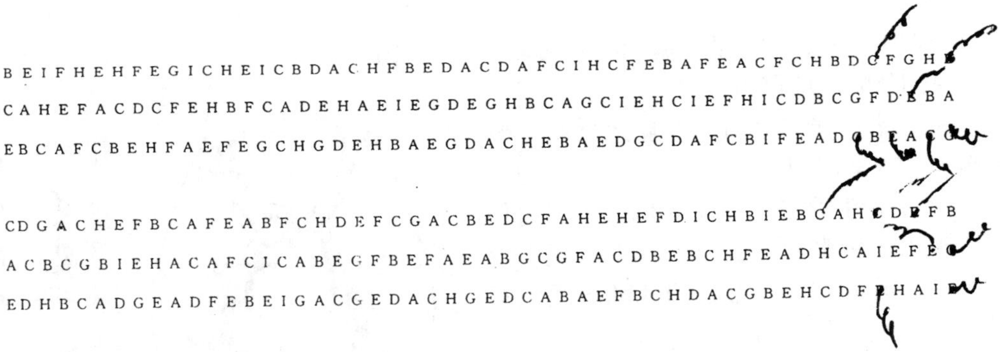

```
BEIFHEHFEGICHEICBDACHFBEDACDAFCIHCFEBAFEACFCHBDCFGH
CAHEFACDCFEHBFCADEHAEIEGDEGHBCAGCIEHCIEFHICDBCGFDEBA
EBCAFCBEHFAEFEGCHGDEHBAEGDACHEBAEDGCDAFCBIFEADQBEA
CDGACHEFBCAFEABFCHDEFCGACBEDCFAHEHEFDICHBIEBCAHCDEFB
ACBCGBIEHACAFCICABEGFBEFAEABGCGFACDBEBCHFEADHCAIEFE
EDHBCADGEADFEBEIGACGEDACHGEDCABAEFBCHDACGBEHCDFPHAI
```

图 14-7 左侧忽略患者字母划销测验结果

2. 划销测验 在一张 26cm × 20cm 的白纸上，有 40 条线段，每条长 2.5cm，线条排列貌似随机，实质则分为 7 纵行，中间一纵行有 4 条，其余每行有 6 条，分别分布在中间行的两侧。要求患者划销所看到的线段，最后分析未被划销的线条数目及偏向。

正常者可划销所有线段。有左侧忽略者，左侧线段划销少，甚至不划。也可以划销字母、数字或符号等。图 14-7

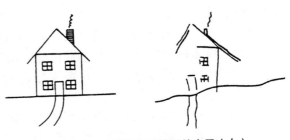

图 14-8 左侧忽略患者画的房子（右）

为一左侧忽略患者做划销字母测验的情况。

3. 画图测验　检查者将画好的房子、图画出示给患者。要求患者按照样本临摹。只画出图形的一半，一侧缺失（左侧），或临摹的图画显著偏置在纸的右侧，均提示存在单侧忽略（图14-8）。

也可要求患者在已画好的表盘里填写代表时间的数字，并将指针指向"10：15"。有单侧忽略的患者，或者将所有数字挤在一边（右半边），或者表盘内左半边的时间数字不写（图14-9）。

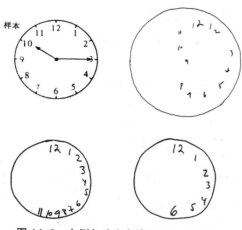

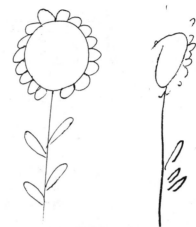

图 14-9　左侧忽略患者填写表盘内的时间　　　　图 14-10　左侧忽略患者画的花（右）

患者在画花时，左侧的花瓣和叶子缺失（图14-10）。

4. 单侧忽略与偏盲的鉴别

单侧忽略可伴有偏盲。左侧忽略和左侧同向偏盲似乎都表现出"看不见"左边的事物，但两者是性质完全不同的障碍。同向偏盲所表现出的视野缺损是由于视束和视中枢受损所致（图14-11）。鉴别两者的方法包括视野检查和代偿动作检查。

（1）视野检查　让患者背光与检查者对坐，相距约为60cm。各自用手遮住相对眼睛（患者遮左眼，检查者遮右眼）。对视片刻，保持眼球不动，检查者用示指自上、下、左、

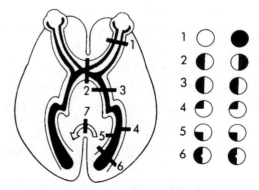

图 14-11　视觉中枢损伤及视野缺损

右的周边向中央慢慢移动，至患者能见到手指为止。注意手指位置应在检查者与患者之间。检查者和患者的视野进行比较，可粗测患者的视野是否正常。如检查者视野正常，患者应与检查者同时看到手指。精确测定要用视野计。

单侧忽略患者无视野缺损，在视线能够自由移动的条件下对一侧的刺激表现出"视而不见"的状态。

（2）代偿动作检查　视野缺损的患者通常了解障碍的存在，为了能够看见缺损视野内的目标，患者常主动进行代偿，如左侧同向偏盲患者主动将头转向左侧。单侧忽略的患者

并不意识问题的存在，因而无主动的转头动作，即便反复提醒，也不努力尝试。

五、失用症

失用症（apraxia）是后天习得的技能性运动的运用障碍。这种运用能力障碍并非由于肌力下降、肌张力异常、运动协调性障碍、感觉缺失、视空间障碍、语言理解困难或注意力差所致。根据症状产生机制不同，将失用症分为意念性失用、意念运动性失用、结构性失用和穿衣失用。前两者又称运用障碍。运用障碍多见于左侧脑损伤，且常合并失语。

（一）运用障碍

1. 基本概念　运用（praxis）是人类在外界刺激下或内在神经冲动下，通过大脑做出的有目的、合乎内外环境要求的活动，它是大脑与行为之间重要的连接方式。运用的加工过程包括产生动作意念和形成概念、制订运动计划以及执行运动计划三个步骤，它是一切后天习得、有目的运动的经历过程。意念的产生及概念形成包括选择和编排动作步骤，计划每一动作所需的时间以及动作的概念化组织。例如刷牙动作的意念形成包括拿起牙膏、拧开盖子、拿起牙刷、把牙膏挤在牙刷上和刷牙等一系列动作的选择、编排和组织。制订运动计划包括控制和调节肌力、肌张力、感觉、协调性，编排和组织多个肌群的收缩顺序和收缩时间，即不同肌群的活动在时间和空间上相互配合以使运动动作精确和协调。

前额叶皮质在产生动作意念和形成概念的过程中具有重要作用。左顶叶联合区（顶下小叶的角回和缘上回）储存视运动记忆。视运动记忆包括了各种后天习得的技能动作所需要的运动序列和时间的编排公式，即指不同的动作要求身体的特定部位以不同的时间顺序置于不同的特定空间。视运动记忆的信息兴奋同侧运动前皮质，并通过胼胝体传递到对侧大脑运动前皮质，运动前皮质根据记忆编排运动序列计划，最后由双侧额叶运动皮质执行运动计划。从图14-12可以清楚地看出，左半球参与双侧肢体的运用，而胼胝体和右半球仅仅参与左侧肢体的运用。

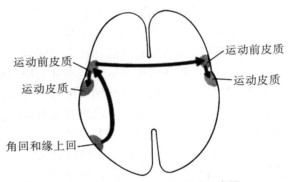

图 14-12　运用加工传导路示意图

右侧标注：运动前皮质、运动皮质
左侧标注：运动前皮质、运动皮质、角回和缘上回

因此，意念的产生和概念的形成过程出现障碍时可导致意念性失用；视运动记忆破坏或储存视运动记忆的顶叶与额叶运动区联系中断使计划和编排运动出现障碍时则出现意念运动性失用。

（1）意念性失用　动作意念产生和概念形成包括了对物品功能的理解、对动作的理解以及对动作顺序的理解。意念性失用是意念或概念形成障碍，是动作的构思过程受到破坏而导致的复杂动作的概念性组织障碍。意念性失用是较严重的运用障碍。患者对于做成一件事需要做什么、怎样做和用什么做都缺乏正确的认识和理解。例如，患者吃饭时不知道是否该用餐具、如何使用餐具或使用哪一种餐具。患者不能自动或根据指令完成有目的的系列动作。他可以正确地完成复杂动作中的每一个分解动作，但会出现概念上的错误，即不能将这些分解动作按照一定顺序排列组合并串联在一起而成为连贯、协调的功能活动。临床上表现为动作的逻辑顺序出现混乱，或某一个动作被省略、重复。意念性失用患者不能描述实施一项活动的步骤。有人认为意念性失用是工具的选择和使用障碍，尽管患者能够认识物品本身，却不能说出物品的功能或用途。患者因此不能正确地将几个物品按使用顺序排列，表现为物品被错误地使用。如用洗脸毛巾擦洗脸盆，用牙刷梳头。如果给患者烟和火柴，令其点燃香烟，患者可能会将火柴放进口中，或用未点燃的火柴去"点燃"香烟。意念性失用可见于检查中，也可在日常生活中自行出现。意念性失用为额叶（前额叶皮质）损伤所致，也常见于左顶叶损伤或弥漫性脑损伤如脑动脉硬化。

（2）意念运动性失用 意念运动性失用是运动的计划和编排障碍。意念运动性失用的患者可以理解一项具体动作的概念和描述动作，却不能按照指令执行或模仿一项有目的、以往已经习得的动作。由于保留了肌肉等运动感觉记忆，患者仍然能够在适当的时间与地点下意识完成一些从前熟练操作的技能动作并能够描述动作过程。例如，意念运动性失用患者不能在指令下拿起牙刷或启动刷牙动作，但是在早晨起床后却可以到盥洗室自发地拿起牙刷，将牙膏挤到牙刷上，然后刷牙。肢体意念运动性失用的患者不能完成精确运动，也难于做快速重复的动作，如不能用手指连续敲击桌面；在功能活动中则表现为动作笨拙、不准确及反应延迟。患者也不能模仿他人的手势。意念运动性失用的患者常常表现出持续状态，即不停地重复一个活动或其中一个动作，患者因此而难于结束当前的活动。左顶叶角回和缘上回至运动区传导路上任一环节受到损害均可引起该运用障碍。左侧大脑半球损伤或叶内、叶间的联系被破坏将导致双侧肢体的运用障碍，胼胝体或右半球损伤则仅仅引起左侧肢体的失用（图14-12）。意念运动性失用仅仅在检查时被发现。失用可局限于口或面部、上肢、下肢或累及全身。

意念性失用通常与意念运动性失用同时存在，意念运动性失用则可独立存在。

2.评价 意念性失用和意念运动性失用的检查方法相同。鉴别两者的关键在于患者对于检查的反应。意念运动性失用的患者不能按指令做动作，但在恰当的时间和地点就能够自动地完成该动作。意念性失用患者既不能按指令也不能自动地完成。根据从难到易的原则，评价分三个步骤或用三种方式进行。

（1）执行口令 要求患者按检查者的口头指令而不用实物表演某个动作，如表演用锤子敲钉子、挤牙膏刷牙等。意念运动性失用患者和意念性失用患者均不能执行口令。意念运动性失用患者可能表现出动作重复、笨拙、不准确、用身体的某一部分代替使用工具如用拳头当锤子而不是手握一把锤子的姿势。

（2）动作模仿 当患者不能执行口令时，检查者做示范动作，要求患者模仿。此外，检查者示范各种姿势和肢体运动，要求患者模仿。意念运动性失用患者不能模仿他人的动作或手势。

（3）实物操作 在检查者示范之后，患者也不能模仿其动作时，应给予实物进行操作，如牙膏、牙刷，信封、信纸、邮票和胶水等。如果动作顺序错乱、物品使用错误，提示患者存在意念性失用。

疑有意念运动性失用者应向家属或病房护士了解日常生活中完成该动作的情况。

确定意念运动性失用所累及的部位，可采用Goodglass检查法，其动作包括以下三个方面：

• 面颊 咳嗽、嗅味、吹熄火柴、用吸管喝饮料、鼓腮。

• 肢体 挥手再见、用手示意"过来"、示指放在嘴唇边示意请安静、举手行礼、示意"停止"、刷牙、刮胡子、锤钉子、锯木板、使用螺丝刀。

• 全身 拳击手的姿势、打高尔夫球的姿势、士兵正步走、铲雪的动作、起立、原地转两圈然后坐下。

按口令完成大多数动作，无需实物者为正常；在提供实物的情况下，患者能正确完成大多数动作者，提示存在异常；即便给予实物也不能做规定动作者，提示重度障碍。

（二）结构性失用

1. 基本概念　结构性失用（constructional apraxia）是组合或构成活动障碍。在进行任何组合性的活动中，清楚地观察每一个细节并理解各个部分之间的关系，是将各部分正确地组合在一起成为一个整体的基本要求。当一项作业需要将各个部分以一定的空间关系组合而成为一个整体结构时，患有结构性失用的患者就会感到困难，这是因为结构性失用患者丧失对任务的空间分析能力，不理解部分与整体的关系。结构性失用最常见的表现是不能自发地或根据指令用图画、积木或其它零件、物品制作或组装出二维或三维结构。患者虽然认识每一个部件，却不能将它们正确地组合在一起。实际上，结构性失用并不是运用本身的问题，而是大脑病变所引起的涉及视空间功能的运用技巧障碍。严重的结构性失用将影响患者的日常生活活动，如穿衣，摆餐具，做夹馅儿的食品，裁剪衣服，组装手工艺品及玩具等。大脑的左右半球损伤均可引起结构性失用，以右半球损伤多见且症状较重。损伤部位常在顶叶后部。

2. 评价

（1）复制几何图形　出示各种几何图形，包括二维平面图如正方形和三维立体结构图如正方体。

（2）复制图画　要求被检查者默画房子、花、钟面，一张白纸画一幅。手眼协调性差的患者在表盘内填写代表时间的数字时可选用数字模型来代替手写。

无缺失或多余的线条，空间排列正确者正常；一些线段缺失或弯曲，空间排列不合理，但尚不妨碍识别图形者提示结构性失用存在；无法识别所模仿的图画者提示重度结构性失用（图 14-13 为结构性失用患者的绘画）。

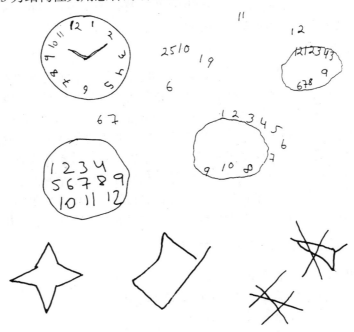

图 14-13　结构性失用患者的绘画

（3）复制模型 根据积木、火柴棒或木钉盘模型设计进行复制。遗漏、角度偏斜或错放位置均提示异常。检查时注意排除手功能失调、运动失用。

（4）拼图 出示所拼图案，图案不宜过于复杂。

左、右脑损伤所引起的结构性失用在绘画和搭积木时的表现有所区别。右脑损伤患者的图画具有视空间关系障碍的特征，如缺乏透视感和缺乏分析各部分之间相互关系的能力；图中各部分分散、错位而不能形成合理的空间关系（图 14-14）；图画的位置偏向右边角而不在纸的中央；图画的线条比较复杂且不易辨认。由于缺乏透视感，右脑损伤患者难于构建任何三维结构，此时即便出示实物模型或有轮廓线的图画也无济于事，反复练习改善也不太明显。有人认为，这是因为右脑损伤患者的短时视觉记忆极差，因此不能将模型记住。

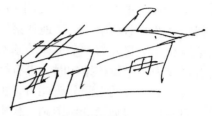

图 14-14 右脑损伤患者画的房子

左脑损伤引起的结构性失用者的图画则线条过于简单；缺乏细致的笔画；常常不会画（拐）角（图 14-15）。画图时下笔犹豫。要求患者根据模型复制时，患者会将自己手中的积木直接放到模型上。出示模型、有轮廓线的图画及反复实践均有助于左脑损伤患者完成三维设计作业，这一点与右脑损伤不同。左脑损伤的患者听觉记忆短暂，因而不能根据命令来画图。

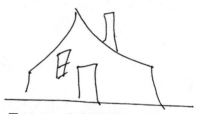

图 14-15 左脑损伤患者画的房子

根据左、右脑损伤患者在检查中的不同表现，人们推断左、右脑损伤所致的结构性失用的病理基础各不相同。右脑损伤所致的结构性失用被认为是视空间知觉障碍的结果；左脑损伤所致的结构性失用是执行或概念障碍的结果。

（三）穿衣失用

1. 基本概念 穿衣失用（dressing apraxia）指患者辨认不清衣服的上—下、前—后及里—外，因而不能自己穿衣服。由于这是视觉空间关系障碍，因而穿衣失用也可能是结构性失用、躯体构图障碍或单侧忽略的结果。右侧脑损伤的患者会忽略了穿左半边的衣服，或者将两条腿同时穿进一条裤腿中。损伤部位常见于非优势半球顶叶或枕叶。

2. 评价 采用功能评价方法。嘱患者脱或穿上衣，观察其动作表现。如患者是否不能决定从哪个部位开始穿或从哪儿找到袖孔？是否忽略穿身体左半侧的衣服？是否穿衣时将衣服的里外及前后颠倒？扣子是否扣到了不正确的扣眼里？回答肯定则是穿衣失用的临床表现，并非运动瘫痪所引起。也可用结构性失用的评定方法检查穿衣失用。

六、常用的认知功能检查量表举例

• 简易精神状态检查量表（MMSE）（表 14-9）
• 常识—记忆—注意测验量表（IMCT）（表 14-10）
• 认知能力筛查量表（CCSE）（表 14-11）
• 洛文斯顿作业疗法用认知评定成套测验（LOTCA）（表 14-12）

表 14-9　简易精神状态检查（Mini — Mental State Examination, MMSE）量表

姓名		性别		年龄		病案号	
科室		病房 / 床			文化程度		

临床诊断	
CT/MRI 诊断	

序号	检查内容	评分
1	今年是公元哪年？ 现在是什么季节？ 现在是几月份？ 今天是几号？ 今天是星期几？	1　0 1　0 1　0 1　0 1　0
2	咱们现在是在哪个城市？ 咱们现在是在哪个区？ 咱们现在是在什么街（胡同）？ 咱们现在是哪个医院？ 这里是第几层楼？	1　0 1　0 1　0 1　0 1　0
3	我告诉您三种东西，在我说完后，请您重复一遍这三种东西是什么。请记住它们，过一会儿我还要问你。树、钟、汽车（各1分，共3分）	3　2　1　0
4	100-7 = ？连续 5 次，或倒背"瑞雪兆丰年"（各1分，共5分）	5　4　3　2　1　0
5	现在请您说出刚才我让您记住的那三种东西（各1分，共3分）	3　2　1　0
6	（出示手表）这个东西叫什么？ （出示铅笔）这个东西叫什么？	1　0 1　0
7	请您跟我说："四十四只石狮子"或"春雨贵如油"	1　0
8	我给您一张纸，请按我说的去做，现在开始："用右手拿着这张纸，用两只手将它对折起来，放在您的左腿上"（每项1分共3分）	3　2　1　0
9	出示写有"闭上您的眼睛"的卡片。请您念一念这句话，并且按照上面的意思去做	1　0
10	请您给我写一个完整的句子（句子要有主语、谓语，且有意义）	1　0
11	（出示图案）请您照这个样子把它画下来	1　0
总　分		

评价：共30分。正常与不正常分界值：文盲17分，小学程度20分，中学（包括中专）程度22分，大学（包括大专）程度24分。分界值以下提示有认知功能缺陷，以上为正常。

检查者_____　　检查日期_____

表 14-10 常识 - 记忆 - 注意测验（Information Memory Concentration Test, IMCT）量表

姓名		性别		年龄		病案号	
科室		病房 / 床			文化程度		

临床诊断	
CT/MRI 诊断	

序号	检查内容	评分
1	年龄	1 0
2	现在是上午 / 下午？	1 0
3	现在是几点钟？	1 0
4	请记住下列人名与地址并重复一遍：李克明　广州市人民路 42 号	5 4 3 2 1 0
5	年份	1 0
6	月份	1 0
7	日 期	1 0
8	季节	1 0
9	星期几？	1 0
10	街道	1 0
11	几层楼？	1 0
12	门牌号	1 0
13	户主	1 0
14	出生年月	1 0
15	路名	1 0
16	市（省）	1 0
17	区（县）	1 0
18	现总理是谁？	1 0
19	前总理是谁？	1 0
20	抗日战争	1 0
21	新中国成立	1 0
22	将红黄蓝白黑五种颜色倒过来讲一遍	2 1 0
23	从 1 数到 20	2 1 0
24	从 20 数到 1	2 1 0
25	请将刚才的人名和地址回忆一遍	5 4 3 2 1 0
总　　分		

总分：36 分　痴呆分界值：文盲 ≤ 19，小学 ≤ 23，中学 ≤ 26

检查者_____　　检查日期_____

表 14-11　认知能力筛查（Cognitive Capacity Screening Examination, CCSE）量表

姓名		性别		年龄		病案号	
科室		病房 / 床			文化程度		
临床诊断							
CT/MRI 诊断							

序号	检查内容	评分
1	今天是星期几？	1　0
2	今天是几号？	1　0
3	现在是哪一个月份？	1　0
4	今年是哪一年？	1　0
5	这儿是什么地方？	1　0
6	请说出 872 这三个数字。	1　0
7	请倒数刚才的数字。	1　0
8	请说出 6371 这四个数字。	1　0
9	请听清 694 三个数字，然后数 1 至 10，再重复说出 694。	1　0
10	请听清 8143 四个数字，然后数 1 至 10，再重复说出 8143。	1　0
11	从星期日倒数至星期一。	1　0
12	9+3 ＝？	1　0
13	再加 6 ＝？　（12+6）	1　0
14	18-5 ＝？ 请记住这几个字，等一会我要问你。 "帽、汽车、树、26"	1　0
15	快的反面是慢，上的反面是什么？	1　0
16	大的反面是什么？硬的反面是什么？	1　0
17	桔子和香蕉属于水果类，红和蓝属于哪类？	1　0
18	这是多少钱？①1 角　②1 分	1　0
19	我刚才要你记住的第一个字是什么？（帽）	1　0
20	第二个字？（汽车）	1　0
21	第三个字？（树）	1　0
22	第四个字？（26）	1　0
23	100-7 ＝？	1　0
24	再减 7 ＝？	1　0
25	再减 7 ＝？	1　0
26	再减 7 ＝？	1　0
27	再减 7 ＝？	1　0
28	再减 7 ＝？	1　0
29	再减 7 ＝？	1　0
30	再减 7 ＝？	1　0
	总　　分	

满分 30 分，≤ 20 分为异常，提示认知功能缺陷

检查者_____　　　检查日期_____

表 14-12   洛文斯顿作业疗法认知评定成套测验记录表

（the Loewenstein Occupational Therapy Cognitive Assessment Battery, LOTCA）

姓名		性别		年龄		病案号	
科室		病房 / 床			文化程度		
临床诊断							
CT/MRI 诊断							

检查内容		评　分	备　注
定向	1. 时间 2. 地点	1　2　3　4 1　2　3　4	
知觉	3. 物体视认 4. 形状视认 5. 重叠图形识别 6. 物体恒常性识别 7. 空间知觉 8. 运用	1　2　3　4 1　2　3　4 1　2　3　4 1　2　3　4 1　2　3　4 1　2　3　4	
视运动组织	9. 临摹几何图形 10. 复制二维图形 11. 拼钉盘图 12. 彩色积木设计 13. 无色积木设计 14. 拼图 15. 绘钟面	1　2　3　4 1　2　3　4 1　2　3　4 1　2　3　4 1　2　3　4 1　2　3　4 1　2　3　4	
思维运作	16. 范畴测验 17. 无组织 ROC 18. 有组织 ROC 19. 图片排序 A 　　图片排序 B 20. 几何推理	1　2　3　4　5 1　2　3　4　5 1　2　3　4　5 1　2　3　4 1　2　3　4 1　2　3　4	
注意与集中		1　2　3　4	
测验所需时间： 　　测验次数：		一次	两次或两次以上

检查者＿＿＿＿＿＿＿

检查日期＿＿＿＿＿＿＿

第十五章　手功能的评价

第一节　基础知识

一、手的功能解剖特点

（一）腕部

人体腕骨共有 8 块，横分远、近两排，纵分内、中、外三列。由桡侧向尺侧，近排腕骨为舟骨、月骨、三角骨和豌豆骨，远排为大多角骨、小多角骨、头状骨和钩骨。远、近两排腕骨藉腕中关节相连。内侧列腕骨有三角骨和豌豆骨，参与手的旋转活动；中央列腕骨由远排的四块腕骨和月骨构成，与腕关节的屈伸活动有关联；外侧列腕骨是单一的舟骨，与腕关节的稳定及各向运动有关联。近排腕骨、桡骨远端（与三角纤维软骨）形成桡腕关节，即腕关节（图 15-1）。关节囊松弛，囊外各面都有韧带加强。腕关节为双轴关节，关节呈椭圆形，可分别对其长轴和

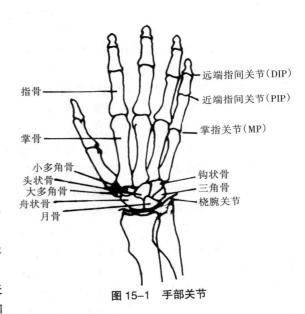

指骨 —— 远端指间关节（DIP）
—— 近端指间关节（PIP）

掌骨 —— 掌指关节（MP）

小多角骨
头状骨
大多角骨
舟状骨
月骨

钩状骨
三角骨
桡腕关节

图 15-1　手部关节

短轴作屈曲（80°）、伸展（70°）运动和内收、外展（总和约为 60°～70°）运动，收大于展；还可作环转运动。

（二）拇指

拇指由掌骨、大多角骨及两节指骨构成。拇指有三个关节（图 15-1）：

• 第一腕掌关节　成自大多角骨和第一掌骨基底。其关节囊松弛，可作屈、伸、内收、外展、环转以及对掌运动。

• 掌指关节　由掌骨头和指骨基底构成。掌指关节属多轴关节，关节头近似球状。可以作屈伸、内收外展及旋转运动。

• 拇指指间关节　由远节指骨基底和近节指骨远端构成。指间关节为单轴关节，关节面呈滑车状，只有屈伸活动，允许少许的侧方被动活动。拇指的功能非常重要。手功能的完成和发挥都需要拇指配合。拇指功能丧失意味着手的大部分功能丧失。

拇指的休息位为拇指轻度外展，掌指关节、指间关节轻度屈曲，指腹接近或触及示指

近端指间关节桡侧。拇指伸展是拇指远离示指，向桡侧方向的运动。其活动范围70°~ 80° 左右。拇指外展是拇指从休息位向手掌呈垂直方向的运动，活动范围60° 左右。拇指的内收分为两种。①尺内收：拇指从伸展位内收，回到休息位并继续内收，拇指的指腹触到环指的掌指横纹处。②掌内收：是从外展位回到掌平面的动作。拇指的对掌运动是一个多关节、多肌肉参与的复杂联合动作。对掌运动的完成包括腕掌关节的外展、屈曲和旋内，掌指关节的外展与旋内，指间关节的轻度屈曲和旋内。拇指远节的掌面与其它四指远节的掌面相对应，接触。

（三）其它手指

除拇指外，其它四指结构基本相似。手指由掌骨和三节指骨组成。第Ⅲ掌骨最长，第Ⅱ掌骨次之，然后是Ⅳ、Ⅴ掌骨（图15-1）。

1. 手指的掌指关节　掌指（metacarpopha-langeal，MP）关节由掌骨头和近节指骨基底组成。其关节功能与拇指相同，包括屈、伸和内收、外展及少量旋转运动。掌指关节囊松弛，侧方和前方分别由侧副韧带和副侧副韧带（掌侧韧带）加强。由于掌骨头不是同心圆结构，而呈椭圆形，因此当掌指关节伸直时，侧副韧带较松弛，允许手指有侧方（内收和外展）活动且活动范围最大（图15-2）。从伸直位到屈曲位时，椭圆形的半径距离逐渐加大，韧带也随之逐渐紧张，手指内收外展的运动逐渐受到限制，活动范围不断减小。达到屈曲90° 时，韧带及关节囊的紧张使手指的侧方及旋转活动均消失，MP 关节处于相对稳定的状态。如果松弛的侧副韧带发生继发性短缩，比如 MP 关节被固定在伸

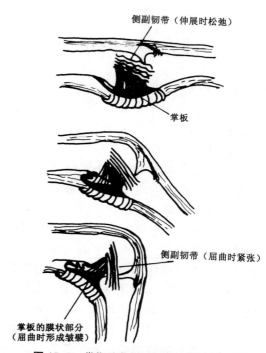

图 15-2　掌指关节侧副韧带的结构特点

直位，将会导致 MP 关节屈曲严重受限。在腕关节和指间关节强直的情况下，如 MP 关节仍有屈伸活动，患手仍将有较好的功能。如 MP 关节僵直，即使指间关节屈伸活动良好，患手功能也将受到严重障碍。

2. 手指的指间关节　手指的指间（interphalangeal, IP）关节分为近端指间（proximal interphalangeal，PIP）关节和远端指间（distal interphalangeal，DIP）关节，二者在解剖结构上基本相似，分别由指骨近、远侧关节面构成。与拇指的 IP 关节功能相同，只可屈伸及少许侧方被动活动。关节囊也由侧副韧带、副侧副韧带及掌板加强。

（四）掌弓

腕骨、掌骨及指骨排列形成三条手掌弓：近端横弓、远端横弓、纵弓（图

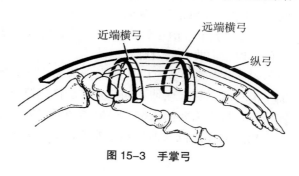

图 15-3　手掌弓

15-3）。近端横弓位于腕部的远端，由两排腕骨构成。近端横弓结构稳定，可动性小。远端横弓由第Ⅰ、Ⅱ、Ⅲ、Ⅳ及Ⅴ掌骨共同形成并横穿第Ⅰ至Ⅴ掌骨头。其中第Ⅱ、Ⅲ掌骨头较固定，形成轴心，第Ⅰ、Ⅳ、Ⅴ掌骨以其为中心进行转动。纵弓由中央腕骨、第Ⅱ、第Ⅲ掌骨及示指和中指指骨构成，掌指关节是纵弓的最高点。它允许每一个手指主动屈曲总和约280°。由于手部掌弓的存在使得正常人的手掌并不在一个平面上。手在不同姿势和位置时，手部的掌横弓和纵弓都发生变化。随弓形角度的变化，手可持握大小不同、形状各异的物体，同时也增加了握物的力量和稳定性。横弓和纵弓如受到破坏，将导致远端或近端手的结构不稳定、畸形或功能丧失。

二、手的功能模式

手的正常抓握功能有赖于手部骨和关节（从腕到远端指骨）动力链的完整性、手内外在肌之间协同与拮抗的平衡关系以及手的各种感觉输入正常。手的功能模式简单地分为力性抓握（power grip）、精确抓握（precision grasp）两类。力性抓握是拇指运动与手部尺侧的环指和小指用力屈曲相结合所产生的动作；精确抓握则是手的桡侧部分参与产生的较精细的功能动作，如拇指、示指、中指间的三点对捏。

分析手功能时需将拇指和其余四指分别视为两部分。无论力性抓握或精确抓握，拇指对掌位是任何手功能的必要条件。拇指腕掌关节活动范围大使得拇指可根据要求调整到正确的位置，而腕掌关节的稳定性又是所有抓握活动的前提条件。它由独特的韧带排列加强与保护，使腕掌关节在其活动范围的中点活动，而两端点稳定。就力性抓握而言，腕关节必须保持伸展位以允许手指屈肌紧紧地抓住物品。拇指、环指、小指是用力抓握功能中最重要的参与者。

在精细抓握（指捏）中，腕关节的位置并非重要。拇指与半屈曲位的手指呈对掌位，与产生手指精细运动的手内在肌一起工作。某些活动需要力性抓握和精确抓握相结合（图15-4）。根据手指与被抓握物品接触的位置，精确抓握可分为指尖捏（如捡针）、指腹对捏（捻线头）、侧捏（拿钥匙）三种类型（图15-5）。

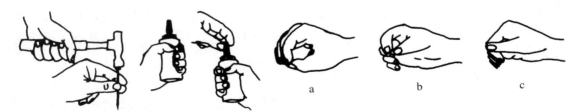

图 15-4　双手配合完成用锤子敲钉子和拧瓶盖的动作

图 15-5　手的精细抓握
a. 指尖捏 b. 对捏 c. 侧捏

此外，除抓握功能，手还具有非抓握功能。手的非抓握功能指手指静止在屈曲（如钩状提物、拳击）或伸展（如用手平展床单，在桌面上用手指将不同面值的硬币进行分类等）位时所行使的功能。

手的正常动作取决于掌弓的完整性和活动性。手外在肌和内在肌分别主管手的力量和精细动作，两者的完整结合使人类的手能够完成各种复杂的功能动作。任何导致掌弓破坏以及手内在肌或手外在肌损伤或瘫痪的疾病或外伤将会对手功能产生重大影响。

第二节　评价方法

当手部发生关节僵硬以及因烧伤等原因引起疤痕，或骨折、肌腱损伤、周围神经损伤、断肢再植等手外科术后，为了促进组织愈合、功能恢复及功能重建，手的康复治疗十分重要。手部康复的第一步，是对患者的情况进行检查与评价。通过检查与评价，对患者的情况有一个全面的了解，从而设计一套完善的康复方案。

手是具有独特结构和功能的器官。因此，其评价具有专科性。

一、病史采集

记录损伤史，包括受伤或患病的时间、原因、机制，受伤的范围和程度以及接受治疗的情况等；症状包括疼痛的部位，有无麻木或麻痹感等；记录利手和职业情况，特别是工作中对于手工操作的要求等。

二、检查

（一）手部皮肤

包括手部皮肤的色泽、营养状况，有无缺失、伤口、瘢痕或变薄等。

（二）手的姿势

1. 手的休息位　在正常情况下，在不用任何力量时，手的内在肌和外在肌张力处于相对平衡状态。这种手的自然位置称"手的休息位"，即腕关节微背伸 10°～15°，并有轻度尺偏；手指的掌指（MP）关节及指间（IP）关节呈半屈曲状态，从示指到小指，越向尺侧屈曲越多；各指尖端指向舟骨结节；拇指轻度外展，指腹接近示指远端指间关节（DIP）的桡侧。

2. 手的功能位　手的另一个重要姿势是手的"功能位"，即腕关节背伸约 10°～30°；拇指处于对掌位，拇指 MP 及 IP 关节微屈；其它手指略微分开，MP 关节及 PIP 关节半屈曲，DIP 关节微屈曲。手的功能位是保持关节侧副韧带尽量拉长和紧张的位置，以避免短缩以后限制关节活动。手在这个位置上能够很快地做出不同的动作，如张开、握拳或捏物等，便于更好地发挥功能。固定伤手应尽可能使手处于功能位，否则会影响手的功能恢复。

（三）手部畸形

手部某种组织损伤，除造成手部一定功能障碍外，由于肌力平衡破坏或者由于直接损伤皮肤、骨、关节等，在外观上可造成手姿势的改变，出现某种畸形。造成手部畸形的原因有：各种挛缩（皮肤瘢痕挛缩、关节囊或韧带挛缩及肌肉挛缩）、骨折或骨缺、周围神经损伤、肌肉肌腱损伤以及脑瘫等。有些畸形具有特征性的表现，如鹅颈畸形、纽扣畸形、爪形手、猿形手、垂腕等。

（四）疼痛

了解疼痛的部位、频率、程度，疼痛加剧的因素以及疼痛缓解的方法。采用视觉模拟评分法（visual analogue scale, VAS）评价疼痛的程度。基本方法是使用一条长约 10 厘米的游动标尺，一面标有 10 个刻度，两端分别为 0 分和 10 分，0 分表示无痛，10 分表示难以忍受的最剧烈的疼痛。使用时将有刻度的一面背向患者，让患者在直尺上标出能表示自己疼痛程度的相应位置，检查者根据患者标出的位置为其评出分数，0~2分为优，3~5分为良，6~8分为可，>8分为差。临床治疗前后使用同样的方法即可较为客观地评分，并对疼痛治疗的效果进行较为客观的评价。

（五）ROM 测量

用关节角度测量尺测量主动和被动 ROM。如果存在主动与被动 ROM 的差异，提示存在肌腱粘连或肌腱其它病变，而不是由于关节或其它结构的问题所致。检查可以用量角器（检查方法参阅第四章），亦可以测量手指尖至手掌心的距离、手平放张开的范围，或测量"虎口"的宽度等。

（六）握力检查

握力通常用握力计测量。测试时上肢在体侧自然下垂，调整好握力计，测试三次，然后取平均值。握力的大小以握力指数衡量。握力指数 >50 为正常。

握力指数 = 握力（kg）/ 体重（kg）×100%

捏力使用捏力计测量。测试时用拇指和另外一或两个手指捏压捏力计的两臂并直接从捏力计上获得测量结果。正常值约为握力的 30%。

（七）肌力检查

手部肌群检查方法，请参阅第五章有关部分。

（八）感觉检查

手的感觉检查包括触觉、温度觉、震动觉、关节位置觉及两点分辨觉。具体检查方法参阅第十二章。可采用拾物试验检查"功能性"的触觉。基本方法为：把 10 种常用的物品放在被检查者面前，嘱其闭目触摸，辨认形状后将这些物品逐一放入另一器皿中。手眼协调性检查亦是间接评价手部关节位置觉的方法。

（九）水肿与肌肉萎缩的检查

水肿手的体积测量可用以评价手的大小变化，包括肿胀、水肿及萎缩等。采用排水法测量较准确、简便，可及时观察病情的发展和疾病的恢复。由 Brand 和 Wood 设计的体积测量器是根据阿基米德定律，测量排出水的体积从而算出肢体体积。其误差只有 10ml，且无禁忌证。测量器包括一个有排水口的大容器和测量体积的量杯。测量时，将手浸入容器中，容器中有水平停止杆使手进入容器中的一定位置。排出的水从排水口流出。用量杯测出排出水的体积，此即为手的体积。用此可做双手的测量以便对比（图 15-6）。

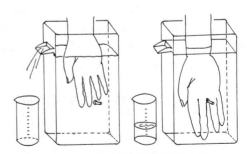

图 15-6 排水法评价手部的水肿

手指粗细的测量可采用手指周径测量的方法。测量手指周径应取周径变化最明显的部位，用皮尺测量。测量时，双手放在同一位置上，先在双手上找到明显标志，如腕横纹，再从此标志测量到周径变化最明显部位的距离，然后测量在同一水平的手指周径。两侧对比可测出手指周径变化的情况。

（十）手的协调性评价

1. 七项手功能测试　又称 Jebsen-Taylor 手功能测试，由 7 个分测验组成：①写字（写一句话）。②翻卡片（模仿翻书）。③拾起常用的小件物品。④模仿进餐。⑤堆放棋子。⑥拿起大而轻的物品。⑦拿起大而重的物品。通过比较患者完成七种日常生活动作所用的时间来判断手功能的情况。此法检查粗大运动的协调性。

2. Purdue pegboard 测试　此法检查精细运动的协调性。检查用品包括一块模板，上有两列小孔，每列 25 孔；还有细铁柱、垫圈和项圈。坐位检查。测试由 4 个分测验组成：①右手；②左手；③左、右手同时操作，即将细铁柱尽快插入小孔内，30 秒内将细铁柱插入孔内的数量即是被检查者的得分。④装配，即要求被检查者将一个垫圈、一个项圈、再一个项圈依次套在铁柱上，1 分钟内的装配数量即为得分结果。

3. ADL 评价　包括系解纽扣、使用筷子、刷牙、写字、织毛衣及系鞋带等。

随着科技的发展，出现了不少测试手功能的电子仪器和计算机化的仪器（例如 BTE，Eval 或 Dexter）。通过安装不同的配件可以测试手的握力和模拟表现各种日常生活动作如梳头、扫地、打球等；在"模拟"表现各种动作的同时记录动作者的握力或捏力以及关节活动范围等情况，并即时将数据存入计算机中，便于提取和比较，测试结果也更为客观。这些仪器由于价格昂贵，携带不方便，目前尚未普及推广。

附：日本手及上肢功能检查方法

由日本金子翼先生设计的手及上肢功能检查方法是检查 10 项操作动作。通过此项检查，可以判断患者上肢运动受限的程度，并能与正常人相比较，检查结果不仅有准确的得分，而且还可以对检查过程中上肢各关节的活动，抓握动作、躯干及下肢的姿势、平衡状态，非检查侧的反应以及表情等进行细致的观察，从而分析、判断上肢活动受限的原因、部位等。在临床中常常通过得分结果对患者的治疗、训练、用药前后及自助具或支具配戴的不同时期进行对照比较，以观察疗效。

（1）检查方法全套共 10 种规定的动作。让患者以尽快的速度准确完成并记录在相应的所需时间栏内。具体方法如下。

● 检查 1（大球）　先检查右手，将 5 个大球放在右侧的空格内，右手（如图 15-7）放在规定位置上做好准备，检查者在发出"开始"口令的同时按秒表，开始记录时间。被检查者尽快地将大球一个一个地拿放到左侧框格内（图 15-8），全部完成后检查者按秒表计算所用的时间。

检查者根据所用的时间，在评价表（表 15-1）"检查"的横格内寻找相应的得分。如所用时间为 9.3 秒，则比 9 分栏的 7.7 秒慢，而在 8 分的 9.5 秒范围内，因此在 9.5 处画一个圈；然后以同样的方法检查左手，检查时把球放在左侧的框格内，然后拿到右侧的框格中，最后将结果用"△"记号注明。

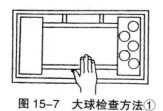
图 15-7　大球检查方法①

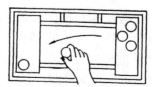
图 15-8　大球检查方法②

● 检查 2（中球）　如图 15-9 的样子将红色木球放在离被检查者最近的框内，右手放在开始位置上，当检查者发出"开始"口令时，被检查者尽快地将球拿放到右侧的框格内，计录所需时间，同检查 1 的方法。用蓝色笔与检查 1 的圆圈连起来（图 15-9、15-10）。左手同右手一样，用△标记。

● 检查 3（大木方） 按图 15-11，先检查右手，将 5 块大木块放在左侧框格内，右手放在开始位置上，当检查者发出"开始"口令后，以最快的速度将木块拿放到右侧的框格内（图 15-12），检查者记录所用时间，并在评价表上寻找到相应的得分位置画一个圆圈，并且与检查 2 的圆圈用蓝笔连接。

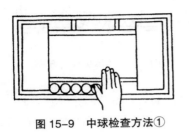

图 15-9　中球检查方法①

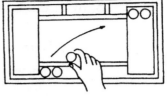

图 15-10 中球检查方法②

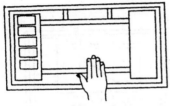

图 15-11　大木方检查方法①

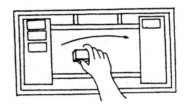

图 15-12　大木方检查方法②

　　然后用同样的方法检查左手，将右框格里的木块拿放在左框格内，将所需时间在评价表的相应位置上用"△"记录，并用红笔与检查 2 的"△"连接。

● 检查 4（中木方） 按图 15-13 将中木方摆放在右侧框格的上下缘，右手放在图 15-13 的开始位置上，当检查者发出"开始"口令后，以最快的速度将木块放到图 15-14 的位置上，同时检查者计算所需时间，在评价表相应的位置以圆圈记录，并用蓝笔与检查 3 的圆圈连接。

　　然后再做左手，木块放在左侧框格的上下缘，方法同右手。将所需时间在评价表中用"△"记录，并连接检查 3 的"△"。

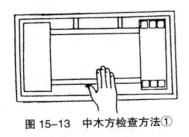

图 15-13　中木方检查方法①

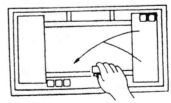

图 15-14　中木方检查方法②

● 检查 5（木圆板） 将木圆板放在如图 15-15 的位置上，右手放在开始位置上，当检查者发出"开始"口令后，被检查者以最快速度将木圆板拿放到图 15-16 的位置上，将所需时间用圆圈记录在相应的位置上。

　　然后检查左手，方法同右手，木圆板放在同一格内靠左边，记录方法同上。

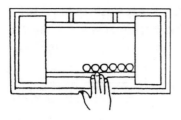

图 15-15 木圆板检查方法①

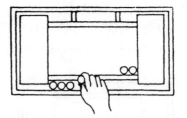

图 15-16 木圆板检查方法②

• 检查 6（小木方） 先检查右手，将 6 个小木方放在如图 15-17 的位置上，当检查者发出"开始"口令后，以最快的速度将木块拿放到图 15-18 的位置上，然后在评价表的相应位置上用圆圈记录时间，再用蓝笔将检查 5 的圆圈连接起来。

再检查左手，木块放在靠左侧的对应位置上，检查记录的方法同上。

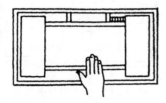

图 15-17 小木方检查方法①

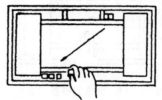

图 15-18 小木方检查方法②

• 检查 7（人造革） 按图 15-19 将 6 片红色的人造革摆放在中央，右手放在开始的位置，当检查者发出"开始"口令后，以最快的速度翻成反面向上（图 15-20），不需要摆放整齐，翻过来即可，计录所需时间。然后测左手，记录方法同上。

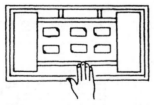

图 15-19 人造革检查方法①

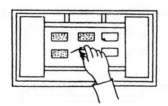

图 15-20 人造革检查方法②

• 检查 8（金属圆片） 按图 15-21 将金属圆片放好，先测右手，将圆片以最快的速度拿放到图 15-22 的位置，计录时间。然后测左手，分别记录之，方法同上。

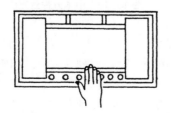

图 15-21 金属圆片检查方法①

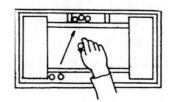

图 15-22 金属圆片检查方法②

• 检查 9（小球） 按图 15-23 把 6 个小钢球放在中央的位置上层的框格内，然后用右手以最快的速度拿放到图 15-24 的位置，计录时间。然后测左手，分别记录之，方法同上。

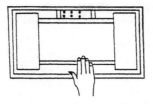 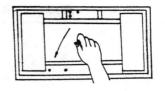

图 15-23　小球检查方法①　　　　　　图 15-24　小球检查方法②

● 检查 10（金属棍）　按图 15-25 把 6 根钢棍放好，先用右手以最快的速度插放在小红圆孔内（图 15-26），计录时间；然后测左手，分别记录之，方法同上。

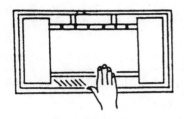 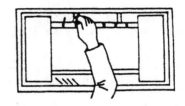

图 15-25　钢棍检查方法①　　　　　　图 15-26　钢棍检查方法②

（2）评价记录方法　将完成动作实际需用的时间在得分栏 1 ～ 10 分的数值内寻找相应的位置并画上标记，供评价时计算得分。"限制时间"栏是指 1 ～ 10 项动作各自规定的时间范围，如超过了这个时间就不能得分。在 10 分 ～ 1 分的后面有一个"时间内个数"栏，是指患者在规定时间内没有完成，虽然不能得分，但检查者可以记录其完成的个数，以便再次评价时进行比较。

得出总分后，可以根据不同年龄组对照正常人分值进行比较，但更有意义的不是与正常值比较，而是与自己不同时期得分进行比较。患者测试后填写评价表（表 15-1）。

第二篇　评价学

第二篇　评价学

表 15-1　简易上肢功能检查评价记录表

姓名			性别		年龄		利手			病案号		

科室			病房/床					临床诊断				

评价项目	被检手	限制时间(S)	所需时间(S)	得分										时间内个数	差的指标
				10	9	8	7	6	5	4	3	2	1		
检查1（大球）	右	30		5.9	7.7	9.5	11.3	13.1	14.9	16.7	18.5	20.3	30.0		1.2
	左	30		6.5	8.6	10.7	12.8	14.5	17.0	19.1	21.2	23.3	30.0		1.4
检查2（中球）	右	30		5.3	7.1	8.9	10.1	12.5	14.3	16.1	17.9	19.7	30.0		1.2
	左	30		5.6	7.4	9.2	11.0	12.8	14.6	16.4	18.2	20.0	30.0		1.2
检查3（大木方）	右	40		8.7	11.4	14.1	16.8	19.5	22.2	24.9	27.6	30.0	40.0		1.8
	左	40		9.5	12.5	15.5	18.5	21.5	24.5	27.5	30.5	33.58	40.0		2.0
检查4（中木方）	右	30		8.3	10.7	13.1	15.5	17.9	20.3	22.7	25.1	27.5	30.0		1.6
	左	30		8.7	11.1	13.5	15.9	18.3	20.7	23.1	25.5	27.9	30.0		1.6
检查5（木圆片）	右	30		6.3	8.4	10.5	12.6	14.7	16.8	18.9	21.0	23.1	30.0		1.4
	左	30		7.0	9.4	11.8	14.2	16.6	19.0	21.4	23.8	26.2	30.0		1.6
检查6（小木方）	右	30		7.2	9.3	11.4	13.5	15.6	17.7	19.8	21.9	24.0	30.0		1.4
	左	30		7.7	9.8	11.9	14.0	16.1	18.2	20.3	22.4	24.5	30.0		1.4
检查7（人造革）	右	30		6.1	8.2	10.3	12.4	14.5	16.6	18.7	20.8	22.9	33.0		1.4
	左	30		6.8	9.2	11.6	14.0	16.4	18.8	21.2	23.6	26.0	30.0		1.6
检查8（金属圆片）	右	60		10.2	13.5	16.8	20.1	23.4	26.7	30.0	33.3	36.6	60.0		2.2
	左	60		11.7	15.9	20.1	24.3	28.5	32.7	36.9	41.1	45.3	60.0		2.8
检查9（小球）	右	60		12.4	17.5	22.6	27.7	32.8	37.9	43.0	48.1	53.2	60.0		3.4
	左	60		13.1	18.5	23.9	29.3	34.7	40.1	45.5	50.9	56.3	60.0		3.6
检查10（金属棍）	右	70		15.4	21.1	26.8	32.5	38.2	43.9	49.6	55.3	61.0	70.0		3.8
	左	70		16.5	22.2	27.9	33.6	39.3	45.0	50.7	56.4	62.1	70.0		3.8

总　分	月 日	左　分	月 日	左　分	月 日	左　分
		右　分		右　分		右　分

备注	各年龄组得分界限	
	年龄组	界限得分
	18 ~ 39	99
	40 ~ 54	96
	55 ~ 64	94
	65 ~ 74	83
	75 ~ 84	75

检查者＿＿＿＿＿＿

第十六章　心功能的评价

近年来，随着我国人民生活水平的不断提高，饮食结构、生活方式发生了很大变化，心血管系统疾病的死亡率也在逐年增高。因此，心脏康复在心血管疾病的预防和治疗中，以及在某些呼吸系统疾病、代谢疾病、外科疾病、老年病等康复方面的作用正逐渐受到重视。在实施心脏康复之前，既要判断患者心肌有无潜在的缺血，更要了解其心脏的动态功能状况以确定心功能水平。

第一节　基础知识

心脏好像一个泵，通过心肌有节律的收缩与舒张，从静脉抽吸血液并将其射向动脉，维持一定的心输出量和动脉血压。心脏通过心房及心室依次有规则地收缩，将静脉回流到右心的血液运到肺，进行气体交换，并将肺静脉回流到左心的血液转运到全身，以保持全身各组织的血液供应，满足机体代谢的需要。心泵机械结构（心瓣膜、心室中隔、心包膜、心肌）的完整性是保证心室充盈和射血的必要条件。心房及心室能按顺序有规律地收缩，依赖于心肌细胞自律性、传导性、兴奋性及收缩性的正常。本节仅从与心输出量有关的方面讨论心脏的生理功能。

一、心率

正常人心率范围在 60 ~ 100 次 / 分之间，大多数为 70 ~ 80 次 / 分，女性稍快，3 岁以下儿童多在 100 次 / 分以上，老年人多偏慢。成人心率超过 100 次 / 分，婴幼儿心率超过 150 次 / 分，称为心动过速。心率低于 60 次 / 分称为心动过缓。

二、心输出量

心室每搏一次而输出的血量叫每搏输出量，人体在静息状态下约为 70ml（60 ~ 80ml）。每搏排血量乘以心率为每分心输出量，如心率以平均每分钟 75 次计算，则每分输出量约为 5000 ~ 6000ml。心率和每搏输出量随时变化，与机体代谢和活动情况相适应。肌肉运动时，心输出量随运动量的增大而大致呈正比例地增多。因此，心输出量反映心脏的泵功能。每搏心输出量决定于舒张期心室充盈血量的多少及心肌收缩力的大小。

在正常及病变心脏中，随着心率变快，心脏舒张期缩短，心室充盈减少，其心输出量亦相应减少，但每分钟心输出量亦可维持正常或稍高；当心率在 160 次 / 分时，每分钟心排血量亦减少，而心肌耗氧量明显增高，此时极易引起心力衰竭或冠状动脉供血不足。当心率减慢时，每搏量增高，每分钟心输出量在一定范围内保持不变；但当心率减慢至每分钟 40 次或以下时，每分钟心输出量亦可减少。

三、血压

动脉血压简称血压，为重要的生命体征。流行病学研究证实，血压水平随年龄增长而升高，且随性别、种族、职业、生理情况和环境条件不同而有差异，因而正常血压与高血压之间的界限有时难以划分，各国的标准也不一致。1978 年世界卫生组织（WHO）高血压专家委员会确定了高血压标准：

- 正常血压上限   收缩压 18.6kPa（140mmHg），舒张压 12.0kPa（90mmHg）。
- 临界高血压   收缩压 18.8 ~ 21.2kPa（141 ~ 159mmHg），舒张压 12.1 ~ 12.5kPa（91 ~ 94mmHg）。
- 高血压   收缩压 ≥ 21.3kPa（160mmHg），舒张压 ≥ 12.6kPa（95mmHg）。
- 脉压标准   4.0 ~ 5.3kPa（30 ~ 40mmHg）。

动脉血压的高低取决于每搏心输出量及末梢血管阻力，即动脉血压 = 心输出量 × 总外周阻力。每搏输出量决定于舒张期心室充盈血量的多少及心肌收缩力的大小。由于末梢血管阻力对动脉血液流速的限制，收缩期动脉系统只流走每搏输出量的 1/3，尚有 2/3 的每搏输出量充盈于大动脉内，从而使大动脉被动扩张。因此，收缩压的产生是由于每搏心输出量注入大动脉内，使充盈的大动脉更加膨胀所致；舒张压则是由于在收缩期没有流走的血液在大动脉保持充盈状态而对动脉壁产生的侧压力。

四、心脏做功

心脏收缩消耗能量所做的功主要用于射出一定的血量和维持一定的动脉血压。因此，凡增加每搏输出量与平均动脉压的因素均增加心脏做功，也因而增加心肌的耗氧量与能量消耗。反之，如减少每搏输出量与平均动脉血压，可减少心肌做功与心肌耗氧量与能量消耗。心肌耗氧量主要与心肌收缩时产生的张力有关。

五、心脏储备

心脏储备是指心输出量随机体代谢的需要而增长的能力。正常心脏有很大的储备力，在重体力劳动时，通过心肌收缩力的加强和心跳的加快使每分输出量增加，最高可达 20 ~ 30 升 / 分（称为泵血允许水平），以适应组织细胞物质代谢对血液供给的需要而不发生明显的心悸、气喘。心脏储备力一般用下列公式表示：

$$心脏储备力 \% = \frac{泵血允许水平 - 安静时的心输出量安静时的心输出量}{安静时的心输出量} \times 100\%$$

如正常人泵血允许水平为 25 升 / 分，则心脏储备力为（25-5）× 100% = 400%。严重心衰患者的心脏储备可降到零，即泵血允许水平等于或少于正常安静时的心输出量。

六、心肌耗氧量

心肌是全身需氧最多的组织。正常成人安静休息时，冠状动脉血流量约 250ml/min（约占心输出量的 4% ~ 5%），心肌耗氧量约为 10ml/100g 心肌，能从灌流的血液中摄取 60% ~ 65% 的氧（其它组织一般只摄取动脉血氧的 25% 左右）。心肌对氧的需要量增加时，通常以增加冠状动脉血流量来满足。

由于心肌需氧量大，进一步提高氧的摄取率的可能性又很小，侧枝循环亦比较细小，故一旦发生冠状动脉狭窄或阻塞，就容易引起心肌缺血，导致缺血性心脏病。缺血性心脏病可以引起心率失常、心绞痛；严重的急性心肌缺血可引起心肌梗死；慢性进行性心肌缺血可引起缺血性心肌病。

第二节 心电图检查

一、正常心电图及其组成

心电图各波段的组成、每一个成分所代表的心肌电生理活动、正常持续时间以及振幅见表 16-1 和图 16-1。

表 16-1 心电图组成及正常值范围

组成	心肌电生理	持续时间	振　　幅
P 波	心房除极	< 0.11s	0.2 ~ 0.25mV
P-R 间期	心房开始除极到心室开始除极	0.12 ~ 0.20s	等电位线
QRS 波群	心室除极	0.06 ~ 0.10s	0.5 ~ 2.5mV
ST 段	心室复极缓慢期	0.12s	−0.5 ~ +0.3mV
T 波	心室复极快速期	0.16s	>同导联 R 波高度的 1/10

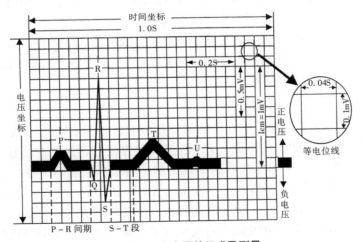

图 16-1 心电图的组成及测量

二、心电图分析

心脏疾病康复治疗师需要具备一定的心电图知识，应能够识别心率的异常变化、各种室性心率失常以及 ST 段的变化。

判断心电图是否基本正常，需要从心率及心律、心电轴、P-R 间期及 QRS 间期、S-T 段及各导联图形等方面进行分析。通过分析心电图，可了解心律失常、传导阻滞、房室肥大以及心肌缺血等四个方面的问题。以下扼要介绍心电图分析步骤。

（一）心律及心脏传导障碍

1. 计算心率　心率可以根据 60 秒除以 P-P 或 R-R 间距计算；也可以用 300 除以 R-R 间期中的大格子（5 个小格 / 大格）数；或 1500 除以 R-R 间期中小格数量。心律不齐或不规则时，应实测 30 秒或 1 分钟的心跳次数。

2. 检查心律是否规则　通过测量 R-R 间期是否相等来判断是否有心律不齐。心律规则者所有 R-R 间期均相等。病理性不规则心律有两种情况：有规律出现的心律失常如期前收缩中的三联律（每第三个 R-R 间期持续时间发生变化）和无规律出现的心律失常如束支传导阻滞（R-R 间期时间变化无规律）。

3. 识别 P 波　有三种异常形态的 P 波：①有规律的锯齿波（又称 F 波），如心房扑动；②纤维性颤动波（又称 f 波），如心房颤动；③提前出现的不成熟 P 波，如房性期前收缩、房室交界性期前收缩及室性期前收缩。

4. 评价 P-R 间期的持续时间和 P 波与 QRS 波群的关系　P-R 间期略短于正常时提示房室传导加快或存在房性异位心律；P-R 间期略长于正常时，窦房结冲动向房室交界区的传导速度变缓。P-R 间期明显延长时则会出现房室传导阻滞。根据阻滞的程度以及 P 与 QRS 波群的关系将其分为 I°、II°及 III°房室传导阻滞。

5. 评价 QRS 波的形状和持续时间　①束支传导阻滞是指激动经房室结下传，沿房室束进入心室后发生在左束支或右束支的传导障碍。无论左或右束支传导阻滞均表现为 QRS 波群形态变宽、时间延长，根据 QRS 波的时间是否大于 0.12s 分为完全性与不完全性束支传导阻滞。右束支传导阻滞的主波 R 增宽且顶峰有切迹；左束支传导阻滞仅有 R 波增宽。②心室性传导异常包括室扑、室颤及室性期前收缩。

6. 临床意义　严重的心律失常将导致不同程度的血液动力学障碍、心输出量下降，如室性心动过速、房颤、完全性房室传导阻滞、窦性 / 房室交界性 / 室性心动过缓（≤ 40 次 / 分）、室颤、心搏停止等，可危及生命。

（二）房室肥大

1. 测量 P 波或 QRS 波　左、右心房的激动形成 P 波，而右心房形成 P 波的前肢，左心房形成 P 波的后肢。因此，在评价有无心房肥大时应注意观察 P 波的宽度与高度。观察心室有无肥大时应着重观察 QRS 波的高度和宽度。右心房肥大时 P 波尖而高耸，有"肺型 P 波"之称；P 波的宽度并不增加。左心房肥大时 P 波增宽，常呈双峰型，有"二尖瓣型 P 波"之称。左右心室肥大时，QRS 时间延长，R 波幅度增加。

2. 选择导联　右心房肥大 P 波幅度的改变在 II、III、aVF 导联上表现最为突出；左心房肥大 P 波宽度的改变在 V_1 导联最明显。左心室肥大时，V_5、V_6 的 R 波变化突出；右心房肥大时以观察 V1 的 R 波为主。

3. 临床意义　肺型 P 波常见于慢性肺源性心脏病及某些先天性心脏病；二尖瓣型 P 波常见于二尖瓣狭窄。重症右室肥大多见于某些先天性心脏病以及部分重症肺心病。

（三）心肌缺血

1. T 波改变　心内膜下心肌供血不足时出现与 QRS 主波方向一致的高大 T 波；心肌外膜面下层供血不足时出现与正常相反的 T 波。

2. ST 改变　水平或下垂型下移 ≥ 0.1mV。

3. 临床意义　ST-T 改变可见于冠心病、典型心绞痛、心肌炎、心肌病等。判定运动试验中有无出现心肌缺血性改变时，ST 下移的意义较 T 波改变更为重要。

第三节 运动试验

一、6 分钟行走试验

行走试验要求受试者在平地尽全力快速行走并记录其 6 分钟所走的距离。在行走中途，允许患者在需要时停下来休息但不能延长总试验时间。在试验过程中，PT 师也可以给予患者口头鼓励。试验前和试验结束时应立即测量心率、血压、呼吸频率、呼吸困难的程度以及血氧饱和度。在心脏康复中用于评价疾病或手术对运动耐受性的影响，作为判断康复疗效的指标，常用于患者在康复治疗前和治疗后进行自身对照。行走试验方法简单，无需使用昂贵设备，患者不需要在试验前做适应训练，且可同时测试多位患者。不足之处在于不能连续检测心功能指标。

二、递增负荷运动试验

递增负荷运动试验（graded exercise test, GXT）包括心电图负荷试验和气体代谢分析两部分。心电图负荷试验早已广泛应用于临床，用于诊断心肌是否有潜在的缺血，但对动态心功能状况不能进行评价。气体代谢分析则是通过检查机体对于递增负荷运动的反应，评价受试者的动态心肺功能水平及机体对运动的耐受能力。递增负荷运动试验在心脏和呼吸康复中的应用将愈来愈受到重视。

（一）运动能力与心肺储备

有氧运动所需能量的产生过程需要氧的参与，整个过程中所需要的 O_2 通过肺的通气功能将外界新鲜空气送进肺泡，然后通过换气功能到达红细胞中形成氧合血红蛋白，再由心血管系统将其泵至做功的肌肉。氧的传输过程需要在中枢神经系统调节下使心脏和肺脏协调地工作，即所谓运动心肺耦联才能完成（图 16-2）。因此，一个人运动能力的大小取决于运动心肺耦联中的每一个环节，即呼吸系统功能、心血管系统功能以及所参与运动的肌肉的状态。任何一个环节的异常均会导致供 O_2 和 CO_2 排出障碍。

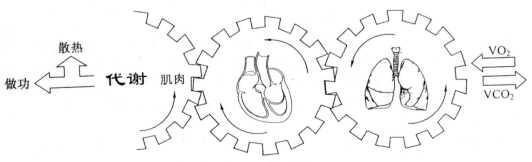

图 16-2 运动心肺耦联

气体代谢分析就是在不断递增负荷的运动中通过分析每一口呼出气的气体成分（O_2 和 CO_2）和通气量，来了解在不同做功水平上心、肺、肺循环/体循环以及肌肉对 O2 的摄取、运输、利用与 CO_2 的排出情况并藉此判断心肺等系统的储备功能。

（二）试验方法

1. 设备 递增运动负荷试验需采用专用设备，其基本组成包括 12 导联心电图、收集和测量呼出气通气量的流速传感器、收集和测量呼出气中 O2 和 CO2 浓度的气体分析装置以及运动设备。根据患者的具体情况，可选用不同的运动设备，如固定跑台、自行车功率计、上肢功率计、轮椅功率计等。

（1）固定跑台 固定跑台通过增加速度或坡度的方式来加大被试者的运动强度。固定跑台的运动强度以 METs 值表示，METs 值的大小决定于跑台的速度和坡度组合。采用固定跑台的优点是在固定跑台上走或跑（均为全身运动），容易测到最大强度；运动方式自然，接近日常生活的生理状况；可通过调节速度、坡度灵活调整试验方案；所获得的各种坡度、速度时的心血管反应可以直接用于指导患者的步行训练；受试者不能自行改变运动强度；可供儿童测试。缺点是价格昂贵，不能用功、功率表示其运动强度。

采用跑台进行运动试验更适于年纪较轻、身体较好的患者，常用于心脏病检查。跑台试验也可用于安装了下肢假肢的患者，从能量代谢的角度判断假肢的安装是否合适。对于偏瘫患者，仅适用于步行能力接近正常者，有明显步行障碍、平衡功能障碍者不宜采用此法。

（2）功率自行车 功率自行车可以用机械的或电动的方式逐步增加蹬车的阻力，从而加大受试者的运动负荷。与固定跑台相比，其优点是价廉、噪音小、占地少；运动中由于躯干及上肢相对固定而使测定血压比较容易，心电图记录不易受运动动作的干扰，因而伪差少。其主要缺点是对某些体力较好的人如优秀运动员，往往不能使之达到最大心脏负荷。此外，由于局部疲劳，所测结果低于固定跑台试验。

蹬车试验较常用于研究呼吸生理学、心脏和呼吸系统的健康状况以及心脏病的康复。试验对象可为健康正常人、运动员及有运动试验适应证的患者。蹬车试验在评定冠心病患者心功能水平的价值方面与跑台相似。

自行车功率计的运动强度以功率表示，单位为瓦特（W）或千克·米/分（kg·m/min）。1W = 6.12kg·m/min.。决定功率大小的因素有阻力、转速、每转一周的距离。用公式表达如下：

功率（kg·m/min）= 阻力（kg）× 转速（周/分）× 距离（m）/周

（3）上肢功率计 常采用上肢 CYBEX 仪，即上肢等速运动仪。试验原理与踏车试验相似，只是将下肢动作改为上肢动作。适用于下肢功能障碍或伤残者，如脊髓损伤引起的双下肢截瘫。其特点为运动试验时的最高负荷明显低于下肢运动，但所能达到的心血管反应却相似。换言之，在完成相同功率的运动时，上肢运动引起的心率、血压变化高于下肢运动。然而，上肢运动试验所能达到的最大功率及耗氧量均低于下肢运动。最大耗氧量只有跑台运动的 70 ± 15%。功率的计算方法同蹬车运动试验。

（4）轮椅功率计 又称轮椅跑台。测试中速度保持不变，通过增加功率加大运动负荷。适应证同上肢功率计，用于轮椅依赖者的运动强度及耐力测试。

2. 运动试验方案

所谓运动试验方案是指运动试验的负荷分级及操作方案。递增负荷运动方案的选择取决于参加试验的对象。

（1）固定跑台运动方案 有许多固定跑台运动试验方案，如 Bruce 方案、Naughton 方案、Balke 方案、Ellestad 方案、STEEP 方案等。在此主要介绍最为广泛使用的方案，如 Bruce 方案和 Balke 方案。

• Bruce 方案（表 16-2）　Bruce 方案应用最早，也最广泛。其主要特征是通过同时增加速度和坡度来增加负荷。最高级别负荷量大，一般人均不会超过其最大级别。该方案的主要缺点是运动负荷增加不规则，起始负荷较大（4～5METs），运动增量也较大，一般在 2.5～3METs。因此，老年人和体力差的患者往往不能耐受第一级负荷或负荷增量，以致难以完成试验。此外，该方案是一种走-跑试验，在试验中开始是走，以后逐渐增加负荷，并达到跑的速度。在走-跑速度临界时，受试者往往难以控制自己的节奏，心电图记录质量也难以得到保证。

表 16-2　Bruce 跑台方案

级别	速度		坡度	持续时间	耗氧量	METs
	英里/小时	千米/小时	（%）	（分）	毫升/公斤/分	
0	1.7	2.7	0	3	5.0	1.7
1/2	1.7	2.7	5	3	10.2	2.9
1	1.7	2.7	10	3	16.5	4.7
2	2.5	4.0	12	3	24.8	7.1
3	3.4	5.5	14	3	35.7	10.2
4	4.2	6.8	16	3	47.3	13.5
5	5.0	8.0	18	3	60.5	17.3
6	5.5	8.8	20	3	71.4	20.4
7	6.0	9.7	22	3	83.3	23.8

用 Bruce 跑台方案正常人各年龄组最大耗氧量（VO_2max）测定结果如下（表 16-3）：

表 16-3　Bruce 跑台方案正常人各年龄组 VO_2max（ml/kg.min）测定结果

年龄（岁）	男性		女性	
	活动	少活动	活动	少活动
25～34	42.5±5.1	36.7±5.6	31.7±4.6	26.1±6.4
35～44	39.9±5.4	36.6±4.3	29.9±5.3	24.1±3.2
45～54	37.0±5.3	32.7±4.7	27.6±6.2	23.1±4.0
55～64	33.3±4.4	29.8±4.8	29.7±4.7	20.2±4.3

• Balke 方案（表 16-4）　Balke 方案主要特点是保持速度不变，仅依靠增加坡度来增加运动负荷。患者比较容易适应。其速度固定在 3.4mph（英里/小时），即 5.47km/h。Balke 跑台方案对心肌梗死后早期运动最为合适，亦适于心力衰竭或体力活动能力较差的患者检查之用。

表 16-4 Balke 跑台方案

级别	速度 （千米 / 小时）	坡度 （%）	持续时间 （分）	耗氧量 毫升 / 公斤 / 分	METs
1	3.2	2.5	2	15.1	4.3
2	3.2	5.0	2	19.0	5.4
3	3.2	7.5	2	22.4	6.4
4	3.2	10.0	2	26.0	7.4
5	3.2	12.5	2	29.7	8.5
6	3.2	15.0	2	33.3	9.5
7	3.2	17.5	2	36.7	10.5

（2）自行车功率计试验方案 最常用的是 WHO 推荐方案（表 16-5）。原地蹬车试验时的代谢当量与体重有关，故在计算时需要考虑体重因素（表 16-6）。蹬车的运动负荷以功率表示，单位为瓦特（W）或千克·米 / 分（kg·m/min）。1W = 6.12kg·m/min。

表 16-5 WHO 推荐方案

分级	运动负荷（kg·m/min） 男	运动负荷（kg·m/min） 女	运动时间（min）
1	300	200	3
2	600	200	3
3	900	600	3
4	1200	800	3
5	1500	1000	3
6	1800	1200	3
7	2100	1400	3

表 16-6 功率自行车运动代谢当量

体重	功率 kg·m/min（W） 300（50）	450（75）	600（100）	750（125）	900（150）	1050（175）	1200（200）
40	6.0	8.0	20.0	23.0	14.0	16.0	18.0
50	5.1	6.9	8.6	10.3	12.0	13.7	15.4
60	4.3	5.7	7.1	8.6	10.0	11.4	12.9
70	3.7	4.9	6.1	7.3	8.6	9.8	11.0
80	3.2	4.3	5.4	6.4	7.5	8.6	9.6
90	2.9	3.8	4.8	5.7	6.7	7.6	8.6
100	2.6	3.4	4.3	5.1	6.0	6.9	7.7

用功率自行车递增运动负荷方案，正常人各年龄组中 VO$_2$max（ml/kg·min）和 METs 结果如下（表 16-7）：

表 16-7　功率自行车方案正常人各年龄组 VO_2max（ml/kg·min）和 METs 结果

年龄（岁）	男性		女性	
	VO_2max	METs	VO_2max	METs
15 ~ 20	41.9	11.9	32.9	9.4
~ 30	39.9	11.3	31.7	9.0
~ 40	33.8	9.7	29.1	8.3
~ 50	33.6	9.6	25.9	7.4
> 50	28.0	7.9	23.1	6.6

（3）上肢运动试验方案　速度不变，根据患者损伤情况如不完全性四肢瘫、截瘫等选择 40 ~ 70 转/分；运动的起始负荷一般为 12.5W，每级负荷增量为 12.5W，每级持续时间为 2 分钟，直至疲劳至极。

（4）轮椅功率计试验方案　起始负荷 12.5W，速度保持在 2.68m/s，每级负荷增量为 12.5W，持续 2 分钟，直至疲劳至极。

3. 选择方案的原则

- 根据试验目的、病史及既往史、运动器官功能状况选择合适的方案。
- 运动的起始负荷必须低于患者的最大承受能力。
- 每级运动负荷最好持续 2 ~ 3 分钟，以达到心血管稳定状态。
- 运动试验持续时间控制在 8 ~ 12 分钟。

4. 运动试验操作步骤

（1）运动试验开始前

1）测量安静时心率和计算预测最大心率　为了把握运动试验中极量或亚极量运动强度并保证运动试验的安全，试验前需要计算预计最大心率，根据预测最大心率确定终止试验的标准。如极量运动试验在心率达到预计最大心率时应终止试验，而亚极量运动试验在心率达到 85% 预计最大心率时即应终止。最大心率（HRmax）可通过下列公式计算：

$$HRmax =（220- 年龄）± 10 ~ 12 次/分$$

2）测量血压　运动试验时采用立式血压计测量血压。双上肢血压不一致时，应测量较高的一侧。为了避免干扰，测量时被测手臂应暂时离开车把或扶手。

3）检查心电图　检查体位要与试验体位一致。在运动试验中，为了减少运动时的干扰，避免伪差，电极位置必须避开肌肉和关节活动部位。一般不采用常规心电图导联，而是采用 CM_5、CM_1、MaVF、CC_5 等监测导联，其中 CM_5 和 CC_5 双极导联较常用。CM_5 导联的正极（C_5）置于左腋前线平第 5 肋间处（即 V_5 的位置），负极（M）置于胸骨柄处。CC_5 导联的正极（C_5）与 CM_5 相同，负极（C）位于右腋前线第 5 肋间处（即 V_5R）的位置（图 16-3）。CM_5 导联对缺血性 ST 段下降最为敏感，且记录到的 QRS 波幅最高。CC_5 导联有利于检出体型肥胖横位心患者的心肌缺血。

连接监测导联后做过度通气试验，方法是大口喘气 1 分钟后立即描记监测导联心电图，若出现 ST 段下移没有病理意义，提示运动中诱发的 ST 段改变不一定是心肌缺血的结果。

（2）试验中　按运动试验方案逐级增加负荷，在试验中注意观察和记录心率、血压、心电图及受试者的主观感觉。用心电示波器连续监测心电图变化外，每级运动最后 10 秒记录双极导联 CM_5 或 CC_5 的心电图一次。系统在试验过程中收集并自动分析打印各种生理指标

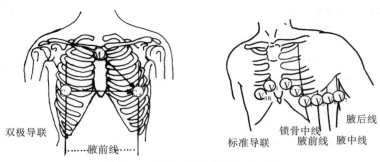

图 16-3   运动试验检测电极的位置

和气体代谢指标如通气量、呼吸频率、耗氧量、氧脉搏、心率、呼吸交换率、代谢当量等。如果没有终止试验的指征,则将负荷加大至下一级。

（3）试验终止后   达到运动终点或出现终止试验的指征而终止运动后,于坐位或卧位描记即刻（30秒以内）、2分钟、4分钟、6分钟的心电图并同时测量血压。以后每5分钟测量一次,直至各项指标接近试验前的水平或患者的症状或其它严重异常表现消失为止,试验宣告结束。

5. 试验终止的标准

（1）达到最大运动强度   从平静开始逐渐增加负荷,直至被试者筋疲力尽,不能再继续坚持下去为止,此时达到最大耗氧量和最高心率水平。运动强度达到最大时终止的试验称为极量运动试验,其试验结果精确,但试验需要昂贵设备,耗时,存在一定的危险性。极量运动试验可根据预计最大心率作为终止试验的标准。

（2）达到次最大运动强度   心率达到预期最大心率的85%,或达到195- 年龄为终止试验的标准。运动强度达到次最大时终止的试验称为亚极量运动试验。某些药物如 β 肾上腺素能受体阻滞剂以及抗高血压药物会影响安静心率和运动心率。患者可表现为安静时心率缓慢且运动时心率增加不明显。此外,严重的心肌功能障碍者的心率对于运动负荷的反应也比较迟钝。因此,这些患者不宜采用亚极量运动作为终止试验的标准。临床上常采用低水平运动试验的方法,即运动中以最高心率< 130 ~ 140次 / 分或与安静时比增加< 20次 / 分;最高血压< 160mmHg 或与安静时比增加< 20 ~ 40mmHg 作为终止试验的标准。当被试者已达到预定心率而未出现任何终止试验的不适反应时,如果患者同意则可继续试验。亚极量运动试验个人误差范围可达 10%,但较安全,不用设备也可以完成,因而是一种廉价的试验方法。

（3）出现症状及心率、血压、心电图改变   虽未达到上述心率,如出现以下情况之一者,也必须立即终止试验,在试验中由于出现症状等情况而终止的试验称症状限制性运动试验。

1）症状   出现呼吸急促或呼吸困难、胸闷、心绞痛、极度疲劳、下肢痉挛、严重跛行、身体摇晃、步态不稳、头晕、耳鸣、恶心、意识不清、面部有痛苦表情、面色苍白、紫绀、出冷汗等。

2）血压
• 运动负荷增加时收缩压反而下降,超过安静时 1.33kPa（> 10mmHg）。
• 运动负荷增加时收缩压上升,超过 29.33 ~ 33.33kPa（> 220 ~ 250mmHg）。

● 运动负荷增加时舒张压上升，超过 14.7 ~ 16.0kPa（＞110 ~ 120mmHg）；或舒张压上升超过安静时 2.00 ~ 2.67kPa（15 ~ 20mmHg）。

3）心率　运动负荷不变或增加时，心率不增加，甚至下降超过 10 次 / 分。

4）心电图改变　常见的有：

● S-T 段改变　S-T 段下降或上升 ≥ 1mm。"J"点低于基线为运动时心电图的正常改变，判断时应注意基线的校正。

● 心律失常　包括各种异位心动过速；频发、多源或成对出现的早搏、R 落在 T 上现象，房颤、房扑、室扑、室颤等。

● 传导阻滞　Ⅱ°以上房室传导阻滞或窦房阻滞，完全性束支传导阻滞等。

5）患者要求停止运动　症状限制性运动试验是临床中常用的方法，用于诊断冠心病、评估心功能和体力活动能力、制订运动处方。适用于急性心肌梗死后、冠状动脉搭桥术后以及慢性阻塞性肺疾患等患者的测试。

（三）运动心肺试验的常用指标及意义

1. 心电图改变　运动中 ECG 可出现下列异常改变：

（1）S-T 段下移　S-T 偏移是运动试验心电图评判的主要指标。S-T 段下移包括上斜型、水平型、下垂型和盆型，S-T 段下移 ≥ 1mm，提示心肌缺血。其中以水平型与下垂型诊断价值较大。S-T 段异常在运动试验中发生得越早，心率越慢，负荷越小，说明病变越重，心功能及其预后也越差。

（2）S-T 段升高　高出等位线 ≥ 1mm。有 Q 波的 S-T 段升高，提示局部室壁运动障碍或室壁瘤；无 Q 波的 S-T 段升高，提示严重近端冠状动脉的病变或痉挛，以及严重的穿壁性心肌缺血。病理性 S-T 段升高要与过早复极综合征相鉴别。过早复极综合征指安静时出现 S-T 弓背向下型上移，见于正常人和运动员。本身没有病理意义，运动中一般均恢复到基线水平。

（3）心律失常　频发多源性室性早搏并随运动而增加，往往提示心肌缺血，但这种现象不如 S-T 段改变特异性强。

2. 心率与血压

（1）心率　预测最大心率与实测最大心率之差为心率储备（heart rate reserve，HRR），正常人＜ 15 次 / 分，心率储备＞ 15 次 / 分时提示每搏心输出量下降。在一定的运动强度范围内（80 ~ 90%O_{2max} 以下），心率的增长与做功量和 VO_2 的递增大致呈线性关系，即心率随负荷及耗氧的增加而呈线性加快。心率在进行定量负荷的运动当中达到稳定时提示摄入的氧量和消耗的氧量在体内达到了平衡。运动后心率减慢是迷走神经再兴奋所致，这一反应在锻炼有素的运动员中尤为明显，而在慢性心力衰竭患者则较为迟钝。身体耐力较差者在经过一段时间的锻炼后，在同样的运动强度下，心率也会比锻炼前变缓。检查者应当非常熟悉所用试验方案每一阶段的正常心率反应。

（2）血压　正常情况下，运动时的收缩压随运动负荷（运动量）的增加而逐步升高，舒张压一般保持不变或轻度下降。正常的反应说明左心功能良好，血管舒张功能良好。运动负荷每分钟每公斤体重增加 1ml 耗氧量（1mlO_2/kg·min），血压应增加 0.2 ~ 0.5kPa；或运动负荷每增加 1METs，收缩压增高 0.67 ~ 1.60kPa（5 ~ 12mmHg）。收缩压一般可以达到 24.0 ~ 29.3kPa（180 ~ 220mmHg），以 37.3kPa（280mmHg）为高限；舒张压一般以

16.0kPa（120mmHg）为高限。检查者应当非常熟悉所用试验方案的每一负荷阶段预计血压增加的范围。

运动中收缩期血压不升或升高不超过 17.3kPa（130mmHg），或者血压下降，甚至低于安静时的水平，说明心脏收缩功能贮备力很小，提示左心功能障碍（常与严重的冠心病相关）或主动脉流出受阻。研究表明，运动中收缩压越高，发生心原性猝死的几率反而越低。

运动中舒张期血压明显升高，比安静水平高 2.0kPa（15mmHg）以上，甚至超过 16.0kPa（120mmHg）时，说明总外周阻力明显升高，提示冠状血管贮备力接近或达到极限，机体只有通过提高舒张压，增加心脏舒张期的冠状动脉灌注压，从而部分地补偿狭窄的冠状血管对血流的限制，常见于严重的冠心病患者。

3. 气体代谢分析 运动试验中所得气体代谢指标包括最大耗氧量、无氧阈、代谢当量、氧脉搏、通气量、呼吸频率、呼吸交换率、呼吸商、氧通气当量、呼吸储备等。本章介绍与心功能相关的常用指标，与呼吸功能有关的指标将在第十七章中讨论。

（1）最大摄氧量 最大摄氧量（maximal oxygen uptake, VO_2max）指人体运动时所摄取的最大氧量。在临床中，最大耗氧量（maximal oxygen consumption, VO_2max）为最大摄氧量的同义语。它是指人体运动达到最大做功量时所消耗的最大氧量。体力活动增加时氧的摄入量也相应增加以供应和满足肌肉运动的需要。因此，一个人的最大运动能力可以用最大摄氧量来表达。正常人最大摄氧量取决于心输出量和动静脉氧分压差（VO_2max = 心输出量 ×（动脉氧分压 – 静脉氧分压），由此可见，增加心输出量或增加动静脉氧分压均可增加氧的摄入量。身体越健壮，最大摄氧量越大，提示心血管、呼吸和肌肉骨骼运动系统正常且工作效率高。锻炼或训练均可提高机体最大摄氧量，而不活动将导致最大摄氧量下降。

正常人在逐渐递增的运动试验中，VO_2 随运动强度增加而相应增加，当运动到达一定时刻，VO_2 出现一个平台，这时即使再增加运动负荷，即增加功率，VO_2 也不增加，此时的 VO_2 峰值称为 VO_2max。因此，VO_2max 反映了机体利用氧的最大上限，是最大有氧能力的有效指标；它反映了机体 VO_2 运输系统（包括肺、心脏、血管以及血红蛋白）以及肌肉细胞有氧代谢是否正常。任何一个环节的功能障碍如心脏疾患、肺部疾患、贫血及肌病均可使氧的输送或利用发生障碍。VO_2max 是综合反映动态的心肺功能和体力活动能力的最佳指标。急性心肌梗死、冠状动脉搭桥术后、偏瘫或病情较重者通常测定其 $VO_{2(100)}$ 和 $VO_{2(120)}$，即运动心率达 100 次 / 分和 120 次 / 分时的耗氧量。在心脏康复中，常采用 VO_2max 的百分比来表示运动强度。VO_2max 有绝对值（L/min）和相对值（ml/kg/min）两种表达方式。大于正常人预计值的 84% 为正常。

（2）无氧阈 无氧阈（anaerVObic threshVOld, AT）为无氧代谢时的摄氧量。如前所述，机体在逐渐递增的运动中，当运动负荷增加而 VO_2 不继续增加时提示有氧代谢产生的能量已不能满足运动肌肉的能量需求，于是需动用无氧代谢以补充有氧代谢的不足。AT 是指在递增运动负荷中，机体内的供能方式由有氧代谢为主向无氧代谢过渡的临界点。此时，体内乳酸开始堆积，VCO_2 突然增加与 VO_2 不成比例，呼吸商急剧上升。无氧阈发生的过程反映了能量代谢的变化规律，小于无氧阈的运动以有氧代谢为主，大于无氧阈的运动是以无氧代谢逐渐增加为主。无氧代谢通常发生在有氧运动达到极限量时。因此，无氧阈值表明体力活动和心肺系统能为肌肉提供足以维持有氧代谢摄氧量的最高水平。

由于 AT 对氧流入组织比较敏感并且相对不受患者是否努力的影响，所以其测定结果客观、重复性好。它不仅用于运动受限的诊断与鉴别诊断，还可以用于治疗前后的功能评价及训练效果与运动耐力的评价。AT 值以 VO_2 表示，正常人 AT 值不应低于 40% VO_2max。Webber 等人将运动试验结果分成五个等级，A 级功能损害最轻或无损害，E 级功能损害程度最重（表 16-8）。

表 16-8 递增运动负荷试验的 VO_2max 和 AT 结果分级

级别	损害程度	VO_2max ml/kg/min	AT ml/kg/min
A	轻或无	> 20	> 14
B	轻~中	16 ~ 20	11 ~ 14
C	中~重	10 ~ 15	8 ~ 10
D	重	6 ~ 9	5 ~ 7
E	很重	< 6	< 4

（3）代谢当量 代谢当量（metabolic equivalent, MET）是能量代谢的一种表示方式。METs 值由 VO_2 推算而来，即健康成年人坐位安静状态下消耗 $3.5mlO_2/kg \cdot min$ 等于 1MET，它稍高于基础代谢（约 $3.3 mlO_2 / kg \cdot min$）。MET 值的最大优点是将人体所消耗的能量标准化，从而使不同年龄、性别、体重的个体之间得以进行比较。METs 值在康复医学中具有极为重要的应用价值，具体体现在如下几个方面：

• 表示运动强度通过对各种活动进行耗氧量测定发现，不同的人在从事相同的活动时其 METs 值基本相等。因此，可以用 METs 值来表示任何一种活动的运动强度。METs 值在心脏康复中是制订个体化运动处方、评价运动强度的最重要指标。表 16-9 是经过对各种日常生活自理活动、职业活动以及休闲活动等进行了大量能量消耗的测定计算出的 METs 值，可供工作中参考。

表 16-9 各种活动的运动强度

能量消耗	自理活动	职业活动	休闲活动	家务活动
1.5 ~ 2METs 4 ~ 7 $mlO_2/kg \cdot min$	穿、脱衣 洗脸、洗手 驱动轮椅	伏案工作 驾驶汽车 打字 使用计算器或电器	站走 1.6km/h（1mph）打牌 缝纫 编织	扫地 擦家具
2 ~ 3METs 7 ~ 11 $mlO_2/kg \cdot min$		修理汽车 修理电视或收音机 看门人工作 组装零件 弹奏乐器	平地行走 3.2km/h（2mph）平地骑自行车 8km/h（5mph）打保龄球 双向飞碟 轻木工活 打高尔夫球（乘车）划皮艇 4km/h（2mph） 散步骑马	削土豆皮 站着洗涤 用手洗小衣服 揉面 擦地 擦窗户 整理床铺
3 ~ 4METs 11 ~ 14 $mlO_2/kg \cdot min$	淋浴	泥瓦工 组装零件 重组装工作 推手推车（负荷 45.5kg）焊接工 在公路上驾驶有拖车的拖拉机充满活力地弹奏乐器	行走 4.8km/h（3mph） 骑自行车 9.7km/h（6mph） 打排球（娱乐性） 打高尔夫球（推车） 射箭划小船骑马（小跑）用虫饵钓鱼打羽毛球（双打）	推电动割草机 站着熨衣服 拖地 用手拧衣服 晾衣服敲打地毯

续表

能量消耗	自理活动	职业活动	休闲活动	家务活动
4～5METs 14～18 mlO₂/kg·min		绘画 石匠 贴壁纸 轻木工活	行走 5.6km/h（3mph） 骑自行车 12.9km/h（8mph） 打乒乓球打高尔夫球（自携球棒） 跳舞（狐步舞） 打羽毛球（单打） 网球（双打）轻柔健美操打棒球	锄地耙落叶
5～6METs 18～21 mlO₂/kg·min		铲土 重木工活	行走 6.4km/h（4mph） 骑自行车 16km/h（10mph） 划皮艇 6.4km/h（4mph） 在河里抓鱼 滑冰/旱冰 14.5km/h（9mph）	
6～7METs 21～25 mlO₂/kg·min		铲土 10次/分，4.5kg/次手推割草机 劈木头	行走 8km/h（5mph） 骑自行车 17.7km/h（11mph） 打羽毛球（对抗性） 打网球（单打） 山坡滑雪 越野滑雪 4km/h（2mph）划水	
7～8METs 25～28 mlO₂/kg·min		挖地 携带 36kg 重物锯木	骑马（快跑）（5mph） 慢跑 8km/h（5mph） 骑自行车 19km/h（12mph） 骑马（飞奔）山坡滑雪（竞赛）	
8～9METs 28～32 mlO₂/kg·min		铲土 10次/分，5.5kg/次	打篮球 爬山 打冰 球划皮艇 8km/h（5mph） 打水球跑步 5.9km/h（5mph） 骑自行车 越野滑雪 6.4km/h（4mph） 打壁球（非对抗性） 打手球（非对抗性） 击剑 跳绳 打篮球（对抗性）	
＞10METs ＞32 mlO₂/kg·min		铲土 10次/分，7.5kg/次	跑步： 6.4km/h（10METs、6mph） 7.4km/h（11.5METs、7mph） 8.6km/h（13.5METs、8mph） 9.6km/h（15METs、9mph） 10.7km/h（17METs、10mph） 越野滑雪 ＞5.3km/h（＞5mph） 打手球（非对抗性） 手球（对抗性） 壁球（对抗性）	

• 评价最大运动能力 由于每一种活动都有其相应的 METs 值，因此，可根据受试者尽力完成某种活动的情况，通过找出该活动与 METs 值之间的对应关系来评价从事者的最大运动能力。

• 评价心功能水平 机体在尽力活动时所能达到的最大 METs 值与摄氧量密切相关，因此，METs 值的大小客观地反映了心脏功能的好与差，故可据此决定运动允许量（表16-10）。

表 16-10　心脏功能分级

级别	最大代谢当量（METs）	临 床 情 况
1	6.5	患有心脏病，体力活动不受限。一般体力活动不引起疲劳、心悸、呼吸困难及心绞痛
2	4.5	患有心脏病，体力活动稍受限。休息时正常，一般体力活动即可引起疲劳、心悸、呼吸困难及心绞痛
3	3.0	患有心脏病，体力活动明显受限。休息时尚正常，但轻体力活动即可引起疲劳、心悸、呼吸困难及心绞痛
4	1.5	患有心脏病，体力活动完全丧失。休息时仍有心衰症状或心绞痛，任何体力活动均可使症状加重

METs 值除了通过计算耗氧量得之外，在没有条件测得耗氧量时可采用功率推测法获得。功率推测法要求运动强度处于"稳定状态"，因此较适用于周期性运动（上下台阶、踏蹬功率自行车、走、跑等）METs 值的推算，用所完成的功率来计算相应的 METs 值。这种方法不需要心肺功能仪，但需要功率计，常用的有固定跑台、自行车功率计和上肢功率计等。不同的周期性运动方式，其 METs 值的计算方法各有不同。

【上下台阶 METs 值计算公式】

METs 值 =〔台阶高度（m）× 蹬阶频率（次 /min）× 0.684+ 蹬台阶频率（次 /min）/10〕+1

【蹬功率自行车 METs 值计算公式】

$$METs\ 值 = \frac{负荷功率（kg \cdot m/min）\times 2}{3.5 \times 体重（kg）} + 1$$

【行走 METs 值计算公式】

$$METs\ 值 = \frac{速度（m/min）\times 0.1+3.5+ 坡度（\%）\times 速度（m/min）\times 1.8}{3.5}$$

【跑 METs 值计算公式】

$$METs\ 值 = \frac{速度（m/min）\times 0.2+3.5+ 坡度（\%）\times 速度（m/min）\times 0.9}{3.5}$$

（4）氧脉搏　氧脉搏（O_2pulse）由 VO_2/HR 计算得之。心脏将氧输送到全身各组织器官有赖于两种机制：①每搏输出量；②心率。运动早期心脏主要通过每搏输出量的增加使 VO_2 增加，在运动后期主要通过增加心率使 VO_2 达到最大。心功能不全时，每搏输出量不能随着运动而相应增加，心脏只有通过增加心率来满足肌细胞对氧的需求；心率增加，则 O_2pulse 减少。因此，O_2pulse 在一定意义上代表每搏心输出量的大小，O_2pulse 减少，反映每搏心输出量下降，反映了心脏储备功能下降。

（5）氧通气当量（EQO_2）　是指消耗一立升氧所需要的通气量，是确定无氧阈的最敏感指标。

心力衰竭患者 VO_2max 减少、AT 下降。O_2pulse 减少，提示患者运动受限因心功能降低所致。

（四）运动试验的临床应用

从运动心肺试验中获得的心电图和气体代谢分析结果，能够对运动耐受性下降的各种疾病进行诊断和功能评价。由于它具有无创、定量、可重复反映心脏和肺储备功能的特点，愈来愈受到重视。

1. 心脏疾病的诊断与康复评价

（1）为冠心病的早期诊断提供依据。

（2）判定冠状动脉病变的严重程度及预后。

（3）预测无症状者发生冠心病的危险性。

（4）发现运动诱发的潜在心律失常。

（5）心脏手术的术前风险评价（表 16-11）。

（6）在实施心脏康复或回归家庭之前，确定心血管功能水平及运动耐力水平。

（7）为制订安全、有效的心脏康复运动处方提供依据。

（8）评价手术、药物、康复训练的疗效。

2. 其它疾病的诊断与康复评价

（1）肺部疾病的评价。

（2）鉴别呼吸困难或胸闷的性质。

（3）肺手术的术前风险评价（表 16-11）。

（4）其它疾病或损伤合并心肺功能障碍的患者心肺功能水平的评价。

（5）各种疾病患者有氧运动能力的评价，如脊髓损伤、截肢后安装假肢、中风后偏瘫等。

（6）为制订运动处方提供依据。

（7）各种治疗的效果评价。

（8）劳动力鉴定。

表 16-11　VO$_2$max 与治疗方法的选择

VO$_2$max	心肺功能障碍	治疗建议
16 ~ 20	轻度心肺功能障碍	可康复治疗
10 ~ 15	中度心肺功能障碍	可外科手术
6 ~ 9	重度心肺功能障碍	可外科手术
< 6	严重心肺功能障碍	手术禁忌

（五）禁忌证

1. 绝对禁忌证　根据 1986 年全美运动医学会出版的《运动试验和处方指导》，运动试验的绝对禁忌证有：

（1）近期急性心肌梗死。

（2）不稳型心绞痛。

（3）未控制的室性心律失常。

（4）未控制的房性心律失常。

（5）充血性心力衰竭。

（6）严重主动脉瓣狭窄。

（7）已确诊或可疑动脉瘤。

（8）活动性心肌炎或可疑。

（9）血栓性静脉炎或心内血栓。

（10）近期全身性或肺部栓塞。

（11）急性炎症。

（12）Ⅲ°房室传导阻滞。

（13）精神疾病发作期或严重神经官能症。

（14）近期心电图有明显改变。

（15）急性心包炎。

2. 相对禁忌证

（1）安静时舒张压 >16.0kPa（>120mmHg），或收缩压 >26.7kPa（>200mmHg）。

（2）中度瓣膜病变。

（3）洋地黄或其它药物的影响。

（4）人工起搏心率。

（5）频发或多源性兴奋点。

（6）未控制的代谢病（糖尿病、甲状腺功能亢进、黏液性水肿）。

（7）水电解质紊乱。

（8）心室动脉瘤。

（9）心肌病，包括肥大性心肌病。

（10）神经肌肉疾病、骨骼肌疾病或风湿性疾病造成运动困难。

（11）严重全身失调（单核白细胞增多症、肝炎）。

（六）运动试验检查的注意事项

• 向患者介绍运动试验的方法和目的以取得合作。

• 室内温度最好为 22℃左右，湿度小于 60%。

• 一般于饭后 2 小时左右进行试验。

• 试验前 2 小时禁止吸烟、饮酒。

• 试验前停用影响试验结果的药物，包括洋地黄制剂、硝酸甘油、潘生丁、咖啡因、麻黄素、普鲁卡因酰胺、奎尼丁、钙拮抗剂、血管紧张素转换酶抑制剂、心得安、酚噻嗪类等。

• 感冒或其它病毒性、细菌性感染后 1 周内不宜参加试验。

• 试验前 1 天内不参加重体力活动。

• 试验前适当休息（30 分钟左右）。

• 在运动试验结束时，应逐步降低运动负荷。

• 绝对禁止受试者运动后采取两足下垂坐位，或站立不动。

• 试验室内应备有氧气、急救药品和设备。

• 运动中出现异常反应及时请医生处理。

第十七章　呼吸功能的评价

许多病症都可能引起呼吸功能的障碍。这些病症不仅包括呼吸道肺部疾病如慢性阻塞性肺气肿、慢性支气管炎、哮喘、支气管扩张、肺不张、肺炎、肺叶或肺段切除以及肺广泛纤维化等，也包括胸廓及胸膜腔疾病如气胸、肋骨骨折、硬皮症、大面积胸壁烧伤形成焦痂和疤痕、纤维性胸膜增厚、僵硬性脊柱炎和严重畸形等，以及导致呼吸肌收缩无力或丧失的各种病症如脊髓损伤、脊髓灰质炎、多发性神经炎、腹部及胸部手术后、重症肌无力以及低钾等。无论是原发于呼吸系统的疾患，还是其它病症导致的肺部并发症，其对于呼吸功能的影响都体现在三个方面，即限制性通气不足、阻塞性通气不足或换气功能障碍。对各种原因所致的呼吸系统功能障碍进行康复治疗是 PT 师的工作内容，因此 PT 师必须具备呼吸系统的综合知识，熟练掌握评价呼吸功能的内容与方法，为制订康复治疗计划提供客观依据。

第一节　基础知识

一、气管与支气管

气管上端固定于喉部，下端与主支气管相接。位置相当于第 6 颈椎到第 5、6 胸椎之间，平均长 10 ~ 13cm。气管下端分叉为左、右主支气管。右支气管较左支气管粗、短而陡直，平均长度 1 ~ 2.5cm。右支气管的形态特点使得异物坠入右支气管的机会较多，吸入性病变如肺脓肿发生率右侧也高于左侧，尤以右肺下叶较多。左支气管较右支气管细而长，更趋于水平位，与气管中轴延长线夹角一般为 40° ~ 50°，进入左肺后约 5cm 处分为左上叶支气管和左下叶支气管。左、右支气管在肺门处按肺叶分为肺叶支气管。左肺分上下叶支气管，右肺分上、中、下三支叶支气管；叶支气管再分为肺段支气管。肺段支气管再依次分支为细支气管、终末支气管及呼吸性支气管，共 23 级，形成支气管树。

二、肺及肺的体表投影

右肺三叶，左肺两叶，外被胸膜，叶间有裂相隔，每叶肺又依支气管的分支，再分为肺段，即每一个段支气管和与它相连的肺组织合称为一个支气管肺段。左、右肺各分为 10 个段。各肺叶及肺段在体表的投影见图 17-1。除左、右下叶内基底段（7）外，其余各段均可见其在体表的相应位置。对于肺内存在分泌物而又不能有效咳嗽的卧床患者，体位引流是将分泌物排出的重要手段。因此，掌握肺段解剖知识，对于 PT 师评价、诊断以及此类患者的康复治疗十分必要。

三、呼吸肌

呼吸运动是指在神经系统的调控下，膈肌、肋间肌、腹肌以及背部及颈部的肌肉有规

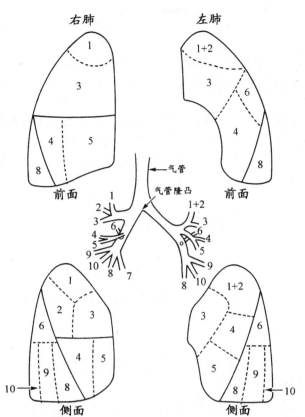

右肺：1. 上叶尖段　2. 上叶后段　3. 上叶前段　4. 中叶外段
　　　5. 中叶内段　6. 下叶背段　7. 下叶内基底段
左肺：1+2. 上叶尖后段　3. 上叶前段　4. 上叶上舌段
　　　5. 上叶下舌段　6. 下叶背段　8. 下叶前基底段
　　　9. 下叶外基底段　10. 下叶后基底段

图 17-1　支气管分支、肺段与肺各叶在体表的投影位置
（前面观、侧面观），中、下叶遮盖部分以虚线表示

律地舒缩，使胸腔容积有节奏地交替增大和缩小，从而带动肺扩张和收缩，导致空气流入肺，使肺内气体交换成为可能。胸腔容积的加大有赖于胸腔各径的加大。

（一）膈

膈向上隆突，左、右各形成一个穹顶。因肝脏的存在而使右侧高于左侧。膈肌的起点分别位于肋部（下六对肋及肋软骨的内面）、胸骨部（胸骨剑突后面）及腰部（腰椎体等）。膈为呼吸肌，吸气时膈肌收缩，将下位肋骨向外上方向拉，导致左、右穹隆顶下降 1～3cm，胸腔扩大，使空气流入肺；呼气时膈肌弛缓、穹隆升高，胸腔容积缩小，从而排出空气（图 17-2）。平静呼吸时，胸腔容积的增大主要靠膈的收缩与下降。膈的收缩下降是以膈肌起点诸骨的固定为条件的。

（二）肋间肌

12 对肋骨借肋间隙内肋间肌上下相互连接形成胸廓。每一肋间隙均有不完整的三层肌，即肋间外肌、肋间内肌及肋间最内肌。肋间肌为吸气肌。肋间肌收缩使肋间隙紧张，以防止肋间隙在吸气时内陷、在呼气时膨出。肋间肌收缩使上位肋（2～6 肋）向前运动，下位肋（7～10）横向运动，因而增加了胸廓的前后径和横径。

（三）辅助呼吸肌

颈部肌（颈部斜角肌和胸锁乳突肌）、背部肌（腰方肌和骶棘肌）和肩胛带肌参加深呼吸。颈部斜角肌在胸锁乳突肌的协助下进一步上提肋骨。由于腰方肌将第 12 肋固定，因而使膈能以更大的力量收缩下降。临床上常常会看到慢性阻塞性肺部疾病患者采取一种强迫体位，即通过支撑上肢使肩胛带固定和收缩骶棘肌使脊柱过伸以助肋骨的提升，达到扩大胸廓和胸腔容量的目的。如深呼气时，腹肌的强力收缩可补充肺的回弹作用和胸廓的复原作用。同时使膈上升，使胸

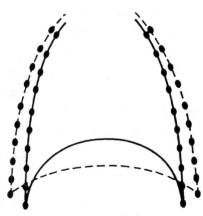

图 17-2　膈肌收缩对肋骨运动的影响

腔上下径进一步缩短。

（四）胸廓与胸膜腔

胸廓系由肋骨、胸骨、脊柱和肋间肌构成的骨性结构。肺、气管、支气管、纵隔等重要器官位于胸廓之内。胸廓呈前后略扁的锥体形，但具有明显的个体差异，与年龄、性别、健康状况等因素有关。

紧贴于胸廓内壁的浆膜称壁胸膜，紧贴于肺表面并深入肺叶之间的裂内的浆膜称脏胸膜或肺胸膜。脏、壁胸膜共同包围而成的潜在腔隙称胸膜腔。正常情况时，胸膜腔内平均压力为负压，即低于大气压。压力随呼吸的深度和移动时空气的压力而变化。胸廓的节律性呼吸运动是实现肺通气的动力。

第二节 评价方法

一、体检

本节不拟对胸部的物理诊断学进行系统的复习。仅就"四诊"中存在的某些要点，提请 PT 师注意。

（一）视诊

这是物理检查中重要但又常被忽视的一项步骤。实际上当 PT 师开始采集病史时，就要进行视诊。观察的部位与内容如下：

1. **姿势与体位** 大多数呼吸功能障碍的患者卧床时常取半卧位。这种体位可以使膈能够充分地运动，从而进行有效的呼吸。慢性阻塞性肺部疾患急性发作患者坐在床边时，常以两手置于膝盖或扶持床边，称强迫坐位，或站立时身体前倾并将两手支撑在台面上，为的是固定肩胛带以使辅助呼吸肌将胸廓向上、外方向拉，增加胸廓容量，部分代偿因膈运动减弱或丧失所致的通气受限。但这种呼吸运动耗氧量大，效率低。

2. **头、面、颈部** 紫绀是呼吸系疾病常见体征之一，较易出现在唇、舌、鼻尖，是血液中还原血红蛋白增加所致。鼻翼煽动是呼吸窘迫的常见体征，常见于伴有呼吸困难的高热性疾病（如大叶性肺炎、支气管哮喘和心原性哮喘发作。缩唇呼吸是慢性阻塞性肺疾患的特征性临床体征，是患者为缓解呼吸困难而自发采取的一种对策。患者通过缩唇增加气道内压以阻止小气道塌陷，最终能够减轻气体因气道阻塞而呼出受阻的情况。颈静脉怒张可见于慢性阻塞性肺部疾病的患者出现右心衰竭时。由于胸锁乳突肌是辅助肺通气的呼吸肌，故慢性阻塞性肺部疾病的患者胸锁乳突肌会出现肥大。

3. **胸廓** 胸廓视诊包括胸廓形状、胸廓运动、呼吸运动的形式、呼吸频率、呼吸深度以及节律。观察有无鸡胸、漏斗胸、扁平胸、桶状胸、胸廓一侧变形或脊柱畸形引起的胸廓形状改变；左右胸壁运动是否对称，有无反常运动；是否可见腹式呼吸和胸式呼吸，呼吸运动形式是否发生改变；观察有否吸气性或呼气性呼吸困难的体征。正常成人静息状态下，呼吸频率为 16 ~ 18 次 / 分，吸呼比为 1:2；呼吸与脉搏之比为 1:4；观察有无呼吸过快、过缓以及呼吸深度的变化。观察有否潮式呼吸、间停呼吸、抑制性呼吸等。

（二）触诊

触诊内容包括胸廓扩张度、语音震颤及胸膜摩擦感等。

1. **胸廓扩张度** PT 师在检查胸廓扩张度时，两手置于胸廓下面的前侧部，左右拇指分别沿两侧肋缘指向剑突，拇指尖在前正中线两侧对称部位，手掌和伸展的手指置于前侧胸壁，嘱患者作深呼吸运动，观察比较两手的动度是否一致。一侧胸廓扩张受限见于大量胸腔积液、气胸、胸膜增厚和肺不张等。

2. 语音震颤　检查语音震颤时，将左右手掌的尺侧缘轻放于两侧胸壁的对称部位，嘱被检查者用同等强度重复发"yi"长音，自上而下，从内到外比较两侧相应部位语颤的异同，有无增强或减弱。

（1）语音震颤减弱或消失　主要见于：①肺泡内含气量过多，如肺气肿；②支气管阻塞，如阻塞性肺不张；③大量胸腔积液或气胸；④胸膜高度增厚粘连；⑤胸壁皮下气肿。

（2）语音震颤增强　主要见于：①肺泡内炎症浸润，如大叶肺炎实变期、肺梗塞等；②接近胸膜的肺内巨大空腔，声波在空洞内产生共鸣，如空洞型肺结核、肺脓肿等。

3. 胸膜摩擦感　胸膜摩擦感见于急性胸膜炎时，因纤维蛋白沉着于两层胸膜，使其表面变为粗糙，呼吸时脏层和壁层胸膜相互摩擦（如皮革样相互摩擦的感觉），可由检查者的手感觉到。

4. 活动情况　治疗师可用手触及胸腹部，从体表判断上叶、中叶、舌叶、下叶及膈肌的活动情况（图17-3），判断吸气和呼气时两侧是否对称，活动范围如何及活动的节律等。如一侧有病变，则该部位活动减少。

（三）叩诊

在进行体位排痰训练时，首先要通过叩诊或听诊来确定痰的部位。因此，掌握叩诊技术，确定叩诊音的性质对于呼吸康复治疗师十分重要。常用间接叩诊法对胸廓或肺部进行叩诊检查，即检查者一手的中指第1和第2指节作为叩诊板，置于欲叩诊的部位上，另一手的中指指端作为叩诊锤，以垂直的方向叩击于板指上，所产生的共鸣音有着不同的音高和手感，其性质取决于其下组织结构的密度及变化。检查内容包括确定叩诊音的性质和确定肺的上、下界。

1. 确定叩诊音的性质

（1）清音　为正常肺的叩诊音，虽非响亮，但易听及，具有良好的持久性，呈中低音调。

（2）过清音　较清音的音调为低，持久性良好，并呈较深的共鸣，声音相对较强，极易听及。正常儿童可叩得相对过清音，成人过清音常见于肺气肿的患者。

（3）鼓音　类似击鼓的声音，音调较正常清音为高，呈中等持久性，强度中等而响亮，系由于空气封闭于空腔中的结果。正常人鼓音可于左胸下侧叩得，此系左侧膈顶下胃肠内含气的结果。

（4）浊音　与清音相反，叩诊音较短，高调而不响亮。叩诊时板指下的振动感较少，代之以抵抗力增加的感觉，见于肺部含气量减少或有炎症浸润渗出实变时，如大叶性肺炎等。

（5）实音　系指叩诊时缺乏共鸣，极似叩击装满液体的容器时所发出的声音，亦可认为是浊音的极端表现，见于大量胸腔积液的患者。

2. 肺界的叩诊　叩诊对肺内病变并不是一个很敏感的诊断方法。大块的肺部实变、肺不张或胸腔积液时叩诊可呈浊音或实音，但是范围较小或位置较深的肺内实变不易叩出。如病变离胸廓表面5cm，则叩击力量不易达到病灶；肺实质病变范围小于3cm，或胸腔积液少于250ml者也难叩知。

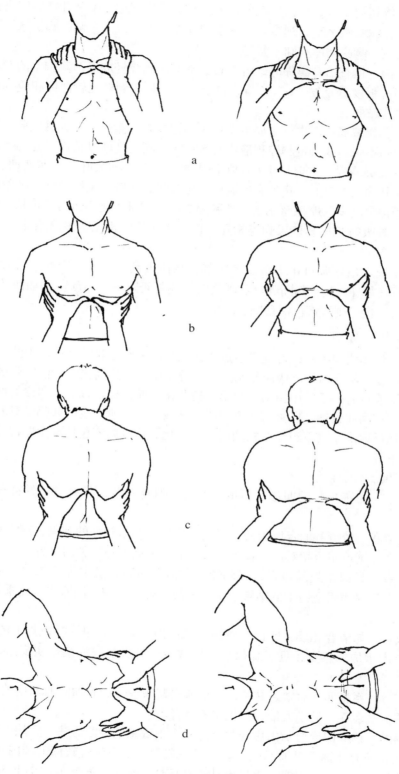

图 17-3　触诊判断胸腹部的活动（左呼气，右吸气）

a. 上叶 b. 右中叶和左舌叶 c. 下叶 d. 膈肌

（四）听诊

听诊是物理检查中最重要的一项。它能了解呼吸音的强度和性质，发现异常声音如音、胸膜摩擦音、血管杂音等，是治疗师必须熟练掌握的技术。

1. 正常呼吸音　呼吸音是由于空气通过气道和肺泡时与腔壁摩擦而产生的声音（表17–1）。

表 17–1　正常呼吸音

呼吸音	性　质	部　位
支气管呼吸音	强而高调，管样音，闻于全吸气与呼气相	胸骨上窝、背部第 6～7 颈椎，第 1～2 胸椎附近
支气管肺泡呼吸音	较支气管呼吸音柔软，调低，闻于全吸气和呼气相	胸骨两侧第 1、2 肋间隙，肩胛间区第 3、4 胸椎水平、肺尖前后部
肺泡呼吸音	柔和吹风样，音调较低，闻于全吸气相及 1/3 呼气相	除右顶叶以外的大部分肺野

凡有影响传导的情况存在，如支气管通气障碍、肺不张、肺气肿、胸膜增厚、气胸和胸腔积液等，呼吸音就减弱或消失。

2. 啰音　可分为干啰音和湿啰音两大类。

（1）干啰音　干啰音的产生与吹哨相似，是气体的急流通过狭窄的腔隙而产生的。干啰音于呼气时较明显。根据发生部位，干啰音又可分为三级：鼾音、中等干啰音和哮鸣音。发生支气管腔狭窄的原因有痉挛、支气管黏膜水肿和充血，以及分泌物阻塞。

（2）湿啰音　湿性啰音是气体通过液体时所冒的水泡音。最小的湿啰音发生于肺泡，即捻发音。支气管腔内有分泌物时，空气进出吹起水泡音。水泡音于吸气末段最明显。肺内含有气体和液体的空洞和扩大了的支气管腔，吸气时可产生一种"共鸣性"的较大的湿啰音，为空洞或支气管扩张的一个重要体征。

3. 胸膜摩擦音　须与干啰音相区别，摩擦音也与呼吸一致，但具有涩的性质，听起来好像靠近耳边，于胸廓扩张度最大处——前下腋部听得最清楚，并常伴有胸痛。

二、咳嗽的评价

咳嗽既是呼吸功能障碍的常见症状，又是清除呼吸道分泌物的重要方法。对咳嗽进行评价有助于呼吸康复治疗师选择正确的治疗手法。咳嗽分为随意和反射性两类。咳嗽反射感受器多位于上呼吸道气管隆凸和主支气管主干周围。因此，咳嗽对于清除初级支气管内的分泌物更为有效。

咳嗽分为三个阶段。第一阶段为深吸气阶段；第二阶段为加压阶段，此时声门闭合，呼气肌及腹肌收缩，使胸内压增加；第三阶段为呼气阶段，声门打开，在呼气肌和腹肌的持续收缩下气体被快速而有力地逐出。当患者咳嗽困难时，应重点搞清哪一个阶段发生障碍。如患者有限制性或阻塞性通气功能障碍或胸腹部手术后不能深吸气时，咳嗽的吸气阶段将出现问题。呼气肌或腹肌麻痹如 $T_{10\sim12}$ 脊髓损伤者，由于不能使胸腔内压增加，因而在加压阶段腹肌不能收缩。呼气阶段的障碍可由手术或创伤引起的疼痛所致；哮喘及严重的肺气肿患者，由于其呼气流率降低，亦可使咳嗽的呼气阶段的力量减小。除了判断咳嗽的障碍环节，如果咳嗽有痰，还要观察痰的量、黏稠度、颜色及气味。在观察咳嗽的特点时，首先要了解病史、吸烟史及职业。

三、运动试验

运动试验包括递增负荷运动试验和平地行走试验。

（一）递增负荷运动试验

递增负荷运动试验除获得心功能指标外，通过测定气流及呼气中的 O_2 和 CO_2 的含量还可以获得如下有关慢性呼吸性疾病的重要指标：

1. 有关通气功能的指标

（1）呼吸频率（RR）。

（2）每分钟通气量（VE）　指伴随着 VCO_2（每分钟 CO_2 排出量）的上升而增加的通气量。VE 的增加取决于肺的代偿能力，因此 VE 是评价呼吸疾病运动受限的关键指标。正常情况下，男性在 O_2 =1.5L 时，VE = 35 ± 5.4L/min；女性在 O_2 = 1L 时，VE = 27 ± 4.4L/min。

（3）最大通气量（VEmax）　指运动试验中所达到的峰值通气量，即运动达到极限时的通气量。正常运动期间的 VEmax 一般可以达到 MVV 的 60% ~ 70%。MVV 指在单位时间内以最大幅度和最快的速度进行呼吸的最大气量，该指标为动态肺通气功能测定所得。

（4）呼吸储备（BR）　指 MVV 与最大运动强度时的 VE（VEmax）之差，> 15L/min（38 ± 22L/min）提示呼吸储备功能正常。慢性阻塞性肺部疾病患者的 BR 减小。

2. 有关呼吸气体交换的指标

（1）耗氧量（VO_2），最大耗氧量（VO_2max），参见第十六章。

（2）无氧阈（AT），参见第十六章。

（3）氧通气当量（EqO_2）和二氧化碳通气当量（$EqCO_2$）氧通气当量为 VE 与 VO_2 的比值，正常值为 22 ~ 27；二氧化碳通气当量为 VE 与 VCO_2 的比值，正常值为 26 ~ 30。两者可间接反映通气 / 血流比值和死腔 / 潮气量比值。

（4）呼吸商（RQ）　指肺内每分钟 CO_2 排出摩尔数与每分 O_2 消耗摩尔数之比，反映细胞水平的气体交换率。正常值应在 0.8 ~ 0.85 范围内，过度通气时 RQ > 1；通气受限时 RQ < 0.8。在恒定状态下 RQ=R。

（5）呼吸交换率（R）　指肺内每分钟 CO_2 排出量（VCO_2）与每分钟摄氧量（VO_2）之比。R < 1 表示有氧做功，R > 1 表示无氧做功。

对于呼吸功能障碍的患者，其试验方案应有所调整。每一级持续时间应从 3 分钟减少到 2 分钟。用功率自行车测试时，运动负荷以每 2 分钟增加 17W 的水平递增。有关进一步的评价方面的内容请参阅第十六章。

慢性阻塞性肺病患者 VO_2max 减低、呼吸储备为零或减低、二氧化碳通气当量增加、死腔 / 潮气量比值增加。

（二）行走试验

平地行走试验包括 12 分钟、6 分钟、100 米行走，用于评价慢性肺部疾病对运动耐受性的影响。行走试验方法简单，无需使用昂贵设备，患者不需要在试验前做适应训练，且可同时测试多位患者；不足之处在于不能连续检测心肺功能指标。具体方法选择介绍如下。

1. 12 分钟行走试验　要求患者在 12 分钟之内在平地上尽最大努力快走，然后测量 12

分钟所走的距离，用以评价患者的运动能力。心率、血压、呼吸频率、呼吸困难的程度以及氧饱和度应在试验前和试验结束时立即测量。在行走中途，允许患者在需要休息时停下来但不能延长试验时间。在试验过程中，PT 师可以给予患者口头鼓励。由于在 12 分钟行走中患者能够达到并保持稳定的通气和耗氧量水平，因此，与 6 分钟行走比较，12 分钟检查更能反映慢性肺部疾病患者的功能水平。

2. 100 米行走试验　100 米行走试验重复性好，其结果与 12 分钟行走结果具有高度的相关性。在患者病情较严重或完成 12 分钟行走有困难时，可采用 100 米试验。要求患者尽可能快地走完 100 米并记录走 100 米所用的时间。在测试时，要求患者走 3 遍，两次间隔期间至少休息 10 分钟。取第三次时间为试验结果。

四、呼吸肌肌力和耐力的评价

（一）呼吸肌肌力的评价

慢性阻塞性肺部疾病患者、长期机械通气、脊髓损伤、脊柱后凸、慢性神经肌肉疾病如格林巴利综合征、重症肌无力、肌肉萎缩等都可以出现吸气肌肌力下降及耐力消失。在怀疑患者呼吸肌肌力下降并希望了解下降程度或在呼吸肌训练前后均应及时进行呼吸肌肌力的测定。临床中用最大吸气压和最大呼气压分别表示吸气肌和呼气肌的力量。最大吸气压和最大呼气压用压力计测量。在检查功能残气量或残气量时用压力计测量最大吸气压；最大呼气压则可在肺总量测量时得之。最大吸气压正常值约为 $-80 \pm 20cmH_2O$；正常最大呼气压约为 $140 \pm 30cmH_2O$。通过口腔内压的测定可以判断吸气肌的力量；也可利用腹部隆起的方法评价膈肌肌力：令患者取仰卧位，在腹部放重物，通过测试腹式呼吸时所抬起的重量，粗略地评价膈肌肌力。表 17-2 为吸气肌肌力 4 级分级标准。

表 17-2　吸气肌（膈肌）肌力的分级

分级		分级标准	
		最大口腔内压	可隆起的重量
Ⅰ	重度低下	$22.2 \pm 8.5cmH_2O$	0 ~ 5kg
Ⅱ	中度低下	$40.2 \pm 7.7cmH_2O$	5 ~ 10kg
Ⅲ	轻度低下	$57.3 \pm 14.0cmH_2O$	10 ~ 15kg
Ⅳ	正常	$87.4 \pm 17.0cmH_2O$	15kg 以上

（二）呼吸肌耐力的评价

常用最大通气量（MVV）的百分比或吸气阻力来表示呼吸肌（主要是膈肌）的耐力。脊髓损伤水平在 T_{10} 以上者可放置砂袋于上腹部来增加吸气阻力。吸气肌耐力采用吸气肌训练仪及逐级递增阻力试验方案进行评价。从最低阻力开始测试，吸气阻力的大小通过调节吸气肌训练仪的口嘴来实现。口嘴的口径越窄，阻力越大。每 10 分钟增加一次阻力，直至患者出现呼吸短促、头晕或头痛等症状。以完成每一级阻力水平负荷的时间作为耐力水平的指标。评价结果有助于治疗师了解治疗前后通气肌的耐力水平变化，据此为患者制订具体的康复治疗方案。训练耐力时，阻力的确定通常以在运动试验中完成最后一组 10 分钟的运动阻力为准。如果患者在第 5 级抗阻力运动中仅持续 4 分钟，那么训练阻力应设置在第 4 级阻力水平。

五、胸部 X 线检查

作为整个临床检查的一部分，X 线检查对于胸部疾病的诊断起着重要的作用。对于 PT 师而言，胸部 X 线检查所提供的确切病变部位将有助于制订康复治疗计划，而胸部 X 线复查结果使治疗师能够对疗效进行观察和判断。因此，PT 师要熟悉胸部 X 线的正常表现及其变异以及主要的呼吸系统疾病的 X 线表现（表 17-3），尤其有必要掌握支气管肺段以及实变在 X 线上的投影位置（图 17-4）。

表 17-3　X 线征及相关病理改变

呼吸系统疾病	X 线表现
气胸	透光增强、气胸线以外肺纹理消失、纵隔移位
大叶性肺炎	肺段或肺叶均匀致密阴影
肺脓肿	大片浓密模糊阴影，边缘不清；或有液面的圆形空洞
支气管扩张	肺纹理增多，或呈网状或蜂窝状；轨道征；卷发样阴影
肺不张	不张肺叶容积缩小、密度增加；相邻叶间胸膜向不张肺叶移位；不张肺叶内的肺纹理呈聚拢现象
肺水肿	蝴蝶状阴影
胸腔积液	肋膈角变钝；积液面下呈密度增高阴影

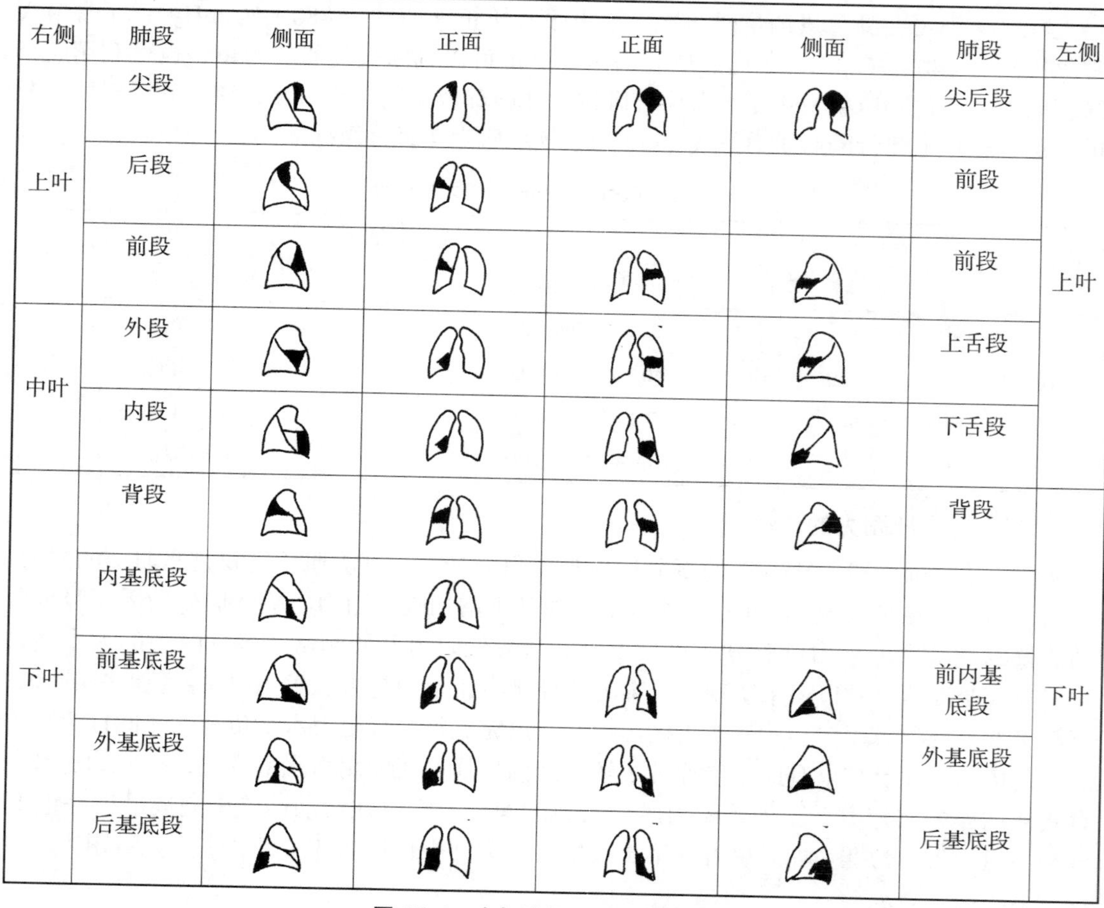

图 17-4　支气肺段实变 X 线投影图

六、肺通气功能的评价

肺功能检查包括检测肺通气和肺换气功能。根据运动疗法的专业特点，本章主要介绍肺的机械性通气功能的概念及其检查结果的临床意义。肺通气功能的测定包括静态肺容量和动态肺容量的测定。

（一）静态肺容量的测定

静态肺容量是指在安静状态下肺容纳的气体量，由潮气量、深吸气量、补吸气量、补呼气量、肺活量、功能残气量、残气量、肺总量等八项组成（图17-5）。临床上常用的是肺活量、潮气量、功能残气量、残气量和肺总量。潮气量和肺活量可用肺量计直接测定，而残气量和肺总量则需先测定功能残气量后得出。功能残气量不能用肺量计直接测得，须采用气体分析法间接测算。

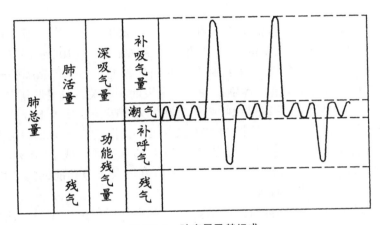

图 17-5　肺容量及其组成

1. 潮气量（TV）　为一次平静呼吸进出肺内的气量。正常成人约为 500ml。

2. 深吸气量（IC）　为平静呼气以后尽力吸气所吸入的最大气量。即潮气量加补吸气量。正常男性约 2600ml，女性约 1900ml。

3. 补吸气量（IRV）　平静吸气后，再做最大吸气时的吸气量。正常男性约 2100ml；女性 1550ml。

4. 补呼气量（ERV）　为平静呼气后再用力呼气所呼出的气量。正常男性约 910m1，女性约 560m1。

5. 肺活量（VC）　最大吸气后所能用力呼出的最大气量。正常男性约 3470m1，女性约 2440m1。肺活量与性别、年龄、体表面积相关，故在判定结果时通常将实测值占预计值的百分率作为评定依据。预计肺活量可按下列公式计算：

男 =2310× 体表面积（m²）

女 =1800× 体表面积（m²）

肺活量百分比 = 实测肺活量 / 预计肺活量 ×100%

一般降低 20% 以上为异常。

6. 功能残气量（FRC）及残气量（RV）　分别指平静呼气后和最大呼气后残留于肺内的气量。FRC 和 RV 的意义在于呼气后肺泡内仍有足够的气量继续进行气体交换。正常人功能残气量大约等于肺总量的 40%，男性约 2270 ± 809ml，女性约 1858 ± 552ml。正常残气量大约为肺总量的 25%，男性约 1380 ± 631ml，女性约 1301 ± 486ml。残气量高于肺总量的 35% 时提示有阻塞性肺气肿的存在。残气量减少见于弥漫性肺间质纤维化等病。

7. 肺总量（TLC）　最大吸气后肺内所含的气量。男性约 5400 ± 970ml，女性约 3800 ± 540ml。

（二）动态肺容量的测定

动态肺容量指在单位时间内随呼吸运动进出肺的气量和流速。凡能影响呼吸频率和呼吸幅度的生理、病理因素，均可影响通气量。进入肺的气体，一部分存留在气道内不参与气体交换，称无效腔气即死腔气；另一部分进入肺泡参与气体交换，称为肺泡通气量（AV）。

肺通气量指标包括静息通气量、最大通气量、用力呼气量等。一般常用单筒肺活量计进行测定。

1. 静息通气量（VE）　是静息状态下每分钟出入肺的气量，等于潮气容积 × 每分钟呼吸频率，正常男性约 6663 ± 200ml，女性约 4217 ± 160ml。> 10L 示通气过度，< 3L 示通气不足。平静潮气量中，约 25% 来自胸廓肋间肌的收缩，75% 依靠膈的升降运动完成。因此，潮气容积大小不仅与年龄、性别、身高、体表面积有关，且受胸廓与膈运动影响。

2. 最大通气量（MVV）　是以最快呼吸频率和最大呼吸幅度呼吸 1 分钟取得的通气量。反映通气功能的最大潜力，正常男性约 104 ± 2.71L，女性约 82.5 ± 2.17L。通常亦应根据实测值占预计值的 % 进行判定：占预计值 80% 以上基本正常，低于 70% 为异常。凡影响呼吸力学，即呼吸肌功能、胸廓扩张度、肺的顺应性以及气道功能的病变均可使之降低。此是临床上常用的通气功能障碍考核指标。

3. 用力肺活量（FVC）　又称时间肺活量，是深吸气后以最大用力、最快速度所能呼出的气量。正常人的用力肺活量与肺活量基本相等。第 1、2、3 秒用力呼气量与用力肺活量之比称为 1 秒率、2 秒率、3 秒率，其正常值分别为 83%、96%、99%。正常人在 3 秒内可将相当于肺活量的气体全部呼出。阻塞性通气障碍的患者呼气时间延长，故每秒呼出气量及其所占的用力肺活量百分率减少；限制性通气障碍患者则呼气时间往往提前，其百分率增加。

临床常用第 1 秒用力呼出量（FEV_1）及 1 秒率（$FEV_1\%$）作为判定有无气道阻塞的指标。正常 FEV1 ≥用力肺活量的 80%；男性约为 3179 ± 117ml，女性约为 2314 ± 48ml；

若第一秒的呼气量低于用力肺活量的 70%，则说明有气道阻塞，常见于肺气肿、支气管哮喘等。

4. 最大中期呼气流速（MMEF）　可由 FVC 曲线计算 MMEF。方法是将 FVC 曲线起止两点间平行垂直分为四等份，取其中间 2/4 段的肺容量与其所用的呼气时间相比所得之值。正常男性约为 3.369 升 / 秒，女性约为 2.887 升 / 秒。其意义与用力呼气量和最大通气量相似，但因曲线的中间部分对"用力"意志的依赖性最小，对周围气道疾病的早期较敏感，曲线的最后部分对于已有呼吸困难者往往不能正确地完成，故 MMEF 比 $FEV_1\%$ 能更好地反映气道阻力情况。

（三）通气功能检查结果的临床意义

通气功能障碍有阻塞性和限制性二种类型，典型的病例易于辨认，不少病例则是属于混合型的。

1. 阻塞性通气障碍（图17-6） 阻塞性通气障碍系指气道阻塞引起的通气障碍。阻塞性通气障碍典型的肺功能改变为：①通气功能减低。表现为用力呼气量、最大通气量和用力呼气中期流速的减低；吸入气体分布不均。②残气、功能残气和肺总量增加。③只有当相当数量气道完全阻塞后才出现肺活量的减低；肺活量减低也可由于残气量增加所致。引起阻塞性通气障碍的常见肺部疾患有，支气管炎、支气管扩张、支气管哮喘、肺气肿等。

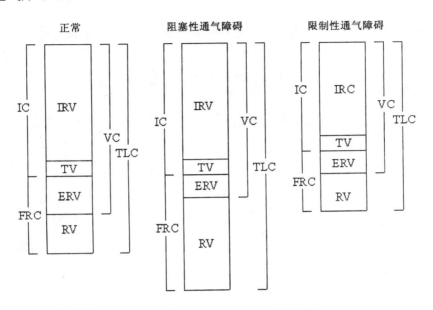

TV=潮气量   IC=深吸气量   IRV=补吸气量   ERV=补呼气量
VC=肺活量   RV=残气量   FRC=功能残气量   TLC=肺总量

图17-6 阻塞性通气障碍与限制性通气障碍静态肺容量的变化

2. 限制性通气障碍（图17-6） 限制性通气障碍系指肺扩张受限引起的通气障碍。限制性通气障碍典型的肺功能改变为：①静态肺容量（肺活量、深吸气量、肺总量）减少，为肺扩张受限所致，残气量可正常或由于肺纤维性收缩而减少，残气量／肺总量可以正常、增加或减少，视肺总量和残气量减少的比例，当残气量／肺总量增高时，系由于肺总量的减少，而不代表有气道阻塞情况。②动态肺容量，即通气功能（$FEV_1\%$）可正常或增加。③呼吸快而浅。引起限制性通气障碍的常见原因有肺间质性疾患、肺占位性病变、胸膜疾患、胸壁疾患以及胸腔外疾患等。

七、其它肺功能试验

（一）屏气试验

屏气时间长短，与肺活量大小相关，也同意志和缺氧耐受性有关。其方法有：平静屏气法，即自然呼吸后进行屏气；吸气后屏气法，即深吸气后屏气；呼气后屏气法，深呼气后屏气。不论采用何种方法，均计算其最长屏气时间。一般以吸气后屏气数值最大，但过分深吸气易使屏气提早中断。其绝对值意义不大，多用自身前后比较。

（二）吹火试验

将一根点燃的蜡烛放在刻有标尺的平台上，平台高度与患者坐位时的下颌齐平。患者吹一口气，计算能吹灭蜡烛的最大距离。可重复 2 ~ 3 次，取最大距离。为防止吹气时患者的口不在标尺 0 位，可在 0 点位竖一挡板，挡板上开一个略大于口形的洞，患者通过该洞吹气。吹灭蜡烛的距离愈远，提示第 1 秒用力呼气量愈大。

八、日常生活能力评价

呼吸功能障碍患者的日常生活活动能力根据活动时呼吸困难的程度进行评价，采用六级分法（表 17-4）。

表 17-4 呼吸功能障碍患者的日常生活活动能力评价

级别	表现
0 级	虽存在不同程度的肺气肿，但活动如常人，对日常生活无影响，无气短
1 级	一般劳动时出现气短
2 级	平地步行无气短，较快行走或登楼、上坡时气短
3 级	慢走不及百步即有气短
4 级	讲话、穿衣等轻微活动时气短
5 级	安静时也出现气短，不能平卧

附：肺通气功能评价记录表（表 17-5）。

表 17-5 肺通气功能评价记录表

姓名		性别		年龄		病案号	
身高		体重			体表面积		
科室		病房 / 床			临床诊断		

测定指标		预计值	观测值	占预计值 %
肺容量（L³）	1. 深吸气量（IC）			
	2. 补呼气量（ERV）			
	3. 肺活量（VC）（1+2）			
	4. 补吸气量（IRV）			
	5. 功能残气量（FRC）			
	6. 残气量（RV）			
	7. 肺总量（TLC）			
	8. 残气量 / 肺总量（6/7）			
	9. 功能残气量 / 肺总量（5/7）			
肺通气量	1. 最大中期呼气流速（L/min）			
	2.FEV_1 及 FEV_1%			
	3. 最大通气量（MVV）			
小气道通气量	闭合气量（CV）/ 肺活量（VC）			
	闭合气量（CV）/ 肺总量（TLC）			
递增运动负荷试验	1. 耗氧量（VO_2）			
	2. 呼吸频率（R）			
	3. 潮气量（TV）			
	4. 每分通气量			
备注				

检查者_____

检查日期_____

第十八章　环境的评价

　　患者（残疾者）出院回归家庭后生活能否真正独立，能否参与社会生活，除了身体因素之外，环境也是重要的影响因素。居住环境、工作环境以及社区环境，包括建筑物的结构设计、可利用空间、服务与公共交通以及安全问题等都可能成为阻碍患者实施日常作业活动的消极因素。为此，在计划出院前，治疗师需要根据残疾者的具体情况与要求，对其生活和工作环境进行系统评价。通过评价各种环境，可达到以下目的：①了解残疾者在家庭、社区以及工作环境中的功能水平，安全性以及舒适和方便程度；②找出影响功能活动的环境障碍因素；③针对不同的环境障碍，为患者、家属、雇主甚至政府有关部门提供符合实际的解决方案；④评价患者是否需要使用适应性辅助用具或设备；⑤协助患者和家属为出院做准备。环境评价由作业治疗师负责。本章介绍家居环境、工作环境以及社区环境评价的内容与方法。

　　环境评价可通过问卷调查或实地考察完成。无论是评价家居环境还是工作或公共场所等，问卷调查主要是通过患者或家属回答提问来了解患者在将要回归的生活或工作环境中，患者从事各种日常活动可能会遇到的情况，了解有哪些环境障碍（建筑结构或设施）会阻碍患者活动。实地考察是亲眼目睹患者在实际环境中进行各种活动的表现，评价结果真实、可靠。通过实地考察可以大大减少患者本人、家属及雇主对于患者是否具有功能独立的能力的担心。实地考察也使治疗师可以制订出更切实际的克服环境障碍的解决方案。实地考察的主要缺点是需要时间和费用。因此，在进行实地考察之前，通常首先对患者及家属做问卷调查；如果问题比较复杂，为了更准确、更全面地了解情况以帮助患者切实解决问题，治疗师则亲自走访患者的居住生活环境，对其进行实地考察和测量。无论是问卷调查还是实地考察，在进行评价前，治疗师都应当对患者的残疾状况以及在哪些日常生活活动方面可能会有困难等做到心中有数，使评价更具有针对性。

第一节　家居环境的评价

　　家居环境的评价对于每一个有残疾并期望在一定程度上保持功能独立的人来说十分必要。家居环境的评价通常在开始计划出院时进行。评价可以根据调查问卷和患者及其家属交谈，必要时进行家访，家访时患者及家属应在现场。观察的主要内容包括两大部分，即住宅的外部结构和内部结构，主要考察入口、楼梯、地面、家用电器的安全性、浴室安全性、电源插座的位置、电话及紧急出口等。评价的顺序也可按照患者的日常生活规律顺序进行，如住宅内部环境的评价从床边、卧室开始，然后是洗手间等。评价过程中应记录哪些活动不能完成，为什么不能完成。表 18-1 包括十二个方面的内容。该表既可以用做调查问卷，也可以用来实地考察。治疗师可依据评价表所列项目对患者的住宅内外环境进行详细、全面的评价并记录。

表 18-1 住宅评价

一、住宅类型（在□中打√）

1.公寓楼房□：患者住在哪一层？ _____

　　　　　　　有电梯吗？ _____

2.独宅□：有几层？ _____，患者住在几层？ _____

3.平房□

二、入口

1.台阶—患者能够上下户外的台阶吗？ 能□　　　　否□

（1）台阶的宽度_____

（2）台阶级数_____

（3）上台阶时扶手在：□左边，□右边，□双侧

（4）有无轮椅用斜坡？ _____，长度_____，高度_____

2.门

（1）患者是否能够：□开锁、□开门、□关门、□锁门？

（2）是否有门槛？ _____，门槛的高度_____，门槛的材料_____

（3）门的宽度_____

（4）患者能够进_____出_____门吗？

3.走廊

（1）宽度_____

（2）有任何障碍物阻碍通过吗？ 有□　　　　无□

三、进入住宅的通道

1.走廊

（1）宽度_____

（2）障碍_____

2.楼梯

（1）患者能上下楼梯吗？ 能□　　　　否□

（2）楼梯的宽度_____

（3）楼梯的级数_____

（4）楼梯的高度_____

（5）上楼梯时扶手在：□左边、□右边、□双侧

（6）有无轮椅用斜坡？ _____，长度_____，高度_____

3.门

（1）患者是否能够：□开锁、□开门、□关门、□锁门？

（2）能够使用球形门把手？ _____，长柄门把手？ _____

（3）是否有门槛？ _____，门槛的高度_____，门槛的材料_____

（4）门的宽度_____，轮椅能否出入？ _____

（5）患者能够进_____出_____门吗？

4.电梯

（1）有电梯吗？ 有□　　　　无□

（2）电梯开门时是否与地面同高？ 是□　　　　否□

（3）电梯门宽_____

（4）电梯控制按钮的高度_____

（5）患者能自己独立乘电梯吗？ 能□　　　　否□

四、户内

记录走廊和门口的宽度_____

记录有无门槛，如有则记录高度_____

记录是否需要上楼梯或台阶才能进入房间_____

1.患者能否任意到达家中各处？ 如：

□走廊　　　□卧室　　　□厨房　　　□盥洗室　　　□客厅　　　□户内其它地方

2.在家里从一房间到另一房间需使用：

□拐杖　　　□助行器　　　□矫形器　　　□假肢　　　□手动／电动轮椅　　　□电动车　　　□其它

3. 患者能否在以下几种情况下安全地活动?

□在地毯上行走　　□不平的地面　　□打蜡的地板　　□家具边角锐利　　□家中有宠物

4. 对患者而言,潜在的不安全区域或因素是什么?＿＿＿＿＿＿＿＿

五、卧室

1. 电灯:能开关吗? 能□　　否□

2. 窗户:能开关吗? 能□　　否□

3. 床

(1)高度＿＿＿＿＿＿＿＿,宽度＿＿＿＿＿＿＿＿

(2)两边均可上下吗?＿＿＿＿＿＿＿＿,有无床头板?＿＿＿＿＿＿＿＿,床尾板?＿＿＿＿＿＿＿＿

(3)床有轮子吗?＿＿＿＿＿＿＿＿,如有,床稳定吗?＿＿＿＿＿＿＿＿

(4)患者可否从床转移到轮椅上?＿＿＿＿＿＿＿＿,或从轮椅转移到床?＿＿＿＿＿＿＿＿

4. 床头柜

(1)床头柜是否位于患者可及的位置?＿＿＿＿＿＿＿＿

(2)床头柜上有电话吗?＿＿＿＿＿＿＿＿

5. 衣服

(1)患者的衣服放在卧室吗?＿＿＿＿＿＿＿＿

(2)患者从何处取衣服:□箱子、□柜子、□抽屉、□其它处

6. 在卧室中活动所遇到的最大问题是什么?

六、盥洗室

1. 在盥洗室里,患者使用:□轮椅　　□步行器

2. 盥洗室空间的大小允许轮椅＿＿＿＿＿＿＿＿或步行器＿＿＿＿＿＿＿＿进入其中吗?

3. 患者能够触到开关吗? 能□　　否□

4. 使用厕所

(1)类型:□坐式厕所　　□蹲式厕所

(2)患者能否独立进行轮椅与便器之间的转移吗? □能　　□否

(3)坐便器的高度＿＿＿＿＿＿＿＿

(4)坐便器附近有无扶手? 有□　　无□

(5)有无安装扶手的位置? 有□　　无□

(6)能否取卫生纸和使用卫生纸? 能□　　否□

5. 使用水池

(1)水池的高度＿＿＿＿＿＿＿＿

(2)能开关水龙头吗? 能□　　否□

(3)水池下方有无放腿的位置? 有□　　无□

(4)患者能否拿到所需用品? 能□　　否□

6. 洗澡

(1)患者洗□盆浴　　□淋浴

(2)盆浴时,患者能否在没有帮助的情况下安全地转移? 能□　　否□

(3)浴盆旁有无扶手? 有□　　无□

(4)是否需要辅助用品,如座椅、防滑垫、扶手、其它＿＿＿＿＿＿＿＿等?

(5)患者能否开关水龙头和使用塞子? 能□　　否□

(6)盆边到地面的高度＿＿＿＿＿＿＿＿

(7)浴盆的内径宽度＿＿＿＿＿＿＿＿

(8)淋浴时,患者能否独立转移和拧水龙头? 能□　　否□

7. 洗澡所遇到的最大问题是什么?＿＿＿＿＿＿＿＿＿＿＿＿＿＿＿＿

七、客厅

1. 能开关电灯吗? 能□　　否□

2. 能开关窗户吗? 能□　　否□

3. 为了使轮椅能够通过,可否重新摆放家具? 能□　　否□

4. 能否从轮椅转移到座椅,或从座椅转移到轮椅?＿＿＿＿＿＿＿＿,座椅的高度＿＿＿＿＿＿＿＿

5. 能否从 □座椅、□沙发上站起或坐下?

6. 能否使用 □电视、□收音机、□空调或□其它电器?

7. 客厅活动所遇到的最大问题是什么?＿＿＿＿＿＿＿＿＿＿＿＿＿＿＿＿

八、餐厅

1. 能开关电灯吗？ 能□ 否□

2. 能在餐桌上吃饭吗？ _____，桌子高度_____，轮椅能否推到桌子下方？ _____

九、厨房

1. 患者能打开冰箱取食品吗？ 能□ 否□

2. 患者能打开冰柜取食品吗？ 能□ 否□

3. 水池

（1）患者能否坐在水池前？ 能□ 否□

（2）患者能否触及到水龙头？ 能□ 否□，能否开关水龙头？ 能□ 否□

4. 橱柜

（1）患者能否开关柜门？ 能□ 否□

（2）患者能否拿到餐具、水壶、食品？ 能□ 否□

5. 移动

（1）患者能否携带器皿在厨房里从一处到另一处？ 能□ 否□

6. 炉灶

（1）患者能否到达炉灶前并使用炉灶？ 能□ 否□

（2）能否使用烤箱？ 能□ 否□

7. 其它电器

（1）患者能否使用电源插座？ 能□ 否□

（2）患者能否拿到并使用其它电器？ 能□ 否□

8. 操作空间

（1）操作台前有足够的操作空间吗？ _____

（2）绘制示意图，指示炉灶、冰箱、水池、操作台等的位置。

9. 使用厨房对患者来说十分重要吗？ _____

10. 厨房活动所遇到的最大问题是什么？ _____

十、洗衣

1. 患者有无洗衣机？ 有□ 无□

2. 能否到达洗衣机处？ 能□ 否□

（1）能否放入？ _____ 、取出？ _____

（2）能否控制开关或按钮？ 能□ 否□

3. 如果没有洗衣机，如何洗衣服？ _____

4. 患者能晒衣服吗？ 能□ 否□

5. 患者能否熨衣服？ 能□ 否□

6. 洗衣所遇到的最大问题是什么？ _____

十一、打扫卫生

1. 患者能否拿到拖把、扫帚或吸尘器？ 能□ 否□

2. 能使用哪种工具？ _____

十二、应付紧急情况

1. 电话在室内的位置_____

2. 患者单独在家时，能否迅速从安全口或后门撤离？ 能□ 否□

3. 患者有邻居、警察、火警及医生的电话号码吗？ 有□ 无□

第二节 工作环境的评价

　　对工作环境进行考察是环境评价的重要组成部分，评价患者工作环境的最有效方法是进行实地考察。在工作环境中评价一个人的功能水平时，节省能量和符合人体工程学是治疗师考察时所遵循的主要原则。人体工程学亦称工效学，它根据人体解剖学、生理学、心理学等特点，通过研究人体与工作模式的关系来研究人的作业能力状况，其目的是寻找和建立最佳的工作方法、工作环境以及人体姿势，使工作模式与人体相适应，进而最终实现工作高效、安全以及舒适的目的。因此，人体工程学技术通常被用来判断某种累积性创伤病症是否由于某一种特定的工作活动所引起。腕管综合征的一个常见原因就是长期从事打字工作使手指和腕关节一直处于伸展位所致。在作业疗法临床实践中，治疗师进行人体工程学分析的目的是要判断以下问题：该残疾者是否还能够回到其从前的工作岗位，或需要另寻新的工种；预防损伤。

实地评价工作环境应包括：①工作分析。工种特点决定了完成该工作所参与的功能活动种类和所需要的功能水平，因此需要对残疾者从前或今后可能从事的具体工作进行解析，即解析该项工作的基本组成和特征，以及完成该项工作所处的环境特点。②人体工程学分析。通过在工作现场进行工作模式与人体姿势或体位之间关系的评价，找出已经存在或潜在的、可引起患者肌肉、韧带、骨骼损伤的危险因素。③提出和制订减少或消除危险因素、优化和提高功能水平的计划。治疗师根据现有工作环境特点，提供改进建议，如建议患者在工作时使用适应性辅助具或运用生物力学原理采取正确的姿势和体位，从而减少损伤的发生，提高功能水平。评价的基本步骤如下：

（一）外环境评价

1. 停车场与办公地点之间的距离。
2. 停车场有无残疾人专用停车位及其标志。
3. 残疾人停车位面积是否足以进行轮椅转移。
4. 残疾人停车位是否便于停放和进出。
5. 残疾人专用停车位数量。
6. 停车场与路沿之间有无斜坡以便于过渡。
7. 建筑物入口有无供轮椅使用者专用的无障碍通道以及入口引导标志。

（二）工作所需的躯体功能水平评价

在了解被评价者的工作及特点的基础上，治疗师应分析完成该项工作需具备的各种功能及水平，如肌力（躯干、上下肢）、姿势、耐力、手指灵活性、手眼协调性、视力、听力以及交流能力等。

（三）工作区评价

检查被评价者的工作区，包括照明、温度、座椅种类、工作面的种类、高度和面积；被评价者坐在轮椅中的活动空间以及双上肢的水平和垂直活动范围等。

（四）公共设施与场所评价

公共设施的评价也是工作环境评价的一部分。残疾者除了在自己的工作区活动，还要去工作区以外的地方活动，如上下电梯、去洗手间、使用公用电话等，这些地方是否无障碍，同样是制约残疾者返回工作岗位的重要因素。表18-2列出了需要评价的细节。

表 18-2 建筑物调查评价表

	Yes	No
电梯		
1. 有电梯吗?		
2. 电梯到达所有楼层吗?		
3. 电梯控制按钮距地面的高度?		
4. 控制按钮容易操作吗?		
5. 有无紧急用电话?		
公用电话		
1. 残疾人能够使用电话吗?		
2. 电话是触键式? 拨号式? (在选择上画圈)		
3. 电话距地面的高度?		
地面		
1. 地面滑吗?		
2. 如果有地毯,地毯用胶固定在地面上吗?		
洗手间		
1. 残疾人能够进入吗?		
2. 厕所的入口宽度?		
3. 厕所内有无扶手?		
4. 坐便器高度?		
5. 容易拿到卫生纸吗?		
6. 洗手间内公共活动面积?		
7. 洗手池下面有无放膝关节的空间?		
8. 能使用水龙头把手吗?		

第三节 社区环境的评价

社区环境包括各种社区资源和社区服务。对于期望回归和参与社区生活的残疾者来说,社区环境的评价十分必要。治疗师、患者以及家属通过评价了解可以利用的社区资源和社区服务,为提出改进意见提供依据。在社区环境评价中,残疾者能否利用交通工具以及各种社区服务是两个关注重点。有无适用于不同肢体残疾的交通工具便于残疾者出行,如公共汽车有无残疾者进出专用门,汽车上有无液压升降装置可直接将四肢瘫或高位截瘫患者与轮椅转运入车厢内等。工作环境评价的许多要点同样适用于社区各种服务设施,无论在商店、剧院、餐馆、会议厅、学校、体育场馆等都需要考虑入口有否无障碍通道、走廊的宽度、残疾人是否能进入并使用洗手间、能否使用公用电话等等。

康复的一个主要目标是使患者回到病前的环境中并按照以往的生活方式生活和工作。环境评价的结果对于患者完成从康复医院到回归家庭和社区的转变过程具有积极的促进作用。通过评价不但能够发现在特定的实际生活环境中患者的功能水平、回归程度以及安全性,更重要的是为康复治疗、环境改造以及正确选择使用适宜的辅助具提供依据。

第二篇 评价学

第三篇

康复治疗技术

第十九章 关节活动度的维持与改善训练

人体全身的骨依靠关节相连。关节由于其所处的部位和担负的功能不同而具有不同的性质、形态和结构，一旦由于疾病、外伤等因素影响了关节的功能时，就会严重地妨碍人体的正常运动。

关节活动受限可分为两大类：一类是关节强直，是指组成关节的骨、软骨等病变所导致的运动障碍，利用手法往往难以收到理想的效果。另一类是挛缩，是指因关节周围的皮肤、肌肉、肌腱、神经、血管等病变所导致的运动障碍。利用康复治疗技术可以达到预防挛缩、完全或部分改善挛缩的目的。

第一节 关节活动度维持训练

关节活动度维持训练是防止关节发生活动受限所采取的预防措施。

关节创伤的愈合过程中经常活动会产生疏松结缔组织，如果限制关节活动就会在关节囊、筋膜、肌肉、韧带等处出现疏松结缔组织的短缩，变成致密结缔组织，失去弹性和伸缩性，从而限制关节的活动。

一般认为，正常的关节固定 4 周时间就能够形成致密结缔组织，出现关节活动受限，导致运动功能降低或丧失；受伤的关节固定 2 周就会形成致密结缔组织。肩关节损伤后如不固定，18 天内功能可能恢复，而固定一周则需要 52 天才能恢复，固定两周需要 121 天才能恢复，固定 3 周需 300 天才能恢复。

此外，关节活动受限有时并不是关节本身的损伤，而是继发于关节周围组织的损害，如周围神经麻痹、偏瘫、脑瘫、截瘫、截肢后原动肌与拮抗肌不平衡，肌肉病变，关节附近的皮肤、皮下组织和肌肉粘连，瘢痕，或因疼痛、长期卧床、肢体长期固定在一种体位等而引起。因此，利用关节活动度维持技术，防止关节挛缩要比发生挛缩后的治疗省时、省力而且简单得多，是保证运动功能的重要措施。

关节活动度维持训练常用的方法有体位的设计（良肢位、功能位），体位变换和徒手被动关节活动度训练等。

一、体位设计

由于疾病的性质不同，治疗师常根据患者具体情况设计不同的体位。在伴有剧烈疼痛的情况下，往往采取能缓解疼痛的体位；偏瘫患者的早期应从防止和缓解痉挛的角度出发，往往设计与功能位不相符合的临时性体位，称为良肢位（具体方法见第三十五章）。但无论原因如何，只要有发生关节挛缩的可能性，早期就应置该关节于功能位。这是由于当关节处于活动范围的中间位置时，可以使肌肉萎缩和关节囊的挛缩粘连处于最低限度，因而最容易恢复。对于关节活动受限不可逆转的患者，应重点考虑有利于日常生活的体位。一般认为，髋关节屈曲 20°、外展 10°、外旋 10° 的体位即使发生强直也能步行和取坐位，而如果呈外展或内收位固定则不能完成步行和坐位。膝关节功能位为屈曲 20°；踝关节功能位为跖屈 10°（或 0°）；肩关节功能位为外展 45° 并屈曲 45°；肘关节功能位为屈曲 140°；腕关节功能位为背伸 10° ~ 30°，手指呈对掌位对其功能最为有利。

二、体位变换

体位变换不仅在患者卧床期需要，对于伴有运动障碍的患者，坐位的体位变换也是不容忽视的。因为体位变换不仅对保持关节活动度、防止关节挛缩有利，而且还有预防压疮和呼吸道感染以及改善周围循环的作用。不同的关节可在特定的体位下出现挛缩，了解各关节挛缩的好发体位有助于重点预防。各关节容易出现挛缩的体位如下：

- 肩关节　半脱位和内收、内旋。
- 肘关节　屈曲或伸展。
- 腕关节　掌屈、尺偏。
- 掌指关节　伸展。
- 髋关节　屈曲、外旋。
- 膝关节　屈曲或伸展。
- 踝关节　跖屈、内翻。

三、徒手被动关节活动度维持训练

指利用徒手对麻痹、疼痛等原因导致的活动受限、不能进行主动或辅助主动运动的患者所采用的训练方法。其目的是确保肌肉和构成关节的软组织的柔韧性，维持关节正常的活动范围，防止因关节长期制动而出现挛缩。另外，对运动功能障碍的患者，还可以通过被动关节运动诱发正常的运动感觉、强化肌力、提高协调性、改善肢体的运动功能。常用的方法有被动关节活动度训练和辅助主动运动的关节活动度训练。

（一）方法

1. 肩关节　肩关节由肩肱关节、肩胛胸廓关节、肩锁关节、胸锁关节、胸肋关节和肋椎关节等组成。肩肱关节因肱骨头的面积大于关节盂，肱骨头呈圆形，仅有部分关节面与关节盂接触，且韧带薄弱，关节囊松弛，故为人体中活动范围最大、最灵活而又最不稳定的关节。由于肩关节的运动是多关节复合运动，运动中又具有一定的复杂性，所以是最容易导致医源性损伤的关节。因此，当肩关节运动功能出现障碍时，治疗师应严格按照运动学的原理和治疗程序认真施以手法，防止造成关节周围软组织的损伤。

（1）屈曲、伸展　肩关节的屈曲是由肩肱关节与肩胛胸廓关节以 2:1 的比例协同完成的复合运动，即肩关节屈曲 180° 实为肩肱关节屈曲 120°、肩胛胸廓关节外旋 60° 的组合。在进行肩关节屈伸训练时，治疗师一手握腕关节使其呈背伸位、拇指外展、手指伸展、手掌向上（前臂旋后，肩外旋），另一手扶持肘关节使其呈伸展位，在完成肩关节屈曲和伸展时，应禁止使用牵拉手法，对偏瘫患者还应轻轻地向关节盂方向按压，并在运动过程中对肩胛骨向前上方托起，随上肢进行运动。偏瘫早期患者，屈曲仅完成正常活动的 50%（90°）即可，随着上肢功能的恢复，逐渐扩大关节的活动范围。

（2）内收、外展　肩肱关节外展，最初 30° 时是由肩肱关节单独完成的，当其继续外展时，与肩胛胸廓关节以 2:1 的比例协同完成，即肩关节的 180° 外展是由肩肱关节外展

120° 和肩胛胸廓关节外旋 60° 组合运动的结果。因此，在进行肩关节外展、内收运动训练时，治疗师一手固定腕关节使其背伸、拇指外展、手指伸展，另一手扶持肩胛骨下角，在上肢外展的同时使肩胛骨下角向上旋转。对偏瘫早期患者仅完成正常关节活动范围的 50%（90°）即可。

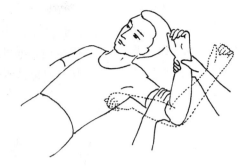

（3）内旋、外旋　患者取仰卧位，肩关节外展 80°、肘关节屈曲 90°。治疗师一手固定肘关节，另一手握持腕关节，以肘关节为轴，前臂向前、向后运动，完成肩关节的内旋、外旋的训

图 19-1　肩关节活动度的维持训练

练。对偏瘫早期患者仅完成正常活动的 50%（45°）即可（图 19-1）。

2. 肘关节　肘关节是具有骨性支持的比较稳定的关节。从解剖学角度看，属于一个关节腔的单一关节，但在生理学上却具有两种不同的功能。一是在上、下尺桡关节上发生的旋前、旋后，另一个是在肱尺关节和肱桡关节上发生的屈曲和伸展。

（1）屈曲和伸展　治疗师一手扶持患肢腕关节上方，另一手固定肱骨远端，在完成肘关节屈曲的同时前臂旋后，屈曲可达 135°；完成肘伸展的同时前臂旋前，伸展可达 0° ~ –5°。

（2）旋前、旋后　治疗师一手扶持患侧腕关节使其背伸，另一手固定肱骨远端，使肘关节屈曲 90°，并固定在体侧，以防止旋后、旋前时出现肩关节内收、外展和屈曲、伸展的代偿动作。进行从掌心向下与地面平行的位置至掌心向上与地面平行的 180° 旋转，再做返回方向的旋转。也可以双手各握一只铅笔，姿势同上完成旋前、旋后各 90°，连续进行 180° 划弧动作。

3. 腕关节　治疗师一手固定前臂，另一手四指握患手的掌面，拇指在手背侧，完成腕关节背伸 70°、掌屈 80° 和桡侧屈 20°、尺侧屈 30° 的被动运动以防止腕关节出现掌屈、尺偏为主的挛缩。

4. 手指关节　被动活动手指关节时，可以四指同时训练，也可以单个手指训练。治疗师一手在患手的尺侧固定，另一手四指在患手的背侧，拇指在患手掌侧使掌指关节完成屈曲 90°、伸展 30° ~ 45° 的运动。

5. 髋关节、膝关节

（1）屈曲、伸展　患者仰卧位，治疗师一手托膝关节后方（腘窝），另一手托足跟进行髋、膝关节的屈曲。然后在髋关节屈曲状态下完成膝关节伸展，最后完成髋关节伸展。

（2）髋关节内旋、外旋　患者取仰卧位，下肢伸展位，治疗师一手固定患者膝关节上方，另一手固定踝关节上方，完成下肢轴位的旋转，足尖向内侧为髋关节内旋，足尖向外侧为髋关节外旋。也可以令患者髋关节呈屈曲位，治疗师一手扶持患者小腿近端，另一手固定足跟，以髋关节为轴，向内、外侧摆动小腿，完成髋关节的外旋、内旋（图 19-2）。

（3）髋关节内收、外展　患者仰卧位，治疗师一手托膝关节后方，前臂支撑大腿远端，另一手握足跟，在髋关节轻度屈曲的状态下，完成髋关节的外展，然后返回原来位置。

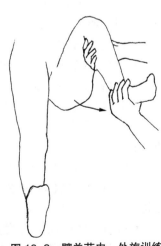

图 19-2　髋关节内、外旋训练

6. 踝关节

（1）背屈、跖屈　患者仰卧位，下肢伸展。进行背屈时，治疗师一手固定踝关节上方，另一手握足跟，在牵拉跟腱的同时，利用治疗师的前臂屈侧推压足底（图 19-3a）。跖屈时，治疗师固定踝关节上方的手移到足背，在下压足背的同时，另一手将足跟上提（图 19-3b）。

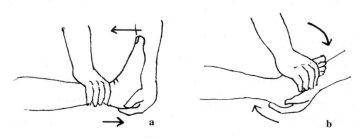

图 19-3　踝关节背屈（a）、跖屈（b）训练手法

（2）内翻、外翻　患者仰卧位，下肢伸展。治疗师一手固定踝关节，另一手进行内、外翻运动（图 19-4）。如果有助手，也可以让助手固定踝关节，治疗师手握足前部和足跟使全足同时完成内翻、外翻运动。

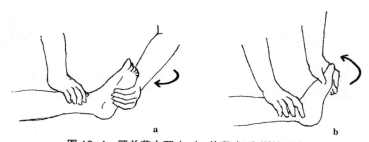

图 19-4　踝关节内翻（a）、外翻（b）训练手法

（二）注意事项

- 对于丧失运动功能的肢体，各关节均应实施手法，不得遗漏。
- 特定关节进行关节活动度维持训练时应包括该关节所有的运动模式。
- 除特殊情况外，一般应完成全关节活动范围的运动。
- 维持正常关节活动度的被动运动训练不得出现疼痛。
- 对骨折或肌腱缝合术后的患者，要在充分固定的情况下实施手法。
- 手法要平稳、缓慢，上肢速度以默数 3 ~ 5，下肢默数 5 ~ 10 为宜，绝对禁止快速、粗暴的手法。
- 训练项目要尽量集中，避免频繁变动体位。
- 对昏迷、肢体瘫痪的患者，要充分考虑到肌肉对关节的控制能力下降问题，防止出现超关节活动范围的活动，造成关节周围软组织损伤。
- 每日训练两次，每次各运动模式重复 5 ~ 10 遍即可。
- 当患者出现随意运动时，应及时将被动运动变为辅助主动运动或主动运动。

● 对关节稳定性差的患者，应与肌力训练同时进行，特别是负重关节，防止加重关节的不稳定性。

第二节　关节活动度改善训练

本方法是为了改善由于肌肉、肌腱短缩等各种原因导致关节活动范围受限所使用的治疗方法，统称为伸张法或关节活动度矫正技术，其中包括治疗师的矫正手法、利用设备的机械矫正，利用患者自身体重、肢体位置和强制运动等的矫正训练。

一、关节活动度矫正技术分类

（一）根据治疗时间分类

1. 短暂性伸张　用强力短时间内集中强化训练的方法。
2. 持续性伸张　用弱力持续进行的方法，如牵引、石膏固定。

（二）根据运动方式分类

1. 被动伸张训练　包括徒手伸张法、自我被动伸张法、器械法、关节松动技术。
2. 辅助主动伸张训练　包括徒手训练法、器械训练法、自我辅助主动伸张法。
3. 主动伸张训练　主动运动伸张训练法。
4. 抗阻力主动伸张训练　包括拮抗肌强化法，PNF 法。

（三）根据力源分类

1. 治疗师徒手矫正
2. 器械训练　利用重锤、弹簧、石膏绷带、浮力等矫正受限的关节活动度。
3. 自我训练　利用患病关节本身的力、正常肢体的力、体重以及特殊体位产生的力矫正受限的关节活动度。

二、关节活动度矫正方法

（一）被动伸张训练

1. 评价　首先对生理学的运动进行评价，其中包括主动运动检查，被动运动检查，抗阻力运动检查。然后进行关节的副运动评价包括关节的分离、压迫、滑动、滚动和轴旋转等（见第二十七章）。根据检查结果进行分析、研究、确定病变的部位及性质。

2. 选择训练方式　根据关节活动度受限的原因如关节本身的损伤、关节周围肌肉、肌腱、筋膜、韧带的挛缩，或是根据疼痛等不同情况决定采用徒手矫正还是利用器械矫正。

（1）徒手矫正技术　对适合徒手矫正法的患者还应进一步分析，对关节囊内运动障碍者要使用 mobilization 手法（见第二十七章）。单纯骨运动障碍即非关节囊型的关节活度受限，应根据不同的解剖部位、特定关节的运动学以及运动生理学特点，采取适当的体位，施以规范的被动手法，防止出现医源性损伤。

如对肩关节活动受限施被动手法时，应充分考虑到肩肱关节与肩胛胸廓关节在外展时的运动规律为 2：1 比例的协调运动，以及肩肱关节运动学规律，防止出现因肩胛胸廓关节运动受限而单纯被动运动肩肱关节，造成周围软组织损伤。肩胛胸廓关节在冠状面上的外展与三角肌作用方向不一致。关节囊下部发生扭转，而且肱骨大结节与喙肩韧带发生冲撞，导致肩袖和滑囊受损。为此，当外展到80°时应在上臂外旋后继续外展，使肱骨大结节顺利通过肩峰下方。

踝关节的背屈活动受限时，为收到较好的训练效果，又不会因足部受力过大而导致纵弓与横弓的破坏，应令患者取仰卧位，治疗师一手固定其踝关节，另一手牵拉跟骨，同时以治疗师的前臂抵于患足外侧缘，以治疗师身体重心向平行于患者身体纵轴方向的移动与前臂的合力，使患侧踝关节完成背屈运动。

（2）器械法 对适合利用器械法的患者应根据解剖部位、受限程度等不同，采取相应的器械。常用的器械有重锤、弹簧、橡胶带和石膏固定等。

1）重锤法 包括直接将砂袋、哑铃等重物放在患部和利用滑轮牵引两种方法，如膝关节屈曲挛缩者伸展受限，患者取仰卧位，在膝关节上放置砂袋加压，也可以取俯卧位，在膝关节下方垫软垫，于踝关节处加重物，或穿可以加减重物或固定哑铃的重鞋。根据病变的性质，在不引起疼痛情况下，可采取持续性伸张（持续地逐渐增加负荷重量）或短暂性伸张（通过在短时间内加大负荷重量进行强化训练）法。如对膝关节伸展挛缩（屈曲活动受限）者也可以利用坐位，在椅子的下方和椅子的后上方加滑轮。用牵引绳一端固定在患者的踝关节上方。另一端通过诸滑轮系3～6公斤的重锤，牵引10～30分钟，还可以用同样的方法在仰卧位下进行。

2）弹簧和橡胶带法 对轻度关节挛缩的患者可以利用弹簧、橡胶带的弹力被动活动受限的关节。如肘关节屈曲挛缩的患者取仰卧位，将弹簧或橡胶带一端固定在床尾，另一端固定在患侧腕关节，肘关节支撑于床面，利用弹簧的弹力牵拉肘关节使之伸展。

3）石膏固定法 适用于四肢中间关节严重挛缩的患者。首先利用手法矫正至患者可以耐受的最大关节活动度，再予以石膏绷带缠绕，待石膏变硬后锯成两片制成伸侧和屈侧两片石膏托。通过在屈侧或伸侧加垫的方法逐渐加大关节活动度。由于石膏托可以打开，所以可根据需要进行各种物理因子疗法、手法等治疗。一般可于一周左右更换石膏绷带，调整固定的角度。

（3）自我被动伸张疗法 根据不同的训练目的，借助于滑轮、巴氏球、体操棒、体操绳等，设计各种利用健侧协助患侧的被动运动和利用自身的体重，采取特殊体位的训练法等。

如肩关节活动受限，训练时患者坐在椅子上，头上方悬吊一滑轮，根据训练的目的，调整椅子的位置，使滑轮位于正前方、侧方或后方。欲进行肩关节屈曲训练时，将绳通过滑轮，绳索两端固定把手，滑轮位于前上方，患者双手握住绳两端的把手，利用健侧手向下的拉力，完成患侧上肢的屈曲运动。当训练肩关节外展时，可调整椅子的位置，使滑轮在患侧的上方，利用健侧上肢内收的拉力，完成患侧上肢的外展运动。

可利用体操棒或体操绳进行训练。两手分别抓握体操棒或体操绳两端，利用健侧上肢的运动带动患侧上肢完成各种被动运动，扩大关节活动度。

利用自身的体重，采取特殊体位进行训练。如膝关节屈曲受限时，可采取蹲位，利用身体重心向后移动，加大膝关节的屈曲角度，可选择在浴盆里进行或手握平行杠完成下蹲的动作。踝关节跖屈、内翻时可以将患者固定在起立床上，使用踝关节矫形器或楔形板，利用身体的重量扩大背屈、外翻的关节角度。

（二）辅助主动伸张训练

是指当关节出现挛缩时，利用短缩肌的拮抗肌主动收缩，同时利用治疗师、器械或患者自身的力量予以辅助扩大关节活动范围的训练方法。对于膝关节屈曲挛缩的患者，采用徒手训练法时，令其俯卧，股四头肌用力收缩，完成膝关节的伸展动作，同时治疗师用手握其踝关节上方，协助完成膝关节的伸展。也可以利用器械训练法，于患侧足部加砂袋或哑铃，在患肢主动伸展的基础上，负重物协助完成扩大膝关节伸展的训练。此时重量不宜过大，应以主动运动为主。还可以利用自我辅助主动伸张训练法。患者取坐位，股四头肌用力收缩，尽最大努力完成膝关节伸展，同时用自己的手按压屈曲的膝关节，扩大关节的伸展角度。

（三）主动伸张训练

是指训练时不用任何外力，仅通过肌肉随意收缩来扩大关节活动度的训练方法。如手指远端指间关节屈曲训练时为了使指间关节充分地屈曲，应使掌指关节和近端指间关节固定在伸展位，否则就会造成拮抗肌的制动。此外，在进行一侧肘关节伸展的主动运动训练时，同侧的肩胛带向前方伸出，躯干也向同侧旋转，这种体位有利于肘关节伸展。当肘关节用力伸展时，肩胛带向后方用力，可使肘关节的伸展力增加，如果此时前臂和上臂再以相反的方向旋转，即前臂旋前、上臂旋后、肩关节轻度内收、外旋，前臂旋前的同时腕关节轻度背伸，手指轻度屈曲，肩峰向后移动，上肢向前下方用力可以使肘关节达到充分伸展（图 19-5）。主动伸张训练法主要用于因疼痛、僵直而发生的肌短缩或轻度的关节挛缩。

（四）抗阻力主动伸张训练

本训练方法适用于具有较强肌力的关节挛缩患者。如肘关节屈曲挛缩（伸展受限），治疗师在短缩肌上施加阻力，令患者用全力对抗，使肱二头肌完成强烈的等长收缩，待肱二头肌疲劳时，突然放松，治疗师在消除阻力的同时，利用肌肉最大收缩后出现最大放松的原理，施加肘关节伸展手法，嘱患者用力伸展肘关节。通过主动肌的活动，拮抗肌活动被抑制，使肘关节的伸展容易实现。PNF（本体感觉性神经肌肉易化技术）就是基于这个原理而设计了诸多手法（见第二十六章）。此外，还可以利用强化拮抗肌的训练方法。这种方法适用于短缩肌与拮抗肌明显不平衡的患者，用抗阻力主动运动训练法，加强拮抗肌的肌力，达到伸张短缩肌、扩大关节活动度的目的。

三、关节活动度矫正的注意事项

- 根据活动受限的关节不同，采取适当的体位。
- 无论是利用手法还是器械的被动伸张训练，必须切实固定关节的近端。
- 施加的外力应根据关节受限的具体情况设定，不得使用粗暴、强力及快速的伸张手法。
- 熟悉被训练关节的解剖、运动学及生理学知识，在认真评价的基础上设计手法，防止关节周围软组织的继发性损伤。
- 使用关节矫正技术前，应分析关节活动受限的因素，对关节囊内的运动障碍应予以充分注意（见第二十七章）。

第二十章　肌力增强训练

第一节　概述

当骨骼肌肌肉克服某一阻力而缩短，或肌肉因缩短而牵动某一负荷物时，肌肉完成了一定量的物理功，其数值等于所克服的阻力和肌肉缩短长度的乘积。但肌肉在收缩时，究竟以产生张力为主，还是以表现缩短为主，则要看肌肉本身的功能状态和肌肉的负荷条件。

一、负荷种类

肌肉在体内或实验条件下，可能得到的负荷有前负荷与后负荷两种。

（一）前负荷

肌肉在收缩前即被此负荷拉长并在一定初长状态下产生收缩，如把肌肉一端固定而另一端悬垂一定量的重物。

（二）后负荷

肌肉在开始收缩时遇到的负荷，它不能增加肌肉收缩前的初长度，但能阻碍肌肉收缩时的缩短。由于肌肉的前负荷与后负荷不同，同一肌肉的收缩也可以表现出不同的收缩形式。

二、肌肉收缩形式

根据肌肉收缩时相可以分为以下不同的收缩形式：

$$
肌收缩时相\begin{cases} 静态收缩\begin{cases} 等长收缩 \\ 同时收缩 \end{cases} \\ 动态收缩\begin{cases} 等张收缩\begin{cases} 向心性收缩 \\ 离心性收缩 \end{cases} \\ 等速收缩 \end{cases} \end{cases}
$$

（一）静态收缩（static contraction）

是指虽有肌肉收缩，但不能牵动肢体运动，仅在静止状态下产生的肌肉收缩。等长收缩和同时收缩均为静态收缩。

1. 等长收缩（isometric contraction）　肌肉收缩时，肌张力明显增加，但肌长度基本无变化，不产生关节运动。等长收缩是由于使肌肉拉长的外力与肌肉本身所产生的最大张力（即内力）相等所致。

2. 同时收缩（co-contraction）　又称拮抗收缩，是指原动肌（主动肌）与拮抗肌同时收缩，肌张力增高，不产生关节运动。同时收缩在维持运动的协调性和关节的稳定性中具有重要作用。

（二）动态收缩（dynamic contraction）

与静态收缩相反，动态收缩是指肌肉收缩伴有关节运动的肌收缩形式，包括等张收缩和等速收缩。

1. 等张收缩（isotonic contraction） 肌肉收缩过程中，肌张力基本不变，但肌长度发生变化，从而引起关节的运动。根据肌肉起止部位的活动方向，可分为向心性收缩和离心性收缩两类。

（1）向心性收缩（concentric contraction） 肌肉收缩时，肌肉起止点彼此靠近，肌长度缩短，故又称为短缩性肌收缩。向心性收缩是作用于关节并使关节产生运动的主动肌的收缩。其运动学功能是加速，是运动疗法中运用最多的肌收缩形式。

（2）离心性收缩（eccentric contraction） 肌肉收缩时，肌肉起止点两端彼此远离，使肌长度增加。是对抗关节运动的拮抗肌所产生的收缩，其作用与关节运动方向相反。离心性收缩的运动学功能是减速，用于稳定关节、控制肢体动作或肢体坠落的速度。

2. 等速收缩（isokinetic contraction） 又称等动收缩。指在全关节运动范围内，肌肉收缩的速度保持恒定不变。此种肌收缩形式需要借助于专用设备来控制肌收缩速度。等速收缩具有收缩效率高、安全等特点。

肌力训练中，应根据不同的目的和患者的肌力情况，选用不同的肌收缩形式进行练习。等长收缩常用于骨关节疾患的早期康复治疗，如骨折后石膏固定期、关节疼痛或炎症时进行等长收缩练习以维持或恢复肌力。由于等张收缩可在全关节活动范围内进行，因此其适用范围较广。条件允许时，3^+级以上的肌力可采用等速运动肌力训练。

三、运动的基本类型

根据引起运动的力源，可以将运动分为被动运动和主动运动两大类：

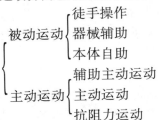

（一）被动运动

被动运动指人体运动完全通过外力来完成。外力可以是治疗师徒手操作、各种器械或人体自身（包括重力和健侧肢体带动患侧肢体运动）。用于肢体瘫痪、肌力在 2 级以下或身体虚弱无力进行主动运动的患者，用以维持关节活动度、防止粘连和挛缩形成，保持肌肉弹性，为主动运动做准备。

（二）主动运动

主动运动指人体通过主动收缩肌肉来完成的运动。根据主动用力的程度，分为辅助主动运动、主动运动及抗阻力运动。

1. 辅助主动运动 运动不能完全依靠主动收缩肌肉来完成，需要一定的外力辅助。外力可以来自治疗师、器械、水中的浮力或患者的健侧肢体。用于 1 ~ 2 级肌力，不能依靠其自身力量启动运动的患者，以增强肌力，辅助建立正常协调的运动模式。辅助主动运动时，以主动用力为主，辅助量以完成运动所必需的最小量为度。

2. 主动运动运动　完全依靠主动收缩肌肉来完成。用于3级肌力的患者。

3. 抗阻力运动　克服外来阻力而完成的运动。阻力可通过人力或器械（如沙袋、哑铃、拉力器、滑轮系统等）施加。用于4级肌力的患者，以增强肌力和耐力。

第二节　训练方法

一、训练的一般原则

为了获得肌力增强的训练效果，在训练中必须运用超负荷原理（即运动负荷量超过正常水平），使运动强度、运动时间、运动频率和运动周期这四个基本条件达到一定的水平，才能达到肌力增强的目的。

根据徒手肌力检查法（MMT），将肌力由不能出现肌肉收缩到能对抗较大阻力完成全关节活动范围的运动（正常肌力）分为六级（见第五章）。当对肌力丧失或低下的患者进行肌力增强训练前，首先进行评价，依肌力低下的性质和大小选择相应的训练方法，制订训练计划，现将常用的训练原则及手法介绍如下：

二、0～1级肌力训练

对由于肌力低下，不能通过肌肉的收缩完成肢体运动的患者，常采用被动运动疗法和生物反馈疗法。

（一）被动运动疗法

本法是从神经生理学角度，强调通过被动手法来保持肌肉的生理长度和肌张力，改善局部血液循环，刺激本体感受器诱发运动感觉，并将这种感觉下意识地传导到中枢。因此，本法不仅适用于神经-肌肉系统中任何一处损伤导致的周围性麻痹，而且对中枢性瘫痪弛缓阶段诱发随意运动时也可应用。

1. 训练方法

（1）治疗师用手触摸被训练肌肉，使患者将精力集中在训练部位。

（2）治疗师用被动运动方式诱发患者的随意运动，使患者体会到肌肉运动的感觉。

（3）训练患侧前，在健侧完成相同的动作，使患者体会肌肉收缩的方式和动作要领。

（4）最后让患者精神集中在被训练的部位，努力完成肌肉收缩，治疗师用口令刺激和视觉追踪的办法促使患者用力。与此同时，治疗师以被动运动的手法，代替患者完成特定的动作。每节训练做三次，前两次为完全的被动运动，第三次减少辅助量，调动患者的用力意识，如此反复练习。因此本训练方法也可以理解为辅助主动运动的初期阶段。

2. 注意事项

• 取肌肉容易伸展的体位，使关节活动度达到最大限度。

• 在尽量不引起疼痛的范围内运动，防止患者因疼痛而产生恐惧感。

• 运动时治疗师固定关节近端，协助麻痹的肌肉尽力收缩，以诱发协同肌和固定肌的收缩。

• 要根据患者的反应随时调整手法，被动的辅助量应处于补充患者自我运动不足的最低限度。

- 训练量要根据患者具体情况设计，但每节中间应休息 1～3 分钟，令患者认真体会运动感觉，每天训练两次。当患者出现随意收缩时应增加训练次数以保持运动的记忆。
- 对中枢性瘫痪处于弛缓阶段的患者，应注意运动速度宜缓慢，当达到完全伸展位时，予以短时间的维持，以缓解痉挛。
- 防止触碰运动中的拮抗肌肌腹，以免影响肌肉放松，阻碍收缩肌的用力。

（二）肌电生物反馈疗法

生物反馈疗法是应用电子仪器，将人们正常意识不到的生理变化（如肌电、心率、血压、皮温等）转变为可以被感觉到的视觉或听觉信号，患者通过学会有意识地操纵这些信号来调控自身非随意性的生理活动的治疗方法。肌电生物反馈用于肌肉的兴奋性训练和抑制性训练，其反馈信号是肌电信号，即将肌肉收缩与放松的肌电变化转换为听觉或视觉信号，使患者通过"听到"和"看到"信号感知肌肉出现的微弱收缩。用于肌肉兴奋性训练即肌力增强训练时，要求患者努力使肌电电压值和反馈声增大，通过患者对输出信号幅值和声音的调节使肌肉收缩增强。

利用肌电生物反馈仪进行肌力训练或再教育时，应设定目标阈值，患者必须为达到这个目标做出努力。在进行肌力训练时，由于目标是产生较大的输出信号，故阈值应设定在略高于基线的水平。此外，在训练前让患者熟悉仪器和了解训练步骤。当肌力过弱或为 0 级时，首先用健侧肢体体验和理解该疗法，再移至患侧训练。开始训练时，首先选择较大的电极并沿纵轴分别放置于同一块肌肉的两端。随着患者的进步，电极间的距离和电极的大小可逐渐减小。鼓励患者进行肌肉收缩，必要时可采用易化技术以刺激肌肉收缩。每次训练时间以 10～15 分钟为宜。当患者成功时，提高阈值目标，不断地循环往复直至保持最大阈值水平状态而脱离肌电生物反馈。肌电生物反馈疗法常应用于中枢性或周围性肌肉麻痹，可收到较好的效果。

三、2 级肌力训练

2 级肌力是指在解除肢体重力影响的条件下，通过肌肉收缩完成全关节活动范围的运动。部分患者仅能做到肌肉收缩使肢体产生运动，但是运动范围小于全关节活动范围的 50%（评为 2- 级），对这部分患者的肌力训练常采用辅助主动运动方法。

（一）徒手辅助主动运动训练

1. 训练方法　将被训练的肢体置于平面上（训练台、桌面、床面等），用治疗师的手、砂袋或固定带将主动作肌的起点处固定。治疗师的另一手扶持肢体远端，令患肢在平面上做滑动运动，当运动困难时，通过治疗师协助，使患者完成全关节活动范围的运动（图 20-1）。

还可以在能主动完成的活动范围内增加阻力，使肌肉用全力收缩，肢体保持在一个静止的位置，完成等长收缩，坚持用力 6 秒钟。

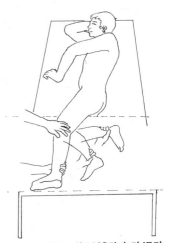

图 20-1　徒手辅助主动运动

2.注意事项

• 辅助量的调整　治疗师的手扶持患肢，当感觉到患肢可以主动完成动作时，不予协助。辅助量只是在运动困难时，提供最低限度的帮助，最大限度地调动患者的运动潜能。

• 运动量　每一节活动都要完成全关节活动范围的运动，数节为一组（节数可根据患者情况制订），每天做一组即可。

（二）悬吊辅助主动运动训练

训练床上方及侧方可安装悬吊架，利用"S"钩固定弹簧、滑轮、固定带以便治疗师根据训练要求在任意方向加砂袋或重锤等，设计出辅助主动运动和抵抗运动，利用此装置可以对 2 ~ 5 级肌力患者进行肌力增强训练。

1.训练方法

（1）2⁻级肌力的训练　如股四头肌肌力不足，要根据患者情况进行膝伸展动作。患者呈侧卧位，患肢在上方，在膝关节和踝关节位置上固定悬吊带，在头顶悬吊架中分别安装"S"钩，调整悬吊带（绳）长度。令患肢完成膝关节屈曲、伸展动作。利用自高向低的弧形运动轨迹，使肢体重力成为辅助力，因而患者较易完成。如此反复，完成辅助主动的等张运动训练（图 20-2a）。

（2）当肌力由 2⁻ 提高到 2 级时，调整膝关节端的悬吊带，使运动轨迹呈水平面，训练难度加大，从辅助主动运动逐渐变为主动运动（图 20-2b）。

（3）当肌力达到 2⁺ 级水平时，调整膝关节端的悬吊带，使运动轨迹呈向上的弧形，肢体的重力变为运动的抵抗力而加大了运动的难度，从而提高股四头肌的收缩力（图 20-2c）。

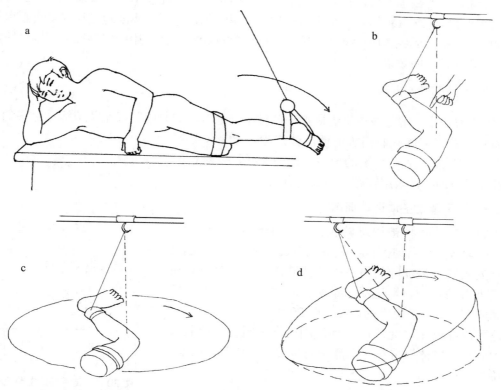

a 2⁻ 级肌力训练法　b. 2 级肌力训练法　c. 2⁺ 级肌力训练法　d. 3⁻ 级肌力训练法

图 20-1　悬吊运动训练法

（4）当肌力达到 3⁻ 级时，治疗师可以用手对悬吊的肢体施加阻力，使患肢完成抗弱小阻力的等张运动，或是控制肢体运动，使膝关节在某一角度呈静止状态，此时股四头肌用力收缩维持 6 秒钟完成等长运动（图 20-2d）。

2. 注意事项

• 选择正确的体位　要根据训练部位不同设计合理的体位和运动模式。

• 制订适当的计划　要根据患肢肌力大小，调整悬吊带长度，设计运动轨迹倾斜的方向和角度。难度要适中，以通过患者努力可以完成的程度为宜。

• 掌握正确动作要领　训练中要杜绝用肢体摆动等代偿的方法完成动作。屈伸动作要缓慢进行。完成屈曲、伸展等每一项动作后都要停顿 1～2 秒。必要时要由助手协助控制肢体的代偿动作。

• 运动量要适度　肌力 2 级或 2⁻ 级者每完成一项规定动作为一节，每日训练一次，每次数节。2 级或 2⁺ 级者完成不加阻力动作 10 节，再练习抗倾斜阻力 10 节，每日一次，能顺利完成者应及时改变训练方法。

• 注意安全　悬吊带要固定好，检查尼龙搭扣是否良好，头顶"S"钩要挂牢，必要时用附加固定，防止挂钩脱落。

（三）利用滑车辅助主动运动训练

没有悬吊架设备的训练室，或不方便使用悬吊训练的身体部位，可以利用滑车进行训练。制作大小不等的小滑车。木板下面安装四个小万向轮。训练上肢用滑车板面一般长 20cm、宽 15cm。下肢滑车板面宽 20cm、长 25cm。木板铺一层泡膜塑料或海绵，表面用皮革或布包裹，两侧分别装上带尼龙搭扣的固定带，用以固定肢体。

1. 训练方法

（1）选择体位　训练上肢可取坐位如肘关节屈曲、伸展，或取仰卧位如肩关节外展、内收。训练下肢如髋关节外展、内收常取仰卧位，髋关节屈曲、伸展取侧卧位。膝关节屈曲、伸展取患肢在上方的侧卧位，下面垫木板。

（2）调整台面　肌力为 2⁻ 级时应设计台面从高处向低处倾斜。由于肢体下面的滑轮使摩擦力减少；加之倾斜的台面，肢体重力成为辅助外力，可进行辅助主动运动。根据患者肌力大小和完成的困难程度调节台面的倾斜角度。从向下倾斜至水平位置，调节到向上倾斜。训练的运动方式随之从辅助主动运动变为主动运动、抗阻力运动。

（3）逐渐提高难度　利用滑车的运动，由于肢体与台面摩擦力小，难度较低，当患者能较好完成时，可以在滑车上加砂袋等重物或由治疗师用手法施以适当的抵抗，提高训练难度；也可以在运动的不同位置予以固定，完成等长运动训练。

2. 注意事项

• 防止代偿动作　训练下肢时要防止躯干或骨盆的代偿。训练肩、肘关节时要防止躯干和肩胛带的代偿。

• 正确选择增加阻力的时机　滑车上加重物或由治疗师外加阻力时应考虑到，如果患者肌力仅为 2 级或 2⁺ 级，在正常情况下没有抗阻力能力。滑车训练时的摩擦力小于非滑车运动时的肢体与台面的摩擦力，因此可以酌情施加阻力，抵抗的力量要适当。要掌握在可以完成动作前提下的最高难度，防止负荷过大导致软组织损伤。

• 运动量同悬吊辅助主动运动。

四、3 级肌力训练

3 级肌力指仅能对抗肢体重力的影响，完成全关节活动范围的运动。对于手、足远端的小关节而言，因构成关节的远端部分自身重量很小，可以视为无阻力主动运动。但对于肢体近端的肩、肘、髋、膝等大关节而言，构成关节的远端肢体自身的重力就构成运动的阻力，因此属于抗阻力主动运动。3 级肌力的患者不仅可以对抗肢体重力进行主动运动训练，还可以使用特殊训练设备如 Cybex 进行等速运动肌力训练。

（一）抗肢体重力的主动运动训练

1. 训练方法 要根据被训练肌肉的起、止点及功能，设计不同的训练方案，如训练臀大肌应选择俯卧位，治疗师固定骨盆，令患者尽力伸髋关节。训练臀中肌取侧卧位，患侧下肢在上方，为防止腰大肌、髂肌的代偿，髋关节应呈过伸展及内、外旋中间位，治疗师用手协助固定骨盆，令其完成外展运动。训练上肢三角肌前部纤维时则取坐位，为防止肱二头肌的代偿动作，上肢自然下垂，肘关节轻度屈曲，手掌向下，完成肩关节屈曲动作。训练股四头肌时，患者呈椅坐位，使小腿自然下垂，治疗师用手协助固定膝关节近端，完成膝关节伸展动作。视患者情况确定训练量，每日做 2 次为宜。

2. 注意事项

• 运动中避免外加阻力 肌力三级患者，仅能完成抗肢体重力的运动，如外加阻力就会造成患肢肌肉因承受超负荷而强制性伸张，最终导致损伤。

• 完成动作要缓慢 慢动作练习较为困难，尤其是在抗肢体重力方向缓慢放下的动作难度更大。因此，为了提高患者对肢体重力的控制能力，运动的速度不宜过快。

• 治疗师应密切注意患者的训练 不得过分勉强或出现代偿动作。要对错误动作模式及时给予纠正和指导。

• 训练中注意安全 对肢体疼痛的患者要认真评价，分析原因后采取相应措施。

（二）等速运动训练

由于疼痛、关节挛缩或肌力低下（3^+ 级）仅能抵抗微弱阻力时，肢体不能在等速运动仪器上完成全关节活动范围的运动。此时，宜首先在等速运动仪的控制下进行多角度的等长收缩训练，每隔 20° 为一个训练角度。随着肌力的恢复或疼痛减轻，逐渐增加关节活动范围并逐渐过渡到抗阻力等张收缩训练。

五、4 级以上肌力训练

4 级肌力不仅可以克服肢体重力的影响，而且可以克服轻度阻力，完成全关节活动范围的运动。5 级为正常肌力。此项训练适用于因日常生活的需要和特殊患者如四肢瘫、截肢患者驱动轮椅、柱拐等上肢需要较强的肌力，以及特殊职业需要强化某一部位的肌肉力量者。运动模式是抗阻力运动。常用的方法可分为徒手训练，如徒手等长训练，徒手等张训练。应用器械训练包括利用弹力带、弹簧、哑铃、砂袋、重锤、壁拉力、杠铃等进行的渐增阻力训练和肌力的等速运动训练。

（一）徒手抗阻力主动运动训练

一般适用于肌力 4 级的患者，因患者肌力较弱，实施本法时治疗师可以根据患者的用力情况，随时进行阻力大小的调整，效果较好。但由于治疗人员很易疲劳，肌力较强的患者又不需要进行微细的调整，所以肌力 5 级者一般采用器械训练法。

1. 徒手等长训练　根据肌力增长情况，从 2 级到 5 级均可以使用，由于等长运动是肌肉静态收缩，不引起关节的运动，所以特别适用于骨折、关节炎以及因疼痛而关节不能活动的患者。在任何条件下都可以进行，是一种最简单而又有效的肌力增强训练法。

训练时治疗师根据训练部位，选择最容易用力的体位（如肘关节屈曲 90°，膝关节屈曲 60°），固定近端，徒手保持肢体的姿势不变，令患者用力对抗，患者接近全力使肌肉收缩，治疗师根据肌力大小予以调整，使关节不产生运动。维持 6 秒钟为一节。每日训练 1 次，每次三节，每节中间休息 2 ~ 3 分钟。

短暂重复性最大等长运动（brief repetition isometric maximal exercise）训练法提高肌力效果显著，因此，自 1953 年报告以来该法受到极大重视。具体方法为肌肉进行最大负荷的等长收缩，持续时间 5 ~ 6 秒，重复收缩 20 回，每回间隔 20 秒，每日训练一次。该法的最大优点是：训练方法简单易行；不需要任何设备；通过短时间训练就可以收到与渐增抵抗运动同样或更佳的疗效。

2. 徒手等张训练　治疗师根据训练的部位不同、肌力大小不同而设计的一种徒手抵抗手法。患者通过抵抗治疗师手法的阻力，完成向心性、离心性等张运动从而提高肌力。

训练前应对肢体予以固定，防止出现其它部分肌肉的代偿动作。治疗师手法的阻力方向应与运动的肢体成直角，并随着肢体的运动，变化手法的方向和力的大小。阻力要随着关节活动的不同角度逐渐增加和减少，变化不可过快。为使肌肉收缩时间延长，一节动作以 2 ~ 3 秒为宜。每次训练开始时应以较小的阻力主动运动关节，然后加大阻力，使肌肉全力收缩。训练中应注意体位的选择、肢体的固定、手法施予的部位、方向和力量增减的规律，禁止粗暴的手法，尤其对年老和骨折患者要特别注意，防止出现软组织及骨的损伤。

3. PNF 法　本体感觉性神经肌肉易化疗法对提高肌力效果很好，适用于 4 级以上肌力的患者。具体操作见第二十六章。

（二）应用器械抗阻力主动运动训练

1. 利用器械做等长运动　利用墙壁、门环、拉手、墙扶手、肋木、床、桌子、柜子、地面等固定物都可以进行等长运动，如患者在床上呈仰卧位，将脚插到床头栏杆下面，用力上抬下肢，可以训练股四头肌。利用桌面，拇指在桌面下方，其余四指在桌面上方，用力拽桌面，全力维持 6 秒钟，可以增强握力。在墙上的水管子、暖器管道等处固定一条带子，患者站立，一手抓住带子的另一端并用力拽住直至肘关节屈曲，全力维持 6 秒钟，可以增强肱二头肌肌力。如果在固定物与肢体中间连接绳索、带子和拉力计，或在地面、桌面等固定物与肢体之间放上体重计，便可以将肌力量化。

2. 应用器械做等张运动　直接用手持重物或身体负重产生肌肉的等张收缩，增强肌肉力量。

【常用器械】　悬吊架（含绳索、"S" 钩、滑轮、尼龙搭扣、固定带、重锤、砂袋）、哑铃、杠铃、橡胶弹力带、弹簧、披肩重物袋、肌力训练椅、壁拉力、Cybex 等速肌力训练仪等。橡胶弹力带、弹簧类的器械一般用于肌力较弱的患者，由于阻力大小不宜调节，量化困难，常作为初期过渡训练之用，或用于提高耐力训练。哑铃、沙袋、重锤、杠铃、壁拉力、肌力训练椅等，其阻力可以调节且可量化，训练中趣味性较强，是常用的肌力训练器械。Cybex 仪是提高肌力训练最理想的设备，但因价格昂贵，并非必备的训练设备。

【训练内容】 根据训练的部位、肌力的大小以及拥有器械的种类选择训练内容。

【阻力大小】 阻力至少应达到被训练肌肉 1/2 最大肌力才可以达到增强肌力的作用，以 2/3 以上的阻力效果最佳。如采取阻力小而增加运动次数的方法可有效地提高耐力。

【运动模式】 向心性等张运动与离心性等张运动结合应用，训练中应重视离心性等张运动使肌肉全力收缩，控制运动缓慢进行，逐渐使肌肉拉长，使关节角度增大，以提高训练的质量。

【运动量设计】

（1）渐增抵抗运动（progressive resistance exercise，PRE） 该法于 1945 年由 DeLorme 提出。由于该法较好地运用了超负荷的原则，显示出明显疗效而被临床广泛应用。此方案经多次改进后形成了如下的程序：

1）确定最大负荷量 测试拟训练肌群所能完成重复 10 次的最大负荷量，简称 10RM（10 repetition maximum, 10RM）。

2）取 10RM 为制订运动强度的参考量，每天的训练分三组进行，即：第一组运动强度取最大负荷的 50%，重复 10 次，即 10RM×50%×10 次；第二组运动强度取最大负荷的 75%，重复 10 次，即 10RM×75%×10 次；第三组运动强度取最大负荷的 100%，重复 10 次，即 10RM×100%×10 次。每组间可休息 1 分钟。

3）一周后复试 10RM 量，如肌力有所进步，可按照新的 10RM 量进行下一周的训练。

这种设计优点较多，可以在短时间内有效地提高肌力。缺点是：①患者常常不能完成 10RM×100%×10 的运动量。②每次训练都要多次调整负荷量，不方便，而且浪费时间。

Zinovieff 进一步提出牛津法基本原则，即先做 10 次 10RM×100%，再做 10 次 10RM×75%，最后做 10 次 10RM×50%。这种训练程序使患者较少疲劳，并能完成规定的全部训练次数。实践证明 DeLorme 法和牛津法均为高效的肌力增强训练法。

（2）改良的渐增抵抗运动 首先测出 3～5 次的最大负荷量（3～5RM），然后按节拍器的频率反复进行等张运动，记录完成的次数。当患者重复 30 次以后，重新测试 3～5RM 的最大负荷重量。再根据新负荷量进行训练。每一负荷量每次重复需达到 30 次才可进入下一阶段。因此，并不是每一次训练都需要调整负荷量。

（3）短暂最大负荷运动（brief maximal exercise，BME） 以股四头肌训练为例。患者膝关节呈 90° 屈曲位，大腿上放置砂袋等使股四头肌承受最大负荷，令患者伸直膝关节并维持 5 秒钟。每次仅需完成一组收缩即可。在此基础上每日增加重量 0.6kg，直至肌力不再提高为止。该负荷量对于正常人、小儿麻痹后遗症者、外伤后肌萎缩者均无困难。经过 30～90 天，肌力增长幅度可达到 80%～162%，即使训练次数减少到每日一次，肌力也可保持在最大肌力的 90% 以上并维持数月。这种方法与其它方法相比，除具有同样的肌力增强效果外，其最大的优点就是训练所需要的时间少。

3. 等速运动 等速运动训练是一种保持恒定运动速度的肌力抗阻训练方法。运动速度由等速运动设备（如 CYBEC、BIODEX 或 KINCOM 等）预先设定和控制，患者按预先规定的速度使肌肉自始至终在适宜的速度下进行。大量临床观察表明，等速肌力训练无论效果还是安全性均明显优于传统的肌力训练。其突出的优点表现在：

（1）等速运动训练是阻力匹配训练，阻力随运动过程中每一点肌力的强弱变化而变化。其方法与治疗师用手施加阻力训练一样，只是仪器提供的阻力更为精确。这种顺应性阻力使肌肉在整个关节活动范围内始终承受最大的阻力，因此，可在全关节活动范围内达到肌力训练的最佳效果。

（2）等速运动时，肌纤维伸长或缩短，引起关节活动，是一种动力性收缩，类似等张收缩；肌肉收缩时因阻力可变，在每个角度都能承受最大阻力，产生最大肌张力，又类似等长收缩。因此，等速肌肉收缩兼有等张和等长收缩的某些优点和特点。

（3）同时训练主动肌和拮抗肌。

（4）可提供不同的训练速度以适应功能训练的需要。

（5）可避免由于运动负荷过大或肌肉用力过猛而导致的关节、软组织损伤，因而具有较好的安全性。

利用等速运动设备进行抗阻力训练是大肌群肌力训练的最佳方式。

等速肌力训练时，通常选择的训练速度范围从 60°/s 到 180°/s，每种运动速度间隔 30°，各运动速度应收缩 10 次。每周训练 3 次。6 周为一个训练周期。

等速训练除了可以提高肌力、治疗和预防肌肉萎缩以及保持关节的稳定性外，还具有改善和扩大关节活动度的治疗作用。因此，广泛应用于骨关节炎、韧带损伤、关节损伤、腰痛、不完全性脊髓损伤的患者。

六、增强肌力训练的注意事项

• 选择适当的方法　根据目的、疾患、时期以及肌力的级别不同选择被动运动、辅助主动运动、主动运动、抗阻力运动等不同的训练方法。

• 正确地调节外力　治疗师对患者给予的辅助量和抵抗量的正确与否，直接影响到训练效果，及时、正确地增减阻力与辅助量是提高肌力、避免损伤的关键。

• 科学地设计运动量　根据超量负荷原则，结合患者具体情况，设计足够的运动量，一般不得少于 1RM 的 60%，且应坚持 6 周以上的训练（以翌日不遗留疼痛和疲劳感为宜）。

• 充分固定运动肢体的近端　依靠体位、治疗师、砂袋、固定带充分固定主动肌的近端部位的肢体。

• 正确地设计姿势与肢位　采取有利于目的运动的姿势与肢位，使患者能充分调动潜能，全力完成设计动作。

• 防止出现代偿动作。

• 向患者说明训练的目的和方法，得到患者的合作，训练中要随时鼓励患者，提高其训练的信心。

第三篇　康复治疗技术

第二十一章　平衡功能的康复训练

第一节　　基本训练方法

一、训练的基本原则

• 坐位和站立位平衡功能训练必须建立在保持身体良好对线关系的基础上进行。

• 选择训练体位以身体重心由低到高为原则。从比较稳定的坐位开始训练，逐步过渡到站立位的训练。

• 逐渐扩大身体的稳定性。进行重心转移训练时，偏离身体垂直重心线位置的幅度即摆动范围由小到大，逐渐扩大。

• 由维持静态姿势稳定训练逐渐向动态活动中保持身体平衡的训练过渡。

• 逐步提高训练难度，防止患者精神紧张。在不断增加难度的训练中进一步提高平衡功能水平。

二、逐步提高难度的训练方法

（一）扩大稳定极限

　　在患者的异常姿势得到纠正，身体的稳定性增加后，应进行扩大身体的稳定极限的训练，即身体摆动或重心转移训练（图21-1a）。治疗人员应首先确定患者身体的稳定极限。令患者缓慢地前后、左右摆动身体，使重心移至远离中心的支持面的边缘，即为患者的稳定极限。当重心超出稳定极限时则立即失去身体的平衡。身体重心转移训练有助于患者建立稳定极限的准确知觉，在逐渐扩大转移范围（即稳定极限）的过程中进一步增强躯体控制能力即稳定性。扩大稳定极限的训练可以采用平衡功能训练设备。患者站在力台上，双脚固定不动，注视显示器上代表自身重心位置的光标，光标随躯干移动而移动。在确定患者身体的稳定极限后，治疗师根据患者的实际情况逐渐提高靶目标的设定范围即为预期达到的稳定极限范围。患者

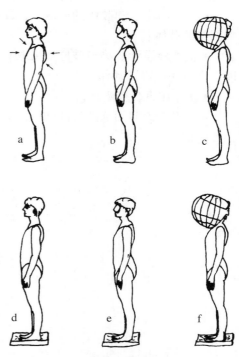

图21-1　逐步提高难度训练平衡功能（a～f）

通过移动躯干（即身体重心）来击中靶目标。利用视觉生物反馈原理，患者可以有控制地移动身体重心并扩大在稳定极限内移动身体重心的能力，有效地促进运动的再学习，为参与各种日常生活活动准备必要条件。

（二）干扰视觉输入

每一种训练活动都可以通过改变视觉输入条件，调整或增加训练难度。改变视觉输入的方法包括：①减少视觉输入，如戴墨镜。②阻断视觉输入，通常采用闭眼或戴眼罩的方法（图 21-1b）。③输入不准确的信息。为了干扰视觉信息的准确性，可以在眼镜片上涂液体石蜡或透过棱镜看事物；也可在头上罩一个圆顶状头罩。由于头罩的活动并不随身体摆动的方向进行，因而使人产生错觉使身体的晃动增加（图 21-1c）。

（三）干扰躯体感觉输入

干扰躯体感觉输入的方法包括改变支持面面积和支持面的稳定性。站立支持面面积与身体的稳定性成正比。因此，患者可从双足平行站立开始训练，然后依次进行足尖接足跟站立、单足站立、足跟站立、足尖站立等。在此基础上，通过改变支持面的材质来改变其稳定性，即从站立支持面由坚硬、平整变为柔软或不平整如从地板→地毯→体操垫→泡沫塑料→石子地→可动支持面（图 21-1d）。患者可在上述支持面条件下，依次重复支持面面积逐渐减小的站立训练。赤足进行上述站立训练是增加足底皮肤感觉输入的方法之一。

（四）改变活动的复杂程度

平衡训练从最简单的动作开始并逐渐向复杂活动过渡。复杂活动的重心移动范围要比简单活动的重心移动范围大得多。因此，充分的姿势控制能力是完成复杂活动的必要条件。无论坐位还是站立位均从重心转移训练开始，在逐步扩大摆动范围的同时增强身体的控制能力和稳定性。在坐位进行较复杂的活动可以从躯干旋转开始，然后增加头和上肢的活动，常采用螺旋对角线型运动模式的各种 PNF 活动。更复杂的活动是让患者在体操球上进行。治疗师通过简单地操纵体操球来改变对于姿势的要求。患者可以单腿支撑、坐、俯卧或仰卧在球上进行各种活动（图 21-2）。较复杂的站立位活动包括一侧下肢支撑，另一侧下肢作迈

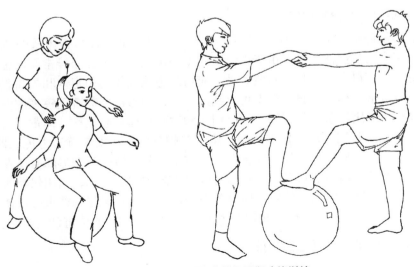

图 21-2　利用体操球进行平衡功能训练

一步、退一步或横跨一步的动作训练并逐步过渡到行走。高难度活动训练可以采用 PNF 螺旋对角线型运动模式的各种活动,其中包含了头、眼、颈部、上肢、下肢和躯干的运动(图 21-3)。为了进一步增加难度,进行复杂的平衡活动时还可以增加视觉输入变化和施加外力干扰。

（五）实施干扰

进行每一种训练方法或活动时,都可以通过治疗师对患者身体施加外力以干扰或破坏其平衡,并以此诱发各种平衡反应和对策,使身体保持在垂直重心线上。

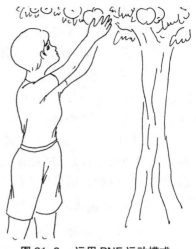

**图 21-3　运用 PNF 运动模式
提高平衡功能**

第二节　　特殊训练方法

改善平衡的训练方案必须建立在对障碍进行正确评价的基础上。身体的生物力学对线异常、不能对骨骼肌活动进行精确的控制（如踝、髋关节或跨步对策以及各种姿势反应）以及缺乏相应的感觉信息（如躯体感觉、视觉或前庭感觉）输入,或对于某种具体情况不能选择恰当的信息或运动模式都可能导致平衡功能出现障碍。治疗师需要对引起平衡功能障碍的原因（即存在的问题）加以甄别,使治疗有的放矢。

一、纠正身体异常对线

（一）关节活动度和肌力训练

关节活动受限和肌力减弱均可以导致身体对线异常。身体的异常对线关系将限制身体选择和利用调整平衡的姿势对策（如踝关节对策、髋关节对策或跨步对策）,进而影响身体的平衡。如果关节活动度受限或肌力下降是某些患者姿势控制能力下降、平衡功能障碍的惟一原因,则应首先进行改善 ROM 和增强肌力的训练,达到纠正身体异常对线的目的,为人体能够选择和实施正常的姿势调整对策提供基本条件。

（二）体重对称性分布训练

无平衡功能障碍者直立时体重呈对称性分布,即双下肢各承担体重的 50%。一侧肢体病变（偏瘫或关节损伤）时,由于患侧肢体不稳定或肌张力分布异常而使患者以健侧肢体负重为主。为获得良好的身体对线关系,应增加患侧肢体的稳定性和提高患侧肢体的负重能力,使体重呈对称性分布。患者可以利用视觉,即透过姿势矫正镜来调整身体至中间位,也可以利用专用设备进行训练,用以纠正和改善身体重心偏移、体重不对称性分布和减少向侧方摆动。利用专用仪器训练时,患者双脚分别站在安装有压力传感器的平台上,双眼注视位于前方的显示器,代表体重在左、右下肢分布情况的图形随身体左、右摆动而变化。根据患者的平衡功能水平,治疗师可设定不同的训练目标,利用仪器所提供的视觉或听觉反馈信号传递身体重心位置或体重分布的信息,患者据此调整重心或体重分布至理想状态（图 21-4）。体重对称性分布训练也可以使用简易设备如体重计进行。

二、诱发协同运动模式训练

某些患者由于不能在平衡受到威胁时做出相应的动作反应而使身体的稳定性下降,身

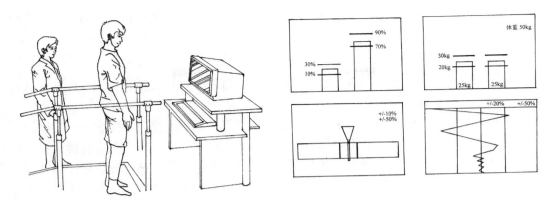

图 21-4　利用视觉生物反馈原理进行体重分布训练
a. 患者站在传感器上双眼注视前方显示器屏幕　　b. 训练仪提供多种训练方法（屏幕显示）

体晃动增加甚至摔倒。前庭功能丧失者常常不能诱发出髋关节协同运动，躯体感觉输入丧失者则无法选择踝关节协同运动。因此，对于此类患者，诱发和建立正确的协同运动模式即平衡控制模式是治疗的重点。多余的、不必要的或代偿性的动作或运动必须加以抑制，最终使肌群活动能够根据平衡功能活动的需要采取正确的组合与编排。

（一）诱发踝关节协同运动模式的训练

人体在正常情况下进行小幅度或缓慢晃动时可诱发出踝关节协同运动模式来保持身体的平衡。促进踝关节控制模式的训练可采取以下方法：

1. 踝关节背屈肌和跖屈肌肌力和踝关节活动范围是出现踝关节控制模式的基本条件。因此，各肌群活动可以通过振动或其它的感觉刺激加以易化。此外，令患者在站立位进行小幅、慢速地前后摆动以促使踝关节周围肌群收缩。

2. 在站立位进行小幅、慢速摆动身体训练的基础上，施加小幅、慢速干扰以诱发踝关节控制模式。

3. 要在逐渐提高难度的条件下诱发踝关节协同运动，进一步提高踝关节协同运动的控制能力，训练方法包括：①改变支持面的稳定性。从稳定的支持面开始，逐渐过渡到不稳定支持面直至站立面过于柔软而超出踝关节运动控制模式的极限范围，即不能利用踝关节对策有效地控制身体的平衡时为止。站在倾斜板上亦有助于诱发踝关节的运动。②干扰或改变视觉提示。③增加足底皮肤感觉输入。

4. 稳定髋关节，减少髋关节运动。某些患者在受到小的外力干扰时并不出现踝关节控制模式，而出现髋关节的运动模式。此时，治疗师应采取用手固定髋关节的方法抑制髋关节的运动，促进身体小幅前后摆动和踝关节的运动控制。

（二）髋关节协同运动模式的诱发训练

身体较大幅度、接近稳定极限或快速的摆动时，常诱发出髋关节协同运动模式。促进和诱发髋关节控制模式的训练方法如下：

• 加强髋关节活动度和伸、屈肌肌力的训练。

• 在采用髋关节控制模式的平衡功能活动中，应反复进行髋关节屈曲与伸展练习。

• 通过反复对患者身体施加较大的、快速的外力干扰，诱发髋关节的控制模式。

• 利用易诱发髋关节控制模式的姿势或活动进行训练。常用的姿势或活动包括：①在平衡木上（横向或纵向）站立。②足尖接足跟行走。③在类似铁轨的结构上行走。④单腿站立等。

（三）跨步对策训练

当身体重心超出其稳定极限时，人体能够自动出现跨步动作以防止摔倒。应反复进行前后跨步、侧方跨步的训练。

如果外力干扰不能引出相应的姿势动作模式或对策，其原因是由于完成一个协同动作的多个肌群在收缩时间、顺序的组合与编排上发生错误时，可以在进行重心转移或抗干扰的过程中进行局部拍打或振动刺激。有条件时可以采用肌电生物反馈训练、等速运动训练或功能性电刺激等方法对必要的肌群进行刺激，使之产生正常的活动。此外，干扰姿势反应的异常肌张力也应加以抑制。

三、准备性姿势调整活动的诱发训练

准备性姿势调整是在一个快速的协调随意运动出现之前，身体为应付运动中可能出现的失衡而预先做出的姿势调整。准备性姿势调整活动丧失或延迟的患者，由于肌肉活动出现选择性错误或肌肉开始收缩的时间延迟，在进行随意运动时不能及时转移身体重心，表现出不能完成快速运动，或在伸手取物时身体出现晃动或不稳。

训练中要反复练习完成不同种类的活动如伸手取在不同方位上的物品，接、发球，从地上搬起重物、劈柴动作等。在进行每一项具体活动之前，患者都需要清楚地了解身体会相应地出现何种调整，如从前面抬起一个物体时，身体应自动地将重心移向后方。然后将活动分解，即根据具体要求进行完成该项运动所需要的指向性重心转移训练。如右手向右侧伸出取物时需要身体重心配合向右转移，此时应着重身体重心右移的训练。将砂袋绑在转移方向一侧或双侧腕关节或踝关节处，有助于促进身体重心的转移。在此基础上，治疗师采用手法引导患者遵循正确的运动模式进行活动。也可利用镜子帮助患者在观察中体验和获得必要、正确的运动反应。同时通过拍打、振动、用冰或用功能性电刺激以及生物反馈等方法刺激必要的肌肉收缩活动。治疗师在施加外力进行干扰前，应当告诉患者施加外力的方向或力量，让患者有一定准备。预先告之相关信息有助于患者启动正确的运动模式或姿势反应。

四、自动姿势反应训练

利用外力干扰使身体重心移至支持面之外来破坏平衡，或将固定的支持面改为可移动物如用体操球、平衡板或站立斜板作为支持面等方法均可用于自动姿势反应（调整反应和平衡反应）的诱发训练。姿势调整和平衡反应诱发训练可以在不同的姿势或体位（坐、站、跪、单膝跪、膝手卧位等）下进行。各种体位的姿势反应训练的具体方法详见第三十五章《偏瘫的康复治疗》中有关平衡功能训练部分。患者的姿势控制水平以及训练中的安全性是选择训练体位的主要考虑因素。在选择一种新的体位进行姿势反应训练时，为减少患者的恐惧，治疗师在训练之初可给予辅助，但应尽早停止，以使患者能够及早进入主动控制。进一步提高姿势反应水平可通过以下途径实现：①改变干扰量和干扰速度。②改变姿势或体位。③改变活动的复杂性。④减少对平衡的注意程度。

五、感觉组织训练

正常情况下，躯体感觉、视觉以及前庭觉是维持平衡的三种感觉信息输入的来源。平衡功能障碍的患者常常会依赖某一种感觉系统维持身体的稳定性。许多患者没有能力解决各种感觉信息输入所引起的冲突，当患者同时接受不准确或令人困惑的视觉和躯体感觉信息时，表现出身体摇摆，甚至跌倒。在治疗过程中，要训练和指导患者忽略不准确的感觉信息，强化和支持更精确和更准确的感觉信息。可根据本书第九章第二节中介绍的姿势定向（即平衡）的感觉组织检查内容与方法，设计不同的感觉输入条件或情况，控制某种感觉信息的输入，从而提高其它感觉系统在维持平衡中的作用，最终达到改善平衡功能的目的。

对于主要依赖视觉信息调整姿势的患者，应当加强其躯体感觉和前庭觉输入在维持平衡中的作用。训练中，令患者闭眼或遮蔽其双眼以完全阻断或去除视觉信息的输入。如果患者在进行活动的过程中感到难度太大，可以先减少光线的亮度，改为戴墨镜，待患者能够在现有条件下完成各种活动时再遮蔽双眼。此外，为了干扰视觉信息输入的准确性，可以在眼镜片或玻璃上涂液体石蜡或使用棱镜。随着平衡功能的不断提高，患者可以在难度更大的体位上进行更复杂的运动。

对于依赖躯体感觉信息的患者，应重点训练在不同条件的支持面上进行平衡功能活动，通过改变支持面的稳定性来训练提高其平衡功能。站立面的条件由坚硬、平整逐渐改为松软或不平整直至改变成可动的支持面。对于本体感觉完全丧失如双小腿截肢的患者，要通过利用和强化视觉系统进行代偿，患者要学会完全利用视觉系统来调节和维持站立平衡。

对于不能够解决各种感觉之间的冲突（如不精确视觉和躯体感觉输入同时发生）的患者，应当加强前庭系统在调节与维持平衡中的作用。加强前庭系统功能可通过减少（或阻断）视觉和躯体感觉输入，或通过引起感觉信息冲突如患者同时戴头罩并站在泡沫塑料上实现（图 21-1ef）。患者应循序渐进地练习：①在站立位进行体重转移。②进行各种动态活动。③在不平整或硬度不同的地面（如沙地、泡沫塑料、地毯、体操垫或其它）上行走。进行上述活动时，必须同时改变或干扰视觉输入的条件使患者接受来自视觉的不准确的信息，如用眼罩遮蔽双眼，用圆顶状头罩干扰视觉定向、引起视觉冲突。头戴圆顶头罩站在不稳定的支持面上是难度最大的训练，患者同时接受来自躯体感觉和视觉的、双重的不确切信息，此时必须依靠前庭系统调节和维持平衡。

提高整体姿势知觉和安全性、预防摔倒是平衡训练的主要目标。教育患者改变生活方式，帮助患者识别潜在危险因素，对于预防摔倒十分重要，也是治疗师的重要工作内容。

第二十二章　步行与移动能力的训练

步行与移动动作是所有日常生活活动中最基本的动作。因此在早期康复治疗的目标和训练计划中都应充分地考虑步行及移动能力所必须具备的功能，并予以认真的指导与实施，为今后进行步行或移动训练奠定坚实的基础。移动是指因各种原因导致步行能力丧失的患者，利用轮椅等工具代替步行的转移方式。

协调性、可动性和稳定性是步行的三要素。正常步行必须具备支撑体重，保持平衡和迈步的能力。其中所含的动作（足跟着地、单腿支撑、足跟离地、摆动等）都要求身体各部位的协调运动，在步行中形成一个完整、精细、熟练、连续的过程。丧失步行能力的患者，因疾病性质、造成障碍的原因、存在的问题和康复的目标不同，具体训练方案有较大差异，本章针对步行功能及特点提出步行和移动训练的基本思路和实施要点。

第一节　　站立训练

从平衡功能检测仪中可以清楚地显示出人体重心摆动轨迹。由于站立位支持面小、重心位置高，任何体内、外的轻微变化都会对全身姿势产生很大影响，为了维持站立，肌肉必须不停地进行收缩活动。

站立时，重心的摆动与伸肌活动，特别是小腿三头肌的活动有着密切的关系。在临床中不少的患者即使站立困难，也可以步行。但应该注意的是，这种步行由于缺乏基本条件的保证，患者往往形成异常步态，增加矫正的难度，而且还会导致关节及肌肉损伤，更重要的是由于步行的稳定性差而容易跌倒造成事故。因此对于步行训练，不可急于求成。要将基本的功能训练与应用动作训练有机地结合起来，严格按照训练计划进行，才可能收到良好效果。

一、负重训练

如果患者较长时间卧床，缺乏站立位的感觉，应在步行训练前，首先练习平行杠内双腿负重。在平行杠的一端放两个体重计，另一端放置矫形镜，患者在治疗师的保护下，站在体重计上，利用对面的镜子，矫正站立姿势。治疗师观察双侧体重计的计数，指示患者调整到对称位置。并让患者体会、记忆控制正常姿势的感觉。

（一）训练要点

1. 双侧全足底着地。
2. 保持正确的头、颈、躯干及骨盆的对线关系。
3. 髋关节伸展。
4. 膝关节屈曲 8°～15°。
5. 双足并拢，身体重心保持在中线位置。

（二）注意事项

- 注意矫正姿势，不得出现脊柱侧弯等代偿性动作。
- 防止髋关节屈曲。
- 防止膝关节出现过伸展（膝反张），或有意识的过度屈曲。
- 防止疲劳。可在患者后面放置椅子，经常重复坐位到站立位的体位变化，达到熟练掌握站立位姿势的正确控制，减少能量消耗。
- 在重心保持中线位置、双足并拢训练完成的基础上，练习双足分开站立。

二、重心左右移动训练

单腿站立训练中常见的有两种模式，其一是错误的代偿模式。患者身体向支撑侧倾斜，体重几乎全部转移到支撑侧。此时，非支撑侧下肢通过其重量调整身体的平衡，达到平衡后，该下肢固定在空中的某一个位置，不能随意移动。这种运动被称为反向负荷模式（counter weight），是导致异常步态的重要原因之一。另外一种模式是正常的控制使头、颈、躯干保持在中线上，体重以骨盆为中心向侧方移动，利用支撑侧髋关节为主控制身体的重心，非支撑侧下肢可以在空间不受限制地移动。这种运动模式被称为反向控制模式（counter control），是正常步行必须具备的条件，因此成为步行前必须达到的治疗目标之一。

（一）反向控制模式动作分析

1. 从骨盆开始运动，伴随着骨盆向侧方移动，支撑侧躯干伸张，同侧髋关节外展肌群充分收缩。非支撑侧下肢放松，抬起时躯干几乎不引起运动。
2. 支撑侧体重负荷不充分时，另一侧不能抬起。
3. 通过骨盆的移动量，使平衡活动作用于髋关节外展肌群。如果移动量过大，达到运动终末时，骨盆的固定作用是依靠肌腱完成的。如果移动量小，为了对抗重力产生的旋转，需要外展肌具有很强的控制能力。

（二）训练要点

1. 骨盆稍微向将要成为支撑侧的方向移动（设为左侧），另一侧下肢（右侧）仍维持负荷状态。练习左侧躯干伸张，右侧短缩，右侧下肢的负荷随着骨盆的牵拉逐渐减少。
2. 骨盆被支撑侧（左侧）髋关节外展肌群和另一侧躯干的侧屈肌群牵拉，将骨盆固定，防止出现向下方的倾斜与旋转。
3. 非支撑侧（右侧）下肢抬起，并可以在空间自由活动，也就是说可以将抬起的下肢维持在随意运动的状态下。
4. 治疗师要选择适当的移动量，使具有不同控制能力的患者，通过适应骨盆移动量的变化，达到提高控制能力的效果。
5. 在判断支撑腿（左侧）能否充分支撑体重时，首先要求患者在头和躯干维持现有姿势不动的情况下，慢慢将右腿抬起。

（三）注意事项

- 骨盆的移动量不要过大，否则骨盆的固定是肌腱作用，而不是肌肉的控制。
- 一侧下肢负荷时头部和躯干上部向支撑侧方向侧屈说明运动不是从骨盆开始的，是错误的反向负荷。

- 运动开始的部位是骨盆，运动的标志点为大转子。
- 骨盆移动时，标志点描记的运动轨迹应是直线。

三、重心前后移动训练

通过对迈步时身体重心前后移动的分析，可以看出当体重移动到位于前方的下肢后，再将体重返回到后方下肢，这样一个身体重心前后移动的过程，需要支撑侧的膝关节抗重力，并能够利用伸肌群的反向控制，使膝关节大致保持在伸展位。同时，髋关节的屈曲、伸展，踝关节的跖屈、背屈以及髋关节的屈曲、外展肌群和伸展、外展肌群的反向控制，都是完成正常步态时身体重心前后移动的基本条件。

（一）动作分析

1. 身体重心位于前方的下肢时，骨盆向支撑侧下肢移动。
2. 髋关节周围如果能够充分固定，移动就能够从骨盆开始。
3. 支撑侧下肢膝关节大致维持在伸展位。
4. 伴随着体重向前方移动，膝关节伸肌群的反向控制活动因抗重力的需要而被诱发，髋关节向伸展方向，踝关节向背屈方向运动。
5. 体重充分地移动到前方下肢后，后方的下肢伸展，足跟抬起，此时下肢放松，足跟向内侧旋转。支撑侧髋关节的外展肌群和屈肌群出现反向控制模式的活动。
6. 当体重向后方下肢移动时，后方下肢膝伸展的同时，骨盆向外侧、后方移动，髋关节向屈曲、踝关节向跖屈方向运动。在充分支撑体重时，前方下肢的踝关节向跖屈方向运动，当超过跖屈活动范围时足尖抬起。
7. 前方下肢放松，完全用后方下肢支撑时，后方下肢的髋关节外展肌群和伸肌群的反向控制模式活动得到提高。

（二）训练要点

1. 体重向外前方、外后方交替移动，一侧下肢支撑全身体重。
2. 身体前后移动时，以骨盆作为开始运动的部位，骨性标志点为大转子。
3. 前方下肢的大转子在体重向前移动时，向前、外侧方向呈直线移动。体重向后移动时，向内后方向呈直线移动到开始的位置。
4. 确保髋、膝、踝关节的正常活动范围是非常重要的。否则很容易出现反向负荷的代偿动作。
5. 髋关节、膝关节周围的肌肉，在反向控制活动中应具有支撑体重的肌力或控制能力。

（三）注意事项

- 防止出现从头部、躯干上部开始运动和躯干向支撑侧下肢倾斜。这种现象往往是由于髋外展肌群肌力不足（或控制能力低下），反向控制模式不充分所致。
- 防止体重向前方移动时躯干前倾。造成这种现象的原因往往是前方下肢髋关节伸展、内收，踝关节背屈的活动度低下和膝伸肌群的肌力不足（或控制能力低下）所致。
- 防止体重向后方移动时躯干后倾。造成这种现象的原因往往是后方下肢髋关节伸肌群的肌力不足（或控制能力低下）所致。

第二节　步行训练

运动功能障碍，尤其是偏瘫患者，大部分可以获得步行能力。但是不少患者或家属常因忽略实用性步行训练，而导致跌倒、外伤再次入院。在日常生活中，室内、室外各种道路和周边环境比较复杂，仅仅完成在平地上向前方步行的运动是难以达到生活自理的。例如：室外上、下坡路，上、下台阶，跨越障碍，躲避车辆与行人等，室内在卧室的床边、厕所等狭窄的空间，往往需要转身、后退、侧方行走等非正常姿势下的移动。不少偏瘫恢复期的患者因未经过系统的步行训练，不具备实用步行能力，随时都有跌倒的危险。

步行训练是患者和家属最关心的项目，由于急切期待改善，往往忽略步行基本功训练，在步行连续改变支撑面的动作中，诱发并强化了反向负荷动作，形成了异常动作模式。治疗师必须严格按照不同患者运动障碍的性质和程度的不同，在认真评价的基础上，设计严格的训练计划，循序渐进地提高患者的步行能力。由于步行训练在第四篇《临床应用》的不同章节中均有详细论述，在此仅对步行训练中的共性问题及其训练要点归纳如下。

一、问题及其训练要点

（一）躯干前倾

在行走支撑末期（站立相末期），不仅仅是将下肢向前摆动，而且必须使身体重心向前方移动。而向前摆动的下肢要求髋关节要有充分的伸展、踝关节背屈、重心移动到前足部，然后利用足前部用力蹬地动作，使足跟抬起、身体向前方移动加速。这个动作可以使在后方的下肢离地的一瞬间，克服由于下肢重量构成的重心向前移动的制动力，也就是抑制了反向负荷作用，使下肢向前方移动。

在上述移动动作中，身体移动方向和足蹬离地面（push-off）的力量是推进身体向前移动并使其平稳无制动行进的重要环节。患侧下肢在支撑末期时头和躯干上部首先移动或下肢于支撑末期蹬离动作不充分都是引起躯干前倾的主要原因。这种异常的运动模式破坏了身体各部位的协调关系，与正常的步行相比，需要较多肌肉活动的参与，因此在步行训练中应注意矫正。

（二）躯干后倾

患侧下肢在摆动前期时蹬离动作不充分以及被诱发和强化的躯干前倾的反向负荷导致患侧下肢与躯干出现重量均等的平衡关系。此时，患侧下肢（位于后方）要通过支撑足向前方移动，为了维持原来的下肢与躯干重量的平衡，躯干必须向后方移动，再次激活、强化了反向负荷。下肢屈曲模式显著的偏瘫患者躯干后倾与下肢屈曲模式同时发生时很容易跌倒。

此外，周围神经损伤导致的下肢屈肌肌力低下者，在摆动期躯干也会因代偿而后倾。无论导致后倾的原因如何，其结果都是利用反向负荷模式完成的动作。因此，为了矫正步态应进行躯干后倾的抑制训练。

（三）躯干侧倾

躯干侧倾是由于一侧下肢于支撑中期躯干与髋外展肌反向控制不充分，或对侧下肢髋关节内收受限时，由于利用反向负荷而引起的代偿动作。这种异常的动作模式很容易使下肢尽快地完成摆动，双足着地以确保平衡。这也是步行中摆动期（迈步相）变短的主要原因之一。与躯干前倾相比，侧倾更容易发生。但是，如果患者能单腿站立保持侧方平衡，躯干侧倾的情况就会减少。

总之，如果支撑侧下肢从外展的方向受力，那么从地面的反作用力方向是内上方，此时另一侧下肢处于摆动期，身体受到这种反作用力的影响容易倒向侧方，患者为了保持身体的平衡不得不缩短摆动期。另外，反作用力方向是向内侧进行，摆动期的下肢难以完成向内收方向的移动，结果躯干向支撑侧下肢侧倾，另一侧下肢向外展、外旋位摆动，进一步造成了躯干侧倾的基础。躯干侧倾是步态训练中常常被忽略的问题，具体矫正方法请参阅第四篇《临床应用》中各有关章节。

（四）下肢的支撑性

支撑期膝关节的稳定性是被关注的问题，因此一般很注重强化股四头肌和股二头肌的肌力训练。但是，考虑到下肢整体的稳定性时，旋转功能的训练则不容忽视。

支撑后期，体重向趾移动，足向外翻方向旋转。此时如果下肢不能出现对抗旋转的活动，就会引起膝内翻。下肢外旋功能减弱或丧失导致下肢支撑期稳定性下降，在下肢以屈曲模式占优势的偏瘫患者中常见。膝关节仅仅具有防止折膝的伸展力，也不能获得膝关节的稳定性。因此，通过髋关节外旋肌群的活动，防止膝内翻是提高下肢支撑性的非常重要的训练内容。

二、注意事项

• 患者往往对上、下肢的活动非常重视，什么部位不能运动心里很清楚。但是，患者对躯干的活动缺乏理解，例如：哪些运动丧失了，哪些运动模式是异常的，哪些运动是代偿动作，哪些动作应该予以抑制等。事实上，凡是影响肢体运动功能的问题都应该充分理解，并且制订计划，作为训练的目标。

• 在日常生活中以步行作为目的动作的情况是很少的，因此在治疗中不能仅限于训练场地的步行，还应在生活的环境中练习。既要设计出使患者精力集中的步行训练，也要特意地设计成使患者精力分散的训练情况，如一边拍球一边行走、按节拍器变化的节奏行走等。同时治疗师也应该对异常步态进行全面的分析，重视步行中必须具备的基本功能训练。

• 步态矫正是基本功能与综合能力相结合的训练，片面地强调任何一个方面都不会取得良好效果。

第三节　步行辅助具及其使用训练

当患者负担自身体重的能力发生改变或身体的稳定性下降时，需借助于步行辅助具才可行走。根据患者不同情况，可选择适用于其身体条件的步行辅助具，以实现在室内或室外行走的目的。

一、步行辅助具的种类

（一）拐杖

1. 手杖　手杖是用单侧手扶持以助行走的工具。使用手杖时，上肢及肩的肌力必须正常（图22-1）。

（1）T形或问号形手杖　为单足手杖。适用于握力好、上肢支撑力强的患者，如偏瘫患

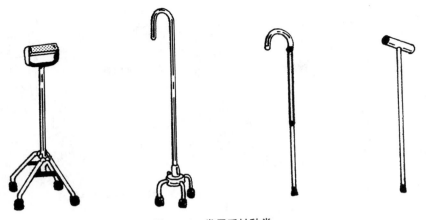

图 22-1 常用手杖种类

（2）三足手杖 又称三脚拐。三足呈"品"字形，使支撑面增大，从而增加了手杖的稳定性。适用于平衡能力稍欠佳，用单足手杖不安全的患者。

（3）四足手杖 手杖有四个着地支撑点，因而使手杖更为稳定。适用于平衡能力欠佳、臂力较弱或上肢患有震颤麻痹，用三足手杖也不够安全的患者。

2. 前臂支撑型拐杖 又称肘拐（图 22-2）。前臂拐是以前臂和手共同承重，可单用也可双用。适用于握力差、前臂力量较弱但又不必用腋拐者。

3. 肱三头肌支撑拐 又称上臂拐。

4. 腋窝支撑型拐杖 简称腋拐（图 22-2），有固定式和长度可调式两种。腋拐可靠、稳定，用于截瘫、小儿麻痹后遗症等较严重情况。

（二）助行器

1. 助行架 适用于站立平衡差、下肢肌力低下的患者或老人（图 22-3）。

2. 助行车 此车有两个或四个轮子使之易于推行移动。适用于步行不稳的老人或患者（图 22-4）。

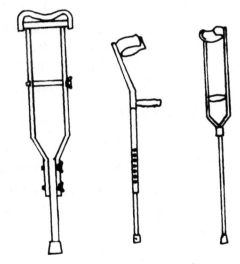

图 22-2 常用拐杖种类

二、杖高度的确定

（一）腋拐高度的确定

确定拐杖高度的方法很多，最简单的方法是用身长减去41cm，即为拐杖长度。站立时股骨大转子的高度为把手的高度。亦可以用精确的测量方法确定拐杖的高度。测量时患者呈仰卧位，着常用鞋或佩戴下肢矫形器，上肢放松置于身体两侧，腋拐轻轻贴靠腋窝，伸至小趾前外侧15cm处即为拐杖适当的长度；肘关节屈曲150°，腕关节背伸，手掌面所及处为拐杖把手高度。

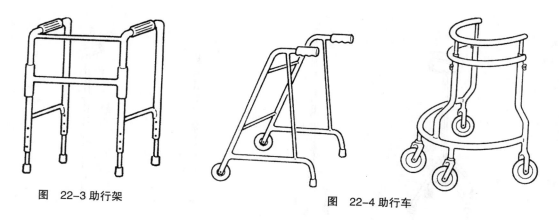

图 22-3 助行架　　　　　　　　　　　　图 22-4 助行车

（二）手杖高度的确定

患者着常用鞋或佩戴下肢矫形器，肘关节屈曲 150°，腕关节背伸，小趾前外侧 15cm 至腕背伸时手掌面的距离即为手杖的长度。

三、步行辅助用具的选择

• 上肢功能正常，下肢功能损害较重者，选用腋拐或轮椅。
• 上肢功能正常，下肢功能部分损害者，可选用助行架、臂拐或手杖。
• 肱三头肌肌力弱，下肢功能部分丧失者，可选臂拐加三头肌支持板。
• 肘关节稳定性差，下肢功能部分丧失者，可选用臂拐。
• 腕关节支撑无力，下肢功能部分丧失者，可选用臂拐加腕固定带。
• 平衡功能障碍者，可选用助行器。

四、利用拐杖的步行训练

利用拐杖进行步行训练时，要具备较好的平衡能力和上肢支撑体重的肌力，一般需要经过平行杠内基本动作训练后方可进行。

（一）平行杠外保持立位平衡的训练

在离开平行杠练习挂拐步行前要做好立位平衡训练，最初练习时大部分动作要背靠墙壁以防危险，训练内容包括：身体重心向左、右转移；身体重心向前、后转移；拐杖交替向侧方上举；拐杖交替前伸；双拐同时前伸；躯干旋转，双拐同时向侧方伸出；双拐交替后伸；双拐同时后伸；双手挂拐，单腿站立，另一侧下肢前后摆动；患者身体靠在墙壁上，将拐杖紧贴体侧，身体挺直，伸肘时双足离地。

（二）挂拐步行练习

1. 交替拖地步行　将左拐向前方伸出，再伸右拐，双足同时拖地向前移动至拐脚附近。

2. 同时拖地步行　双拐同时向前方伸出，两脚拖地移动至拐脚附近。

3. 摆至步　双侧拐杖同时向前方伸出，患者身体重心前移，利用上肢支撑力使双足离地，下肢同时摆动，双足在拐脚附近着地。此种步行方式具有实用性，虽然速度较慢，但比较稳定，适用于道路不平、人多、拥挤的场合下使用。

4. 摆过步 双侧拐同时向前方伸出，患者支撑把手，使身体重心前移，利用上肢支撑力使双足离地，下肢向前摆动，双足在拐杖着地点前方的位置着地（图22-5）。开始训练时容易出现膝关节屈曲、躯干前屈而跌倒，应加强保护。此种步行方式在拐杖步行中速度最快，适用于路面宽阔、行人较少的场合。

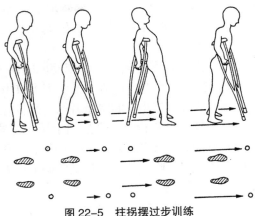

图22-5 拄拐摆过步训练

5. 四点步行 先伸出左侧拐杖，迈出右足，再伸出右侧拐杖，最后迈出左足（图22-6），如此反复进行。此步行方式适用于骨盆上提肌肌力较好的双下肢运动障碍者。步行环境与摆至步相同，步行速度较慢，但稳定性好，步态与正常步行相近似，练习难度小，是双下肢运动障碍患者经常采用的步行方式之一。

6. 两点步行 一侧拐杖与对侧足同时伸出作为第一着地点，然后另一侧拐杖与相对的

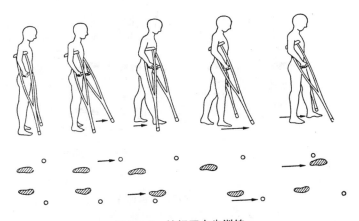

图22-6 拄拐四点步训练

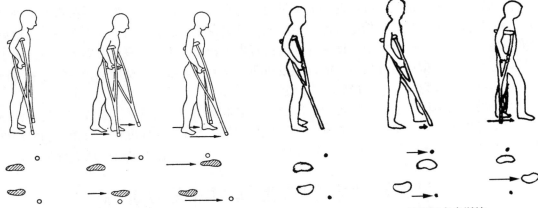

图22-7 拄拐两点步训练　　　　　图22-8 拄拐三点步训练

另一侧足再向前伸出作为第二着地点。如此反复进行的步式称为两点步行（图22-7）。此步行方式常在掌握四点步行后练习，虽稳定性不如四点步行，但速度较快，步行环境与摆过步相同。

7. 三点步行　患侧下肢和双拐同时伸出，双拐先落地，健侧待三个点支撑后再向前迈出（图22-8）。此种步行适用于一侧下肢患病，且患侧不能负重的患者，如一侧下肢骨折、另一侧下肢麻痹的小儿麻痹患者等。其步行速度快，稳定性良好，是常用的步行方式之一。

8. 手杖三点步行　患者使用手杖时先伸出手杖，再迈患侧足，最后迈健侧足的步行方式为三点步行（图22-9）。此种步行方式因迈健侧足时有手杖和患足两点起支撑作用，因此稳定性较好，除一些下肢运动障碍的患者常采用外，大部分偏瘫患者习惯采用此种步态。

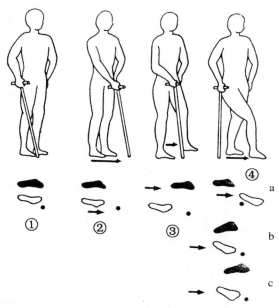

图22-9　手杖三点步训练
①站立　②手杖前移　③患足前移　④健足前移
a. 前型　b. 并列型　c. 后型

根据患者的基本情况，练习时按健侧足迈步的大小，又可分为后型、并列型和前型三种。后型是健足迈出的步幅较小，健侧足落地后足尖在患侧足尖之后，如果健侧足落地后足尖与患侧足尖在一条横线上，即为并列型；若步幅较大，超过患侧足尖则为前型。由于后型稳定性好，前型稳定性最差，所以一般初期练习的患者或是平衡功能较差的患者可以先练习后型，再改为并列型，最后练习前型。

9. 手杖二点步行　手杖和患足同时伸出并支撑体重，再迈出健足。手杖与患足作为一点，健侧足作为一点，交替支撑体重，称为两点步行。此种步行速度快，有较好的实用价值。当患者具有一定的平衡功能或是较好地掌握了三点步行后，可进行两点步行练习。

第四节　轮椅的构造及轮椅的驱动训练

对于步行功能丧失如截瘫、截肢、下肢骨折未愈合、其它神经肌肉系统疾病引起双下肢麻痹、严重的下肢关节炎症或疾病、脑血管意外或脑外伤引起的重症偏瘫、严重的帕金森病或脑瘫难以步行者以及高龄和体弱多病者，轮椅将成为他们的代步工具，他们借助于轮椅仍然能够参加各种社会活动及娱乐活动，真正地参与社会。轮椅有依靠人力驱动的普通轮椅、依靠电力驱动的电动轮椅以及专为残疾运动员设计的竞技用轮椅。本节主要介绍普通轮椅。

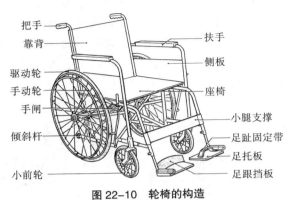

图 22-10 轮椅的构造

一、轮椅的构造

标准轮椅车体为铝合金材质，为了使用方便多为折叠式。一般椅长为 103cm，宽为 63cm，折叠后为 32cm。主要由轮椅框架、大轮、手动轮、脚轮（小前轮）、座椅、足托板、扶手、靠背、制动器等部件组成（图 22-10）。

二、轮椅驱动训练

（一）平地前进驱动训练

驱动轮椅时双手尽量后伸，握住手轮圈，将此定为 a 点；将手轮圈向前推进，手的位置在轮椅大轮顶点附近时定为 b 点；继续向前推动手轮圈，当肘关节呈接近伸展位时手在手轮圈上的点为 c 点；继续前进，肘关节完全伸展后离开手轮圈时为 d 点；上肢放松自然下垂位于大轮的轴心位置为 e 点。驱动轮椅时上肢动作的顺序为 a→e，其中 a→c 为驱动期，d→e 为放松期。训练患者握住手轮圈做加力动作将手轮圈向前推动，在 b 点和 c 点之间要以全力向前推进，当手轮圈达到 d 点和 e 点时应使上肢放松。平衡功能良好的患者再配合躯干动作，即驱动期 b→c，躯干用力完成屈曲动作，配合上肢用力伸展，使轮椅快速向前行驶，当手的位置到达 d 点时上肢要放松，若上肢始终处于屈曲状态而无放松期，不仅不能加快速度，而且容易造成疲劳。为了提高轮椅行驶的速度，应注意患者在轮椅上的姿势。正确地掌握驱动期和放松期，加强躯干的平衡训练和上肢、手指的肌力强化训练，是完成驱动轮椅的基本条件。

（二）方向转换和旋转训练

患者用一只手驱动轮椅即可改变方向。无论是在前进还是在后退的行驶过程中均可应用。如在静止状态下希望迅速转换方向，可用一只手固定一侧手动轮，另一只手驱动另一侧手动轮，就会以固定车轮为轴使轮椅旋转。如希望在固定位置上使轮椅旋转 180°，可使左、右轮向相反方向驱动，即一侧向前，另一侧向后，便可完成快速 180° 旋转。

（三）抬前轮训练

轮椅上下坡路、上下台阶、越过障碍物、遇到不平整的路面或是希望快速行驶时，均需将轮椅的小前轮抬起。因此，是否能掌握稳定地将小前轮抬起的动作，是轮椅活动范围大小的重要条件。对于手握力弱或伴有平衡功能障碍的颈段脊髓损伤患者，完成这种动作有一定困难，但是由于这项技术的重要性，即使前轮不能抬得较高，或是抬起后只能维持很短的时间，也将给患者的生活带来很大的方便。因此，抬前轮训练是轮椅驱动技术中重要的内容之一。训练包括以下几个方面：

1. 在轮椅前放一个低台阶（约2～3cm），试让患者驱动轮椅上台阶。

2. 将患者乘坐的轮椅置于坡路上，向背后滑动，在轮椅下坡滑动到一定速度时，患者用力握后轮使轮椅停住，此时由于惯性作用有利于前轮抬起，但由于这种训练很容易造成轮椅向后翻倒，因此在后方必须有人保护。

3. 平地练习，患者双手紧握手动轮，完成轮椅向前、向后、再向前的驱动动作。在再次向前驱动时突然加力，同时躯干后倾，前轮即可抬起。训练时后面应有人保护，以免向后翻倒造成危险（图22-11）。

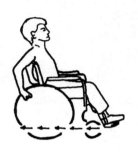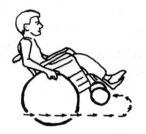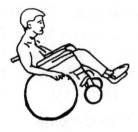

图22-11　抬起轮椅前轮的训练

（四）偏瘫患者驱动轮椅的训练

偏瘫患者使用轮椅的机会较多，虽然有一侧驱动的专用轮椅，但是由于价格昂贵，实际操作难度较大，因此使用者很少。一般在医院或建筑物内，偏瘫患者均可使用普通轮椅。将患侧足放在足托板上，患侧上肢置于扶手上，用健侧上肢驱动手轮，健侧足着地作为舵来掌握方向。经过短时间的训练，一般患者均可独立完成驱动动作，但是到屋外或不平整的路面仍比较困难，尚需别人辅助。

第二十三章 Brunnstrom 训练技术

本章主要介绍世界著名的运动疗法师 Signe Brunnstom 对偏瘫患者运动功能的评价方法和治疗技术。Brunnstrom 训练法作为神经生理学疗法于 1961 年在哥伦比亚大学物理疗法科内应用并推广。Brunnstrom 作为建立神经生理学疗法的先驱者，其所提出的对中枢性瘫痪本质的认识，为康复医学的发展奠定了坚实的理论基础；她总结提出的偏瘫康复治疗技术，当时在国际上产生很大的影响，为后来康复技术的发展提供了宝贵的经验。

第一节 概述

一、基本治疗原理

在正常运动发育过程中，脊髓和脑干水平的反射因受到较高位中枢的抑制而不被表现。因此，Brunnstrom 认为脊髓和脑干水平的反射和肢体的整体运动模式是正常发育过程中早期的必然阶段。脑卒中发生后，患者出现发育"倒退"，上述原始反射和肢体整体运动模式由于脑损伤导致脱抑制而被释放出来。因此，Brunnstrom 认为脊髓及脑干水平的原始反射和异常的运动模式都是偏瘫患者恢复正常的随意运动以前必须经过的阶段，是偏瘫患者运动功能恢复的"正常"或必然过程。脑卒中后随意运动的恢复遵循从整体、刻板的屈肌或伸肌运动模式到两种运动模式相组合，最终出现随意的分离运动的规律。Brunnstrom 由此而提出了如下观点：在脑卒中后恢复的初期阶段，可利用各种原始反射和运动模式诱发出联带运动，进而促进随意运动恢复。当患者可以随意地进行刻板的、整个肢体的屈肌或伸肌的运动（屈肌或伸肌联带运动）后，再从这种固定的运动模式中脱离出来，直至恢复正常、随意的分离运动。

此外，本体感觉性刺激和皮肤触觉刺激也有助于诱发运动。抵抗所产生的本体感受性刺激可放散到其它肌肉而产生一个固定的反应模式（联合反应）；而触觉刺激则仅易化所受刺激部位的肌群。

Brunnstrom 受时代的限制，提出了自己的理论和相应的评价与治疗方法。我们认为，偏瘫患者如能早期接受正确的康复训练，不仅可以使痉挛得到最大限度的抑制，而且屈肌或伸肌的联带运动模式也可以预防。因此，大部分患者的康复过程并非一定遵循 Brunnstrom 所描述的六个阶段进行。亦有专家或学者对其利用异常反射和异常的动作模式诱发随意运动的理论提出异议。我们在临床工作中体会到，原始反射及异常的运动模式一旦被诱发出来就难以抑制，而这些反射及运动模式又是影响患者正常运动的主要原因，所以对早期康复的偏瘫患者不宜使用。对于偏瘫多年、运动功能改善非常困难的患者，运用本疗法中的部分手法仍可以收到一定疗效。为使读者了解此疗法的基本内容并在掌握偏瘫康复基本原则和各种治疗方法的适应证与禁忌证的基础上选择借鉴，在此作简单介绍。

二、紧张性姿势反射

评价原始的姿势反射的目的在于确定在早期治疗中（无随意运动时）是否可以利用这些反射引出运动。紧张性姿势反射包括对称性紧张性颈反射、非对称性紧张性颈反射、紧张性迷路反射及紧张性腰反射。除紧张性腰反射外，其它反射的评价均已在第八章中讨论。紧张性腰反射指骨盆固定时，患者躯干上部旋转。如躯干转向侧的上肢屈肌和下肢伸肌肌张力增高，而对侧上肢伸肌和下肢屈肌肌张力增高则为阳性反应。

三、联合反应

联合反应是指当身体某一部位进行抗阻力运动或主动用力时，没有主动运动的患侧肌群所产生的反应，也属于中枢神经系统损伤后被重新释放的原始反射。评价联合反应的目的是为了确定偏瘫患者处于弛缓和痉挛的早期阶段时是否可以利用联合反应诱发患侧肌肉随意收缩及运动。痉挛存在时很容易诱发出联合反应。诱发联合反应的方法如下（见表23-1）：

表 23-1　联合反应的诱发方法及患侧肢体反应

联合反应		诱发方法	患侧肢体反应
对侧性联合反应	上肢	抵抗健侧肩关节上抬或肘关节屈曲	患侧上肢屈肌联带运动
		肩关节抗阻力水平内收	患侧上肢伸肌联带运动
		健侧紧握拳	患侧抓握反应（对称性）
	下肢	健侧髋关节抗阻力内收或外展	相同的运动（Raimiste现象）
		健侧下肢抗阻力屈曲	患侧下肢伸展（非对称性）
		健侧下肢抗阻力伸展	患侧下肢屈曲（非对称性）
同侧联合反应		患侧下肢抗阻力屈曲	患侧上肢屈肌收缩或肌张力增加

著者认为联合反应属于原始反射，一般患者不仅不宜应用，而且应及时地予以抑制。对高龄患者或长期处于弛缓阶段的患者可以考虑使用，但应在诱发出随意运动后尽量早地予以抑制，不得强化。

四、联带运动

联带运动是病理性的异常运动模式，是没有实用价值的运动，可在随意控制的早期阶段出现。偏瘫患者运动功能恢复至痉挛阶段（第二阶段）时，其运动模式就具有联带运动特点；当达到联带运动阶段（第三阶段）时，其刻板的、固定的运动模式达到高峰。这种刻板的、肢体的整体性运动是由于脑损伤使高位中枢对低位中枢脊髓的抑制减弱或消失所致。上、下肢联带运动的特征，见表23-2。

表 23-2　上、下肢联带运动模式

		屈肌联带运动	伸肌联带运动
上肢	肩胛带 肩关节 肘关节 前臂 腕关节 手指	上抬、后撤 屈曲、外展、外旋 屈曲 旋后 掌屈、尺偏 屈曲	前突 伸展、内收、内旋 伸展 旋前 背伸 伸展
下肢	髋关节 膝关节 踝关节 足趾	屈曲、外展、外旋 屈曲 背屈、外翻 伸展	伸展、内收、内旋 伸展 跖屈、内翻 屈曲

第二节　评价

一、评价目的

采用 Brunnstrom 方法评价偏瘫患者，可重点了解：

1. 肢体运动功能的恢复水平，即所处恢复阶段。
2. 各种紧张性姿势反射对于偏瘫患者运动的影响。
3. 联合反应对于偏瘫患者运动的影响。

二、肢体功能恢复阶段

Brunnstrom 通过对大量患者的临床观察后提出，脑卒中后的偏瘫患者的肢体功能遵循一个大致相同的恢复过程，她将其分为六个阶段（表 23-3）。这个恢复过程因人而异，恢复进程或快或慢，也可能停止在某一阶段不再进展。通过对偏瘫患者上下肢运动功能的评价，可了解患者肢体功能所处的水平以利于制订治疗计划。

表 23-3　Brunnstrom 肢体功能恢复阶段

第 I 阶段	急性期发作后，患侧肢体失去控制，运动功能完全丧失，称为弛缓阶段
第 II 阶段	随着病情的控制，患肢开始出现运动，而这种运动伴随着痉挛、联合反应和联带运动的特点，称为痉挛阶段
第 III 阶段	痉挛进一步加重，患肢可以完成随意运动，但由始至终贯穿着联带运动的特点，因联带运动达到高峰，故此阶段称为联带运动阶段
第 IV 阶段	痉挛程度开始减轻，运动模式开始脱离联带运动的控制，出现了部分分离运动的组合，称为部分分离运动阶段
第 V 阶段	运动逐渐失去联带运动的控制，出现了难度较大的分离运动的组合，称为分离运动阶段
第 VI 阶段	由于痉挛的消失，各关节均可完成随意的运动，协调性与速度均接近正常，称为正常阶段

三、偏瘫上肢的评价（坐位）（表23-4）

表23-4　偏瘫上肢评价表

被动运动感觉	肩关节			
	肘关节			
	前臂旋前旋后			
	腕关节屈曲伸展			
1. 出现运动（无诱发）				
2. 出现痉挛（联带运动的最初表现）				
屈肌联带运动				
伸肌联带运动				
3. 联带运动阶段（痉挛明显）：				
屈肌联带运动	肩胛带	上抬		
		后撤		
	肩关节	屈曲		
		外展		
		外旋		
	肘关节	屈曲		
	前臂	旋后		
伸肌联带运动	肩关节	伸展		
	肘关节	伸展		
	前臂	旋前		
4. 部分分离运动阶段（痉挛稍减弱）				
（1）手背后触摸脊柱				
（2）肩关节屈曲、肘关节伸展				
（3）肘关节屈曲、前臂旋前与旋后				
5. 分离运动阶段（痉挛减少）				
（1）肩关节外展、肘关节伸展				
（2）上肢上举				
（3）肩关节屈曲、肘关节伸展、前臂旋前与旋后				
6. 正常（痉挛最轻）				
手指从大腿到下颏5秒钟（次数）	健侧＿＿＿＿　患侧＿＿＿＿			
手从大腿到另一侧膝关节5秒钟（次数）	健侧＿＿＿＿　患侧＿＿＿＿			

四、偏瘫躯干与下肢的评价（表 23-5）

表 23-5　躯干与下肢的评价表

1. 仰卧位		
被动运动感觉	髋关节	
	膝关节	
	踝关节	
	拇趾	
屈肌联带运动		
伸肌联带运动		
髋关节外展		
髋关节内收		
2. 坐位		
躯干的坐位平衡		
足底感觉（回答次数）		正_____　误_____
髋、膝、踝关节同时屈曲		
膝关节屈曲（小范围活动）		
膝关节伸展（小范围活动）		
膝关节屈曲 90° 以上		
踝关节单独背屈		
髋关节内旋		
3. 立位		
独立站立		
辅助站立		
单腿站立	健侧（秒）	
	患侧（秒）	
髋、膝、踝关节同时屈曲		
膝关节的屈曲、伸展（小范围活动）		
髋关节伸展并膝关节屈曲		
踝关节单独背屈		
膝关节伸展并髋关节外展		

五、手指功能的评价（表 23-6）

表 23-6 手指功能评价表

评价内容		年 月 日	年 月 日	年 月 日
五指同时抓握	健侧（Kg）			
	患侧（Kg）			
五指同时伸展				
钩形抓握（1Kg 手提包）				
侧捏（卡片）				
三指捏（铅笔）				
筒状抓握（杯子）				
球形抓握（球）		抓___ 投___	抓___ 投___	抓___ 投___
拇指单独运动	1. 垂直运动			
	2. 水平运动			
单个手指运动				
将衬衫的纽扣系上、解开，双手完成				
患侧手系、解纽扣				
其它精细动作				

第三节 治疗方法

一、治疗原则

• 治疗根据发育顺序有规律地进行，即从反射→随意运动→功能活动。

• 无随意运动存在时，利用反射、联合反应、本体感觉性刺激和皮肤触觉刺激增加肌张力，促进运动出现。

• 当随意运动出现时，首先要求患者使肢体定位并保持，即做等长收缩。如果成功，继续做离心性收缩，最后做向心性收缩。

• 一旦患者出现随意控制，应尽快终止各种刺激。首先停止反射刺激，最后停止触觉刺激。Brunnstrom 第三阶段以上不得使用原始反射（含联合反应）。

• 为克服或破坏联带运动模式，应加强主动运动的训练。

• 一旦诱发出正确的运动，要不断重复，直至学会；为了将这种运动感觉与有目的的运动相结合，还应将其融入功能活动训练中。

二、训练方法

（一）床上姿势与卧位训练

1. 床上姿势

【方法】

（1）上肢 患者处于弛缓阶段时要注意避免上肢过度外展，防止肩关节半脱位，可在肩关节下方垫一枕头。当患者出现痉挛时，上肢会出现肩关节内收、内旋，肘关节屈曲，前臂旋前，腕关节掌屈，手指屈曲的异常姿势。因此，除要做相反方向的关节活动训练外，还要特别注意保持相反方向的体位。

（2）下肢 膝关节下方垫一小枕，以维持膝关节轻度屈曲；为防止髋关节的外展、外旋，可在下肢外侧放置毛巾卷、砂袋等支持物。脚的上方避免放置重物，以免踝关节出现跖屈、内翻。

【注意事项】
- 应经常变换体位，防止关节挛缩及褥疮。
- 该法适用于弛缓阶段的中枢性瘫痪患者。

2. 床上被动、辅助主动运动训练

【方法】 患者处于弛缓阶段时随意运动丧失，治疗者可根据医生的指导及患者的实际情况，进行头颈、躯干、四肢的被动运动。如：为防止关节挛缩，全身各个关节均需进行被动运动，每日二次，每个运动方向做 3 ~ 5 次全关节活动范围的运动。随着患者肢体运动功能的改善，调整为辅助主动运动和辅助下的床上体位变换训练如翻身、从仰卧位到坐位等等。

【注意事项】
- 被动运动要轻柔、缓慢，防止粗暴手法。
- 弛缓阶段患侧肩关节应予以特别保护，防止出现损伤。
- 急性期病情尚未稳定的患者禁用此法。

3. 从仰卧位向侧卧位的翻身训练

【方法】 从仰卧位向患侧翻身时，因利用健侧上、下肢的运动，故很容易完成。向健侧翻身时，由于患侧控制能力下降则完

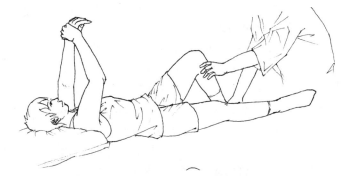

图 23-1 从仰卧位向健侧翻身的训练

成较困难。训练时，首先用健手握住患侧腕关节，保持肩关节屈曲 90°。患侧下肢膝关节屈曲 90° 呈膝立位。必要时，治疗者可予以辅助。翻身时，利用健侧上肢带动患肢左右摆动的惯性作用，顺势完成躯干上部、骨盆及下肢的旋转，完成向健侧翻身的动作（图 23-1）。

【注意事项】
- 患侧不能完成膝立位的患者，治疗师可以协助控制。
- 对于翻身动作完成有困难者，可在骨盆处给予帮助，逐渐提高患者自我控制的能力。
- 该法适用于中枢性瘫痪处于弛缓阶段的患者。

4. 缓解屈肌痉挛的体位训练

【方法】 将上肢屈肌痉挛的患者呈俯卧位置于治疗台边缘，患侧上肢悬空于治疗台外。令患者头转向患侧，患侧肘关节屈曲和肩关节外展，完成上肢水平上举；随后，肩关节内旋，腕关节放松，手向后做滑水运动至臀部上方。此时屈肌紧张会明显缓解。其后上肢外旋，向前方运动，完成上肢伸展动作。整套动作类似自由泳的划水动作。

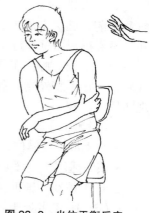

【注意事项】

• 动作宜缓慢，全身放松。

• 此法适用于中枢性瘫痪的痉挛期患者、痉挛型脑瘫患者。

• 呼吸困难的患者、老年人俯卧位有不适感不宜采用此法。

（二）坐位的躯干、颈、四肢训练

1. 坐位平衡反应诱发训练

【方法】　患者取坐位，为了保护患侧肩关节和防止健侧手抓握椅子，让患者用健手托握患侧肘关节。治疗师向前、后、左、右等各方向轻推患者肩部，破坏患者的平衡。开始患者出现的反应并不是自动的反应，随着患者反应水平的提高，逐渐达到趁患者不注意时突然施加外力，诱发患者自动的平衡反应（图 23-2）。

图 23-2　坐位平衡反应诱发训练

【注意事项】

• 向患者说明训练方法和目的，避免恐惧。

• 外力不得过大，以可诱发出平衡反应为度。

• 加强对患者的安全保护，必要时可由另一名治疗师站在身后确保患者安全。

• 此法适用于中枢性瘫痪所致坐位平衡反应障碍的患者。

• 不能维持坐位的患者和重度痉挛伴有精神过度紧张的患者不宜采用此法。

2. 躯干屈曲训练

【方法】　躯干向前方屈曲，是以髋关节为轴的屈曲运动。患者垂直坐在椅子上，双侧上肢保持抱肘姿势，治疗者坐在患者对面，扶持患者的双肘，诱导躯干及上肢的运动。患者躯干平衡功能较差时，往往出现患侧下肢外展，治疗师可用自己的膝关节协助控制患肢的稳定。随着躯干的前倾，治疗师诱导患者完成肩肱关节和肩胛骨的运动。为了克服拮抗肌的痉挛，治疗师一手置于肩胛骨内侧缘协助肩胛骨完成外展运动。然后分别向左前方及右前方运动，提高躯干的控制能力（图 23-3）。

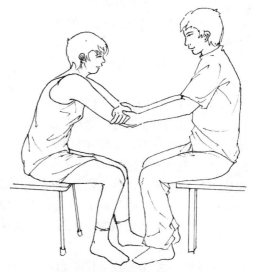

【注意事项】

• 向前方运动时，治疗师予以诱导，返回正直坐位时，要由患者独立完成。

• 此法用于能保持坐位的患者。

图 23-3　躯干屈曲训练

3. 躯干的旋转训练

【方法】　患者取坐位，健手托扶患侧肘关节，治疗师站在患者身后协助躯干的旋转并逐步加大躯干旋转的角度。开始训练时患者目视前方，逐渐过度到不仅完成躯干与骨盆的旋转，而且完成头、颈部与躯干的旋转。最后完成在躯干向左侧旋转的同时，头向右侧做最大限度的旋转；一侧上肢外展，另一侧上肢内收（图 23-4）。

【注意事项】

• 为了增加躯干旋转的角度，治疗师应一手置于患肩部，另一手置于健侧躯干予以辅助。

• 此法适用于平衡功能障碍，躯干肌张力分布异常的患者。

• 不能独立完成坐位的患者不宜采用此法进行训练。

4. 肩胛带运动诱发训练

【方法】　通过头颈部运动易化肩胛带的运动。患侧前臂和手掌放置于治疗台上，呈肩外展、肘屈曲位。治疗师一手扶持肩锁关节处，将另一手抵于患者的头部侧面，令患者头向患肩方向侧屈，同时治疗师用手固定头部，诱发出颈部肌肉等长性收缩。此时出现肩上抬，治疗师再对肩予以固定，便可出现易化提肩胛肌的作用，诱发出肩上抬的随意动作。

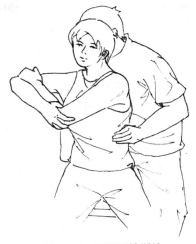

图 23-4　躯干旋转训练

【注意事项】

• 治疗师用力要适度，随患者的用力缓慢柔和地加以对抗，防止颈部损伤。

• 此法适用于肩胛带处于弛缓状态、随意运动减弱或消失的患者。

• 训练过程中痉挛加重、经手法调整不能缓解者，或颈部疼痛难以合作的患者不得使用此手法。

5. 髋关节屈肌群对称性收缩训练

【方法】

患者取坐位，躯干后倾，双足离地，双侧髋关节屈曲。当躯干向后方倾斜时会有效地刺激髋关节屈肌和腹肌的收缩，提高躯干的平衡能力。

【注意事项】

• 根据患者具体情况设计训练环境以消除患者的恐惧。

• 此法适用于偏瘫后髋关节屈曲有困难、腹肌控制能力低下、躯干平衡能力欠佳者。

• 因训练导致痉挛或诱发出联合反应者不得使用此训练法。

（三）上肢训练（Ⅰ—Ⅲ阶段）

1. 上肢屈曲运动训练　用屈肌联带运动模式，按被动运动、主动运动以及抵抗运动的顺序进行训练。因肘关节一般不伴有疼痛，故可进行全关节活动范围的被动运动，使患者尽早获得肘关节随意运动的控制能力。肩关节的训练难度较大，尤其在训练初期，往往会出现各种各样的合并症，治疗师应予以特别注意。

【方法】

（1）伴有肩关节疼痛的训练　通过辅助主动运动的方式，完成肩胛带的上举，下掣、内收和外展的运动。在肩胛胸廓关节运动获得明显改善后，将肩胛带与肩肱关节按照运动学的规律，以正常的运动模式，进行上肢的辅助主动运动。这样不仅可以缓解或消除肩关节的疼痛，而且可以改善肩肱关节的活动范围，提高上肢的运动水平。

（2）不伴有肩关节疼痛的训练　当患者不能完成肩胛带上举的随意运动时，治疗师用前臂支撑患者的肘关节，手控制患手腕关节呈背伸位，使肘关节在屈曲状态下完成肩关节的外展运动。同时治疗师另一手叩打斜方肌，诱发其离心性收缩。在肩关节的活动范围逐渐得到改善的基础上，上肢的运动应在屈曲与外展的中间位置、前臂旋后与肩关节外旋的模式下进行。这种训练模式既可以有效地诱发上肢屈曲运动，抑制伸肌的联带运动，又可以预防肩关节疼痛。当上肢上举超过水平位置时则可要求患者上举过头，肘关节伸展，头向健侧旋转。

【注意事项】

• 训练要柔和，动作缓慢，防止粗暴手法。

• 完成上肢上举动作时，头要向健侧旋转使胸大肌得到松弛。

• 完成患侧上肢上举训练时，治疗者要辅助控制腕关节呈背伸位。

• 本法适用于上肢具有屈曲随意运动的患者。

2. 上肢伸展运动训练

【方法】

（1）双侧胸大肌随意性收缩训练　患者取坐位（卧位亦可），双侧肩关节屈曲并水平外展约45°。双侧上肢克服治疗师双手的阻力，向中线做内收运动，诱发双侧胸大肌收缩。

（2）肘伸展强化训练　患者取坐位，患肢沿伸肌联带运动的运动轨迹伸展肘关节。治疗师坐在患者对面，控制患侧腕关节呈背伸位，同时对患侧手掌近端施加抵抗，患者对抗外力完成肘伸展的动作（图23-5a）。

当患者可以完成肘伸展动作时，在患者面前放置小凳子，上面置一砂袋。令患者肘关节伸展并握拳支撑于砂袋上，身体重心向

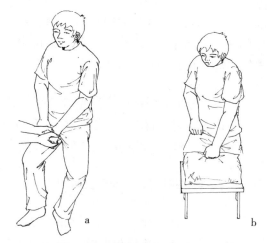

图23-5　上肢伸展运动训练

患侧上肢转移，练习患侧上肢的支撑动作（图23-5b）。治疗师向下按压患侧肩部，并嘱患者保持原姿势，促使肱三头肌向心性收缩。

【注意事项】

• 诱发上肢伸展运动是非常重要的训练项目，并非力量性训练。当患者能够较好地完成肘伸展后，应及时改为姿势的调整训练，令患者头完成向健侧旋转、前臂由旋前位转换为旋后位、躯干向患侧旋转等抑制联带运动的运动模式。

• 初期患者在坐位难以完成时，可以在仰卧位下进行，利用迷路反射（仰卧位时伸肌张力增高）较易实现肘关节伸展，当体会到运动感觉后即可变为坐位训练。

• 处于第Ⅳ－Ⅵ阶段的患者不宜再强化伸肌联带运动，因此在训练中不得采用此法。

（四）上肢训练（Ⅳ—Ⅴ阶段）

1. 上肢屈曲运动训练

【方法】　患侧肘关节与躯干紧紧靠拢以抑制肩关节外展，进行肘关节屈曲，患手触摸嘴的动作和患手摸健侧肩关节等动作。为了诱发出各种脱离联带运动束缚的功能性动作，可以由被动运动到辅助主动运动到主动运动分别使患手完成：①摸嘴；②摸耳朵，先患侧后健侧；③摸健侧肘关节；④摸健侧肩关节；⑤摸前额；⑥摸头顶；⑦摸后头部等。

【注意事项】

• 训练的内容是诱发分离运动，抑制联带运动，克服肘关节屈曲时肩关节外展、外旋。

• 当以上运动可以完成时，要尽早地向应用动作转化，使以上动作具有明显的目的性，如将摸嘴变为吃面包，摸头变为用梳子梳头，摸健侧肘关节变为用毛巾擦洗健侧上肢等等。

2.上肢伸展运动训练

【方法】

（1）患者取坐位，患侧手后伸摸脊柱。

（2）肘关节伸展，肩关节屈曲，向前方上举。

（3）肘关节屈曲，前臂旋前、旋后。

（4）肘关节伸展，肩关节外展。

（5）肘关节伸展，上肢向头上方上举。

（6）肘关节伸展，肩关节屈曲，手掌向上、向下旋转。

【注意事项】

• 以上六种动作模式分别为第Ⅳ、第Ⅴ阶段的分离运动，偏瘫患者动作往往受到联带运动的限制而难以完成。训练时可由治疗师辅助，从被动运动开始，逐渐诱导，直至成为患者独立完成的随意动作。

• 当能够较好地完成上述运动时，要结合实用性强的应用动作进行训练。

• 虽然以上训练为第Ⅳ、第Ⅴ阶段的训练内容，但是因动作模式为正常人的功能性活动，早期对患者进行正常运动模式的诱导训练，可以有效地控制痉挛，减弱异常运动模式对患者运动功能的干扰，也可以根据患者不同情况选择应用。

（五）下肢运动模式矫正训练

一部分偏瘫的患者运动障碍较轻，可以自然恢复到接近正常水平。占有比例较大的患者运动模式被联带运动所支配，阻碍着正常运动的恢复：如正常步行的支撑期呈踝关节背屈，膝关节伸展，髋关节伸展、外展模式；而偏瘫患者由于患肢负重，受到伸肌联带运动的支配，导致髋、膝的伸展，踝关节跖屈、内翻与髋关节的内收组合成固定的运动模式。为了抑制联带运动，建立正常的运动模式，必须诱发踝关节背屈与髋关节的外展、伸展，膝关节伸展的组合。

以下下肢运动模式矫正训练项目均为步态矫正训练的基本功，与步行能力有着密切关系，是偏瘫患者运动疗法中的重要内容。

1.踝背屈诱发训练

【方法】

（1）Bechterev 反射法　患者仰卧位，治疗师手握患足的足趾被动屈曲的同时令患者踝关节背屈。

（2）仰卧位和坐位的踝背屈训练（图23-6）　患者取仰卧位或坐位，治疗师在患侧膝关节上方施加压力，使髋关节屈肌与胫前

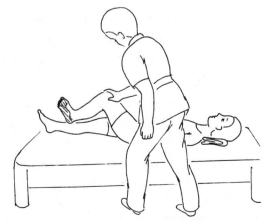

图 23-6　仰卧位的踝背屈训练

肌收缩，随着肌力的增大，治疗师亦增加阻力，使其进行等长性收缩，目的是诱发踝关节背屈的运动。

也可以在胫前肌肌腹的表面皮肤或是通过踝关节的肌腱处进行叩打，首先作离心性收缩或等长性收缩，然后再作向心性收缩。当患者仰卧位时可以逐渐减少髋关节屈曲的角度，反复练习，渐渐达到伸展位时踝关节背屈的随意运动。

（3）立位的踝背屈训练 当患者可以完成坐位踝背屈的随意运动时，可以用逐渐提高椅子的高度逐渐达到背靠墙壁呈立位姿势下完成规定动作。如立位完成有困难时，治疗师可以施加局部刺激，随着随意控制水平的提高将刺激逐渐减少，达到没有任何辅助的立位踝背屈运动。

（4）踝外翻、背屈运动训练（图23-7） 诱发踝背屈与外翻运动可以用冰块、毛刷、震动器或治疗师手指的叩击等方法刺激足背外侧（拇趾跖趾关节至足跟连线的外侧区）诱发踝关节的外翻，随着运动水平的提高刺激量逐渐减少。

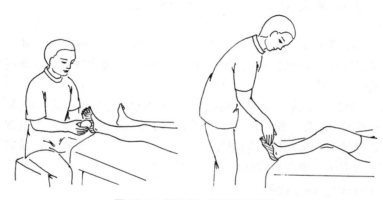

图23-7 踝外翻、背屈运动训练

【注意事项】

• 利用Bechterev反射法时需要注意手法的力度，防止治疗师的指甲刺伤患者足趾或引起疼痛。

• 踝背屈训练时注意防止诱发或强化联合反应及痉挛。

• 局部刺激方法应在达到目的后逐步减量直至撤消。

2. 髋关节外展的诱发训练 由于联带运动的影响，髋关节伸展时外展肌不能协同完成骨盆的固定功能，而外展肌与髋关节屈曲组成屈肌联带运动的固定模式，因此造成患侧下肢支撑体重时骨盆向摆动的健侧下肢方向倾斜。

【方法】

（1）用Raimiste现象诱发髋外展肌的反射性收缩 患者仰卧位，髋、膝关节伸展，治疗师对健侧下肢施加阻力，令其进行外展运动，当患者用力完成健侧下肢外展的等长性收缩的同时，患侧下肢出现反射性外展。

（2）侧卧位髋外展训练 患者取健侧在下方，髋、膝关节稍屈曲的侧卧位。治疗师一手持患肢呈轻度外展位，另一手握拳利用腕关节的运动叩打臀中肌，叩打后治疗师保持患肢外展位置的手迅速向下移动，令患者维持原位置不动，如果患者不能保持原姿势可以反复训练，直至提高外展肌反射性肌紧张，达到患侧下肢可以维持在外展位为止。

（3）立位双侧髋外展肌运动训练　患者取立位，令患者首先做患侧下肢向外展位摆动，健侧下肢支撑体重；然后再做健侧下肢向外展位摆动，患侧下肢负重。此训练的要点是一侧下肢外展时，负重侧下肢外展肌收缩将骨盆从外侧予以固定。另一侧摆动的下肢进行外展运动也是髋外展肌收缩的结果。因此，该训练是两侧髋外展肌的训练。

训练中可以利用平衡杠，如患者为左侧偏瘫，先用右侧下肢支撑体重，左侧下肢向外展侧摆动，然后在治疗师的协助下，体重转移向左侧下肢，治疗师一手向下方按压左侧髂嵴，使骨盆向右上方用力，同时令患者右侧下肢向外展位摆动。重心移动之前或移动中在不破坏患者平衡的基础上可以对外展肌进行叩打刺激。

（4）立位一侧髋外展肌运动训练　患者取立位，健侧下肢抬起，同时指示患者骨盆健侧上抬。此运动模式需要患者髋外展肌强力收缩。治疗师可以协助患者保持身体的稳定，强调骨盆运动，两侧交替进行骨盆上抬训练。然后将这种运动转向步行训练。步态矫正训练中要注意按治疗师指示的节奏进行。髋外展肌的控制功能是骨盆外侧固定的基础。

【注意事项】

• 本法是提高外展肌控制能力的方法，不可片面理解为肌力训练，否则难以实现目标。

• 评价训练效果的要点是骨盆的控制，而不是外展肌的肌力大小。

3. 膝关节屈肌与伸肌的交互反应训练

【方法】

（1）仰卧位　患者取仰卧位时因受到紧张性迷路反射的影响，难以完成膝关节的屈曲运动。刺激股二头肌肌腱或对大腿后部软组织施手法，可以使股四头肌痉挛缓解。当痉挛出现缓解时治疗师令患者作下肢屈曲运动，同时控制足部不离开台面地进行滑动，如此反复数次膝的屈曲和伸展交替运动，并在可能的条件下改善运动的速度。

（2）坐位　不能完成仰卧位膝屈肌收缩的患者，可以从坐位开始训练。患者坐位，用健手托住患侧肘关节，足跟着地，患足前伸，膝关节稍呈伸展位，全脚掌着地做向椅子下方后撤的动作，直至膝关节屈曲呈锐角。训练前，先让患者健侧下肢进行，使其正确理解动作要领，在患侧训练开始时治疗师应予以辅助，为了减少足底与地面的阻力，治疗师可以用双手握膝关节下方，同时对膝屈肌肌腱给予刺激（图 23-8）。如患者仍不能完成膝关节 90° 以上的屈曲，则应当令患者躯干前倾，同时患足用力向后方滑动。此训练对患者心理上会产生很好的效果。通过反复练习，可以使患者体会到随意运动的感觉。最后，让患者靠在椅子的靠背上，将膝关节伸展到开始的位置上练习屈膝的控制，当能较好完成该动作模式后，可加快屈曲伸展的速度，扩大关节活动度的范围，再练习去除躯干前倾的动作而使膝关节独立完成屈伸动作。

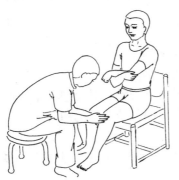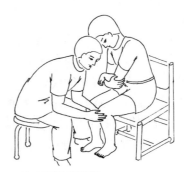

图 23-8　膝关节屈肌与伸肌的交互反应训练

（3）半俯卧位　患者呈立位，上半身趴在桌子上，治疗师对其患侧大腿后侧肌群的肌腹给予叩打刺激，同时令患侧膝关节进行屈曲运动，当患者可以完成膝关节屈伸运动时，为了诱发、强化交互反应，对膝关节屈曲与伸展均应施与抵抗。

（4）立位　从桌面高度的半俯卧位逐渐提高到窗台、扶手等不同高度，直至呈直立位，在髋关节充分伸展的状态下作膝关节屈曲运动。如能较好地完成，则说明患侧膝关节已经脱离了联带运动的束缚。

【注意事项】

• 本训练对患者步行影响较大，要首先掌握正确的运动模式，然后是自动的控制，最后提高运动的速度。

• 坐位训练方法利用了屈肌联带运动和代偿动作，不宜强化。当膝关节屈曲运动出现后尽早地练习膝关节分离运动以免强化异常运动模式。

• 局部刺激手法及抵抗手法时都应避免强化痉挛、联合反应等异常反应。

（六）手的功能训练

手的康复目标首先应该是获得全手指的同时抓握（联合屈曲）和同时伸展（联合伸展），如果能够达到这个目标，患者就可以掌握一般抓握动作。

1. 通过近端牵引反应诱发抓握动作

【方法】　当偏瘫患侧上肢近端出现联带运动时，治疗师对屈肌的收缩施以抵抗。此时患侧腕关节出现屈曲，同时手指屈肌群也会产生反射性收缩，这种反应为近端牵引反应。训练时治疗师一手抵抗上肢近端屈肌收缩，另一手固定患侧腕关节于伸展位。在施以上手法的同时嘱患者用力做握拳动作，在反射和随意运动刺激的相互作用下，部分患者可以完成手指的屈曲动作。

【注意事项】

• 本训练方法主要目的是通过诱发近端牵引反应使手指出现联合屈曲，当手出现联合屈曲，并使患者体会到了运动感觉后，应尽早终止训练，以免强化代偿动作。

• 防止强化联合反应。

• 防止上肢屈肌痉挛加重。

• 随着手指屈曲动作的出现，逐渐减少反射的刺激。

2. 诱发手指联合伸展的手法

【方法】　上肢屈肌痉挛的典型模式为肩关节内收、内旋，肘关节屈曲，前臂旋前，腕关节掌屈，拇指内收，四指屈曲。缓解痉挛时，治疗师首先要用四指紧握（加压）患手的大鱼际肌，将其拇指外展。治疗师用另一手固定患侧肘关节，再将其前臂旋后，停留数秒，痉挛的手指即可自动伸展。

【注意事项】

• 在作任何训练之前，均应使痉挛的手得到缓解。

• 手法操作要柔中有刚，防止粗暴，不得出现疼痛刺激。

• 仅用被动手法是不可能彻底解决痉挛问题的，关键是教会患者掌握控制的方法。

• 本法适用于偏瘫、脑瘫手屈曲痉挛，尚未出现关节挛缩的患者。

3. 利用紧张性拇指反射诱发拇指伸展

【方法】　治疗师站在患侧身后，固定患者前臂近端，使上肢上举超过头部，再将前臂旋后，拇指即出现伸展，这种反射经过数秒钟可达到最大限度，示指也往往随拇指出现伸展。但是，不同的患者，其反应程度有明显的差异。如将手指被动屈曲，放手后手指会再次伸展，而且有增强的倾向。

【注意事项】

- 在利用紧张性拇指反射时，应让患者在体会运动感觉的基础上，诱发随意运动。
- 易化第 4、5 指伸展时，前臂应改为旋前，并在前臂伸面尺侧施强力刷擦手法。

4. 拇指分离运动的诱发手法

【方法】　在对手进行缓解痉挛的手法之后，将患手放在膝关节上，尺侧在下方。练习拇指与示指分离。拇指的分离运动是手功能的基础，当不能独立完成时，治疗师对腕关节的拇长展肌和拇短伸肌肌腱做轻叩和刷擦手法。然后患者双手拇指相对，用健侧拇指辅助患手拇指旋转。通过运动感觉刺激和视觉反馈共同易化拇指的分离运动。

【注意事项】

- 训练的环境要安静，使患者精力集中。
- 要调节好患者的情绪，耐心、愉快地训练，不得急躁。
- 全身尤其是患侧上肢肌肉要充分放松。

（七）手的能力训练

1. 钩形抓握钩　形抓握不需要掌握伸开手指的动作，只要患侧手能握拳即可实现。但是由于拿书包，即使是拿轻的书包也需要一定的耐力，而且步行时患者不能集中精力于手的抓握动作，会不知不觉地将手里的东西丢掉。也就是说，偏瘫患者如果不努力地去注意，抓握动作就难以维持。所以，走路时用钩形手拿东西是不现实的。

2. 侧捏　各种捏的动作中，侧捏动作只要拇指能按压和离开示指桡侧，就可以实现。由于所捏的物品不与手掌接触，放开也比较容易。所以，侧捏是训练手能力的重点内容。一般练习的方法是从比较小的物品开始，用拇指指间关节与示指桡侧面对合。其中重点是练习拇指的分离运动，如抓木钉板中大小不等的木钉，使拇指从半随意运动过渡到随意运动。在手的功能尚未达到较好水平以前，没有必要练习理想模式的抓握动作。如能熟练地使用拇指的侧捏，就可以完成日常生活中大部分动作。当需要双手配合时，可以用健手做复杂动作，用患手辅助。例如：切肉时可以用健手持刀，患手借助于自助具固定肉；洗盘子等餐具时，可以用患手拇指固定，用健手刷洗等等。生活中一般活动都可以达到自理水平。

3. 理想模式　一般理想模式的抓握必须具备三个条件：①握拳的手指可随意伸展；②具有拇指与其它各指的对掌功能；③即使被拿物品与手掌接触，手指也能自如分开。

能够具备以上条件的患者，在日常生活中配合一定的自助具，通过反复练习多可完成精细动作。例如可以用加大、加粗的毛衣针编织毛衣，用患手系鞋带，系、解衣服纽扣等。一般患者需要经过较长时间练习手指的协调性和提高动作的速度。

第二十四章　Bobath 疗法

　　K.Bobath 和 B.Bobath 夫妇分别为英国神经生理学家和物理治疗师。Bobath 疗法，又称神经发育疗法（neurodevelopmental treatment, NDT），是他们集近 30 年临床经验而创立的，用于评价和治疗脑瘫和脑卒中后偏瘫患者运动功能障碍。Bobath 疗法自 20 世纪 40 年代起逐渐形成，专著《成人偏瘫的评价与治疗》于 1970 年正式出版并被译成多种文字在全世界广泛发行。1990 年，即在 B.Bobath 去世前几个月，该书第三版发行。Bobath 疗法已成为中枢神经系统损伤康复的主要疗法之一，被临床康复专业治疗师普遍接受和采用。本章主要介绍 Bobath 疗法治疗偏瘫的基本理论和基本方法。

第一节　概述

一、Bobath 对偏瘫本质的认识

　　Bobath 认为，脑卒中以及其它类型的脑损伤必然导致异常的姿势与运动模式。B.Bobath 总结了导致异常姿势和运动模式的四种因素。

（一）肌张力异常

　　肌张力指肌肉的紧张度，肌张力正常是维持各种姿势和正常运动的基础。肌张力的大小因人而异，取决于当时所处情况和活动要求。在正常情况下，肌张力与正在进行的活动相匹配；做被动运动时，肢体随之自如运动；被动运动停止并将肢体置于抗重力位时治疗师移开双手，此时肢体不会落下即保持在原位置不动，此现象为"滞空现象"。肌张力异常时将严重干扰正常运动模式的出现。

　　几乎所有的中枢神经系统损伤患者都存在肌张力异常。脑卒中患者在急性期，患侧躯干和肢体弛缓，肌张力低下，滞空现象消失。急性期过后偏瘫侧躯干和肢体肌张力逐渐增高，出现痉挛。偏瘫肢体的肌张力增高程度在各肌群分布不一致，上肢屈肌比伸肌肌张力高，下肢伸肌比屈肌肌张力高。此外，由于伸、屈肌，旋前、旋后肌肌张力分布异常，致使偏瘫患者姿势出现痉挛模式，即上肢肩关节内收、内旋，肘关节屈曲，前臂旋前，腕关节掌屈尺偏，手指屈曲；下肢髋关节内收、内旋，膝关节伸展，踝关节跖屈内翻，足趾屈曲。

（二）姿势控制能力丧失

　　姿势控制是指维持姿势和平衡的能力，是进行正常运动和功能活动的基础。这一系统包括各种姿势反应、调整反应、平衡反应和肌群对姿势变化的自主调整。调整反应（righting reactions）是为了维持头在空间的正常位置（颜面部与地面呈垂直位），与躯干共同为修正和保持这种位置关系而出现的自主反应。平衡反应（equilibrium reactions）是人体平衡受到威胁如出现跌倒危险时出现的修正和保持平衡的自主反应。在身体重心发生变化即使是细微的变化时，人体通过肌张力的变化进行适应调整。这种反应与调整反应（如头的控制，躯干和骨盆旋转）相结合，形成人体防止跌倒的第一道防线。当身体失衡时，

为了防止头、面部的损伤，上肢保护性伸展反应构成了第二道防线。各种姿势反应正常与否有赖于躯干、骨盆及肩胛带肌的控制能力，有赖于身体重心在各个方向转移和负重的能力。在正常的运动过程中，各种姿势调整和反应自发地出现而不受皮层控制。

偏瘫患者的姿势控制系统受到破坏，丧失了姿势控制力。调整反应、平衡反应以及肌群对姿势变化的自主调整等各种保护性反应均丧失。患者被控制在一种固定的、刻板的、静止的异常姿势模式之中，表现为不能向侧方移动肢体，不能向各方向进行躯干运动和重心转移；由于患侧运动控制能力下降，躯干、肩胛带及下肢呈现不对称姿势；坐位或站立时，由于躯干肌活动异常而无法维持姿势的稳定性；不能利用患侧上肢进行功能活动或保持身体平衡，患者在功能活动中过多地依赖其健侧，或使用手杖和适应性辅助具以代偿其平衡功能障碍。

（三）运动协调性异常

正常运动中，上下肢的主动肌、拮抗肌以及协同肌之间相互协调产生平滑、省力而又有效的运动模式：①肢体近端肌群为远端进行功能活动提供稳定性保证；②上下肢肌群根据功能活动的需要，按照一定的兴奋顺序将手、足正确地移动到指定位置；③主动肌和拮抗肌群之间的交互抑制确保了肢体进行平滑的运动。各种肢体运动只有伴随着躯干的姿势反应才能达到动作的最佳状态。正常运动中各肌群活动的协调不需要有意识注意的参与。

中枢神经系统损伤患者的运动协调性出现异常，表现为低效、无功能的肢体运动。脑卒中患者偏瘫侧躯干和肢体肌肉兴奋的时间选择、顺序排列以及协调性遭到破坏。因肌肉控制障碍所导致的运动模式和协调性异常是中枢神经系统损伤患者典型的表现。肌肉失控制有三种情况：①构成某种动作的诸肌群不能同时恢复至正常状态，致使动作失败。如偏瘫患者可能具有屈曲肩关节和伸展肘关节的功能，但是由于不能控制腕伸肌和前臂旋前肌，导致不能用手抓握物品。②肌肉在错误的时间兴奋。由于肌肉在不应该兴奋时兴奋，因而产生异常的肢体运动模式。如偏瘫患者进行进食动作时，其提肩胛肌及肱骨外展肌错误地用力收缩，引起肩关节上抬，同时外展、外旋，致使动作不能完成。③出现同时收缩。主动肌群和拮抗肌群同时收缩导致肢体僵硬而不能完成选择性运动。对于大多数患者来说，进行患侧肢体运动需有意识地注意和主观努力，如患者步行时必须注视患侧下肢等。

（四）功能活动异常

正常的功能活动是以将身体两侧的运动协调地整合在一起为基础的。在许多功能活动中，身体两侧同时或交替进行相同的运动。例如：用洗衣板洗衣服是双上肢同时进行的相同运动；行走时双下肢交替向前迈步为交替进行的相同运动。此外，某些活动则是双侧肢体和躯干在同一时间做不同的运动，如挥动高尔夫球杆或双脚控制汽车离合器和油门。纯粹仅用一侧上肢或手的功能活动几乎不存在。当使用单侧肢体时，常需要身体的另一侧通过姿势调整来支持对侧身体完成功能活动。

脑卒中患者丧失了身体两侧协调活动的能力，不仅使患者粗大运动功能受到破坏如翻身、起立及行走，也干扰患者独立完成日常自理活动、职业活动以及休闲活动。由于正常的运动模式需要身体两侧相互配合和协调，因此，即使是健侧肢体，也不能以正常的方式完成功能活动。患者虽然可以通过学习单手操作技术来代偿患侧丧失的功能，但由于代偿技术是将患者的注意力集中在健侧，因此过早采用代偿技术可能加重姿势的不对称性和忽略患侧肢体。

综上所述，脑卒中患者常见问题总结如下。

- 与中枢神经系统损伤有关的问题包括异常肌张力、异常肢体运动模式以及不对称性姿势。

• 与姿势及运动控制有关的问题包括躯干控制障碍、平衡功能下降、保护性反应减弱或消失，以及偏瘫侧髋关节负重能力差。

• 某些运动和功能性活动能力丧失，如独立地翻身、坐起、行走、穿衣及洗澡等。

尽管上述 1、2 类问题将影响运动和完成功能活动，但消除这些症状也未必能自然地改善和提高功能活动的独立性。如缓解上肢屈肌痉挛可以使肘关节完全伸展，但并非一定能够使患者在穿衣时自己主动地伸展肘关节并插入袖中。因此，在训练中既要注意基本运动功能的训练，又要充分考虑到如何与应用动作相结合。

二、Bobath 疗法的基本观点

由于代偿性训练忽视偏瘫肢体恢复正常功能的潜力，故 Bobath 反对这一传统的治疗理念。Bobath 还认为被动牵张和增强某一块肌肉的力量无益于缓解或改善异常肌张力和运动协调性障碍，因此被动牵张和肌力增强训练对于脑卒中后偏瘫患者没有任何治疗价值。此外，Bobath 对 Brunnstrom 技术提出了否定，他们认为 Brunnstrom 疗法既强化了异常的反射活动又加重了偏瘫侧肢体的痉挛程度。Bobath 强调所有脑卒中患者的偏瘫侧肢体都具有重获正常的运动模式和实用功能的潜力，因此重新获得偏瘫侧躯干和肢体的正常运动模式应是偏瘫患者的康复治疗目标。Bobath 疗法正是用于缓解痉挛和纠正协调性异常，改善患侧躯干和肢体控制能力的治疗技术。与 Rood 疗法及 Brunnstrom 疗法不同，Bobath 治疗技术并非以发育顺序为基础，而是在分析各种运动和功能活动的重要成分或因素（如肌张力、姿势控制、运动模式等）的基础上进行选择设计。

Bobath 疗法旨在使脑卒中患者重新获得正常的运动功能模式。在训练运动功能之前，治疗师首先必须改变异常肌张力或使肌张力正常化并消除不必要的肌肉活动。然后，应及时引入并训练躯干和肢体正常的运动模式。正常运动模式的训练包括诱发各种姿势反应以及对偏瘫肢体肌肉进行负重和非负重功能状况下的再教育。肌肉的再教育可以在单一肌群（如腕关节伸肌）或协同肌（如腕关节伸肌、肩关节和肘关节屈肌以及手指屈肌协同收缩完成手握牙刷并将牙刷送到口中的动作）水平上进行。Bobath 认为，惟有患者主动地以正常的协调运动模式移动患侧肢体时，痉挛才可能减轻；惟有患者运用正常的运动模式进行功能活动时，才意味着其最大潜力被挖掘出来。

综上所述，Bobath 疗法治疗脑卒中患者的目标为：①采用抑制技术减少上运动神经元损伤的症状，如肌张力增高、不对称性姿势和联带运动；②采用易化技术增加患侧肢体或躯干及健、患两侧间正常的协调运动模式；③促进患侧躯干和肢体进行功能活动，减少代偿及适应性辅助具或设备的使用。

第二节　评价

一、评价目的

Bobath 评价法的基本目的包括以下几个方面：

• 确定异常肌张力是否存在及其分布。

• 确定有无异常运动模式。

• 寻找运动反应障碍点。

• 分析患者完成功能性运动能力水平。

二、评价方法

（一）随意运动模式质量评价（表 24-1~4）

表 24-1 上肢与肩胛带运动模式质量的评价

阶段	运动模式	仰卧位		坐位		站立位	
		能	否	能	否	能	否
I	a. 能否保持上肢上举（肘关节伸展）						
	上肢上举时能否内旋						
	能否保持上肢上举时的外旋位						
	b. 能否将上肢从上举位移动到水平位，再返回到上举位（肘关节伸展）						
	能否在前方完成上述动作						
	能否在侧方完成上述动作						
	移动过程中上肢能否内旋						
	移动过程中上肢能否外旋						
	c. 能否将上肢从水平外展位移动到体侧，再回到水平外展位（肘关节伸展）						
	移动过程中上肢能否内旋						
	移动过程中上肢能否外旋						
II	a. 能否举起上肢触摸对侧肩						
	能否用手掌触摸						
	能否用手背触摸						
	b. 能否屈肘举起上肢用手触摸头顶						
	能否用手掌触摸（旋后）						
	能否用手背触摸（旋前）						
	c. 能否双肩水平外展并屈肘时双手于枕部交叉						
	是否伴有腕关节屈曲						
	腕关节伸展时能否完成						
III	a. 前臂和腕关节能否旋后						
	患侧躯干不伴有侧屈时能否完成						
	是否伴有肘与手指关节屈曲						
	肘关节与手指关节伸展时能否完成						
	b. 肩关节无内收时前臂能否旋前						
	c. 上肢伸展时能否外旋						
	• 能否在水平外展位外旋						
	• 能否于体侧外旋						
	• 上肢于上举位能否外旋						
	d. 能否在外展外旋位时屈伸肘关节，完成用手触摸同侧肩部的动作：						
	上肢从体侧位开始						
	上肢从水平外展位开始						

表 24-2 腕关节与手指运动模式质量的评价

阶段	运动模式	是（能）	否
I	a. 能否将手平放在前面的桌子上		
	坐在治疗床边时，能否将手平放侧方		
	是否伴有手指和拇指内收		
	手指和拇指能否外展		
II	a. 能否伸手（张开手指）抓握物品		
	是否伴有腕关节屈曲		
	腕关节能否伸展		
	是否伴有前臂旋前		
	前臂能否旋后		
	是否伴有手指和拇指内收		
	手指和拇指能否外展		
III	a. 用手抓握后能否再松手（放下物品）		
	肘关节是否可以屈曲		
	肘关节是否可以伸展		
	前臂是否可以旋前		
	前臂是否可以旋后		
	b. 手指能否单独活动：		
	拇指		
	无名指		
	小指		
	示指和中指		
	c. 各指能否与拇指对指：		
	拇指和示指对指		
	拇指和中指对指		
	拇指和小指对指		

表 24-3 骨盆、下肢及足运动模式质量的评价（俯卧位）

阶段	运动模式	是（能）	否
I	髋关节伸展时膝关节能否屈曲：		
	踝关节是否可以背屈		
	是否伴有踝关节跖屈		
	是否出现踝关节内翻		
	是否出现踝关节外翻		
II	能否双下肢外旋、伸展，踝背屈、外翻，双足跟并拢并成俯卧位		
	能否维持以上肢位		
	治疗师将患侧下肢摆放于内旋位，患者能否再回到外旋位与健侧足跟接触		
	患侧下肢能否在无辅助下反复完成内、外旋		
III	a. 能否在双膝屈曲至 90° 过程中，双足跟并拢		
	是否伴有足内翻		
	是否伴有足外翻		
	b. 患侧屈膝 90° 时，踝关节能否交替进行背屈与跖屈		
	是否伴有足内翻		
	是否伴有足外翻		
	进行以上动作时能否不伴有膝关节的运动		

表 24-4 骨盆、下肢及足运动模式质量的评价

体位	阶段	运动模式	是（能）	否
仰卧位	Ⅰ	a. 患侧下肢能否屈曲		
		患足离开床面是否伴有健侧下肢屈曲		
		健侧下肢伸展时能否完成		
		患侧上肢不屈曲能否完成		
		b. 患侧下肢能否从伸展位开始屈髋屈膝（足底支撑于床面向骨盆方向移动）		
		患足不离开床面能否伸展下肢		
		能否双足抵于床面，在不伸展患侧下肢的前提下抬起骨盆（搭桥运动）		
	Ⅱ	• 能否在骨盆保持抬起位的同时，健侧下肢离开床面		
		• 骨盆抬起时，骨盆患侧是否向下倾斜		
		• 能否在骨盆保持抬起位的同时，双膝进行内收外展		
	Ⅲ	a. 踝关节能否背屈		
		足趾能否背屈		
		足置于支撑面上能否进行下肢屈曲		
		下肢能否伸展		
		是否伴有踝关节内翻		
		踝关节能否外翻		
		b. 患者仰卧于治疗台边缘，患侧髋关节伸展时，能否屈曲膝关节（足底支撑于地面）		
坐位	Ⅰ	a. 双足踏在地面时，患侧下肢能否内收、外展		
		b. 双足离地时，患侧下肢能否内收、外展		
	Ⅱ	a. 能否抬起患侧下肢放在健膝上（翘二郎腿，不得用手帮助）		
		b. 能否足跟不离地，患足后移到座椅下方		
		c. 能否健足在前、患足在后站起来站立位		
站立位	Ⅰ	能否双足并拢站立		
	Ⅱ	a. 能否患侧单腿站立		
		b. 能否于患侧单腿站立时患侧下肢做屈伸动作		
		c. 能否患侧下肢在前、健侧下肢在后（健侧足置于患侧足尖后面）站立时，患侧下肢负重（重心前移）		
		d. 能否健侧下肢在前、患侧下肢在后站立时，健侧负重、患侧下肢膝关节屈曲但足趾不离地		
	Ⅲ	a. 能否健侧下肢在前、患侧下肢在后站立时，健侧负重、患侧膝关节屈曲并足离地，但不伴有髋关节屈曲		
		患足是否出现内翻		
		是否伴有患足外翻		
		b. 能否患侧下肢负重并转移重心为健侧下肢迈步创造条件 重心向前移动 重心向后移动		
		c. 能否健腿支撑，患腿向前迈步但不出现骨盆上抬		
		d. 能否健腿支撑，患腿向后迈步但不出现骨盆上抬		
		e. 能否患侧足跟站立（患侧下肢支撑，足尖翘起）		

第三篇 康复治疗技术

（二）平衡反应评价

表 24-5 平衡反应评价表

开始体位	平衡反应		是	否
	检查方法	观察反应		
俯卧位用前臂支撑	a. 将健侧肩向患侧推	能否保持用患侧前臂支撑		
	b. 将健侧上肢向前方抬起	患者能否立即将重心转移至患侧上肢		
	c. 患侧前臂支撑时，将健侧上肢上举并向后方移动	能否保持患侧上肢支撑		
坐在治疗床边双足离地	a. 患者被推向患侧	患者能够保持直立体位，是否出现： • 头向健侧屈 • 健侧下肢外展 • 用患侧前臂支撑 • 用患侧手支撑		
	b. 向前方推患者	• 患侧髋、膝关节是否屈曲 • 是否伸展脊柱 • 是否抬头		
	c. 治疗师将患者双腿抬起使双膝屈曲	• 身体能否保持直立 • 是否将患侧上肢前伸 • 是否用患侧上肢在后方支撑身体		
膝手卧位	a. 向患侧推患者	• 是否出现健侧下肢外展 • 能否维持膝手卧位		
	b. 治疗师将健侧上肢抬起并保持	患侧上肢能否保持支撑		
	c. 将健侧下肢抬起	患侧下肢能否维持屈曲位并支撑体重		
	d. 将健侧上肢和患侧下肢抬起	患侧上肢能否维持支撑		
	e. 将患侧上肢和健侧下肢抬起	患侧下肢能否维持屈曲		
	f. 将健侧上、下肢抬起	是否将体重移向患侧并维持体位跪位		
跪卧	a. 将患者向患侧推	• 是否出现健侧下肢外展 • 是否出现头向健侧侧屈 • 是否出现用患侧手支撑		
	b. 将患者向健侧推	• 是否出现患侧下肢外展 • 是否出现患侧上肢向前伸出		
	c. 将患者向后方推，不要坐下	是否出现患侧上肢前伸		
	d. 治疗师一手将患者向前轻推，另一手在其身后扶持健侧上肢	• 是否出现用患侧上肢在地面支撑 • 是否出现患足离地		

开始体位	平衡反应		是	否
	检查方法	观察反应		
患侧单腿跪位（不得用健手支撑）	a. 治疗师抬起健足	• 是否能保持直立位 • 患侧髋关节是否保持伸展		
	b. 治疗师将患者健足抬起至侧方	• 能否保持直立位 • 患侧上肢是否出现平衡反应		
	c. 从上述体位返回至双膝跪位	• 是否能保持直立位 • 患侧髋关节能否保持伸展		
双足平行站立	a. 治疗师向后轻推患者，不允许健侧下肢向后退步（治疗师用脚踩住患者健足以防后退）	是否出现患侧下肢向后退步		
	b. 治疗师向后轻推患者，不允许任一下肢向后退步	• 是否出现患侧足趾背伸 • 仅仅出现拇趾背伸 • 是否出现患侧踝关节背屈和足趾伸展（足跟着地） • 患侧上肢是否出现向前抬起		
	c. 轻轻将患者推向健侧	• 是否出现患侧下肢外展 • 患侧上肢是否出现伸展、外展 • 是否随即出现患侧下肢横向迈步，与健侧下肢交叉		
	d. 治疗师双手固定骨盆，使患者身体向患侧倾斜	• 是否出现健侧下肢外展 • 是否出现头向健侧侧屈		
患侧下肢单腿站立	a. 治疗师将健侧足向前方抬起，膝关节保持伸展进行类似向前迈步的动作	• 是否保持患侧足跟着地 • 是否保持患侧膝关节伸展 • 患侧髋关节伸展、重心前移时，身体是否出现代偿运动		
	b. 治疗师将健侧足向后方抬起进行类似向后退步的动作	• 是否保持患侧髋关节伸展 • 是否出现重心向患侧下肢后方移动时的代偿运动		
	c. 治疗师抬起并握住健足，向患侧轻推患者；再用相同的方法做另一侧	• 患足是否通过交替内、外翻运动以保持平衡 • 患者是否用与上述相同的动作来调整平衡		

（三）上肢保护性伸展和支撑的评价

进行此项检查时不用健手。治疗师握住健手使上肢保持伸展外旋位。该体位可诱发患侧的肘和手的伸展。

表 24-6　上肢保护性伸展和支撑的评价

检查方法	观察反应	是	否
a. 患者站在治疗台前，治疗师将健侧上肢在后方握住，向治疗台方向推患者	• 是否出现患侧上肢向前方伸出 • 是否出现握拳支撑 • 是否出现用手掌支撑 • 是否出现拇指内收 • 是否出现拇指外展		
b. 患者面向墙壁站立，与墙一臂间隔。治疗师将健侧上肢在后方握住，向墙壁方向推患者	• 是否出现患侧上肢抬起，用手扶墙 • 扶墙壁的手是否出现手指屈曲、拇指内收 • 扶墙壁的手是否出现手指伸展、拇指外展		
c. 患者坐在治疗台上，治疗师将健侧上肢在侧方握住，并将患者向患侧推	• 是否出现患侧上肢外展，用前臂支撑 • 是否出现肘伸展支撑 • 是否出现握拳支撑 • 是否出现用手掌支撑 • 是否出现拇指和其余四指的内收 • 是否出现拇指和其余四指的外展		
d. 患者与墙一臂间隔，侧身站立。患侧靠近墙壁。将身体推向患侧	• 患侧上肢能否外展扶墙 • 是否出现肘屈曲 • 是否出现肘伸展扶墙 • 是否出现握拳支撑 • 是否出现用手掌支撑 • 是否出现拇指和其余四指的内收 • 是否出现拇指和其余四指的外展		
e. 患者取仰卧位，将健侧手放在腰下固定。治疗师用枕头在患者头的上方模仿向下投掷的动作	• 患侧上肢是否出现保护面部的动作 • 是否出现肘屈曲 • 是否出现肘伸展 • 是否出现上肢内旋 • 是否出现上肢外旋 • 是否出现握拳 • 是否出现手指伸展 • 能否出现接投掷物的动作		

第三节　Bobath 治疗技术与治疗原则

Bobath 治疗技术包括抑制和易化技术，并通过控制关键点的手法加以实施。

一、治疗技术

（一）控制关键点手法

1. 定义　该手法是指治疗师用手法控制患者的身体，改变其运动模式、肌张力和运动质量的方法。在实施手法的过程中，治疗师将手置于患者偏瘫侧躯干和肢体特定部位即控制关键点（key points of control）上，通过用手控制这些部位可以阻止患者的异常肌张力和异常运动模式，激活或引入正常的运动模式。胸廓、骨盆及肩关节是近端控制关键点，它们分别控制躯干、骨盆和肩胛带。手与足是远端控制关键点，分别控制上肢和手或下肢和足。远端关键点与近端关键点相互配合可控制肢体的运动。

2. 作用与方法　控制关键点的手法具有以下作用：①使身体建立并保持正常的对线关系。②减轻或消除异常肌张力和异常的运动模式。③对患侧躯干和肢体肌群进行正常模式的再教育。④促使脑卒中患者出现主动的运动模式。

具体的方法是根据患者存在的问题和治疗师所期望易化的运动模式选择关键点。急性期或弛缓期时，通过对患者近端关键点的控制，治疗师可以控制躯干、骨盆和肩胛带，诱发出患者的正常姿势及其运动。当治疗师感觉到患者的躯干运动和平衡能力有所提高时，手的位置应向远端移动，使患者提高独立控制躯干和肩胛带的能力（近端关键点"肩关节"与远端关键点"手"相结合用于训练上肢的运动，详见本章第四节）。

实施手法时节奏要缓慢，使患者有时间去理解正在进行的运动并考虑应如何做出反应。在应用手法的过程中，治疗师应通过观察肌张力的变化和患者有无出现主动运动来判断肌肉活动是否正常。强而有力的手法用于延长痉挛肌的长度（缓解痉挛）；轻柔的手法用于引导患者躯干或肢体以正常的模式进行运动，使患者体会正常运动的感觉，诱发出主动反应。当出现主动反应时，治疗师应逐渐减少控制，通过反复实践，最终重获正常的运动模式。

Bobath 认为，正常运动的感觉体验是学习新运动模式的基础，也有助于抑制患者的异常运动模式。通过治疗师手法的引导，协助患者完成正常的运动，使患者重新体验和学习正常运动的感觉。这种感觉将成为训练的基础。

（二）抑制技术

1. 定义　抑制技术是手法和各种运动模式相结合用以降低肌张力和阻断异常运动模式的治疗技术。Bobath 早期曾采用被动体位，即反射抑制性姿势（reflex inhibiting postures，RIP）用以延长痉挛的肌肉，缓解痉挛。然而，1990 年 Bobath 在其第三版《成人偏瘫的评价与治疗》一书中指出，尽管这些模式对于暂时缓解痉挛是重要的，但这种体位并非有助于改善或提高患者的功能活动能力或运动质量。随着 Bobath 疗法的不断发展和完善，静止性姿势的抑制手法被淘汰，取而代之的是动态手法，即反射抑制运动模式。反射抑制运动模式（reflex-inhibiting movement patterns）是指在抑制异常肌张力的同时易化主动运动反应的训练方法。这种训练是在痉挛状态下，易化与抑制同时或交替进行训练。因此，既可以减少痉挛，又能为主动运动做好准备。

2. 作用与方法　综上所述，Bobath 的抑制技术具有纠正对线关系、缓解痉挛、阻止（或破坏）异常运动模式和使患者掌握自主抑制（autoinhibition）的要领等作用。具体方法举例如下。

（1）纠正异常对线关系　偏瘫或脑瘫患者常因肌张力异常导致人体对线关系异常。如脊柱向健侧侧弯、躯干患侧短缩。这种异常的对线关系不仅影响躯干的运动，而且会影响患侧上、下肢的运动功能。因此，在进行易化训练之前，治疗师应首先帮助患者建立正常的对线关系。纠正的具体方法为：患者取坐位，治疗师采用近端控制点，一手置于胸骨，另一手置于与肩胛骨下角平行的棘突上，利用双手的合力下压、上提同时令患者挺胸坐直。矫正后令患者维持正常姿势，经反复训练可收到良好效果。患侧躯干的痉挛也会得到改善。

（2）抑制痉挛　痉挛是中枢性瘫痪的核心问题。痉挛缓解有助于恢复正常的对线关系，有助于引出肢体的正常运动模式。导致痉挛发生和发展的因素很多，抑制痉挛的方法也各不相同。脊柱的旋转运动可以使躯干、肩胛带和骨盆带的痉挛得到缓解；通过分离运动的练习实现抑制痉挛的目的也是常用的方法。本章第四节将详细地介绍利用上、下肢体重负荷抑制痉挛的方法。在无体重负荷的情况下，如在肩关节屈曲和肘关节伸展的条件下做腕关节的分离运动（腕关节背伸）是非常困难的动作。治疗师可将肢体近端固定并协助患者保持上肢的抗重力位，远端的痉挛即可得到抑制。

此外，还可以灵活地利用各种运动模式抑制痉挛，如双手交叉将上肢上举的运动模式可以用健侧上肢和手抑制患侧上肢肩关节屈曲、内收、内旋，肘关节屈曲，手指内收的痉挛模式。这些训练方法要根据患者的具体情况由治疗师进行设计、实施。由于这类技术的特点是将痉挛模式予以破坏而使运动沿着与痉挛模式相反的方向进行，因此归为抑制技术。

（3）阻止（或破坏）异常运动模式　正常运动模式不可能在异常模式的基础上建立。所以，在正常运动模式出现前必须首先对异常运动模式进行抑制，具体方法根据患者情况随时设计。如偏瘫患者用患手摸嘴的动作，由于受到屈肌联带运动的影响，表现出在肩关节屈曲的同时伴有外展、外旋，前臂旋后和腕关节掌屈、尺偏的异常运动模式，因而使动作失败。治疗师可以利用上肢近端和远端控制点相结合的方法，使肩关节屈曲的同时内收、内旋，前臂旋前，腕关节伸展，用以破坏异常运动模式。通过反复训练使新的正常组合的运动模式将异常运动模式取而代之。

（4）自主抑制训练　通过患者学习并掌握一些动作要领，用自我训练的方法达到抑制联合反应、痉挛等障碍的过程称为自主抑制训练。如偏瘫患者上肢多伴有屈肌痉挛，为患者站立、行走带来诸多不便。可以教给患者以下动作，通过长时间反复地练习，达到抑制痉挛的目的：

患者取坐位，躯干前倾，双侧上肢肘关节伸展并下垂。然后双侧上肢持续地震荡、摇摆（图24-1）。在此基础上，逐渐伸展躯干，达到站立位。开始练习时患者为了完成躯干前倾和双上肢的动作，可能头部出现下垂，要在完成以上动作的过程中逐渐将头抬起。在可以保持立位后练习步行。如果肘关节再次出现屈曲，可将躯干重新前倾直至肘关节伸展。通过反复练习，可以逐渐缓解上肢屈肌的痉挛。

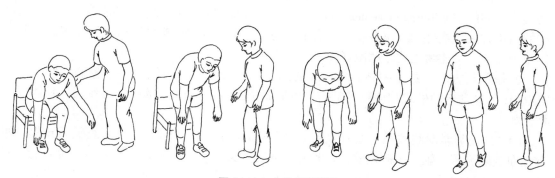

图24-1　自主抑制训练

（三）易化技术

1.定义　易化技术是运用各种手法或通过运动帮助患者诱发出正常或接近正常的肌张

力、姿势反应及运动模式的治疗技术。

2. 作用与方法　Bobath 易化技术的主要作用是：①直接刺激肌肉使其完成等长、等张性收缩；②通过按正确的运动模式（含启动方式和顺序）移动肢体，使患者体会和把握正常的运动感觉；③在进行运动练习时维持对线和姿势的稳定性；④进行正常运动模式的再教育；⑤教给患者使用患侧进行过渡性运动或功能性活动。易化技术对于弛缓性和痉挛性偏瘫患者均适用。其方法要点是：

（1）诱发弛缓肌的等长、等张性收缩　对于弛缓期的偏瘫患者，易化技术可以与强刺激手法相结合增强肌张力和产生主动的肌肉收缩。Bobath 设计的刺激技术，即是通过运用触觉性和本体感觉性输入来增加肌肉收缩的强度和持久性，可直接作用于肌肉或关节附近部位以刺激关节周围肌收缩。刺激技术应在正常对线关系建立的基础上实施，并直接刺激可能影响正常运动模式的关键部位。例如：刺激偏瘫患者肩关节周围瘫痪肌肉收缩时，应首先建立肩胛骨与肩肱关节的正常对线关系，然后在患者进行肩肱关节负重时，对三角肌和冈上肌肌腹进行叩打刺激，以增强关节周围肌肉的收缩力。

使用刺激手法时要特别注意避免被刺激肌肉发生异常反应。一旦肌肉出现收缩时，治疗师应返回到引导运动的手法，利用该肌肉收缩诱导完成一种运动模式。

（2）易化正常的姿势反应　姿势反应是人体运动的基本保证。中枢神经系统损伤时，姿势反应会有不同程度的破坏。因此，为了提高患者的运动功能水平，必须首先将被破坏的姿势反应诱发出来。如依坐位、膝手位、跪位、立位的顺序将患者的平衡反应诱发出来等。只有具备了正常的姿势控制能力，才能进行各种功能活动。

（3）易化正常的运动模式　在治疗的早期阶段，治疗师应帮助患者建立正常的对线关系，并以正常的运动模式引导患者的躯干与四肢活动。通过手法的引导，使患者体验正常的运动感觉和正确的肌肉协调运动模式。鼓励患者在辅助下尽量进行主动运动。随着患者控制能力的提高，治疗师应逐渐减少控制或辅助量，直至患者在不同的治疗阶段中都能获得独立的移动能力。

利用反射抑制运动模式替代静止的姿势控制是易化出自发的自主运动（active automatic movement）和随意运动（voluntary movement）的重要手段。在治疗师的辅助下，患者进行反射性抑制运动时将正确的运动模式导入并在中枢神经系统形成运动记忆，通过大脑发出正确运动指令，在抑制异常运动的同时执行正常的运动模式。如偏瘫患侧上肢在受到屈肌联带运动影响时，肩关节屈曲的同时出现外展、外旋，肘关节屈曲、前臂旋后，造成诸多日常生活动作不能完成。为此要在治疗师的辅助下训练肩关节屈曲的同时内收、内旋，肘关节屈曲时前臂旋前的分离运动模式。一旦掌握了这种正常的运动模式，就可以为患者练习进食、洗脸、刷牙、梳头等打下良好基础，此类技术在偏瘫康复治疗中被广泛应用。

（4）自主易化训练　正常运动模式的掌握需要反复地练习。因此，自我训练是功能重建的重要手段。自主易化训练是在掌握正确方法的前提下，患者自己在病房或家中反复进行，使正常的运动模式得到强化和提高的自我训练方法，如双手交叉技术、床上搭桥训练等。

（四）注意事项

上运动神经元损伤患者的主要问题是异常的肌肉收缩和异常的姿势模式，治疗的主要目的就是缓解痉挛，导入选择性的运动模式。我们所追求的是痉挛的长期减少和自动、随意地完成选择性运动。要想达到以上的治疗效果，不是将抑制技术、易化技术分别地孤立地进行，而是要根据患者的具体情况如姿势模式、运动模式的质量及功能水平等设计康复的治疗计划。如：

• 哪些部位的肌张力应该减少？哪些部位的肌张力应该增强？应该提高哪些部位的稳定性？

• 应该抑制哪些姿势模式或运动反应？应该易化哪些姿势反应和运动模式？

• 哪些精细动作需要先行训练，以何种顺序和何种方法进行。

• 在全面评价的基础上选择抑制和易化技术并同时或交替进行，对弛缓期的患者应对触觉、本体感受器进行刺激并与易化技术相结合，一旦出现痉挛则应将抑制与易化技术相结合，随着症状的变化及时调整训练方案。

二、Bobath 疗法的治疗原则

采用 Bobath 治疗技术时所需要遵循的治疗原则如下：

• 评价与治疗的一致性 治疗师要根据患者对于训练的不同反应以及运动模式的变化等进行分析，不断地调整和修改治疗方法。

• 治疗中应避免采用可能增加患侧肌张力或异常反应的运动和活动。不得利用联合反应诱发患者的随意运动；不得强化联带运动，应及时破坏刻板的全身性运动模式。

• 治疗应以建立正常的姿势与运动模式为目标 正常运动模式的训练不需要按发育顺序进行，而应根据其对于将来独立完成功能活动的重要性进行选择设计。

• 患侧身体参与治疗活动 为重建躯干和肢体的对称性和增加其功能应用，偏瘫侧躯干和肢体必须参与所有的治疗活动。

• 正确选择治疗手法 当痉挛和异常动作模式出现时，以抑制手法为主，同时也要交叉或配合易化训练，对痉挛的控制与简单的随意运动相结合。对弛缓状态和维持姿势有困难的患者，要以易化手法为主。

• 训练时要使患者精力集中 在训练中，患者要认真地体会正常的运动感觉，在治疗过程中睡觉、哭、兴奋、聊天、考虑与治疗无关的事情等都会使治疗失去意义。治疗师在治疗前向患者交代训练目的，要对周围环境进行周密设计，使患者全神贯注地治疗。

第四节 Bobath 疗法在偏瘫康复中的应用

Bobath 认为偏瘫患者的运动功能改善一般可分为以下三个阶段：①弛缓阶段（initial flaccid stage）。②痉挛阶段（stage of spasticity）。③相对恢复阶段（stage of relative recovery）。这三个阶段并不是截然分开的。处于痉挛阶段的患者可以同时具有上、下肢的部分分离运动，而某些部位又处于弛缓状态。尤其是第三阶段（相对恢复阶段）的患者，在要求其完成某些困难的训练时，又出现了痉挛，痉挛的模式进一步限制了选择性运动的完成。划分三个阶段的目的是便于理解患者主要的运动功能特征，分别设计训练计划。因此，在实施训练计划时，必须贯穿评价与治疗相结合，治疗师与患者之间的反馈及手法的调整等基本的治疗原则。

为了使读者更容易理解和便于操作 Bobath 疗法的训练内容，作者将各阶段的训练方法按操作程序进行归纳并予以介绍。

一、第一阶段（弛缓阶段）的治疗

在 Bobath 第三版《偏瘫的评价与治疗》一书中，将此阶段训练归纳为良肢位的设计、从仰卧位向侧卧位翻身、患侧下肢屈伸控制、下肢负重准备、坐位平衡反应诱发、患侧上肢负重以及肩胛带活动度训练等内容。

（一）良肢位的设计

1. 仰卧位方法　头部放在枕头上，稍偏向健侧，面部朝向患侧，枕头高度要适当，胸椎不得出现屈曲。患侧臀部下方垫一个枕头使患侧骨盆向前突，用以防止髋关节屈曲、外旋。患侧肩关节下方垫一个小枕头使肩胛骨向前突。上肢肘关节伸展，置于枕头上，腕关节背伸，手指伸展。下肢大腿及小腿中部外侧各放一砂袋防止髋关节外展、外旋，腘窝处垫一小枕头以防止膝关节过伸展（图 24-2）。

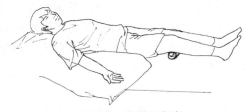

图 24-2　仰卧位方法

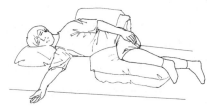

图 24-3　患侧在下方的侧卧位方法

2. 患侧在下方的侧卧位方法　患侧肩胛带向前伸、肩关节屈曲、肘关节伸展、腕关节背伸、手指伸展。患侧下肢伸展，膝关节轻度屈曲。健侧下肢髋、膝关节屈曲，在其下方垫一个枕头防止压迫患侧下肢。背部挤放一个枕头，躯干可依靠其上，取放松体位（图 24-3）。

3. 患侧在上方的侧卧位方法　患侧上肢向前方伸出，肩关节屈曲约90°，下面用枕头支持，健侧上肢可以自由摆放。患侧下肢髋、膝关节屈曲，置于枕头上。健侧下肢髋关节伸展，膝关节轻度屈曲，背后挤放一个枕头，使躯干呈放松状态（图 24-4）。

（二）向健侧翻身及返回动作训练方法

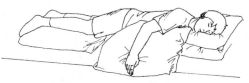

图 24-4　患侧在上方的侧卧位方法

1. 健侧足置于患足下方。

2. 患者双手交叉，双侧上肢向头的上方上举（与床面垂直）。

3. 双侧上肢肘伸展，在头的上方作水平摆动。

4. 双上肢向健侧摆动的同时，利用惯性将躯干上部向健侧旋转。

5. 治疗师协助骨盆旋转完成翻身动作。

6. 返回仰卧位动作训练　治疗师一手将患侧上肢保持于伸展位，并嘱患者肩向前伸，患侧下肢外展并尽量向支撑面后方转移。治疗师的一只手协助患者的骨盆向后方旋转，增加躯干旋转的角度。在下部躯干旋转首先完成的前提下，逐渐完成躯干上部的旋转（详见第三十五章偏瘫的康复治疗）。

（三）患侧下肢屈伸控制训练

髋关节与膝关节同时屈曲和髋关节充分伸展状态下膝关节屈曲都是防止画圈步态的基

本动作。训练中要特别注意防止出现上肢的联合屈曲与肩的后撤、下肢屈曲时屈肌与伸肌的同时收缩和伴有伸肌痉挛的伸展。训练的具体方法如下：

1. 患者取仰卧位，治疗师协助保持踝关节的跖屈位，在不伴有髋关节外展、外旋的状态下完成下肢屈曲。

2. 诱导下肢进行不伴有联带运动模式的伸展，并可按治疗师的指示在关节任意角度控制运动。训练过程中治疗师的手不应有下肢体重的感觉，而是在患者伸展的过程中有轻的上抬控制感。

3. 练习髋关节伴有内收、内旋的屈曲运动。

4. 练习髋关节屈曲状态下膝关节维持各种角度的伸展。

（四）下肢负重的准备训练

患者取仰卧位，患膝屈曲，将小腿在床边下垂，治疗师用手将患者的足趾完全背伸，拇指在患者足背部向下压，抑制踝关节跖屈，解除膝屈曲的肌紧张，直至被动运动时无抵抗。再令患者用自己的力量将患足抬起放回治疗台，维持膝关节屈曲位。必要时治疗师对膝关节给予辅助。以上动作反复进行直至患者独立、协调地完成。这样做可以有效地抑制下肢伸肌痉挛和联带运动模式，易化下肢负重及步行所必须的分离运动。

（五）坐位平衡反应诱发训练

患者取坐位，治疗师跪或坐在患侧，两手于患者健侧下肋部交叉，利用治疗师的双手和躯干的合力辅助患者完成患侧躯干伸展运动，以调整患者躯干正常的对线关系，抑制患侧躯干肌的痉挛。

当进行以上运动完全没有抵抗感时，治疗师一手插入患侧腋下辅助患侧躯干伸展，另一手从后方伸到健侧腰部诱导健侧躯干侧屈，并用健侧前臂支撑身体，治疗师利用对其头部或肩胛带的辅助诱发患者头和胸廓的调整反应，将身体恢复为正常的坐位，通过反复练习，可以使其患侧负重，提高坐位平衡反应的水平。

随着运动功能的改善，治疗师要及时减少协助，做到仅扶持患侧上肢保护肩关节，完成患侧躯干主动伸展运动。对惧怕向前跌倒的患者，还应进行以髋关节为中心的身体前倾训练，或由治疗师固定双侧上肢予以保护，或用训练球辅助诱发躯干前倾的平衡功能。该训练对患者的站立和行走都非常重要。

（六）患侧上肢负重训练

1. 患者取坐位，上肢保持肩关节外展、外旋、前臂旋后位支撑于床面。

2. 上肢伸展并支撑体重，身体重心向前、后、左、右各方向移动。

3. 当患侧上肢可以完成支撑后，治疗师从肩部垂直向下施加压力，让患者肘关节完成小范围的屈曲和伸展运动。

4. 对上肢屈肌痉挛严重的患者，治疗师立于其身后，控制患者的双手，使上肢完成伸展、外旋以抑制上肢屈肌痉挛模式，诱发躯干及上肢的伸展动作。

（七）肩胛带活动度训练

1. 弛缓期肩关节的被动活动范围要控制在正常活动度的 50%。

2. 一手固定肱骨近端，另一手固定肩胛下角，被动地完成肩胛胸廓关节各方向的运动。

3. 进行肩关节内、外旋运动时，一手固定肱骨近端，另一手固定腕关节，在 90° 范围内活动。

4.患者取仰卧位或健侧在下方的侧卧位，治疗师握住患侧上肢保持肘伸展位和肩关节外旋位，然后进行肩胛骨向前方、上方、下方的运动。

5.当肩胛骨被动运动无抵抗时，取仰卧位训练上肢上举。在无痛的情况下，尽量扩大上肢上举的范围，并在此基础上配合肘关节屈伸的训练。

二、第二阶段（痉挛阶段）的治疗

此阶段主要包括坐位姿势调整训练、从高治疗台站起训练、从坐位到立位训练、患肢负重控制能力训练、患肢摆动训练、上肢运动控制训练以及肘关节分离运动训练等。设计训练计划时要充分考虑到患者全身的状况，将躯干、上肢、下肢进行综合治疗。否则，下肢训练难度过大，会加重上肢及手的屈肌痉挛。异常的步态和过度用力会妨碍上肢潜在功能的诱发。另外，躯干与上肢痉挛的缓解也可以减轻下肢伸肌的痉挛，促使正常运动功能出现。具体方法如下：

（一）坐位和站起的准备训练

1.并排放三把椅子，躯干前倾，患者双手交叉并向前下方伸出，抬起臀部并用臀部感觉寻找椅子的中心，依次坐到三把椅子上。

2.取坐位，双膝紧并，将双膝倒向健侧。

3.取坐位，将患侧腿跨在健侧腿上方。

4.出现伸肌痉挛时，取坐位，下肢呈全屈曲位，令患者有控制地将下肢徐缓落地。

5.取坐位，足底着地状态下屈曲膝关节。

（二）站起训练

1.双足并列或患足稍向后移。

2.患者双手交叉，双上肢尽量向前伸出。

3.躯干前倾，抬头，目光平视前方。

4.重心移至双下肢上方，为加强患侧下肢负重的感觉，治疗师可用手在膝关节施加压力，缓慢站起（详见第三十五章偏瘫的康复治疗）。

（三）步行训练

步行控制困难的患者常见如下问题：①支撑期下肢伸肌与屈肌过度同时收缩抑制了肢体的运动，使之成为非可动下肢。这种下肢的非可动性，不但抑制了平衡反应，也将阻碍该下肢进入摆动期的运动。②摆动期下肢的髋关节控制能力差，小腿及患足随着膝关节的摆动而完成摆动期的运动，但因其运动为全屈曲运动模式或单纯伸展运动模式而使下肢缺乏稳定性，以致患肢难以在下一个支撑期时有效地支撑体重。因此，在制订训练方案时，应对患者的支撑期与摆动期分别进行设计。

1.支撑期患肢负重能力训练　患者站在治疗台前，双足并拢，治疗师位于患侧，一手控制患侧肩胛骨，另一手控制肘关节，维持其伸展，让患者重心向患侧转移，然后健足练习前、后迈步，患肢负重。训练时躯干不得出现前倾和髋关节的屈曲。当患侧下肢能较好地负重后，在负重状态下反复练习膝关节小幅度的屈曲、伸展，掌握下肢负重状态下的稳定性与可动性。

2.摆动期训练　当患侧下肢在后方进入摆动期时，因伸肌张力高和伸肌联带运动的影响，难以完成迈步动作。为了防止骨盆上抬的代偿动作，应进行膝关节选择性运动诱发训练，在控制骨盆稳定的前提下辅助膝关节出现屈曲的分离运动。

对完成较困难的患者可取俯卧位，被动屈曲患侧膝关节，然后令患者主动伸展并保持在任意位置上。当患者可以独立完成髋关节伸展状态下膝关节屈曲的分离运动后，改为立位健侧下肢负重，练习患侧下肢髋关节内收、膝关节屈曲动作。

以上动作熟练后，练习背屈踝关节，向前方移动下肢，足跟慢慢着地。在反复练习膝关节屈、伸动作的同时控制踝关节背屈和患侧下肢的迈步动作。

（四）上肢运动控制训练

1. 患者取立位，在治疗师辅助下保持患肢肘关节伸展状态，完成肩关节外展动作。在完成外展后，进一步练习外展同时外旋的动作。

2. 如患者上肢控制能力较差，可以由治疗师将上肢置于外展位，然后慢慢松手，完成一定范围的坠落，以诱发三角肌及冈上肌的牵张，促进肌肉收缩（注意控制痉挛）。

3. 由治疗师保持患肢肘、腕关节及手指的伸展，同时完成肩关节屈曲90°以上，应用"推"法，促使肘关节伸展和肩关节的固定作用。此手法可在侧方、前方、对角线等各种方位下进行。

（五）肘关节选择性运动训练

1. 取仰卧位，患侧上肢高举，令患者屈曲肘关节触摸头顶，再伸展肘关节恢复原位。

2. 在卧位或坐位下依次进行触摸头顶→恢复原位→触摸对侧肩→恢复原位→对侧耳或对侧肩并下滑至前臂→恢复原位的训练。

三、第三阶段（相对恢复阶段）的治疗

此阶段Bobath训练方法的目的是进一步改善患者的步态和提高上肢的能力，将第一、第二阶段的基本运动功能运用到日常生活活动中去。能够达到此阶段的患者大部分病情较轻，有一定程度的自然恢复或是康复治疗效果良好的病例。他们的主要目的是在社会中能自立，训练的目标是使患手能够使用并尽量接近正常的运动功能。由于Bobath疗法的实质在于根据患者存在的具体问题分别进行分析和设计，因此，Bobath仅举例简单说明了下肢、上肢及手的控制训练方法。如何理解Bobath训练方法以及在临床的应用，详见第三十五章《偏瘫的康复治疗》。

（一）改善步态训练

为了改善步态，必须使患者的膝关节、踝关节及前足部获得良好的选择性运动。踝关节及前足部充分地背屈，足跟→足尖相接的步行以及为了防止跌倒患侧单腿站立的平衡功能都是必不可少的基本条件。为此，可设计如下的训练：

1. 膝、踝关节选择性运动训练

（1）向前迈一步训练

1）双腿平行站立。

2）患侧下肢负重，全足底着地，健侧下肢向前方迈出。

3）患侧膝关节屈曲，同时足跟离地，足前部着地使踝关节背屈。此时治疗师应注意避免出现足向外旋转和足跟向地面方向下压。再将患侧足跟着地，返回起始位，为了维持髋关节伸展，足跟不出现下压，腓肠肌和髋关节屈肌必须松弛。应反复练习这种交互运动，当下肢伸肌痉挛和足跟下压完全消失时再将患侧下肢向前迈出。

（2）向后退一步训练

1）双腿平行站立。

2）起步时，健侧下肢负重，患侧髋关节充分伸展、骨盆不上提、膝关节屈曲、踝关节背屈。以足跟为先导向后方退步。足尖、足跟先后着地。在做以上训练时可以利用小滑车，将患侧足踩在滑车上，进行髋关节和膝关节向前、后、侧方的运动。这种训练可以使患者体会到迈步的正常感觉，防止患足向下方用力，常可收到良好的训练效果。

2. 立位平衡训练　良好的立位平衡是步行的基本条件。为了改善患侧下肢的平衡反应，可以根据患者的具体情况和设备状况设计训练方案。原则是提高患侧下肢的反向控制能力，当患侧负重时，健侧可以自由活动。训练时可令患者取立位，患足置于体重计上，观察负重情况，练习患侧支撑。也可以双足置于体重计上（使用两个体重计）。练习重心转移并观察重心转移的程度和身体正确的姿势，抑制反向负荷，提高平衡能力（详见第二十一章）。

3. 肩胛带与骨盆旋转训练　骨盆与肩胛带的旋转是改善步行协调性的重要训练。肩胛带旋转可以促使上肢摆动，改善肩胛带下掣。骨盆的旋转可以抑制下肢痉挛和联带运动。躯干的旋转可以避免强化两侧的分离，促进双侧交互运动，使步态向正常化发展。

治疗时患者站立，在步行训练前做双手交替触摸对侧大腿的摆动动作。步行时治疗师位于患者后方持患者双肩，在行走中配合下肢运动进行摆动（详见第三十五章）。

骨盆旋转训练时患者取立位，治疗师双手置于患者骨盆两侧，在原地辅助骨盆旋转。当治疗师手感出现阻力减小或消失后发出行走的口令，双手辅助骨盆交替旋转。如出现异常运动模式则停止步行，再一次练习原地旋转。

（二）上肢功能训练

偏瘫中有部分患者即使患侧上肢潜在的功能完全丧失。作业疗法治疗师也应在训练健侧手代偿能力的基础上，训练躯干及上肢的双侧活动。其目的是让患者在初期建立患肢是自己身体一部分的意识，无论何时都要将患肢放在自己的面前，而不是忽略在身边，不予顾及，防止运动模式异常和患肢损伤。

对于有潜在功能的训练，应重点考虑患手操作性动作是丰富多彩的运动模式与多种选择性活动的组合。手的运动应当与肩关节、肘关节、前臂和腕关节的运动分离，因为单纯的运动功能难以产生实际应用的价值。如偏瘫患者手的抓握动作多在肘关节屈曲、前臂旋前时完成，手指的伸展需肘关节伸展、前臂旋后或是将上肢高举过头才能出现，诸如此类的运动都没有应用价值。为此，上肢训练应将基本功能训练与应用动作相结合才能产生效果。

1. 上肢感觉训练　患侧上肢充分前伸置于桌面上，手指外展、伸展，用健侧手自上而下地擦拭患肢。

2. 肘关节屈、伸分离运动训练　上举患侧上肢，手掌向下用手触头顶部，反复交替进行。屈肘关节的同时用手摸嘴，逐渐可以进行持勺取物进食的应用性训练。

3. 控制联合反应的训练　患手放在桌上，使用健手时保持患手固定不动；患侧肩关节前伸，肘关节伸展，手握住固定在桌上的直立木棒，同时用健手做写字、绘画、进食等活动；患手同上，用健手高举沙袋等重物并视进步情况逐渐加大负荷物的重量。

4. 上肢负重训练　站在桌前，肩部充分前伸，双上肢支撑于桌面或坐在治疗台前，患手于侧方支撑负重，健手持物并越过中线将其放到患侧。

5. 上肢分离运动训练　双手在前方交叉，进行滚筒训练。

第三篇　康复治疗技术

第二十五章　Rood 疗法

Rood 法由美国具有物理治疗师、作业治疗师双重资格的 Margaret S. Rood 于 1940 年提出。其核心思想是通过确切的感觉刺激可以诱发出特定的运动反应。她的著作虽少，但因其具有超人的洞察力和理解力，在国际上享有盛誉。她在临床教学中不断地推广自己的学说，许多著名的治疗师都受到了她的影响。在神经生理学疗法的领域中，Rood 疗法具有重要的位置。

第一节　概述

一、Rood 疗法的神经生理学治疗原理

人的各种基本运动模式是在原始反射的基础上形成的。在生长发育的过程中，人体不断接受外界的刺激，原始反射被反复修正，通过大脑皮层获得高级控制，产生了运动的记忆。

Rood 认为，我们可以按照发育的顺序对感觉感受器施以适当的感觉刺激，通过大脑皮层诱发出运动反应，再遵循以下神经生理学原则，就可以建立适当的运动记忆。

（一）肌张力的正常化

神经系统发育障碍的患者，肌张力大都具有不同程度的异常。因而调整肌张力是改善运动功能不可缺少的前提。

正确的感觉输入是形成正确的运动反应的基础。因此，肌张力的正常化和诱发预期的肌肉反应可以通过输入特定、适当的感觉刺激实现。

Rood 认为通过输入有控制的感觉，诱发反射性的肌肉反应，是运动控制发育过程中的第一步。因此，为诱发运动反应，Rood 将发育的运动模式作为一种运动感觉（适当的感觉刺激）来输入，作为治疗的第一方案。

（二）治疗方案与功能发育水平相适应

感觉运动控制是以发育为基础的，当随意运动的控制能力尚未达到某一水平时，其感觉运动发育就不能继续向下一个阶段发展。因此，用发育的观点对患者进行评价，按着发育的顺序进行治疗，即治疗必须从患者的实际发育水平开始，按照发育的顺序向控制的高级水平进展（表 25-1）。治疗遵循从头到尾的原则，即从头部开始，沿着体节向骶部进行，首先是屈肌群受到刺激，其次是伸肌群，然后是内收肌群、外展肌群，最后出现旋转。

（三）易化运动功能要与目的性活动相结合

Rood 运用目的性活动来诱发皮层下（无意识的）某种运动模式。主动肌、拮抗肌及协同肌根据目的或计划产生的运动组合是反射性的（自动的）程序。根据神经生理学原理，

皮层并不控制某一块肌肉，如当皮层发出"拿起杯子"的指令时，所有与拿杯子有关的皮层下中枢引起有关肌群的易化或抑制，使其在一个协调的方式下完成这一目标动作。此时患者的注意力集中在目标或目的上，而不是运动本身。因此，某种复杂的运动模式是目的性动作在受到皮层功能的调节与整合的同时皮层下中枢作用的结果。要想获得协调性运动，必须促进皮层下中枢的发育。此外，要使患者充分理解训练内容与训练目的相结合的重要性。

（四）反复强化肌肉反应

运动的结果所产生的感觉有助于患者学习运动。患者能够反复不断地感觉运动反应对于运动的学习是十分必要的。因此，在运动疗法与作业疗法中，治疗师要根据患者存在的问题设计训练活动，这些活动不仅用于诱发有目的的反应，而且要充分考虑到如何提供相同运动的重复机会。

二、运动控制的发育顺序

Rood 将运动控制的发育顺序分为活动性控制、稳定性控制、在稳定的基础上活动以及难度较高的技能活动四个水平（表 25-1），也是交互抑制、同时收缩、粗大运动和精细运动发育的过程。

表 25-1　运动控制的发育顺序

发育水平	运动控制及发育顺序
Ⅰ 活动性控制	① 仰卧位屈肌回缩 ② 翻身 ③ 腹支撑（不能维持）
Ⅱ 稳定性控制	④ 腹支撑（能维持） ⑤ 颈部肌群同时收缩 ⑦ 肘支撑俯卧 ⑩ 膝手卧位 ⑬ 站立
Ⅲ 在稳定的基础上活动	⑥颈部肌群同时收缩，头在空中定位 ⑧肘支撑俯卧（重心转移，前、后、左、右、单侧负重） ⑪ 膝手卧位（轻度摇摆，重心交换，单侧负重） ⑭ 站立（重心转移，单侧负重）
Ⅳ技能活动	⑨肘支撑俯卧（一侧上肢悬空用于完成技能活动，匍匐前进） ⑫ 膝手卧位（一侧上肢悬空用于完成技能活动，爬行、躯干旋转、交替运动、对角线运动） ⑮ 站立和行走

（一）交互抑制

交互抑制（reciprocal inhibition）是一种具有保护作用的出生后早期的运动模式（水平Ⅰ），即主动肌收缩时拮抗肌舒张。这一运动模式是通过以脊髓和脊髓上位中枢控制为主的反射。屈曲逃避反射和翻身动作均为此发育水平。

（二）同时收缩

同时收缩（co-contraction）又称拮抗收缩，指主动肌与拮抗肌同时收缩，是一种提高关节稳定性的紧张性模式（水平Ⅱ）。同时收缩具有维持姿势和维持持物状态的作用。

（三）粗大运动

粗大运动（gross motor）是在稳定性的基础上进行的活动（水平Ⅲ）。这种模式是远端被固定，近端肌群出现活动。膝手位就是腕关节和足部远端部分被固定的肢位，此时颈部和胸部近端关节在稳定的基础上肩胛带和骨盆可以自由活动。

（四）精细运动

精细运动（precise movement）是更高水平的运动控制（水平Ⅳ）。为了进行精细运动，远端部分自由活动时近端部分必须稳定。如画家站在画布前绘画时，在上肢充分伸直的状态下手持画笔自由地操作。

三、运动控制模式的临床应用

偏瘫、脑瘫患者将遵循运动控制发育的4个水平或阶段，按顺序逐一进行训练。8种运动控制模式见图（25-1）。

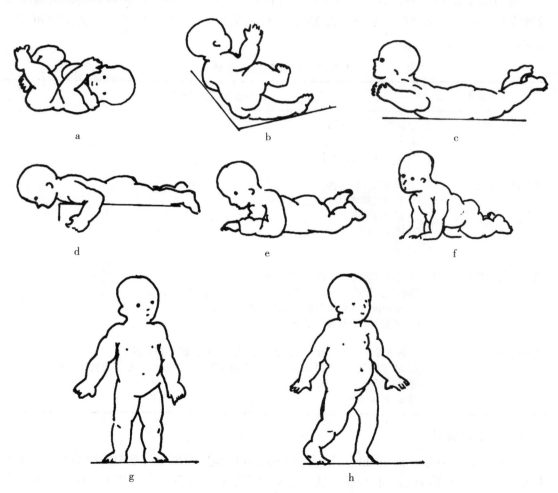

图 25-1　运动控制发育顺序

a. 仰卧位屈肌回缩　b. 翻身　c. 腹支撑　d. 颈部肌肉同时收缩
e. 肘支撑俯卧　f. 膝手卧位　g. 立位保持　h. 行走

（一）屈曲逃避反射（仰卧位屈肌回缩）

屈曲逃避反射是以第十胸椎为中心的全身屈曲模式（图 25-1a）。由于颈部的屈曲和上下肢屈曲并交叉，形成了对身体前面的保护，所以被认为是一种防御性姿势。Rood 用这种模式治疗伸肌紧张的患者。

（二）翻身（向侧卧位）

翻身时身体同侧的上下肢屈曲（四肢活动性模式）可以易化躯干侧面肌群的活动（图 25-1b）。仰卧位时紧张性屈曲模式亢进的患者比较容易完成此模式。

（三）腹支撑（图 25-1c）

为了进行腹支撑，颈、双肩、躯干、双下肢都必须充分伸展，它既是可动性模式，也是稳定性模式。采取和保持这种模式都相当困难。由于它是站立时伸肌群稳定的过渡阶段，所以是具有重要作用的模式。腹支撑与颈部的迷路性调整反射有密切关系，如果具有保持这种姿势的能力，则说明紧张性颈反射和紧张性迷路反射等原始反射都已被抑制。可利用滑板进行腹支撑训练。

（四）颈部肌肉同时收缩（图 25-1d）

颈肌的同时收缩是真正意义上的稳定性模式。按照颈→尾发育的原则，颈肌的同时收缩是先于躯干和四肢的同时收缩而最早出现的模式。抬头时，为了抗重力，患者颈部的屈肌群和伸肌群必须具备良好的同时收缩的功能。此模式可以诱发紧张性迷路调整反射。

（五）肘支撑俯卧（图 25-1e）

肘支撑俯卧模式可以使躯干上部得到充分牵张，有效地加强肩胛带和肩肱关节的稳定性。这种姿势还可以开阔患者的视野，获得左右移动的机会。临床中常用于抑制对称性紧张性颈反射的训练。

（六）膝手卧位（图 25-1f）

当颈和两肩稳定后就可以练习膝手位，这是一种躯干下部和双下肢同时收缩模式。由于开始练习的是静止模式，所以躯干受重力的影响致使第十胸椎以下脊柱下沉，其结果躯干、肩胛带和骨盆带均受到牵张，促进躯干屈肌和伸肌的同时收缩。在此基础上练习身体重心前后、左右和对角线的运动。临床上常用此模式做平衡反应诱发训练。

（七）立位保持（图 25-1g）

人在直立位时上肢可自由活动，这需要躯干上部具有良好的协调功能，双下肢可以均等负重以及身体的重心移动。这种运动模式必须具有皮质水平支配下的调整反应和平衡反应的支持。因此，应重视立位平衡反应的训练，使站立位具有实际应用价值。

（八）步行（图 25-1h）

步行模式是协调性、可动性和稳定性三要素的结合。正常步行必须具备支持体重、保持平衡和迈步的能力。它是站立、下肢负重、足跟离地、下肢摆动和足跟着地等身体各部分协调、连续的运动模式的组合过程。因此，步态分析与矫正时，应从步行的协调性、可动性以及稳定性三个方面予以考虑。

第二节　治疗方法

Rood疗法最初用于脑瘫患者的治疗，但这种方法可以用于任何存在控制障碍的患者，此方法可以概括为经皮易化技术、本体感受性易化技术和特殊抑制技术三部分。

一、经皮易化技术

经皮易化（cutaneous facilitation）是对位于皮肤的外感受器（痛、温、触觉感受器）进行刺激而产生的反应。一般皮肤感受器的结构可以促进保护性的屈曲反应，使之产生警戒状态和四肢的快速运动。皮肤感受器将刺激的能量转变成一连串的神经冲动，其传入纤维由后根的外侧部（细纤维部分）进入脊髓，然后在后角胶状质区更换神经元，再发出纤维在中央管前交叉到对侧，分别经脊髓丘脑侧束（痛、温觉）和脊髓丘脑前束（轻触觉）上行抵达丘脑。皮肤触觉中的辨别觉（触觉的定位、两点分辨、空间感觉等）和深感觉的通路一致。丘脑和中枢神经的其它结构有广泛联系，其中丘脑与大脑皮质的联系称为丘脑皮质投射，它决定着大脑皮质的感觉功能和觉醒状态。Rood利用冰、毛刷等对感受器进行刺激，使产生的神经冲动沿着上述的通路到达各级神经中枢，发生与刺激相适应的反射性活动；神经冲动最后到达大脑皮质的一定区域，在那里对刺激进行最精细的分析。因此，Rood设计的刺激技术对神经系统疾病所致的痉挛具有理想的疗效。

（一）轻刷（light moving touch）

轻刷手法或称轻抚摸手法，会使交互神经支配发挥作用而出现屈曲反应。临床中常用驼毛刷子、棉棒或手指进行。刺激的频度为1秒钟2次，每组反复10次，每组间隔30秒。每次治疗3~5组，例如：在脐部和第10胸椎感觉区，从正中线向外做数次轻刷手法，可以易化身体一侧屈曲模式。对手指或足趾间隙背侧做轻刷手法，可以诱发四肢回缩动作模式。如对手掌、足底进行刺激，反应会更加迅速。

（二）快刷（fast brushing）

Rood于1964年介绍了一种用电动式刷子对C纤维进行刺激的方法。这种方法使用后可以维持30分钟最强效果，所以在其它刺激手法以前使用。这种方法成功的关键是对被易化肌肉的同髓节水平的皮肤感觉区进行快刷手法。身体背侧、腹侧面皮肤感觉区分布参考图13-3。髓节、皮肤感觉区、脊髓水平的易化肌群及其功能见表25-2。刺激量为每次持续3~5秒，间隔30秒。例如：对脊椎骨两侧施快刷手法，可以易化背侧深部肌群的紧张性。第1和第2腰神经的皮肤感觉区与脊髓的交感神经相连，在此区域做手法可促使排尿。刺激第2~4骶神经，可以改善尿失禁患者的贮尿功能。

（三）冰冻（icing）

冰具有强烈的温度易化效果。以往也曾作为易化肌肉活动和自律神经反应在临床中应用，但从未对其有效性做过明确的说明。Rood认为冰冻刺激具有以下三种作用：①对于肌张力低下、处于弛缓状态的患者用冰冻和快速冰冻刺激以易化肌张力；②作为一种侵害感受性刺激，对C纤维（包括后根中传导痛觉的传入纤维和植物神经节后纤维）具有非特异的效果；③对交感神经系统构成有效的刺激，影响甲状腺素和副肾素的分泌。

表 25-2　皮肤感觉区与易化肌群

髓节	皮肤感觉区的分布	被易化的肌群	功能
第 V 脑神经	前部颜面	咀嚼肌	食物摄取
C_{1-3}	颈部	胸锁乳突肌、斜方肌上部	控制头部
C_4	肩上部	斜方肌	控制头部
C_5	肩外侧面	三角肌、肱二头肌、大菱形肌、小菱形肌	肘屈曲
C_6	拇指，前臂桡侧	桡侧腕伸肌、肱二头肌	肩外展、腕伸展
C_7	中指	肱三头肌、腕关节和手指伸肌	腕关节屈曲、手指伸展
C_8	小指，前臂尺侧	腕关节和手指屈肌	C_8 支配的手指屈曲
T_1	腋窝，上臂内侧	手部肌	手指内、外展
T_{2-12}	胸廓	肋间肌	呼吸
T_{10}	脐	腰肌、髂肌	下肢屈曲
L_{1-2}	大腿内侧	提睾肌	上提阴囊
L_{3-4}	膝部前面	股四头肌、胫前肌、排尿肌	髋屈曲、外展，膝伸展
L_5	趾	外侧股二头肌	膝屈曲、足趾伸展
L_5-S_1	足部	腓肠肌、比目鱼肌、趾长伸肌	屈曲逃避反射
			贮尿作用
S_2	小腿后侧	足部小肌群	贮尿作用

　　使用冰冻方法时要注意选择对象和部位。除口腔黏膜外，三叉神经分布区、颈部以上、耳廓、身体正中线等部位均不得使用。

二、本体感受性易化技术

　　本体感受性易化技术（proprioceptive facilitative techniques）是指通过刺激存在于肌梭、肌腱或关节内的本体感受器达到促进肌肉收缩，促进关节稳定的治疗技术。

（一）关节重压缩（heavy joint compression）

　　为刺激关节周围肌的同时收缩，治疗师沿骨的长轴方向对关节进行重压迫。如肘支撑俯卧位、膝手卧位、坐位、立位等。实施时可以通过治疗师徒手操作，也可以用砂袋、重锤等器械进行。

（二）伸张（stretch）

　　是使身体特定肌群的本体感受器激活的一种生理刺激。利用交互神经支配的原理进行快速伸张。常用于屈肌或内收肌肌群。

（三）固有肌伸张（intrinsic stretch）

　　为了促进肩肱关节的稳定性，应用固有肌的伸张法。如：患者的肘支撑俯卧位，同时施加抵抗以增强肩的稳定性。

（四）伸张性压迫（stretch pressure）

　　伸张性压迫具有对外感受器和肌梭，以及腱器官的传入纤维的双重刺激作用。刺激的方法是治疗师的拇指、食指和中指捏成束状，置于被治疗肌的皮肤表面上。拇指用力向下方按压，同时做与其它手指分离的动作，使手指下的皮肤变形，皮下的肌纤维被充分伸张。这种刺激不得超过 3 秒钟。由于部分患者有不适感，可以在皮肤表面涂抹润滑剂。

（五）叩打（tapping）

用指尖对肌腹进行轻轻的叩打。通过 3~5 次叩打，使被叩打肌肉得到易化。用于患者随意肌收缩开始之前和完成收缩的过程中，可使骨骼肌的紧张度增强。

（六）振动刺激（therapeutic vibration）

振动是快速接触刺激的连续。振动刺激可以解除皮肤过敏，抑制伸张反射，使肌群整体的紧张程度发生变化。刺激一般作用于肌腹，起到促进该肌收缩和抑制拮抗肌的作用。这种反应也被称为紧张性振动反射。振动频率为每秒 100~300 周，如用高频振动的按摩器会得到更大的效果。使用 50~60 周 / 秒或低频振动电按摩器，可使刺激沿脊髓后索上行，向高层神经中枢传导。使用振动刺激时应注意以下几点：

- 振动器与皮肤接触不得过度用力，以免影响震动效果。
- 刺激时间以不产生热和磨擦感的状态下，停留 1~2 分钟为宜。
- 患者应取适当的姿势，对屈肌群振动取俯卧位，对伸肌群振动取仰卧位，可以增加反应强度。
- 室温对疗效的影响。冷的环境使肌肉紧张，紧张性振动刺激强度最大。热的环境使皮肤感受器阈值低下，对皮肤进行振动刺激效果最好。
- 振动刺激对 3 岁以下小儿不宜使用。儿童不宜在关节附近使用振动疗法。
- 65 岁以上的老人容易对振动过敏，使用应慎重。
- 伴有锥体外系或小脑障碍的患者，会因振动而使振颤、痉挛和不协调运动加重。因此，使用振动刺激应在评价后进行。

三、特殊抑制技术

（一）中性温度疗法（neutral warmth）

30~35℃被称为中性温度（neutral temperature），它通过对副交感神经系统的刺激对体温调节中枢施以影响，从而使痉挛、强直的症状得以缓解。该疗法对小儿多动症也有一定的效果。患者取舒适的姿势，用棉被包裹，维持 5~10 分钟，患者获得一种稳定的感觉，使肌肉张力降低。

（二）缓慢摇摆（gentle shaking or rocking）

放松摇摆是经常使用的抑制手法之一。对颈椎予以轻轻的压迫和头部缓慢地、有节律的旋转运动。患者取仰卧位，治疗师右手掌置于后头部，左手置于患者的头顶部，将颈部轻度屈曲，使头部呈画圈样的缓慢转动（图 25-2），在转动的同时对颈椎关节施加轻度的压迫。

对上、下肢进行治疗时，可以在肩胛带和骨盆带应用该手法。

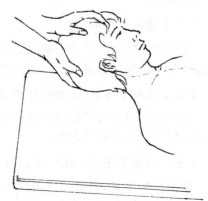

图 25-2　放松摇摆手法

（三）缓慢轻擦（slow stroking）

患者取俯卧位，治疗师在其背部脊柱两侧，用指尖施加压力，促使神经末梢和自律神经系统的副交感神经兴奋。手法从后头部开始到尾骨，缓慢、连续地进行，治疗师两手交替进行，即一只手到达脊柱底部，另一只手从头部开始施以手法，连续进行 3 分钟。

（四）缓慢旋转（slow rolling）

患者取侧卧位，偏瘫患者先取健侧在下方的侧卧位，治疗师一手置于肩胛带，另一手置于骨盆，然后施手法，使患者躯干出现旋转；再取患侧在下方的侧卧位，两侧交替进行。

（五）腱压迫（tendinous pressure）

对肌肉附着部的腱施加横向压迫，可以获得抑制效果。

第三篇　康复治疗技术

第二十六章　本体感觉性神经肌肉易化技术

本体感觉性神经肌肉易化技术（proprioceptive neuromuscular facilitation，PNF）简称PNF技术或疗法，广泛用于中枢神经系统疾患、骨科疾患及外周神经损伤等的治疗。PNF疗法是由美国加利福尼亚州 Kabat-Kaiser 研究所神经生理学专家 Kabat 医生和 Knott（PT师）于 1946 年至 1951 年，历经 5 年研究开发的手法技术。此后由 Knott 和 Voss 在临床中进一步发展，特别是 1956 年由 Knott 和 Voss 编著的《本体感觉性神经肌肉易化疗法》一书的出版使该技术在世界上得到普及，先后在拉丁美州、奥地利、加拿大、丹麦、美国、荷兰、瑞典、日本、法国、德国等各国推广，并成为 PT 专业教学的主要内容。

第一节　概述

一、定义

本体感觉性神经肌肉易化技术是指通过刺激本体感受器来改善和促进肌肉功能的一种方法（简称 PNF 技术）。

PNF 技术是在解剖学、运动学、神经生理学、正常发育学、运动行为学等基础上发展起来的一种治疗体系。它以各种运动模式或姿势作为载体，通过治疗师的口令（听觉）、手法（触觉）及给予患者视觉刺激，即通过各种感觉输入来强化本体感觉性刺激所产生的肌肉反应，促进患者学习和掌握正确的运动功能。螺旋、对角线型的运动模式是 PNF 技术的基本特征。大量临床实践证明，PNF 技术不仅可以提高人体肌肉的力量、耐力及控制能力，而且能够有效地调动人体协调的潜在功能，建立稳定与活动的平衡，进而改善患者的日常生活能力。

二、治疗理论和治疗原则

1. 人在发育过程中存在着相当大的潜在能力，PNF 技术旨在最大限度地调动患者的潜能。因此，与障碍相比，PNF 技术更强调提高能力，重在利用现有正常的能力来带动、易化较弱的功能部位，提高其能力水平。这一思想也是 PNF 技术中利用患者较强的运动模式去加强较弱运动的疗法的基础。

2. 正常的运动发育遵循从头→尾、由近端→远端的规律，这种规律也是采用 PNF 技术进行治疗时所依据的原则，即首先进行头及颈部的运动，其次为躯干，最后是四肢的运动。肢体运动及稳定性的发育按照从近端至远端的方向进行，故在偏瘫上肢功能的康复治疗中应首先建立肩胛带的正常功能和稳定性，它是手出现精细运动功能的前提。运动的协调性发育与其正相反，由远端至近端的方向进行。肢体远端的协调运动是完成各种功能活动的基础，在正常功能活动中，远端部分首先运动，如从桌子上拿起电话听筒的动作包括手指张开，然后抓住听筒，上肢的其它部分（肩和肘关节）随手而动，起到支持和稳定的作用。因此，要使患者获得功能活动的能力，肢体远端必须首先具有协调、有序及平滑的运动。

　　运动与姿势的整体模式发育依次为仰卧位屈肌优势→翻身→腹支撑→肘支撑俯卧→膝手卧位→坐→站立→行走。一个从未经历过上述发育过程的脑瘫患儿在治疗中要根据发育顺序依次建立；发育正常但后来丧失姿势控制能力的患者，其恢复过程也需要遵循发育顺序进行治疗。

　　姿势和运动控制的发育过程中也包括四肢相互组合而成的各种组合运动（combined movements）模式的发育，其发育顺序为，双侧对称性模式→双侧不对称性或双侧交互性模式→单侧模式（图 26-1）。治疗师可通过观察肢体上述的运动来观察和评价患者的功能活动水平并设计各种治疗性活动。如双侧对称性站立可易化头、颈及躯干的屈曲与伸展；以双侧非对称性姿势挥动球拍的动作有利于促进头、颈及躯干的旋转；而采用双侧肢体交互模式如扔铅球或从高处取物的活动则有益于患者保持头、颈及躯干的稳定。

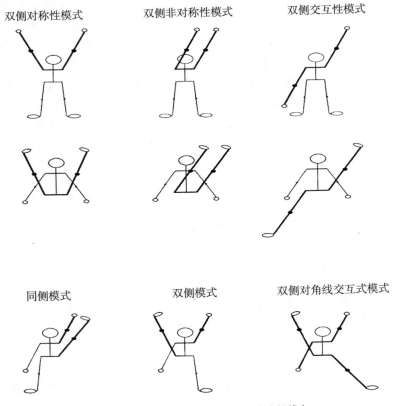

双侧对称性模式　　　　双侧非对称性模式　　　　双侧交互性模式

同侧模式　　　　　　　双侧模式　　　　　双侧对角线交互式模式

图 26-1　上、下肢各种组合运动（粗线）

　　人体运动方向也按一定顺序发育，依次为无规则运动→垂直方向的运动→水平方向的运动→圆周运动→对角线方向的运动。对角线方向的运动是人体正常发育过程中最高形式的运动，它存在于日常的功能活动中。传统的治疗锻炼为线性的、在一个平面上的运动，这种锻炼方式对于建立关节周围肌群正常、协调的对角线运动无实际意义。因此，治疗师在治疗过程中，要不断地审视患者正在进行的治疗活动是否为功能性对角线运动。

3. 运动行为的发育具有周期性循环的倾向，如坐位姿势的发育以屈、伸肌优势交替发育为特征。从不能独立保持坐位，以屈肌优势为主的坐姿→以伸肌优势为主，能够保持独立坐姿→再次以屈肌优势为主，从仰卧位坐起并保持对称性坐位。伸屈肌优势交替发展是建立姿势稳定性和保持平衡的基础。在对患者进行治疗前，应观察患者的运动情况，如果为屈肌优势，应采用以伸肌优势为主的活动或加强伸肌活动的治疗方法。反之亦然。保持正常的运动和姿势取决于主动肌与拮抗肌之间的协同作用。因此，采用各种手法技术预防和纠正拮抗肌之间的不平衡是 PNF 疗法的目标。

4. 有目的的活动包含逆向运动，如从冰箱里取饮料，首先是走过去打开冰箱，然后伸手取饮料罐。反方向的运动包括从架子上取下饮料，后退并关上冰箱。一个人如果不能进行逆向运动，其能力将受到限制和影响。PNF 疗法中设计了各种包含变换运动方向的运动模式以提高患者的逆向运动能力。逆向运动也有助于重建拮抗肌之间的平衡与相互作用。

5. 运动能力通过学习而获得，运动学习涉及从条件反射到复杂的随意运动控制，本体感觉性反馈在条件反射中起到重要的作用。施以适当的压力和感觉及环境刺激是促进运动学习的重要手段。治疗师应选择确切的感觉（视、听、触觉及本体感觉）刺激并通过易化手法作用于为完成某种运动所要求的特定部位以辅助患者获得和提高运动能力。输入本体感觉性刺激有助于患者学习正常运动。研究表明，视觉和轻触觉均不能替代本体感觉促进或加强运动再学习的效果。PNF 技术中主要通过治疗师徒手用力接触患者关节周围组织使其产生本体感觉性刺激。此外，利用牵张反射和施加阻力也可以刺激本体感受器。

6. PNF 易化技术与有目的的活动相结合，可促进步行及自理活动等整体模式和精细动作的学习。采用任何单一的方法如易化技术或有目的的功能活动都不能达到最佳的治疗效果。因此，在治疗过程中，治疗师需要将 PNF 手法与功能活动有机地结合起来。

第二节　评价

围绕 PNF 疗法，Voss 建立了一整套相应的 PNF 评价方法与评价程序。其评价要点与步骤归纳如下：

一、一般情况

包括检查生命体征、呼吸、吞咽、发音、面部肌群及舌肌的运动情况。了解损伤情况、损伤程度如肌力状况、面部及舌肌运动是否对称等。

二、运动反应

通过视觉、听觉和触觉、本体感觉刺激，诱发运动反应，判断何种感觉刺激对于易化运动功能最为有效。

三、头、颈部的控制模式

头、颈部控制模式是控制上部躯干运动的关键。在进行发育性活动和功能性活动的过程中，重点观察以下几点：

- 肌张力优势（屈肌或伸肌）。
- 对线关系（中线或不对称）。

- 稳定性与活动性（达到平衡状态或一方 / 两方面均存在障碍）。

四、肢体的对角线运动模式

评价患者完成各种对角线组合模式的情况，包括双侧对称性、双侧不对称性、双侧交互性模式。从以下几个方面进行评价：

- 头、颈部及躯干姿势对于完成对角线模式的影响。
- 关节活动范围。
- 运动质量（运动是否圆滑和有节奏）。
- 肌肉收缩的时间顺序（肢体远端的协调运动）。

五、整体模式

按照发育顺序，评价各种体位姿势的完成及保持情况。评价这些整体模式旨在判断各肌群在某种模式中的功能状况——是否在相互协调地工作。前述评价仅围绕身体局部的运动模式及其功能进行，而评价整体模式则可以发现核心问题或两种相对立的功能是否存在失衡的状况。如通过对整体模式进行评价，判断出是需要加强患者的稳定性还是活动性；伸、屈肌张力保持着平衡还是其中一种占优势？患者是否有能力从一种优势转变成另一种优势，即优势互换等。

六、功能活动

通过功能活动即 ADL 评价，了解和确定患者完成局部和整体模式的能力与 ADL 能力之间存在的差距或差异。

第三节　PNF 运动模式

正常人的随意运动需要具备一定的肌力、速度和正确的运动模式等几项基本条件才能实现。以上各项必须有诸肌群高度的协调活动才能充分地得以发挥正常功能。为此，PNF技术中设计了 34 种基本运动模式和 52 种应用模式，根据患者存在的问题选择应用。本节为说明 PNF 技术的特点举例介绍以下几部分内容。

一、对角线模式

正常的功能性活动是对角线运动而非简单的直线运动。日常生活中人的正常动作大部分通过螺旋、对角线运动模式来实现。拿杯子喝水的动作并不是关节进行的一系列直线平面运动，而是通过对角线方向的弧线运动完成的。对角线模式由屈曲和伸展、内收和外展、内旋和外旋三种运动成分组成。屈曲与伸展作为主要运动成分贯穿于运动的始终，并与内旋、外旋和内收、外展相结合组成多种运动模式。如上肢 I 型屈曲对角线模式为：屈曲—内收—外旋（表 26-1）；I 型伸展对角线模式为伸展—外展—内旋（表 26-2）。II 型屈曲对角线模式为：屈曲—外展—外旋（表 26-3）；II 型伸展对角线模式为：伸展—内收—内旋（表 26-4）。下肢 I 型屈曲对角线模式为：屈曲—内收—外旋（表 26-5）；I 型伸展对角线模式为：伸展—外展—内旋（表 26-6）。II 型屈曲对角线模式为：屈曲—外展—内旋（表 26-7）；II 型伸展对角线模式为：伸展—内收—外旋（表 26-8）。上肢屈或伸的对角线模式指肩关节的运动；下肢屈或伸的对角线模式指髋关节的运动。在各种对角线模式中，中间关节即肘关节和膝关节可以屈曲或伸展。运用 PNF 技术的过程中，可根据患者的具体情况，通过肘关节或膝关节的屈伸变化，将对角线运动演变成多种运动模式（图 26-2~12）。

表 26-1　上肢屈曲—内收—外旋（Ⅰ型屈曲）模式

关节	运动	主　动　肌
肩胛骨	前方上举	前锯肌上部纤维、斜方肌
肩关节	屈曲、内收、外旋	胸大肌上部纤维、三角肌前部纤维、肱二头肌、喙肱肌
肘关节	伸展 / 屈曲	肱三头肌、肘肌 / 肱二头肌、肱肌、肱桡肌
前臂	旋后	肱桡肌、旋后肌
腕关节	掌屈、桡偏	桡侧腕屈肌
手指	屈曲、内收	指浅屈肌、指深屈肌、蚓状肌、骨间掌侧肌
拇指	屈曲、内收	拇短屈肌、拇长屈肌、拇收肌

表 26-2　上肢伸展—外展—内旋（Ⅰ型伸展）模式

关节	运动	主　动　肌
肩胛骨	后方下掣	大、小菱形肌
肩关节	伸展、外展、内旋	背阔肌、三角肌（中部、后部纤维）、肱三头肌、大圆肌
肘关节	伸展 / 屈曲	肱三头肌、肘肌 / 肱二头肌、肱肌、肱桡肌
前臂	旋后	肱桡肌、旋前圆肌、旋前方肌
腕关节	背伸、尺偏	尺侧腕伸肌
手指	伸展、外展	指长伸肌、蚓状肌、骨间背侧肌、小指展肌
拇指	外展、伸展	拇短展肌

表 26-3　上肢屈曲—外展—外旋（Ⅱ型屈曲）模式

关节	运动	主　动　肌
肩胛骨	后方上举	斜方肌、肩胛提肌、前锯肌
肩关节	屈曲、外展、外旋	三角肌前部纤维、肱二头肌长头、喙肱肌、冈上肌、冈下肌、小圆肌
肘关节	伸展 / 屈曲	肱三头肌、肘肌 / 肱二头肌、肱肌、肱桡肌
前臂	旋后	肱二头肌、肱桡肌、旋后肌
腕关节	背伸、桡偏	桡侧腕短伸肌、桡侧腕长伸肌
手指	伸展、外展	指总伸肌、蚓状肌、骨间背侧肌、小指展肌
拇指	外展、伸展	拇长伸肌、拇短伸肌、拇长展肌

表 26-4　上肢伸展—内收—内旋（Ⅱ型伸展）模式

关节	运动	主　动　肌
肩胛骨	后方下掣	前锯肌下部纤维、胸小肌、菱形肌
肩关节	伸展、内收、内旋	胸大肌、大圆肌、肩胛下肌
肘关节	伸展 / 屈曲	肱三头肌、肘肌 / 肱二头肌、肱肌、肱桡肌
前臂	旋后	肱桡肌、旋前圆肌、旋前方肌
腕关节	掌屈、尺偏	尺侧腕屈肌
手指	屈曲、内收	指浅屈肌、指深屈肌、蚓状肌、骨间掌侧肌
拇指	屈曲、内收、对掌	拇短屈肌、拇长屈肌、拇收肌、拇指对掌肌

表 26-5　下肢屈曲—内收—外旋（Ⅰ型屈曲）模式

关节	运动	主　动　肌
髋关节	屈曲、内收、外旋	腰大肌、髂肌、臀大肌、缝匠肌、耻骨肌、股直肌
膝关节	伸展 / 屈曲	肌四头肌 / 半腱肌、半膜肌、股二头肌
踝关节	背屈、内翻	胫骨前肌
足趾	伸展、外展	拇长伸肌、拇短伸肌、趾长伸肌、趾短伸肌、拇展肌、骨间背侧肌、小趾展肌

表 26-6　下肢伸展—外展—内旋（Ⅰ型伸展）模式

关节	运动	主　动　肌
髋关节	伸展、外展、内旋	臀大肌、臀中肌、股二头肌长头
膝关节	伸展 / 屈曲	肌四头肌 / 半腱肌、半膜肌、股二头肌
踝关节	跖屈、外翻	腓肠肌、比目鱼肌、腓骨长肌、腓骨短肌
足趾	屈曲、内收	拇长屈肌、拇短屈肌、趾长屈肌、趾短屈肌、拇收肌、骨间足底肌

表 26-7　下肢屈曲—外展—内旋（Ⅱ型屈曲）模式

关节	运动	主　动　肌
髋关节	屈曲、外展、内旋	股直肌、阔筋膜张肌、臀中肌前部纤维、臀小肌
膝关节	伸展 / 屈曲	肌四头肌 / 半腱肌、半膜肌、股二头肌
踝关节	背屈、外翻	胫骨前肌、腓骨长肌、腓骨短肌
足趾	伸展、外展	拇长伸肌、拇短伸肌、趾长伸肌、趾短伸肌、拇展肌、骨间背侧肌、小趾展肌

表 26-8　下肢伸展—内收—外旋（Ⅱ型伸展）模式

关节	运动	主　动　肌
髋关节	伸展、内收、外旋	臀大肌、大收肌、股二头肌、髂腰肌
膝关节	伸展 / 屈曲	肌四头肌 / 半腱肌、半膜肌、股二头肌
踝关节	跖屈、内翻	腓肠肌、比目鱼肌、胫骨后肌
足趾	屈曲、内收	拇长屈肌、拇短屈肌、趾长屈肌、趾短屈肌、拇收肌、骨间足底肌

第三篇　康复治疗技术

（一）对角线模式在治疗中应用的理论基础

PNF疗法中利用对角线模式强化运动中的旋转成分。沿对角线方向进行一项活动可以诱发出对角线模式和旋转成分。与传统的关节活动度训练方法相比较，采用对角线模式维持和扩大关节活动度效果更好。

1. 对角线运动模式符合正常功能性运动的特征，肌纤维排列和附着部位的解剖特点支持这种运动。

2. 脑整合功能的研究结果表明，随意运动不是单块肌肉收缩的结果，而是由各种运动模式构成。

3. 对角线运动是屈和伸、内旋和外旋以及内收和外展三对拮抗肌相结合的运动，在正常的运动方向的发育过程中最后出现，因此，是运动发育的最高级形式。

4. 一切对角线运动模式均跨越中线，因此，可以促进身体两侧的协调运动。这种运动对知觉－运动－感觉整合功能的实现是十分重要的。

5. 对角线模式始终包含着旋转的运动成分。由于旋转是人体最后发育的运动之一，故随着年龄老化或损伤它也首先遭到破坏。

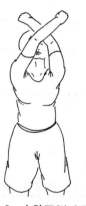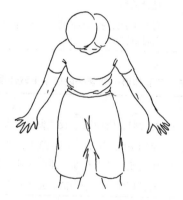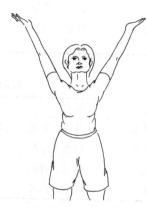

图26-2 上肢双侧对称性Ⅰ型屈曲模式　　图26-3 上肢双侧对称性Ⅰ型伸展模式　　图26-4 上肢双侧对称性Ⅱ型屈曲模式

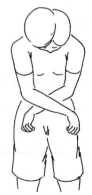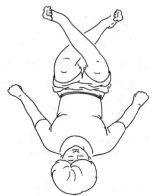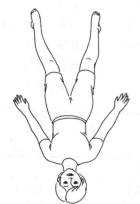

图26-5 上肢双侧对称性Ⅱ型伸展模式　　图26-6 下肢双侧对称性Ⅰ型屈曲模式　　图26-7 下肢双侧对称性Ⅰ型伸展模式

（二）对角线模式的类型

1. 双侧对称性运动模式　双侧对称性运动模式指一对上肢或一对下肢同时进行相同的运动，是最早发育因而也是最容易掌握的运动。双侧对称性模式有利于促进或加强头、颈及躯干的屈曲与伸展运动。上肢双侧对称性模式（图26-2~5）常见于骑车、脱套头衫等双手操作性活动中；下肢双侧对称性模式（图26-6~9）常见于坐姿和站立。

2. 双侧非对称性运动模式　双侧非对称性模式发生在一对上肢或一对下肢同时朝向一侧的运动。双侧肢体可以互不接触，如双侧非对称地向左侧屈，可能左侧上肢出现Ⅱ型屈曲模式，右侧上肢出现Ⅰ型屈曲模式（图26-10）。双侧肢体也可以接触如劈砍动作模式（图26-11）。上肢非对称性模式通过屈曲加旋转或伸展加旋转的模式促进头、颈及躯干的旋转运动。当双上肢发生接触时躯干的活动范围增大。上肢多见于打棒球、高尔夫球等动作，下肢多见于侧坐位时。

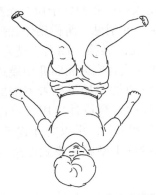

图 26-8　下肢双侧对称性Ⅱ型屈曲模式

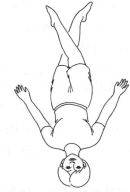

图 26-9　下肢双侧对称性Ⅱ型伸展模式

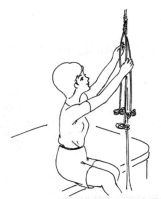

图 26-10　双侧非对称性向左侧屈曲模式

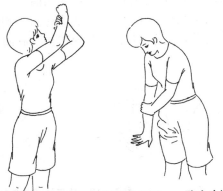

图 26-11　双侧非对称性运动模式——劈砍动作

3. 双侧交互运动模式　指双上肢或双下肢同时进行相反方向的运动。如：上肢Ⅰ型对角线模式的交互式运动中一侧上肢以Ⅰ型伸展开始，另一侧以Ⅰ型屈曲开始，然后交换（图26-12）。由于这种模式是一侧肢体屈曲而另一侧肢体伸展，故限制了头、颈及躯干的屈伸活动范围，旋转也不充分。当双侧模式同时进行时，头将被维持在中线位置，躯干被固定。因此，交互运动模式具有增加头、颈、躯干稳定性的作用，常见于行走、跑步、自由泳、伸手取高处物品、打篮球时单手上篮动作等。

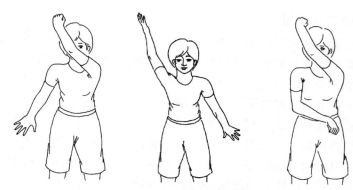

图26-12   双侧交互式运动模式

4.单侧模式　单侧对角线运动模式与双侧对称性模式相同。在技能性活动中两对角线相互交叉或以一侧为主。上肢Ⅰ型见于进食、洗脸、化妆等；Ⅱ型见于拉上衣拉链，为手表上弦。下肢Ⅰ型见于一只腿穿裤子和翘二郎腿穿袜子；Ⅱ型见于跨栏动作和蛙泳。

手越过面部和身体的中线时对角线模式可以发生变化或转换。用右手洗左侧面部时，上肢出现屈曲Ⅰ型模式；洗右侧（同侧）面部时对角线模式转换为屈曲Ⅱ型模式。

对角线模式为治疗师提供了一种全新的评价和治疗方法。如果患者不能完成"手摸嘴"的动作，提示患者Ⅰ型屈曲对角线模式较弱，治疗师应当设计出用于促进和加强上肢Ⅰ型屈曲模式的治疗活动如采用滑轮系统训练"劈砍模式"；手以交互式模式进行抓、放活动训练；或运用缓慢反向保持和反复收缩技术来对抗Ⅰ型屈曲模式即进行抗阻力运动等。

（三）易化对角线模式的方法举例

1.头与颈部伴有向右旋转的屈曲

【拮抗肌模式】　躯干上部伴有向左侧旋转的伸展。

【运动要点】　头部向右旋转，下颌向右下撤并向锁骨方向靠近（图26-13）。

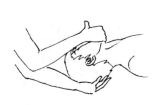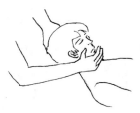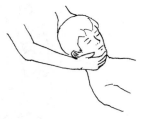

图26-13　头与颈部伴有向右旋转的屈曲运动模式的训练手法

【正常顺序】　运动从远端向近端，即首先是头旋转，然后下颌下撤，颈椎屈曲加旋转，最后是躯干上部脊柱的屈曲加旋转。

【强化】　头部向右旋转时对颈部的屈曲施加较强的抵抗；下颌下撤时，通过对颈部强肌的抵抗，按正常顺序诱导出弱肌的运动。诱导出颈椎伴有旋转的屈曲运动。

【徒手接触】

右手　用手和手指的掌面尺侧，对右颌的下颌支结合部与右下颌角之间施以压迫。

左手　将手掌与手指指腹置于头部左侧后面，控制旋转运动。

【口令】　动作开始前，示范头部运动过程、下颌碰肩部、眼通过肩部往下看等动作要领。运动开始时口令要简洁，如："转头！""下巴碰肩！"。

【运动受限的因素】　颈部参与向左侧旋转、向左侧屈曲和向左侧伸展模式的肌肉紧张或挛缩。

2. 躯干上部伴有向右旋转的屈曲

【拮抗肌模式】　躯干上部伴有向左旋转的伸展。

【运动要点】　头部向右旋转，寰枕关节在下颌向右下方撤的同时屈曲，脊柱在颈部和胸部旋转的同时屈曲，前额部向右髂嵴方向用力（图26-14）。

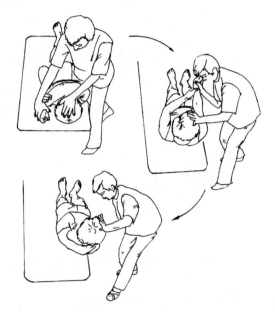

图 26-14　躯干上部伴有向右旋转的屈曲运动模式的训练手法

【正常顺序】　运动从远端到近端，即首先头部旋转，随之下颌下撤和寰枕关节屈曲，然后是颈椎屈曲和旋转，最后是胸部脊柱屈曲和旋转。

【强化】　胸部脊柱的屈曲和旋转。

【徒手接触】

左手　用手和手指的掌面压迫患者右额的前外侧。

右手　用手和手指的掌面握住患者右手指和腕关节尺侧背面。

【口令】　运动开始前，教患者抬头旋转，上身向右侧腰部转动的正确过程。运动开始时，依次下达"转身"、"向右转"、"收下巴"、"头向前下方伸"及"手向腰部伸"等口令。

【运动受限因素】　参与躯干上部伴有向左旋转、伸展模式的肌肉紧张与挛缩。

3. 上肢伸展—内收—内旋

【拮抗肌模式】　屈曲—外展—外旋。

【运动要点】　手指屈曲向尺侧内收，拇指对掌。腕关节掌屈、尺偏、前臂旋前，肘伸展，肩伸展、内收、内旋、肩胛骨旋转，外展（内角），肩峰向前下方用力接近胸骨。

【正常顺序】　运动从远端向近端进行，即首先手指、拇指、腕关节、前臂运动，最后是肘、肩、肩胛骨、锁骨的依次运动。

【徒手接触】

左手　置于患者的左手手掌处，患者的手指和拇指将其握住，使腕关节可以向尺侧屈曲。

右手　强化远端关节时，握住患者前臂尺侧，控制其旋前和近端关节的运动（图26-15）。强化肩和肘时，握前臂屈侧，控制前臂内旋和近端关节的运动。

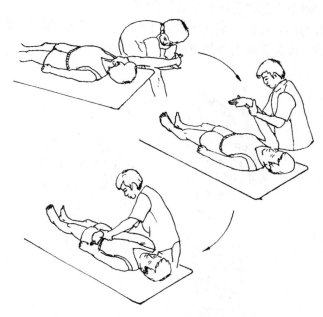

图26-15　上肢伸展—内收—内旋运动模式的训练手法

【口令】　运动开始前的口令："从这里开始用力握我的手，扭住我的手，伸直肘关节，用手够自己的右腰。"运动时的口令："用力握我的手！""对抗！""伸肘！""摸腰！"

【运动受限因素】　参与屈曲—外展—外旋模式肌肉的紧张或挛缩。

4.下肢屈曲—内收—外旋

【拮抗肌模式】　伸展—外展—内旋（膝保持伸展位）

【运动要点】　足趾伸展并向胫骨方向外展，足背屈、内翻，膝保持伸展位，髋屈曲、内收、外旋。

【正常顺序】　运动从远端向近端进行，依次为足趾、足、踝关节及髋关节。

【徒手接触】

（1）当患者可以自己完成运动模式全过程时

右手　用手掌压迫足背的内侧面，尽量将远端握牢，但手和手指不得触到足底。

左手　用手掌或拼拢的手指压迫大腿的前内侧面，靠近髌骨的位置（图26-16）。

（2）当运动开始困难时

右手　与以上相同。

左手　用手掌或拼拢的手指压迫大腿的伸侧内面，靠近腘窝处。

【口令】　运动开始前教会患者下肢的运动轨迹："从这里将足跟向内侧扭转，脚向上翘，抬到对侧上方。"运动时："抬腿！""脚向上翘！""再高一点！""脚离开我！"

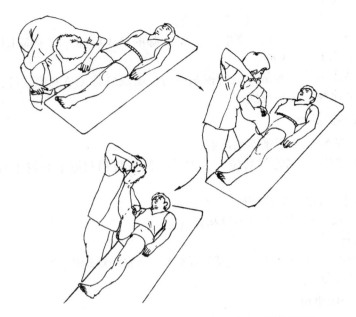

图 26-16 下肢屈曲—内收—外旋运动模式的训练手法

【运动受限因素】 参与伸展—外展—内旋模式（膝伸展）的肌肉紧张或挛缩。

患者常常由于疼痛而惧怕活动。当疼痛引起关节活动受限的患者进行对角线模式运动时，应指导患者上肢上举时吸气、向下复位时呼气，使呼吸与运动协调配合以减轻疼痛，扩大关节活动度。

二、整体模式

在正常的运动发育过程中，运动的整体模式先于局部运动模式出现。每一个整体模式由头、颈、躯干及四肢的运动模式相互组合而成。当前、后方向的运动与侧方的运动相结合时形成对角线运动模式。治疗中，整体模式用于促进和建立运用对角线运动模式的能力，为其它运动奠定基础。PNF疗法中，常通过采用易化技术强化运动和姿势的整体模式。治疗师在协助重症患者建立姿势体位的过程中，诱发出某种反射。借助于反射的支持，患者和治疗师可减少付出以完成某种姿势体位。

（一）俯卧位→肘支撑俯卧位

肘支撑俯卧位是以伸肌占优势的对称性运动，趴在床上或地板上看书、看电视常采用肘支撑俯卧位。当俯卧位紧张性迷路反射呈阳性或视觉调整反射阴性时，此模式难以完成。

【反射支持】 视觉和迷路调整反射。

【正常顺序】 从头、颈、躯干上部伸展开始，随之肩关节内收，前臂旋前，腕关节与手指伸展。

【预备姿势】 为辅助患者从俯卧位到肘支撑俯卧位，预备体位包括双下肢对称性伸展，头部位于中线位并转向一侧以保持舒适，双上肢呈对称性Ⅱ型屈曲模式（肘关节屈曲）。

【治疗师位置】 患者俯卧位，治疗师骑跨在患者的腰部上方，髋、膝关节保持屈曲位。

【徒手接触】 治疗师双手手指并拢放在患者上胸部，指尖朝向脐部，刺激肩内收肌收缩以达到稳定肘支撑的姿势。

【口令】 治疗师下达口令："1—2—3，抬头！"

【方法】 与口令"抬头"呼出的同时，治疗师的身体后倾，双手向上用力，辅助患者在肘支撑的过程中将上胸部抬起。

【作用】 提高患者头、颈部伸展的控制能力；增强肩肱关节的稳定性；抑制俯卧位紧张性迷路反射；易化视觉调整反射。

（二）仰卧位→侧卧位

【反射支持】 非对称性紧张性颈反射。

【预备姿势】 把完成侧卧位后位于上方的一侧下肢和双侧上肢置于对角线模式屈曲Ⅰ型位置上。

【治疗师位置】 位于患者将要转向的一侧。

【徒手接触】 双手分别置于肩胛骨和骨盆上。

【口令】 "看我！"

【方法】 于患者转头的同时，双手轻轻辅助，完成翻身动作。

【作用】 稳定体位。

（三）侧卧位→侧坐位

【反射支持】 身体对身体的调整反射。

【预备姿势】 双下肢置于非对称性屈曲模式；双上肢置于肩关节水平的非对称性屈曲模式。

【治疗师位置】 位于患者髋关节后方。

【徒手接触】 手置于患者肩胛带处。

【口令】 下达口令："1—2—3，回头看我！"在治疗师喊"看我"的同时，辅助患者完成躯干旋转动作。

【作用】 提高肩肱关节稳定性；增加躯干的旋转；易化平衡反应。

（四）仰卧位→长坐位

【反射支持】 迷路性调整反射；视觉调整反射。

【治疗师位置】 骑跨在患者的双膝关节上方。

【徒手接触】 双侧腕关节伸侧。

【口令】 "当数到3时，看自己的脚，同时坐起。"下达口令："1—2—3！看脚！"于下达口令的同时，辅助患者至长坐位。

【作用】 提高躯干控制能力。

（五）俯卧位→膝手位

【反射支持】 对称性紧张性颈反射；或非对称性紧张性颈反射。

【预备姿势】 俯卧位髋关节屈曲，大腿与地面呈垂直。

【治疗师位置】 骑跨在患者身上，用双膝夹住髋关节。

【徒手接触】 双手置于患者胸部。

【口令】 "听到口令3时，抬头向上看。"下达口令："1—2—3！向上看！"患者在辅助下完成膝手位。

【作用】 促进平衡反应；增强髋关节与膝关节的稳定性。

第四节　PNF 治疗技术

一、基本技术

在进行各种对角线运动模式训练时常采用以下基本的 PNF 治疗技术。这些基本技术包括：徒手接触、口令、肌牵张、牵引与加压、抗最大阻力、正常运动顺序及强化、视觉刺激等。

（一）徒手接触（manual contacts）

治疗师在对患者进行治疗时，手与患者身体接触，PNF 将这种接触所产生的刺激，作为一种易化的方法应用在运动模式的训练中。徒手接触的动作要点如下：

1. 正确选择手接触的部位。在进行运动模式训练时，根据不同的运动模式将手置于参与运动的肌群、肌腱或关节表面并予以压迫，产生本体感觉性刺激。

2. 因 PNF 疗法设计的运动模式是呈对角线方向的运动，所以治疗师也应做好进行对角线运动的姿势准备，否则就会因治疗师的动作与患者的运动轨迹不同，而使手的用力方向妨碍患者的运动。治疗师应站在对角线起点上，通过旋转整个身体（转身动作）辅助患者完成各种正常的对角线模式的运动。治疗师通过转身辅助完成对角线活动时，可以使双手很自然地引导患者的肢体进行对角线模式的运动。如果此时治疗师试图有意识地思考如何移动患者的肢体，运动反而会变得不自然和不圆滑。

3. 治疗师抓握患者肢体时要用手部鱼际肌和指腹，不能用指甲接触患者的皮肤，以免因疼痛诱发出逃避反射而影响运动的控制。

4. 治疗师要根据治疗目的不同和随着被强化运动支点的移动，调整手的压力大小和方向。如上肢伸展—内收—内旋的运动模式，为了在肌纤维伸长的范围内强化内旋，应压迫腋下，对肩胛下肌予以刺激。但是，对伴有疼痛的患者，应对主动肌与拮抗肌模式均施加压力，以消除患者的恐惧感。

（二）口令（commands）

口令是增加感觉刺激，促进运动的有效方法。口令的音调可以影响肌肉反应的质量。大声尖锐的音调产生快速反应并可以募集更多的运动单位；轻柔的低调则产生较慢的反应。

治疗开始前，治疗师应对患者将要进行的运动做详细的说明，使患者了解本动作的目的和方法。治疗师的音调可以对患者的听觉形成刺激，从而影响训练过程。强烈的尖锐音调可使患者进入紧迫状态，一般用于进行较强的抵抗运动训练时；要求患者做适当的努力时用中等强度的声调；患者存在疼痛时，声调要轻柔以免引起不必要的异常运动而使疼痛加重。

此外，治疗师在指导患者进行正常的对角线模式运动时要准确地运用口令或指导语。例如，在坐位下进行上肢双侧对称性对角线模式运动训练时，治疗师嘱患者将上肢保持在身体侧方 45° 位上，拇指外展，使手指指向地面。然后，治疗师发出口令："双手握拳，掌心朝上，双臂交叉。"上肢向下方进行逆向运动时，指导语为："张开双手，掌心朝下，双臂分开。"指导语愈准确，患者就愈清楚要做什么并能够更快地掌握正常的运动模式。

下达口令的时机也非常重要。下达过早，动作难以协调，治疗师的手法与患者的动作不同步；口令下达过晚，不能形成刺激增加运动模式的反应。训练中不得闲谈，以免涣散精力，影响治疗效果。

（三）肌牵张（stretch）

对肌肉施以牵张手法会引起肌肉较强的反应。研究结果显示，牵张不仅使被牵张的肌肉产生兴奋的效果，而且可以使所有参与该运动的肌群均出现反应。如牵张髂腰肌，不仅仅髂腰肌得到兴奋，胫前肌也会因此而受到易化。

通过快速地牵张肌肉可以提高肌梭中本体感受器的兴奋性，使其达到兴奋阈值，诱发出牵张反射，并立即引起肌肉收缩。利用牵张反射时要使牵张刺激与患者的努力在同一瞬间发生。它不仅可以增强肌力，促进弱肌出现反应，而且可以诱发随意运动。牵张反射以两种方式出现在对角线运动模式的易化训练中：①已经达到牵张刺激点，恰好在患者发动运动之前；②在重复收缩中，通过增加一种运动模式的活动范围或力量刺激等张收缩。重复牵张对于几乎没有随意控制的患者是非常有效的治疗方法，如 C_6 脊髓损伤的四肢瘫患者，在Ⅱ型双侧交互性模式训练中反复进行被动牵张可以刺激胸部肌肉即肩关节内收肌群。肩关节内收肌张力增加有利于双手进行中线或跨中线活动如穿衣和进食等。

在治疗中要注意防止出现疼痛。对伴有疼痛和骨、关节、软组织疾病而不宜做快速运动的患者，不得利用牵张反射进行增强肌力训练。

（四）牵引与加压（traction and compression）

关节的牵引与加压都是对本体感受器的刺激，是临床中应用很多的手法。牵引指通过牵引关节两端使构成关节的关节面分离，牵引可以促进关节的屈曲运动；加压指通过手法挤压关节面，加压法促进伸肌运动，对保持与提高姿势稳定性具有明显的效果。在 PNF 疗法中，上肢的动作模式主要采用牵引手法，下肢伸展模式则主要采用加压手法。但是在同一模式中根据患者的不同情况也可以两者混合使用。如在上肢的伸展模式中在全关节活动范围的前 2/3 给予牵引，在运动结束前的 1/3 施以加压手法。另外，在垫上完成膝手卧位训练时，在肩胛带上方施以加压手法以提高肩胛带的稳定性。还可以在抗阻力步行训练中使用加压手法，即在站立相的初期（足跟着地时）治疗师对患者的骨盆采用加压手法进行挤压，促进下肢伸展。在临床中常通过牵引膝关节来促进股四头肌的活动和向下肢加压提高小腿三头肌兴奋性。对伴有急性症状的患者，牵引和加压均为禁忌。

（五）施加最大阻力（maximal resistance）

PNF 技术中所指最大阻力是在保证平滑地进行和完成对角线模式的全程运动或维持等长收缩的前提下，患者所能承受的最大外力。最大阻力可由治疗师的手法提供，也可采用滑轮系统、砂袋等器械或工具。施加最大阻力的目的是促使一种运动模式中的强肌产生最大的反应，使兴奋向该模式中的弱肌群扩散，从而易化弱肌群的运动。例如：肘关节屈肌的肌力为 2 级时，治疗师不可能应用抵抗手法提高肌力，但如果肩关节周围肌肉的肌力正常或接近正常时，治疗师可对肩关节施以最大阻力，使这种刺激从肩部肌群（强肌）向肘屈肌（弱肌）放散。

最大阻力与对角线运动模式相结合是治疗神经损伤的重要手段。最大阻力应在正常的运动程序和正确阶段的基础上实施。实施手法时阻力的大小要与患者的能力和反应程度相适应。施加阻力应从小到大逐渐递增，在关节活动范围的中 1/3 时达到最大并维持到运动结束。从开始到运动结束始终保持平滑的运动轨迹，在治疗中注意观察患者在运动过程中肌肉收缩时是否出现振颤，如出现振颤应即时减小阻力。

肌牵张、牵引与加压及施加最大阻力均是通过输入本体感觉刺激来促进运动的方法。

（六）强调正常的时间顺序（normal timing）

任何一种正常、协调的运动模式或功能活动都需要有多组肌群协同参与，它们以一定的时间顺序进行收缩。如用勺吃饭时，首先是手握住勺，然后是肘、肩、颈、躯干的运动，将食物送进口中。如果没有正常的肌肉收缩顺序就不可能完成协调的运动。小孩儿学习自己吃东西时，也可能会出现先张开嘴再用匙去取食物，或是食物还没有放到嘴里就把嘴闭上等等错误，学习和掌握正常的运动顺序是产生协调运动的基础。

正常运动控制的发育是由近端向远端发展。当获得了协调的、有目的的运动后，肌群从远端向近端依次连续收缩。婴儿从仰卧位向俯卧位翻身的方法与正常成人不同。婴儿首先将颈与躯干旋转，其次才是上、下肢运动；而获得了协调运动的成人则首先将上、下肢放在准备体位上以促使完成翻身动作。

远端即手和脚，往往是诱发运动的刺激部位。近端部分躯干的运动是继颈和上、下肢的运动之后发生的。PNF 技术中所设计的螺旋、对角线运动模式体现了这种正常的运动顺序。如易化上肢伸展—内收—内旋的运动模式，首先让患者握住治疗师的手，继而腕关节掌屈、尺偏，前臂旋前，肩内旋、伸展、内收直至达到最终位置。这样的对角线上的运动，从远端开始向近端发展，旋转从运动开始贯穿到运动终末。如果对旋转运动和远端支点施加较强的阻力，可能会阻碍正常运动程序的进行，如妨碍了手指和腕关节的运动，近端的运动也就不可能出现。

在临床中如果患者正常的肌肉运动程序未建立或异常，可以将易化这种模式作为治疗目标。根据正常的发育规律，首先矫正近端异常的运动控制，远端控制训练则在近端控制建立后进行。

（七）强化（reinforcement）

强化是通过强肌抗最大阻力的收缩来强化弱肌的方法。强肌兴奋冲动向弱肌扩散进而促进弱肌收缩。强化分为强化正常的肌收缩顺序和强化组合模式两种。

1. 强化正常的肌收缩顺序　如前所述，正确的肌群组合以及肌收缩顺序是实现正常、协调的运动或功能活动的基础。强化正常的肌收缩顺序常在加强某种运动模式中较弱的部分时应用。具体方法如下：

（1）在正常肌收缩时间顺序的前提下，将最大阻力施加在运动模式中较强的部位，以期兴奋向弱的部位放散，易化模式中弱的成分。

（2）利用徒手施加最大阻力时，不要出现运动模式中强肌支配的运动。

（3）当最大阻力达到运动范围内的最强点时，维持等长收缩。然后再令患者完成预期设计的动作。

例如，髋关节屈肌为强肌，膝伸肌为弱肌。治疗时首先对髋屈肌施加最大阻力，使髋关节固定在某一屈曲位上做等长收缩。肌收缩所产生的肌紧张成为扩散刺激，使兴奋向弱肌——膝关节伸肌放散。此时操作点位于足部，在维持髋关节屈曲位等长收缩的条件下，反复完成数次膝关节伸展运动。

以上方法也可以用于利用强肢的运动模式向另一侧较弱的上肢或下肢放散，即利用组合模式进行强化。

2. 强化组合模式　正常的动作是若干个运动组合而成的。为了成功地完成一个动作，身体各部分都要保持统一、协调的运动状态，这种状态可以由若干个运动模式任意地组合并相互加强而与周围环境相适应。如：颈部的模式可以强化躯干模式，躯干也可以强化颈部模式，而颈与躯干可以共同强化一侧或双侧肢体运动模式。四肢的对角线运动模式也可以强化颈与躯干功能。四肢相互间也可以呈双侧对称性、双侧非对称性或双侧交互式模式的强化。如：肩关节屈曲能够促进躯干上部的伸展；肩关节伸展则使躯干上部容易呈屈曲位。髋关节屈曲可诱发躯干下部出现屈曲；髋关节伸展则有利于躯干下部的伸展。单侧上（下）肢的伸展或屈曲强化对侧肢的伸展或屈曲。单侧下肢屈曲可强化单侧上肢的内收；单侧下肢伸展则可强化单侧上肢的外展等。

（八）视觉刺激

视觉对强化运动很重要。目光追踪一个目标时，身体会随之移动。在上肢对角线模式运动中，眼随手动时，头、颈部也跟着移动，随之又带动肢体和躯干较大范围的活动。反之，如果患者在训练中只盯住前方或向下看，则必然会限制躯干活动的范围。因此，视觉跟踪手的运动有利于强化运动和功能活动。治疗师在指导患者进行对角线模式的运动时，必须遵循患者眼随手动的原则。

二、特殊技术

在进行易化运动模式的训练中，除采用上述基本技术，还要针对患者的具体情况在运动模式训练中加入一些特殊的技术以克服或纠正存在的问题。特殊技术包括反复收缩技术、拮抗肌逆向运动技术以及放松技术等。

（一）反复收缩（repeated contraction）

如果中枢神经系统某传导路被反复兴奋，可使该传导路的神经冲动传导变得容易。Kabat运用上述经典的条件反射理论，提出了反复收缩技术，即在PNF运动模式易化训练过程中的某一点上，对肌肉进行反复的牵张刺激，诱发牵张反射以达到增强肌力的目的。由于这种手法是针对某种运动模式中较弱的部分进行反复收缩活动，故容易引起疲劳。因此，将牵张反射和随意运动相结合，不仅可以增强反应，而且可以延缓疲劳。

【目的】

（1）提高肌力、耐力和协调性。

（2）扩大主动肌模式的活动范围，促进拮抗肌模式弛缓。

【方法】

（1）在全关节活动范围之初采用反复收缩法 用于肌力仅为Ⅰ级或Ⅱ级、产生随意运动有困难的患者。反复使用强口令诱发牵张反射使弱肌产生收缩。如刺激屈肌，治疗师在做牵张手法的同时下达口令："开始！"随之指示："屈！"通过反复牵张反射诱发等张性收缩是在患者不能完成随意运动或维持等长收缩时的惟一选择，但应用时必须注意屈肌与伸肌反射之间的平衡。

（2）在全关节活动范围过程中采用反复收缩法 用于关节活动范围的中间过程中肌力弱的患者。采用运动中等张收缩与等长收缩相互转换的方法。首先令患者进行抗阻力运动，当治疗师用手感到肌力开始减弱时，迅速下达"保持"的口令，进行等长收缩。此时治疗师在患者保持现有姿势的前提下，施以最大阻力，促使其产生最大收缩反应。反复重复上述过程，治疗师指示"再屈一次"或"再伸一次"，使运动从等长收缩再转换为等张收缩，最终使肌力减弱的部分得到强化。

应注意，反复进行关节活动范围的活动不属于反复收缩法。反复收缩必须在正常的肌收缩顺序的运动模式中进行。

【适应证】　肌力弱，耐力差，肌力不均衡者。

【禁忌证】　脑血管病急性期；骨、外科等手术后不能进行抗阻力运动者。

（二）拮抗肌逆向运动（reversal of antagonists）

如前所述，逆向运动是正常运动的组成部分，是完成功能活动的必要条件。逆向运动在正常活动中发挥着重要作用如锯木头及伸手取物品等。当逆向运动出现异常时，运动的精确度和协调性立刻遭到破坏。伴有痉挛的偏瘫患者就是在应该通过拮抗肌进行逆向运动时，受到痉挛的影响，导致运动功能下降。因此，拮抗肌的逆向运动与其说是一种方法，不如说是治疗的目标。

拮抗肌逆向运动技术以神经生理学家 Sherrington 提出的连续诱导理论为基础。与扩散理论相似，连续诱导也是通过由一强肌易化弱肌，进而易化随意运动的过程。但区别在于，连续诱导是采用较强的拮抗肌易化较弱的主动肌。在治疗中，使相互拮抗的两组肌群缓慢、交替地收缩。所谓"连续"指在逆转方向（主动肌模式与拮抗肌模式之间转换）时无间歇。拮抗肌逆向运动技术包括缓慢逆向运动、缓慢逆向运动 - 保持及节律性稳定等三种方法。这些技术主要用于诱发强肌群收缩，通过强肌群的收缩使弱肌群兴奋，进而扩大 PNF 运动模式的活动范围。

1.缓慢逆向运动（slow reversal）

【目的】　通过诱发拮抗肌收缩，促进主动肌模式的随意运动，扩大其运动范围；提高拮抗肌正常的逆向运动能力以及与其它运动模式之间的协调关系。

【方法】　在主动肌模式与拮抗肌模式运动中交替进行主动肌和拮抗肌的等张收缩。首先要求患者做较弱的主动肌模式的运动，采用手接触法对肢体施加最大阻力以观察患者的反应能力。然后患者在对抗最大阻力的过程中进行拮抗肌模式的运动。阻力必须逐级递增以使拮抗肌产生有力的收缩。当治疗师的手感达到最强点时，立即转换为主动肌模式的运动，此时可见主动肌模式的活动范围或力量增大。采用该法时应进行反复练习。如要易化患者右下肢屈曲—内收—外旋模式，首先要刺激较强的拮抗肌模式，即使伸展—外展—内旋运动中拮抗肌出现有力的收缩。为此，要在运动过程中对拮抗肌模式施与最大阻力，当治疗师的手感达到最强点时，治疗师的手迅速地改变成主动肌模式的位置并立即下达"抬腿"的口令，如屈曲—内收—外旋模式的运动范围有所增加，应反复进行上述循环练习，进一步扩大运动范围。

【适应证】　肌力弱、逆向运动可以对主动肌模式产生刺激的患者。

【禁忌证】　逆向运动对主动肌模式不能产生刺激或伴有骨、外科的急性期症状者。

2.缓慢逆向运动 - 保持（slow reversal-hold）

【目的】　与缓慢逆向运动相同。除此之外，用于增强关节稳定性，提高特定模式或某一模式中的特定位置上的等长收缩能力。

【方法】　其过程与缓慢逆向运动相同，不同之处是在完成等张收缩后增加一次等长收缩即所谓"保持"。首先作拮抗肌模式的等张收缩，接着进行 2~3 秒的等长收缩，然后转为相反的运动模式。完成主动肌模式的等张收缩后接着再进行等长收缩。根据患者的反应进行反复训练。

【适应证】　与缓慢逆向运动相同；完成等长收缩有困难的患者如共济失调。

【禁忌证】　与缓慢逆向运动相同。

3. 节律性稳定（rhythmic stabilization）

【目的】　刺激主动肌模式的随意运动；增强肢体的稳定性和耐力；促使拮抗肌模式弛缓；改善软组织血液循环。

【方法】　该法通过拮抗肌和主动肌同时进行等长收缩，使互为对抗的拮抗肌之间产生较平衡的反应，达到提高患者肢体的稳定性的作用。如：为强化颈部稳定性，令患者取坐位，治疗师的手从患者头部的侧方施加阻力，使其维持等长性收缩 2~3 秒，然后迅速地从相反的方向施以同样的阻力，令患者克服阻力继续保持等长收缩。如无特殊禁忌，可以从不同的方向交替进行。这种快速地交替变换要有节律，同时变化外力方向时，要在保持原动作模式不变即等长收缩的基础上进行。由于患者在进行等长收缩的过程中常常下意识地屏住呼吸，故使用该手法训练时，重复 3~4 次即可。

【适应证】　本手法不仅适用于头、颈部肌力不平衡者，也适用于四肢、躯干肌力弱者，尤其对随意运动时伴有疼痛症状的患者更为有效，不少临床治疗医生将此手法应用于小脑性运动失调症也收到了良好的效果。本法通常在促进或易化运动模式的训练前、训练中以及训练后采用，以预防或矫正运动中出现的肌力不平衡。

【禁忌证】　实施稳定化手法不能对主动肌运动模式产生刺激效果的患者；不允许进行等长收缩的心脏病患者。

（三）放松技术（relaxation）

常用的放松技术包括收缩—放松、保持—放松和缓慢逆向运动—保持—放松等三种方法。该技术以 Sherrington 提出的交互神经支配理论（主动肌收缩时伴有拮抗肌放松或抑制）为基础，对拮抗肌进行放松训练。因此，放松手法在某些情况下可以替代牵张手法。而这种手法既可以避免疼痛反应，又可以大大地减少软组织损伤的危险。

1. 收缩 – 放松法（contract–relax）

【目的】　放松拮抗肌，易化主动肌模式的收缩。

【方法】　治疗师用被动手法将肢体活动到主动肌模式受限的部位，令患者做拮抗肌的等张性收缩，治疗师尽力抵抗并予以旋转。然后令患者放松，解除抵抗，等待出现放松的手感。当患者放松后，治疗师再次用被动手法做最大限度的主动肌模式的运动，寻找活动受限的点。以上的过程反复数次。

【适应证】　因痉挛使主动运动受限者。

【禁忌证】　主动肌不能进行主动运动，有骨科急性症状者。

2. 保持 – 放松法（hold–relax）

【目的】　放松拮抗肌；提高主动肌的主动运动能力。

【方法】　与收缩—放松手法顺序相同，区别之点是这种方法对等长性收缩施加阻力，然后放松。如：肘关节损伤后伸展受限的患者进行训练时，首先施加最大阻力进行肱二头肌的等长收缩，保持约 2~3 秒，然后肱二头肌放松；与此同时刺激肱三头肌的收缩，完成肘关节的伸张。

【适应证】　因疼痛不能完成主动运动。骨科疾病急性期。

【禁忌证】　不能完成等长性收缩的患者。

3. 缓慢逆向运动 – 保持 – 放松法（slow reversal–hold–relax）

【目的】 放松拮抗肌，缓解痉挛；在拮抗肌放松的状态下，刺激主动肌收缩；扩大关节活动范围。

【方法】 首先在运动受限点上做拮抗肌等张收缩，再做拮抗肌等长收缩，然后暂短地放松，最后由患者主动地进行主动肌的等张收缩，完成主动肌模式的运动。

【适应证】 痉挛所致关节活动受限，主动肌具有抗阻力收缩能力的患者。

【禁忌证】 使用本手法不能出现拮抗肌放松效果的患者。不能进行抗阻力运动的患者。

第二十七章　关节松动技术

第一节　概述

一、骨运动学

骨运动学（Osteokinematics）研究骨在三维空间以机械轴为中心的运动状态。一般用轴旋转（Spin）和摆动运动（Swing）等术语描述其运动规律。骨的生理学运动则是用屈曲、伸展、外展、内收、外旋、内旋等术语来表示的运动。

（一）骨的机械轴（Mechanical axis）

骨旋转的中心轴叫骨的机械轴。在临床中将骨的机械轴与骨的运动轴一致的运动称为轴旋转。将骨的机械轴与骨的运动轴不一致的运动，即骨沿着圆锥表面移动的方式称为摆动运动。

（二）骨的轴旋转与摆动运动

1.轴旋转　围绕机械轴进行的旋转运动。

2.摆动运动　骨在机械轴周围进行的变位运动。

（1）平面摆动运动（Cardinal swing）　骨的机械轴在一个平面上移动，骨从一个肢位通过最短距离到另外一个肢位，不伴有轴旋转。

（2）弧形摆动运动（Arcuate swing）　骨的机械轴不在一个平面上移动，骨从一个肢位到另一个肢位不是经过最短的距离，而是通过迂回的线路进行移动，伴有以机械轴为中心进行的旋转，即轴旋转发生。

二、关节的副运动

关节为了进行正常的运动，关节囊必须松弛，此时关节内及关节周围组织处于运动状态，这种运动称为副运动（Accessory movement）。它是伴随着关节的生理学运动而发生的骨本身的机械运动。副运动是人体不能随意控制的运动，也称为关节囊内运动。一般分为构成运动和关节间隙运动两种。

构成运动（component motion）是随着主动运动而产生的关节囊内的运动。例如：肩关节外旋时，肱骨头向前方滑动；膝关节伸展时，胫骨出现向前方的滑动和外旋的运动。

关节间隙运动（joint play）是在体位放松的过程中出现的一种关节囊内的运动。

副运动包括分离（distraction）、压迫（compression）、滑动（glide）、转动（roll）和轴旋转（spin）几种运动形式。

（一）转动

从一个骨表面转动到另一个骨表面。转动具有以下特点：

1. 多在不相符合的关节面上发生。

2. 转动的结果产生骨的角运动，转动的方向与关节面的凹凸形状无关，常与骨的角运动方向相同。

3. 如果仅仅出现单纯的转动，那么与骨的角运动相同方向一侧骨面受到压迫，另一面受到牵拉。因此，做单纯骨角运动的被动伸张手法时，关节表面压力增大，容易导致关节的损伤。

4. 功能正常的关节不产生单纯的转动，一定伴随着滑动和轴旋转。

（二）滑动

从一个骨表面滑向另一个骨表面。滑动具有以下特点：

1. 滑动往往发生在两个相互符合的关节面之间。

2. 实际上在关节内，两个完全一致的关节面是不存在的。因此，不会出现纯粹的滑动运动。

3. 骨的角运动中，滑动的方向是由关节面的凹凸形状，即凹凸法则决定的。

4. 凹凸法则（concave-convex rule）

（1）运动的关节面为凸面时，滑动的方向与骨的角运动方向相反（图27-1a）。

（2）运动的关节面为凹面时，滑动的方向与骨的角运动方向一致（图27-1b）。这种关系是关节松动术中使用滑动手法时施加外力方向的基础。

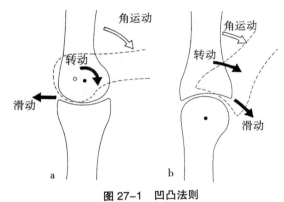

图 27-1　凹凸法则

（三）轴旋转

骨围绕着机械轴进行旋转的运动。轴旋转具有以下特征：

1. 在关节内很少出现单纯的轴旋转，往往与转动、滑动组合出现。

2. 人体产生轴旋转的关节如肱骨屈曲、伸展时肱骨头的轴旋转，股骨屈曲、伸展时股骨头的轴旋转，桡骨旋前、旋后时桡骨头的轴旋转。

• 关节面上进行的运动是转动、滑动和轴旋转的组合运动。如果两个关节面比较符合，一个关节面向另一个关节面滑动的比例较大。如果两个关节面不甚符合，一个关节面向另一个关节面的运动，转动的比例较大。在做关节松动术手法时，关节运动中滑动对恢复关节间隙、改善关节活动度有效，转动往往导致关节受压而不单独使用。

（四）压迫（compression）

使关节腔内骨与骨之间的间隙变小的力。压迫具有以下特点：

1. 由于肌肉收缩产生一定的压力，可以提高关节的稳定性。

2. 一个骨向其它骨方向转动时，对骨的角运动方向引起压迫。

3. 压迫力异常增高时，会产生关节软骨的变性和损伤。

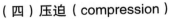

第三篇　康复治疗技术

（五）牵引（traction）

产生于关节面的运动和沿骨长轴方向的分离。如能正确地应用牵引手法，可以减轻或消除疼痛。因牵引手法可以使关节囊全部得到伸张，因此常与其他手法组合使用。

1. 骨的长轴牵引（long axis traction） 沿骨的长轴牵引，如沿肱骨长轴牵引时，肱骨头关节面向屈侧滑动。

2. 关节分离（joint separation） 骨的运动方向与骨的长轴牵引方向不一致，是与关节面呈直角方向牵引。

第二节　定义及分类

一、定义

通过徒手的被动运动，利用较大的振幅、低速度的手法，使活动受限的关节副运动（或称关节间隙运动）恢复到正常生理状态，从而改善关节运动障碍的治疗方法称为关节松动术（mobilization）。另外一种称为 Manipulation 的手法，实际上和 Mobilization 为同义语，所不同的是在关节处于紧张状态下，利用低振幅、高速度运动的手法进行治疗，如果 Mobilization 手法不熟练，使用后者手法不仅达不到治疗目的，而且伴有一定的危险。

二、分类

关节松动技术（Mobilization 手法）体系中有诸多相互类似而又有区别的手法。其中包括 Maitland 的振动运动和 Kaltenborn 的持续伸张手法，另外 Paris 的治疗技术，折衷地应用了伸张法、渐增振动法、阶段振动法等等。

（一）Maitland 体系

Maitland 是以振动运动为特点的手法。在 Mobilization 分级中分为 Ⅰ～Ⅳ级，Manipulation 扩大为 Ⅴ级（表 27-1）。Ⅰ、Ⅱ级在疼痛伴有关节活动受限时应用。Ⅲ、Ⅳ级主要在使关节伸张时应用。Ⅴ级在不伴有防御性肌痉挛，用 Mobilization 手法不能得到最大限度改善时，或仅在关节活动终末的范围内存在疼痛时使用。

表 27-1　Maitland 分级

分级	手 法 操 作
Ⅰ级	在关节活动范围开始的部位振幅小的运动。
Ⅱ级	在关节活动范围内振幅大的运动，未达到活动受限的部位。
Ⅲ级	达到活动受限的部位，振幅大的运动。
Ⅳ级	在活动受限的范围振幅小的运动。
Ⅴ级	在活动受限的范围振幅小的快速运动。

（二）Kaltenborn 体系

Kaltenborn 体系是在关节松动术中，根据关节面的分离和滑动运动的力的强度分成Ⅰ～Ⅲ级（表 27-2），评价时以活动到Ⅱ级关节间隙运动的程度作为标准。治疗时Ⅰ～Ⅱ

级是在关节以疼痛为主要特征时使用。Ⅲ级则是关节以僵硬、活动受限为主要特征，在以扩大关节活动度为主要目的时使用。

表 27-2　Kaltenborn 分级

分级	手法操作
Ⅰ级	使关节内压迫状态缓解的分离力，关节面尚未被牵开的力度。
Ⅱ级	关节周围组织松弛，由于结缔组织的紧张，当运动停止时治疗者可以感到有一种使关节分离或滑动的力。
Ⅲ级	分离的力或是滑动的力超过了限制关节活动的紧张感。治疗者可以试探着通过伸张挛缩的软组织，引起关节内较大的运动。

第三节　治疗原则

一、患者与治疗者的姿势

1. 患者应采取舒适的姿势。

2. 要充分地考虑到患病关节可能达到的肢位和治疗技术需要的位置。休息体位、放松体位适合于损伤的急性期和治疗经验不足的治疗师。只有技术熟练的治疗师对不伴有急性症状的患者才可以应用特殊体位。

3. 治疗师应取最便于操作和充分利用重力完成关节运动的位置。

二、手的位置

1. 治疗师一手固定关节（可利用床和桌面固定），另一手尽量接近关节间隙的部位。

2. 一般治疗师的双手及身体应最大限度地与患者身体接触。通过扩大接触区，使受力分散；广泛地接触可以缓解疼痛；充分地固定患者身体可以向患者传递信赖感。

三、手法

1. 手法的选择　根据患者的反应，选择振动法或是持续的伸张法。

（1）一般对疼痛的治疗适合用振动法。

（2）关节间隙运动消失、活动受限者，适用于持续伸张法。

（3）通过手法引出了关节间隙运动；欲维持关节活动度时，用振动法的Ⅱ级或持续伸张法Ⅱ级均可。

2. 运动方向　当在某一范围内出现活动受限时，应采用牵引或滑动的手法。

（1）牵引是对治疗面呈直角的方向施以手法（治疗面是通过关节凹面的中心，与旋转轴呈直角的面）。

（2）滑动是与治疗面呈平行方向施以手法。

（3）改善关节活动度的运动方向（图 27-2）。细箭头表示骨的角运动方向，粗箭头表示关节松解

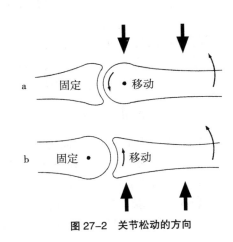

图 27-2　关节松动的方向

的用力方向，具体手法应严格遵照凹凸法则进行。

3. 振幅 根据 Kaltenborn 和 Maitland 的级别，选择适合患者状态的振幅。

4. 速度和治疗时间

（1）振动法 振动频率为 2~3Hz。

（2）持续伸张法 对疼痛的关节进行 10 秒钟间断的牵引，休息数秒，反复的次数根据患者对手法的反应决定。对活动受限的关节施以 Kaltenborn I 级甚至到 II 级手法，手法持续时间不得少于 6 秒，然后放松，间隔 3~4 秒，反复进行。

四、注意事项

• 施以手法的过程中，如出现疼痛或肌肉保护性收缩应立即终止。

• 治疗前必须评价，手法结束后要进行再评价。

第四节 手法及其应用

本节介绍的手法既可以通过治疗师的手感对关节的功能进行评价，也可以根据评价的结果用于治疗。实施手法时，必须了解关节面的凹凸关系和最充分放松的肢位与紧张的肢位，才能正确地使用手法以收到理想效果。

一、胸椎椎间关节

【关节面形状】 上关节面为凸面，下关节面为凹面。

【关节放松肢位】 屈曲、伸展中间位。

【关节紧张肢位】 伸展。

【体位】 俯卧位。

【手法名称（1）】 胸椎从后向前方的关节松动

【方法】 治疗师站在患者体侧，一手置于患者躯干外侧，支撑治疗师的身体，另一手的豆状骨远端置于患者的棘突（也可用示指、中指置于患者胸椎的横突，另一手掌与之重叠），对弯曲的脊柱垂直向下按压，然后利用振动法或渐增振动法扩大关节活动度。

【适应证】 屈曲或伸展受限。

【手法名称（2）】 胸椎旋转的关节松动

【方法】 治疗师站在患者体侧，位于患者身体尾侧（远端）手的示指末节指腹置于治疗部位的横突，中指末节指腹置于下一节椎体的另一侧横突，另一手以掌根部与其重叠，于脊柱弯曲处呈垂直方向，边感觉其运动边施加向下的压力。

【适应证】 胸椎旋转受限。

二、腰椎椎间关节

【关节形状】 上关节面为凹面，下关节面为凸面。

【关节放松肢位】 屈曲—伸展中间位。

【关节紧张肢位】 伸展位。

【体位】 腹部垫枕的俯卧位。

【手法名称】 腰椎旋转手法

【方法】　治疗师面对患者，位于头侧的手第五掌骨尺侧缘置于患者对侧横突，另一手支撑在治疗台上。用治疗手轻轻按压，当软组织充分放松后，以渐增振动法，慢慢增加旋转的活动度。治疗中根据有无疼痛调整手法。一般不得按压到最终活动范围（图 27-3）。

【适应证】　治疗者站立方向侧的椎间关节分离受限导致同侧旋转和对侧侧屈受限。

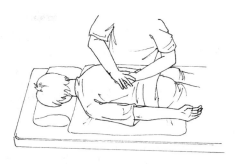

图 27-3　腰椎旋转手法

三、肩肱关节

【关节面形状】　肩胛骨的关节盂为凹面，肱骨头为凸面。

【关节放松肢位】　55° 外展、30° 水平内收位。

【关节紧张肢位】　外展、外旋位。

【体位】　仰卧位。

【手法名称（1）】　关节分离手法

【方法】　治疗师面对肩肱关节，一手握于肱骨近端，另一手扶持肱骨远端，并利用躯干固定患者前臂。治疗师用位于患者腋窝下方的手向外侧稍前方和患者头侧轻推，另一手控制肱骨，用双手合力使肱骨头与关节盂分离。

【适应证】　肩肱关节活动受限。

【手法名称（2）】　肱骨滑动手法

【方法】　向足侧及后方滑动时均取仰卧位，向前方滑动则取俯卧位。上肢伸出治疗台边缘，关节呈最大松弛位，即外展 50°~70°、水平内收 30°。治疗师一手扶持肱骨近端向相反的方向轻推，另一手与大腿共同控制肱骨远端（图 27-4）。

【适应证】　向足侧滑动可治疗外展受限；向后滑动可治疗屈曲、内旋受限；向前滑动可治疗伸展、外旋受限。

四、肱尺关节

【关节面形状】　肱骨滑车为凸面，尺骨半月切迹为凹面。

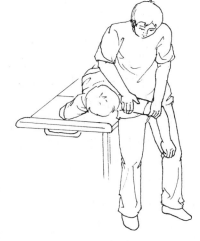

图 27-4　肩肱关节向前方的滑动手法

【关节放松肢位】　70° 屈曲，10° 旋后。

【关节紧张肢位】　伸展位。

【体位】　仰卧位（关节最大松弛位）。

【手法名称（1）】　牵引手法

【方法】　治疗师站在与患者骨盆相对的位置，一手握持肱骨远端外侧，将肱骨远端固定在治疗台面上，另一手握持尺骨近端屈侧并将尺骨近端向远端方向牵引。由于尺骨半月切迹的关节面与尺骨干呈 45°，所以应向比患者实际屈曲的角度小 45° 的方向牵引。

【适应证】　肘关节活动受限

【手法名称（2）】 滑动手法

【方法】 患者仰卧位，肩关节外展，使患肢伸出治疗台面，治疗师一手握肱骨远端内侧，固定肱骨，用治疗师身体固定其前臂，另一手握尺骨远端外侧（内侧）向内侧（外侧）方向加力。

【适应证】 肘关节屈曲、伸展受限。

五、桡尺近侧关节

【关节面形状】 桡骨头环状关节面为凸面，尺骨为凹面。

【关节放松肢位】 70° 屈曲，35° 旋后。

【关节紧张肢位】 5° 旋后位。

【体位】 坐位，前臂放在治疗台面上，关节处于最大放松位。

【手法名称（1）】 桡尺近侧关节向屈侧滑动

【方法】 一手固定肱骨远端和肘关节，另一手拇指与示指握桡骨头和伸肌群的隆起部，将桡骨头向屈侧滑动。

【适应证】 旋后受限。

【手法名称（2）】 桡尺近侧关节向伸侧滑动

【方法】 与桡尺近侧关节向屈侧滑动方向相反。

【适应证】 旋前受限。

六、桡腕关节

【关节面形状】 桡骨为凹面，近侧列腕骨为凸面。

【关节放松肢位】 从中立位轻度尺偏。

【关节紧张肢位】 尺偏位伸展。

【体位】 坐位。

【手法名称】 桡腕关节分离手法

【方法】 患者坐在治疗台前，前臂置于台面，腕关节呈最大放松肢位。治疗者一手固定尺桡关节远端背侧，另一手握近侧列腕骨背侧并向远端牵引使之与桡骨分离。腕关节伸展受限的患者可用向屈侧滑动的手法，屈曲受限者可用向背侧滑动的手法；桡偏受限者可用向尺侧滑动的手法，尺偏受限者可用向桡侧滑动的手法。进行手法时注意取最大放松位：向屈侧滑动时，前臂旋前（掌心朝下）置于治疗台边的枕垫上；向背侧滑动时，前臂旋后（掌心朝上）；向桡侧或尺侧滑动时，前臂呈中立位。

【适应证】 腕关节活动受限。

七、髋关节

【关节面的形状】 髋臼为凹面，股骨头为凸面。

【关节放松肢位】 30° 屈曲，30° 外展，轻度外旋。

【关节紧张肢位】 充分伸展、内旋、外展。

【体位】 仰卧位。

【手法名称（1）】 髋关节负重面的分离手法

【方法】 患者仰卧，双侧髂骨用尼龙布带固定在治疗台上，髋关节呈最大放松位。

治疗师双手握住下肢远端，双侧肘关节伸展，利用身体后仰的力量牵拉，使股骨头与髋臼分离（图 27-5）。

【适应证】　髋关节活动受限。

【手法名称（2）】　髋关节治疗面的分离手法

【方法】　患者仰卧位，双侧髂骨用尼龙布带固定在治疗台上，下肢置于治疗师的肩上，髋关节屈曲 90°、外展 30°、轻度外旋。治疗师双手抱握股骨近端，用肩部抵住患者股骨远端，双手向远端方向牵拉，使股骨头与髋臼分离。

【适应证】　髋关节活动受限。

【手法名称（3）】　髋关节向后方的滑动手法

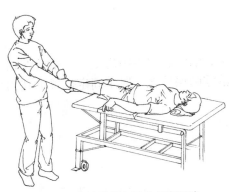 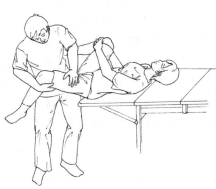

图 27-5　髋关节负重的分离手法　　　　图 27-6　髋关节向后方滑动的手法

【方法】　患者取仰卧位，髋关节置于治疗台的一端，为了使骨盆得到较好固定，令患者双手抱膝，使非治疗侧下肢屈髋屈膝，治疗侧下肢呈最大放松位（屈曲 30°、外展 30°、轻度外旋）。治疗师位于患者大腿内侧，一手扶持股骨远端控制运动，另一手置于股骨近端前面，利用膝关节屈曲向髋关节从前向后的方向施加压力，使股骨头向后方滑动（图 27-6）。

【适应证】　屈曲受限，内旋受限。

【手法名称（4）】　髋关节向前方的滑动

【方法】　患者站在治疗台的一端，躯干俯卧于台面，患侧髋关节呈最大放松位（屈曲 30°、外展 30°、轻度外旋）。治疗师站在患侧下肢内侧，一手固定股骨远端控制运动，另一手置于股骨近端，肘关节保持伸展，利用双膝屈曲对股骨头从后向前施力，使股骨头向前方滑动。

【适应证】　伸展受限，外旋受限。

八、膝关节

【关节面形状】　胫骨近端为凸面，股骨远端为凹面。

【关节放松肢位】　25° 屈曲。

【关节紧张肢位】　充分伸展，胫骨外旋。

【体位】　坐位，仰卧位。

【手法名称】　膝关节分离手法

【方法】 患者坐在治疗台一端，关节呈最大放松肢位。治疗师双手握下肢远端并向远端牵拉，使膝关节面分离。对膝关节伸展受限的患者，还可以用股骨向前方滑动的手法；对膝关节屈曲受限者，采用股骨向后方滑动的手法。股骨向内侧、外侧的滑动也可以改善屈曲或伸展活动受限。

【适应证】 膝关节活动受限。

九、踝关节

【关节面的形状】 （背屈、跖屈）胫骨、腓骨为凹面，距骨为凸面。

【关节放松肢位】 10° 跖屈，内、外翻中立位。

【关节紧张肢位】 充分背屈。

【体位】 仰卧位，俯卧位。

【手法名称】 踝关节分离手法

【方法】 患者取仰卧位，关节呈最大放松位，治疗者双手握患足，手指放在相当于距骨颈部的足背部，拇指抵于足底跖趾关节处，治疗师保持腕、肘于固定位置，利用身体重心向后的移动，对踝关节产生分离的力。

【适应证】 踝关节活动受限。

第二十八章　作业活动与作业活动分析

作业活动是作业疗法采用的一种特有的治疗载体，患者在反复实施和完成作业活动的过程中获得身、心两方面的康复。治疗师在为患者选择作业活动时，首先需要进行作业活动分析。作业活动分析是 OT 师必须学习和掌握的基本专业技能。作业活动分析的学习过程实际上是一种思维方法的训练过程，它包括认识和理解作业活动的基本特征，理解怎样才能够使这些作业活动具有不同的治疗作用以及如何利用它们达到治疗目的。

第一节　治疗性作业活动

一、作业活动的治疗作用

治疗性作业活动不同于一般的作业活动，它以治疗为目的，为最终获得独立的生活能力发挥独特的作用。治疗性作业活动的主要作用包括以下三个方面：

（一）克服躯体功能障碍

在克服与改善躯体功能障碍方面，作业疗法与运动疗法所采取的手段与方法不同，但殊路同归，最终达到以下目的：

- 增强肌力和关节活动范围。
- 促进手的精细活动功能的恢复，改善手的灵巧性。
- 减轻和缓解疼痛。
- 改善中枢神经系统损伤患者的运动模式、运动协调性与平衡能力。
- 增强全身体力和耐力。
- 改善认知与知觉功能障碍。

（二）提高日常生活活动能力

通过 ADL 训练和使用自助具，可提高患者翻身、坐起、穿衣、进食、洗浴、修饰、行走、如厕、家务劳动、工作、学习以及各种消遣性活动的自理能力。

（三）调节与改善心理状态

- 通过自己劳动制成成品或获得成果，使患者感到收获的愉快，从而增强独立感。
- 在进行作业活动的过程中可以转移或提高患者的注意力。
- 为患者提供一种适当且安全的宣泄感情的机会，使患者在心理上得到某些平衡。
- 可以调节情绪和培养患者的兴趣和爱好。
- 通过集体活动，培养患者参与社会和重返社会的意识，增进人际交流。

二、治疗性作业活动的特征与选择

治疗性作业活动是改善机体的功能障碍以达到预期目标的方法。因此，治疗师首先要设计或选择一项适当的作业活动。所谓适当，就是该活动能够使人体产生确切的、有利于功能改善的反应，并且能够根据患者的情况调节其活动难度。也就是说这种活动可以与患者不同的功能水平相结合，当患者的功能水平恰好可以完成该动作时，可以使其获得成功的喜悦；随着活动难度的逐级提高，患者可以在掌握该活动的同时不断地提高功能水平。

治疗性作业活动应有如下特征：①能够产生特定的反应，即具有明确的治疗目的，能够针对性地克服或改善患者存在的功能障碍；②可以进行反应分级，即其难度可以从活动强度、时间、完成活动的方式等方面进行调节，使患者有望在下一个功能水平上继续进步；③对患者的能力具有挑战性；④对患者应具有价值及意义；⑤具有重复性以产生治疗效果。

（一）活动的特征与分级

1. 用于感觉障碍训练的活动

【活动特征】 促进触觉或两点分辨觉的恢复采用触摸训练，所触摸的物品应具有不同质地、不同形状，并且大小各异。

【活动分级】 根据触摸及分辨的难易程度进行分级，物品质地的选择可以由不同到相似，由粗糙到光滑。形状及大小可以从大的、常见的、容易区别的到小的、不常见的、不容易区别的物品。为降低感觉过敏，物品的质地应由软到硬，由光滑到粗糙。

2. 用于肌张力正常化训练的活动

【活动特征】 为了使肌张力正常化，作业活动必须能够提供有控制的感觉性体验。

【活动分级】 对肌张力低下的肌群，活动应能对该肌群的触觉、温度觉和本体感觉进行兴奋性刺激。对肌张力增高的肌群，活动对于该肌群或全身的刺激则应当是温和的。

3. 用于重获正常的姿势和运动模式的活动

【活动特征】 为了重新获得正常的姿势与运动模式，所选活动应能够诱发出调整反应和提高平衡反应能力。如患者向各方向伸手取物的活动或在无倚靠时使用双手的活动均可以诱发平衡反应。为了建立姿势的稳定性，应采用能对肢体近端肌群施加阻力或使之负重的活动。

【活动分级】 可从三个方面提高训练活动的难度，即延长上述反应的持续时间；当获得姿势稳定性后，有控制地增加稳定关节的运动量；由全身运动控制开始到肢体的粗大运动控制，直至诱发出特定关节的运动控制。

4. 用于重获技能性随意运动的活动

【活动特征】 为了重新获得技能性的随意运动，活动必须具有明确的目的或目标，能够提供反馈以便进行自我监测。

【活动分级】 向不同的方向移动身体→移动整个肢体→关节的分离运动→速度较快和较精确的运动。

5. 用于增加协调性和灵巧性的活动

【活动特征】 为了增加协调性和灵巧性，所设计的活动应当允许患者能够自己控制关节活动的范围。

【活动分级】 从缓慢、粗大的运动到一个特定的位点上快速、精确地完成功能活动。

6. 用于增加主动运动范围的活动

【活动特征】　为了增加主动的关节运动范围，所选活动必须具有使被治疗的身体部位反复向受限方向运动的特征。

【活动分级】　当运动受限有所改善时进一步扩大运动范围。

7. 用于增加被动运动范围的活动

【活动特征】　为改善软组织挛缩，所选活动必须能够对身体被治疗部分给予有控制的、持续性的伸张或牵引。

【活动分级】　当运动受限有所改善时进一步扩大运动范围。

8. 用于增强肌力的活动

【活动特征】　所选活动能够使肌肉产生等长或等张收缩运动。

【活动分级】　逐渐增加速度或阻力；等张收缩训练时逐渐增加重复次数；等长收缩训练时逐渐增加持续时间。

9. 用于增强肌肉耐力的活动

【活动特征】　活动必须具有重复性，并规定在一定的时间内重复若干次。阻力应不超过最大肌力的 50%。

【活动分级】　逐渐延长作业活动时间。

10. 用于增加心肺耐力的活动

【活动特征】　所选活动的代谢水平（METs 值）必须与患者当前的体力相适应。

【活动分级】　增加代谢水平可以通过延长作业活动的时间、增加作业活动的频率以及作业活动的强度来实现。

（二）活动水平应具有挑战性

在设计或选择一项活动时，要将完成该活动的必要条件与患者的能力进行比较，以判断患者能否独力完成、是否需要将活动进行改造或完全不能做。所选择的活动水平在患者能力范围之内，不具有治疗价值；活动难度过高，既不现实也会使患者灰心。因此，一项适合的治疗活动必须对患者目前的能力水平具有挑战性，通过努力和反复实践使患者的能力得到提高。为达到此目的，所选择的活动应具有趣味性，使患者能够主动参与其中。

（三）活动对于患者应具有意义

患者通过进行一项作业活动，能够从中发现该活动对自身具有特殊的重要性、价值以及目的。该活动对于患者所具有的意义包括长远的人生价值和受当前的需求以及情感所驱使而产生的直接动力。这种需求可以与生活目标有关，亦可以无关。

尽管治疗师可以决定哪些活动是理想的治疗性活动用以达到一个特定目标，但是对于某一具体患者却可能并不适用。因此，应当允许患者自己从作用相似的若干活动中选择一种活动，患者会为此而倍加努力从而有利于达到治疗目标。

（四）活动应具有重复性

感觉运动的再学习需要反复实践。患者身体功能的恢复往往是运动的再学习过程，尤其中枢系统疾病所导致的功能障碍，如果没有成千上万甚至几十万次动作的重复则难以在大脑内形成运动感觉印迹。因此，在选择作业活动时要分析该活动中的某一具有治疗特征的动作是否具有重复性，如熨烫衣服，用刨子刨木板等活动都具有这一特性。利用动作的重复性，在不知不觉中完成运动的再学习过程。

三、作业活动的适应性改造

作业活动改造是将常规的作业活动根据治疗需要进行修改从而达到治疗目的。在躯体残疾的康复治疗中，有两个原因导致对一项活动进行修改或改造：其一，原有的活动方式并无治疗作用，但改造后的活动方式则具有治疗价值。其二，为使治疗具有连续性，使患者不断地提高功能水平，在治疗的过程中需要将所选择的治疗活动进行分级，即根据难易程度将常规活动进行设计改造，分步骤循序渐进，由易到难，直至达到目标。将治疗性活动分级是作业疗法的基本原则。

进行活动改造时应遵循如下原则：①能够达到特定的治疗目的。②不诱发异常运动或姿势。③对患者不具有潜在危险。④活动本身要求患者作出一定反应。⑤不低估患者的功能水平。改造的方法如下：

（一）改变工作面和物品的定位

是指工作面倾斜度、工作面高度的变化以及物品摆放位置的变化（图 28-1~3）。在进行作业活动时，人与工作面及物品的位置关系决定了哪些肌肉参与工作，采用哪些运动类型。

在桌面上进行的活动如下棋、打砂纸、上肢滑板训练，可通过改变桌面的倾斜度和方向来增加或减少上肢运动的阻力。例如：台面远端向前下方倾斜，患者在进行肩关节外展和肘关节屈曲时会感到阻力加大；将台面远端向上倾斜，则肩关节屈曲和肘关节伸展时阻力增加。

桌面或工作面进行高、低调节可以改变重力的影响或突出特定肌群的运动。台面升高到腋下水平时可以使肘关节在去除重力的情况下进行屈曲和伸展。

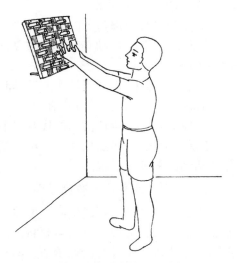

图 28-1　高挂在墙上的棋盘

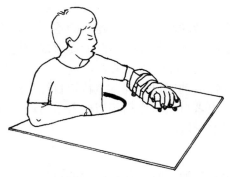

图 28-2　水平工作面

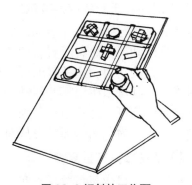

图 28-3　倾斜的工作面

将钉子、线轴、砂袋等物品放在不同位置或高度上，在拿取这些物品时会引发出不同类型的运动。如：将物品放到较高处时就可以诱发肩关节的屈曲或外展；将物品放在两侧则可以促进躯干旋转，肩关节水平内收和外展以及内旋和外旋；将物品放在较低的位置则可以促进躯干的前屈和侧屈。

（二）利用增加重量的方法改造作业活动

增加阻力可达到促进肌力增强、拮抗肌收缩、增加被动关节活动度的治疗作用。增加阻力可通过调整物品的重量实现。通常采用两种方法增加阻力：一是利用滑轮增加重锤的重量或增加使用工具的重量；二是加大患者身体负重。使用工具如锤子时可以利用锤子的不同重量调节阻力。也可以将砂袋直接加在患者的身体上，如通过利用腕关节砂袋增加患者肘关节屈曲及旋后运动时的阻力。

（三）利用弹簧或橡胶带改造作业活动

运用弹簧或橡胶带有如下作用：①通过施加阻力来增强肌力或拮抗收缩。②协助弱肌群收缩。③通过牵拉肌肉及其它软组织以扩大关节被动活动范围。

提供阻力时，橡胶带的弹力方向与被治疗肌肉收缩的方向相反。协助弱肌群收缩时，弹力方向与收缩方向一致。牵拉软组织、扩大关节活动范围时，弹力方向与挛缩的软组织的力的方向相反。如果将橡胶圈套在夹衣服的木夹子的前端以增加阻力，可以起到提高手指捏力的作用。

（四）应用杠杆原理改造作业活动

一块肌肉或一组肌群的力量输出取决于阻力的大小。阻力由肢体的重力和所使用工具的重力构成。阻力的大小可以通过延长或缩短阻力臂进行调节。阻力臂越长，需要克服阻力而使杠杆达到平衡的动力就越大，也就越费力。反之，阻力臂越短，就越省力。因此，通过移动施加在肢体上的阻力的位置，可以达到延长或缩短阻力臂的目的。如以肩关节为支点上举沙袋时，将沙袋置于肱骨末端要比置于腕部省力，此时可减少肩关节屈肌为抬举起砂袋所需的力量。此外，"缩短"或"延长"肢体也可以改变阻力臂的长度。如：膝关节屈曲状态所产生的阻力比膝关节伸展时的阻力要小；借助于拾物器取物时，其阻力臂延长，因而用拾物器取物要比用手直接拾取费力；使用一只大刷子在墙上绘画时比用小毛笔绘画费力。

反之，增加作用力力臂的长度可以减少肌肉力量的输出，即省力。图28-4演示患者利用夹衣服的夹子提取棋子的训练游戏，其目的为增强手指的捏力。如果将夹子柄加长，只需要较小的捏力就可以将夹子打开。

利用改变杠杆臂长度的原理，不仅可以使某一种活动更具有治疗意义，而且还可以改造日常生活用品或用具，从而便于患者利用残存功能去使用它们。

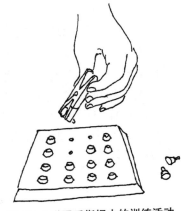

图28-4 增强手指捏力的训练活动

（五）利用物品大小或形状的变化改造作业活动

在进行棋盘类游戏活动时，可通过改变棋盘、棋子的大小或形状来发挥治疗作用。例如：将象棋的底部粘贴尼龙搭扣以增加提取棋子的阻力，在游戏过程中训练手指的捏力或伸展力（图28-5）。根据障碍情况，使用的棋子可以大到需全手抓握，也可以小到用手指对捏即可，以提高患手的灵巧性和恢复精细的协调动作。还可以通过改变棋子的形状达到特定的治疗目的（图28-6）。

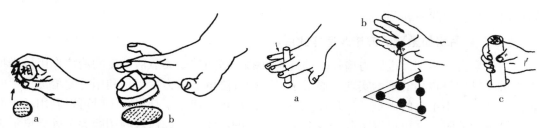

图 28-5 棋子底部粘贴尼龙塔
扣训练：a.手指捏力 b.指伸展

图 28-6 设计不同形状的棋子以训练：
a.手指内收 b.拇指对掌 c.简状抓握

进行工具改造时，常用的方法是将手柄的形状与粗细进行变化。如木工使用的锯，其种类很多，无论锯的外形如何，在以拉锯作为治疗性活动时，以锯的长度和锯齿的数量作为衡量运动量和活动级别的主要标准。锯身越长齿就越多，抵抗力也就越大，活动范围越大。因此，要根据患者的肌力以及关节活动度的训练要求选择锯的大小。锯柄的形状也是设计活动时需要考虑的一个方面。例如：偏瘫患者需要使用双手把持的锯柄，手指屈曲受限时需要将锯柄加粗，锯柄可以设计成水平位和垂直位，假手使用的锯柄还可以在柄的末端加钩或穿孔等。

（六）利用材料种类或质地的变化改造作业活动

在进行肌力的抗阻力训练时，可以通过改变材料种类或质地使阻力发生变化。例如：雕刻开始可以在质地较软的材料上进行，逐渐过渡到质地坚硬的材料，即纸→布→皮革→纸板→木板，通过加大阻力提高手指肌力和协调性。使用砂纸时，可以从细颗粒砂纸过渡到粗颗粒砂纸，随着颗粒的增粗变化使阻力加大。下棋时可以采用磁性棋盘和铁质棋子锻炼手部肌力。

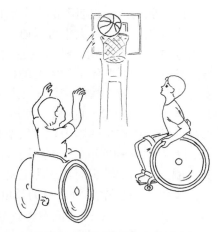

图 28-7 坐在轮椅中打篮球，达到耐力训练和娱乐的双重目的

（七）改变活动的方式

许多体育活动可以改为坐位。例如：坐在轮椅中打篮球、打乒乓球。必要时可以修改比赛规则以适应患者躯体功能状况。缝纫和针线活通常需要双手完成；而对于偏瘫患者，可将布料或衣服固定在工作台上，用健手做活。改变常规的活动方式既可用于功能训练，也可用于代偿完成那些采用常规方式已不能完成的日常生活活动（图 28-7）。

第二节 作业活动分析

一、定义

作业活动分析是对一项活动的基本组成成分以及患者能够完成该活动所应具备的功能水平的一个认识过程。活动分析将活动分解成步骤、动作直至运动类型以确定其基本成分，提取治疗的要素。在选择一项活动时，患者的能力要与该项活动所要求的水平相符合。所谓符合包含两层意义：其一是指所选择的活动应向患者当前水平提出挑战；其二是指在目前的水平上确保成功。

为了选择一项适合于某一患者的作业活动以及确定治疗目标，作业疗法师首先需要进行活动分析，在分析的基础上，选择一项针对患者功能障碍的活动进行治疗。分析的目的在于针对具体情况并结合所设定的康复目标，正确地选择作业活动使之符合或满足治疗的需要，达到治疗目的。因此，在着手进行一项活动分析时，治疗师首先应对以下问题进行提问：

- 该活动有何特点？
- 它能用于治疗吗？
- 完成该活动需要具备哪些条件？如躯体、认知、心理、社会？
- 活动的难点是什么？
- 该活动是否可以分级和改造？
- 哪些患者受益？

对于骨骼肌运动系统损伤的患者，在选择作业活动时可以采用生物力学分析法进行分析；对于中枢神经系统损伤的患者则采用神经发育学方法进行活动分析。

二、作业活动的生物力学分析

生物力学分析是所有分析的基础。其分析步骤如下：

1. 提出治疗目标和选择一项活动。
2. 列出该项活动的每一动作步骤。
3. 分析完成该项活动所必须具备的功能和能力。
4. 分析完成该项活动的外部因素，即：
（1）患者和使用材料或工具之间的相互位置关系。
（2）完成该项活动的必要器皿、工具或材料。
（3）完成该活动的必要环境。
5. 将每一动作进一步分解为运动形式，并按照下表所列内容进行分析。在一项活动中，重复性的动作是活动中的治疗成分，在活动分析时应认真加以识别。

运动类型	重复性	ROM	原动肌	重力影响（辅助/抵抗/无影响）	完成该运动所需最弱肌力	肌肉收缩类型

6. 完成该活动所需要固定的关节以及固定的方法。
7. 进行该活动的适合年龄（组）。

8. 该活动所需的 METs 水平。

9. 利用该项活动进行治疗时的注意事项。

10. 该活动可达到的短期目标。

11. 分级方法。即采用何种方法逐渐增加该项活动的难度？①肌力？②主动关节活动度？③被动关节活动度？④协调性/灵巧性？⑤耐力？⑥时间与速度？⑦运动量？

三、作业活动的神经发育学分析

作业活动的神经发育学分析从发育和神经生理两方面考虑。脑损伤患者需要采用以随意运动发育为基础的、所提供的感觉刺激会引起神经生理反应的活动进行治疗。作业活动的神经发育学分析可从以下方面进行观察：

1. 选择活动。

2. 进行该活动时人与物品的位置以及彼此间的定位关系。

3. 进行该活动时必须注意哪些问题？

4. 为完成该项活动必须具备哪些正常的随意姿势反应？哪些姿势反应可由该活动诱发出来？

5. 完成该活动必须具备哪些发育性姿势？

6. 该活动需要关节固定还是活动？还是两者相结合？这些反应发生在哪些关节？

7. 该活动需要何种运动模式？这种运动模式是否与原始反射或肢体联带运动相对立？该活动是否强化这些异常的运动模式？

8. 该活动需要肢体的整体运动还是单关节的分离运动（注明关节）？

9. 该活动需要身体一侧反应还是双侧反应？双侧反应是对称、不对称或交替性的？

10. 需要哪些肌群收缩？

11. 该活动要求注意运动本身，还是随意地运动而注意最终结果？

12. 该活动提供何种感觉刺激？该刺激是易化性的还是抑制性的？它作用于哪些肌群？所选择的活动要避免引起不适当的感觉刺激。如果活动本身不能提供适当的感觉刺激，可以采用其它辅助方法给予刺激。

第三节 常用的治疗性作业活动

作业疗法在许多情况下与物理疗法具有相同的目的，如增强肌力、扩大关节活动度等等。但是，作业疗法常常是利用一些作业活动，让患者在完成某项活动的过程中达到治疗的目的，所以，选择什么活动能达到预期的目的，如何完成和怎样指导患者完成某项活动成为作业疗法能否成功的关键。

作业疗法的治疗师必须具备有关作业活动的知识，熟练掌握诸多的制作技术，同时还要深入浅出地教会患者知道要做什么，在什么地方做，为什么要做这些活动和怎样做好。如果作业疗法治疗师仅仅是自己心灵手巧地做出精美的工艺品而不能进行技术指导，就不能完成作业疗法。这种指导是一个教与学的过程，但与学校的教育不同，因为工作的对象不是健康的正常人，目的也不是掌握一门制作技术。工作的对象是患者，目的是要通过活动进行治疗，改善某项功能或能力障碍。因此，要根据患者的年龄、性别、身体、精神障碍的种类、心理状态、兴趣、社会经历等各种条件选择活动项目，还应当与患者身体障碍相结合，以达到预期的目的。因此，作业活动是科学的严谨的治疗技术。

本节重点介绍几种治疗性活动的操作技术。

一、铜板作业

铜板手工艺是用于装饰墙壁的艺术品，在欧洲具有很长的历史。选择喜爱的图案，利用金属特性制作各种各样的艺术品。由于制作简单，对上肢功能恢复具有良好的作用，还能有效地改善心理异常，是作业活动的重要项目。

（一）工具与材料

1. 工具金工用剪子、尺子、锥子、画线笔、铅笔、绘画用具、大小不等的木锤、钳子、大小不等的木柄锥子、钻子、成套图案。

2. 材料铜板（约 0.3mm 厚）、木板、图案样本、复写纸、氧化剂（氧化钾）、砂纸、透明硝基漆、喷漆、各种吊环、铁丝或彩带、毡垫。

（二）方法及程序

1. 选图案。
2. 描图　将图描到纸样上。
3. 剪裁铜板　根据图案的大小和工艺品的设计剪裁铜板。
4. 将图案样纸固定在铜板上。
5. 将图案临摹到铜板上。
6. 去除图案样纸。
7. 把图案的衬底部分用钉钻砸瘪，使图案部分凸出。
8. 根据喜好，也可以将砸瘪的部分用蜡遮盖住，保留铜板的原色，将凸出的图案着色；也可以将铜板全部喷上黑色；还可将铜板表面全部用硫化钾水溶液涂黑。
9. 用铁砂纸将凸出的图案表面黑色磨掉，再用细砂纸打光变成金黄色。
10. 表面喷硝基漆（亮漆）。
11. 裁装饰面板，将铜板工艺品镶在面板上。
12. 面板背面装挂线或支架。

（三）特征

1. 图案样本及颜色的选择能够发挥个性，可以根据患者的情况或喜好变化，如书法、花草或其它图案等。
2. 该作业活动适于男性患者。
3. 制作过程明确，比较容易划分难度级别（如木锤大小，钉、钻大小的变化）。
4. 完成后利用价值高。

（四）治疗作用

1. 身体方面
（1）维持和增强上肢肌力。
（2）维持和改善上肢关节活动度。
（3）改善双侧上肢和手、眼的协调性。
2. 心理方面
（1）培养集中注意力。
（2）提高创造性。

（五）禁忌与注意事项

- 铜板裁切后，边缘锐利，防止外伤。
- 使用喷漆等原料时注意空气流通。
- 工具如锤子、锯、锉、钉钻要注意保管和安全。
- 由于制作过程有噪音，要选择合适的场所，桌面上垫橡胶垫等以免影响他人。

二、皮革工艺

用皮革制成钱包、烟盒袋、钥匙坠、眼镜盒、发卡等各种工艺品，可以用各种带有图案的模具在皮革上敲打出患者喜爱的花色，制成实用的工艺品。方法简单，制品新颖、美观大方、有实用价值，患者会产生极大的兴趣。

（一）工具与材料

1. 工具　①带各种花纹、图案的冲头。②木锤、铁锤。③合成橡胶面的操作台。④笔（着色用，刷黏合剂用和刷漆用）。⑤染料盘。⑥裁皮革刀。⑦打孔机。⑧铆头模。⑨电热器。⑩棉棒。⑪针。⑫剪刀。⑬玻璃板。⑭纸样、海绵、布。

2. 材料　①革：小牛皮、成牛皮、羊皮、山羊皮、猪皮等。②染料：酸性染料、碱性染料。③装饰带。④气孔钉、铆头模。⑤速干胶。⑥皮革用硝基漆、洗笔的稀料。

（二）方法与程序

1. 确定制作的物品。

2. 选择图纸。

3. 复制纸样。

4. 裁切皮革。

5. 将纸样临摹到皮革上。

6. 用蘸水的海绵将革的正、反面浸湿。

7. 染色。

8. 染色风干后涂防水漆，干燥后再涂皮革用硝基漆。

9. 如果打蜡，要用干布充分摩擦。

10. 成品加工最后根据制作的物品做进一步加工，如制作眼镜袋需将皮革的边缘用皮缘切割机切出花边，再用皮革打孔机将三条边打三排孔，用皮革装饰带封闭三条边，上面还可以钉上尼龙搭扣或按扣。患者可按自己的设计完成工艺品制作后的成品加工。

（三）特征

1. 该作业活动比较容易学习。

2. 适合各种年龄和性别的患者。

3. 比较容易根据制作物品的大小与制作工艺的难易度进行分级。

4. 该活动程序复杂，要求水平高，不会使患者感到厌烦。

（四）治疗作用

1. 身体功能方面　①增强手指持握能力和上肢肌力。②改善手指的精细动作。③改善手眼的协调能力。④改善和维持关节活动范围。⑤增强坐位耐力。

2. 心理方面　①集中注意力。②培养创造性。③缓解精神紧张。

（五）禁忌与注意事项

- 视力低下的患者不要使用过细的针线。
- 运动失调和随意运动严重障碍的患者不得采用此活动。
- 注意裁革刀等危险工具的使用与管理。
- 感觉迟钝或感觉丧失的患者使用刀、剪等锐器和熨斗时要注意安全。

三、木雕

古代建筑物、佛像、纪念物、艺术品、信物等广泛地应用木雕，具有很高的文化内涵和艺术色彩。

（一）工具与材料

1. 工具　①雕刻刀：刀、平刀、圆刀、三角刀等。②刨：平刨、特殊刨。③锯：双面锯、丝锯。④锥。⑤镊子、钳子、改锥。⑥铁刀。⑦木锤或铁锤。⑧雕刻台。⑨铅笔、砂纸及其它。

2. 材料　①木材。②涂料。③着色剂。④黏合剂。⑤其它。

（二）方法与程序

1. 选图样，临摹到纸样上。
2. 根据图纸取材，并将纸样复写在木材上。
3. 用雕刻刀按图案要求雕刻凸出和低凹的部分。
4. 用雕刀的手、肘关节紧贴体侧以减少疲劳。
5. 磨光、着色、涂亮漆、打蜡。
6. 加框、安挂钩、配支架等。

（三）特征

1. 根据作品的大小、板子的厚薄以及质地的坚硬度进行作业活动的分级。
2. 易体现目的性动作。
3. 所使用的工具具有一定的危险性。
4. 是男性喜欢的作业活动。

（四）治疗作用

1. 身体方面　①强化上肢肌力。②维持与改善上肢的关节活动度。③改善精细动作。
2. 心理方面　①集中注意力。②培养毅力。

（五）禁忌与注意事项

- 运动失调和随意运动严重障碍的患者禁用此项活动。
- 急性期精神疾患的患者，尤其有自伤和伤害他人倾向的患者不得采用此项活动。
- 此活动不适于视力障碍的患者。
- 要注意工具的使用与管理。

四、编织

我国古代农村用简单的木制织布机织粗布，用纵、横线交叉编织，可以织出五颜六色、变化万千的图案，独具风格，富有创造性和艺术，是一项有趣的作业活动。

（一）工具与材料

1. 工具 织布机（台式，足踏式）。

2. 材料 各种颜色，粗细不等的线。

（二）方法与程序

1. 织物设计、选择图案。

2. 编织。

（三）特征

1. 针对各种障碍，可以在织机上进行操作设计。

2. 编织为单人操作的作业活动，任何年龄、性别都可以利用。

3. 编织是一项有趣的，具有创造性的活动，图案和编织线可以根据个性进行选择。

（四）治疗作用

1. 身体方面 ①维持和增强上肢的肌力。②维持和扩大上肢的关节活动度。③改善双手动作的协调性。

2. 心理方面 ①缓和精神紧张。②培养毅力和耐心。③提高创造力。

（五）禁忌与注意事项

• 该活动不适用于结核、急性关节炎、腰痛的患者。

五、马赛克装饰品

是将各种颜色的陶瓷片按照自己的设计将其加工成大小不等的碎片，再根据选择的图案在一块面板上粘贴成各种精美的装饰品。自古代起就有不少国家的人民喜爱这种艺术，并将其镶挂在建筑物内作为室内装饰。

（一）工具与材料

1. 工具 ①锤子。②马赛克钳。③瓷砖刀具。④圆规。⑤尺子。⑥海绵刷。⑦镊子。

2. 材料 ①面板（三合板、铁板、塑料底板）。②速干胶。③石膏。④马赛克、大理石、花岗岩、贝壳、合成树脂、蛋壳。

（二）方法与程序

1. 选择图案。

2. 临摹成纸样。

3. 将纸样复写到面板上。

4. 去掉纸样，按原图案的色彩着色。

5. 用钳子、锤子将各种颜色的马赛克敲成碎片备用。

6. 用镊子夹马赛克碎片蘸上黏合剂，按面板上的颜色粘到相应的位置。

7. 用石膏将缝补平。

9. 装饰面板。

（三）特征

1. 利用简单的图案可以得到精美的作品。

2. 可以就近取材，如蛋壳碎片等。

3. 适用于各种年龄、性别的患者。

4. 可以根据患者情况将活动进行分级。

（四）治疗作用

1. 身体方面　①增强上肢肌力和手指的持握力。②改善手指的灵巧性。③改善手眼的协调性。④维持和改善关节活动范围。

2. 心理方面　①消散攻击性。②集中注意力。③提高耐心与耐力。④通过集体作业可以改善患者的自信心和协调人际关系。

（五）禁忌与注意事项

- 注意刀、剪、钳、锤等工具的使用与管理。
- 呼吸系统疾病、眼科疾病的患者要避免碎片和粉尘飞扬。
- 手指外伤和伴有皮肤病的患者不宜采用此项活动。
- 注意防止马赛克碎片和刃器造成手外伤。

六、园艺

有条件的康复医院可以开展园艺作业。园艺活动包括果树、蔬菜、花卉三种植物的栽培，通过园艺活动，可以培养残疾人对生活的热爱，对生命的保护和珍惜。精心种植花草可以加强责任感，在劳动中的互相配合又能协调人际之间的关系。在身体方面可以强化全身的肌力，扩大和维持关节活动范围，改善身体的平衡与协调。因此，园艺活动是行之有效且能修身养性的作业活动。

七、治疗用游戏

在可能的情况下尽量开展一些有趣的游戏。由于长期罹患疾病，患者蒙受了较大打击，许多患者不仅在身体功能上，而且在心理上，在社会活动方面都出现了不同程度的障碍。治疗游戏可以使以上三个方面都得到较好的改善。本节就室内游戏的方法和设计要点举例加以说明。

（一）以训练上肢精细动作为主的治疗游戏

此类训练多采用棋类游戏，如象棋、跳棋等。如前所述，对于不同的功能障碍，可通过改造棋子形状和棋子的提取方式而达到治疗目的。由于患者具有不同程度的功能障碍，故应在评价的基础上，将下棋活动分为若干级别，如棋盘格子由大到小、棋子由轻到重等从易到难进行设计。通过完成手持棋子，运送和放置到规定位置的过程，可以训练患者手的精细动作，改善手、眼协调性，提高患者的耐力，同时改善患者的心理状态和人际关系。

（二）以训练上肢粗大运动为主的治疗游戏

投掷砂包、套圈、皮球投篮等游戏都是以上肢粗大运动为中心的训练，同时使上肢与躯干进行协调运动，改善身体的平衡功能。投掷砂包时，用一块贴有尼龙搭扣阴面的木板画上各种大小不等的动物图案，作为投包的靶目标。做若干个大小不等的布包，表面缝上尼龙搭扣的阳面。要求患者将砂包投向靶子，以击中动物的大小和多少记分。此游戏可以根据患者功能情况分级进行，难易程度可以通过靶子的距离、包的重量做调整。通过取下靶子上贴着的布包和捡起地下散落的布包可以训练上肢关节活动度、下肢肌力和躯干的旋转、屈曲以及身体的平衡等功能。

（三）以训练上下肢和躯干为主的治疗游戏

地滚球是用木制的球撞击站立的木瓶，类似简易的保龄球。推盘游戏是用带有横板的木棒推撞类似冰球的橡胶盘状球，将球打入不同分数段的区域内。将功能近似的患者编成小组进行竞赛。此项游戏的要点在于如何根据患者上肢的功能，包括诸关节的活动度、肌力、动作的协调能力设计弹子棒的长度、重量、把手的粗细和形状。根据下肢肌力、步态、身体的平衡能力等设计场地大小、击球线到死线的距离等，竞赛规则不必过于拘泥，可以根据患者的身体功能和心理状态等因素灵活掌握。此外，立式棋盘或将棋盘置于地面均可用于训练躯干的运动控制、上下肢粗大运动及协调能力以及平衡功能。

（四）计算机游戏

计算机游戏题材丰富、有趣，可用于认知和知觉功能障碍、手眼协调性障碍以及手功能障碍的训练。

八、作业活动的选择

如上所述，在为患者选择一项治疗性作业活动时，需要准确地把握作业活动的特征，并对该活动可能产生的治疗效果进行分析。此外，在选择恢复运动功能的活动时必须考虑患者的认知和知觉能力、心理状况以及兴趣所在。认知方面应考虑活动步骤的多少和复杂程度，以及这些步骤的组织与顺序安排对注意力和记忆力的要求。知觉因素包括是否需要对图形背景进行分辨，是否需要对空间关系与空间位置进行识别，活动中是否包含二维或三维结构的设计。心理方面要考虑这些活动是需要单独完成还是小组共同完成，完成活动所需要的时间长短，不同民族、不同文化以及不同社会背景的患者对于同一种活动的认识差异及治疗效果。

第二十九章 认知与知觉障碍的康复治疗

第一节 注意障碍的康复

一、基本技能训练

在治疗性训练中，要对注意的各个成分进行从易到难的分级训练。许多种治疗方法是在一个基本训练原则的基础上发展和提出的。以下就各种注意障碍的训练方法举例说明。

（一）反应时训练

通常首先采用简单的反应时作业，改善和提高对于刺激的反应速度。可用反应时显示记录仪，亦可用记录反应时的计算机软件。此外，有些粗大的运动活动也可用于增强和加快对于刺激的反应能力，如投球等。

（二）注意的稳定性训练

1. 视觉注意稳定　在训练过程中，要求患者与治疗人员保持目光接触，训练患者注视固定和追视移动的目标。此外，也可以采用形状或数字划销作业。按照要求划销指定形状或数字。划销目标可以是数字，也可以是符号或图形等。随着症状改善，选择要求注意保持时间较长的作业进行训练。

2. 听觉注意稳定　治疗人员念一串数字，要求患者在听到数字"3"时举手示意；然后在每听到 3 或 6 时举手示意；随后再告诉患者，3 和 6 会紧跟在一个按大小顺序排列的数字之后出现，如 6 将紧跟 5 后面出现，3 会在 2 之后出现，即 5、6、1、8、9、5、2、3、7、0、4、5、6、9……。亦可从录音磁带上听及指定数字。

3. 静坐放松训练　是提高注意稳定性不可忽视的重要手段，通过静坐，使患者全身放松，情绪稳定，对进入特定情况十分有利。

（三）注意的选择性训练

提高注意的选择性主要是通过增加各种干扰来实现。

1. 视觉注意选择　将一张有错误选择的作业纸作为干扰放在划销作业纸上方，使患者寻找和发现指定数字或形状变得更加困难；也可以通过阅读分类广告或菜单，找到指定项目或内容，从而提高功能水平。

2. 听觉注意选择　从有背景声音（可以是乐音或噪音）的录音带上听及指定数字或字母。对于有选择注意障碍的患者，也可以在一边进行一项活动的同时如算术作业、木钉盘作业，一边播放录有新闻、谈话或音乐的录音带。录音带内容的选择取决于患者的兴趣。

（四）注意的转移性训练

对于有转移注意障碍的患者，无论采取何种作业训练，基本方法是为患者准备两种不同的作业，当治疗人员发出指令"变"的时候，患者要停止当前作业而改做另一项作业。具体方法可以选择划销奇数或偶数作业、加减法计算，也可用"大－小"作业，即将"大"字和"小"字分别用大号和小号字体写在纸上，要求患者根据所写的字和字的大小将其分别念出。如：

大小小大

按字义读为大、小、小、大；以字号则应读为大、小、大、小。

用同样的方法，在纸上用红笔或黑笔写出"红"和"黑"两个字并随机排列，颜色的名称可以用不同颜色的笔写出，如用红笔写"黑"，用黑笔写"红"。要求患者根据治疗师的口令，或呼出字义，或呼出字的颜色。

（五）注意的分配训练

如前所述，一个人的注意分配能力是否正常，与其是否熟练掌握其中一项技能以及是否形成相互的关联系统有关。因此，技能训练以及多种技能的协调性训练就成为注意分配的主要内容。例如：偏瘫患者在达到边走路边聊天的能力之前，首先必须提高步态和姿势的稳定性；一位上肢截肢的患者要能够一边听新闻一边吃饭，必须先熟练掌握上肢假肢的使用。在进行技能性作业训练时，规定两种选择标准，如根据花色、图案或颜色将扑克牌分类等。

二、对策训练

在对策训练中，并非强调训练某种特定的注意技能或品质，而是重点训练对策的应用。这些对策是指调动患者自身因素以学会自己控制注意障碍的一些方法。自我指导是针对注意分散、有离题倾向或过分注意细节的策略之一。它要求患者在进行某一特定作业时大声口述每一个步骤。患者在此过程中集中了注意力，同时也抑制了注意力的分散和刻板的行为。患者也可以大声地自我提示或进行作业指导，如"我必须集中精力，看着正在和我说话的人"。随着进步，逐渐训练患者将大声口述或提示转为内心的默默提示，最终成为自身内在的能力。此外，患者要学会有意识地不断提醒自己在注意各部分细节之前，要首先获得一个全局观念；在对一个所观察的事物做出反应之前，应注意全部内容并积极主动地搜索其它有关的信息，如观察并指出两张照片中的差异。

治疗师的责任就是要帮助患者建立上述对策，养成运用对策的习惯。对策训练的效果，可以通过记录某种对策的启动频率以及将这种对策用于不同种类作业活动中的频率来进行评价。

三、作业与环境的适应性调整

（一）作业的适应性调整

作业的适应性调整或改造的目的是为了最大限度地降低对注意的要求。在治疗的初期阶段，应减少或限制一次呈现给患者的信息量。例如：简化作业指导，每一次仅指导一个步骤；减少一次呈现给患者的项目或供其选择的数量；预先准备好某项作业活动所需的相关物品；将作业分解，一次仅利用其中的一个成分。临床观察表明，痴呆患者进食时如果在其面前仅仅摆一只碗和一双筷子而不是一堆餐具，将会大大减少辅助量。

随着患者注意力的进步，延长治疗时间并增加治疗性作业活动的复杂程度。例如：在进行猜测游戏作业时，先取两个透明的杯子和一个弹球，在患者的注视下，由治疗师将一个杯子覆扣在球上，让患者指出哪个杯下有球。反复数次无误后，改用两个不透明的杯子，此时患者已不能透过杯壁看到球。操作同前。让患者指出哪个杯中有球。成功后改用3个或更多的不透明杯子和一个弹球或更多颜色不同的弹球，将球分别扣在不同的杯下。让患者指出各种颜色的球被扣在哪里，移动容器后可再追问。

（二）环境的适应性调整

开始训练时应在有组织、整齐和安静的环境中进行。应当限制环境中杂乱和分散注意力的各种因素，如拔掉电话线、关上窗户、关上收音机等。在进行刷牙作业时，应当将无关的用品从水池边移走，而所需用具应当具有鲜明的对比色彩。牙膏、牙刷和杯子的对比色起到了提示作用，有助于患者注意不同的物品。随注意力改善，环境应逐渐接近正常，不需要刻意组织、安排环境。

第二节　记忆障碍的康复

如前所述，记忆过程始于感觉的输入而成为感觉记忆。从感觉记忆进入到短时记忆，新输入的信息在短时记忆中进行加工并储存到长时记忆中去。短时记忆暂时储存的时间可通过一个控制加工过程，即复述而增加延长。在回忆已学过的知识时，又从长时记忆储存中提取信息并从短时记忆中输出。

脑损伤患者不能成功地记忆，既有注意缺陷的因素，亦与记忆过程中某一环节出现障碍有关，归纳起来有如下几个方面：①由于对刺激不能引起足够的注意以致不能有效地吸收信息。②不能对信息进行编码。③不能储存信息。④不能提取已储存的信息。康复治疗应根据记忆障碍的特点，做到有的放矢。对于信息编码困难的记忆障碍者，应简化信息，减少一次信息量的输入；确认患者理解了输入的信息，将相关信息联系在一起，鼓励患者将信息进行编组或分类。对于信息储存困难的记忆障碍者，进行检查、复述、练习、再检查、再练习的循环，逐渐延长再检查的时间，即延长刺激与回忆的间隔时间。对于提取困难的记忆障碍者，由于其表现为在没有提示的情况下不能提取信息，因此，应在不同的环境背景中给予各种提示，或采用首词提示、按字母顺序寻找或思维追溯等技术帮助提取。

一、注意力训练

记忆与注意的关系甚为密切。一个人必须首先注意和理解一件事，才有可能记住它。如果一个有记忆障碍的患者在一间安静的屋子里的表现有所改善，或者他对所给的材料表现出兴趣，提示记忆障碍可能是继发于注意的缺陷。在这种情况下，应着重于注意的康复治疗，而非记忆的训练。临床观察表明，记忆障碍的患者常合并注意力障碍。因此，对于有记忆障碍的患者，改善注意障碍是记忆障碍康复的一个前提。在注意障碍的治疗过程中，尽管未强调记忆本身，但是随着注意力的提高，记忆功能也将在一定程度上被改善。注意障碍的康复治疗方法见本章第一节。

二、记忆的康复

对于以记忆障碍为主的患者，康复治疗的总体目标应当是逐渐增加或延长刺激与回忆的间隔时间，最终使患者在相对较长时间后仍能够记住应当进行的特定作业或活动，提高日常生活活动能力的独立程度。在制订治疗方案时应根据患者的问题所在，提出针对性的治疗计划。

改善或补偿记忆障碍的方法大体分为内辅助和外辅助两类。

（一）内辅助

内辅助指通过调动自身因素，以损害较轻或正常的功能代替损伤的功能，以改善或补偿记忆障碍的一些对策。内部辅助包括复述、视意象、语义细加工、首词记忆术、PQRST练习法、建立活动常规及有序的环境等。

1. 复述　要求患者无声或大声重复要记住的信息。复述就是进行多次的识记。在对识记材料进行最初的识记后，复述的作用就在于通过随后的一系列识记来巩固已建立起来的联系，从而改善保持过程。遗忘的一般过程由图 29-1 显示。图中曲线表明了遗忘在数量上的规律：遗忘量随时间递增；遗忘的速度是先快后慢，在识记后的短时间内遗忘特别迅速，然后逐渐变缓。根据曲线所显示的遗忘特点，及时、经常地进行复述，有利于识记的内容在急速遗忘前获得必要的巩固（图 29-2）。

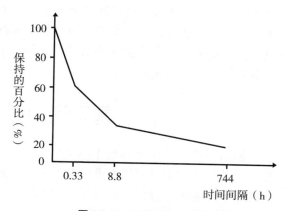

图 29-1 Ebbinghaus 遗忘曲线

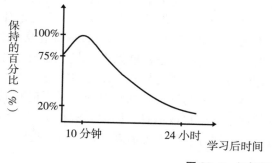

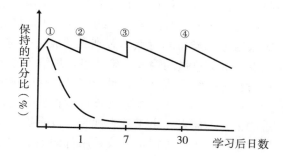

图 29-2 记忆保持量与复述的关系

复述的内容可选择数字、名字、词汇、图形或地址等项目。复述应与检查相结合，循环往复以提高信息储存的能力。随着记忆的进步，逐渐增加刺激与回忆的间隔时间来检验信息保持的时间量，或增加作业量，或提高作业难度。有研究显示，复述法对于训练患者记住时间安排表十分有效。

2. 视意象　患者把需要记住的信息在脑中形成一幅图画以巩固记忆，也可以由治疗人员为其画一幅"记忆图"。图 29-3 所示为一患者将脑中形成的视觉图画与大夫的名字联系起来，通过这种方式记住其职业和称呼。视意象法主要用于学习和记住人名。

3. 语义细加工　患者通过编一个简单的故事或句子来

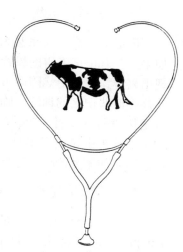

图 29-3 利用视意象记忆"牛大夫"的称呼

帮助巩固需要记住的信息。例如：要求患者记住老师、自行车、比赛、足球这些单词，可以将这些单词放在一起编成一句话，如"老师骑自行车去看足球比赛"，便于保持和回忆。

4.首词记忆术 患者把需要记住的每一个词或短语的第一个字组编成熟悉或易记的成语或句子。它是将较多的信息进行重新编码，使得信息简化，信息量减少，从而提高分析信息的能力。患者通过这种方式记住新的信息，既减轻了记忆负荷，也易于回忆，即提高了信息提取的能力。首词记忆术主要用于训练患者记忆购物清单一类的物品。

视意象、语义细加工以及首词记忆术等方法是主动的记忆加工过程，由于理解过程被加进记忆加工的策略中，因而也就调动了患者的主动思维过程。

5.PQRST练习法 该法的名称借用了心电图波形的英文缩写，为的是方便治疗师记住该法的练习程序。给患者一篇短文，按下列程序进行练习，通过反复阅读、理解、提问来促进记忆。

P（preview）：浏览阅读材料的大概内容。

Q（question）：就有关内容向患者进行提问。

R（read）：患者再仔细阅读。

S（state）：患者复述阅读内容。

T（test）：通过回答问题检查患者是否理解并记住了有关信息。

6.建立活动常规 要培养患者养成良好的生活习惯。如果患者总是记不住手表放在哪儿了，则每摘下手表时就将其放在一个固定的地方如床头柜。反复多次，使其学会将这个固定的地方和"我的手表在哪里"联系在一起，以后每当要戴手表时就从床头柜上取表。

（二）外辅助

外辅助是一类代偿技术，即指借助于他人或他物来帮助记忆缺陷者的方法。通过提示，将由于记忆障碍给日常生活带来的不便减少到最低限度。

记忆的外部辅助工具可以分为：①储存类工具，如笔记本、录音机、时间安排表、计算机等；②提示类工具，如报时手表、定时器、闹钟、日历、寻呼机、留言机、标志性张贴。此外，有序安排环境、口头或视觉提示等，均为常用的外辅助方法。

笔记本、录音机、时间安排表等辅助工具是用于帮助患者储存那些难以记住的事情；报时器（钟）、闹钟、寻呼机等则用于提醒患者在指定时间内做一件事，如闹钟每天在上午8：30提醒患者打开笔记本查阅活动安排。治疗人员必须清楚，患者需要通过反复训练才可能成功地使用一个记忆辅助工具。所谓"成功地使用"有两层含义：一是根据需要，能够主动地选择某种特定的辅助工具（又称启动）；二是自己能够有效地使用这种辅助工具。为达到成功使用的目的，治疗人员必须坚持训练和鼓励患者练习在各种情况下启动和使用某种特定的辅助工具。

外部辅助工具的使用训练应逐步进行。在治疗开始阶段，允许在他人的帮助下启动使用某种辅助用品。经过训练，以后逐渐过渡到患者自己独立地、主动启动使用该辅助工具。可将患者独立地启动使用辅助工具的次数制成图表、曲线或计算积分，通过这种反馈方式进一步鼓励和调动患者的积极性。此外，为了使提示更为有效，提示的时间应尽量靠近执行活动计划的时间，如用寻呼机提示吃药，如果传呼患者"请在半小时以后吃药"，患者很可能由于记忆障碍而很快忘记你的提醒。

1.记忆笔记本

（1）使用目的 对于患有较严重记忆障碍的患者要进行记忆笔记本使用的系统训练，

使患者最终能够独立使用笔记本。笔记本所记载的内容起到提醒和督促的作用，使患者在笔记本的帮助下能够与他人进行交流，并按计划进行活动，达到代偿严重记忆障碍的目的。

（2）记载内容 笔记本记载的内容要根据患者的需要进行设计。可分门别类，如个人情况、要记住的人名、每日活动时间安排、未来时间（一周内）要做的事情、服药时间安排、电话号码、留言、文章摘要、常去地方的方位及路线等等。

（3）训练难点和对策 笔记本的使用包括启动和应用两方面的技能。患者启动使用笔记本的过程是指患者能够在需要时，适时地主动拿起并打开笔记本；笔记本的应用则包括患者能够查阅笔记本中有关的内容，找到正确的页码以及录入相关的信息资料。

在患者不承认有记忆障碍或不愿使用笔记本时，应首先让患者理解和记住笔记本不同部分的记录、目的和名称。记忆障碍较严重的患者常常不能主动启动使用笔记本的过程。因此，要将笔记本放在固定的地方，如床头柜上，或在墙上贴提示语（如"请拿笔记本"）等，或用报时手表或闹钟定时提醒。要训练患者养成随身携带并经常、定时查阅笔记本的好习惯。患者还需要学会将相关或必要的信息进行分类并记入笔记本中。

使用笔记本之初，记录1~2类内容即可，如患者使用顺利，可逐渐增加记录项目。治疗期间还可以练习记笔记。例如：要求患者总结一段对话的内容；记录电话留言；听一段电视或收音机的新闻或采访，然后总结大意；总结一篇文章的要点，总结做一道菜、一项游戏或作业的主要步骤等。此外，还可以通过问患者一些问题来帮助其复习和再读笔记。

2. 计算机 采用计算机记忆训练软件已被广泛使用。记忆的难度通过刺激呈现与回忆的间隔逐渐缩短以及刺激呈现的复杂程度来实现。其好处在于定时、定量、分级并且可将记忆力训练的结果进行量化。计算机游戏的趣味性对患者具有吸引力。

3. 调整环境 调整环境是为了减轻记忆的负荷。具体措施举例如下：

（1）环境应尽量简化，如房间要整洁，家具杂物不宜过多。

（2）用醒目的标志提醒患者，如在大门上张贴颜色鲜明的大字帮助患者找到自己的家；在衣柜的门上贴上明显的标签以提醒患者找到换洗衣服；将一周时间安排表放大贴在墙上。

（3）将常用物品放在固定的位置，如将辅助记忆的笔记本固定放在床头柜上等。

（三）注意事项

• 治疗师在决定采用何种对策或方法时，首先对患者的正常与异常情况要有清楚的了解。如果患者有书写和阅读困难，应考虑采用视意象的记忆策略而非首词记忆术，或者图文并茂而非单纯文字。

• 患者及其家属必须了解所采用的方法以及这些方法如何在家中或社区中帮助他们。

第三节 问题解决障碍的康复

一、基本技能训练

（一）对比与分类

训练患者对不同的物品或事物进行分类，从粗分类到进一步细分类。如将食品类进一步细分为肉、奶制品、蔬菜、豆制品、水果等。向患者出示成对的、有共同点的物品或词组，如玫瑰—菊花、手表—皮尺、床—椅子等，让患者回答每一对物品有何共同之处。

（二）推理

推理训练可以采用图形和数字等非言语性推理和言语性推理；亦可以用计算机游戏进行推理训练，如挖地雷。

（三）抽象与概括

各种谚语分析。

二、思维策略训练

认识解决问题的目标和现有状态之间的差距，设立若干个阶段目标，通过逐个实现而不断逼近目标，直至最终消除差距，达到目标，解决问题。该策略在问题解决中的思维操作步骤如下：

1. 认清问题的初始状态和目标状态。
2. 分解总目标为若干个阶段目标。
3. 选择方法将初始状态向第一个阶段目标推进。
4. 达到第一个阶段目标后，再选择新方法向第二个阶段目标推进；
5. 如果某一方法行不通，就退回原来状态，重新选择方法，直至达到最终目标。

给患者提出不同的问题，如迷路了怎么办，看到一幢大楼里冒烟怎么办，家门的钥匙被锁在屋子里怎么办等，患者可依据上述策略步骤训练自己解决问题的能力。治疗师观察患者的表现并提供不同的帮助，包括分解解决问题的步骤、给予提示、让患者将解决问题的步骤写下来以便增强记忆。

问题解决障碍的训练常以小组训练的形式进行。小组训练的目的是为患者提供解决问题以及记忆的各种策略，训练注意和抽象思维诸如推理等。当患者的思维操作障碍影响了日常功能性活动时，小组训练可以为患者提供相互交流、相互影响和相互促进的机会。在小组训练中通过与他人接触和交流，患者对自己的强、弱之处有更清楚的了解，同时也有机会运用所学过的各种技能或策略去解决或回答各种问题，在解决或回答问题时，大家互相启发和互相补充，在这种互动的过程中，增强了患者与他人交往的能力。训练内容包括谚语分析、分类、推理作业或功能性问题解决任务。

第四节　躯体构图障碍的康复

躯体构图障碍的治疗目标是加强患者对自身存在的意识和认知。临床上主要采用感觉整合疗法治疗躯体构图障碍，即由治疗师通过提供并控制各种感觉刺激输入如来自前庭、肌肉、关节和皮肤的感觉输入，以及执行正确的发育运动模式来帮助患者重新建立对于身体各部位及其关系的认识。

一、左右分辨障碍的康复

（一）感觉整合疗法

为了增加感觉输入，对左侧或右侧肢体的皮肤进行摩擦和本体感觉刺激以帮助患者区别左右。要在患者目光的注视下，刺激左或右上肢的皮肤或进行负重训练以增加该上肢皮肤或本体感觉的输入。在进行感觉输入训练时，不要随意变换左侧或右侧肢体，而应固定在左侧或者右侧使之产生累积效应。

（二）有关左右侧概念的活动训练

反复使用"左"和"右"的口令，如"伸出你的左手"，"将右边那只鞋子给我"等。患者通过反复强调"左"和"右"之区别的各种活动，最终将这些体验转移到实际应用中去。

（三）代偿与环境适应

如果患者不能重新获得"左"和"右"的概念，就需要采用一些提示方法。如在患者的左手戴一只戒指或手镯以示左侧；将手表戴在左手腕上以帮助患者区别左右手；在右侧衣袖和右脚穿的鞋子上用彩色胶带作出标记以区别于左侧。如果患者仅仅是不能理解"左"和"右"，在治疗过程中要避免使用这两个字作为口令，而是采取指点或提示的方法，如"靠近床边的那条腿"、"戴手表的那只胳膊"等。

二、躯体失认的康复

（一）感觉整合疗法

将特殊的感觉输入与特定的运动反应联系在一起，如用患者的手或粗糙的毛巾摩擦身体的某一部位并同时说出部位名称；患者模仿治疗师的动作，如用右手触摸左耳，将左手放在右膝上。

（二）强化训练

为了加强患者对于身体各部分及其相互间关系的认识，可给予指令如"指出或触摸你的大腿"，或治疗师指向身体某部位而让患者呼出部位名称；也可以练习人体拼图。

（三）神经发育疗法

从发育的观点而言，运动可以促进与提高知觉的发育。婴儿的初期运动为双侧对称，但并不分左和右。经过不断的运动以及和外界的接触，使婴儿知道身体的两侧及其区别；继续发育和应用姿势控制机制，使孩子形成方向感并逐渐形成对自身的一个稳定形象概念。

脑卒中患者由于失去正常抑制而出现异常的姿势反射和姿势控制。此外，瘫痪、视觉和各种感觉缺失会使患者失去方向感和运动感。神经发育疗法主要是抑制异常反射和促进正常运动，通过手法和运动提供触觉及运动刺激，让患者学会在所有的功能活动中采用正常的运动模式，最终使其能够随意控制自己的运动。治疗师帮助患者建立各种正常的姿势体位，正常姿势体位反过来又使重新建立正常的身体模型成为可能。因此，神经发育疗法不仅用于恢复运动功能，也是恢复正常躯体构图的有效方法。运用神经发育疗法治疗躯体失认的患者时，要鼓励采用双侧肢体同时参与运动；采用手法技术引导患者体会正常的运动模式。上述方法将有助于促进正常运动模式的建立和正常躯体构图的重建。

三、手指失认的康复

（一）感觉整合疗法

增加手指皮肤触觉和压觉输入。刺激患者的触觉系统和压力感受器可以采用如下方法：①皮肤触觉刺激。使用粗糙的毛巾用力摩擦患侧前臂的腹侧面、手掌、手指指腹。②向手掌施加压力。患者通过主动或被动抓握住一个由硬纸板做成的圆锥体达到向手掌施加压力的目的。两种类型的刺激可以交替进行，如每30秒钟轮换一次，但每一种刺激的总时间至少应达到2分钟。刺激应当有舒适感，如果在摩擦手指时患者出现后撤逃避反应，则需要改变摩擦部位以避免引起保护性反应。

（二）手指辨认训练

要求患者根据治疗师的指令辨认手指图，伸出自己的手指或指出治疗师的手指，如"指出左手无名指"、"伸出你的右手中指"、"触摸我的左手示指"等。

四、疾病失认的康复

疾病失认主要见于脑卒中患者，这种患者不认识偏瘫的存在，对瘫痪表现出漠不关心或完全否认。顽固性失认的患者常常伴有偏身感觉缺失、严重的左侧空间忽略以及中等程度的智力和记忆损害。这些障碍和损害都会影响患者的理解力和治疗效果。由于患者否认疾病的存在，因而无心学习康复代偿方法。当疾病开始恢复时，否认会逐渐消失。

第五节　空间关系障碍的康复

一、图形背景分辨困难的康复

（一）基本技能训练

将三种完全不同的物品放在患者面前，要求患者用看而不是用摸的方法将其分辨出来。随着患者的进步，逐渐增加物品的数量及难度，如将4~5个完全不同的物品和3个相近的物品放在一起让患者来辨认。

（二）功能活动训练

如果图形背景分辨的困难影响了患者的日常生活活动，就要反复训练这些受到影响的功能活动，直至能够无意识地完成。例如：如果患者难于发现轮椅的手闸，就要反复进行打开和锁上手闸的训练。

（三）代偿训练

要训练患者学会补偿因分辨困难给日常生活带来的不便。首先要让患者认识到自己存在的问题；在找东西时，让患者养成放慢速度并系统搜索的习惯。例如：在厨房里，患者按一定顺序用眼睛看和用手摸索来寻找和发现操作台上的东西。

（四）环境适应

为了尽量减少对环境的要求，应使环境简明有序。例如：将抽屉内的物品分类摆放，且物品的种类不宜过多；吃饭时，饭菜盘内只盛几种食品，必要时一道一道地上菜；楼梯的边缘用颜色鲜艳的胶带标示；轮椅手闸用红胶带做上标记，使之易与轮子区别等。

二、空间定位障碍的康复

（一）基本技能训练

治疗人员设计各种需要分辨空间方位的作业让患者练习。举例如下：

1. 在患者面前任意摆放四块正方形纸板或塑料板，让患者将这些正方形横向平行、纵向垂直排列或呈对角线排列。可将图形改为三角形后用同样的方法进行训练。

2. 将内容相同的几张图卡摆成一行，将其中一张上下方位颠倒，要求患者找出这张与其它卡片的不同并恢复成与其它一样的位置。如果找错了，应和患者一起讨论错误所在及其原因。亦可采用实物进行上述训练。

3. 让患者练习将一块积木分别放在另一块积木的上方、前方、后方、左侧和右侧。如果患者不能按要求正确地摆放，要和患者一起讨论错误所在及其原因。

（二）功能活动训练

可安排患者从事整理壁橱或橱柜内容物一类的活动。通过功能性活动实践，使已掌握的基本的空间定位概念最终泛化到实际生活中。

三、空间关系障碍的康复

康复治疗的重点是训练患者识别自己与两个或更多物体之间的关系。按照发育顺序，首先训练患者确定自己在空间中的定位，然后是两个物体的定位。

（一）自身空间定位训练

训练患者根据指示进行自身定位，如令患者"坐到我旁边"、"走到桌子后面"、"踩在这条线上"。为了提高患者确定自己在空间中的定位能力，可让患者在容易进去却不容易出来的迷宫里进行训练；也可在训练室里设计一个由家具摆成的迷宫让患者在其中感受定位变化。

（二）物体与物体之间相互定位关系的训练

主要采用各种复制作业，用实物复制时，从简单图案到复杂图案，从根据实物复制到参考照片、图画复制，从复制平面图到复制立体图。

1. 木块设计   模型可选自图谱或由治疗人员设计。
2. 火柴设计   根据所给的火柴棒拼图进行复制，如三角形、五角星等。
3. 木钉盘设计   根据设计图案进行复制。
4. 连接虚线   将虚线图连接成实线图。
5. 拼图   拼图应当从 4 块板组成的图形开始，所拼的图形应是患者平常所熟悉的人物、动物或物品形状。

四、地形定向障碍的康复

（一）基本技能训练

如果地形定向障碍与左侧忽略或空间关系障碍等有关，应重点治疗这些更为基础的视知觉技能障碍。

（二）功能活动训练

让患者反复练习从一个地点走到另一个指定地点，如口头提示下患者从作业疗法科走到运动疗法科，从病房走到作业疗法科等。路线的设计与安排要从简短逐渐过渡到曲折复杂，常用、重要的路线要反复练习。

（三）代偿与环境适应

在地形定向障碍难以改善时，要帮助患者学会用其它方法代偿已丧失的能力。学会利用地图从病房走到指定地点；通过死记硬背的方法来记住置身环境的特征；嘱患者不要独自外出等。环境适应包括增设路标，采用彩色指引线将患者每日必经之路作出指示标记，引导患者达到目的地而不迷失方向。最终患者可能记住了常走的路线，不再依赖提示。

五、物体恒常性识别障碍的康复

（一）基本技能训练

反复训练患者描述、区分和演示形状、大小相似的物品的外形特征和用途。将同一物品以不同角度呈现，同一种物品以多种规格呈现，并将其与形状类似的其它物品进行比较。

（二）环境适应

在了解自己存在问题的基础上，把日常生活中常用的、又易混淆的物品贴上标签注明。在搞不清是什么东西时，鼓励患者利用视觉、触觉和自我提示相结合的方法来解决问题。

六、距离与深度知觉障碍的康复

（一）功能训练

通过缓慢上下台阶的训练，让患者反复体会高、低的感觉。训练用的台阶应有不同的高度。在行走时，可设置不同高度的路障让患者需抬腿才能迈过去。如果患者手指触觉正常，在练习往杯子里倒水时将手指尖放进杯子上段，这样在倒满水时患者能够感觉得到。

（二）环境适应

应当帮助患者了解自己存在的障碍，强调在不平坦的道路上行走时，上下楼梯时要格外小心。

第六节　失认症的康复

一、视失认的康复

（一）辨识训练

通过反复看照片，让患者尽量记住与其有关的重要人物的姓名，如家人、医生、护士等。帮助患者找出照片与名字之间的联系方式。使用色卡，训练患者命名和辨别颜色，随着能力的进步，逐渐增加颜色的种类。

（二）代偿技术

在视失认难以改善时，应鼓励患者利用其它正常的感觉输入方式，如利用触觉或听觉辨识人物和物品。

二、触觉失认的康复

（一）刺激触、压觉感受器

通过采用下面两种方法来刺激触、压觉感受器：①用粗糙的毛巾用力摩擦患侧前臂、手、手指背侧以及患侧手指指腹。②利用手握锥形体对手掌产生压力。摩擦和压力刺激交替进行，每30秒钟变换一次，每一种类型的刺激累积时间不得少于2分钟。

（二）辨识训练

训练闭目时用手感觉和分辨不同的材料，如砂纸、丝绸、毛巾等。

三、听失认的康复

听失认训练包括听觉辨识训练和代偿技术训练。

（一）听觉辨识训练

1. 声–图辨识　治疗师首先让患者仔细听一种声音，然后要求患者从绘有各种发声体的图片中挑选出与该声音对应的图片，需反复训练。例如：患者听过哨子声后，让其从笛子、闹钟、哨子、门铃、小号等图片中指认出与哨音一致的发声体（即哨子）。亦可用录音机录下各种动物的叫声（如猫叫、犬吠、鸡鸣、狮吼等），让患者采用上述方法进行辨认训练。

2. 声–词辨识　要求患者在听过某一种声音后，从若干词卡中找出相应的词。

（二）代偿训练

将发声体放在患者的视野内，使患者利用视觉输入帮助辨认声音的性质。

第七节　单侧忽略的康复

一、基本技能训练

单侧忽略患者向患侧的眼动减少，这必然导致对患侧环境的注意减少。视扫描训练是临床中最常采用的方法，是指双眼在视野范围内不断地变换注视点、寻找并追踪目标的能力训练。视扫描训练用于单侧忽略患者的治疗，其目的不是增加眼动的速度和准确性，而是通过增加眼动范围来加强对被忽略侧的注意，使患者逐渐意识到被忽略侧的存在，最终能够自己主动地注意被忽略侧。

视扫描训练包括划销作业、计算机视扫描作业以及跟踪控制面板上的系列发光体。划销作业通常采用文字、字母、数字、形状或图形作为划消的目标。

视扫描训练的原则为由易到难，即从需要付出较少的注意和努力，到需要付出较多的努力才能发现扫描目标。由于右脑损伤的患者在有组织地搜寻方面通常有困难，因此训练应从排列整齐的作业开始。随着症状的不断改善，作业的难度可以在此基础上逐渐增加。例如：扫描空间范围由大到小；扫描目标的数量由少到多；扫描目标由熟悉到不熟悉；扫描速度由慢到快；扫描间距或密度由大到小，由均匀到不均匀等。

在进行划销作业训练时要采用训练转移法。当患者能较好地完成一项划销作业时，并不说明单侧忽略已经不存在，还需要努力使这种进步转移到更高一层的训练中，最终将其泛化到 ADL 能力中去，这就是所谓的训练转移。因此，扫描作业还要在不同的环境下进行。图 29–4 举例说明划销作业的多层次转移训练方法。

运用视扫描技能，患者可以进行多种练习，如从电话簿、菜单、训练时间安排表或地图上寻找信息；也可以练习在杂乱的抽屉里找出一角钱硬币或曲别针等。

二、忽略侧肢体的作业活动训练

临床研究结果表明，通过肢体感觉运动功能的参与可以加深视觉的体验，鼓励左侧肢体在左侧空间参与活动可以明显地减轻左侧忽略的症状。据此可以选用木钉盘作业，将木钉放在忽略侧（左侧），提醒患者用目光在左侧寻找木钉，然后将木钉拿起并插进位于右侧的木钉盘中。整个过程要在患者的目光注视下进行。

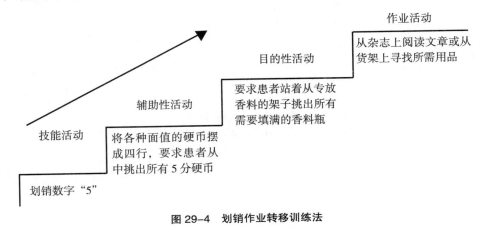

图 29-4　划销作业转移训练法

三、忽略侧肢体的感觉输入训练

为增强患者患侧肢体的存在意识，要对忽略侧肢体进行各种感觉输入刺激。输入的方法包括：

- 治疗师触摸患侧肢体，让患者练习判断触及的部位。
- 在患者注视下，治疗师可用手、粗糙的毛巾、毛刷、冰或振动按摩器等摩擦患者的忽略侧上肢。摩擦刺激时，应避免出现或加重痉挛。
- 患者自己在注视下用健侧手摩擦患侧上肢。
- 如果上肢的近端功能有一些恢复，患者可借助于滑板在桌面上做跨中线的弧形运动。在运动中患者的目光要随上肢移动。
- 被动关节活动训练，患侧肢体做负重训练以促进本体感觉的出现。

四、阅读训练

阅读是学习与交流的重要手段。左侧忽略的患者，症状轻者稍加提醒尚可以从头阅读，重者则只能念出一句话或一段文字的右半部分，因而使阅读理解变得困难。固定技术（anchoring technique）是阅读训练中常用的方法。所谓固定技术是一项提示技术，是在忽略侧提供一个视觉提示以告诉患者应从何处开始视搜寻，即帮助患者找到阅读的起始点。提示量随患者情况的改善逐渐减少。具体操作举例如下（表 29-1）：

表 29-1 单侧忽略阅读训练技术

提示顺序	作业要求
1. 一条垂直线置于一段文字的左边，在每行文字的首尾部按顺序分别用数字标明 举例： 1 | 在墨西哥湾有一条向北流淌的大海流，人们叫它湾 1 2 | 流。有一个孤独的老头儿，常年驾着小船在这里往 2 3 | 返打鱼。最近，他在湾流来来往往已有四十八天了 3	患者利用左边线找到文章的开始，利用数字防止串行
2. 一条垂直线置于一段文字的左边，在每行文字的首部按顺序分别用数字标明 举例： 1 | 在墨西哥湾有一条向北流淌的大海流，人们叫它湾 2 | 流。有一个孤独的老头儿，常年驾着小船在这里往 3 | 返打鱼。最近，他在湾流来来往往已有四十八天了	患者利用左边线和数字，右边取消提示
3. 仅一条垂直线置于一段文字的左边 举例： | 在墨西哥湾有一条向北流淌的大海流，人们叫它湾 | 流。有一个孤独的老头儿，常年驾着小船在这里往 | 返打鱼。最近，他在湾流来来往往已有四十八天了	患者仅利用垂直线找到文章的开始
4. 不提供任何提示 举例： 在墨西哥湾有一条向北流淌的大海流，人们叫它湾 流。有一个孤独的老头儿，常年驾着小船在这里往 返打鱼。最近，他在湾流来来往往已有四十八天了	患者必须在无提示下阅读

除视觉提示外，听觉提示也可以有效地帮助患者改善单侧忽略。将闹钟放在忽略侧，闹钟铃响时，患者需要环视左右寻找声源才能将铃声止住；将寻呼机放在患者的左侧衣服口袋里，当铃声响时，提醒患者注意自己身体的左侧。

五、代偿及环境适应

在日常生活中，将红色胶带贴在桌面左边或餐盘的左半边等处，用于提醒左侧忽略患者的注意；在镜子前面穿衣服也可起到提示作用。在单侧忽略尚未完全改善时，为安全和方便起见，应减少注意左边的情况。例如：将食物放在健侧；将电话或呼叫铃放在健侧；站或坐在健侧和患者说话。

第八节 失用症的康复

一、意念性失用的康复

（一）基本技能训练

在进行系列动作训练之前，可先进行故事图片排序训练。在患者面前摆放 5 张或 6 张卡片，要求患者按正确的顺序将这些卡片排列起来组成一段情节或短故事。根据患者的进步可逐渐增加故事情节的复杂性。

对于意念性失用，治疗的重点在于帮助患者理解如何使用物品。因此，可采用连环技术，即将活动分解成一系列动作，让患者分步学习，待前一步动作掌握后，再学习下一步动作，逐步将每个动作以串连的形式连接起来，使患者最终完成包含一整套系列动作的活动。例如：训练患者点蜡烛，将点蜡烛的过程分解为拿起火柴盒、取出火柴棒、划着火柴、拿起蜡烛点燃等 4 个步骤并依次进行训练。

（二）提示训练

可根据患者具体情况采用视觉、触觉或口头的方法进行自我提示。在进行某一项作业活动训练时，首先要求患者闭眼并在脑海中呈现该活动中动作的顺序。患者也可以在动作之前观看治疗师示范一套完整的动作。口头提示指让患者大声说出活动步骤，逐渐变为低声重复，直至默念。当患者不能通过描述活动的顺序来促进运动的改善时，应回避使用口头提示而采用视觉或触觉提示。

（三）环境适应

有些自助具的使用需要患者具有较高水平的运动计划的能力。因此，运用障碍者在使用这类自助具时会感到困难，如系扣器、单手开启器、拾物器、单手驱动的轮椅等；而另一些用品，如松紧腰带裤、松紧口鞋、弹力鞋带等则能够简化动作或减少动作步骤，促进患者发挥现有功能。总之，对于运用障碍者来说，选择使用自助具要慎重。

二、意念运动性失用的康复

（一）基本技能训练

对于意念运动性失用的患者，在治疗前和治疗过程中给以触觉、本体感觉和运动刺激以加强正常运动模式和运动计划的输出。如果患者动作笨拙和表现出不必要的异常运动，治疗师就应该通过身体接触的方式帮助患者限制这些不适当的或不必要的运动，同时运用引导的方法促进平滑、流畅的运动模式出现。例如：患者驱动轮椅之前，治疗师先引导上肢进行模拟驱动轮椅的运动。通过反复实践，使患者体会和"感觉"到什么是正确的运动模式。随着进步，逐渐减少治疗人员的辅助。

由于熟悉的环境可以起到提示和促进作用，故训练应尽可能在接近平时的环境下进行，如穿衣服应在早晨床边进行；做饭应在家里进行或使用熟悉的器皿。随着技能的进步，可逐渐增加环境的不可预测性，如在拥挤的商店里进行周旋。

肢体失用者往往能够较好地完成较粗大的全身性活动，因此训练肢体失用的患者时不宜将活动分解，而应尽量使活动在无意识的水平上整体地出现。训练患者站起时，只给"站起来"的口令，而不必将起立动作分解为将腿向后移动、双手按在大腿上、躯干前倾等步骤。动作分解训练只会让患者感到更加困惑。

（二）提示训练

在进行某一项作业活动训练时，首先要求患者在头脑中以流畅、精确和协调的运动模式进行排练。患者也可以观看治疗人员演示一套完整的动作。此外，训练患者在拿起一个物品之前，首先想像它在手中的位置，手指应处在何种位置等等。如果患者不能以正确方式持握一件物品，则要求患者在脑子里想像正确的运动模式来帮助弱化异常的运动模式。

三、结构性失用的康复

结构性失用的患者不能通过绘画和组合或组装的方法再现二维或三维结构。临床观察显示，左脑损伤的结构性失用患者在复制图形时，如果有部分图形轮廓线将有助于患者完成；搭积木时，实物模型有助于患者完成模型设计的再现。右脑损伤患者则不然。因此，治疗师应结合左右脑损伤的表现特点，制订行之有效的治疗方案。

（一）基本技能训练

基本技能训练主要是训练患者的构成能力。通过培养患者细致观察和理解各个部分之间的关系，训练其视觉分析和辨别能力，使患者最终能够正确地将各个部分组合成一个整体。训练内容由易到难，训练中要给予暗示或提示，随症状改善逐渐减少提示。具体训练可选择如下方法：

1. 几何图形复制　训练在纸上画各种几何图形。应从极为简单的平面设计开始，如正方形、三角形或"T"字形。随着技能的进步，逐渐向复杂设计过渡，如连接点状图或虚线图，将平面图加工成立体图。可以让患者在石板或粗糙地面上画图以增加本体感觉和肌肉运动知觉的输入。

2. 复制木块设计　木块的设计方案多种多样，须根据患者的实际情况进行选择。由简单的（三块）设计开始，逐渐增加木块数量及设计难度；设计从二维到三维；开始可以单色木块儿，后用彩色木块儿；木块的大小和形状由相同到不同；可采用有图案的木块儿；从实物模型开始复制，为了进一步提高患者的构成能力，可逐渐过渡到根据照片或图画再现三维结构。难度最大的是要求患者按口令进行复制或再现。

3. 火柴设计训练的原则及方法同木块设计。

4. 木钉盘设计训练的原则及方法同木块设计。

5. 拼图训练　可选择几何拼图或图画拼图。从简单的图形开始。图画拼图应是患者平常所熟悉的人、动物或物品。

（二）功能活动训练

对于脑损伤六个月以后的患者，在进行基本技能训练的基础上，应根据患者的实际需要有目的地进行实用功能活动训练，如做饭、摆餐桌、组装家具、裁剪衣服等。

（三）环境适应

环境适应的目的是最大限度地减少视知觉障碍对日常生活的影响。其基本原则是利用视觉刺激使患者较容易地观察到目标。可采用鲜艳夺目的颜色作为提示，使物品具有更加突出的特征，以便于患者发现与识别。例如：将盛有阿司匹林的药瓶上贴上粉红色的胶带会使患者较容易地从药箱上找到它。物品要有序、有规律摆放或排列以便于找寻。物品之间的空隙要大一些。写信或写文章时，采用横线凸起的稿纸或本子以使视觉空间关系障碍的患者在书写时能够使字保持在一条直线上。阅读时，在两行之间放置或做出醒目的标记。

对于视知觉障碍的患者，应减少每次视觉输入的信息量。例如：梳洗时，在盥洗室的台面上，护理人员一次最多只放两种物品，待患者用完这两种物品后，再放另外两种物品到台面上。

四、穿衣失用的康复

患者不能自己穿衣服并不是因为肢体功能障碍，而是由于结构性失用、单侧忽略或体像障碍等原因所致。因此，治疗前要先对穿衣失用的原因进行分析。如果穿衣失用与上述其中的原因有关，应首先针对这些障碍进行治疗。

另一方面，要根据患者的具体情况，教给患者一套固定的穿衣方法。患者要按照同样的方法每天反复实践直至掌握要领。如果患者不能分辨衣服的上、下或前、后，应教患者在每次穿衣服之前一定要先将衣服放在固定的准备位置，如将衬衣放在床上，有扣子的一面朝向床面，领口向上，或将裤子放在大腿上，拉练朝上等；也可在衣服的前、后或左、右部位贴上标签或做出特殊标记以示区别。如果患者不能将扣子扣到相应的扣眼中，可要求患者每次系扣时都从最下面的扣子和扣眼开始，逐一向上；或将每对扣子和扣眼做不同的标记而便于匹配。治疗师不在时，可用录音机教患者穿衣服的先后顺序；患者练习穿衣服时，要求一边穿一边复述要进行或正在进行的步骤。

第三十章　感觉障碍的康复治疗

　　手里握物时所用握力的大小随物品重量及物品表面的光滑或粗糙程度即摩擦力而变化，这种变化是通过接触物品的手掌面皮肤感受器传输感觉信号至中枢而实现的。手感觉严重缺失的患者需要依赖视觉反馈指导手的各种操作，了解物体的形状、大小以及材质。因此，感觉缺失的患者不可能进行或完成那些在视线控制以外的活动，如从衣服口袋里摸出硬币或钥匙，在背后系带或拉上拉链等。手的部分感觉缺失会使患者在进行手工操作（工作或玩耍）时动作变得缓慢、迟钝。由于保护性感觉反馈减少会增加外伤的危险性，患者可因惧怕而表现出患侧肢体忽略或不用的情况。人们对于躯体感觉在进行日常活动中的重要性的认识促进了感觉损伤治疗技术的发展。感觉再教育技术、脱敏疗法以及代偿疗法是感觉障碍康复的主要方法。

第一节　感觉再教育

一、基本原理

　　感觉再教育技术是用于感觉障碍的康复治疗技术。感觉再教育技术教授患者注意和理解各种感觉刺激。此项治疗技术适用于感觉不完全缺损者，包括神经损伤、神经移植、拇趾－拇指移植、皮肤移植以及中风患者。

　　周围神经修复后，由于轴突再生的方向错误，再生的神经束在寻找其原有的远端时往往发生错位，只有部分神经纤维能够正确地重新连接末端器官，即皮肤的感觉小体（环层小体）。其结果表现为一个从前所熟悉的刺激会启动一个不同的感觉传入冲动。当这个改变了的传入信号到达感觉皮层时，患者不能将其与以往有过的或记忆中的模式相匹配，因而无法识别这种刺激。外周神经损伤的患者可能能对针刺和压力做出反应，却不能利用触觉正确地辨认一分钱和五分钱硬币。患者能够感觉到两者（1分钱和5分钱）之间的差异，但这种感觉与受伤前使用时所获得的感觉截然不同，因此患者不能正确地分辨它们。图 30-1 演示了感觉正常的手和正中神经损伤修复后的手拿着同一螺母引起不同区域的皮层感觉。说明感觉再教育是帮助感觉损伤患者学会重新理解传达到皮层的、改变了的感觉传入信号的一种方法。所谓感觉的再教育就是帮助感觉损伤的患者重新学会理解传达到皮层的这个改变了的感觉传入信号。

二、治疗技术

　　感觉再教育适用于能够感觉到针刺、温度变化以及压力，但触觉定位、两点分辨以及触觉识别功能受损的患者。感觉再教育技术强调感觉康复要与神经再生的时间相配合。在神经纤维与感受器重新连接在一起之前就开始训练，会导致失败和产生挫折感。

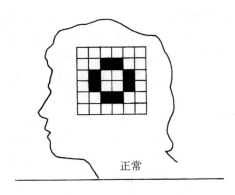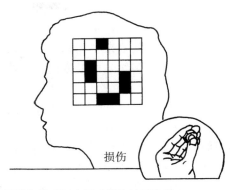

正常　　　　　损伤

图 30-1　正常手和正中神经损伤修复后的手拿相同螺母引起的不同皮层感觉比较示意图

（一）感觉再教育的基本原则

- 每一项活动都要在有和无视觉反馈两种情况下进行。
- 训练活动的分级可从不同的角度进行，既要有难度又不能使患者产生畏难和沮丧的心情。
- 感觉测验和训练时要求环境安静无干扰。
- 每次治疗时间不宜过长（10~15 分钟），每天 2~4 次。

感觉再教育需要持续相当长的一段时间，可以一直到出院回家后能够用手做家务或参加工作，或恢复到平台阶段。结束治疗后，患者仍要继续积极地用手去做各种精细活动，只有这样，感觉再教育中所获得的进步才能够得到巩固和加强。

（二）外周神经损伤的感觉再教育

外周神经损伤患者的感觉再教育或训练分两个时期进行。

1. 早期训练　当患者能够分辨每秒 30 周（CPS）的振动及移动性触觉恢复时，可开始进行感觉训练。早期的治疗目标是训练移动和固定触觉的正确分辨，训练正确的触觉定位。

用铅笔末端的橡皮头压在治疗部位并来回移动。要求患者注视压点，以视觉来协助判断压点位置，然后闭上眼睛感受压点的触感。如此反复练习。当患者能够分辨移动性触觉后，可采用按压固定一点的方法训练固定触觉定位。训练程序与移动性触觉训练相同，即睁眼—闭眼—再睁眼，该训练程序有利于促进学习的整合过程。

2. 后期训练　在移动和固定触觉以及指尖定位恢复后，可进入后期训练。此时患者已可以分辨每秒 256 周（CPS）的振动。指导患者恢复触觉识别能力（实体觉）是此阶段的治疗目标。

实体觉训练是最适合于进行触觉识别能力再教育的手段。实体觉训练尤其适用于正中神经损伤患者。实体觉训练效果受多种因素影响，诸如年龄、智力、文化背景和职业，以及内在动机和积极性等。

实体觉训练应在安静的治疗室中进行。训练过程中要求遮蔽患者双眼。通常用一个帘子将患者的手和视线分开。实体觉训练分三个阶段进行。

第一阶段　识别物品。患者闭目，治疗师从不同形状的积木中挑选出一个放在患者手中，让其尽可能描述手中物品的特征，如它是扁的、光滑的、冷的、正方形的等等。然后让患者睁开眼睛，如有遗漏，补充描述其特点。可用健手重复上述训练，然后再行患手训练。记录正确识别所需时间。触摸识别应从形状简单、体积较大且质地相同的目标开始，逐渐过渡到形状复杂、体积较小且质地不同的目标。开始可将物品放到患者手中，以后可要求患者从许多物品中摸索出指定物品进行匹配。在选择或匹配作业中，应逐渐增加物品的数量。

第二阶段 识别物品的质地。首先选择形状相同但质地不同的物品如皮子、毡子、砂纸、塑料等进行识别并比较。从差异明显的材料开始比较，如丝绒和粗砂纸的比较。随着触觉识别能力的提高，再识别两者质地差别细微、分辨难度较大的物品，如比较天鹅绒和棉絮。天鹅绒、棉絮、砂纸、金属片、软木、毛皮等是治疗中常用的材料。

第三阶段 识别日常生活用品。从识别较大的物品开始，如电插销、火柴盒、羽毛球等，逐步过渡到识别小巧的物品，如硬币、大头针、区别针、纽扣等。可以将这些物品混合放在一只盛有豆子或沙子的盆里以增加识别的难度。此外，在此阶段应增加识别速度的训练。正常人在 5 秒钟以内（常用 2 秒）即可做出正确的识别。正中神经损伤的患者需要 5 秒钟以上或根本不能识别手中物品。

（三）脑卒中后感觉障碍的再教育

在脑卒中偏瘫的康复治疗过程中，常常将感觉功能与运动功能的再教育结合在一起进行。由于异常肌张力干扰感觉体验，因此在进行感觉训练之前，应首先使肌张力正常化并抑制异常的运动模式。偏瘫患者的感觉再训练需要成百上千次的重复，因此感觉再训练的内容应当包括在每一个治疗单元中。在治疗运动功能严重障碍的患者时，将感觉刺激加入到训练活动中有利于促进和加强运动功能的进步。在上肢负重训练过程中，采用不同质地的支撑面既可以易化运动又可以促进感觉功能的恢复。触觉障碍存在时应在每一次治疗开始时首先运用强触觉刺激如叩打、摩擦及用刷子刷皮肤表面。注意避免引起痉挛。

用于增加偏瘫患者感觉输入的作业活动举例如下：①在皮肤上涂擦护肤液。②用粗糙的毛巾摩擦皮肤表面。③揉面或揉捏不同硬度的橡皮泥。④用手洗小件衣物。⑤制陶。⑥编织或刺绣。⑦将各种器皿把手或手柄的表面材料或形状进行改造以提供更多的触觉刺激。⑧电刺激。

第二节 感觉脱敏治疗

感觉过敏是皮肤处于易激惹状态，对于正常刺激的感受性增高的一种症状，表现为在正常情况下不引起疼痛的刺激此时则在受累的区域引起疼痛。常见于各种损伤（冻伤、烧伤、神经损伤等）所引起的神经末梢损伤后再生神经的皮肤感觉区。患者因惧怕疼痛，受累部位常常被放在一种保护性体位。感觉过敏的肢体可因长期不用而致残疾。

脱敏疗法用于感觉过敏者，通常指疼痛过敏的患者。它以提高疼痛阈值为基础，通过连续不断地增加刺激使患者对疼痛的耐受力逐渐增加，从而使患者去除各种不愉快的感觉，逐渐适应和接受该刺激强度。

进行脱敏治疗时，首先要保护过敏的皮肤部位。可使用轻型夹板、羊毛制成的套子或弹性垫。随着治疗的不断获效，逐渐取消保护性用品用具。

对于过敏皮肤的刺激可以依五个层次或阶段渐进。第一阶段，用音叉、石蜡、按摩等方法产生较轻柔的振动；第二阶段，利用小的按摩器、摩擦按摩以及用铅笔末端的橡皮头持续按压产生中等强度的振动；第三阶段，用电振动器产生较强的振动并辨别各种质地的材料（从细质到粗质，如棉球、羊毛、小豆、小胶粒、毛刷等）；第四阶段，继续使用电振动器，患者开始辨认物品；第五阶段，工作及 ADL 训练。在工作模拟和 ADL 训练中，一定要有疼痛部位参与活动。活动的种类可根据患者的兴趣和职业进行选择。

其它方法还有叩打、浸入疗法（使用冰水）、经皮电刺激（TENS）或超声波等。鼓励患者参与使用过敏部位的活动。振动计（vibrometer）用于脱敏治疗时，其振动波幅逐步增加有利于控制治疗的进程。此外，也可以利用按摩器代替振动计。

第三节 代偿疗法

没有保护性感觉反馈存在时进行各种活动，很容易发生烫伤、冻伤、切割伤或压伤等继发损伤。因此，当患者的针刺觉、触觉、压觉及温度觉完全消失或严重受损时，应考虑教给患者如何代偿保护性感觉丧失的各种方法。代偿疗法的目标就是避免受伤。

存在感觉障碍的肢体出现继发损伤是由于组织失神经支配后，肢体受到外力作用所致。有多种损伤机制可导致不敏感肢体受伤或受损，代偿的对策亦因损伤机制不同而异。

一、持续低压

在不敏感肢体上持续加压（低压）可引起组织缺血坏死。损伤的程度取决于压力的大小和持续时间的长短。每平方厘米 0.06 公斤的压力持续 10 小时将使毛细血管血流阻滞并引起压疮。每平方厘米 0.2 公斤的压力，数小时就可以引起压疮。骨性突起的皮肤区域最容易出现压疮。因此，有感觉障碍如脊髓损伤的患者，应特别注意皮肤护理，要定时翻身或变换体位。卧床的脊髓损伤患者，应每 2 小时翻身一次。长期坐在轮椅中的患者应注意轮椅坐垫的选择。轮椅坐垫的种类有很多（气垫、水垫、凝胶垫、海绵垫等）。好的轮椅坐垫可以合理地分布压力以避免出现压疮。坐在轮椅中时，亦应经常做肘支撑动作使臀部离开座位，以此调整局部受压的情况。对于感觉缺失的皮肤与发红的皮肤要特别重视，首先解除压迫直至皮肤颜色恢复正常。如肤色恢复时间延长超过 20 分钟时，必须寻找原因并及时纠正，包括检查矫形器、使用的仪器、时间安排表及体位等。

二、局部巨大压力

作用于局部皮肤的强作用力如机械暴力，可引起切割伤和挤压伤。试验结果显示，每平方厘米大于 34.69 公斤的压力和剪力就足以撕裂皮肤；正常人每平方厘米 11.56 公斤的皮肤压力即可引起痛觉。损伤常出现在突发意外事故中暴力作用于很小的皮肤面积时。夹板的固定带过窄或过紧亦可对皮肤产生较大的压力，因此在夹板的设计、制作以及使用中，要避免局部压力过大，防止引起损伤。还要避免接触锐利的物体。

三、过热或过冷

过热或过冷可造成皮肤烫伤和冻伤。患者必须对生活环境中潜在的冷热源十分清楚，并且知道应该如何保护自己，远离这些危险因素，避免伤肢暴露在或接触过热、过冷的物体。端锅时可戴手套；所用厨具的手柄应是木制或塑料制成；天气寒冷时，外出务必戴手套；在洗澡之前须用感觉正常的部位或温度计检查水温。

四、重复性机械压力

中等度的重复性机械压力即可以引起腱鞘炎和肌腱炎等积累性创伤。重复性的机械压力亦可以引起皮肤损伤。皮肤损伤的程度取决于压力的大小和重复量之间的关系。感觉正常者，由于压力轻柔而并不感到不适。例如，徒步旅行开始时，旅行者足底的压力并不引起任何注意，行走几里路之后，脚开始疼痛，于是旅行者会坐下来休息，或改变步态，或略微跛行。行走方式的变化改变了足底力的分布，于是缓解了局部压力所引起的疼痛。感觉缺失的患者则不能因疼痛感而改变运动模式，使得压力继续作用于同一部位。随着无数次压力的重复，皮肤可出现炎症。如果压力不解除终将引起坏死。因此，为防止损伤出现，要尽量减少局部压力和压力重复的次数。减少皮肤压力可使用柔软的鞋垫、减轻体重、戴手套、将工具手柄加粗或加衬垫。为了减少压力的重复次数，应缩短行走距离，注意休息，工作中不要使用太重的工具，经常变换工具或双手交替使用工具。此外，皮肤发红时应及时彻底地解除局部压力。

五、感染组织受压

作用于感染组织的压力可引起感染的扩散，被感染组织不能充分休息会影响愈合。因此，必须使感染部位得到彻底的休息。必要时可使用夹板、床支架或其它制动方法使感染部位得以休息。

第三十一章　日常生活活动障碍的康复治疗

提高日常生活活动（Activities of Daily Living，ADL）能力是作业疗法的主要工作内容。基础性日常生活活动（BADL），即自理活动和各种功能性移动活动是生存和保持健康所必需的基本活动。BADL 的恢复依发育顺序进行，即首先恢复进食动作，最后恢复如厕能力。一个人仅仅保持 BADL 独立是不够的，他还需要和自然与社会环境接触并且产生互动的关系。工具性日常生活活动（Instrumental Activities of Daily Living，IADL）本身正是体现了这种关系。IADL 并不局限于照顾自己，而是在各种环境中利用各种可以利用的工具进行活动，包括做家务劳动，从橱柜或抽屉中拿东西，打电话，写信和寄信，使用银钱（纸票、硬币、支票）和自动售货机，阅读书报及使用娱乐设施，乘公共汽车或开车，从商店、公司或政府部门获得必要的用品和服务，保养维护轮椅、矫形器或行走辅助具，以及应付各种意外情况如火灾、汽车在途中抛锚、突然发病等。

OT 师的责任是训练和教给患者如何在现有的身体条件下完成上述 BADL 和 IADL。步行训练属于 PT 师的工作范畴，OT 师与 PT 师合作，共同完成功能性移动的训练。

如果功能损伤可以治愈，则不必进行 ADL 再教育或训练。在确定患者不能重新获得 ADL 能力时，就需要考虑代偿疗法。

患者接受 ADL 再教育或适应疗法的需求程度取决于患者的动机和对于不同独立水平的需要。BADL 对于仅有衣食需求的患者已足够。对于期望回归社会、重返社区生活的患者来说，则不仅需要学习、掌握 BADL 和常用的 IADL 方法，而且必须学会如何发现阻碍完成某一作业活动的问题所在以及寻找解决方法。

根据患者的需要及其自己确定的目标，治疗师教授患者改变作业活动的方式，运用适应性改造的方法完成作业活动或者选择适应性设备使患者不依赖或少依赖他人而完成作业活动。此外，为了提高患者的独立性，治疗师还需要对环境的适应和改造提出建议。

代偿疗法分为教育和适应两部分。本章主要介绍 BADL 及部分 IADL 的训练（再教育）和适应疗法。

第一节　ADL 再教育

再教育是一个教与学的互动过程。患者首先必须有学习 ADL 的愿望。这种愿望或积极性来源于患者对于 ADL 价值的认识。如果某患者虽然不能自己穿衣服，但是他认为穿衣服可以由别人帮助完成，而用手写字才是最亟待解决的问题。那么，治疗师就不应将穿衣作为治疗重点，而是将所有的治疗围绕恢复和改善书写能力来进行。因此，治疗师制订的康复目标应与患者的康复目标保持一致。

ADL 训练的效果会受到记忆障碍、严重的感觉性失语、定向障碍、意念性失用以及焦虑等的影响。因此，有上述问题的患者暂时不适于接受 ADL 训练，待症状改善后再开始进行。

ADL 训练的方法与步骤包括：

• ADL 评价　确认患者能完成哪些作业活动，进行这些活动时是否安全，患者自己是否能够找出相应的解决办法。

• 建立训练目标　训练的目标由患者提出，由患者和治疗师共同协商决定。

• 选择教学方法　根据不同的损伤，选择适当的教学方法。如类风湿性关节炎患者应学习能量保存技术，可采用视、听教学；偏瘫患者学习穿衣动作，可按照运动学习的步骤分阶段进行。开始学习一项活动时起点不宜过高，以免引起焦虑。为使患者能够逐步体验进步，训练内容应当预先设计。如训练患者用改造的勺吃饭，开始应选用黏稠的食品，使食物不易从勺子上滑掉。随后可增加难度，挑选面条等滑溜的食品。

对于非脑损伤的患者，可以采取讨论、示范、简单描述的方法进行 ADL 再教育。非脑损伤患者的康复目标，不仅仅是学会某一项具体动作，最重要的是成为一个能够独立地解决问题的人。因此，他们需要学会：①自己发现问题。②认清和理解康复治疗的原则。③找到相应的解决办法。在治疗过程中，应鼓励并尊重患者提出的建议或想法。许多常用技术都是由患者与治疗师合作而开发形成的。

脑损伤的患者需要较多的实际操作教学。如果患者不能自动地按以往的方式完成一项活动，就需要学习新的方法。因此，多步骤活动的组织以及大量的重复对于脑损伤患者 ADL 的训练十分重要。每一项作业活动要反复地练习直至能够在实际环境中完成。与非脑损伤患者不同，脑损伤患者或许不会成为一个能够自己解决问题的人，离开家庭环境就需要依赖他人。因此，只要患者仍存在判断障碍，ADL 就需要在监视下进行。

脑损伤患者常常不能够处理抽象的信息或者不能在同一时间里处理大量的信息。因此，在训练过程中，要求指令具体、简短（1~2 个字）、便于理解。这些关键提示有助于患者将作业活动从头至尾串联在一起。可以一次只训练一个步骤，随着学习的进步，最终将所有步骤串联起来。

优势半球损伤的患者常有口语及书面语理解障碍，但可以理解示范动作或图解，因此在指导时应避免使用口令而应以动作或绘图代之。与之相反，非优势半球损伤患者常伴有空间关系障碍，但可以理解口令。

在训练过程中，要遵循反复实践的原则；在适当的时机提供有益的反馈以鼓励患者，并在实际应用环境中检验训练效果。

第二节　适应疗法

一、适应疗法的概念

通过各种适应的方法来补助和代偿患者已丧失的功能，改善和实现患者在作业活动方面的独立性是作业疗法的特征性手段。适应是指修改或改造：①作业活动。例如由穿需要系鞋带的鞋改穿松紧口鞋，由到商店购物改为通过商品目录或互联网购物等。②完成作业活动的方法。例如偏瘫患者穿、脱衣服的方法。③环境。环境的改造包括物质环境改造和社会环境改造两方面。物质环境的改造是指对于家庭和工作场所中不方便或不适应患者需要的建筑结构和家具的设置进行改造或重新安置，如为了使患者安全转移，在厕所中安装扶手或将日常用品改放到容易拿着的地方等。教给患者在一个特定的环境条件中操纵轮椅以及与非残疾人接触、往来的方法，使其成为一个自信而且能干的人，均属于社会环境改造的范畴。

对于工具、用具进行适应性的改造或推荐使用某一种辅助设备，是 OT 师针对躯体残疾者完成某一特定作业活动的重要工作内容。将门的转动把手或钥匙柄加长以增加力距从而达到省力的目的；使用纽扣牵引钩系纽扣代偿已丧失的手的精细功能等等都是由 OT 师考虑和设计，简单的改造制作可由 OT 师完成。又如，抓握困难是许多患者的常见问题，可以通过加粗手柄的方法得到解决。治疗师在开始时可采用临时措施如在手柄上缠绕毛巾、橡皮或其它材料等来观察效果。如果加粗手柄可以帮助完成抓握，继而就应考虑使用永久性的产品。

二、应用适应疗法的工作步骤

适应疗法的工作步骤包括：①分析完成特定作业活动的要求或条件，包括对作业活动本身及物质环境两方面的要求；②找出功能障碍及问题点；③选择正确的适应方法；④创造性地运用适应性代偿原则去解决问题；⑤效果检验；⑥训练患者使用各种适应方法。

第三节 ADL 障碍及其康复

一、治疗原则

（一）肌力低下的 ADL 康复治疗原则

- 使用重量轻的物品、器皿或工具。
- 利用重力辅助。
- 使用辅助设备或适应方法替代丧失的功能。
- 使用电动工具或用具。
- 运用生物力学原理：①运用杠杆原理，使力臂＞阻力臂，通过调节力与支点的距离来改变杠杆臂的长度；②增加摩擦力以减小捏、握物品时手所需要施加的力量。
- 使用双手。

（二）关节活动受限的 ADL 康复治疗原则

- 运用各种适应方法获得取物的能力。
- 运用各种适应方法避免俯身弯腰。
- 运用各种适应方法代偿抓握受限。
- 将常用物品放在易取之处。
- 类风湿性关节炎患者应采用关节保护技术。

（三）协调性和灵巧性障碍的康复治疗原则

- 固定工作目标（物体）。
- 通过稳定身体近端以加强对远端的控制。
- 运用可以减少光滑度的适应性用品或用具以加强稳定性。
- 使用沉重的器皿、炊具、工具等。

- 运用替代精细动作技能的各种适应方法。

（四）感觉减退的康复治疗原则

- 保护感觉缺失的部位，避免出现擦伤、碰伤、切割伤、烧伤及褥疮。
- 用视觉代偿感觉障碍。
- 建立和养成关注受累部位的习惯。

二、方法

（一）移动障碍的康复

在日常生活中，移动是完成各种动作的基础。无论儿童、青壮年，还是老年人，如果丧失了移动能力，就会与社会疏远，即使在家中也必须依靠他人的帮助，从心理上和身体上都将因此受到极大的影响。所以，充分利用残存功能以获得移动的能力是使患者自立的第一步。移动包括床上移动（翻身、坐起）、轮椅移动及转移。

1. 主要障碍表现　①不能翻身；②不能驱动和操纵轮椅；③不能进行转移。

2. 移动障碍的原因　①上肢、下肢关节活动受限；②四肢肌力低下；③上肢、下肢协调性障碍；④一侧肢体偏瘫。

3. 治疗

（1）肌力低下者　①抓住床栏或床旁的轮椅扶手翻身；②在床尾系一根绳梯，患者抓住绳梯坐起；③四肢瘫痪患者坐起的方法请参阅第三十六章《脊髓损伤的康复治疗》；④双上肢无力者可戴防滑手套以增加摩擦力，有助于驱动轮椅前进；⑤根据不同部位的肌力状况，转移可采用支撑转移、滑动转移、秋千式转移或升降机转移。

（2）协调障碍者　①上肢协调障碍者可用脚驱动轮椅，因此驱动轮椅向后最为容易，但要安装后视镜以防事故发生；②四肢协调障碍者需要使用电动轮椅。

（3）偏瘫患者　①偏瘫患者的翻身和坐起方法请参阅第三十五章《偏瘫的康复治疗》；②健侧上肢与下肢相互配合驱动轮椅前进并保持方向；③转移的方法可采用辅助下支点转移和独立支点转移。

（二）进食障碍的康复

1. 主要障碍表现　①吞咽困难，呛水、呛食；②手不能到达嘴边，不能将食物送到口中；③不能拿起并把握住餐具（碗、筷子、勺等）、食品及各种饮料杯、罐；④不能同时双手操作。

2. 进食障碍的原因　①上肢或口腔颌面部关节活动受限；②上肢或口周围肌群肌力低下；③上肢、颈部及口周围肌群协调性障碍；④上肢偏瘫；⑤认知知觉障碍及感觉障碍。

3. 治疗

（1）口腔颌面部关节活动受限、肌力低下及协调性障碍者　①端正头、颈及身体的位置以利于吞咽；②改变食品的硬度或黏稠度；③借助于设备帮助维持进食的正确体位：头中立位稍前屈、躯干直立、髋关节屈曲90°、双脚着地。

（2）上肢关节活动受限和肌力低下者可选择以下方法

1）适应或代偿方法　①健侧上肢辅助患侧上肢送食品入口；②将肘关节放置在较高的台面上以利于手到达嘴边，利于送食品至口中；③用叉、勺代替筷子；④将餐具（勺）绑或夹在手指间；⑤用双手拿杯子；⑥利用肌腱固定式抓握（腕关节伸展时手指屈肌紧张）拿起玻璃杯或棒状食品。

2）适应性辅助用具或设备　①抗重力的上肢支持设备，如用活动性前臂支持板、悬吊带（图31-1）辅助患者移动上肢将食物送到口中；②假肢；③腕关节背伸固定夹板：用于腕关节伸展及手指屈曲受限者；④多功能固定带（万能袖带）：用于握力减弱或丧失者；⑤勺、刀、叉手柄加粗：用于握力减弱者；⑥勺、刀、叉手柄加长或成角：用于肩肘关节活动受限者；⑦筷子加弹簧：用于手指伸肌肌力低下者；⑧勺、刀、叉手柄呈转动式：用于取食过程中食物易滑落者；⑨防滑垫：用于不能单手固定餐具或食物者；⑩盘挡：防止食物被推到盘子以外。用于不能单手固定餐具或食物者。

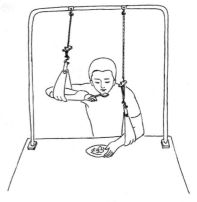

图31-1　悬吊带辅助将食物送到口中

（3）上肢协调障碍者可选择以下方法

1）适应或代偿方法　①增加肢体重量；②一侧上肢固定另一侧上肢，躯干、肘、腕部靠在桌子上以保持上肢稳定。

2）适应性辅助用具　①使用增加阻力的设备；②使用增加重量的餐具；③使用防滑垫；④使用加盖及有饮水孔的杯子，或用吸管喝水；⑤饮水设备安装在轮椅上或床旁；⑥双手使用前后滚动式刀具切割食物。

（4）一侧上肢或身体障碍者可选择以下方法

1）使用防滑垫、吸盘等辅助用品固定碗或盘子。

2）使用盘挡防止饭菜被推出盘外。

（三）修饰障碍的康复

修饰活动包括洗手和脸、拧毛巾、刷牙、梳头和做发型、化妆、刮胡子、修剪指甲等。

1. 主要障碍表现　①手不能触到头面部，不能靠近水池或水龙头；②不能拿起并握住梳洗用具；③双手不能配合进行有关活动，如拧毛巾等。

2. 修饰障碍的原因　①上肢和颈部关节活动受限；②上肢和颈部肌群肌力低下；③上肢和颈部肌群协调性障碍；④上肢偏瘫；⑤认知和知觉障碍。

3. 治疗

（1）上肢和颈部关节活动受限、肌力低下者可选择以下方法

1）适应或代偿方法　①健手辅助患手进行梳洗；②将前臂置于较高的平面上以缩短上肢移动的距离；③用嘴打开盖子；④用双手握住杯子、牙刷、剃须刀、梳子等；⑤使用按压式肥皂液。

2）适应性辅助用具或设备　①使用抗重力辅助上肢支持设备（活动性前臂支持板、悬吊带）辅助患者移动上肢至头面部；②假肢；③机械式抓握－释放矫形器；④多功能固定带（万能袖带）；⑤手柄加粗的牙刷、梳子；⑥手柄加长或成角的牙刷、梳子（图

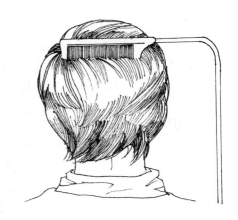

图31-2　用改造后的梳子梳头

31-2）；⑦带有吸盘的刷子或牙刷：固定在水池边刷手或刷假牙；⑧安装"D"型环的头刷；⑨安装在剃须刀上便于持握的结构；⑩带有固定板的指甲刀。

（2）上肢和颈部协调障碍者可选择以下方法

1）适应或代偿方法　①增加肢体重量；②一侧上肢固定另一侧上肢或同时使用双上肢；③在洗脸、刷牙以及梳头时，将躯干、肘、腕部靠在水池边以保持上肢稳定；④使用按压式肥皂液。

2）适应性辅助用具　①使用增加阻力的用品、用具或设备；②使用电动牙刷、电动剃须刀；③刷子固定在水池边，用于洗手和洗指甲；④饮水设备安装在轮椅上或床旁。

（3）一侧上肢或身体障碍者可选择以下方法

1）适应或代偿方法　①开瓶盖时，将容器夹在两腿之间；②可将毛巾绕在水龙头上，用健手拧干。

2）适应性辅助用具　①刷子和牙刷固定在水池边，用于洗手、洗指甲和刷假牙；②将大号指甲刀固定在木板上修剪健侧手指的指甲。

（四）穿上衣障碍的康复

1. 主要障碍表现　①不能将上肢放进袖口中，不能将上衣上举过头或从背后绕到身体的另一侧；②不能脱、穿套头衫，不能用手将衣服的后背部向下拉；③不能解开或系上纽扣、开关拉链和按扣；④不能拿较重的衣服如皮夹克；⑤分不清上衣的上、下、前、后及左、右以及它们与身体各部位的关系。

2. 穿上衣障碍的原因　①上肢和躯干关节活动受限；②上肢和躯干肌力低下；③上肢肌群协调性障碍；④上肢偏瘫；⑤认知、知觉及感觉障碍。

3. 治疗

（1）躯干关节活动受限、肌力低下者可选择以下方法

1）适应或代偿方法　①穿轻便、宽松的上衣；②穿前开襟的衣服；③穿前开襟上衣时不解开衣服下部的扣子，按套头衫的方式穿、脱；④躯干肌力弱，坐位平衡不稳定时给予支持。

2）适应性辅助用具或设备　①在接近衣领处安一个环或袢，用于挂住手指或衣钩，脱衣时，将环拉起协助将衣服上提过头；②用衣钩将衣袖上提至肩部或在腋窝水平协助将袖子脱下；③用尼龙搭扣替代扣子、拉链等；④在拉链上加上拉环，使手指对捏无力或不能者能够开关拉链；⑤纽扣牵引器；⑥机械性抓握－释放矫形器；⑦胸罩在前面开口，开口处用尼龙搭扣；⑧套头式领带。

（2）上肢和躯干协调障碍者可选择以下方法

1）适应或代偿方法　①穿着宽松的服装；②提倡穿套头式上衣，前开襟上衣按套头式服装穿脱；③必要时选用大扣子或按扣；④手工操作时，上肢应尽量靠近身体。

2）适应性辅助用具　①使用尼龙搭扣；②使用手柄加粗、增加重量的纽扣牵引器；③使用拉链拉环。

（3）一侧上肢或身体障碍者可选择以下方法

1）适应或代偿方法　①穿着轻便、宽松的上衣。②坐位平衡较差时予以支持。③穿前开襟的衣服时，先穿患侧，后穿健侧；脱衣时，先脱患侧一半，再将健侧袖子全部脱下，最后退出患侧的衣袖。可参见第三十五章第四节中有关图解。④穿套头式上衣时，先将上衣背朝上放在膝上→将患手插入衣袖，并将手伸出袖口→再将健手插入衣袖并伸出→

用健手将衣服尽量往患肩上拉→将衣服后身部分收起并抓住→头从领口钻出→整理衣服。脱衣时，将衣服后身部分向上拉起，先褪出头部，再褪出双肩与双手。可参见第三十五章第四节中有关图解。

2）适应性辅助用具　①纽扣牵引器；②用尼龙搭扣替代扣子、挂钩、拉链等。

（五）穿裤子、鞋、袜障碍的康复

1. 主要障碍表现　①手不能摸到脚；②不能站着提裤子；③不能抓住裤腰并系皮带；④不能解开或系上扣子、开关拉链、系鞋带；⑤分不清裤子的上、下、前、后及左、右以及它们与身体各部位的关系。

2. 穿裤子、鞋、袜障碍的原因　①上肢、下肢和躯干关节活动受限；②上肢、下肢和躯干肌力低下；③上肢偏瘫；④移动障碍（无上肢损伤）；⑤认知、知觉及感觉障碍。

3. 治疗

（1）下肢关节活动受限、肌力低下者可选择以下方法

1）适应或代偿方法　①穿轻便、宽松的裤子；②运用适于此类患者穿、脱裤子的方法；③穿松紧口鞋或有尼龙搭扣的鞋；④避免穿高帮鞋或靴子。

2）适应性辅助用具或设备　①在开始穿裤子时，用拴在裤子上的拉袢、杆状衣构或拾物器将裤子拉到手可以抓住裤腰的地方；②用吊裤带、袜吊替代穿裤、袜用的拉袢；③长柄鞋拔；④穿袜辅助具；⑤纽扣牵引器：手柄加粗或用绷带绑在手上；⑥拉链环；⑦用尼龙搭扣替代扣子、拉链、鞋带等。

（2）上肢、下肢和躯干协调障碍者可选择以下方法

1）适应或代偿方法　①穿着宽松的服装，裤腰用松紧带；②在稳定的床上、轮椅、扶手椅上穿衣；③在用手去触摸脚面时，用上肢顶住腿部以保持稳定；④肢体远端负重。

2）适应性辅助用具　①尼龙搭扣；②手柄加粗、增加重量的纽扣牵引器；③拉链、拉环；④弹力鞋带或尼龙搭扣。

（3）一侧上肢或身体障碍者可选择以下方法　①在床上穿裤子时，先穿患腿，后穿健腿；用健腿撑起臀部，上提裤子；用健手系皮带。②在椅子上穿裤子时，先穿患腿，再穿健腿；然后用健手抓住裤腰站起，将裤子上提；最后坐下用健手系皮带。③脱裤子时，坐位松解皮带或腰带；站起时裤子自然落下；先脱健侧，再脱患侧。④单手系鞋带的方法见图31-3。

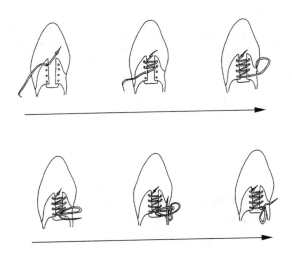

图 31-3　单手系鞋带的方法

（六）洗澡障碍的康复

1. 主要障碍表现　①不能进入澡盆或淋浴室；②不能使用水龙头、肥皂、海绵、浴巾；③手不能够到身体的每一个部位和水龙头。

2. 洗澡障碍的原因　①上肢、下肢和躯干的主动及被动关节活动受限；②上肢、下肢和躯干协调性障碍；③一侧上肢或身体偏瘫；④下肢被动和主动关节活动障碍（无上肢损伤）；⑤认知、知觉及感觉障碍。

3. 治疗

（1）适应或代偿方法　①澡盆底部及淋浴室地面铺上防滑垫。②将湿毛巾搭在椅背上，患者坐在椅上，通过背部摩擦毛巾擦洗背部；擦干背部也用同样的方法。③如果手不能摸到脚，就在脚底部放一块有皂液的毛巾洗脚。④将有皂液的毛巾放在膝上，将上肢放在毛巾上擦洗（用于一侧上肢损伤者）。⑤使用按压式皂液。

（2）适应性辅助用具或设备　①坐便椅可使患者以坐位进行淋浴；②用带长柄的海绵刷擦背；③用扶手协助患者站起；④长把开关有助于患者拧开水龙头。

（七）如厕障碍的康复

1. 主要障碍表现　①不能上、下坐便器；②手不能接触到会阴部；③不能拿住和使用卫生纸；④不能穿、脱裤子；⑤不能使用尿壶或便器；⑥不能自己使用栓剂；⑦不能排空和护理结肠造瘘。

2. 如厕障碍的原因　①上肢、下肢和躯干的被动与主动关节活动受限；②上肢、下肢和躯干协调性障碍；③一侧身体障碍；④认知、知觉及感觉障碍。

3. 治疗

（1）适应或代偿方法　①上厕所前后穿、脱裤子的方法与前述相同；②抓握功能差者，可将卫生纸缠绕在手上使用。

（2）适应性辅助用具或设备　①自动冲洗及烘干器。上肢关节活动受限、截肢或手指感觉缺失者可使用安装在坐便器上的自动冲洗器清洁。②扶手：用于肌力弱或协调性差者，在如厕和清洁时保持稳定。③可调节坐便器：升高坐便器有助于下肢关节活动受限者使用。④夜间在床旁放置便器以免去厕所不便。⑤尿裤或床垫用于二便失禁者。⑥插导尿管。

（八）家务活动障碍的康复

1. 一侧上肢或身体障碍临床上常见的疾病包括脑血管病引起的偏瘫、脑外伤、截肢、一侧身体外伤或暂时性的损伤如烧伤、外周神经损伤等。采用辅助性用具和代偿性对策的目的是为了：①保证单手操作的安全性；②固定；③代偿丧失的平衡功能及活动功能。

【做饭及清洗餐具】

（1）适应或代偿方法　平衡功能受影响时，应在座位上进行厨房里的各种工作，如用膝关节固定物品；挪动锅、壶等橱具时不要采用端、提等动作，可通过滑动达到挪动的目的。

（2）辅助用具

1）辅助固定物品

· 改造切菜板。可以在切菜板上安装各种类型的刀片或钉子，患者可以用一只手完成土豆、萝卜、苹果等蔬菜和水果的剥皮、切片和切丝等加工。

· 海绵、湿毛巾或吸盘。用于固定碗、盘子、盆、锅、壶等。

2）辅助单手操作

• 开瓶器。可使用电动的罐头开启器或将开瓶、开罐器安装在厨房桌边，患者一只手就可以开瓶、开罐；

• 电器如搅拌器、食品加工器；

• 前后滚动式刀具

3）代偿耐力及活动能力下降者的辅助用具

• 用手推车运送物品；

• 在座位（轮椅或椅子）上做饭时，可在灶的上方安装一个有角度的镜子以使患者能够通过镜子的反射观察到灶上的烹制情况。

4）辅助清洗餐具

• 用喷雾器冲洗餐具；

• 在水池底部垫上橡胶垫以减免餐具的破损；

• 将有吸盘的刷子固定在池边用来洗玻璃器皿。

【洗衣物】

适应或代偿方法：可请家人代洗或送到洗衣店。

辅助用具：可用洗衣机代替手洗；用手推车运送洗涤物品如衣服、床单、床罩等。

【照顾婴幼儿】

• 喂饭时，将孩子放在与患者同高的位置上，用保温器保温饭菜；用钳或夹子转移加热的餐具；

• 洗澡时，将孩子安置在一个有负压吸引装置的座位上；

• 穿衣时，用尼龙搭扣将孩子固定在桌面上以减少身体活动；将孩子放在地板上穿衣服最安全；

• 外出时，如果平衡功能正常，可用婴儿背架；亦可用健手将孩子挎靠在腰间。

【打扫卫生】

• 使用可调节式吸尘器，把手的长度及角度均可以调节，使患者在座位上就能清扫较大的范围；

• 使用长柄的掸子打扫灰尘；

• 使用长把簸箕；

• 使用非手拧的拖把；

• 在整理和打扫房间的过程中，要灵活运用能量保存技术。

2. 双上肢关节活动受限或肌力低下　功能障碍常由于四肢瘫、烧伤、关节炎、截肢、多发性硬化以及其它骨科创伤等引起。辅助用具及代偿对策应用的目的在于代偿丧失的伸手和抓握功能，代偿下降的肌力和耐力，代偿平衡功能，以及借助于重力完成各种活动。

【做饭及清洗餐具】

（1）适应或代偿方法

• 类风湿性关节炎患者要采取关节保护措施（图31-4）；

• 遵循能量保存的原则，将物品放在易取的地方；采取坐位工作等；

• 用牙打开瓶盖；

• 购买方便食品；

• 采用肌腱固定式的动作（即腕关节背伸时手指屈曲；腕关节屈曲时手指伸展）拾起较轻的物品；

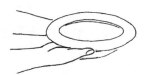

正确：双手托盘

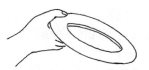

错误：用拇指和示指对捏
盘边端盘加重尺偏

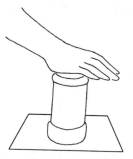

正确：用手掌松开和旋紧螺旋瓶盖

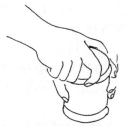

错误：用双手拧开螺旋瓶盖

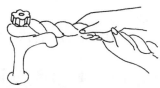

正确：将毛巾套在水龙头上拧干毛巾

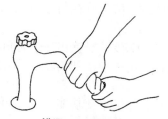

错误：双手拧毛巾

图31-4　类风湿性关节炎患者手部关节保护方法

- 使用重量轻的锅、壶及餐具。

（2）辅助用具

- 改良的瓶罐开启器；
- 手柄加粗（菜刀、炒菜锅、勺、各种锅的把手）；
- 多功能固定带；
- 长把拾物器，用于取重量较轻的物品；
- 用手推车或步行器输送物品；
- 改造的切菜板。

【打扫卫生】

- 用长柄拾物器从地面捡起东西；
- 用长把海绵刷清洗澡盆；
- 用非手拧的拖把；
- 用重量轻的工具如海绵拖把和扫帚清洁地面；
- 在打扫地面前，先用清洁剂溶解污垢。

【洗衣物】

- 如患者能够走动，宜使用从上方投放衣物的洗衣机，以免俯身弯腰；
- 按键式的洗衣机优于旋钮式洗衣机，必要时应将旋钮改装；
- 熨烫衣服时，应将一块石棉放在熨衣架上，患者能够直接将熨斗放在上面；
- 遵循和运用能量保存的原则。洗衣时，用分装好的洗衣粉；患者应在座位上熨烫衣服等等。

【照顾婴幼儿】

- 对于坐在轮椅中的母亲来讲，使用一侧床栏可打开的婴儿床便于接近孩子；
- 喂饭时，可将孩子放在婴儿椅中或斜靠在枕头上，用电保温盘保持饭菜温度；
- 孩子的衣服应宽松、易穿着；
- 使用一次性尿布；
- 遵循和运用能量保存原则，如果母亲能够从地板上站起或坐下，应选择在地板上处理孩子的事物，如穿脱衣、换尿布、喂饭、游戏等。

3. 上肢协调性障碍　协调性功能障碍常由于脑外伤、脑瘫、中风以及其它神经系统疾患造成。使用辅助用具及代偿对策的目的在于固定肢体的近端，减少震颤，固定所用物品，促进安全、高效的作业活动。

【做饭及清洗餐具】

（1）适应或代偿方法

- 在切菜或削皮时，稳定双上肢近端以减少震颤；
- 将食品或餐具放在光滑的桌面上滑至目的地代替手端或手提；
- 为避免餐具破损，应尽量少用手端盘子或碗等。洗餐具时，可先用水浸泡，然后用喷淋器冲洗。

（2）辅助用具

- 使用较重的厨具以助肢体远端稳定；
- 使用双耳壶、双柄炒菜锅等；
- 腕部绑上砂袋以减少震颤；
- 切菜时用有钉子的切菜板固定食品；
- 使用较重的手推车运送食品；
- 洗餐具时，在水池底部铺一块橡胶垫。

【打扫卫生】

- 使用较重的工具；
- 打扫灰尘时不需要手握扫灰尘的掸子，而是用所戴的手套来代替掸子；
- 除去室内过多的装饰品或储藏品以减少打扫卫生的工作量。

【洗衣物】

- 采用已分装好的洗衣粉，以免在舀取时因震颤而致洗衣粉洒落、浪费；
- 避免熨烫衣服，买衣服时挑选不需要熨烫的布料。

【照顾婴幼儿】

- 使用尼龙搭扣替代婴儿衣服上的扣子；
- 协调障碍较轻者可用勺子给孩子喂饭；
- 将孩子放在地板上照顾最安全。

第四节　耐力低下的康复

不同疾病的患者都可能出现耐力暂时下降的情况，而心肺疾病患者则或多或少存在永久性耐力下降。这些患者心肌和骨骼肌利用氧的能力下降，如果缺氧严重，会出现记忆、知觉、信息加工等障碍，其结果将影响教与学的过程以及作业活动的进行。

一、耐力低下的康复治疗原则

- 运用保存能量的方法以减少代谢性消耗；
- 放慢工作节奏以防疲劳；
- 减轻工作负荷；
- 活动水平与个人能力相适应；
- 避免压迫性体位以及环境压力。

二、能量保存法

用于基础性和工具性 ADL 的各种适应方法，所要达到的目的是：①减少活动的代谢消耗；②工作负荷限制在心肺功能水平范围之内。心脏病患者出现心绞痛或呼吸短促时须立即停止活动。呼吸窘迫综合征患者工作节奏要缓慢，工作期间应定时休息。心肺疾病患者要学会将休息时间分散安排。能量保存的原则及方法如下：

- 预先计划、组织要进行的活动；
- 去除不必要的步骤以避免不必要的活动或能量消耗；
- 坐着工作；
- 开始一项工作前，做好一切准备，包括准备好所有必要的物品；
- 组织安排好工作空间，建立符合人体工程学原理的工作环境；
- 去除多余的工作，将多项工作合并；
- 活动时放慢节奏；
- 使用省力的辅助器具或设备以减少自身能量的消耗，如使用电器；
- 使用轻质量的用具或工具；
- 在重力辅助下，而不是在抗重力的情况下工作；
- 在疲劳出现之前停止，频繁而有计划地休息。

不同的活动能量消耗水平不同。选择何种活动可根据代谢当量加以判断。大多数自理活动均在 3METs 以下。淋浴、盆浴、上厕所、洗和整理头发需要较高的代谢水平。在进行治疗活动时，仍要注意监测患者的心率和呼吸。出现呼吸短促提示所进行的活动已超出其能力范围。心绞痛或心动过速比安静时的心率增加 20 次，提示已达到运动极限。患者在 ADL 活动中应避免下列各种压迫性体位和情况：①俯身弯腰。穿易穿脱的鞋、使用鞋拔以及拾物夹可以使患者不弯腰就能够独立完成上述活动。②伸手取高架物品。将衣物放在易于取到的地方；如非从高处取物不可时，在取物的过程中可将上肢停靠在某物上休息。③等长收缩。应避免推、拉及保持握姿。如不能避免，患者要学会在做这些动作的过程中呼气或计数。④湿、热环境。湿热环境易出现呼吸短促，减少患者的有氧代谢能力。⑤过度负荷。此外，保证高质量睡眠以及调整情绪与情感亦可以节约能量。

第三十二章　辅助技术

辅助技术（assistive technology，AT）指通过使用特殊用具或设备，从而充分利用残存功能，补助或替代身体某一部分受损功能并预防损伤，帮助残疾人在生活中达到最大限度功能独立的技术。图32-1用图解的方法阐明了辅助技术、患者、作业活动及其环境四者之间相互依赖又相互作用的关系。不难看出，辅助技术在努力达到康复目标的过程中具有不可替代的作用。辅助技术用品分为低技术含量的简单辅助用具和高科技辅助设备两大类。本章将对用于肢体残疾者的简单辅助用具、高科技辅助设备以及辅助技术应用的工作流程分别予以介绍。

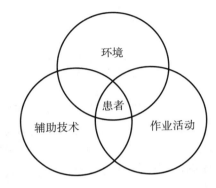

图 32-1　患者、作业活动、环境与辅助技术的关系

第一节　自助具

简单辅助用具是提供给有能力障碍的患者使用的生活辅助具，故又称自助具。自助具技术含量较低、制作简单并且操作方便，用以辅助患者独立或部分独立完成自理、工作或休闲娱乐等活动。它可以是在原有基础上进行改造的工具，亦可以是专为残疾人设计的专用工具。由于偏瘫、截瘫、脑瘫、类风湿关节炎等患者常出现有共同特征的功能障碍，治疗师设计出较成功的自助具，由厂家生产并在市场上销售。本节将对常用的、比较成熟的自助具分类介绍如下。

一、进食自助具

1. 筷子　在两根筷子中间安装一根弹簧片，这样筷子头部可以自动打开（图32-2）。这种筷子适用于手指屈肌肌力存在而伸肌肌力低下，特别是第1、2指 MP 关节伸展困难的患者。

2. 勺　C_7 脊髓损伤和部分偏瘫患者，当使用筷子和握勺柄有困难时，可以在勺柄上增加附件（手固定夹）以替代手的持握功能。如图32-3所示：a 适用于手部肌力低下的患者；b 适用于前臂旋前位的患者；c 适用于前臂中立位的患者。

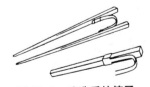

图 32-2　改造后的筷子

肩、肘关节活动受限的患者使用叉、勺时，可将柄的长度增加，还可以根据患者的具体情况调节叉、勺柄颈部的角度；类风湿关节炎患者手部关节屈曲活动严重受限而不能握勺时，可将勺柄加粗（图32-4）。

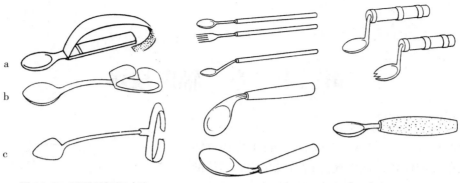

图 32-3 适用于抓握功能
丧失者的勺柄改造

图 32-4 适用于关节活动受限者的勺柄改造

3. 多功能固定带 多功能固定带又称万能袖带，适用于 C$_7$ 脊髓损伤、偏瘫、类风湿关节炎等疾病造成握力减弱或消失，手指屈曲功能受限的患者。用皮革、帆布或软塑料制成环形的固定带，两端装有尼龙搭扣，掌侧面为双层的筒形插袋。可以将勺、叉、梳子、牙刷、笔等物品的柄插入其中，起固定作用（图 32-5）。

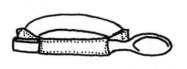

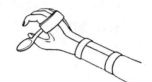

图 32-5 多功能固定带图

图 32-6 腕关节背伸位固定夹板

4. 腕关节背伸位固定夹板 适用于腕关节伸展和手指屈曲功能同时低下或丧失的患者（图 32-6）。

5. 水杯 四肢瘫、类风湿关节炎等患者因拿茶杯有困难，可用吸管喝水。为使用方便，可以在水杯上安装一个吸管卡，如图 32-7a；对震颤或协调性低下的患者可以在杯上加盖，水从盖面上的小孔流出，如图 32-7b。

6. 防滑垫和盘挡 对于一侧上肢能力低下的偏瘫患者，餐桌上放置防滑垫或采用碗、盘底部安装负压吸引结构，可以解决碗和盘子的固定问题；在盘子边缘一侧加盘挡，防止用勺取菜时将菜推出盘外（图 32-8）。

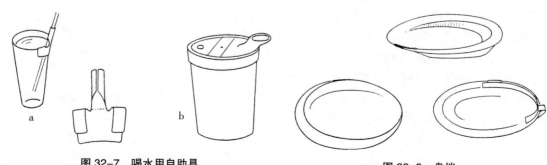

图 32-7 喝水用自助具

图 32-8 盘挡

二、更衣自助具

正常人穿脱衣服是在站立位下用双手完成的。但是，脊髓损伤患者要在坐位或卧位的条件下进行；偏瘫患者则用一侧上肢完成穿脱衣服的动作。因此，要根据不同障碍和障碍的不同程度研究更衣的方法。必要时采用辅助用具和服装改造的方法。例如：服装要选择有弹性和光滑的布料；制作时样式要稍肥大；不要穿紧身衣和背后系扣的衣服；对于更衣动作掌握有困难的患者可以将裤子的侧面全部安装拉链，手指功能差时还可以将拉链手柄换成大的铁环。服装要尽量减少纽扣的数量或设计成大纽扣，最好采用拉链和尼龙搭扣。如果髋关节活动受限不能完成穿裤子、袜、鞋的动作时，可以借用自助具将裤腰用穿衣杆夹住完成腿伸入裤筒的动作。利用穿袜子的自助具完成穿袜子的动作。

患者因手指屈曲受限、灵巧性和精细功能障碍系纽扣有困难时，可以采用系扣器，将铁丝环从衣扣孔穿过套在纽扣上一拉即可系上，见图 32-9。手部关节屈曲受限时可选用 32-9a，手部屈曲功能丧失可用 32-9b。

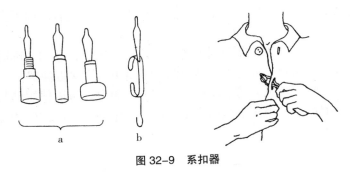

图 32-9 系扣器

三、梳洗自助具

1. 刷子 偏瘫患者一只手为废用手时，洗手、刷洗水果、刷假牙等动作较困难，可以设计带负压吸盘的刷子，固定在水池边备用，刷子被固定后，一只手就可以很方便地完成以上动作，见图 32-10。

2. 梳子 当肩关节、肘关节屈曲挛缩，或因疼痛不能完成上举动作，或颈损患者手指不能屈曲、持握功能丧失时，可以设计各种梳头的自助具，见图 31-2。

3. 剃须刀 手指捏握功能丧失的患者，可以利用 2~4 指的伸展，固定剃须刀，完成剃须动作，见图 32-11。

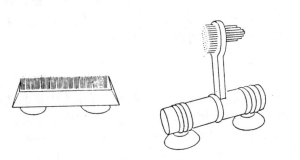

图 32-10 可固定的刷子

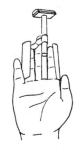

图 32-11 剃须刀的固定

第三篇 康复治疗技术

4.指甲刀　一侧上肢截肢、偏瘫的患者可以使用固定指甲刀修剪指甲，见图32-12。

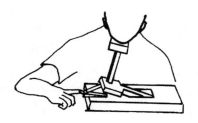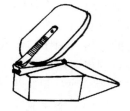

图32-12　一侧上肢截肢或偏瘫患者使用的指甲刀

四、如厕自助具

如厕主要包括上下便器、脱穿裤子、使用卫生纸等三项内容。以下介绍几种协助完成如厕的自助具。

1.可调节便器　坐便器的高度和周围的扶手均可以调节，适用于不同身高的患者，也可以根据患者的残存功能状况确定轮椅是由前方还是由侧方接近便器。

2.助起式坐圈　对下肢肌力弱，便后起立困难的患者，可以使用助起式便器坐圈。便后利用双手抓住两侧扶手，用向下压的力量使便器坐垫弹起，协助患者完成起立动作，见图32-13。

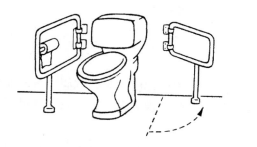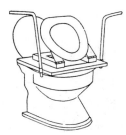

图32-13　坐便器、扶手及坐垫

3.使用卫生纸的自助具　使用卫生纸的训练比较困难。相当一部分患者需要自助具。目前市场上出售带冲洗和热风烘干设备的便器虽然可以解决问题，但价格昂贵，普及仍有困难。截肢、上肢关节活动受限、手指功能低下的患者，可以使用铅管制成的卫生纸夹持器，它可以调节长度和夹住卫生纸。患者经过训练可以完成擦拭动作。

五、写字与通讯用自助具

1.写字用自助具　握笔是完成写字的第一步，对捏握功能丧失或是手指屈曲功能受限的患者，可以设计出不同功能的自助具。例如：用宽2cm、长22cm的皮革（也可用低温热塑材料）制成三个圆筒状的套子，分别将笔、拇指和示指插入即可；或是用海绵、泡沫塑料等将笔杆卷粗以便于持握；或是用乒乓球穿几个孔将笔杆穿过，患者握住乒乓球即可完成书写动作；或将笔插入万能袖带中，用于写字或触击计算机键盘（图32-14）。

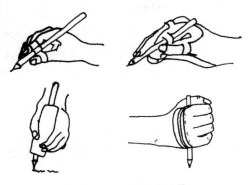

图 32-14　持笔自助具

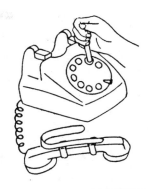

图 32-15　持握话筒辅助具

2. 电话　患手握力低下不能持握话筒，或手指屈曲挛缩不能拨电话号盘时，可在话筒上安装一个"C"形夹，四指一起卡入其中便可提起话筒；把带橡皮头的铅笔笔尖插入一圆球中，患者可握住圆球，用橡皮头一端拨号。持握话筒辅助具见图 32-15。

六、厨房劳动自助具

1. 刀　对于 PIP、DIP 关节屈肌挛缩者来说，需要对刀柄进行改造以方便使用，见图 32-16。

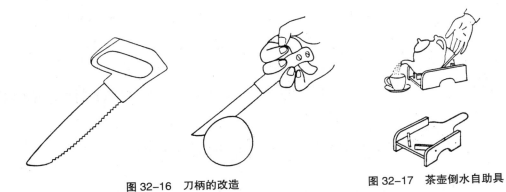

图 32-16　刀柄的改造

图 32-17　茶壶倒水自助具

2. 水壶　类风湿关节炎患者遵循关节保护原则，可设计倒水用自助具，见图 32-17。
3. 开瓶器　在厨房的桌边安装开瓶器，使偏瘫患者一只手就能够开瓶盖；握力差者可用双手打开瓶盖（图 32-18）。

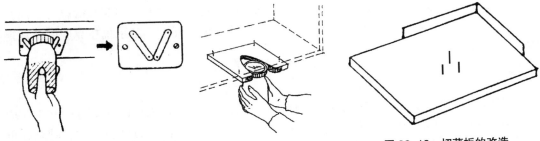

图 32-18　开瓶器

图 32-19　切菜板的改造

第三篇　康复治疗技术

4.切菜板　偏瘫患者只能用一只手进行食品加工时，可以在切菜板上进行各种设计（图 32-19）。在菜板上安装各种类型的刀片，患者可以用一只手完成苹果、土豆剥皮、切片、切丝等加工；在切菜板的左上方加直角挡板，防止被切食品被推出去；也可在切菜板上钉三颗钉子，尖端朝上，将西红柿、土豆、洋葱一类滚动不易切的食品插在钉子上再进行加工。

七、翻页自助具

手指功能丧失者，可用一根末端为橡胶的金属棒环绕手掌或插入万能袖带中翻书页；四肢瘫患者可用口棒翻书页（图 32-20）。

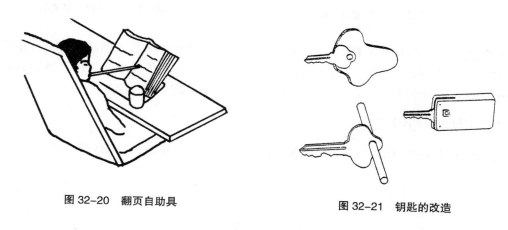

图 32-20　翻页自助具　　　　　　　　图 32-21　钥匙的改造

八、钥匙的改造

手捏握功能低下的患者，可将钥匙孔内穿一根短棍，或是加一个硬塑料片，就可以解决使用钥匙的问题（图 32-21）。

第二节　高科技辅助技术设备

高科技辅助设备指科技含量高、较复杂的电子设备，如计算机、电动轮椅、环境控制系统等。当患者受损的功能不可逆转并留有严重残疾时，应考虑采用高科技辅助技术设备帮助他们利用残存的功能、补偿丧失的功能，达到参与生活、学习、工作和享受人生的目的。

微电子和计算机技术日新月异为 AT 的发展提供了广阔的空间与前景。正是由于社会与科学技术的进步，使得近年来 AT 的发展与应用成为肢体残疾康复中越来越受到重视的思路和方法。高科技在康复中的应用已使严重躯体运动功能障碍者（如四肢瘫患者）回归家庭，参与生活、工作、学习成为可能。本节介绍计算机及环境控制系统在克服肢体功能残疾中的应用。

一、计算机

随着信息技术的发展，计算机这一现代高科技的产物已走进人们的各个方面并正在成为须臾不可离的工具。同样，计算机在残疾人就业、教育及生活等方面也发挥着越来越重要的作用。以残疾人回归家庭与社会为直接目标的作业疗法，近年来将计算机作为重要的辅助技术应用于肢体残疾患者的康复中。

普通人与计算机交流是通过手指操作标准键盘或鼠标得以实现的，肢体障碍患者由于躯体功能受损而不能以通常的方式实现对计算机的访问。例如：脑卒中引起的一侧肢体偏瘫的患者由于不能用双手同时按下多个键如 Ctrl+Alt+Del，故不能输入热启动计算机操作系统的命令；双上肢截肢或高位截瘫患者无法使用标准键盘；手足徐动型脑瘫患者不能操纵需要手 – 眼协调的鼠标。因此，以何种方式和计算机进行交流，即采用何种输入工具或设备是肢体障碍患者能否应用计算机，能否进行人机交流的关键课题。

（一）输入方法的改造

普通人采用直接选择的方法进行输入。最常用的直接选择方法是用双手操纵计算机键盘（直接按下目标键）以及应用鼠标（直接选择菜单）。对于肢体障碍者来说，有三种途径能够实现计算机输入，即直接选择、扫描及编码。采用直接选择技术通常需要使用者具备较好的肢体运动控制能力。然而，当患者单手或双手的精细运动控制丧失时，亦可采用一个

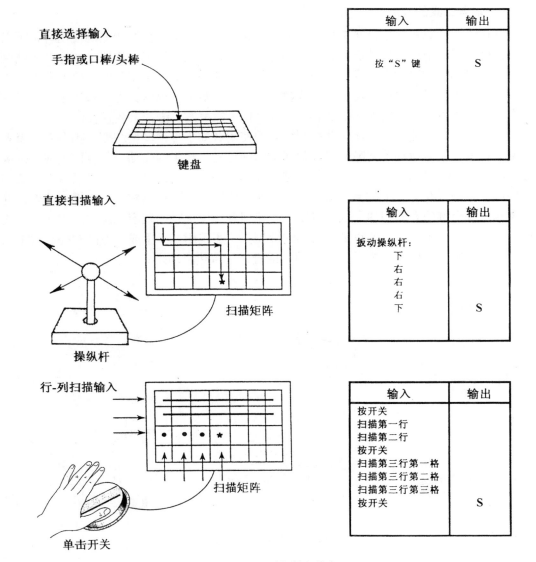

图 32-22 选择输入技术

手指、口棒、头棒代替双手触击键盘,四肢瘫患者则可利用超声波或红外线瞄准器进行直接选择。扫描指光标按一定顺序到达选择目标。扫描以两种方式进行——线性扫描和循环扫描。线性扫描时,光标从左到右、从上到下按顺序经过每一个扫描点。行－列扫描、模块扫描及直接扫描亦属于线性扫描。扫描由开关启动,因此扫描输入方式适用于因上肢运动控制障碍而不能用直接选择的输入方式(使用计算机键盘)与计算机对话者。扫描过程中,通过视觉或听觉反馈提示扫描到达位置(图 32-22)。编码是一个缩写技术,它通过代码(如摩尔斯电码)来代表字、词或词组。采用符号或图画代表一种概念也属于编码范畴。例如,一双眼睛和一只杯子的组合会出现提示信息(语音提示)"我口渴"。计算机软件是编码的另外一种形式。扫描和编码选择技术都是通过使用一个或多个控制开关实现输入。

从输入速度进行比较,直接选择的输入速度最快,比扫描选择快 5~10 倍;编码选择次之;扫描选择最慢。因此,高效和操作相对简便的特点使直接选择技术成为计算机输入的首选方法。进行扫描或编码选择虽然不要求使用者必须具备和直接选择一样的肢体运动功能,但需要具备较高的认知功能水平。

(二)输入工具的改造

能够用手在计算机标准键盘上操作,但手的粗大和精细运动控制较差的使用者,可以采用一些辅助手和上肢功能的简单方法,如将万能袖带内插入铅笔,用铅笔的橡皮头端触键。对于不能用手或脚触击键盘,但头部控制较好的使用者如痉挛型脑瘫、肌萎缩侧索硬化症、四肢瘫等患者可以用口棒、头棒代替手指触击键盘或操纵鼠标上的轨迹球,也可以采用高科技输入技术,如红外线瞄准装置以及声控(超声波、语音)装置直接输入。

键盘本身的改造适用于肢体运动控制障碍的使用者如手足徐动型脑瘫、帕金森症患者以及偏瘫患者。肢体运动控制障碍患者常遇到的问题是由于手的徐动或震颤而表现为按键的准确性差,在按目标键时常常碰触其它键。针对这一问题,可以在计算机键盘上安装一个防护罩,防护罩在每一个键上方留有一孔,保证使用者一次只能按下一个键。此外,键盘加大和每一个键的表面积加大也可以使上述使用者在按键时比较容易定位。偏瘫患者或口棒使用者可以使用一个安装在键盘两侧的键控制闩实现用一只手或口棒同时控制两个以上的功能键的操作,如同时按下 ctrl+alt+delete 键,进行热启动。

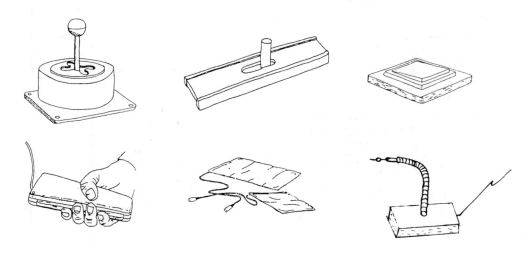

图 32-23 扫描选择用开关

如果患者不能通过直接选择进行人机对话，就需要采用扫描技术与计算机进行交流。用于扫描的开关种类很多，如操纵杆、软垫开关、踏板开关、单击开关、滑动开关、气动开关等（图 32-23），应结合开关的特点与使用者的实际情况（运动协调性、认知功能以及视力情况）进行选择。使用开关作为计算机输入工具时还需要相应软件的支持。

表 32-1 就计算机输入方法，列举了针对不同的运动功能障碍所采取的相应解决方法。这些辅助技术使有肢体残疾的人们应用计算机成为了现实。

表 32-1　躯体残疾患者计算机输入的辅助技术

存在的问题	解决问题的方法	实现的功能
手和上肢精细运动控制和运动协调性差，在按目标键时由于上肢震颤或徐动而碰及其它键	安装键盘防护罩或放大键盘	帮助运动控制障碍的患者在按目标键时不碰触其它键，提高按键的准确性。进行直接选择
因单手或口棒操作而无法同时使用几个功能键	安装功能键控制闩	同时使用两个以上功能键，可以执行操作命令
手的关节活动范围受限、耐力差的患者操作键盘时易出现疲劳	缩小键盘＋键盘字母重排	减少能量消耗，提高工效，符合人体工程学要求。进行直接选择
手指力量差	触摸式键盘	无需太大的力量按键，进行直接选择
四肢瘫痪，但头部控制好	口棒、头棒、轨迹球＋口棒	替代手指按键，操纵鼠标进行直接选择
四肢瘫痪，不能从键盘上或用鼠标进行直接选择。头部控制好	眼跟踪注视系统、光（红外线、激光）瞄准系统、声（超声波、语音）传输系统	替代物理键盘及鼠标功能，进行直接选择
不能采用直接选择进行输入	使用各种开关	扫描选择、编码选择

（三）特殊键盘增强技术

在使用键盘输入时，除了对键盘做适应性改造，还需要特殊键盘增强技术的支持。特殊键盘增强技术常由操作系统软件来实现。90 年代以来，IBM、Microsoft 及 Sun 等公司设计开发了用于肢体残疾者计算机键盘输入的各种支持软件。表 32-2 对增强键盘功能的操作系统软件的特性和功能进行了归纳总结。由于肌力弱（多发性硬化、肌肉萎缩、脊髓损伤等），运动控制功能障碍（脑瘫）等原因，使用者将键按下后往往不能像普通人一样及时抬起按键的手指，其结果为显示器上出现一连串相同的字符，例如按 a 键引出一连串 aaaaaaaa……直至手指离开 a 键为止。重复键的功能很好地解决了患者的这一实际问题，它允许患者有足够的时间将按键状态的手指抬起，但又避免了额外的输入。由于键盘附加了这些特殊功能，使偏瘫、脑瘫、类风湿关节炎、周围神经损伤、脊髓损伤等患者能够根据自己的实际情况选择按键速度，一次只按一个键，准确地输入信息。

表 32-2　键盘增强功能

性质	功能
重复键	按键时间延长时不会因手指抬起缓慢或不及时而出现一连串相同字符的情况
组合键	使用一个手指即可操纵由多个键组合的命令，如 Ctrl+Alt+Delete
触发键	按下此键时，音调提示锁键状态，如 Caps Lock
跳跃键	在前后两次按键之间有一个时间的延迟，防止系统接受不慎按键而出现不必要的结果
鼠标键	替代鼠标器。用数字小键盘控制鼠标运动和鼠标键功能
延缓键	在设定时间范围内持续按键直至被系统接受，防止因失控而造成的意外碰键

计算机的应用以及互联网的兴起和普及为残疾人开辟了获取、使用和交流信息的途径，增加了残疾人就业和受教育的机会，对残疾人的生活正在发生着越来越深远的影响。

二、环境控制系统

环境控制系统（environmental control system，ECS）是一个帮助重度残疾患者选择性控制和使用家用电器或其它设备的中央控制系统（图 32-24）。OT 师负责对环境控制系统进行评价、选择和对使用者进行训练。

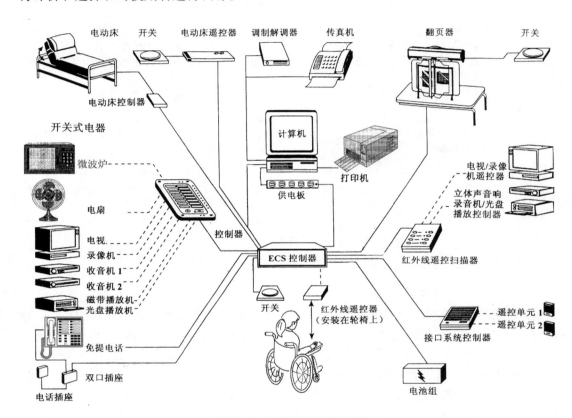

图 32-24　环境控制系统示意图

（一）ECS 的构成与工作原理

环境控制系统（ECS）主要由三部分组成：①输入装置：负责通过输入控制指令启动系统工作并使各种传感器将输入信号如机械压力、声音或气流所产生的压力转换为可传送的方式如红外线、超声波、射频及电信号后进行再发射；②信号接收与控制组件或装置：用于接收转换后的信号并对所选择的外围设备进行控制；③外围设备：指被控制的设备，如电视、VCD、收音机、录音机、电话、电灯、空调、电动床、窗帘盒、报警器、对讲器、门等，这些外围设备按控制信号产生相应的动作并做出相应的视、听觉反馈。其工作原理如图 32-25 所示。

输入操作指令可通过按钮、开关、计算机命令、声音、气流等实现。采用何种输入途径视使用者的认知、运动及感觉功能状况决定。一个 C_{1-2} 脊髓损伤患者可以通过眨眼来控制开关；一个 C_4 不完全性脊髓损伤患者，由于能完全控制头的活动，膈肌仍有部分功能，故可

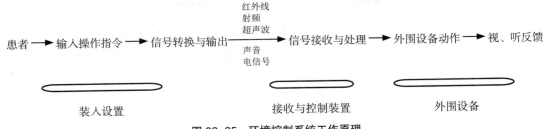

图 32-25 环境控制系统工作原理

选用由舌、颏部控制的开关或通过用含在口中的吹吸管进行吹与吸组合的方式来输入控制指令。ECS 对被控设备的控制指令操作有直接选择和顺序扫描选择两种方式。直接选择指不经过中间步骤选择目标;而顺序扫描选择(即循环扫描选择)则需要通过一个或若干个开关进行操作,即按选择面板上被控设备的排列顺序,依次扫描直至目标。简单的控制只需要对被控制设备进行选择;复杂的控制则还需要对功能进行进一步顺序选择,如使用者首先选择打开电视,其后再选择频道、音量或亮度等。

信号传输与外围被控设备之间的连接方式可以是有线的,也可以是无线的。计算机、洗衣机等均为有线连接;无线连接可以通过红外线、射频或超声波来实现。由红外线信号控制的常用电器有电视、收音机、录像机、组合音响等,由射频信号控制的电器可以是灯、电动床、电动门以及小的家用电器如电暖壶、电扇等。

(二)ECS 的选择与应用

Bain 等人根据环境控制系统的复杂程度与实现的控制水平,将其划分为 5 个等级(表32-3),它有助于作业治疗师和患者选择适合的环境控制系统。Ⅰ级水平的 ECS 不配有经特殊改造的开关;如果患者的操作能力受限,可以使用口棒、万能袖带或手夹板等辅助具辅助患者在选择面板上对操作指令进行直接选择。Ⅱ级水平以上的 ECS 配有经过特殊改造的开关。Ⅲ级以上的 ECS 除了可以对外围设备进行简单控制,还可以对其完成复杂控制。ECS 的简单控制指对所选择被控设备做"开"与"关"的控制如开、关灯等,复杂的控制则包括电视机频道、收音机频段的选择、音量的调节、录音机/CD 的快进快退、灯光亮度的调节等。Ⅲ级以上 ECS,其被控设备根据需要可以是呼叫铃、门铃、门、电动床、电视、收音机、组合音响、CVD、电扇、电毯、灯光、电话、对讲机、计算机、空调、读书翻页器等,其被控设备的数量可从 6~256 种不等。此外,Ⅲ级以上的 ECS 对被控设备的控制方式除闸门式的开与关控制外,还可以是按钮式的瞬时控制。开灯与关灯、开电视与关电视为闸门式控制,而门铃或电动床的控制则是按钮式的控制。Ⅳ级水平的 ECS不但可以对电视、电话、床等外围设备进行多级控制,还可与其它辅助设备如选择增强交流系统、电脑化电动轮椅以及计算机等相连接而形成一个整体。Ⅴ级水平是未来的发展方向。

ECS 适用于任何年龄、不同残疾以及耐力极低下者;由于环境控制系统有视、听觉反馈,因此,ECS 不但适用于肢体损伤的患者,而且适用于感觉损伤的患者。

重度残疾患者原地不动便可以控制环境中的所有目标,有目的、有选择地使用电器和服务,因此 ECS 的应用给重度残疾者的生活带来极大的正面影响。ECS 对于残疾者日常生活的影响包括以下几个方面:

• 提供安全保障:防盗自动报警系统,检测系统,对讲系统。

- 提供各种休闲娱乐活动：收看电视、收听广播、玩计算机游戏、阅读书报、打电话等。
- 辅助日常活动：开关电灯、窗帘、电扇、空调、门和调节电动床等。

表 32-3 ECS 分级

分 级	性 能
Ⅰ级	• 输入操作指令开关不需要经过特殊改造 • 采用直接选择，可使用辅助具如口棒、万能袖带、手夹板等 • 可以控制各种装置的开关与灯光亮度 • 可以采用红外线和射频进行遥控
Ⅱ级	• 输入操作指令采用经过特殊改造的控制开关 • 采用直接选择或扫描选择 • 主要采用闸门式控制 • 可以控制各种被控设备的开与关、灯光亮度，可以控制电视、录像机等 • 可以采用红外线、射频以及超声波传输进行遥控
Ⅲ级	• 输入操作指令采用经过特殊改造的控制开关 • 采用扫描选择 • 采用闸门式和按钮式两种控制方式 • 可以控制多个外围设备，包括完整的电话功能和床的控制 • 可以通过红外线、射频以及超声波传输进行遥控
Ⅳ级	• 输入操作指令采用经过特殊改造的控制开关 • 采用扫描选择 • 采用闸门式和按钮式两种控制方式 • 可以控制多个外围设备，包括完整的电话功能和床的控制 • 把选择与增强性交流系统、电脑控制的电动轮椅及计算机整合在一起，通过同一个开关实现所有功能
Ⅴ级	• 在社区生活中全面实现"人工智能化控制"

- 重新返回学校学习或参与工作（使用电话、调制解调器、计算机、打印机及传真机等）。
- 减少人工和费用，使长期参与护理的亲属在精神、体力和时间上都得到一定程度的解放，使家庭关系更加和睦。
- 提高重度肢体残疾患者的自信和生活质量。

环境控制系统的应用最大限度地扩展了残疾者在家庭、学校、工作以及休闲环境里的能力，使残疾者获得对生活的自我控制感。

第三节 辅助技术的应用

如图 32-1 所示，个体、作业活动、辅助用具或设备及其应用环境是一个互相作用又互相依赖的整体。无论是低技术还是高科技辅助用具，只有在它使一个有残疾的个体在其特定的环境中完成某项特定的任务时才能体现其应用价值。因此，确认需要使用辅助技术的对象，掌握选择和使用辅助技术用具或设备的工作流程十分必要。

一、适应证

辅助技术作为一种康复手段可用于任何年龄、任何诊断的患者。但某一种辅助技术是否适用于你所面对的患者，治疗师需要通过回答以下几个问题之后才能做出决定。

1. 患者的哪些作业活动（ADL、工作和受教育活动、休闲活动）受到影响？例如患者在行走、口头与文字表达、环境控制方面需要帮助吗？搞清楚这些问题有助于判断患者是否需要帮助，判断何种辅助技术用具或设备以及配置对该患者能够有帮助。

2. 患者现存的损伤或功能障碍是暂时性的还是永久性的？暂时性的功能障碍不需要通过科技含量高的、复杂的辅助技术来解决问题，随着损伤的痊愈，功能会逐渐恢复。如果患者的功能障碍是永久性的，或者尽管采用多种康复治疗手段，功能状况也将不太可能有明显的进步，应用辅助技术就是最好的选择。

二、选用辅助技术的工作流程

评价、选择辅助技术用具或设备并训练患者使用它们是作业疗法的工作内容之一。一个有效的技术性评价和确定是否采用辅助技术，尤其是高科技辅助技术，采用何种高科技辅助技术，还需要多学科、多方面人员共同合作，包括患者、康复医师、OT 师、PT 师、社会工作者、康复工程人员或供应商、护理人员等。其工作流程或步骤如下：

1. 收集有关资料　包括诊断、患者和家属的需要和康复目标、患者在哪些作业活动方面存在障碍、哪些障碍是亟待解决的问题、以往是否使用过辅助具或辅助设备、效果如何等。

2. 评价患者的功能状况　包括姿势控制、运动控制、感觉、认知、交流状态以及心理情况。

3. 评价工作或任务　通过工作分析明确从事该工作或任务所需具备的功能。

4. 评价环境　通过评价指定环境，确定何种类型的辅助设备或系统可以使用。如果患者希望在家里自己控制环境，就需要了解能够实现哪些控制功能。为此，实地考察十分必要。

5. 制订方案　在上述评价的基础上，作业治疗师与患者、家属、康复治疗小组其他成员共同讨论、制订解决方案。

6. 选择适合的辅助技术设备　通过对具体设备的功能特性进行具体分析，判断哪种设备与患者的能力相适应，同时还能够满足功能需要，实现患者的目标，必要时进行新的设计。在选择和设计的过程中反复试用以求尽善尽美。

7. 使用训练　训练患者使用自助具或复杂辅助设备是实现辅助技术功能的重要环节。一个四肢瘫患者，需要用下颌控制电动轮椅的操纵杆，或用气动开关（用嘴吸吹气）选择使用环境控制系统的被控设备。计算机、环境控制系统、电动轮椅等都需要通过开关来控制整个系统，不同种类的开关操纵方法不同，使用者需要学习、熟悉、反复实践才能掌握操纵开关的方法，使残疾者充分利用高科技手段享受生活、学习、工作和娱乐。

正确选择和利用辅助技术用具，不但增加肢体残疾患者生活的自理能力，而且也会使他们获得心理上的独立感，从而实现真正意义上的生活质量的提高。随着科学技术的不断进步，将会有更多、更先进的辅助技术用具与设备问世并在实际生活中为肢体残疾患者服务。

第三十三章　手夹板疗法

第一节　应用目的与分类

用于手的矫形器称为手夹板（splint）。手夹板是辅助治疗手部外伤和疾患，改善手功能障碍的工具，用金属、热塑材料或石膏制成。矫形器技师遵照处方设计并制造复杂、机械性的永久性矫形器。作业治疗师则承担热塑材料和石膏手夹板的设计和制作。此外，作业治疗师还负责对患者进行在日常生活中正确使用矫形器的训练。

一、手夹板的应用目的

1. 支持、保护关节和软组织　肌腱、血管、神经、关节或软组织受到损伤或出现炎症后，通过限制异常运动来保持肢体的正常对线关系及关节的稳定性，以此促进炎症吸收及病变愈合。

2. 辅助活动、预防畸形　通过夹板的助动功能，代偿无力或瘫痪肌肉的功能，使麻痹的肢体产生运动。

3. 矫正畸形　通过缓慢和渐进的被动牵引，实现全关节范围的主动运动，从而达到矫正畸形的目的。

二、手夹板的分类

美国手治疗师协会于1992年提出了一套夹板分类系统（splint classification system，SCS）。在这一分类系统中，夹板的类型根据四个方面来确定。这四个方面包括：①夹板作用的主要解剖部位（如掌指关节、指间关节或手指等）。②关节运动方向（屈、伸、旋转）。③夹板设计所要达到的目的（固定、活动、限制活动）。④夹板在纵向所包含的非主要关节（次要关节）的数量。如果夹板未包含次要关节为0型，包含一个次要关节为1型，包含两个次要关节为2型，依此类推。"上翘夹板"按上述分类方法属于"腕关节伸展位的固定性夹板，0型"。根据结构和功能，手夹板也可分为静止性（static）和动力性（dynamic）两种基本类型。

1. 静止性夹板　又称固定性夹板，在结构上没有可动的部分。如用于肩部的飞机架夹板、手休息位夹板、长对掌夹板等。主要作用为支持与固定关节于所要求的位置上，防止出现异常活动，维持关节正常的对线关系，从而达到休息和保护被固定部位的目的。适用于骨折、关节炎、腱鞘炎、烧伤、肌腱修复或肌腱移植术后等的治疗。通过渐进性系列重塑，静止性夹板也可用于治疗关节挛缩畸形。

2. 动力性夹板　又称活动夹板，在结构上具有可动的部分。它允许关节进行有控制的活动，用于辅助活动和预防畸形，帮助功能恢复。如掌指关节伸展夹板等。控制夹板运动的力源分为自体力源和外力源两种。自体力源指通过使用者肢体的重力或肌肉电刺激来控制关节运动的力。外源力指物体的弹力（橡皮筋、弹簧）、滑轮牵引系统、气（如压缩空气罐）或电（如电池）所提供的动力，借助于这些外力实现对夹板运动的控制。适用于外周神经损伤、手内肌松解术后、肌腱修补术后等。

第二节　手夹板的制作

一、手夹板结构名称及术语

手夹板由一组具有不同功能的结构组成。有些结构直接影响手的位置，有些结构辅助手的功能，有些部分保持正常的对线关系，起固定与稳定的作用，而有些结构则起到附着点的作用。进行手夹板的设计，必须具备有关的知识。以下就手夹板的基本结构、作用及有关内容做系统介绍，为手夹板的进一步设计和制作打下基础。

（一）C 形板（C bar）

C 形板位于第一指蹼间隙，其作用是保持或加大第一和第二掌骨间的距离。C 形板向两端延长成为拇指支撑或示指近节指骨支撑。它的宽度以不妨碍第 4、5 掌骨活动为准（图 33-1）。

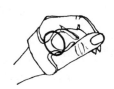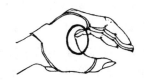

图 33-1　C 形板

（二）拇指支撑（thumb post）

这一结构在静态下支持拇指的近节及远节指骨，常为 C 形板向远端的延续。当仅仅制动拇指近节指骨时，其长度不宜过长，否则会引起指间关节运动受限；拇指两侧的高度应达到 1/2 拇指的厚度以加强其稳定性。拇指支撑亦可位于拇指背侧，以便被制动的拇指完成对捏动作。

（三）拇指对掌板（opponents bar）

此结构将第一掌骨固定于外展、对掌位，用以防止第一掌骨的桡背侧运动。常与 C 形板相连。

（四）掌骨支撑板（metacarpal bar）

掌骨支撑板位于手掌侧或手背侧，横贯第二至第五掌骨。用于支持手掌弓。掌骨支撑位于手掌侧时，其设计应以允许第二至第五掌指关节充分活动为准。掌骨支撑向尺侧或桡侧延伸可分别形成小鱼际支撑和拇指对掌支撑（图 33-2）。

（五）小鱼际支撑板（hypothenar bar）

于手掌侧支持尺侧掌横弓。常为手背侧掌骨支撑延续而成。小鱼际支撑板的设计应以环指和小指掌指关节屈曲不受限为度（图 33-3）。

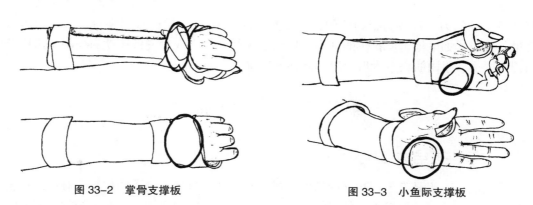

图 33-2　掌骨支撑板　　　　　　　　　图 33-3　小鱼际支撑板

（六）指骨支撑板（phalangeal bar/finger pan）

指骨支撑板多位于掌侧，用于支持固定指骨；支持多列指骨时，指骨支撑板起着维持掌横弓和纵弓远端的作用。在指骨支撑板仅作用于某一节指骨时，要注意避免妨碍邻近关节的活动。指骨支撑板向左右延伸形成侧偏挡板。

（七）侧偏挡板（deviation bar）

侧偏挡板位于手指两侧或腕关节远端两侧。目的是阻止手指和腕关节冠状面的运动，即侧方运动。侧偏挡板的高度以大于被固定部位厚度的 1/2 又不超过其厚度为宜。

（八）腕关节支撑板

夹板支持腕部的结构称为腕关节支撑板。其近端与前臂支撑相连，远端与掌骨支撑连接。腕关节支撑屈伸角度的设计对于手部解剖结构的动力学将产生很大的影响。一个屈曲位的腕关节支撑有利于手外肌伸展。

（九）前臂支撑板 / 前臂槽（forearm bar/forearm trough）

前臂支撑板指手夹板位于前臂后侧的板条状结构。前臂槽则指位于前臂前侧、沿前臂走行而成的槽状结构。无论是前臂支撑板还是前臂槽，均通过杠杆作用来支持手的重量。为此，其长度至少应是前臂长度的 2/3。

（十）支架（outrigger）

此为动力性夹板结构。支架从夹板主体伸出，动力牵引装置安装其上。支架的结构因使用目的和制作材料不同而变化。材料可以是钢板或钢丝。由于牵引力会因近端附着部位即支架的不稳定而减小，因此支架的基底部应当牢固坚硬。为了保持牵引装置正确的对线关系，支架的长度必须随被活动关节的被动活动范围的改变而及时调整（图 33-4）。

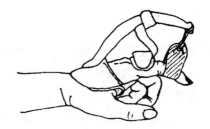

图 33-4　动力性夹板支架

（十一）动力辅助 / 牵引装置（dynamic assist/traction device）

此为动力性夹板结构。夹板的这部分装置产生动力并由此而引起关节的被动运动或被动辅助运动。动态牵引装置由弹性材料制成（如橡皮筋、金属弹簧等），也可采用张力较小的材料（如尼龙搭扣、细绳、皮革等）。

（十二）指套（finger cuff）

此为袢形结构。一端与动力辅助装置相连，另一端将手指套入其中。指套常由柔韧而无弹性的材料制成。指套的宽窄不应阻碍手指屈曲。

（十三）指甲附着装置（fingernail attachment）

固定在指甲上、为动力辅助或牵引提供附着点。常用材料有衣钩、尼龙搭扣等。可以采用万能胶固定，也可借甲体边缘缝合固定。

（十四）固定带

用于固定夹板，常采用尼龙搭扣。

二、手夹板的制作原则

一个能够满足患者需要，佩戴舒适，并有效地发挥功能的手夹板，应当是符合解剖学原则、力学原理、设计原则、制作原则以及装配原则的产品。制作任何材料、任何种类的夹板，均应遵循这些原理与原则。

（一）解剖学原则

制作一个正确和舒适的夹板必须具备一定的解剖知识，并遵循以下原则。

1. 避免骨性突起部位受压　骨突部位的皮肤因皮下软组织少，很容易因受压而受到损伤。未顺应手部轮廓而制作的手夹板可以引起局部压迫性缺血，最终常导致组织坏死。因此，在装配手夹板时，必须考虑到肢体骨性突起的部位及特点。手部最常出现问题的骨突部位包括桡骨茎突、尺骨茎突、豌豆骨、掌骨头以及第一掌骨基底部（图33-5）。当夹板的某些部分如前臂槽、对掌支撑、腕关节支撑、蚓状肌连接以及手背掌骨连接

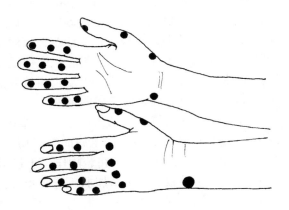

图33-5　手部易受压的骨突部位

等与骨突接触或相邻时，装配一定要格外小心。采取的措施应当包括：①绕过这些突起部位。②加大夹板与骨突部位的接触面积或在骨突部位加垫以减少对骨突部位的压力。

2. 顺应双斜线　由骨性结构形成的双斜线是手夹板装配中第二个需要重视的方面。掌骨的解剖结构特点有二：一是从桡侧至尺侧，掌骨长度逐渐缩短。二是与第1、4和第5掌骨相比，第2、3掌骨的活动性很小。独特的构造使握拳时形成两条斜线（图33-6）。第一条斜线为手的背面观，可见掌骨长度从桡侧至尺侧逐渐缩短；第二条斜线为远端横断面观，掌骨高度从桡侧至尺侧逐渐下降。当一个人将前臂旋后置于桌面上，手中握一物品时，手中所握的物品与桌面并非呈平行高度，而是桡侧稍高；物品与前臂纵轴也非相互垂直，而是形成从手的近端尺侧向远端桡侧倾斜的角度。

制作夹板中的掌骨支撑部分时必须贯穿双斜线的原则：①桡侧必须略高于且长于尺侧。②腕关节中立位时，掌骨支撑部分不应与前臂纵轴相互垂直，须根据掌骨头的走向进行设计（图33-7）。

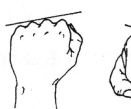

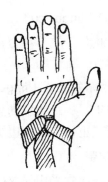

图 33-6　手的双斜线　　　　　　　图 33-7　根据掌骨头走向设计掌骨支撑板

3.保护韧带　在正确的位置与紧张度的前提下保护韧带结构是手夹板装配的另一个解剖学原则。由于韧带在正常情况下维持关节的稳定与方向，因此，当需要通过手夹板来提高手功能时，考虑韧带的功能是十分重要的。

每一个掌指关节和指间关节的侧方和前方均有三根相似的韧带加强，即两根侧副韧带和一根掌板韧带。这些韧带直接影响手夹板的结构。指间关节为滑车关节，关节两侧侧副韧带防止关节在冠状面内进行活动，即尺偏或桡偏。鉴于这种解剖结构特点，在设计制作活动指间关节的动力夹板时，要注意夹板的牵引线与关节轴应相互垂直。即便是设计静止夹板时，也要注意保护侧副韧带，从而保证关节的稳定性。例如，手指受伤后需要制动近端指间关节。因此，一个维持近端指间关节接近完全伸展位的手夹板，能够很好地保护侧副韧带，维持其长度，防止屈曲挛缩。

由于掌骨头的椭圆形结构特点，侧副韧带在掌指关节伸直时呈松弛状态，以允许手指内收、外展；当近节指骨完全屈曲时，韧带逐渐达到最大紧张，以限制手指的侧方运动（内收、外展）（图 15-3）。在装配作用于掌指关节的夹板时，如果不保持掌指关节侧副韧带的长度，会导致掌指关节屈曲不能或受限；而继发性挛缩不可能通过保守疗法得以缓解和改善。所谓的安全位夹板实际上包含了上述概念，是指将掌指关节置于屈曲位以保持侧副韧带的长度。

掌板韧带的功能在于预防掌指关节和指间关节的过度伸展。在使用动力夹板增加被动关节伸展时，要注意防止韧带结构因张力过大而受到破坏。

拇指的掌指关节为多轴关节，因此第一掌骨可作屈伸、内收、外展及旋转等各个方向上的运动。在制作拇指夹板时，应特别留心拇指的位置以及在此位置上所能发挥的功能，保持第一指蹼间隙。支持或定位夹板的拇指应置于外展位。

4.维持手掌弓的完整性　远横弓和纵弓的形成以及稳定性与灵巧性相结合，使正常手具有抓握不同大小和形状的物品的能力。因此，为了保持手的最大的活动潜力，在治疗过程中必须保护远横弓和纵弓的正常存在，包含掌骨的手夹板必须支持远横弓。任何包含手指在内的夹板都会影响纵弓的状态。在静止夹板中，如休息位或安全位的手指托支持纵弓全长；而在动力夹板中，如伸或屈支架、指套以及弹性牵引装置等都是增加纵弓被动活动范围的结构。如果夹板仅仅支持纵弓的一部分时，注意不要妨碍纵弓的其它部分的活动。

5.利用掌纹作为边界　手指掌面有三处横纹，即掌指横纹、近端指纹和远端指纹。手掌部有三条皮纹：①大鱼际纹，适应拇指单独活动。②远端掌横纹，从示、中指的指蹼间到手掌尺侧，以适应尺侧三个手指的活动。③近端掌横纹，从鱼际纹的桡侧开始，在远端掌横纹和鱼际纹之间向尺侧方向延伸，便于示指掌指关节屈曲。手腕掌侧面有远、中、近三条横纹。从图33-8可以清楚地看出，手指横纹、掌纹及腕横纹分别表示指间关节、掌指关节和腕关节的水平，即掌纹直接与相应关节对应，它以图形的方式显示和划分手的运动区域。因此，手部的皮纹是设计夹板边界的体表标志，是决定腕、掌指、指间关节制动或运动的参考界线。如果要求夹板不阻碍掌指关节运动，则夹板的远端边界不能超过远端掌横纹；如果需要保留拇指的充分活动，则夹板的桡侧边界不能超过鱼际纹；欲保留指间关节的运动，需要将夹板止于近端指纹的近侧端。反之，当需要固定某一关节时，如需要固定近端指间关节，夹板必须终止于远近两端毗邻指纹的附近。

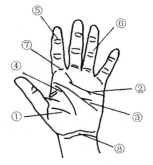

图33-8　手部的皮纹

①大鱼际纹　　②远端掌横纹
③掌中横纹　　④近端掌横纹
⑤远端指纹　　⑥近端指纹
⑦掌指纹　　　⑧腕横纹

（二）运用力学原理的原则

由于夹板是通过外力作用于肢体而产生治疗和辅助作用的，因此，理解和掌握基本的力学原理有助于设计和制作舒适、耐用、有效的夹板，有助于避免或减少因夹板不当而发生的继发损伤。运用压强和杠杆原理设计和制作静力性夹板，运用转动力和力矩的概念设计和制作动力性夹板。

1.增加作用力面积以减少局部压力　压力，即压强与作用力之间的关系：

$$压强 = \frac{作用力}{受力面积}$$

根据公式可以看出，在作用力不变的情况下，受力面积越大，压强越小；反之亦然。一个25g的力作用于1cm²的表面将产生25g/cm²的压力。如果同样将25g的力分布在5cm²的表面上，每平方厘米的压力则降至5g，所产生的压强是原来的1/5。因此，增加受力面积将会减小单位面积受到的压力。

制作夹板的材料虽不尽相同，但都是硬质固体材料，如使用不当，造成局部压力过大，会出现局部压痛甚至皮肤破损或压疮。这种结果通常发生在皮肤面积很小，压力无法分散的区域如骨性突起部位，或者夹板本身有增加压力的不合理结构的情况下。为了防止出现压痛和皮肤破坏，应尽可能增加夹板与皮肤的接触面积，从而减少单位皮肤面积所承受的压力。

上述原理提示我们：①宽的、长的夹板比短的、窄的夹板舒适；②将夹板的边缘做卷边处理，能够减少对皮肤的压力；③作用于骨突的压力以分散和均匀分布为宜；④当夹板的某些部分狭窄，皮肤压力较大时，应增加接触面积。在设计夹板的前臂槽、掌骨板、动力夹板中起稳定作用的结构、固定皮带和指套时，在夹板边缘的处理中，都应当运用上述原理。

2.增加力学效益　许多夹板是利用杠杆原理设计和制作的。例如，如果将一个掌侧夹板视为一杠杆系统，腕关节为支点，则手的重量为阻力，夹板的腕关节至掌骨的连接部分为阻力臂，前臂的重量为动力，而前臂槽的长度为动力臂（图33-9）。根据公式：

$$F \times FA = R \times RA$$

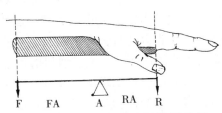

图33-9　运用杠杆原理设计制作夹板

$$F = R \times RA \div FA$$

其中：F为动力，FA为动力臂；R为阻力，RA为阻力臂。

由公式得知，在阻力和阻力臂保持不变的前提下，夹板近端施加在前臂皮肤上的力则随前臂槽长度的增加而减少。这种力臂与阻力臂长度之间的关系，即力臂长度与阻力臂长度之比被称为力学效益。力学效益大的夹板，应选择最佳力臂，使其近端所产生的作用力较小，因而减少了对皮肤的压力，增加了舒适感，且结实耐用。因此，在临床设计制作中，结合压强原理，夹板前臂部分的长度通常为前臂的2/3，宽度为1/2前臂周径。

3. 垂直牵引 垂直牵引的原则是针对动力夹板上支架的设计和位置而提出的。手指关节僵硬可通过动力夹板的持续牵引来活动和扩大被动关节活动范围。能否正确运用牵引力，将影响夹板的治疗效果。任何使关节活动的力均可被分解为作用方向相互垂直的两个分力。一个是挤压关节面和使关节脱位的与被牵引骨平行的直线分力；另一个是使骨沿关节轴转动的转动分力。当矫正力呈90°垂直作用于被活动的部分时，直线分力消失，力的成分完全为使骨发生旋转运动的转动力。该转动力使关节发生运动，从而达到矫正关节活动受限的治疗作用。当合力的方向偏离90°时，无论偏左还是偏右，直线分力都会增大。如果牵引力方向大于90°，所产生的作用是挤压关节面。而牵引力方向小于90°时，则可能出现关节脱位（图33-10）。因此，做动力牵引治疗时，必须保持90°垂直牵引。作用于受累关节面的不必要的推力或拉力在动态夹板的支架设计或应用中均应当避免。当被动关节运动范围增加时，牵引角度随之变化，作业治疗师必须随时将安装牵引装置的支架重新调整到90°。如果不及时调整，可引起关节损伤。矫正被动关节活动受限的过程，实际上是一个不断调整牵引角度的过程。

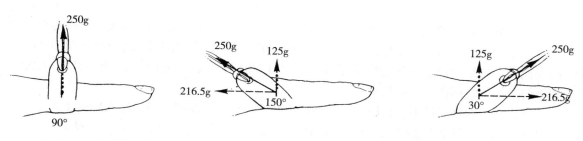

图33-10 水平的直线分力为零时（90°），挤压或使关节分离的力消失
点状线：旋转力 虚线：水平直线分力 实线：牵引力（合力）

4. 采用最佳关节力矩 力矩是力对物体产生转动效应的物理量，在数值上等于力和力臂的乘积。在作用力固定不变的条件下，力臂越长，力矩越大。这一概念在夹板疗法的应用中十分重要。由于来自牵引装置的牵引力量并不等于关节力矩，而关节力矩才是使关节产生运动的动力，因此，垂直牵引只是引起关节转动的必要条件，而能否转动或转动量则取决于关节力矩的大小。关节力矩的概念在夹板疗法中的应用，体现在动态夹板辅助掌指（MP）关节运动时，牵引装置附着点（指套）位置的选择。力的大小不变时，MP关节力矩的大小取决于MP关节轴和指套之间的距离（图33-11），力矩随两点间的距离增加而增大。我们可以从中理解为什么有时患者可以在近距离承受一定的牵引力量。然而将相同的牵引力向远端移动时，患者就可能难以耐受。因此，当患者能够耐受疼痛时，应鼓励其将指套向远端移动以提高训练效果。

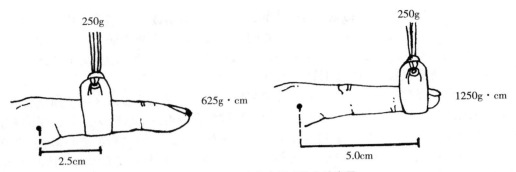

图 33-11　力矩概念在夹板疗法中的应用

矫正力（牵引力）位置的选择取决于手指各关节的活动状况。当所有关节都出现僵硬时，牵引装置的位置应定在最远端；如果远端关节活动正常，而近端关节活动受限，活动牵引不应将正常关节包括在内；如果近端关节的僵硬程度较远端关节轻，则一定要固定近端关节以使远端关节能够得到有效的矫正。

（三）设计原则

1. 总体设计原则　夹板的设计应参考以下原则：

（1）了解患者的整体情况　在为患者制作夹板之前，为了决定夹板的种类和大小，对患者的有关情况和需要应有一个全面的了解，如年龄、智力、身高和体形、职业、经济状况等。

（2）预计夹板使用时间　一般来说，使用时间越短，材料及制作应当越简单。反之，应选择较坚实耐用的材料，如钢、铝或聚酯树脂等。

（3）外观简单美观　整体设计尽可能简单、美观。虽然有时需要设计复杂、笨重的手夹板以达到特定的治疗目的，但在大多数情况下，简易的夹板亦同样具有较好的功能，可以收到同样的治疗效果。此外，患者往往不愿接受一个外观设计较差的夹板，进而会间接地影响康复治疗效果。

（4）考虑上肢功能　设计手夹板时，应避免制动正常关节。如果手指关节活动受限因关节囊病变所致，设计时不需要将腕关节包括在夹板中。然而，当腕关节的位置直接影响了远端关节的运动时（通过对骨性链或手外肌的影响而发生作用），则有必要固定腕关节以获得夹板的最大效益。

（5）保护感觉功能　手的感觉丧失将使手功能严重受限。由于各种皮肤刺激可以引起手的不同反应，因此在设计手夹板时，不要将手掌面完全覆盖，而要尽量多保留一些手掌面皮肤，以便于与外界接触。

（6）制作方法简单　所设计的夹板应易于制作且制作时间短，从而降低制作成本，节省费用。

（7）易穿脱　无论是为训练还是为清洁的目的，手夹板使用者每天都要穿、脱夹板若干次。如果总是依赖他人穿、脱夹板，会使患者感到很不方便，患者可能因此而不愿意使用甚至厌恶使用手夹板。因此，夹板的手和前臂部分的结构设计不应过于复杂，以便于患手伸入其中或抽出；固定带的结构亦应简单，使患者用（系或松开）时不会感到太困难。

2. 具体设计原则　在了解患者的情况（疾病、创伤、畸形）并决定采用夹板疗法后，治疗师在具体设计手夹板的过程中，尚需遵循以下一些原则：

（1）检查确定有问题的关节　通过手部关节的活动度（主动与被动）检查，使设计者准确地了解患者的情况。该检查为设计有效的手夹板提供了客观依据。

（2）明确夹板使用目的　是固定关节，要部分限制关节运动，增加关节活动范围，替代主动运动，还是仅仅作为自助具的附着基础。

（3）选择夹板类型　固定夹板的设计和制作均比动力夹板简单，多用于固定关节，使关节充分地休息，以促进骨、关节囊、韧带或肌腱愈合或炎症的吸收。此外，固定夹板也用于系列塑型，即通过使用一系列角度不同的夹板对关节进行持续和渐进的牵引，逐渐扩大被动关节活动范围。动力夹板的设计较为复杂，用于辅助无力或麻痹的肢体产生运动，预防并矫正畸形等。

（4）选择手掌侧夹板或手背侧夹板　选择夹板附着面。手背夹板增加动态手指伸展力，手掌夹板增加动态手指屈曲力。

（5）运用力学原理　①决定夹板的宽度和长度。②调整夹板的位置。③确定牵引装置的附着角度。

（6）因材制宜　根据夹板制作材料的性质采用不同的制作方法。如用低温材料制作手夹板要求加强夹板边缘的力度。

（四）制作原则

• 外表美观　夹板的边缘不能粗糙；夹板的转角结构不可锐利；夹板上不留笔迹、指纹和污渍。

• 转角圆滑　夹板圆滑的转角可以增强夹板的力度、耐用性、美观程度以及舒适性。

• 磨光边缘　低温材料可用剪刀剪其边缘，局部修改可采用加热然后用指尖摩擦的方法。如果边缘由两部分重叠而成，需将两部分黏合在一起后再剪边缘使之成为一体。高温材料和金属材料要用锉刀、砂纸、金刚砂纸等磨光边缘。

• 确保衔接牢固　静态夹板中的固定用尼龙搭扣或皮带以及动态夹板中各种结构的彼此连接，都要合理衔接、安装牢固。

• 保证良好通风　夹板应选择透气性能良好的材料进行制作，以保证局部通风。

• 使用防压垫　加垫的目的是为了分散局部压力，保护皮肤及软组织。防压垫面积比保护部位的夹板结构稍大一些，有助于分散其边缘的压力，增加舒适度。

三、制作方法

（一）制作材料

目前最常用的夹板制作材料为低温热塑性材料（low-temperature thermoplastics）。低温热塑料随加温变软、柔顺、易弯，可任意塑形，冷却后则能够保持所塑造的形状。无论化学成分和物理特性有何不同，低温材料可分为两类：一类是含塑料较多的、以聚己酰胺为主要成分的低温材料；一类是含橡胶较多、以聚异戊二烯为主要成分的低温材料。不同的低温材料，其剪裁、加热、打磨边缘等技术不尽相同，要区别对待。作业治疗师在选择和使用不同的低温材料之前，必须仔细阅读产品的使用说明书。

高质量的低温热塑性材料应具有延展性、包裹性（装饰性）、回缩性以及弹性记忆等特质。其延展性和包裹性表现在低温塑料的高可塑性上。一旦剪裁成型、加热，即可很容易地在手上塑形，无需特别地加工。在加热低温材料时，要注意监测加热温度，温度过高会使材料过软甚至熔化。低温热塑性材料的回缩性和弹性记忆是指已加热而成型的材料可以回复到加热前的大小与形状。对于回缩性大的低温材料，治疗师要在成型的过程中仔细地用手把握住需要成型的部位直至夹板材料冷却定型。

了解上述低温热塑材料的特性有助于夹板的制作，也有助于夹板的使用和保养（如用冷水清洗夹板，不用时要将夹板远离热源放置）。

应针对不同材料采用不同加热方法。热风和热水是加热低温热塑性材料的常用方法。热风加热工具有加热枪、理发用吹风机以及电炉等。水加热工具为平底容器，可以将剪裁好的夹板平放于其中。热水加温的优点在于使材料均匀受热。整体材料的加热采用水加热法；修改某一个小的局部可用加热枪加热，这样可使相邻结构不变形。加热时应避免温度过高或过低。

使用石膏绷带制作手夹板是一种比较古老的方法。至今，有经验的手康复治疗师仍使用它为患者制作夹板。石膏夹板便宜、成型理想、透气性好。缺点是易吸收水分与伤口渗出液，且不如塑料坚固、耐久。石膏夹板常在矫正关节畸形而需要进行系列塑型时使用。由于石膏夹板因吸收水分而易变软，患者在使用石膏夹板时要注意保持其干燥。

（二）制作方法

以休息位夹板为例，简述用低温热塑性材料制作夹板的过程，大体分为制图、试配、制作三个阶段。

1. 制图

（1）将患者的手和前臂平放在绘图纸上，用笔沿手和前臂将轮廓勾画出。

（2）在重要的部位做出标记 如关节所在位置、拇指与示指之间、中指与环指之间、腕关节的尺侧缘和桡侧缘、远端掌横纹尺侧及近端掌横纹桡侧的位点、2/3 前臂长的位置等（图33-12）。标记点主要用于下一步手夹板模型的绘制。

（3）绘制出手夹板模型的平面图 根据不同夹板种类的设计要求，在手和前臂轮廓线图上将标记点连接而成。

2. 试配 将手夹板的纸样模型剪下，并在患者手上进行试配。根据试配情况对纸样做进一步修改。仔细检查手腕和手指在静止和活动时，夹板模型是否合适。修剪多余的部分，标出哪些地方需要进一步加宽或加长等。

3. 制作

（1）将纸样模型复制到夹板材料上 沿修改后的纸样边缘，用圆珠笔在制作材料上绘出夹板模型。

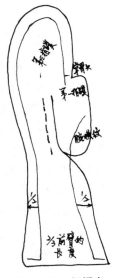

图33-12 根据患者手和前臂轮廓绘制的纸样（休息位夹板）

（2）加热制作材料 将低温材料放在一定温度的水中加热10~20秒。加热温度根据不同材料而定。加热容器的底部应当放置网状物，以免加热材料直接与容器的底部接触。

（3）裁剪板材 取出加热后的板材，用剪刀沿线将模型板剪下。在裁剪已经变软的材料时，注意将其放平，避免因牵拉而引起变形。

（4）再加热 将裁剪的夹板材料重新加热，以便下一步塑形装配。

（5）装配 将患者的手和前臂放在桌子或工作台上，将变软的夹板按照前臂、拇指和远端掌弓的走行与轮廓进行塑形装配。

（6）修改和调整　如果前臂槽边缘过高，则去掉多余的部分；翻卷夹板边缘以去除或减少对皮肤的压迫；如果边缘不光滑，将局部边缘浸入热水中加热后取出并用手指将不规则的边缘磨平。

（7）加固　如需加强夹板的力量，可在两层夹板材料之间夹一根金属丝。安装动力夹板支架的方法与加强力量的方法相同。

（8）加衬　将一个按夹板模型缝制的针织套套在手和前臂上以保护皮肤因出汗或对塑料不适而受到的刺激。

（9）安装固定带　常采用尼龙搭扣。固定带不宜过窄，以免局部压力过大。

（10）穿戴　制作完成后将手夹板穿戴在患者的手上。

四、夹板评价

在夹板制作完成后，OT 师还应对夹板的制作质量和夹板的功能进行评价。评价要点如下：

- 夹板是否达到预期目的？
- 夹板的内面、边缘、铆钉等处是否加垫或光滑以防皮肤磨损？
- 在患者使用夹板 30 分钟后将夹板移去，20 分钟后是否仍然有皮肤发红的情况存在？
- 佩戴夹板时是否舒适？

五、夹板穿脱时间安排

为了保证相邻关节的活动性，夹板在使用一定时间后需暂时脱去以进行功能锻炼。夹板的穿脱时间指使用夹板和解除夹板的循环周期。用于促进组织愈合或重塑的夹板需要长时间使用，随之而来的问题是邻近关节有可能趋于僵硬。因此，使用夹板和肢体功能锻炼的时间安排十分重要。这个周期的安排取决于患者的具体情况及需要。例如：对于需要改善 PIP 关节被动活动范围的患者，每两小时为一穿脱周期。其中，1 小时 45 分钟配戴夹板，15 分钟解除夹板进行锻炼。如此循环往复。如果一个患者 PIP 关节屈伸同时受限，则以 3：1 的比例交替配戴伸展夹板和屈曲夹板，即首先是三个周期的伸展夹板和锻炼循环，然后是一个周期的屈曲夹板和锻炼循环。如果邻近关节没有僵硬的趋势，锻炼的次数可适当减少；反之，锻炼的次数要增加（如每 45 分钟一次）。有效的治疗关键在于随时评价康复进展情况，并根据评价结果及时修改计划。

第三节　常用手夹板

一、作用于腕部的夹板

腕部的夹板最常用于固定腕部，促进前臂远端和腕部损伤结构的愈合。上翘夹板是最常使用的腕部固定夹板。

（一）上翘夹板（cock-up splint）

【使用目的】　①限制腕部活动，保持腕关节良好的伸展位，协助完成垂腕手难以完成的抓握动作。②缓解疼痛等症状。③矫正腕关节屈肌挛缩。

【设计原则】　腕关节伸展约 20°~30°；防止侧偏（加侧偏挡板）；不应妨碍拇指和其余四指的活动（手掌部分的桡侧缘不能超出大鱼际肌缘，手掌部前端不能超出远端掌横纹）；前臂部的长度为前臂全长的 2/3。如图 33-13 所示。

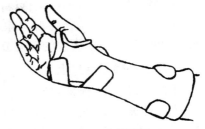

图 33-13　上翘夹板

【制作材料】　低温热塑材料、石膏、金属。

【适应证】　桡神经麻痹、腕管综合征、腕屈肌挛缩。

（二）腕部支持夹板（图 33-14）

【使用目的】　支持上肢瘫痪患者瘫痪手于良好位置，以利于手的部分独立应用。腕关节炎患者通过休息关节减轻疼痛和滑膜渗出；在进行活动的过程中，支持和保护腕关节。

【设计原则】　腕关节呈中立位。用于上肢瘫痪者时，夹板位于手背侧，掌侧有一个"多功能套"，可将勺或叉子插进其中独立进食；关节炎患者则手掌手背侧均可。

【制作材料】　皮革和金属板条。

【适应证】　高位脊髓损伤（C_5 水平）致上肢瘫痪、腕关节炎。

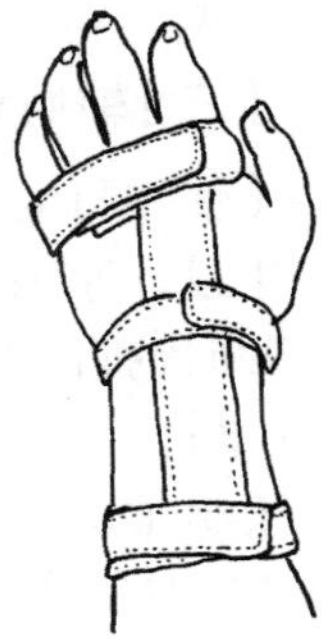

图 33-14　腕支持夹板

（三）辅助腕关节伸展夹板

【使用目的】　辅助肌力低下的伸肌伸展腕关节。

【设计方法】　动力夹板。在手背侧的长对掌夹板的基础上增加橡皮筋，两端固定于前臂手背。

【制作材料】　金属材料、橡皮筋。

【适应证】　腕关节伸展无力。

二、作用于手指的夹板

手指固定夹板，根据不同目的，设计可有很大差异。可用来固定手指关节以控制术后的早期运动，促进组织愈合；或是将手指保持在有利于增强其功能的位置。根据需要，夹板可固定一个或数个关节；夹板可装配在手掌侧、手背侧、两侧或圆周包围。手指夹板应注意保持被固定关节的周围韧带正确的应力，同时要允许非固定关节充分活动。

（一）功能位夹板（图 33-15）

【使用目的】　保持腕、拇指及手指于抗畸形位或功能位。

【设计原则】　手掌侧或手背侧夹板均可。掌侧夹板远端起自手指端，近端止于前臂上 2/3 处。桡侧不超出大鱼际肌内侧缘。抗畸形位夹板，指间关节伸展；掌指关节 70°~90° 屈曲；拇指外展；腕关节轻度背屈。功能位夹板，腕关节 20°~30° 伸展；掌指关节 45° 屈曲；近端指间关节 30° 屈曲；远端指间关节 20° 屈曲；拇指外展。

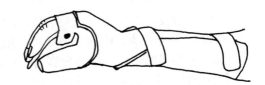

图 33-15　功能位夹板

【制作材料】 低温热塑材料。

【适应证】 手烧伤焦痂切除及早期皮肤移植术后（抗畸形位），类风湿性关节炎急性期（功能位），痉挛所致的腕关节、外在指屈肌挛缩。

（二）手指固定夹板

【使用目的】 保护肌腱、神经及血管，促进愈合。

【设计原则】 根据目的，固定一个或多个关节于伸展或屈曲位。位于掌侧或背侧。夹板轮廓的高度应为手指厚度的一半，长度以不妨碍邻近关节活动、尽量向远近两端延伸为宜。

【制作材料】 低温热塑材料。

【适应证】 手指肌腱、神经或血管修复术后。

（三）辅助掌指关节伸展夹板（图 33-16）

【使用目的】 保持腕关节于伸展位；在手指屈曲时，帮助 MP 伸展。

【设计原则】 动力夹板。腕关节固定伸展位；拇指外展并伸展；辅助支架固定于手背侧蚓状肌板上，指套套在近节指骨上，支架与指套通过橡皮筋连接。橡皮筋的牵拉方向必须垂直于近节指骨。

【制作材料】 低温热塑材料、钢丝、橡皮筋、皮革。

【适应证】 桡神经损伤所引起的垂腕、肌腱移植术后、MP 有屈曲挛缩趋向时。

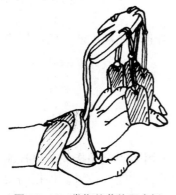

图 33-16   掌指关节伸展夹板

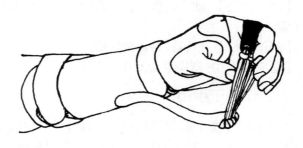

图 33-17   掌指关节屈曲夹板

（四）辅助掌指关节屈曲夹板（图 33-17）

【使用目的】 被动屈曲 MP 关节，预防和矫正 MP 伸展挛缩。

【设计方法】 动力夹板。腕关节固定于中立或伸展位；辅助支架固定于手掌侧前臂槽板上，指套套在近节指骨上，支架与指套通过橡皮筋连接。橡皮筋的牵拉方向必须垂直于近节指骨，故支架的位置需视关节角度的改善而随时调整。此外，通过调节橡皮筋的紧张度，可使患者主动地屈曲和伸展活动受限的 MP 关节。腕关节可自主伸展者，使用金属丝和泡沫材料制成的正向屈指装置即可，反向屈指装置可迫使 MP 伸展。

【制作材料】 低温热塑材料、钢丝、橡皮筋、皮革。

【适应证】 肌腱移植术后、MP 有伸直挛缩趋向时。

（五）指间关节伸展夹板（图 33-18）

【使用目的】　牵拉指间关节至伸展位，预防和矫正屈曲挛缩，辅助伸肌群运动。

【设计方法】　动力夹板。前臂部分为全长的 2/3；腕关节伸展；蚓状肌板条阻止 MP 过度伸展；辅助支架固定于手背侧，连接橡皮筋和指套。

【制作材料】　低温热塑材料、钢丝、橡皮筋、皮革。

【适应证】　手内肌和指长伸肌瘫痪或无力、指间关节屈曲挛缩。

（六）手指甲夹板

【使用目的】　牵拉手指屈曲 / 伸展。

【设计方法】　动力夹板。将衣钩固定在指甲上；橡皮筋套在钩子上与手掌侧 / 手背侧支架相连。支架的长度和位置控制橡皮筋牵拉手指的方向和力量。

【制作材料】　低温热塑材料、钢丝、橡皮筋、衣钩。

【适应证】　烧伤、禁忌皮肤接触者。

（七）手指屈 / 伸辅助夹板

【使用目的】　辅助手指伸展夹板用以矫正 PIP 或 DIP 关节屈曲挛缩，在允许手指主动屈曲的前提下，辅助 PIP 或 DIP 关节伸展；辅助手指屈曲夹板用于矫正 PIP 或 DIP 关节伸展挛缩。

【设计方法】　动力夹板。分为线圈弹簧辅助夹板和安全别针型夹板。

【制作材料】　线圈弹簧、低温热塑材料或泡沫材料。

【适应证】　PIP 或 DIP 关节屈 / 伸挛缩。

（八）静止性阻止 PIP 伸展夹板

【使用目的】　阻止 PIP 过伸展，以预防和矫正鹅颈畸形。

【设计方法】　见图 33-19。

【制作材料】　低温热塑材料。

【适应证】　慢性类风湿性关节炎。

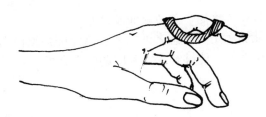

图 33-19　静止性阻止 PIP 伸展夹板

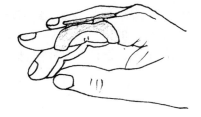

图 33-20　静止性阻止 PIP 屈曲夹板

（九）静止性阻止 PIP 屈曲夹板

【使用目的】　阻止 PIP 屈曲，预防和矫正纽扣畸形即 PIP 屈曲挛缩。

【设计方法】　见图 33-20。

【制作材料】　低温热塑材料。

【适应证】　慢性类风湿性关节炎。

三、作用于拇指的夹板

（一）对掌夹板

【使用目的】 使拇指保持在外展对掌的功能位，以利于抓取物品。对掌夹板有长短两种。

【设计原则】 长对掌夹板固定腕、第一掌骨及第一掌指关节，拇指呈外展对掌位（图33-21）。短对掌夹板去掉前臂的部分。

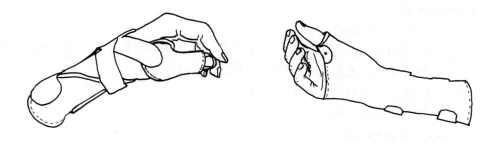

图 33-21 长对掌夹板

【制作材料】 低温热塑材料。短对掌夹板可用金属板制作。

【适应证】 正中神经麻痹、脊髓损伤、臂丛神经麻痹所致的手瘫痪等拇指对掌受限、拇指肌腱修复术后等。腕关节丧失屈伸控制时，使用长对掌夹板；短对掌夹板适用于腕关节尚能自行控制者。

（二）拇指关节固定夹板

【使用目的】 缓解拇指疼痛，以利于活动时增强拇指功能。

【设计原则】 根据固定位置不同，夹板分为拇指腕掌关节固定夹板和拇指掌指关节固定夹板两种。腕掌关节固定夹板固定第一掌骨，限制腕掌关节和掌指关节运动，允许指间关节和腕关节运动。拇指掌指夹板固定掌指关节，而允许腕掌关节和指间关节运动。

【制作材料】 低温热塑材料。

【适应证】 退行性关节疾病患者活动时关节疼痛、关节触痛及肿胀。

最后需要指出的是，没有哪一种夹板能够满足所有患者的需要。治疗师必须根据每一个患者的具体情况，设计和制作出具有针对性的、能够解决实际问题的手夹板。

第三十四章　克服环境障碍

第十八章介绍了关于家居、工作以及社区环境评价的内容和方法。在评价的基础上，治疗师还需要针对居住情况、建筑结构以及交通工具等方面所发现的问题提出解决方法或对策，减少或消除环境障碍，使环境适应患者的实际能力，从而使患者能够安全地活动或工作。克服环境障碍的方法包括改造环境和应用辅助技术。辅助技术已在第三十二章中讨论，本章重点讨论环境改造的有关内容。

第一节　环境改造的原则

改变或改造从事某种活动或工作的环境是作业疗法的治疗手段之一。当患者不能通过改善身体功能来提高其作业活动能力时，换句话说就是活动本身的要求超过了患者的能力时，需要通过改变环境以适应其功能水平，包括方便残疾者通行、到达，利用或使用的建筑物内外部结构，如道路、停车场、入口、走廊、电梯、房间、厨房、厕所、浴室等。供残疾者通行、到达，利用或使用的道路、停车场、入口、走廊、电梯、房间、厨房、厕所、浴室、交通工具等设施称为无障碍设施。环境改造的方法强调针对患者当前功能与能力水平，为其改建一个与之相适应的，满足其功能、社会及心理需要的环境。人与环境相互间的适应性愈高，说明环境能够满足人的各种需要的程度愈高，人的独立性和生活质量也就愈高。此外，环境改造也具有预防损伤的目的与作用。在总体设计上，环境改造应遵循以下原则：

- 室内布局　①室内留有充裕的空间便于操纵轮椅或其它助行器；②通向各个房间的走道应通畅；③电源插座、开关、电话应安置在方便、安全的位置。
- 地面　①地毯或地板革等应胶粘固定在地面上，应选择高密度、短绒毛地毯以便于轮椅或其它步行辅助具的使用；②避免使用可移动的小块地毯；③对于有视觉缺陷的患者，应在地面贴上颜色鲜艳的胶带以引导患者行走。
- 门　①取消门槛，使门内外地面同高，无法取消时可用斜坡连接过渡；②门开启后的宽度应足以使轮椅或其它助行器方便通过；③根据患者的具体情况，可以选择改变门的开启方向，使用折叠门或减轻门的重量；④门把手应采用长柄式，省力、便于开启。
- 楼梯　①楼梯两侧均应有扶手，有照明；②对于视力差者，在接近扶手终点处可用不同于扶手的材料作为区别或用皮筋栓绑以提醒患者楼梯的终点将近，也可以将颜色鲜艳的暖色色带贴在每一级楼梯的边缘提示视觉损伤患者；③每一级楼梯不应有突出的前缘。
- 电梯　①门宽允许轮椅进出；②电梯内外操作按钮、紧急用电话的高度适合于轮椅使用者。

第二节　环境改造的方法

一、家居环境改造

在计划改造之前，了解住房的所有权对于决定是否能够实施结构性改造十分重要，如为租用房就不可能实施结构性改造。此外，还应了解现住房是否为患者的永久居住地，如果患者短期内有可能移居，改造方案将与永久居住地的改造方案不同。

（一）建筑物外部环境改造

1. 入径

（1）通向入口的地面要平整，台阶少，有扶手。

（2）行车道与入口距离较近。

（3）入口处每一级台阶的高度不宜超过 17.5cm，深度 28cm；台阶不宜有突出的前缘；台阶表面应采用防滑材料。

（4）必要时，在台阶两侧安装扶手，根据使用者身高情况，扶手可在高度 80cm 上下进行相应调整。

（5）如需要设置坡道，理想的轮椅坡道的坡度为每延长 30.5cm，高度增加 2.5cm。坡道的宽度不应小于 122cm。坡道两侧应设扶手，扶手两端各应水平延伸 30.5cm。

2. 入口

（1）坡道的终点也即入口处应有一平台便于轮椅回转活动，面积不应小于 153cm×153cm；

（2）根据患者情况可采用呼叫对讲或电子卡开锁系统进入；

（3）入口处的门开启后净宽度不得小于 82cm。

（二）建筑物内部环境改造

1. 卧室

（1）床应靠墙或墙角，床腿底部采用负压吸盘使之固定，床前应有充足的空间供患者转移。

（2）床的高度应利于患者进行转移，增加高度可用木板或床垫。

（3）床边应放置一张床头柜用于摆放床头灯、电话、药品或呼叫铃等。

（4）衣柜内挂衣横杆的高度距地面 132cm，使坐轮椅者可自由取挂衣服，壁柜挂钩距地面高度在 100~140cm 之间为宜；衣柜内的横搁板距地面最高不能高于 114cm（图 34-1）。

图 34-2 示轮椅使用者卧室的基本布局。

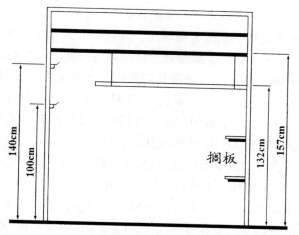

图 34-1　改造后的衣柜供坐轮椅者使用

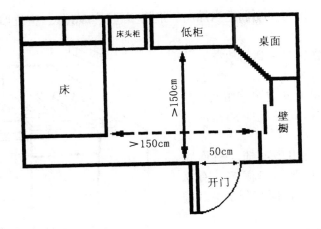

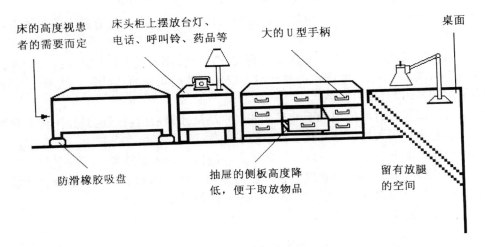

图 34-2 坐轮椅者卧室布局

2. 厕所

（1）在厕所的墙壁上安装扶手用于身体安全转移。扶手直径为 30~40cm。扶手表面采用摩擦系数较大的材料以增加抓握的牢固性和安全性。厕所转移用扶手须呈水平位，高度距地面 84~91cm，后壁扶手长度以 61~91cm 为宜，侧壁扶手为 106cm（图 34-3）。

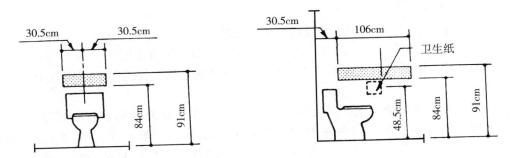

图 34-3　厕所及扶手的设计

（2）根据具体情况对坐便器适当加高，最高不超过48.5cm。座位增高有利于患者站起和转移。

（3）卫生纸放在容易拿到的地方。

3. 浴室

（1）浴盆侧墙壁上安装转移用安全扶手，扶手呈水平位，其高度距浴盆底部61cm。

（2）洗澡时可使用浴盆椅，椅面宽大，椅腿有橡胶负压吸引盘固定，有靠背，椅面较长。较长的椅面有利于患者进行浴盆内外的转移（图34-4）。

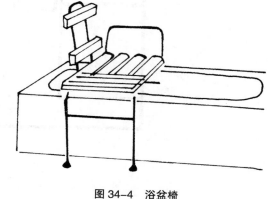

图34-4 浴盆椅

（3）浴盆底部放置防滑垫。

（4）淋浴用面积至少为920cm×920cm，淋浴室内应安装扶手。

（5）浴室中的热水管要给予屏蔽，以避免烫伤使用者，尤其是有感觉障碍的患者。

4. 厨房

（1）对于轮椅使用者，厨房操作台的高度应符合使用者的实际需要，操作台距地面的理想高度不应超过79cm；操作台面要光滑，以便必要时可以将重物从一边滑送到另一边，既省力又达到搬运的目的。

（2）远距离搬运时可使用小手推车，如将食品从冰箱取出后运送到操作台上时。

（3）水龙头采用大的、叶片状手柄以便于操作。

（4）操作台下方、水池下方以及炉灶下方均应留有放入双膝和小腿的空间。

（5）器皿和食品的储藏位置以节省体能为原则，即常用的工具、器皿或食品放在易拿到的地方；橱柜内的储物架采用拉筐式或轨道式以便于使用者拿取。

（6）厨房里的热水管给予屏蔽以免发生烫伤。

二、工作环境与社区环境改造

（一）建筑物外部环境

1. 停车场供残疾人停车的位置应便于机动车出入，靠近人行通道。

2. 停车场残疾人机动车停车位宽度不得小于244cm。

3. 停车场残疾人机动车停车位设明显标志。

4. 铺设进入建筑物的无障碍通道。

（二）建筑物内部环境

1. 入口可考虑安装自动门，使任何人均可通过。

2. 电梯控制按钮距地面的高度不超过122cm以便坐轮椅者使用。

3. 供一辆轮椅通行的宽度不应小于82cm，供两辆轮椅交错通过的宽度为153cm（图34-5）。

4. 对于躯干控制能力较差的轮椅使用者，其工作空间为一侧上肢向侧方活动的距离，应为51~122cm，水平向前触摸的距离自桌边起46cm（图34-6）。躯干控制能力较好的轮椅使用者向侧方及前方的活动空间还可以增加。工作区轮椅活动面积不应小于153cm×153cm。

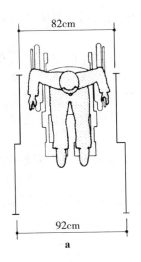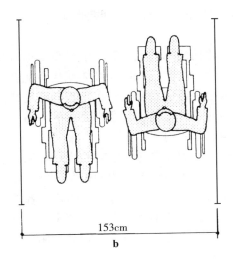

图 34-5　轮椅通行的宽度

a. 一辆轮椅通过的宽度；b. 两辆轮椅通过的宽度

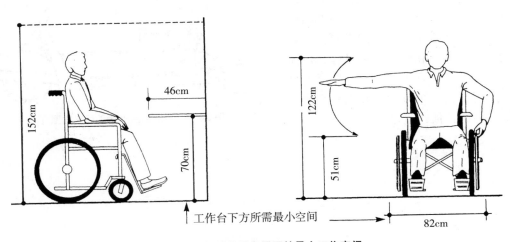

图 34-6　轮椅使用者需要的最小工作空间

5. 根据患者具体情况，设计符合人体工程学的工作环境。

6. 洗手间门开启后净宽不少于 82cm。洗手间内应保持 183cm×183cm 的轮椅转动面积。洗手池下方应留有放入双膝的空间。水龙头应为大叶片状手柄。洗手间内厕所门向外开时，厕所内的轮椅面积不应小于 120cm×80cm；厕所门向内开时，厕所内面积不应小于 150cm×150cm。厕所内应安装扶手。坐便器的高度至少应达到 38cm，不得高于 48.5cm。

7. 公用电话距地面的高度不应超过 112cm。

三、交通工具改造

如果肢体残疾者不能利用交通工具，其活动范围就只能局限于家中及附近的场所，不能上班，不能参加社交活动。如果没有来往于两地间可供残疾者使用的交通工具，即便建筑物的结构允许残疾者自由出入也无多少实用价值。因此，交通工具的改造是残疾人回归社会不应忽视的重要环节，设计和制造适合于不同肢体残疾者的交通工具需要得到社会以及政府的关注。

对于轮椅使用者或下肢功能严重减退者来说，自己踩上公共汽车的踏板进入车内是不可能的事情。因此，如何使肢体残疾者能够上下车是公共汽车能否为肢体残疾者利用的关键。一种解决方法是公共汽车踏板的高度在控制下可自由调节升降，使踏板降至与路沿同高，它是通过液压控制装置来完成的。另一种方法是使用液压升降机直接将轮椅及使用者同时转运入车厢内。

交通工具的改造还包括对私家汽车的改造。通过特殊设计和改造，肢体残疾者可亲自驾驶汽车。肢体残疾者专用的轿车或面包车的改造包括用手代替脚控制刹车和油门，增加方向盘辅助装置以便于抓握力差的残疾者操纵，安装升降装置以便于将轮椅放到车内等。

对于耐力差或不能耐受长距离乘车过程的残疾者，可使用电动车在驻地附近活动（图34-7）。

康复的一个主要目标是要使残疾者回到病前的环境中按照以往的方式生活和工作。为了达到这一目标，交通运输工具、建筑物入口以及建筑物内部结构都必须适应或满足残疾者的需要，使他们能够自由出入和使用各种设施，从而真正达到参与家庭生活与社会生活的目的。上述任何一个方面存在障碍都会使其他方面的价值锐减。

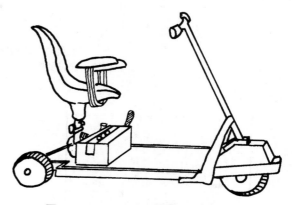

图34-7　近距离室外活动用三轮摩托车

第四篇

临床康复

第三十五章 偏瘫的康复治疗

第一节 概述

偏瘫是由于脑部疾患如脑卒中、脑外伤、脑肿瘤等导致的，以一侧肢体随意运动不全或完全丧失为主要临床表现的综合征。偏瘫的患者大多在一瞬间出现难以适应的一侧肢体的瘫痪，长年习惯的平衡、对称性的运动感觉遭到了破坏，因此，患者从心理上、精神上、身体上均陷入了极端困难的状态。康复医学从障碍学的角度出发，对其功能与形态的障碍、能力障碍和社会环境障碍等运用治疗、适应和改造的方法，使患者重新适应社会生活。

一、偏瘫的障碍学

障碍学是在临床医学对疾病研究的基础上，对障碍本身进行的研究。障碍学的研究是康复医学的核心内容，是康复医学沿着正确方向发展的前提。

障碍是疾病导致的结果，它从不同的角度或层次上影响患者回归家庭与社会。康复医学就是针对不同层次的障碍，利用一切有效的、综合手段使障碍者各方面得到最大限度的改善，使之回归社会。

（一）偏瘫患者在三个层次上的障碍（图35-1）

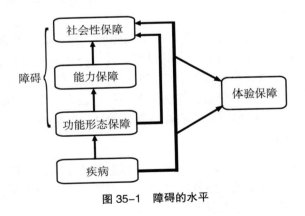

图 35-1　障碍的水平

1. 功能、形态障碍（Impairment）指脑血管病或脑外伤等导致的机体功能障碍。偏瘫患者的临床症状因脑损伤的部位、病灶大小、患者的年龄和身体素质的不同，差异较大。根据日本东京大学上田敏教授的观点，可将偏瘫的功能障碍归纳为以下三大类（图35-2）：

（1）基本功能障碍　如运动功能障碍、器质性精神症状、失语、失用、失认及感觉障碍等。

（2）原发合并症　由病灶部位决定，如视野缺损（同向偏盲）、癫痫等。

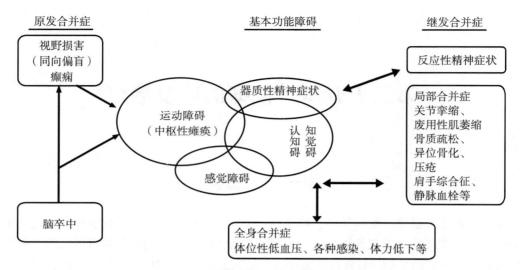

原发合并症　　　　　　　　　基本功能障碍　　　　　　　继发合并症

视野损害
（同向偏盲）
癫痫

反应性精神症状

器质性精神症状

运动障碍
（中枢性瘫痪）

认　知
知　障
障　碍
碍

局部合并症
关节挛缩、
废用性肌萎缩
骨质疏松、
异位骨化、
压疮
肩手综合征、
静脉血栓等

感觉障碍

脑卒中

全身合并症
体位性低血压、各种感染、体力低下等

图 35-2　偏瘫的障碍学

（3）继发性合并症　由于没能对疾病的基本功能障碍采取科学合理的康复措施而造成的继发性损害。继发性损害分为全身（如体位性低血压、感染、体力低下、精神功能低下等）和局部合并症（如关节挛缩、肌肉废用性萎缩、骨质疏松、异位骨化、压疮、肩手综合征、肩周炎、静脉血栓及浮肿等）。

针对偏瘫患者的功能障碍，康复采取"治疗"的方法，应从以下几方面着手进行：①预防合并症；②促进瘫痪肢体的恢复；③改善失语；④改善认知功能；⑤增进体力。

2. 能力障碍（Disability）　指因功能或形态学障碍导致的进食、梳洗、如厕、洗澡、更衣、转移、步行、上下楼梯及交流障碍等。康复采取"适应"的方法，其中包括：①日常生活活动训练；②拐杖、矫形器、轮椅、自助具等辅助具乃至环境控制系统的利用；③环境改造。

3. 社会障碍（Handicap）　即社会群体水平的障碍。指存在能力障碍的患者因各种不利的社会环境因素（建筑结构、公共场所的设施、社会群体对于残疾人的态度、法律以及政府的相关政策等）而导致失业、在单位或家庭中作用低下、人生价值丧失等。康复医学采取"改善环境"的方法，其中包括：①房屋改造；②城市无障碍环境改造；③对家庭的教育与指导；④提高社会人群素质；⑤职业康复；⑥社会康复等。

（二）主观的体验障碍

它是指患者对疾病与障碍的心理承受水平，与患者的年龄、性格、文化程度、职业及社会地位等因素有着密切的关系。康复医学采取"心理治疗"的方法，其中包括：①心理的支持疗法。②协助患者承受与克服障碍。

以上各水平的障碍是康复工作者收集资料，思考与设计康复方案的依据，必须根据具体情况分析患者存在的问题，采取综合、全面的康复措施。

二、中枢性瘫痪康复的本质

周围性瘫痪的康复过程是肌肉力量从小到大的量变过程，常用徒手肌力检查法进行评价。中枢性瘫痪的康复过程是运动模式的质变过程，Brunnstrom 将肢体功能的恢复过程分为弛

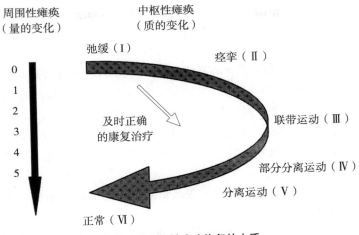

图 35-3 中枢性瘫痪恢复的本质

缓、痉挛、联带运动、部分分离运动、分离运动和正常六个阶段（图 35-3 ）。Bobath 将其分为弛缓、痉挛和相对恢复三个阶段。他们虽然在如何使患者从弛缓期恢复到正常持有不同观点，但他们一致认为偏瘫患者在不同的阶段存在着弛缓（肌张力下降）、痉挛（肌张力增高）、异常的运动模式、正常姿势反应及运动控制丧失。出现这些问题是中枢神经系统破坏，大脑对低级中枢的调节失去控制，原始反射被释放，正常运动的传导受到干扰的结果。如果错误地将中枢性瘫痪认为是肌力的丧失，用肌力的大小评价功能恢复的好坏，鼓励患者进行提高肌力的训练，就会使痉挛加重，诱发出联合反应和强化病理性的联带运动等异常运动模式，导致训练陷入盲目性，将运动功能的恢复引入误区。这种对偏瘫认识的飞跃，不仅清楚地阐明了中枢性瘫痪与周围性瘫痪的本质区别，而且为中枢性瘫痪的康复技术的发展奠定了坚实的理论基础。

随着康复医学的早期介入，偏瘫患者的恢复过程已不像 Brunnstrom 所描述的那样刻板，大多数患者的痉挛可以得到较好的控制，联带运动也不典型，并且在早期就可以诱发出分离运动。因此，如图 35-3 所示，在准确分析问题和采取及时、正确的康复治疗方法的前提下，患者的运动功能完全可以从 Brunnstrom 所描述的第Ⅰ阶段直接进入第Ⅳ或第Ⅴ阶段，从而使偏瘫肢体功能恢复的过程大大缩短，使偏瘫康复收到很好的效果。

三、联合反应及姿势反射

影响偏瘫患者运动的异常姿势反射主要有三种，即联合反应、非对称性紧张性颈反射和阳性支持反射。

（一）联合反应

联合反应是在丧失随意运动控制的肌群中出现的一种紧张性姿势反应（详见第二十三章第一节）。联合反应可以使偏瘫侧的痉挛加重，是导致偏瘫症状加重的重要原因之一。

对于轻度或中度痉挛、偏瘫侧肢体不能活动的患者，联合反应会造成一种假象，似乎患侧肢体出现了"运动"。实际上，按生理学的观点而言，这仅是一种单纯的肌张力的变化，而不是运动。对于伴有重度痉挛的患者，仅用触诊的方法就可以清楚地判断出联合反应只是引起肌群的同时收缩，并没有使肢体出现位置的变化。

过度用力、疲劳、兴奋、恐惧或紧张等常常引起联合反应。例如，患者因平衡障碍而害怕跌倒、见到久别的亲人兴奋、因言语障碍感到表达困难时都会出现联合反应。联合反应对偏瘫患者的影响是非常严重的，它引起与运动无关的肌肉收缩，肌张力增高，患者的姿势较长时间被痉挛模式控制。这种情况对患者完成重复性的运动如步行、上肢和手的使用等极为不利。

联合反应不仅是健侧肢体的活动对患侧肢体产生影响，还可以是患侧上肢对患侧下肢以及患侧下肢对患侧上肢产生影响。治疗时为了抑制联合反应，应注意以下几点。

1. 训练和日常生活活动中，身体任何部位都不可过度用力。

2. 无论进行任何训练都必须根据患者全身状况予以设计，绝不可只顾训练下肢和步行以致加重上肢痉挛，丧失上肢和手的功能改善的时机，或是单纯练习上肢而不顾下肢出现联合反应与痉挛加重。

3. 治疗开始时，患者用力程度要维持在最低限度，然后逐渐增加，增加的程度应在运动质量控制能力的范围之内。

4. 治疗师辅助的作用在于让患者通过运用选择性运动，学习抑制痉挛的"要领"。辅助量过大，失去训练的意义；辅助量过小，则诱发出联合反应。因此，治疗师在辅助训练中，要注意控制辅助量。

（二）非对称性紧张性颈反射

偏瘫患者出现非对称性紧张性颈反射也与联合反应相同，是高位中枢控制的紧张性反射群被释放的结果。其反应强度差异较大。通常痉挛较轻的患者难以观察到明显的异常运动，但大多数患者都会产生肌肉张力的变化。因其往往与联合反应相互作用，对患者的痉挛和肢体的位置尤其是上肢的肢位影响更为严重，所以治疗师应予以抑制，以防干扰患者运动功能的改善。

（三）阳性支持反射

阳性支持反射是由于足底突然受到压迫刺激而引起的、伴有拮抗肌放松的全下肢伸肌张力增高。正常的支持是平衡和立位时身体在足的上方向前方移动时表现出主动肌与拮抗肌适度的、允许关节运动的同时收缩。因此，在步行和上下楼梯时，髋关节和膝关节的可动性为前脚掌离地、抬起下肢并向前方迈步提供了重要保证。

存在阳性支持反射的患者，其下肢伸肌表现出过度的痉挛反应，使诸关节失去可动性，从而严重地影响患者的下肢运动功能。

四、偏瘫患者运动功能下降的恶性循环

正常的运动（功能活动）是在平稳、协调、高效、安全、省力及随意的状态下完成的。它有赖于正常的肌张力、正常的运动模式、正常的姿势反应和正常的感觉等。偏瘫患者因中枢神经系统损伤导致以上因素失常而出现运动功能丧失，如不能进行科学有效的康复治疗，就会陷入恶性循环（图35-4）。因此，康复医生和治疗师应在患病早期对患者进行全面评价，在充分分析、判断的基础上制订治疗方案，切断恶性循环链是取得良好效果的关键。

第二节　评价

脑卒中的障碍学如上节所述，障碍复杂，涉及面广，评价内容也较多。本书作者认为在选择评价方法时，除第三章评价学总论中所提到的原则外，应重点考虑患者存在的问题

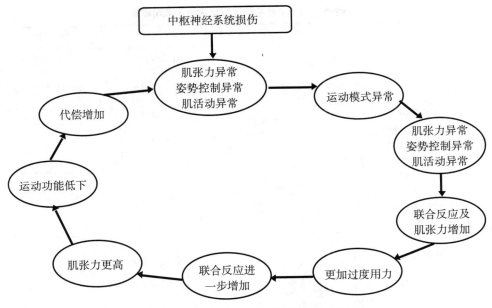

图 35-4 偏瘫患者运动功能下降的恶性循环

和治疗的需要。相同项目评价中如存在多种方法,要根据各种方法的特点进行选择。如偏瘫上下肢功能评价用 Brunnstrom 法作快速筛查、Fugl-Meyer 法作半定量评价,而 Bobath 法用于运动模式质量的评价。Brunnstrom 法虽然反映了偏瘫康复的过程,但对其治疗方法的争议也具有一定的道理。因此,系统地使用其治疗方法的治疗师是很少的。但是,如果使用Bobath 治疗方法而采用 Brunnstrom 评价方法就难以达到评价的目的。Fugl-Meyer 的运动功能评价法根据 Brunnstrom 方法演变而来,因此出现了 Bobath 治疗方法中认为应该被抑制的联带运动模式,在 Fugl-Meyer 评价法中不仅可以出现,而且可获 32 分的高分值。相反,对步态影响很大,训练难度也很大的踝关节背屈,即使充分地被诱发出来也只能获得 2 分。由此可以看出评价方法与治疗的密切关系以及评价与治疗保持一致的重要性。为了使读者参考以上观点对各评价方法进行比较和选择使用,特将常用方法罗列如下。

一、功能评价

(一)上肢功能评价

1.Brunnstrom 偏瘫上肢功能评价法 见第二十三章第二节。

2.上田敏偏瘫上肢功能评价法 见表 35-1、35-2。

3.Fugl-Meyer 评价法 表 35-3。

4.Bobath 运动模式质量的评价 参见第二十四章第二节。

5.偏瘫手指功能评价 方法与级别判定标准见表 35-4、35-5 和 35-6。

(二)下肢功能评价

1.Brunnstrom 偏瘫下肢功能评价法 见第二十三章第二节。

2.上田敏偏瘫下肢功能评价法 见表 35-7、35-2。

3.Fugl-Meyer 评价法 表 35-8。

表 35-1　偏瘫上肢功能评价记录表（上田敏式）

姓名			性别			年龄			病案号		
科室			病房/床				临床判断				

序号	体位	项目	开始肢位及检查动作		判定			月 日	月 日	月 日
1	仰卧位	联合反应（胸大肌）	开始肢位：患肢的指尖放于近耳处（屈肌联带运动型）检查动作：使健肢从屈肘位伸展以对抗徒手阻力，此时，触知患侧胸大肌是否收缩		不充分（无）					
					充分（有）					
2	仰卧位	随意收缩（胸大肌）	开始肢位：同1检查动作：口令"将患侧手伸到对侧腰部"，触知胸大肌收缩		不充分（无）					
					充分（有）					
3	仰卧位	伸肌联带运动	开始肢位：同1检查动作：用与2相同的动作，观察手指尖移动到的部位（伸肌联带运动）		不可能					
					可能	不充分	耳-乳头			
							乳头-脐			
						充分	脐以下			
							完全伸展			
4	坐位	屈肌联带运动	开始肢位：将手放于健侧腰部（使肘尽量伸展，前臂旋前，伸肌联带运动型）。检查动作：口令"将患侧手拿到耳边"，观察指尖到达的部位		不可能					
					可能	不充分	0-脐			
							脐-乳头			
						充分	乳头以上			
							与耳同高			
5	坐位	部分分离运动	将手转于背后，观察手是否达到背部脊柱正中线附近5cm以内注意躯干不要有大的移动		不可能					
					不充分		达到体侧			
							过体侧但不充分			
					充分		距脊柱5cm以内			
6	坐位	部分分离运动	上肢向前方水平上举（注意屈肘不超过20°，肩关节的水平内收、外展保持在±10°以内）		不可能					
					不充分		5°~25°			
							30°~55°			
					充分		60°~90°			

续表

序号	体位	项目	开始肢位及检查动作	判定		月　日	月　日	月　日
7	坐位	部分分离运动	屈肘，前臂旋前（手掌向下）。将肘紧靠体侧不要离开（靠不上者不合格），肘屈曲保持在 90°±10° 的范围内	不充分	肘不靠体侧			
					靠体侧但前臂旋后			
					前臂可保持中立位			
					可旋前 5°~45°			
				充分	旋前 50°~85°			
					旋前 90°			
8	坐位	分离运动	伸肘位，将上肢向侧方水平外展，注意上肢水平屈曲不得超出 20°，屈肘不超出 20°		不可能			
				不充分	5°~25°			
					30°~55°			
				充分	60°~85°			
					90°			
9	坐位	分离运动	上肢上举，肘弯曲不超过 20°，尽量从前方上举，上肢向侧方外展不超过 30°	不充分	0°~85°			
					90°~125°			
				充分	130°~155°			
					160°~175°			
					180°			
10	坐位	分离运动	肘伸展位，肩屈曲，前臂旋后（手掌向上）肘弯曲不超过 20°，肩关节屈曲超过 60°	不充分	不能向前方上提			
					能上提但前臂旋前			
					能保持中立位			
					旋后 5°~45°			
				充分	旋后 50°~85°			
					旋后 90°			
11	坐位	速度检查	指尖触肩做快速上举动作，测量反复 10 次所需的时间。上举时，屈肘不超过 20°，肩关节屈曲 130° 以上（先测量健侧）判定：患侧所需时间为健侧的 1.5 倍以下为充分	需时间	健侧	秒	秒	秒
					患侧	秒	秒	秒
				不充分	健侧的 2 倍以上			
					健侧的 1.5~2 倍			
				充分	健侧的 1.5 倍以下			

检查者＿＿＿＿＿＿＿＿

表 35-2　偏瘫上、下肢功能检查综合评价记录表

（符合该等级者用○圈起）

姓名		性别		年龄		病案号	
科室		病房 / 床			临床诊断		

检查序号	判定	Brunnstrom 肢体功能恢复阶段	上田敏式分级	备注
1（联合反应）	不充分（2、3、4 也不充分）	I	0	
1（联合反应）	充分	Ⅱ-1	1	
2（随意收缩）	充分	Ⅱ-2	2	
3、4（联带运动）	1 项不能，另 1 项不充分	Ⅲ-1	3	
	1 项不能，另 1 项充分，或 2 项均不充分	Ⅲ-2	4	
	1 项充分，另 1 项不充分	Ⅲ-3	5	
	2 项均充分	Ⅲ-4	6	
5、6、7（部分分离运动）	1 项充分	Ⅳ-1	7	
	2 项充分	Ⅳ-2	8	
8、9、10（分离运动）	1 项充分	Ⅴ-1	9	
	2 项充分	Ⅴ-2	10	
	3 项充分	Ⅴ-3	11	
11（速度检查）	3 项均充分且速度检查也充分	Ⅵ	12	

检查者 ＿＿＿＿＿＿＿＿＿

检查日期 ＿＿＿＿＿＿＿

表 35-3 Fugl-Meyer 上肢运动功能

部位	运动功能评价（该项最高分）	评价标准
上肢 （坐位）	Ⅰ.上肢反射活动	
	ⅰ.肱二头肌腱反射（2）	0分：不能引出反射活动
	ⅱ.肱三头肌腱反射（2）	2分：能够引出反射活动
	Ⅱ.屈肌联带运动	
	ⅰ.肩关节上提（2）	0分：完全不能进行
	ⅱ.肩关节后缩（2）	
	ⅲ.外展（至少90°）（2）	1分：部分完成
	ⅳ.外旋（2）	
	ⅴ.肘关节屈曲（2）	
	ⅵ.前臂旋后（2）	2分：无停顿充分完成
	Ⅲ.伸肌联带运动	
	ⅰ.肩关节内收/内旋（2）	0分：完全不能进行
	ⅱ.肘关节伸展（2）	1分：部分完成
	ⅲ.前臂旋前（2）	2分：无停顿充分完成
	Ⅳ.伴有联带运动的活动（部分分离运动）	
	ⅰ.手触腰椎（2）	0分：没有明显活动 1分：手必须通过髂前上棘 2分：能顺利进行
	ⅱ.肩关节屈曲90°（肘关节伸展）（2）	0分：开始时手臂立即外展或肘关节屈曲 1分：在接近规定位置时肩关节外展或肘关节屈曲 2分：能顺利充分完成
	ⅲ.肩0°，肘屈90°，前臂旋前旋后（2）	0分：不能屈肘或前臂不能旋前 1分：肩、肘位正确，基本上能旋前、旋后 2分：顺利完成
	Ⅴ.分离运动（指与联带运动分离的运动）	
	ⅰ.肩关节外展90°，肘关节伸展，前臂旋前（2）	0分：一开始肘关节就屈曲、前臂偏离方向不能旋前 1分：可部分完成或者在活动时肘关节屈曲或前臂不能旋前 2分：顺利完成
	ⅱ.肩关节屈曲90°~180°，肘于伸展位，前臂于中立位（2）	0分：开始时肘关节屈曲或肩关节外展 1分：在肩部屈曲时，肘关节屈曲，肩关节外展 2分：顺利完成
	ⅲ.在肩关节屈曲30°~90°、肘关节伸展位时前臂可旋前旋后（2）	0分：前臂旋前旋后完全不能进行或肩肘位不正确 1分：能在要求肢位上部分完成旋前、旋后 2分：顺利完成
	Ⅵ.正常反射活动（2） 肱二头肌腱反射 指屈肌反射 肱三头肌腱反射	0分：2~3个反射明显亢进 1分：一个反射明显亢进或2个反射活跃 2分：反射活跃不超过一个并且无反射亢进 （患者只有在Ⅴ项得6分，第Ⅵ项才有可能得2分）

部位	运动功能评价（该项最高分）	评价标准
	Ⅶ.腕	
	ⅰ.肩关节 0°，肘关节屈曲 90° 时腕背伸（稳定性）（2）	0 分：不能背伸腕关节达 15° 1 分：可完成腕背伸，但不能抗拒阻力 2 分：施加轻微阻力仍可维持腕背伸
	ⅱ.肩关节 0°，肘关节屈曲 90° 时腕关节屈伸（2）	0 分：不能随意运动 1 分：不能在全关节范围内主动活动腕关节 2 分：能平滑地不停顿地进行
	ⅲ.肘关节伸展，肩关节屈曲 30° 时腕关节背伸（稳定性）（2）	评分同 ⅰ 项
	ⅳ.肘关节伸展，肩关节屈曲 30° 时腕关节屈伸（2）	评分同 ⅱ 项
	ⅴ.环转运动（2）	0 分：不能进行 1 分：不平滑地运动或部分完成 2 分：正常完成
	Ⅷ.手	
	ⅰ.手指联合屈曲（2）	0 分：不能屈曲 1 分：能屈曲但不充分 2 分：（与健侧比较）能完全主动屈曲
	ⅱ.手指联合伸展（2）	0 分：不能伸 1 分：能放松主动屈曲的手指（能够松开拳） 2 分：能充分地主动伸展
	ⅲ.钩状抓握：掌指关节伸展并且近端和远端指间关节屈曲，检测抗阻握力（2）	0 分：不能保持要求位置 1 分：握力微弱 2 分：能够抵抗相当大的阻力抓握
	ⅳ.侧捏：所有指关节伸直时，拇指内收（2）	0 分：不能进行 1 分：能用拇食指捏住一张纸，但不能抵抗拉力 2 分：可牢牢捏住纸
	ⅴ.对捏：患者拇示指可捏住一支铅笔（2）	评分方法仿 ⅵ
	ⅵ.圆柱状抓握：患者能握住一个圆筒状物体（2）	评分方法仿 ⅲ
	ⅶ.球形抓握：抓握球形物体，如网球（2）	评分方法仿 ⅲ
	Ⅸ.协调性与速度：指鼻试验（快速连续进行 5 次）	
	ⅰ.震颤（2）	0 分：明显震颤 1 分：轻度震颤 2 分：无震颤
	ⅱ.辨距不良（2）	0 分：明显的或不规则辨距障碍 1 分：轻度的或规则的辨距障碍 2 分：无辨距障碍
	ⅲ.速度（2）	0 分：较健侧长 6s 1 分：较健侧长 2~5s 2 分：两侧差别少于 2s

上肢共 33 项，最高总积分 66 分。

表 35-4　偏瘫手指功能评价记录表

姓名			性别		年龄		病案号			
科室			病房 / 床			临床诊断				
检查序号	检查项目		开始肢位及检查动作		判定		月 日	月 日	月 日	
1	联合反应		健手持握力计并用力抓握，观察患手的屈曲程度，患手的位置不限（置于膝上或体侧）		不充分	无				
					充分	有				
2	手指联合运动	联合屈曲	开始肢位：前臂中立位手指伸展，腕关节中立位（背伸不超过 1/4ROM）。患者不能取中立位时，检查者可给予小量帮助。令患者手指屈曲		不能做					
					ROM < 1/4					
					1/4 < ROM < 3/4					
					ROM > 3/4					
3		联合伸展	开始肢位：前臂中立位手指屈曲，腕关节在中立位至掌屈位的范围。患者不能取中立位时，检查者可给予小量帮助。令患者手指伸展		不能做					
					ROM < 1/4					
					1/4 < ROM < 3/4					
					ROM > 3/4					
4	腕关节分离运动	腕关节背伸	开始肢位：前臂中立位手指屈曲 3/4ROM 以上，前臂放在桌上。检查中尺、桡偏 < 1/4ROM，令患者腕关节背伸		不充分	ROM < 3/4				
					充分	ROM > 3/4				
5	手指分离运动	四指屈曲时示指伸展	开始肢位：同检查 2。第 3~5 指保持主动屈曲 > 3/4ROM。令患者示指伸展		不充分	ROM < 3/4				
					充分	ROM > 3/4				
6		MP 伸展时指间关节屈曲	开始肢位：前臂中立位，腕关节背伸（> 1/4ROM），掌指（MP）关节伸展（> 3/4ROM），拇指自由位。令患者屈曲 DIP 和 PIP 关节		不充分	ROM < 3/4				
					充分	ROM > 3/4				

7	手指分离运动	腕关节背伸手指屈曲时示指伸展	开始肢位：前臂中立位，第1~5指屈曲（＞3/4ROM），腕关节背伸（＞1/4ROM）。令患者示指伸展	不充分	ROM＜3/4			
				充分	ROM＞3/4			
8		腕关节背伸手指屈曲时小指伸展	开始肢位：前臂中立位，第1~5指屈曲（＞3/4ROM），腕关节背伸（＞1/4ROM）。令患者小指伸展	不充分	ROM＜3/4			
				充分	ROM＞3/4			
9		速度检查	用拇指和示指以最快的速度将桌上的铅笔捏起距桌面2~3cm高处，再放下，反复10次。注：先健手，后患手进行检查。第3、4、5指须保持屈曲（＞3/4ROM）	所需时间（以10次为1计算单位）	健侧（秒）			
					患侧（秒）			
				不充分	$\dfrac{患侧}{健侧}＞1.0$ 患侧＞8秒			
				充分	$\dfrac{患侧}{健侧}≤1.0$ 患侧＜8秒			

检查者 _____

检查日期 _____

表 35-5 偏瘫手指功能 II ~ VI级的评价标准

		联合伸展			
		不能	< 1/4ROM	1/4~3/4ROM	3/4ROM 以上
联合屈曲	不能	0 或 I	II	III	IV
	< 1/4ROM	II	II	III	IV
	1/4~3/4ROM	III	III	IV	V
	3/4ROM 以上	IV	IV	V	VI

表 35-6 偏瘫手指功能综合评价标准

综合评价（级别）	检查序号及运动类型	评价标准		
0	1（联合反应）	不充分	无联合反应	
I	1（联合反应）	充分	有联合反应	
II	2（联合屈曲）3（联合伸展）	手指联合屈曲< 1/4ROM且手指不能联合伸展，或联合屈曲和伸展均< 1/4ROM		
III	2（联合屈曲）3（联合伸展）	检查2和3中，其中一项达 1/4~3/4ROM 范围，另一项则无或< 1/4ROM		
IV	2（联合屈曲）3（联合伸展）	检查2和3中，其中一项达 3/4ROM 以上，另一项则无或< 1/4ROM；或检查2和3均达到 1/4~3/4ROM 范围		
V	2（联合屈曲）3（联合伸展）	检查2和3中，其中一项达 3/4ROM 以上，另一项也达到 1/4~3/4ROM 范围		
VI	2（联合屈曲）3（联合伸展）	检查2和3均达 3/4ROM 以上		
VII	4（腕关节分离）	充分	不充分	
VIII	5（手指分离）	充分	不充分	
IX	6（手指分离）	充分	不充分	（1）在未达到VI级时，不能进行VII级以上的判定（2）须连续检查4~8，在达到充分后，选择检查序号大的结果进行判定
X	7（手指分离）	充分	不充分	
XI	8（手指分离）	充分	不充分	
XII	9（速度检查）	充分	不充分	仅在检查4~8都充分时才能实施此项检查

第四篇　临床康复

表 35-7 偏瘫下肢功能评价记录表（上田敏式）

姓名		性别		年龄		病案号	
科室		病房/床		临床判断			

序号	体位	项目	开始肢位及检查动作	判定		月 日	月 日	月 日
1	仰卧位	联合反应	将健侧下肢稍外展，对抗徒手阻力使下肢内收。观察患侧下肢有无内收动作或内收肌群的收缩（Raimiste 现象） 健侧 患侧	不充分（无）				
				充分（有）				
2	仰卧位	随意收缩	令患侧下肢内收，触知内收肌群的收缩 健侧 患侧	不充分（无）				
				充分（有）				
3	仰卧位	伸肌联带运动	开始肢位：屈膝 90° 检查动作：令"伸患侧腿"，观察有无随意动作及伸膝程度 开始肢位 患侧 90° 健侧	不可能				
				可能	不充分	90°~50°			
						45°~25°			
					充分	20°~5°			
						0°			
4	仰卧位	屈肌联带运动	开始肢位：髋伸展（0°~20°） 观察动作：令"屈患侧腿"，观察有无随意动作及其程度 不充分 充分 患侧 健侧 开始肢位	不可能				
				可能	不充分	5°~40°			
						45°~85°			
					充分	90°~			
5	仰卧位	部分分离运动	在膝关节伸展状态下髋屈曲，观察髋关节屈曲角度。膝关节屈曲不得超过20° 充分 30° 不充分 患侧 0° 健侧	不可能				
				不充分	5°~25°			
					30°~45°			
				充分	50°~			

续表

序号	体位	项目	开始肢位及检查动作		判定		月日	月日	月日
6	坐位	部分分离运动	开始肢位：坐位屈膝90° 检查动作：使脚在地板上滑动，同时屈膝100°以上，要使髋关节保持屈曲60°~90°。足跟不得离开地面 开始肢位90°100°		不可能 （不充分）				
					可能 （充分）				
7	坐位	部分分离运动	足跟着地使踝关节背屈，背屈5°以上为充分 5°以上 0° 开始肢位		不可能 （不充分）				
					可能 （充分）				
8	仰卧位	分离运动	取髋、膝伸展位做踝关节背屈的动作 0° 5°以上		不可能				
				不充分	可能但在跖屈范围内				
				充分	背屈5°以上				
9	坐位	分离运动	观察踝关节有无背屈动作及其程度，髋关节屈曲60°~90°，膝屈曲不超过20° 开始肢位 5°以上 患侧 90° 60° 健侧		不可能				
				不充分	可能但在跖屈范围内				
				充分	背屈5°以上				
10	坐位	分离运动	取屈膝位，观察髋关节内旋角度，髋关节屈曲60°~90°，使大腿保持水平、屈膝90°±10° 健侧 患侧 0° 20° 开始肢位		不可能				
				不充分	内旋5°~15°				
				充分	内旋20°~				
11	坐位	速度检查	检查同10的动作。取屈膝位，髋关节从中间位内旋10次，记录所需时间（内旋要在20°以上，其它条件与检查10相同），先测量健侧 健侧 患侧 0° 20° 开始肢位	需时间	健侧		秒	秒	秒
					患侧		秒	秒	秒
				不充分	健侧的2倍以上				
					健侧的1.5~2倍				
				充分	健侧的1.5倍以下				

检查者　＿＿＿＿＿＿＿

第四篇　临床康复

表 35–8 Fugl-Meyer 下肢运动功能评价法

体位	运动功能评定（该项最高分）	评 分 标 准
仰卧位	Ⅰ . 反射活动	
	ⅰ . 跟腱反射（2）	0 分：无反射活动
	ⅱ .（髌）膝腱反射（2）	2 分：反射活动
	Ⅱ . 联带运动	
	屈肌联带运动	
	ⅰ . 髋关节屈曲（2）	0 分：不能进行
	ⅱ . 膝关节屈曲（2）	1 分：部分进行
	ⅲ . 踝关节背屈（2）	2 分：充分进行
	伸肌联带运动	
	ⅳ . 髋关节伸展（2）	0 分：没有运动
	ⅴ . 髋关节内收（2）	1 分：微弱运动
	ⅵ . 膝关节伸展（2）	2 分：几乎与对侧相同
	ⅶ . 踝关节跖屈（2）	
坐位	Ⅲ . 伴有联带运动的活动	
	ⅰ . 膝关节屈曲大于 90°（2）	0 分：无主动活动
		1 分：膝关节能从微伸位屈曲，但不超过 90°
	ⅱ . 踝背屈（2）	0 分：不能主动背屈
		1 分：主动背屈不完全
		2 分：正常背屈
站位	Ⅳ . 分离运动（髋关节 0°）	
	ⅰ . 膝关节屈曲（2）	0 分：在髋关节伸展位不能屈膝
		1 分：髋关节不屈曲的情况下，膝能屈曲，但不能达到 90°，或在进行时髋关节屈曲
		2 分：能自如运动
	ⅱ . 踝背屈（2）	0 分：不能主动活动
		1 分：能部分背屈
		2 分：能充分背屈
坐位	Ⅴ . 正常反射（2）	
	膝部屈肌	0 分：2~3 个明显亢进
	膝反射	1 分：1 个反射亢进或 2 个反射活跃
	跟腱反射	2 分：活跃的反射不超过 1 个
仰卧位	Ⅵ . 协调 / 速度：跟胫膝试验（连续重复 5 次）	
	ⅰ . 震颤（2）	0 分：明显震颤
		1 分：轻度震颤
		2 分：无震颤
	ⅱ . 辨距障碍（2）	0 分：明显的不规则的辨距障碍
		1 分：轻度的规则的辨距障碍
		2 分：无辨距障碍
	ⅲ . 速度（2）	0 分：比健侧长 6s
		1 分：比健侧长 2~5s
		2 分：比健侧长 2s

下肢共 17 项，最高积分 34 分。

上下肢运动功能 Fugl-Meyer 评价法总积分为 100 分，其中上肢运动功能的最高积分为 66 分，下肢运动功能的最高积分为 34 分。根据积分情况，将肢体运动功能分为Ⅳ级以判断患者当前的功能状况（表 35-9）。

表 35-9　Fugl-Meyer 评价法运动积分的临床意义

运动积分	分级	临床意义
＜ 50 分	Ⅰ	患肢严重运动障碍
50~84 分	Ⅱ	患肢明显运动障碍
85~90 分	Ⅲ	患肢中度运动障碍
96~99 分	Ⅳ	患肢轻度运动障碍

4. 运动模式质量的评价　Bobath 评价法见第二十四章第二节。

5. 平衡功能评价　见表 35-10。

表 35-10　平衡功能障碍严重程度分级

级别	特　征
5	能单腿站立
4	能单腿跪立
3	双腿前后分开站立时，身体重心能够从后移向前
2- Ⅲ	能双足站立
2- Ⅱ	能双膝跪立
2- Ⅰ	能保持膝手位
1	能在伸直下肢时保持坐位（长坐位）
0	伸直下肢时不能坐（长坐位）

6. 步态分析　见表 35-11。

（三）肩关节半脱位的评价

肩关节半脱位是偏瘫的主要合并症之一。国外报道其发病率为 25%~70%。本书作者于 1994 年研究提出和发表了偏瘫患者肩关节半脱位的检查方法与诊断标准。由于检查所需设备简单，半脱位程度量化准确，故该法已在我国多部康复专业书籍中被引用并在临床中得到推广应用。

1. 检查方法

【体征】患者取坐位，观察肩峰下有无凹陷。检查者用手指轻按凹陷部位，以 1、1.5、2、2.5、3 横指为单位度量并记录。

【X 线检查】

（1）检查体位　患者取坐位，双上肢自然下垂，掌心朝向体侧。

（2）投照方法　X 线管的中心高度与锁骨外侧端的上缘一致，中线与肱骨头中线相同，管球向足侧倾斜 15°，距离为 1m。

在相同条件下分别投照双侧上肢，测量肩峰与肱骨头之间隙，双侧比较。

表 35-11 偏瘫步态分析记录表

姓名			性别			年龄			病案号	

科室			病房 / 床				临床诊断			

步行周期	关节	评价项目			评价结果		
					月　日	月　日	月　日
站立相	踝关节	全脚掌同时着地					
		足尖先着地					
		内翻（站立相初期）					
		内翻（全站立相）					
		足跟先着地（几乎正常）					
	膝关节	折膝					
		轻度膝反张					
		中、重度膝反张					
		稍屈曲位稳定					
		正常					
	髋关节	躯干前倾					
		1. 外旋　2. 内旋　3. 外展　4. 内收					
		稳定，几乎正常					
迈步相	踝关节	足下垂，足尖拖地					
		内翻					
		过度屈曲					
		旋转（内、外）					
	膝关节	屈曲不充分					
		膝弛缓					
		过度屈曲					
		划圈					
		几乎正常					
	髋关节	髋上提					
		强直					
		外旋（迈步相初期）					
		外旋（全迈步相）					
		1. 内旋　2. 外展　3. 内收					
		过度屈曲					
		几乎正常					
步行能力分级（0~5）							

2. 诊断标准

【体征】肩峰下可触及凹陷。

【X 线检查】肩关节正位片显示肩峰与肱骨头间隙超过 14mm，或两侧间隙之差 >10mm。

（四）肩手综合征的评价

肩手综合征是反射性交感神经营养不良（reflex sympathetic dystrophy，RSD）的一种临床表现形式，常见于脑卒中发病早期，是自主神经系统对于创伤所做出的异常反应的结果，约有 12%~25% 的脑卒中患者合并肩手综合征。根据临床进展过程，肩手综合征分急性期（Ⅰ期）、营养障碍期（Ⅱ期）、萎缩期（Ⅲ期）三个阶段。有研究显示，脑卒中合并肩手综合征的患者，其上肢运动功能的改善将受到严重影响，大多数患者上肢运动功能在 Brunnstrom Ⅲ 级以下。由此可见，肩手综合征的早期诊断十分重要。如能在脑卒中早期对本征进行有效的预防或及时发现、及时合理治疗，不仅可以控制或阻止病程进展，防止手部出现不可逆转的功能障碍，而且对患者上肢运动功能的改善具有特殊意义。肩手综合征分期诊断标准见表 35-12。

表 35-12 肩手综合征分期标准

分期	分期标准
Ⅰ 期	肩痛并活动受限，同侧手腕及手指出现红、肿、热、痛、血流增加等血管运动性反应。有时出现肩手自发痛。手指呈伸展位，屈曲受限，被动屈曲可引起剧痛。此期可持续 3~6 个月，治愈或进入 Ⅱ 期
Ⅱ 期	肩、手肿胀和自发痛消失，皮肤和手指肌群明显萎缩。手指关节活动受限日益加重。此期持续 3~6 个月，如治疗不当将进入 Ⅲ 期
Ⅲ 期	手部皮肤干燥、发凉，肌肉萎缩显著，手指关节挛缩严重，X 线可见广泛骨质疏松征。损害不可逆转

（五）感觉功能评价（见第十二章）

（六）认知知觉功能障碍评价（见第十四章）

二、能力评价

（一）上肢能力评价

1. 评价方法　设计 5 个动作对上肢能力进行评价（表 35-13）：①健手在患手的帮助下剪开信封；②患手拿钱包，健手从钱包中取出硬币；③患手打伞；④患手为健手剪指甲；⑤患手系衬衫袖口的钮扣。

按照动作完成情况进行综合评价，确定上肢能力的级别或水平（表 35-14）。上肢能力分为 6 级，依次为废用手、辅助手 C、辅助手 B、辅助手 A、实用手 B 和实用手 A。

2. 注意事项

• 评价中使用的工具要符合要求，如剪指甲刀大小约 10 厘米，不得有特殊加工。衬衫袖口必须是男式衬衫的袖口，不得改造纽扣。

• 操作动作要规范。如取硬币要包括打开和关上钱包；打伞动作不得将伞把靠在肩上，伞要正，持伞持续 10 秒钟等。

• 为了使评价更加准确、可靠，所用工具必须是评价专用工具。

表 35-13 偏瘫上肢能力评价记录表

姓名		性别		年龄		病案号	
科室		病房 / 床			临床诊断		

序号	检查动作（根据有无实用性进行判定）		判定	结果		
				月 日	月 日	月 日
1	**用剪子剪信封** 信封放在桌上。将信封从桌沿伸出，但不要向患者下指示，让患者按自己的想法做。用健手把患手放到信封上，用健手使用剪子，用何种剪子均可	健手 患手	不能			
			能			
2	**从钱包里拿出硬币** 用患手拿着钱包（不要将患手放在桌面上），用健手拿出硬币，包括拉开、合上拉锁	健手 患手	不能			
			能			
3	**打伞** 将伞撑开，不要扛在肩上。连续 10 秒以上垂直支撑，立位、坐位均可	患手	不能			
			能			
4	**剪健侧指甲** 用患手拿着未加特别改造的大指甲刀（约 10cm）剪健手指甲	健手 患手	不能			
			能			
5	**系健侧袖口的扣子** 将衬衣的一只袖子穿在健侧上肢上，用患手系上袖口的扣子。女患者也用男衬衫	健手 患手	不能			
			能			

表 35-14 上肢能力综合评价记录表

上肢能力级别水平		完成动作情况	结果		
			月 日	月 日	月 日
0	废用手	5 个动作均不能完成			
1	辅助手 C	5 个动作只能完成 1 个			
2	辅助手 B	5 个动作只能完成 2 个			
3	辅助手 A	5 个动作只能完成 3 个			
4	实用手 B	5 个动作只能完成 4 个			
5	实用手 A	5 个动作均能完成			

（二）下肢步行能力评价

本书作者根据我国社会环境调查而制订的偏瘫患者步行能力分级方法见表 35-15。该评价方法将下肢能力分为 6 级（0~5 级），包括不能站立、室内辅助下步行、室内监护步行、室内独立步行、建筑物内步行、室外独立步行。

表 35-15　偏瘫患者步行能力评价表

级别	评 价 标 准
0	不能站立、行走
1	室内在他人扶持下可以步行 10m 以内（室内辅助下步行）
2	室内在他人监护下步行 20m（室内保护步行）
3	室内独立步行 50m 以上，并可独立上、下高 18cm 的台阶 2 次以上（室内独立步行）
4	持续步行 100m 以上，可以跨越 20cm 高的障碍物和上下 10 层 16cm 高、25cm 宽的阶梯（建筑物内步行）
5	持续步行 200m 以上，可以独立上下阶梯（16cm 高、25cm 宽），步行速度达到 20m/min 以上（室外独立步行）

注：①评价时患者可以使用各种拐杖和支具；②1~4 级步行速度不限；③建筑物内步行是指患者具备在医院、电影院、剧场、商店、饭店、办公楼等建筑物内步行的能力；④5 级能力者具备到社会环境中活动的能力，如乘公共汽车、地铁及横穿马路等。

（三）日常生活活动能力评价（见第十三章第二、三节）

三、环境评价（见第十八章）

第三节　运动疗法

偏瘫的治疗要根据患者的具体情况进行设计，训练方案科学合理是获得良好疗效的重要保证。如果卧床时间过长，就会导致废用综合征；床边训练时间太久，不能及时转入训练室，往往因病房条件限制，影响患者运动功能的恢复。如果患者不具备运动的基本条件，过早地离床训练步行，就会使痉挛加重，诱发原始反射和强化异常运动模式等。为此，本书作者根据多年临床经验，总结提出四个阶段的治疗方法，即病房床边训练阶段、床上动作训练阶段、步行准备训练阶段以及步行训练阶段。这种分期方法可以与治疗较好地结合起来，循序渐进地改善患者的运动功能。

一、床边训练阶段（病房）

疾病处于急性期阶段，患者尚需要安静卧床时，即可开始在床边的训练。此阶段相当于 Bobath 分期的弛缓期。

（一）临床特点

1. 腱反射减弱或消失。

2. 肌张力低下。

3. 随意运动丧失。

（二）康复目标

1. 配合临床医生抢救治疗。

2. 预防合并症，如关节挛缩、肩关节半脱位、褥疮、肺炎等。

3. 为康复训练创造条件。

（三）训练方法

1. 良肢位设计 良肢位是指为防止或对抗痉挛模式的出现，保护肩关节以及早期诱发分离运动而设计的一种治疗性体位。偏瘫患者典型的痉挛模式表现为肩关节内收、内旋、下坠后缩，肘关节屈曲，前臂旋前，腕关节掌屈、尺偏，手指屈曲；下肢髋关节内收、内旋，膝关节伸展，踝关节跖屈、内翻。早期注意偏瘫患者在床上保持正确体位，有助于预防和减轻上述痉挛模式的出现和发展。在此阶段，治疗师必须取得家属的配合，并教会他（她）们如何帮助患者翻身及保持各种正确的体位。良肢位的姿势要点如下。

（1）为防止上肢内收、内旋、挛缩和手的浮肿，仰卧位时将患侧上肢置于枕上，使其保持轻度外展位，手略高于心脏的位置。

（2）为防止肩关节半脱位，处于弛缓阶段的患者仰卧位时，患侧肩关节下垫一小枕，可以起到预防肩关节下坠、后缩的作用。

（3）为防止骨盆向前旋转、髋关节屈曲外旋、膝关节过伸展，仰卧位时在患侧臀部垫一个大枕使骨盆向后倾，大腿外侧腘窝处分别摆放支持物如枕头、沙袋、毛巾卷，使髋关节伸展并呈中立位，膝关节轻度屈曲。

（4）为防止上肢屈曲痉挛模式的发生与发展，患者取侧卧位时上肢应尽量向前伸，并且置于枕上。

（5）为防止下肢伸展痉挛模式的发生和发展，患者取侧卧位时下肢应取髋、膝关节屈曲位置于枕上。

卧床期常采用的体位有仰卧位、患侧在上方的侧卧位、患侧在下方的侧卧位，具体方法见本书第二十四章。

2. 体位变换 偏瘫康复中的良肢位与骨科的功能位不同，功能位是从功能需要的角度出发设计的永久性体位，即使出现了关节的挛缩或强直也可以发挥肢体的最佳功能状态。而良肢位是从治疗的角度出发设计的临时性体位，如果在这种体位状态下出现关节挛缩将会严重地影响患者的运动功能。因此，为了防止关节的挛缩和维持某一种体位时间过长而导致的压疮，应及时变换体位。

为了预防压疮，应每隔 2 小时变换一次体位。但是，由于偏瘫患者只有一侧肢体丧失运动功能，而其感觉也未完全丧失，除处于昏迷状态、严重意识障碍的患者外，一般可以根据患者的具体情况掌握变换体位的间隔时间。

3. 关节活动度维持训练 当生命体征比较稳定后，应尽早进行被动关节活动训练，以预防关节的挛缩。一般情况是由治疗师到病房床边进行训练，有条件的单位可由病房护士进行，训练时为了防止出现误用综合征，应注意以下几点。

（1）在绝对无痛状态下训练 治疗师、护士应在熟悉解剖学和功能解剖学的基础上进行手法治疗，杜绝粗暴手法。对伴有关节疼痛的患者，训练前可做热敷或止痛疗法，手法应在无痛范围内进行，防止出现肩关节半脱位、肩手综合征和加重痉挛。

（2）动作宜缓慢 预防挛缩，在必要时可进行充分的牵引，但快速运动往往无效，还会加重痉挛。一般完成一个动作以上肢默数 3~5，下肢默数 5~10 的速度为宜。每一个动作模式做 5~10 次即可达到预防挛缩的效果。

（3）特别注意保护肩关节　在弛缓阶段肩关节很容易伴有半脱位，同时因肩胛骨运动受限，早期肩关节活动应在正常活动范围的 50%，随着肩胛胸廓关节运动的改善逐渐扩大关节活动范围，一般情况严禁使用牵引手法。

（4）鼓励患者自我训练　治疗师告诉患者活动的部位、方向和收缩的肌肉，然后缓慢地进行 2~3 次被动运动，使患者体会运动的感觉，在逐渐减少辅助量的前提下进行辅助主动运动，并教会患者利用健侧肢体辅助患肢运动。

（5）防止运动过量　患者出现随意运动后，往往会出现焦急的心态，过多地用力会导致运动过量。疼痛、疲劳都会使痉挛加重，治疗师应向患者及家属说明。

（6）急性期以后的活动度维持训练　随意运动出现后，虽然可以利用主动运动进行关节活动度的训练，但是由于痉挛和联带运动的影响，部分关节不能完成全关节活动范围的运动，所以仍应坚持辅助主动运动训练，尤其是肘关节伸展、前臂旋后、腕关节背伸、膝关节屈曲、踝关节背屈等等，具体方法见本书第十九章。

4. 体位性低血压的适应性训练　对一般情况良好、症状较轻的患者，可以在医生指导下尽早地进行体位变化的适应性训练。利用起立床或可调节角度的病床，从倾斜 45°、训练 5 分钟开始，每日增加起立床倾斜的角度约 10°~15°，维持时间 5~15 分钟，两项交替增长。一般情况下，可在 10 日内达到 80°，维持 30 分钟。在此基础上增加坐位训练的次数，尽早离开病床到训练室训练。

二、床上动作训练阶段（训练室）

患者病情稳定，神经学症状不再进展，可以维持坐位 30 分钟时，即可转入本阶段的治疗。本阶段相当于 Bobath 分期的痉挛期。

（一）临床特点

1. 腱反射亢进。
2. 出现联合反应。
3. 肌张力增高。

（二）康复目标

1. 辅助患者体验躯干与上肢双侧对称性功能活动，建立健侧与患侧必要的和可能的相互作用。
2. 协助患者向患侧转移体重，使患者掌握身体的平衡功能。
3. 预防或破坏患者利用健侧调整代偿丧失的患侧功能和对患侧的忽略。
4. 抑制痉挛、原始反射和异常运动模式。
5. 易化正常的运动模式。

（三）训练方法

1. 双手交叉上举训练　患者仰卧，练习用健手将患手拿至胸前，双手交叉，患侧拇指在上方，健手手指分别插入患手指间，手掌相对握手。本动作是 Bobath 训练中常使用的健手带动患手的方法（本书简称双手交叉）。在治疗师的辅助或口头指导下反复练习，让患者熟练掌握，以免在将来的训练中因完成困难导致患者急躁，使痉挛加重。

　　然后，练习以健手带动患手向天花板方向做上举动作，即双侧肩关节屈曲，肘关节伸展，前臂中立稍呈旋后位，双上肢尽量上伸（图35-5），停留片刻缓慢地返回到胸前。每日数回，每回 10 次，直至患侧上肢可独立完成上举动作。

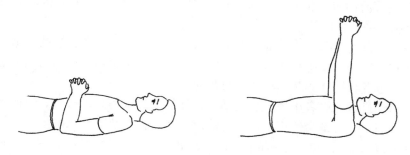

图 35-5　双手交叉上举训练

　　本训练可以使患者意识到自己的患侧需要帮助和掌握帮助的办法，一旦贯穿在日常生活中便可有效地保护患侧肩关节，预防患侧上肢关节及软组织损伤，可以培养患者恢复身体对称性运动模式，有效地抑制健侧上肢的代偿动作。双手手指交叉患侧拇指在上方可以抑制患手手指屈曲内收痉挛，上举动作可抑制上肢肩屈曲、肘关节屈曲、前臂旋前、腕关节掌屈尺偏的屈曲痉挛模式，因此是反射性抑制运动，可有效地抑制痉挛，诱发上肢分离运动。

　　2. 双手交叉摆动训练　在完成上项训练的基础上，进行上举后向左、右两侧摆动的训练。摆动的速度不宜过快，但幅度应逐渐加大，并伴随躯干的旋转。

　　本训练可以使患侧上肢在健侧的辅助下，练习肩胛带的内收、外展运动，对上肢功能的改善非常有利，同时躯干旋转可以提高躯干的柔韧性，抑制患侧躯干肌的痉挛，提高躯干的运动控制能力，同时为学习床上翻身动作打下基础。

　　3. 利用健侧下肢辅助的抬腿训练　患者仰卧，用健侧足从患侧腘窝处插入并沿患侧小腿伸展，将患足置于健足上方。治疗师辅助患者利用健侧下肢将患侧下肢抬起，尽量抬高，然后缓慢放回床面。患侧下肢膝关节不得屈曲，如此反复练习，治疗师随着患者动作的熟练逐渐减少辅助，直至患者可以独立完成。每日数回，每回 5 次。

　　本训练除具有与双手交叉上举训练相同的作用外，还可以提高健侧下肢的肌力，防止双侧下肢关节挛缩和废用性肌萎缩。同时由于患侧进行的动作是膝关节伸展、髋关节屈曲，因此可以有效地破坏下肢联带运动而诱发下肢分离运动模式，并且为患者的翻身、坐起打下基础。

　　4. 翻身训练　进入第二阶段后，大多数患者心理状态已从休克期摆脱出来而进入否定期，他们不能接受偏瘫的事实，要千方百计地活动。如果治疗师不能帮助他们设计出科学的活动方法，此阶段会导入大量的错误动作模式，非对称性单纯健侧代偿、痉挛、联合反应、病理性联带运动均在此阶段被强化。床上翻身和床上转移是患者急于掌握的动作。

　　（1）从仰卧位到患侧侧卧位　患者仰卧，治疗师立于患侧，令患者健侧上、下肢抬起并伸向治疗师方向，与此同时躯干向患侧旋转。开始训练时治疗师可扶持健侧上、下肢予以辅助。因向患侧翻身是由健侧完成的，患者并不存在困难，因此这种翻身方法很快被患者掌握并接受，由于此方法简单、省力，不会诱发患侧的痉挛和联合反应，故应反复练习并嘱咐患者和家属落实在日常生活活动中。

（2）从仰卧位　到健侧侧卧位患者仰卧，利用训练3的方法将健足置于患足下方，利用训练2的方法双侧上肢左右摆动，利用躯干的旋转和上肢摆动的惯性向患侧翻身。

开始训练时，治疗师可辅助其骨盆旋转，协助完成翻身动作，或是辅助患侧下肢保持在髋关节屈曲、膝关节屈曲、全足底着床体位。在此基础上利用上肢摆动的惯性完成翻身动作。一般患者通过数次训练大多可以掌握。

5. 上肢随意运动易化训练　患者仰卧，治疗师一手控制远端控制点（手），另一手控制肘关节，在下达"摸嘴"的口令后，辅助患者进行上肢的随意运动，随着患者运动感觉的改善逐渐减少辅助量，当患者可以自己摸到嘴时，再进行"摸头""摸对侧肩"的训练。

由于这种动作模式是在肩关节屈曲的同时内收内旋，在肘关节屈曲的同时前臂旋前，因此有效地抑制了上肢屈肌联带运动，易化了上肢的分离运动，并为患者将来进食、刷牙、洗脸、梳头、更衣等日常生活活动作打下良好的基础。

6. 下肢随意运动易化训练　本项训练内容对控制下肢痉挛和联带运动模式均有重要作用，要在正确运动模式下反复练习。训练中要掌握运动量，不可疲劳和过度用力，以免诱发出联合反应。

（1）髋关节控制训练　患者仰卧，髋关节屈曲，膝关节屈曲，全足底着床。治疗师坐在患者床边，用腿协助控制患足，双手距离患侧膝关节约10cm，嘱患者用膝关节碰外侧手，再返回来碰内侧手。在患者可以较好地完成时，加大两手间的距离以提高难度。然后练习无辅助下的全足底着床，屈髋、屈膝的体位控制。

（2）屈曲下肢易化训练　患者仰卧，治疗师一手控制远端控制点足趾，另一手控制膝关节，在下达"把腿弯曲抬起来"的口令后，辅助其进行屈髋、屈膝、踝关节跖屈的运动。随着患者运动功能的改善，逐渐减少辅助量，直至患者可以独立地在屈髋、屈膝的状态下抬起下肢（注意髋关节不得出现外展、外旋）。

（3）伸展下肢易化训练　患者仰卧，在屈曲状态下完成下肢伸展的易化训练。治疗师一手控制远端控制点足趾，另一手控制膝关节，令患者缓慢地将患肢伸直，动作模式要准确，髋关节伸展的同时不得出现内收、内旋，膝关节伸展到最后不得出现过伸展，伸展的过程中踝关节背屈，不得出现跖屈、内翻。运动速度不得过快。

7. 下肢控制训练　患者仰卧，在第6项训练的基础上，治疗师下达各种口令，患者在各种速度下和各种关节角度下"运动"或"停止"，以练习下肢的控制能力。这种训练对步行具有重要的意义。

8. 床上移动训练　患者仰卧，健足置于患足下方，健手将患手固定在胸前，利用健侧下肢将患侧下肢抬起向一侧移动，再将臀部抬起向同侧移动，再将上躯干向同方向移动。反复练习后患者可以较自如地在床上进行左右方向的移动。

9. 搭桥训练

（1）双腿搭桥训练　患者仰卧，双侧下肢屈髋、屈膝，双足全脚掌着床，双手于胸前交叉。令患者进行抬臀训练，治疗师根据患者功能状况分别予以辅助，或协助控制患侧下肢，或协助骨盆上抬。动作宜缓慢，臀部尽量抬高，使髋关节充分伸展，膝关节屈曲。

本训练可以提高骨盆及下肢的控制能力。因完成此动作时，髋关节伸展，膝关节屈曲、踝关节背屈，有效地抑制了下肢伸肌联带运动，易化了分离运动。同时可以减少护士和家属在日常生活护理中的体力消耗，使排便、脱穿裤子、更换床单变得容易。

（2）单腿搭桥训练　当患者掌握了双腿搭桥动作以后，可以改为健侧下肢抬起，脚离开床面，膝关节伸展，维持患侧足单脚支撑的搭桥动作，再将健侧下肢膝关节屈曲放在患侧腿上。

这种训练可以解除健侧下肢的代偿，强化患侧下肢的控制能力。当健侧下肢膝关节伸展时，可起到抑制交叉伸展反射对患侧下肢影响的作用。

10. 卧位下肢分离运动强化训练　以下训练对患者步行时骨盆的稳定及患侧掌握反向控制都具有重要的作用。

（1）患侧髋关节屈曲，膝关节伸展易化训练　患者仰卧，练习膝关节保持伸展位的状态下髋关节屈曲，开始练习时治疗师可予以辅助，在踝关节背屈的状态下尽量抬高下肢，膝关节不得出现屈曲。训练中要防止上肢和对侧出现联合反应。

（2）患侧膝关节伸展，髋关节外展易化训练患者仰卧。在膝关节保持伸展位的状态下练习下肢沿床面向外移动。能较好完成后，变换体位为患侧在上方的侧卧位，练习下肢的上抬。当治疗师感到患者有较好的控制能力后，可进行在某一位置上的控制训练。

（3）踝关节背屈训练　患者仰卧，将患肢髋、膝关节屈曲，在治疗师的辅助下进行踝关节背屈训练。当可以独立完成时逐渐减少髋、膝关节屈曲的角度，直至达到伸展位。

踝关节背屈是步行的重要条件，应尽早改善。由于此动作是难度较大的分离运动，应坚持长时间练习，也可以教会家属回到病房进行训练。

11. 坐位平衡训练

（1）坐位平衡反应诱发训练　患者取端坐位（椅坐位），利用训练球在治疗师的保护下进行向前、后、左、右各方向推球训练完成躯干的屈曲、伸展及左右侧屈运动。在患者可以维持独立坐位时，治疗师应对其头部、肩部及躯干从各方向施加外力，外力的大小和方向视患者具体情况进行组合变化，以诱导患者的平衡反应。患者还可以坐在高台上，治疗师手握患者的小腿向两侧摆动以破坏身体的平衡，进而诱发患者头部、躯干向正中线调整和一侧上、下肢外展的调整反应。当患者坐位平衡较充分时，可取两手胸前抱肘位，两名治疗师在其两侧交替施加外力以破坏患者坐位的稳定性，诱发头部及躯干向正中线的调整反应（图 35-6）。

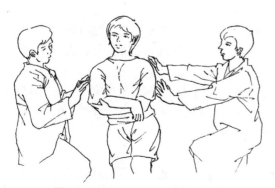

图 35-6　坐位平衡反应诱发训练

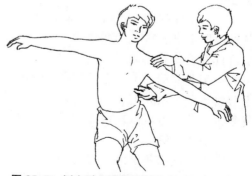

图 35-7　侧方肘支撑调整训练中治疗师的手法

坐位平衡反应训练应分别在长坐位和端坐位下进行。训练应循序渐进，防止患者精神紧张和加重痉挛。

（2）侧方肘支撑调整训练　患者坐在治疗台上，治疗师站在台前，患者身体向一侧倾斜，直至肘关节支撑在台上，然后用自己的力量返回直立坐位。治疗师一手扶持倾斜侧的上肢（或控制其躯干）并进行诱导，另一手扶患者肩部并向倾斜方向轻轻推按，促进头的调整反应及健侧躯干的侧屈（图35-7）。患者从健侧肘支撑返回到坐位时，治疗师用手轻轻地握住患者的健手，控制在一个位置上，刺激患侧躯干的主动控制能力。

在训练中，根据患者的具体情况给予适当的协助，以诱导患者自己完成动作为主；从健侧倾斜返回时要防止强化联合反应；注意动作要领，倾斜侧躯干要充分侧屈，头向另一侧调整（头保持垂直位）。

12. 膝手位平衡训练　患者取膝手位，在能控制静止姿势的情况下，完成重心向前、向后的移动。能较好地控制膝手位后，练习三点支撑、两点支撑（将一侧上肢和另一侧下肢抬起），保持姿势稳定。治疗师可根据患者情况予以辅助，或稍加外力破坏姿势的稳定，诱发患者的调整反应（图35-8），使患侧躯干成主动伸展运动。

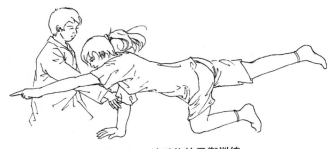

图35-8　膝手位的平衡训练

当患者完成有困难时，可以将被服、枕头、滚桶、楔形垫等物品置于腹部下方，在疲劳或动作失败时支撑身体。练习患侧上肢支撑身体时，要注意对肘关节和肩关节的保护，防止外伤，年长患者训练时要注意脉搏的变化。

13. 跪位平衡训练　让患者在肋木前取跪位，双手握住肋木保持身体的稳定，治疗师在后面协助控制骨盆，调整姿势。在维持正确姿势的情况下逐渐放开双手，使患者达到独立跪位。治疗师根据患者的情况或给予协助或施加外力破坏其平衡，诱发患者的调整反应。当患者能独立跪位时，练习单腿跪位，治疗师控制患者的双肩，用膝关节调整患者骨盆的位置，使其髋关节充分伸展，躯干保持正直。为了进一步提高跪位平衡水平，治疗师可在其身后握住双侧踝关节上抬，使患者完成双膝关节支撑；在患者仍能维持平衡的情况下，双侧小腿被动地完成上下交替运动，提高患者跪位平衡的水平。练习跪位步行时，治疗师用手控制患者肩部，使躯干出现正常的旋转（图35-9）。

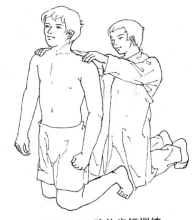

图35-9　跪位步行训练

训练初期练习静态姿势控制，然后增加难度，施加外力破坏姿势的稳定，诱发调整反应，要在掌握以上动作的情况下提高难度。跪位步行训练时，注意髋关节要充分伸展，骨盆与双肩向相反方向旋转。

14. 坐位上肢分离运动诱发训练　患者取坐位，治疗师靠近患者并坐在其患侧，治疗师的手与其患手交叉。下达口令"摸自己的腰部"，然后在治疗师的辅助下将患手放到腰部；停留片刻再下达"将手返回床边"的口令，再由治疗师辅助将患手返回原位。治疗师在训练过程中要认真体会患者的运动感觉恢复状况，随时调整辅助量直至达到患者自己完成摸腰的动作。

此动作属于部分分离运动水平的运动模式，可以有效地缓解痉挛，抑制联带运动对患者上肢运动功能的束缚，应反复练习。

16. 从仰卧位到坐位训练

（1）治疗师辅助患者坐起的方法　患者仰卧，治疗师指示患者双手交叉，健足置于患足下方并利用健侧下肢将患侧下肢移至床边。治疗师立于患者健侧，将手从患者头下插至患侧肩胛骨部，将患者头部置于治疗师的前臂。治疗师下达口令"双腿抬起"，当患者双腿离床时，治疗师一手抬患侧肩胛骨部，另一手将下肢向床边移动。利用双手的合力完成患者的体位变换。

由于患者双下肢抬起时，治疗师将患侧肩向前上方抬起，患者只有臀部着床，所以治疗师可以不费力地将患者身体进行 90° 旋转。

（2）从健侧坐起训练　患者利用已掌握的动作先将患肢移到床边，从仰卧位转换成健侧在下方的侧卧位，然后双手交叉用健侧前臂支撑，完成坐起动作。如有困难，治疗师从健侧向患侧推其头部辅助完成。

（3）从患侧坐起训练　动作要领与上法相同。难度较从健侧坐起稍大。要点是双手交叉，移动双下肢至床沿，或下垂于床沿，然后翻身成患侧在下方的侧卧位，利用患肢前臂支撑完成坐起，治疗师在其头部予以辅助。

16. 从坐位到立位的训练　当患者坐位平衡反应充分后，可练习从坐位到立位的训练。患者取坐位，双足全脚掌着地，开始利用训练球令患者双手扶球身体重心前移，治疗师可协助患手扶球，并向前滚动球体，完成躯干屈曲。待患者消除重心前移的恐惧后，把高凳置于患者面前，令患者双手交叉，在双侧髋关节屈曲下重心前移，双手挂在凳面上，头部前伸超过足尖，治疗师立于患侧，一手协助固定患侧膝关节并向前移，使膝关节超过足尖，另一手从患者腰后扶持健侧大转子，在协助向上抬起臀部的同时确保患者身体重心向患侧转移，防止健侧代偿。待以上动作均能较好完成后，撤掉面前的高凳，放开交叉双手，双上肢自然下垂，在练习身体对称重心前移的姿势下伸展躯干完成起立动作。从坐位到立位的训练要点是，双侧足底着地，两脚平行或患足在健足后方以防止健侧代偿。起立时身体重心前移，患侧下肢充分负重。完成动作的过程中，患者不得低头，起立后防止膝关节过伸展或是伴有踝关节跖屈内翻的髋关节向后方摆动。当从立位返回坐位时，臀部往往重重地落下，双下肢对体重的控制对于偏瘫患者而言是难度较大的事情，尤其是在下肢屈曲位时体重负荷更难控制，要在治疗师的辅助下反复练习。

从立位到坐位方法相同，顺序相反。

三、步行准备训练阶段

当患者具备立位平衡训练的基本条件和下肢自我控制能力时，方可进入本阶段的训练。否则患者就会因下肢缺乏负重控制能力而惧怕跌倒，使痉挛加重，诱发出联合反应和异常的运动模式，甚至造成关节及软组织损伤。因此，掌握本阶段的训练时机是偏瘫患者运动功能恢复的关键。

（一）临床特点

1. 坐位、膝手位、跪位平衡反应正常。
2. 在床上具有随意控制下肢的能力。
3. 能独立完成从坐位到立位的动作。

（二）康复目标

1.诱发和提高立位平衡反应。

2.提高骨盆控制能力。

3.掌握立位的下肢分离运动。

4.掌握双下肢站立相和迈步相的分解动作。

（三）训练方法

1.立位平衡训练　患者立于平行杠内，双下肢支撑体重，双膝关节轻度屈曲（约15°），治疗师用双膝控制患者的下肢使其呈外展、外旋位。

治疗师一手置于患者臀部，另一手置于其下腹部，协助完成骨盆前后倾运动。随着骨盆前后倾运动幅度的加大，体重逐渐向患侧下肢转移，在患侧骨盆、髋关节、膝关节、踝关节获得较好控制能力时慢慢将健侧下肢抬起。

2.平衡杠内重心转移训练　患侧下肢瘫痪，躯干一侧瘫痪，平衡反应障碍，体力低下，健侧下肢废用性肌萎缩，空间知觉障碍（特别是坐位、立位躯干向患侧倾斜）是偏瘫患者存在立位平衡障碍的主要原因。训练时应结合评价结果，分析原因，分别采取不同的训练方法。立位平衡是实现步行的基础。从运动学的角度看，步行是平衡不断地遭到破坏，而又不断地重新建立的循环过程。由于身体重心高，支撑面小，立位平衡比较难于掌握。一般应按照平衡训练的规律循序渐进地练习（方法见本书第二十一章）。

3.单腿站立训练　患侧单腿站立，面前摆放 20cm 高的低凳，将健侧下肢踏在上面，治疗师一手下压，向前推患侧骨盆，辅助髋关节伸展，另一手置于健侧躯干，协助将重心转移到患侧，然后返回原处。随着平衡能力的提高，可以增加踏凳的次数和延长负重时间。

当以上动作可以正确地反复进行时，将低凳换成高凳，治疗师一手置于患者背部，另一手置于胸骨下方，辅助患者躯干伸展，提高躯干上部的稳定性（图 35-10）。

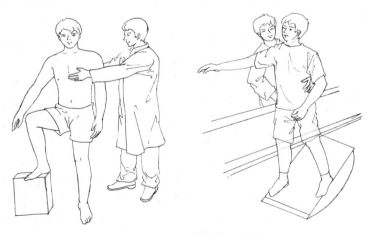

图 35-10 立位平衡反应训练

注意事项：骨盆完成前后倾运动时，双侧膝关节角度不变；骨盆运动使腰椎出现屈曲、伸展时，胸椎应保持稳定；重心向患侧转移时，骨盆运动不得中止，健侧下肢抬起完成骨盆前后倾运动时，髋、膝关节不得摆动，以免因出现代偿而妨碍患侧躯干肌的运动。

4.髋关节控制模式的诱发训练　骨盆和髋关节的控制能力丧失或减弱，协调的随意肌肉控制能力被刻板的痉挛模式所替代。本训练旨在通过利用不稳定的支撑面诱发出骨盆和髋关节的交互抑制运动模式，缓解痉挛，提高其在姿势变化时的控制能力。

（1）治疗师与患者同时立于大平衡板上，治疗师双手调整患者的姿势以保持身体的正常对线关系，然后用双足缓慢地左右摇动平衡板，破坏身体的平衡，诱发患者头部及躯干向中线的调整反应。

（2）将平衡板旋转 90°，治疗师双手协助控制患者骨盆，缓慢摇动平衡板，使平衡板出现较大幅度的前、后摇摆，破坏身体的平衡，诱发患者出现髋关节平衡控制模式。

5. 踝关节控制模式的诱发训练 踝关节的痉挛模式为跖屈、内翻，偏瘫患者由于痉挛而导致的肌张力分布失衡，使患者踝关节的背屈与外翻功能丧失。本训练方法旨在通过坐位和站立位，利用不稳定的支持面，诱发出踝关节背屈与外翻的功能，从而缓解痉挛对踝关节模式的影响。方法为患者取坐位，将患足置于背屈与跖屈的小平衡板上练习踝关节背屈与跖屈的控制能力，然后换内、外翻平衡板，进行内翻与外翻的控制能力训练。当以上训练获得较好的效果后，换成踝关节综合能力平衡训练板，练习踝关节的随意控制能力。由于坐位负荷量较小，患者较容易掌握。当坐位训练效果显著时，可改为平行杠内的立位训练，方法同上。在以上动作较好地完成后，令患者站在双层体操垫上，治疗师在患者头、双肩、躯干、骨盆等处轻轻地施加外力，使患者身体出现小范围的晃动，以诱发踝关节的控制模式。此外，还可以将小平衡板依次摆在平行杠内，患者双足交替地踩在不同的平衡板上行走。训练中要注意安全，防止踝关节扭伤。因其难度较大，故高龄、痉挛症状严重、合并症多以及对步态质量要求不高的患者可不进行此项训练。

6. 立位下肢分离运动易化训练 在步行中作用较大的分离运动主要有髋关节伸展状态下的膝关节屈曲；髋关节伸展、膝关节屈曲状态下的踝关节背屈以及髋关节屈曲，膝关节伸展状态下的踝关节背屈等。以上分离运动的水平是决定步态的重要条件。

（1）髋关节伸展、膝关节屈曲易化训练 患者取俯卧位，治疗师立于患侧，一手置于患侧臀部通过手感判断髋关节有无屈曲，另一手扶持患侧踝关节上方辅助其进行膝关节屈曲运动。运动速度宜缓慢，让患者认真体会在髋关节伸展状态下膝关节屈曲的运动感觉，反复练习，当患者能熟练掌握时变换为平行杠内立位训练。患者立于平行杠内双手扶杠，治疗师位于患侧坐在 PT 凳上，一手置于患侧膝关节上方辅助控制髋关节保持伸展位，另一手扶持患侧踝关节上方辅助其进行膝关节屈曲运动，反复练习，至熟练掌握。此运动模式对行走中正确地将患肢从支撑期（站立相）向摆动期（迈步相）过渡具有重要作用。

（2）髋关节伸展、膝关节屈曲、踝关节背屈 患者立于平行杠外，用健手扶杠，双脚前后分开，患侧在后方。当患侧下肢向前摆动时，为了防止骨盆上抬和下肢"画圈"步态，必须练习髋关节伸展状态下患侧膝关节在尽量靠近健侧膝关节的同时屈曲放松，骨盆向下，患侧踝关节背屈，前脚掌着地。在此姿势的基础上治疗师用手辅助患侧踝关节不得出现外旋，同时下达"抬腿"的口令，在患者抬腿的过程中治疗师始终协助患侧踝关节防止出现跖屈内翻。如患者完成困难较大，可先练习前脚掌着地，踝关节背屈，膝关节小范围的屈伸运动，此运动模式是正常步态的重要基础。

（3）髋关节屈曲、膝关节伸展、踝关节背屈 髋关节屈曲、膝关节伸展、踝关节背屈是患侧下肢从摆动中期到摆动后期的主要运动模式。而下肢的伸肌痉挛妨碍了踝关节及前足部的背屈，导致患者在立位和步行时踝关节出现跖屈、内翻，部分患者甚至达到足拇指被踩在脚下的程度。这种膝关节与踝关节不能分离的现象严重地妨碍患侧下肢步行的摆动期和支撑期足跟着地以及体重从足跟向前脚掌的移动。治疗师将手置于患足拇趾趾腹并将前足部向上抬起，使踝关节背屈，足跟着地，维持前足部不出现跖屈动作。治疗师指示患者重心向前移动，髋关节充分伸展，膝关节不得出现过伸展。

四、步行训练阶段

进入本阶段的患者应具备良好的立位平衡反应，以及立位的下肢分离运动。本阶段相当于 Bobath 第三期，相对恢复期。80% 以上的偏瘫患者可以获得步行能力，但是如何掌握良好的步态或尽量接近正常水平的步行能力，对康复具有重要意义。年纪较大的患者可以将康复目标确定在室内安全独立步行的水平，但年纪较轻或基本条件较好的年长患者，仍应将矫正异常步态作为本阶段的康复目标。为此，应严格掌握各训练阶段的时机、临床特点及训练内容的质量。

（一）临床特点

1. 平行杠内重心转移良好。
2. 可以维持单腿站立。
3. 具有骨盆运动控制能力。
4. 立位下肢分离运动充分。

（二）康复目标

1. 拄拐独立步行。
2. 徒手独立步行。
3. 室内独立安全步行。
4. 上下阶梯。
5. 复杂地面的独立步行。
6. 室外独立步行。

（三）训练方法

1. 平行杠内步行训练 本训练的目的是将第三阶段步行分解动作及各项分离运动的基本训练应用到步行能力上。因此，训练的重点不是步行，而是正确动作的应用。首先将平行杠高度调节在与患者股骨大转子相同的位置。步行模式一般采用两点支撑步行。患者立于平行杠内，伸出健手握住平行杠，向前迈出患足，利用健手、患足两点支撑迈出健足（图 35-11），即健手→患足→健足，按三个动作的程序练习，同时注意握杠的手从握杠变为扶杠再变成手指伸展用手掌按压平行杠。步幅也应从小到大，即从不超过患足的"后型"到与患足平齐的"平型"，最后为超过患肢的"前型"，为过渡到拄拐步行打好基础。

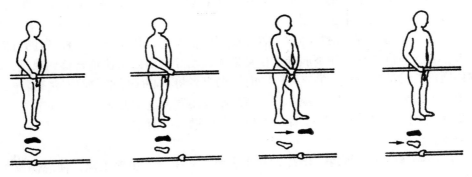

图 35-11 平行杠内两点支撑步行训练

训练中常因患侧下肢摆动期（迈步相）动作控制困难，速度缓慢，导致摆动期延长；患侧支撑期（站立相）又因负重能力差，从而造成健侧摆动期过短。另外，由于患者注意力集中在步行上，患侧下肢伸肌痉挛和联带运动重新出现，导致膝关节屈曲，踝关节背屈困难，患侧下肢摆动期出现骨盆倾斜，髋关节外展、外旋，膝关节屈曲不充分，踝关节跖屈、内翻等动作异常，训练中应予以矫正。

对矫正困难或高龄患者，可以根据具体情况选择长下肢矫形器、短下肢矫形器、热可塑塑料矫形器和简易踝关节矫形器等予以辅助（图35-12）。

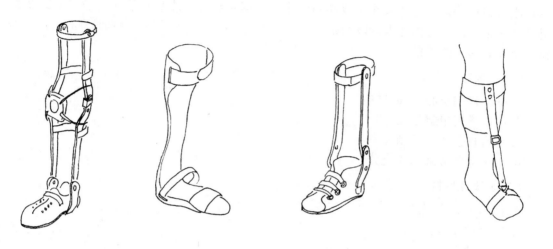

图35-12　偏瘫患者常用的下肢矫形器
a. 长下肢矫形器　b. 热可塑塑料矫形器　c. 短下肢矫形器　d. 简易踝关节矫形器

2. 拄拐步行训练　当在平行杠内步行稳定后应转换为拄拐步行，具体方法与平行杠内步行相同。区别在于平行杠是稳定的支持物，患者用健手抓握平行杠可以向前、后、左、右、上、下各个方向用力，以保持身体平衡，而手杖稳定性差只能向下按压。因此，必须是平衡功能良好、步行稳定的患者才能转为拄拐步行训练。常采用的方式有：杖→患足→健足；杖、患足→健足两种。健侧足跨步的大小可分为前型（超过患足）、后型（在患足后方）、平型（与患足对齐）三种。手杖也可根据稳定性从大到小依次分为肘拐、四脚拐、手杖三种。训练中还要注意重点练习步行的稳定性，在此基础上提高耐力和速度。

3. 控制双肩步行训练　治疗师位于患者身后，双手轻轻搭在患者肩上（拇指在后，四指在前）当患肢处于支撑期，健侧下肢摆动时，肩胛骨在足跟着地前向后方旋转，可以防止足外旋。当患肢处于摆动期时，治疗师诱发患者双上肢呈对角线方向有节奏地自然摆动可使躯干旋转，为出现正常步态创造条件。

4. 控制骨盆步行训练　治疗师双手置于患者骨盆两侧，用拇指或掌根抵住臀部，使髋关节伸展、骨盆后倾。在健侧下肢处于摆动期时，治疗师协助将体重转移到患足，防止膝关节过伸展，并维持患肢稳定的支撑，同时协助患者将重心缓慢地向前方移动。

当患侧下肢处于摆动期时，髋、膝关节放松，足跟向内侧倾斜，即髋关节外旋。治疗师将患侧骨盆向前下方加压，防止骨盆上抬，并协助其向前方旋转。

5. 特殊步行练习

（1）向患侧横向迈步训练　治疗师立于患侧，一手置于患侧腋窝，使患侧躯干伸展，另一手置于健侧骨盆，使患者身体重心移向患肢，然后嘱患者健侧下肢从患肢前方横向迈出。

患侧下肢从健侧下肢后方向患侧方迈出。治疗师可用旋转患侧躯干和骨盆的方法协助动作的完成，当步行能力改善时，逐渐减小旋转的角度。

当患者能控制骨盆和下肢时，治疗师双手置于患者肩部，根据患者的能力给予辅助，或施加外力破坏患者的平衡以增加步行难度。

（2）向健侧横向迈步训练　治疗师一手置于患侧骨盆，另一手放在健侧肩部，前者协助调整躯干的姿势，后者协助身体重心的转移。令患侧下肢在健侧下肢前方横向迈步，迈出的患足要与健足平行（足尖方向一致），再将健侧下肢向健侧方向迈出。治疗师也可将双手置于骨盆处，协助控制身体的平衡和重心的转移，用上肢协助患者控制躯干的伸展。

（3）倒退步训练　患者一手扶于治疗台上，将患侧下肢放松，由治疗师辅助，将膝关节、踝关节屈曲向后方迈一小步。如此反复练习，当无抵抗感时，指示患者健手离开治疗台，独立完成，治疗者的辅助量逐渐减小。健侧、患侧交替练习，达到稍加辅助就可完成的水平时，开始学习倒退步行，治疗师一手置于下腹部使躯干前屈，另一手置于骨盆的后面保持骨盆水平，并将重心向后诱导，患者按以上要领完成倒退步行练习。

6. 上下阶梯训练　上下阶梯比平地步行难度大，但是从利用扶手步行与拄拐步行的角度相比较，上下阶梯又显得比较容易。经过上下阶梯训练的患者，更容易掌握平地步行，因此常常将这两项训练同时进行。

上阶梯训练的要领是先练两足一阶法（图35-13）：①健手抓住扶手；②健足上台阶；③利用健手与健足将身体重心引向上一层台阶；④患侧下肢尽量以内收内旋的状态上抬，与健足站到同一层台阶上；⑤治疗师在患者身后予以保护。当患者熟练掌握后，或为了练习重心转移、患侧支撑等，可训练一足一阶法（图35-14），方法同上，区别是患足不与健足站在同一层台阶上，治疗师的辅助重点是协助患肢上抬的正确模式及患肢支撑的稳定性。

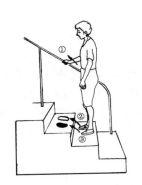
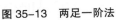

图35-13　两足一阶法

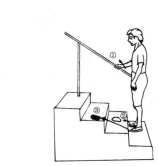
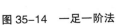

图35-14　一足一阶法

下阶梯训练的要领是先练两足一阶法：①健手握住前下方的扶手；②利用健侧手足支撑身体，患足先下一层台阶；③再将健足下到与患足同一层台阶上；④治疗师在患者前方予以保护。当患者熟练掌握后，或为了练习重心转移、患侧支撑，可训练一足一阶法，方法同上，区别是患足不与健足站在同一层台阶上，治疗师的辅助重点是协助身体重心向患肢转移及患肢支撑的稳定性。

五、回归社会后的训练

患者离开医院这种特殊环境，回到现实生活，如何继续维持和进一步改善功能，增加参与社会活动的机会，提高生活质量，是此后的主要问题。为了预防患者的运动量不足，体力低下，或是因运动模式异常造成继发障碍，治疗师一般将患者分为三个水平予以指导，即轮椅辅助水平、轮椅自立水平和步行水平。

（一）轮椅辅助水平

日常生活自理程度低，主要在床上生活的偏瘫患者非常容易出现关节变形、挛缩、肌力低下、呼吸循环功能低下、压疮、膀胱/直肠障碍、痴呆等废用综合征。此时治疗师的主要工作应是训练辅助者，使患者身边的人掌握如何减少辅助，尽量多地利用患者的能力完成体位变换、移动、乘坐轮椅等，并嘱患者减少卧床时间，卧位多取侧卧、俯卧位，教给患者提高坐位耐力的方法等。

（二）轮椅自理水平

轮椅水平的偏瘫患者，因以坐位活动为主，很容易造成躯干、下肢的屈曲挛缩，导致起床、更衣动作的困难，以及由于运动量不足导致肌力进一步低下，向轮椅转移困难，使患者陷入非活动性生活环境中。治疗师应教育家属，鼓励患者增加运动，定期外出，到社区康复站参加训练，积极地进行健康管理。

（三）步行水平

可以步行的偏瘫患者要继续维持较好的功能也不是一件容易的事情。随着年龄的增长肌力逐渐低下，因活动量不足造成体重增加，运动负荷加大导致痉挛加重，动作模式异常合并变形性关节炎而引起腰、腿疼痛等等，都是治疗师应设法解决的问题，尤其要注意对患者丧失信心、跌倒、骨折等问题采取有效措施予以预防。

第四节 作业疗法

作业疗法的作用是让偏瘫患者尽量使用患肢，促使其功能的恢复，帮助患者达到最高的自理水平。为此，治疗师应将患者希望达到的目标与其恢复的阶段、感觉、知觉状态、认知功能、年龄、发病时间、合并症、社会背景、经济条件等结合起来进行全面评价，并设计出具体的训练计划。

一、运动障碍

作业疗法的计划常常用患肢诱发正常的姿势反射，抑制异常的反射和运动模式，或是将以上各种方法组合起来应用。在治疗运动功能障碍方面，作业疗法的评价和治疗与运动疗法各有侧重又相互配合。以下几个问题应予以重视。

（一）维持正常的关节活动度，防止关节变形

无论PT还是OT，偏瘫患者初期治疗计划中维持关节活动度、预防关节变形都是重要的目标。在患者没有获得相当的随意运动之前，运动训练要持续下去。具体的方法参照第二十章和二十四章按Bobath提出的良肢位的设计、被动运动、辅助主动运动、自我辅助运动的方式进行。其中应教会患者自我辅助运动、主动运动，否则会由于患者或家属利用

空闲时间进行错误的训练而导致误用综合征的发生。常用方法如下：

1. 患者利用健手支撑患侧上肢，使其肘关节屈曲，健手托患侧肘关节，用前臂控制患侧前臂，完成肩关节屈曲触到自己前额的动作。

2. 健手扶患侧肘关节，用前臂控制患肢前臂，完成肩关节内收运动。

3. 在患肩内收的状态下，用健手使患侧上肢肘关节屈曲，完成肩关节外展运动。

4. 坐在轮椅上，用躯干与轮椅的扶手固定患肢上臂，健手握患侧腕关节，完成肩关节的内旋与外旋运动。

5. 患侧的上臂与躯干接触，用健手握患侧腕关节完成肘关节屈曲运动。

6. 患者取坐位，双腿略分开，健手握患侧腕关节，向双腿中间方向做肘关节伸展运动。

7. 用健手握患侧腕关节完成前臂的旋转，使手掌向上、向下交替做前臂旋前、旋后运动。

8. 用健手握患手完成腕关节的背伸与掌屈运动。

9. 用健手协助患手完成掌指关节和指间关节向手掌方向的屈曲被动运动，然后慢慢地使手指伸展，如有抵抗感，应返回屈曲位，再慢慢完成伸展，避免快速、用力。

（二）肩胛胸廓关节运动的诱发训练

大部分偏瘫患者由于肩胛骨周围肌肉痉挛，影响肩胛骨的正常外展和向上旋转。当肩肱关节运动失去肩胛骨的协调作用时，很容易造成肩肱关节的超关节活动范围运动。因此，如果训练方法不准确，移乘、床上移动、搀扶患者步行时，很容易造成肩关节周围软组织损伤或肱二头肌肌腱炎、喙突炎、臂丛神经炎、冈上肌肌腱炎等，导致患者肩关节疼痛。

训练应按第二十章、二十四章、二十六章的手法进行。在早期应让患者取患侧在上方的侧卧位，治疗师坐在患者腰部附近靠近其躯干，一手握住患侧肱骨近端，并用前臂托起患侧前臂，使患侧肩胛骨恢复正常对线，另一手托扶患侧肩胛骨下角，协助完成肩胛骨的上抬动作，然后将手换至肩胛骨上缘，协助患者完成肩胛骨的下掣动作。最后用两手配合，协助完成肩胛骨的内收、外展运动。随着患者肩胛胸廓关节随意运动的出现，逐渐减少辅助量，直至患者能较好地完成主动运动和抗阻力运动。当肩胛胸廓关节的运动逐渐得到改善时，上肢的正常运动模式也会较容易地诱发出来。应当强调的是，在肩胛胸廓关节运动功能缺失时，不能过度完成肩肱关节的屈曲和外展的被动运动，尤其不得使用滑轮或肩关节训练器。

（三）肩关节半脱位

肩关节半脱位是偏瘫常见的合并症。肩带肌中肩胛下肌、冈上肌、冈下肌和小圆肌分别经过肩关节的前方、上方和后方，与关节囊紧贴，形成肌腱袖。这些肌肉的收缩，可保持肱骨头与肩胛骨关节面的接触，尤其冈上肌的功能对防止半脱位有着重要作用。促使以上肌群的功能得到改善，是防止半脱位的主要环节。如肩带肌处于弛缓状态，半脱位是不可能预防的。半脱位并不会造成肩关节疼痛，但是由于肩关节稳定性差，错误的手法训练中的损伤或是佩戴吊带，将关节固定在错误的解剖位置上，是造成肩关节肿胀和疼痛的主要原因。半脱位的治疗方法常有以下几种：

1. 体位控制　患者在床上卧位时方法见第二十四章；坐位时应在背后垫高，腰充分伸展，髋关节屈曲90°，膝关节伸展，面前放置床头桌，双手对称置于桌面，双上肢肩胛骨充分前伸，双手交叉，患侧拇指在上方，这种体位可以有效地缓解痉挛，抑制屈肌联带运动。

2. 上肢负重　患者取椅坐位时，双侧全足底着地，踝、膝、髋关节 90° 屈曲，躯干伸展，头位于正中线上，上肢置于床面，两侧充分支撑。立位时躯干对称，双下肢同等负重。双上肢在桌面上对称支撑。这样可以促使肌张力正常化，有利于改善半脱位。

3. 患侧躯干牵张训练　偏瘫患者常表现出患侧躯干侧屈，这种异常姿势是由于患侧腰背肌肌张力亢进所致，因此影响到骨盆和肩胛骨的正常运动。治疗师要设计卧位、坐位和立位的控制训练，使用 Bobath 提出的反射性抑制模式。持续地被动牵张不仅可以缓解近端的肌张力增高，而且对远端也会带来良好的影响，使患者改善身体的对线关系，促使肌张力正常化。

4. 肩胛骨的主动运动训练　在上述肩胛胸廓关节诱发训练的基础上，进行肩胛骨主动运动的训练，增强肩胛骨的运动能力，如患者取坐位，桌前摆放一只篮球，患手控制篮球，肘关节伸展，做向前、向后滚动篮球的训练，完成肩胛骨的内收与外展的控制，然后双侧上肢在躯干两侧自然下垂，做患侧耸肩动作，完成肩胛骨的上提与下掣动作。最后患者取仰卧位，肩关节屈曲 90°，肘关节伸展，做上肢向屋顶的垂直向上动作，完成肩胛骨的内收、外展抗阻力运动。

5. 冈上肌刺激手法　冈上肌弛缓的患者取坐位，患侧手掌支撑床面，肘关节伸展，治疗师一手固定患手，另一手叩击冈上肌，促进其收缩。做此手法时要防止上肢远端痉挛。

6. 上肢反射性抑制运动模式诱发训练　偏瘫患者的肩关节大多出现使肩胛骨向下方旋转的菱形肌、提肩胛肌和背阔肌痉挛，从而影响了肩胛骨的正常解剖关系，导致上肢关节活动受限，甚至出现半脱位。为了使肩胛骨恢复正常的位置，改善半脱位，扩大肩肱关节的活动及诱发患侧上肢出现选择性运动，必须将上肢肩胛骨的运动重点设计为向前方运动。训练时患者取坐位，颈部及脊柱伸展，治疗师一手握患肢的肘关节，另一手控制患手，使其完成上肢外旋、肘伸展、前臂旋后、腕关节伸展、拇指外展、手指伸展的运动。在治疗师协助下完成以上运动的同时，屈肌痉挛也将被抑制。

（四）手指屈肌痉挛的抑制训练

如不能尽早抑制手指屈肌痉挛与腕关节掌屈尺偏，将会导致关节的挛缩、变形。为了预防手指屈肌痉挛，首先应禁止一些诱发屈肌张力增高的传统治疗项目，如急性期让患者抓握柔软的毛巾卷，使用练习手指功能的圆环状橡胶圈以及各种掌侧使用的支具等等。应在患者尚处于弛缓阶段时坚持每日两次动作缓慢的关节活动度维持训练和促使腕关节、手指放松的手法（见第二十五章）。当患者不能完成手的随意运动时，可以设计前臂到手的背侧用支具。这种支具导致的伸肌紧张是我们期待的效果。装配轮椅的特殊扶手，加宽轮椅扶手，外侧及前端加高可以保护患侧上肢、防止外伤，扶手内装有衬垫可以保持上肢的功能位。手部用热可塑材料制成圆锥状的把手，可以强化手的功能位。圆锥口径大的在尺侧，可以有效地抑制手指的痉挛和腕关节的掌屈尺偏，预防手的肿胀。治疗师应利用手法诱发患手的联合屈曲及联合伸展运动。根据患者手功能的级别选择不同的手指训练器，设计训练内容时要充分考虑屈曲与伸展同步进行，防止抓握力量性训练，以免诱发和强化屈肌痉挛。设计作业活动时也要充分考虑双手配合性和抓与放等量的活动，如编织、版画、棋艺、木钉盘等等。另外要结合患者的感觉、知觉及认知障碍的情况在其能力所及的范围内进行选择。

二、日常生活活动能力训练

（一）更衣

1. 穿上衣方法　①先穿患侧；②将上衣拉到肩部，袖口尽量上提；③穿入健手袖口；

④用健手整理，系扣。

2.脱上衣方法　①先脱患侧的肩部；②再脱健侧；③最后脱患侧（图 35-15）。

偏瘫患者穿套头式上衣的方法见图 35-16。

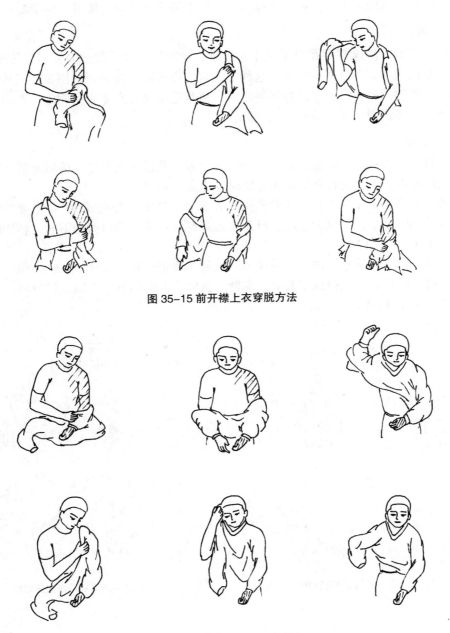

图 35-15 前开襟上衣穿脱方法

图 35-16 穿套头式上衣的方法

3.穿裤子方法

（1）在床上　①患者坐在床上，先穿患腿；②再穿健腿；③从坐位变为仰卧位做搭桥动作；④用健手将裤子向上拉；⑤用健手整理。

（2）在座位上 ①患者坐位，先穿患侧；②再穿健侧；③起立后用健手整理。

（二）进食

一般患者多无困难，如为利手瘫痪，则根据患者的具体情况进行利手交换训练或使用自助具。常用的自助具有万能袖袋、碟挡、带吸盘的碗和特制的筷子、勺子等。

（三）洗浴

刷牙、洗脸、洗澡都存在单手操作的困难。在卫生间洗手盆前安装固定牙刷的架子，刷牙时将牙刷固定，用健手挤牙膏。这种方法也可以解决刷洗假牙的困难。安装一个带吸盘的毛刷，用健手打香皂刷手。拧干毛巾时，可将毛巾绕在水龙头上固定，然后用健手拧干。洗澡时可以利用长柄海绵刷子洗背部。

（四）转移

转移是指患者从轮椅到床、椅子、便器等位置以及返回到轮椅。偏瘫患者往往由于动作不规范而跌倒，因此要在开始使用轮椅时养成良好的习惯。

1. 从床到轮椅的转移方法 ①将轮椅放在患者的健侧，与床成 30°~45° 夹角；②拉好手闸；③抬起脚踏板；④患者起立，健手扶远侧轮椅扶手；⑤以健侧下肢为轴旋转身体对正轮椅坐下（图 35-17）。

2. 从轮椅向床的转移方法 ①将轮椅（健侧）靠近床边，与床成 45° 夹角；②拉好手闸；③抬起脚踏板；④支撑扶手起立；⑤健手扶床，以健侧下肢为轴旋转身体；⑥对正床面慢慢坐下（图 35-18）。

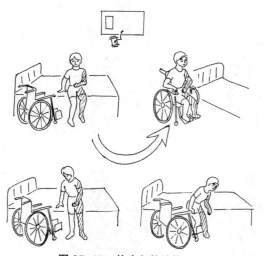

图 35-17　从床向轮椅转移

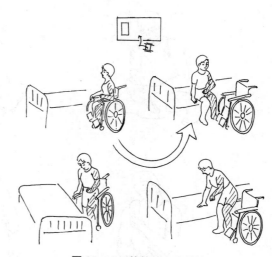

图 35-18　从轮椅向床转移

第三十六章　脊髓损伤的康复治疗

第一节　概述

脊髓损伤是由于各种不同致病因素引起脊髓结构和功能的损害，造成损伤水平以下脊髓功能（运动、感觉、反射等）的障碍。它是一种严重的致残性损伤，往往造成不同程度的截瘫或四肢瘫，严重影响患者生活自理和参与社会活动能力。

一、脊柱

脊柱是由 7 节颈椎、12 节胸椎、5 节腰椎、5 节骶椎及 4 节尾椎共 33 块骨连接成的柱状结构。

脊柱的前部由椎体及椎间盘组成，后部由上、下椎间关节组成。由于椎间盘富有弹性，所以能较好地保证脊柱的屈曲、伸展和侧屈运动以及缓冲步行时从下肢向脑传导的震荡。椎骨中心稍后方为椎孔。各椎骨的椎孔相接构成椎管。脊髓在椎管中受到保护。当脊椎发生骨折或脱位时，椎管遭到破坏，脊髓也会受到损伤。

二、脊髓

脊髓位于椎管内，成人脊髓直径为 1.5cm，全长约 45cm。脊髓上端在枕骨大孔处与延髓相连，下端尖削呈圆锥状，称为脊髓圆锥，终止于第 1~2 腰椎。自脊髓圆锥向下伸出一根细丝为终丝。终丝止于尾骨的背面，有稳定脊髓的作用。腰、骶、尾部的脊神经根，在尚未合成脊神经穿过相应的椎间孔之前，在椎管内几乎垂直下行。这些神经根在脊髓圆锥下方围绕终丝聚集成束，形成马尾。

脊髓被硬脊膜、脊蛛网膜和软脊膜三种髓膜包裹。硬脊膜与椎管之间的腔隙为硬脊膜外腔；脊蛛网膜和硬脊膜的间隙为硬膜下腔；在脊蛛网膜与软脊膜之间的腔隙为蛛网膜下腔，其中充满无色透明的脑脊液，起到缓冲的作用以保护脊髓。

脊髓由灰质和白质构成。在脊髓的横断面中央处，可见"H"状的灰质，内含形状、大小和功能各不相同的神经细胞。其周围围绕着白质，白质中含有很多神经纤维。灰质的前方突出部分为前角，后方突出部分为后角。从前角发出的神经纤维构成脊神经的躯体运动成分，支配骨骼肌的运动；由后角发出的神经纤维将外周感觉传向中枢。

三、周围神经

脑和脊髓是中枢神经。从中枢神经到身体各部的分支叫周围神经。其中与脑相连的周围神经称为脑神经，有 12 对；与脊髓相连的周围神经称为脊神经，有 31 对。

从周围神经的功能上可分为躯体神经和自主神经（植物性神经）。躯体神经又有将冲动从中枢传至身体各部使骨骼肌收缩引起运动的运动神经和将冲动由身体各部传入脑和脊髓的感觉神经。自主神经是指神经系统中管理心肌、平滑肌和腺体活动的部分，其功能不受意志支配而"自主地"调节心律的快慢、平滑肌的舒缩和腺体的分泌活动。如果脊髓损伤使神经传导被阻断，则被阻断部位以下的脊神经功能随之丧失。

四、运动与感觉的传导

1. 从脑到肌肉的运动传导　运动指令的刺激从位于大脑运动区的神经细胞发出，通过下行运动系的神经纤维传达到脊髓前角的神经细胞，通过躯体运动神经传到肌肉，产生运动。

2. 从感觉神经末梢到脑的感觉传导　感觉神经末梢（感受器）接受刺激经传入神经到脊髓后根，在脊髓的后角，通过上行的感觉通路到达脑的感觉区。

五、脊髓损伤的原因

（一）外伤性脊髓损伤

脊髓损伤的患者中大约 70 % 为外伤，以发病率的多少为序分别为：交通事故、坠落、跌倒、砸伤、体育事故、自杀企图等。

脊柱最易受损伤的部位是下段颈椎 $C_{5~7}$，中段胸椎 $T_{4~7}$，胸腰段 $T_{10}~L_2$。

（二）非外伤性脊髓损伤

脊髓损伤的 20%~30% 为非外伤性原因，其中主要是后天性的原因。

1. 先天性原因　脊椎畸形。

2. 后天性原因　①炎症：脊髓炎、髓膜炎、化脓性脊椎炎、慢性风湿。②血管、血行异常：动静脉畸形、脊髓出血、前脊髓动脉综合征。③肿瘤：脊髓肿瘤、脊椎肿瘤、脊椎转移癌。④脊髓变性疾病：脊髓小脑变性症、脊髓空洞症、多发性硬化症、肌萎缩性侧索硬化症。⑤脊椎变形性疾病：后纵韧带骨化症、椎间盘突出症。

六、脊髓损伤的分类

（一）按脊髓损伤的平面分类

1. 四肢瘫　指由椎管内颈段脊髓损伤而导致的四肢和躯干的完全或不完全性瘫痪。

2. 截瘫　指由椎管内胸段、腰段或骶段脊髓（包括马尾和圆锥）损伤导致的下肢及躯干的完全或不完全性瘫痪。

（二）按脊髓损伤的程度分类

1. 脊髓震荡　脊髓实质无明显改变，24 小时以内开始恢复，3~6 周恢复正常。

2. 不完全性损伤　感觉平面以下包括最低骶段（$S_4~S_5$）保留部分感觉或运动功能。

3. 完全性损伤　最低骶段（$S_4~S_5$）的感觉和运动功能完全丧失。

第二节　并发症的预防与处理

一、压疮

压疮又叫褥疮，是局部组织过度受压致血液循环障碍而造成的组织坏死，是脊髓损伤的两大并发症之一。压疮给患者带来很大的痛苦并严重地影响患者的康复训练和回归社会，给患者及其家庭带来很大的心理和经济负担。

（一）发病原因

1. 全身状态　低蛋白血症；贫血；消化、呼吸、循环和肾功能低下。
2. 体位固定　肢体瘫痪，不能主动变换体位。治疗需要的体位固定。
3. 感觉障碍　不能感知皮肤的创伤。
4. 意识障碍　伴有脑外伤的患者。
5. 皮肤因素　皮肤污染；毛囊炎；皮下黏液囊炎。
6. 力的因素　持续受压；垂直压迫；剪力与摩擦力。
7. 解剖弱点　骨隆起部耐压能力差。

（二）好发部位

压疮的好发部位主要是卧位或坐位时持续受压的骨突部位，如枕部、肘部、肩胛骨部、骶尾部、坐骨结节、胫骨粗隆、腓骨小头、外踝及足跟等，尤以骶尾部、坐骨结节和胫骨粗隆部发生率最高（图 36-1）。

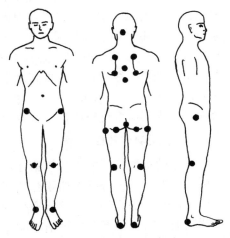

图 36-1　压疮的好发部位

（三）预防

1. 减少局部持续受压　卧床患者应每 2 小时翻身一次，坐轮椅者每 30 分钟做支撑减压一次，每次持续 1~2 分钟。

翻身时要防止皮肤和床面摩擦，动作轻柔，不可拖拽。翻身后要在合适的位置放置足够的软垫以分散压力，但软垫不能放置在骨突处或受压部位。翻身情况应作记录，翻身前后应观察皮肤的卫生情况及保持床面平整。

2. 选择良好的坐垫和床垫　良好的坐垫和床垫标准是承重面积大，散热、透气性好，厚度约在 10cm 左右。

3. 加强营养　改善全身营养状况，纠正贫血，治疗原发病。

4. 保持清洁卫生　尤其要注意皮肤、内衣和床垫的清洁卫生。

5. 坚持训练　适当的康复运动训练可增加患者的活动能力，改善血液循环状况，增强体质。

6. 保护肢体　脊髓损伤患者因损伤水平以下感觉丧失或减退，故要加强对肢体的保护，避免过冷、过热、摩擦与碰撞。

（四）压疮危险率评价

表 36-1 对患者从全身状况、精神状态、运动、日常生活动作和失禁五个方面进行评价。采用 4 分制：最高分为 4 分，最低分为 1 分。总积分最高分为 20 分，最低分为 5 分，合计在 14 分以下者为高危患者。

（五）治疗原则

清洁创面，防止感染，解除压迫，促进组织愈合；必要时采取手术治疗。

表 36-1 压疮危险率评价表

评分	全身状况	精神状态	运动	活动性（日常生活动作）	失禁
4	良好	清楚	独立步行	自由	无
3	一般	淡漠	辅助步行	轻度受限	＜2次/日
2	不良	混乱	使用轮椅	重度受限	＞2次/日
1	非常差	无意识	卧床	不能活动	常常失禁

二、排尿障碍及泌尿系统感染

脊髓损伤患者的主要合并症是排尿障碍及泌尿系统感染。患者在脊髓损伤初期，即脊髓休克期因膀胱逼尿肌无收缩力而导致尿潴留。经过几天或几周，损伤平面以下的脊髓逐渐恢复功能，逼尿肌也随之出现反射活动。损伤在脊髓圆锥以上者，脊髓中的低级排尿中枢存在，反射弧完整，易形成反射性膀胱，少量尿液即能触发不同程度的、频繁的膀胱逼尿肌收缩，患者呈反射性尿失禁。部分患者常能够凭经验，借助刺激一些"触发点"，如会阴部、外生殖器、肛门、耻骨上或大腿内侧而稍能控制排尿。损伤在圆锥及马尾的患者，由于低级排尿中枢的反射弧中断，患者呈用力性尿失禁，必须用力屏气或在下腹部加压才能排尿，放松后即停止。上述的排尿障碍如不能合理解决，不但困扰患者一生，而且会随时造成泌尿系统感染甚至危及患者生命。

（一）尿潴留和尿失禁

排尿的脊髓反射中枢位于第 2~4 骶段脊髓，受大脑皮层高级中枢控制。正常排尿是在逼尿肌收缩和尿道外括约肌松弛两者相互协调的基础上实现的。高级神经中枢对脊髓排尿中枢的控制是随意的。当膀胱充盈到一定程度而欲排尿时，高级中枢解除抑制，使逼尿肌持续收缩，膀胱颈部及后尿道呈漏斗状自然缩短开放，尿道外括约肌也松弛完成排尿。当脊髓损伤后因损伤平面的不同可引起不同类型的排尿障碍。①骶段脊髓以上损伤（上运动神经元病变，即排尿中枢以上，反射弧完整）因脊髓休克膀胱逼尿肌不能收缩而导致尿潴留。经过一段时间后引起反射性排尿，一般会因逼尿肌、括约肌间歇性或持续性协同失调导致膀胱不能完全排空。②圆锥部或骶神经根损伤（下运动神经元病变）因逼尿肌收缩无力，常采取用手加压排尿，最终往往因膀胱颈部由关闭状态逐渐出现功能不全而形成尿失禁。康复中常采取的治疗方法有膀胱引流和排尿训练。

1.膀胱引流　可分为经尿道非手术性引流和手术引流两大类。后者一般不宜采用。前者包括留置导尿管和间歇导尿两种方法。

（1）间歇导尿　是目前最佳的导尿方式，因其可以使膀胱周期性扩张与排空，维持近似正常的生理状态，从而促进膀胱功能的恢复。操作可在清洁状态下进行。指导导尿者（患者家属，也可以是患者自己）用肥皂在流动水下洗手两次。尿道口用医院配制好的1:500 洗必泰液棉球擦洗，轻柔地将导尿管送入尿道。男性尿道比女性尿道长，故要多插一些，一般 15cm 即可。反复移动导尿管，同时辅以体位变化和压迫下腹部，促使尿液全部排出。

开始每 4~6 小时排尿一次（排尿时间为 6:00，12:00，18:00，24:00），逐渐延长至 8小时，以减少导尿管对尿道的刺激。间歇导尿时，应限制患者的液体摄入量，一般掌握在24 小时 2000mL 左右，以免膀胱过度膨胀导致膀胱弹力纤维受损影响收缩。

（2）留置导尿 长期留置导尿管会因尿道黏膜受损、细菌沿导尿管进入膀胱、导尿管降低尿道黏膜免疫力以及影响具有抑菌作用的前列腺液进入尿道等原因引起泌尿系统感染。长期留置导尿管的患者几乎100%合并感染。脊髓损伤早期，因治疗需要输液量较大，或已患泌尿系感染需大量饮水而液体摄入量难以控制的患者可采用留置导尿，另外对于已经掌握间歇导尿，但为出门旅行方便的患者也可以临时使用留置导尿管的方法，同时采取口服抗生素、大量饮水、定时开放导尿管排尿等措施以防止感染。由于此方法极易导致感染和结石，所以必须设法尽早拔除。

2. 排尿训练 ①定时排尿。通过定时刺激"触发点"或导尿，刺激膀胱收缩，逐渐形成排尿反射。②排尿意识训练。每次排尿时应进行排尿意识训练，让患者做正常排尿动作，使协同肌配合以利排尿反射的形成。排尿的体位应尽可能采取立位或坐位，此体位易于膀胱内沉淀物的排出，使残留尿液相对减少，有利于膀胱感染的引流。长期卧姿排尿者，膀胱内沉淀物较多，应进行膀胱冲洗。③应用腹压。正常人排尿均需适当加大腹压，脊髓损伤后，因尿道括约肌的紧张常需加大腹压或用手在下腹部予以压迫，将尿排出。但此方法在膀胱内压力增高又未排出尿液时应慎用，否则会引起尿液反流，甚至会形成肾盂积水、逆行感染等严重后果。④学会自行导尿。脊髓损伤患者不可能长期住院，患者应学会自己导尿。⑤集尿器的使用。集尿器品种较多，较为常用的是阴茎套式集尿器，其一端通过塑料管接到尿袋上，一般放到小腿上，坐在轮椅上不易被人看到，也有的可挂在床边，尿液充满后可拆下倒掉，再重复使用。尿袋口有一防止尿液倒流装置，患者躺下时尿液也不会倒流回膀胱，因而可避免尿道感染。

女性集尿器也有生产，但由于固定困难，都不理想，现在有生产一次性集尿短裤者，该短裤吸水能力强，用后更换。

患者通过康复训练利用定时排尿、叩击、刺激"触发点"、挤压下腹等措施，大部分患者可完成在便器上的排尿。现将不同损伤平面的患者所采用的排尿方法归纳如表36-2。

表36-2 脊髓损伤患者的排尿法

损伤平面	排 尿 方 法
C_5 水平以上	叩打、反射性排尿（括约肌切开）、膀胱造瘘、辅助排尿、留置尿管
C_6 水平	叩打、膀胱造瘘
C_7 水平以下	自己间歇导尿、叩打、手压、腹压

（二）泌尿系感染

泌尿系感染是由于细菌进入尿道而引起的，当患者有发烧、尿色异常、尿有异味时应及时诊治。如体温在38℃以上应考虑肾盂肾炎，膀胱炎往往不伴有体温升高，前列腺炎排尿困难，阴囊肿常是附睾炎。此时不宜再做间歇导尿，应当保留导尿管并开放导尿，通过输液和大量饮水控制感染。

（三）肾结石与膀胱结石

肾结石是长期卧床的患者常见的并发症，膀胱结石与留置导尿有密切关系。因此，早期康复，早期离床，尽早地拔除导尿管是非常重要的预防措施。

（四）膀胱输尿管逆流现象

当膀胱防止逆流的机制遭到破坏，尿液沿输尿管出现逆流时，如伴有细菌感染就会导致肾盂肾炎。还会因输尿管极度扩张造成输尿管积水，进而发展为肾积水。这种现象如在两侧发生并伴有感染，最后可能导致肾功能衰竭，这是非常危险的结果。

三、自主神经反射亢进

1. 症状　发作性高血压、出汗、头痛、面色潮红、心动过缓、鼻塞、胸闷、恶心呕吐、立毛肌收缩现象等。

2. 原因　骨盆内脏器（膀胱、直肠）的扩张为主要原因。另外，留置导尿管对膀胱壁的刺激以及对瘫痪肢体的刺激均可诱发。

3. 处理　导尿、洗肠、更换导尿管、祛除外界对患者的刺激。当发现 T_6 以上损伤的患者出现上述症状时，应立即处理：①取端坐位以降低心输出量，并通知医生；②降血压；③尽快找出并消除诱因：检查膀胱是否过度充盈，导尿管是否通畅，是否便秘，有无压疮、痉挛，衣着、鞋袜、矫形器有无压迫和不适等。

四、排便障碍

脊髓损伤早期，脊髓休克期，直肠松弛，结肠活动减弱，通常 3~4 天不用处理大便。4 天以后，戴乳胶手套检查直肠，如有大便可直接抠出；7 天后对进食正常的患者，可服用缓泻剂，如番泻叶代茶饮，或服用中药"麻仁润肠丸"。排便时可按压结肠，用带指套的手指扩张肛门括约肌，刺激肠蠕动以促进排便。

卧床阶段，如大便干燥，除上述方法外，尚可在直肠内注入 50% 甘油（开塞露）10mL。患者能离床后，应在便器上排便，每次不少于 30 分钟。患者可戴手套，自行注甘油于肛门内，可用手扩张肛门括约肌，并向腹部加压，如此坚持，多可养成顺利排便的习惯。此外，平时应多吃含纤维素多的食物和水果，以利排便。

五、痉挛

高位脊髓损伤（包括颈髓损伤和上胸段损伤）者在受伤后不久即可出现痉挛，肌肉痉挛可发生在肢体，亦可出现在胸、背、腹部，表现为肢体僵硬，关节活动受限，患者非常痛苦。治疗手段有以下几方面：

1. 药物治疗　利奥来索（Baclofen）肌肉松弛剂，每片 10mg。口服由半片开始，每日服 3 次，以后每隔 1 周，每日增加半片，直到痉挛得到控制，但总量不得超过 80~100mg/日。剂量不能增加过快，否则有恶心、嗜睡等反应。

2. 局部注射　用 5% 酚溶液或肉毒毒素局部注射（医生掌握使用）亦可使局部痉挛得到缓解，但对全身痉挛者不适用。

第三节　评价

对急性期脊髓损伤的患者进行详细的检查和评价都是相当困难的，应当首先从医生、护士书写的病历或记录中获得资料，了解患者的呼吸功能、关节活动度、残存的肌力、有无痉挛、感觉、反射等情况，判断损伤的性质和程度。待损伤部位稳定后或可以离床时再做详细检查和评价。

一、神经学检查

采用美国脊柱损伤协会（ASIA）于 2000 年修订的第 5 版《脊髓损伤神经学分类国际标准》中运动与感觉检查的项目与评分方法。通过运动或感觉检查，可迅速确定运动或感觉平面以及脊髓损伤水平。通过评分，可以了解脊髓损伤所致的神经损害的程度，亦可以了解运动或感觉功能的变化。

（一）运动功能

1.运动评分　ASIA 的运动检查项目为 10 个脊髓节段神经的运动神经轴突所支配的关键肌。根据徒手肌力检查法进行评分，即肌力级别为相应得分，完全瘫痪为 0 分，肌力正常为 5 分。身体左、右侧分别进行评分，每一侧满分为 50 分。总运动评分为两侧相加，满分为 100 分（运动评分记录表见表 36-3）。

2.确定运动平面　运动平面根据肌力至少为 3 级的关键肌来确定。关键肌肌力为 3 级，而其以上节段支配的关键肌肌力为 5 级时，3 级肌力的关键肌平面可确定为运动平面。例如，左侧 L_4 支配的关键肌无收缩活动，L_3 支配的肌肉肌力为 3 级，若 L_2 支配的肌肉肌力为 5 级，则该侧运动平面在 L_3，即 L_3 为未受累的最低脊髓节段和运动功能存在的最低平面，脊髓从 L_4 开始受损，L_4 及其以下功能丧失。

3.注意事项　脊髓损伤患者的残存肌力是决定康复效果的重要因素之一。将肌力量化，随时掌握各肌肉力量的大小是制订增强肌力训练方案和决定是否使用矫形器、自助具以及特殊辅助装置的根据。评价中要注意以下几点：

- 当患者处于卧床期或颈椎牵引时，要在医生的指示下进行。
- 在医生未下处方之前不得进行脊柱的旋转、屈曲、伸展等运动检查。
- 患者在中后期至少每月进行一次肌力评价。

表 36-3　运动评分（残存肌力评价）记录表

姓名		性别			年龄		病案号	
科室		病房/床				临床诊断		
左侧评分			脊髓节段	关键肌（3级肌力）		右侧评分		
月 日	月 日	月 日			月 日	月 日	月 日	
			C_5	屈肘肌（肱二头肌、肱肌）				
			C_6	伸腕肌（桡侧伸腕长、短肌）				
			C_7	伸肘肌（肱三头肌）				
			C_8	中指屈指肌（指深屈肌）				
			T_1	小指外展肌				
			L_2	屈髋肌（髂腰肌）				
			L_3	伸膝肌（股四头肌）				
			L_4	踝背屈肌（胫前肌）				
			L_5	长伸趾肌（拇长伸肌）				
			S_1	踝跖屈肌（腓肠肌、比目鱼肌）				
			小计					

总评分：_____

（二）感觉功能

1. 感觉评分 检查部位为身体两侧 28 个皮节的关键感觉点。感觉检查分为针刺觉和轻触觉两部分，并分别评分。将感觉缺失、障碍（部分障碍或感觉改变，包括感觉过敏）和正常分别评为 0、1、2 分（感觉评分记录表见表 36-4）。

表 36-4 感觉评分记录表

姓名		性别			年龄			病案号		
科室		病房 / 床				临床诊断				

左侧评分						损伤平面	感觉关键点	右侧评分					
针刺觉			轻触觉					针刺觉			轻触觉		
月日	月日	月日	月日	月日	月日			月日	月日	月日	月日	月日	月日
						C_2	枕骨粗隆						
						C_3	锁骨上窝						
						C_4	肩锁关节顶部						
						C_5	肘横纹外侧						
						C_6	拇指近节指间关节背侧						
						C_7	中指近节指间关节背侧						
						C_8	小指近节指间关节背侧						
						T_1	肘横纹内侧						
						T_2	腋窝顶部						
						T_3	第 3 肋间						
						T_4	第 4 肋间						
						T_5	第 5 肋间（$T_4 \sim T_6$ 的中点）						
						T_6	第 6 肋间（剑突水平）						
						T_7	第 7 肋间（$T_6 \sim T_8$ 的中点）						
						T_8	第 8 肋间（$T_7 \sim T_9$ 的中点）						
						T_9	第 9 肋间（$T_8 \sim T_{10}$ 的中点）						
						T_{10}	第 10 肋间（脐）						
						T_{11}	第 11 肋间（$T_{10} \sim T_{12}$ 的中点）						
						T_{12}	腹股沟韧带中点						
						L_1	T_{12} 与 L_2 距离的中点						
						L_2	大腿前部中点						
						L_3	股骨内髁						
						L_4	内踝						
						L_5	足背第 3 跖趾关节处						
						S_1	足跟外侧						
						S_2	腘窝中点						
						S_3	坐骨结节						
						$S_{4\sim5}$	肛门周围						
							总计						

2. 确定感觉平面　通过检查，可以确定正常感觉功能的最低脊髓节段即感觉平面，以及脊髓损伤的水平。如定位在 T_{11}，即表示 T_{11} 及 T_{11} 以上的脊髓功能完全正常，T_{12} 及其以下功能丧失。

二、脊髓损伤程度的评价

脊髓损伤后首先应该判断是完全性还是不完全性瘫痪。治疗师在对患者双上肢、双下肢和躯干的运动功能、感觉功能检查的同时，应重点检查肛门周围的运动和感觉，进一步确诊还需要等到脱离脊髓休克期以后。神经学的诊断标准是：①肛门周围有感觉存在；②足趾可以完成跖屈；③肛门括约肌有随意收缩。以上三项存在一项，即为不完全损伤，存在恢复的可能性，否则为完全性损伤，几乎没有恢复的可能性。该损伤常应用脊髓损伤的神经症状分级法（Frankle 分级）进行评价。脊髓损伤的神经症状取决于脊髓损伤的程度，据此可将其分为完全性瘫痪（A）和不完全性瘫痪（B~E）两大类（表 36-5）。

表 36-5　脊髓损伤的分级

	分级	特征
A	运动、感觉功能均丧失	损伤部位以下的运动、感觉功能丧失
B	运动丧失，感觉残存	损伤部位以下的运动功能完全丧失，但骶髓区域等处有感觉残存
C	非实用性运动功能残存	损伤部位以下保留部分随意运动，但无实用价值
D	实用性运动功能残存	损伤部位以下保留实用性的随意运动功能，下肢可活动或步行
E	恢复	运动和感觉、膀胱和直肠功能恢复，但深反射亢进

三、颈髓损伤上肢功能评价（Zancolli 法）

Zancolli 法是将肘关节、腕关节和手指各关节的功能按髓节进行的分类。因其对上肢运动功能进行了精细、准确的评价，故已成为作业疗法的训练和功能再建手术的重要评价方法（表 36-6）。

四、痉挛的评价

检查方法见第七章。

五、关节活动度的评价

关节活动度的具体评价内容见表 36-7。

六、日常生活活动能力评价

ADL 评价是作业疗法中最重要的部分，因为日常生活动作是生存的最基本活动。诸如进食、排泄、整容、更衣、入浴、交流、与生活有关的机器的使用等活动能否自理，是脊髓损伤患者适应障碍、重新设计人生的重要内容。对于颈损患者来说，日常生活活动的自理具有特殊的难度。一般动作可以按从易到难排成如下顺序。

（1）交流（按铃呼叫护士、写字、打电话）。

（2）进食（摄取固体食物、喝饮料、改变器皿位置、利用自助具独立进食）。

（3）整容（刷牙、刮胡子、梳头、剪指甲）。

（4）更衣（上衣、裤子、袜子、鞋子）。

（5）移动（坐起，将腿抬到坐面高度）。

（6）排泄（脱穿集尿器、自己导尿、插入开塞露、上下便器全过程自理）。

（7）入浴（洗头、洗澡、出入浴盆）。

ADL 达到的目标大致可以预测。如起居、移动动作可以达到的程度或 ADL 是否可以自理，可从以下两个动作完成情况予以判断：①仰卧位→坐位。②轮椅→床的转移（前后移动）。如果可以完成以上两个动作，又没有关节活动受限、疼痛、压疮和高龄等影响因素，一般可以达到 ADL 自理水平。还可以利用 Zancolli 评价方法予以判断，如颈损 C_6 以下损伤的患者一侧上肢为 2-A 水平，另一侧为 2-B Ⅰ 水平，如不具有以上影响因素，目标可以定在受起居、移动动作影响的活动（更衣、排泄、入浴全过程）达到完全自理。

表 36-6　颈髓损伤患者上肢功能评价（Zancolli 法）

可能的运动类型	最低脊髓节段	残存肌		亚型	
肘屈曲型	C_{5-6}	肱二头肌 肱肌	（+） （+）	肱桡肌 肱桡肌	（-）（1-A） （+）（1-B）
腕关节伸展型	C_{6-7}	桡侧腕长伸肌 桡侧腕短伸肌	（+） （+）强	弱	（2-A）
				旋前圆肌 桡侧腕屈肌 肱三头肌	（-） （-）（2-B:Ⅰ） （-）
				桡侧腕屈肌 肱三头肌 旋前圆肌	（-） （-）（2-B:Ⅱ） （+）
				旋前圆肌 桡侧腕屈肌 肱三头肌	（-） （+）（2-B:Ⅲ） （+）
指伸展型	C_{7-8}	指总伸肌 小指固有伸肌 尺侧腕伸肌	（+） （+） （+）	示指固有伸肌 拇长伸肌 示指固有伸肌 拇长伸肌	（-） （-）（3-A） （+） （-）（3-B）
指屈伸型	$C_8 \sim T_1$	指深屈肌 示指固有伸肌 拇长伸肌 尺侧腕屈肌	（+） （+） （+） （+）	指浅屈肌 拇长屈肌 指浅屈肌 拇长屈肌 骨间肌	（±） （-）（4-A） （+） （+）（4-B） （-）

注：（+）表示肌肉有收缩功能；（-）表示肌肉无收缩功能；（±）表示可疑。

表 36-7 关节活动度评价记录表

姓名		性别			年龄		病案号			
科室		病房 / 床				临床诊断				

左侧						部位	检查项目	正常值（°）	右侧					
月 日		月 日		月 日					月 日		月 日		月 日	
主动	被动	主动	被动	主动	被动				主动	被动	主动	被动	主动	被动
						肩	屈曲	~180						
							伸展	~50						
							内收	~45						
							外展	~180						
							内旋	~90						
							外旋	~90						
						肘	屈曲	~150						
							伸展	~0						
						腕	掌屈	~90						
							背伸	~70						
							桡偏	~25						
							尺偏	~65						
						髋	屈曲	~125						
							伸展	~15						
							内收	~20						
							外展	~45						
							内旋	~45						
							外旋	~45						
						膝	屈曲	~150						
							伸展	~0						
						踝	背屈	~20						
							跖屈	~45						
							内翻	~35						
							外翻	~25						

注：因痉挛导致关节活动受限在角度后用"S"表示，因疼痛导致活动受限在角度后用"P"表示。

检查者 _____

第四篇　临床康复

第四节　运动疗法

脊髓损伤导致患者不同程度的终生残疾。康复训练的最终目标就是在身体状况允许的情况下，最大限度地调动残存的运动功能，达到最大程度的适应和独立生活的能力。

脊髓损伤康复治疗大致分为急性期、离床期和后期三个阶段。治疗师根据各个时期的病情及功能状况制订康复训练计划。

急性期主要采取正确体位和经常翻身以防压疮；呼吸训练以保持肺部通气良好；对丧失运动功能的部位和肢体进行被动运动以促进血液循环、防止肌肉萎缩和关节挛缩；在不影响脊柱稳定的条件下做主动活动以保持和增强残存的肌力。

当患者能够离床坐在轮椅上活动 3 个小时后，则可以开始离床期阶段的康复训练，主要包括体位变换及平衡训练、支撑和移动动作训练、转移动作训练、轮椅基本操作训练、生活自理训练、各种转移和驱动轮椅所需的肌力和耐力的训练等。

进入后期阶段训练是指，患者在轮椅上已基本独立，除了巩固和加强恢复期训练所获得的成果外，对于有可能恢复步行能力的患者可开始进行以站立和步行为重点的训练。对于不能步行的患者则进一步训练其熟练地在轮椅上生活的各种技巧，加强残存的肌力和全身的耐力等。

康复治疗是根据对患者评价的结果设计的具体方案，而不是千篇一律的治疗过程。以下是按脊髓损伤发病后的时间顺序介绍有关治疗技术。

一、急性期的运动疗法

本期的训练目标主要是：①保持正常体位，预防压疮；②加强呼吸训练，预防肺部感染；③肢体被动运动，预防关节挛缩和肌肉萎缩；④主动运动训练，维持和增强残存的肌力。

（一）保持正确体位

患者在床上的正确体位，不仅对保持骨折部位的正常排列很重要，而且对预防压疮、关节挛缩及痉挛均非常重要，应在发病后立即按照正确体位摆放患者。

1. 仰卧位

（1）四肢瘫患者上肢肢位　肩下垫枕，确保两肩不致后缩。双上肢放在身体两侧的枕头上，使肘关节呈伸展位，腕关节背伸约 45° 以保持功能位。手指自然屈曲，颈髓损伤者可以握毛巾卷，以防止形成功能丧失的"猿手"。

（2）下肢肢位　髋关节伸展，在两腿之间放 1~2 个枕头以保持髋关节轻度外展。膝关节伸展，但要防止过伸展。双足底抵住足板使踝关节背屈，足跟放一垫圈以防压疮，足趾朝上（图 36-2）。

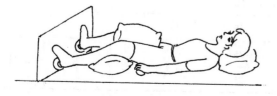

图 36-2　仰卧位的正确体位

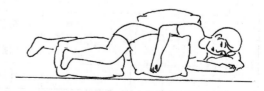

图 36-3　侧卧位的正确体位

2. 侧卧位　双肩均向前伸，呈屈曲位，一侧肩胛骨着床。肘关节屈曲。前臂旋后，上方的前臂放在胸前的枕头上。腕关节自然伸展，手指自然屈曲。躯干后部放一枕头给予支持。位于下方的髋、膝关节伸展，上方髋、膝关节屈曲放在枕头上。踝关节自然背屈，上方踝关节下垫一枕头防止踝关节跖屈内翻（图 36-3）。

（二）呼吸训练

呼吸肌由膈肌、肋间肌和腹肌三组肌肉组成。膈肌是主要的吸气肌，由 C_4 神经支配；肋间肌亦为吸气肌，由 $T_1 \sim T_7$ 神经支配，其连接肋骨形成胸廓；腹肌的神经支配为 $T_6 \sim T_{12}$，是主要的呼气肌，并在咳嗽、呕吐及排便动作中发挥重要作用。脊髓损伤后，其损伤平面以下的呼吸肌瘫痪，胸廓的活动度降低，肺活量下降，尤其是急性期患者，呼吸道分泌物增多又无法排出，故很容易发生肺部感染与肺不张。为增加肺活量，清除呼吸道分泌物以保证呼吸道通畅，应每天进行两次以上的呼吸训练。具体方法如下：

1. 吸气训练　T_1 以上损伤时，膈肌功能减退、肺活量下降、呼吸变浅。为鼓励患者充分利用膈肌吸气，治疗师可用手掌轻压患者胸骨下方，以帮助患者全神贯注于膈肌吸气动作（图 36-4）。

2. 呼气训练　腹肌部分或完全麻痹的患者不能进行有效呼气，治疗师要用单手或双手在上腹部施加压力，在呼气接近结束时突然松手以代替腹肌的功能，辅助患者完成有效的呼气。

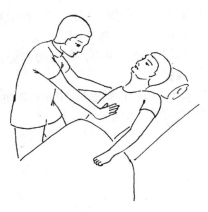

图 36-4　吸气训练

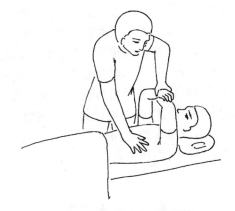

图 36-5　上肢上举呼吸训练

3. 上肢上举呼吸训练　治疗师把一只手和前臂放在肋弓上方，用力下压固定胸廓，注意不要压肋弓缘。让患者把双上肢举过头顶，同时进行深吸气；双上肢向下移动时呼气。不能进行上肢主动运动的患者，可进行被动上举上肢的呼吸训练。训练中，要防止下端肋骨向上移动（图 36-5）。

为提高患者的肺活量，延长呼气时间，提高呼吸肌肌力，可设计多种多样的主动呼吸训练方法，如吹蜡烛、吹气球等。

4. 排痰训练　当患者因腹肌麻痹而不能完成咳嗽动作时，常使用体位排痰。患者取痰潴留部位的支气管末梢在上方的体位，使分泌物靠重力作用，流向粗大的气管，然后排出。具体方法有叩击法和振动法。

（1）叩击排痰法　治疗师双手五指并拢并稍屈曲呈杯状，叩击胸部、背部，使痰液松动并排出体外。

第四篇　临床康复

（2）振动法 治疗师双手置于患者的肋缘，在患者进行深呼气时双手振动，使粘在气管壁上的痰液松动并排出体外。

叩击、振动动作要在患者最大限度呼气的时间内连续进行，终止叩击、振动时应当用力压迫。

（3）实施体位排痰法应注意的问题 ①体位排痰之前要了解疼痛和关节活动受限的部位；②排痰前要针对肺内感染的位置确定相应的引流体位；③饭后 30~60 分钟内不能进行体位排痰；④防止粗暴手法引起肋骨骨折；⑤四肢瘫患者每天至少做一次预防性体位引流。

（三）被动运动

对丧失功能的肢体进行被动运动有利于促进血液循环，保持关节最大的活动范围，从而防止关节挛缩的发生。

每一肢体活动 5 分钟，操作要轻柔、缓慢而有节奏。被动运动要限制在无痛范围内。被动运动顺序从近端到远端，活动全身诸关节。除脊柱和对脊柱有影响的肩关节屈曲外展限制在 90°、直腿抬高不超过 45° 外，每个关节均应做全运动方向、全活动范围的运动。被动运动训练应每天进行 1~2 次，直至患者能够进行主动运动，并且能够靠自己的力量保证充分的关节活动范围为止。此外，急性期患者因脊髓休克瘫痪处于弛缓状态，各种反射可以随时被诱发出来，如训练方法不当，不仅容易造成骨与关节损伤，而且会在无意之中强化原始反射、痉挛和异常运动模式。因此，被动运动时应注意以下几方面。

• 髋关节屈曲时要同时外展，外展不得超过 45°；膝关节伸展要缓慢，不得出现过伸展。

• 髋关节内旋、外旋要在髋关节屈曲 90°、膝关节屈曲 90° 状态下进行。

• 当患者下段胸椎或腰椎有骨折时，屈膝、屈髋时要格外小心，勿使腰椎活动。

• 患者仰卧位时被动屈曲膝关节，需同时外旋髋关节。

• 在对颈髓损伤患者进行腕关节和手指被动运动时，禁止同时屈曲腕关节和手指，以免造成伸肌肌腱的损伤而导致其活动能力和功能丧失（图 36-6）。

• 不得出现异常的运动模式。

• 动作要缓慢而有节奏。

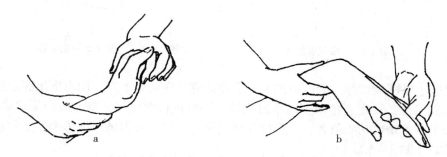

图 36-6 颈髓损伤患者腕关节和手指被动运动的方法
a. 腕关节背伸时手指被动屈曲 b. 腕关节掌屈时手指被动伸展

（四）主动运动与辅助主动运动训练

为了维持与强化肌力，利用主动或辅助主动运动对肌肉进行训练是非常重要的。训练中要特别注意使用正常的运动模式，并将强化残存的肌力与日常生活动作相结合，以免因训练脱离实际意义的动作而延误治疗。

二、离床期的运动疗法

本期的训练目标主要是：①掌握坐位平衡；②提高坐位耐力；③独立完成在轮椅上的坐位保持、减压和移动；④独立完成从轮椅到床之间的转移。具体训练方法如下。

（一）体位适应性训练

如前所述，长期卧床会引起体位性低血压、压疮、骨质疏松、关节挛缩、血液循环不良、泌尿系感染以及结石等并发症，影响患者的康复效果。因此，应尽早进行起立床的站立训练和坐位保持训练。训练的时机要根据患者的具体情况而定。重点考虑的问题是骨折部位的稳定性，因此要严格按照骨科医生的医嘱处理，在患者病情允许的情况下越早开始训练，效果越好。

训练时将患者置于起立床上，最初可先从30°开始，每日 2 次，每次 15 分钟。当患者无不良反应时，逐渐提高角度和延长时间，直到能直立为止。起立床站立训练适于 C_5~T_{12} 损伤的患者。不能训练步行的患者应坚持每天站立两次，每次 1~2 个小时。还可以同时为患者设计适合患者兴趣爱好的作业活动如下棋、绘画、计算机游戏、接抛球活动等，以进一步改善和增强平衡能力、协调能力和上肢肌力（图 36-7）。

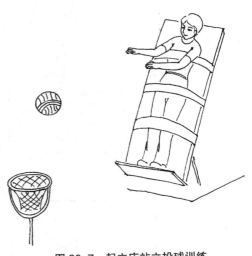

图 36-7　起立床站立投球训练

（二）减压动作训练

为了预防压疮，患者应将减压动作作为一种习惯来养成。床上的减压是靠体位变化完成的。轮椅上的减压应该从乘坐轮椅的第一天起就掌握，方法是：胸髓损伤的患者利用双上肢按住扶手支撑躯干使臀部抬起；C_6 水平损伤的患者可以利用一侧上肢支撑减压，然后交换做另一侧的减压动作；C_5 水平损伤的患者可利用轮椅的把手，将一侧上肢放在靠背后面，肘关节伸展与把手锁住，然后躯干侧屈、旋转、前屈。双侧上肢轮流进行，达到减压的目的。动作要领并不复杂，关键是要养成习惯，每隔 2~4 小时就要进行一次训练（图 36-8）。

（三）关节活动度训练

脊髓损伤的患者不仅需要防止关节挛缩，而且必须充分发挥代偿动作的效果，以获得日常生活动作。为此，很多关节的活动要超过正常范围，尤其是颈损患者，对脊柱的屈伸，颈部的屈伸、旋转，肩关节的屈伸、旋转和水平外展，肘关节的屈伸，髋关节的屈曲、外展、外旋和膝关节的屈伸等都有特殊要求。脊髓损伤患者长坐位的支撑动作要求直腿抬高的度数超过110°。因此，治疗师要根据患者的具体情况和需要，设计不同的训练计划。

（四）肌力增强训练

增强肌力是指增强残存的肌力，主要指背阔肌、肩部肌、上肢肌、腹肌肌力的增强。一般常用抗阻力训练，根据不同的情况和条件可选用徒手或哑铃、弹簧、拉力计以及重物滑轮系统等简单器械进行抵抗运动。训练可在床上、垫上及轮椅上进行。

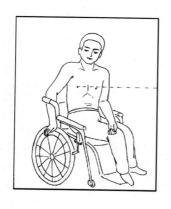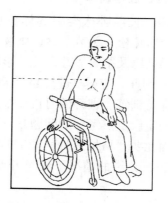

a

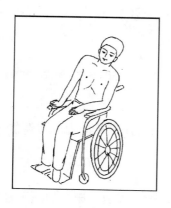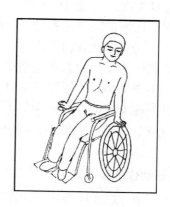

b

图 36-8 减压动作训练

a. C_5 水平损伤 b. C_6 水平损伤

1. 背阔肌的训练 背阔肌在撑起动作中起到固定肩胛骨的作用，$C_7 \sim T_{12}$ 脊髓损伤患者均应进行训练。可让患者利用重物滑轮系统进行增强背阔肌肌力的训练（图36-9）。患者坐在轮椅上，把手的高度与肩同高，肘伸直，向下拉动把手。训练中应注意，肘关节不得出现屈曲，否则其效果是增强肱二头肌肌力，而不是增强背阔肌肌力。

2. 上肢肌的训练 治疗师将手置于患者前臂远端，向肘关节伸展方向施加力量，嘱患者屈肘进行抵抗以增强肱二头肌肌力。可用拉力器或哑铃进行上肢肌力训练，如手指抓握能力差，可将沙袋绑在腕或前臂的远端进行

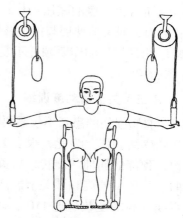

图 36-9 滑轮系统增强
背阔肌肌力训练

肱二头肌、肱三头肌及前臂肌的训练。

3. 躯干肌的训练　增强腹肌肌力时，患者取仰卧位。治疗师一手固定右侧骨盆，使患者向左侧旋转，然后方向相反进行，双侧交替。增强腰背肌肌力时，患者取俯卧位，治疗师双手放在患者肩部，抵抗患者伸展躯干的运动。

（五）功能性动作训练

体位变换、坐起和躺下、坐位支撑、坐位支撑移动、坐位平衡等动作，是床上翻身、各种转移和穿脱衣服等日常生活动作的基础。患者应在治疗师辅助和指导下掌握这些基本动作。

1. 翻身训练

（1）颈损患者的翻身训练（右侧翻身训练）

1）C_6 损伤患者从仰卧位到俯卧位的翻身动作　C_6 损伤患者缺乏伸肘能力、屈腕能力，手功能丧失，躯干和下肢完全麻痹。患者只能利用上肢甩动引起的惯性，将头颈、肩胛带的旋转力通过躯干、骨盆传到下肢完成翻身动作。方法为：①头、肩向左前屈，双上肢伸展向左侧甩动（图 36-10a）；②双下肢交叉，左下肢置于右下肢的上方，头、肩向前屈，双上肢迅速从左侧甩向右侧，呈右侧卧位（图 36-10b）；③进一步使右肩向后移动，借助于上肢的惯性使躯干和下肢翻成俯卧位，左前臂支撑（图 36-10c）；④右肩后拉，两侧前臂同等负重（图 36-10d）。按相反顺序完成仰卧位。

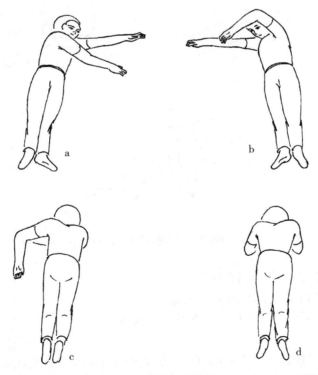

图 36-10　C_6 损伤患者从仰卧位到俯卧位（a→b→c→d）

2）C_7 损伤患者向右侧的翻身　C_7 以下完全性损伤，利用腕关节残存肌力翻身。方法为：①将左前臂套进固定在床尾的吊带里，右肘屈曲，右手腕伸展抵住床垫边缘（图 36-11a）；②左臂拉吊带，使体重转移到支撑的右臂上（图 36-11b）；③松开吊带，左臂伸展置于身后支撑体重（图36-11c）；④伸展右臂，与左臂共同支撑，并将双手向前移动，直到将重心移至腿上；⑤靠右臂伸直支撑使身体右倾；⑥用背伸的右腕勾在右膝下面使右腿屈曲；⑦面向右侧，靠右侧肘部支撑，使身体右倾，同时拉动左腿，使之进一步屈曲，并将左腿交叉放在右腿上（图36-11d）；⑧左前臂撑于床垫上支持体重，躯干放低呈右侧卧位（图36-11e）。

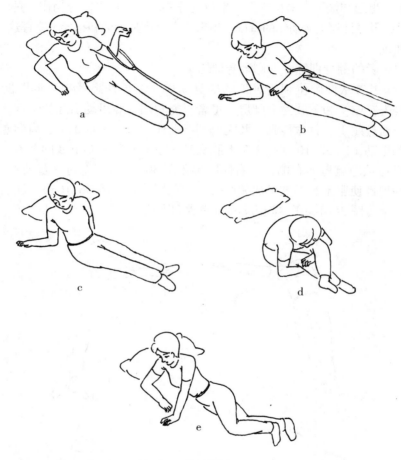

图36-11 C₇损伤患者向右侧翻身（a→b→c→d→e）

（2）胸、腰段损伤患者的翻身训练

1）方法一 同C_6损伤患者的翻身训练。

2）方法二 直接利用肘部和手的支撑向一侧翻身。

2.坐起训练

（1）C_6以下完全损伤患者坐起的方法 患者先向左侧翻身；利用左肘支撑，然后变成双肘支撑；再将身体转向左肘支撑，顺势右肘伸展变为手支撑；身体向右上肢转移，左上肢肘伸展为手支撑，完成坐起动作（图36-12a~f）。

（2）T_{10}以下损伤患者坐起的方法 T_{10}以下损伤患者上肢完全正常，躯干部分麻痹，下肢完全麻痹，坐起动作的完成要比颈髓损伤患者容易。患者利用向两侧翻身，完成双肘支撑，再将身体重心左右交替变换，同时变成手支撑，完成坐起动作。

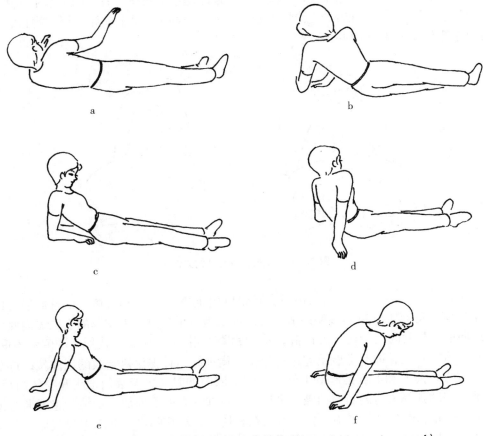

图 36-12　C_6 以下完全损伤患者坐起的方法（a→b→c→d→e→f）

3. 坐位训练

（1）长坐位平衡训练　患者保持长坐位。所谓长坐位是指髋关节屈曲90°，膝关节完全伸展的坐位。一手支撑，另一手抬起保持平衡，然后双手抬起保持平衡。治疗师在后方保护。稳定性增加后，患者在垫上保持长坐位，治疗师与患者做接、投球练习，提高患者长坐位下的动态平衡。

（2）长坐位支撑训练　三角肌、背阔肌、胸大肌肌力接近正常，肩关节、肘关节和髋关节的活动范围正常是完成支撑动作的必要条件。患者双肘关节伸展，双手支撑床面。肱三头肌麻痹的患者双上肢呈外旋位可增加肘关节的稳定性。双肩下降，臀部抬起，治疗师在后面支持（图36-13）。

（3）长坐位移动训练

1）支撑向前方移动　患者双下肢外旋，膝关节放松，双手靠近身体，在髋关节稍前一点的位置支撑，肘关节伸展，前臂旋后。提起臀部，同时头、躯干向前屈曲，使臀部向前移动。

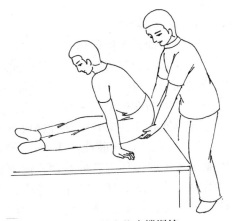

图 36-13　长坐位支撑训练

2）支撑向侧方移动（向左移动） 右手紧靠臀部，左手放在与右手同一水平而离臀部约 30cm 的地方，肘伸展，前臂旋后或中立位（图 36-14a）；躯干前屈，提起臀部，同时头和肩向左侧移动（图 36-14b）。

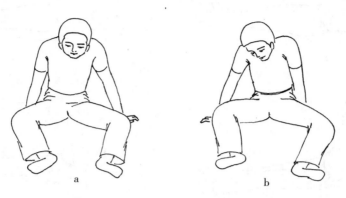

图 36-14 支撑向左移动的方法

（4）床边椅坐位平衡训练 患者开始训练时双上肢置于身后稍外侧，前臂旋后且以手掌支撑于床面。待双手支撑能够保持平衡后，可改为单手支撑，未支撑的上肢先向侧面抬起，然后向前，最后向上抬起。头和躯干可轻度偏向支撑的一侧，以代偿活动侧手的重量。在此基础上增加难度，即双上肢抬起进行坐位平衡训练。首先保持上肢的屈曲位，逐渐过渡到能向侧方、前方和上方抬起双上肢。双侧上肢前伸时，患者必须把头和身体向后倾，以防止重心移动到髋关节的前面而破坏平衡。也可在患者的前面放矫形镜，患者通过视觉调节躯干的位置，保持坐位平衡。如患者坐在轮椅上，治疗师可以向患者投气球，令其用头接气球，或从各个方向投球，让患者用双手接球，增强患者在轮椅中坐位的动态平衡。

（六）转移动作训练

转移动作方法较多，可以根据脊髓损伤平面、残存肌力、关节活动度等情况进行选择。复杂的转移动作除需具备平衡能力，还需要有很强的上肢肌力，如肱三头肌及腕伸肌等。

做转移动作时，头、双肩和躯干都要保持前屈，使头部前伸超过膝关节。四肢瘫患者只能完成相同高度之间的转移动作，大多数截瘫患者则经过训练后能够转移到任一高度的平面上。

1. 床←→轮椅

（1）需他人帮助的转移

1）两人转移四肢瘫的患者 此项动作亦可用于患者在轮椅与训练台、地板以及两辆轮椅之间的转移。方法为：治疗师站在患者身后，双手从腋下伸出抓住患者交叉的前臂；另一治疗师站在患者的侧面，一只手放在患者大腿下方，另一只手放在小腿下方；一人发口令同时抱起并移向轮椅，轻轻放下（图 36-15）。

2）一人转移四肢瘫的患者 治疗师用双脚和双膝抵住患者的双脚和双膝的外侧，双手抓住腰带或抱住患者的臀部，向上提起，如患者的肱二头肌尚有神经支配，可用手臂抱住治疗师的颈部；如两臂完全瘫痪，则可将两臂置于膝前。治疗师身体后倾，抵住双膝搬动患者，将其拉起呈站立位，然后向床边转动。治疗师一手仍扶住其臀部，另一手滑到患者的肩部以稳定躯干，将患者的臀部轻轻放到座位上。

（2）独立转移　以下介绍的方法是在没有他人帮助的情况下，四肢瘫或截瘫患者独立完成的转移动作。患者至少应具备一定的伸肘功能才能够完成支撑动作。

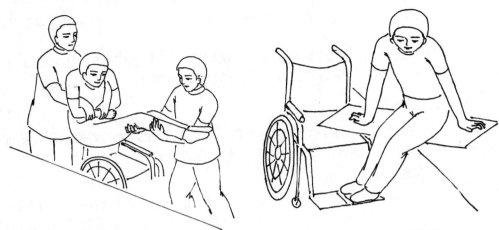

图 36-15　两人转移四肢瘫患者的方法　　　　图 36-16　利用滑板转移

1）利用滑板转移　轮椅靠在床边成 30°，关闭手闸，卸下靠床侧扶手，将滑板架在轮椅和床之间；患者上肢支撑向床上挪动（图 36-16）。

2）利用上方吊环转移　轮椅与床成 30° 夹角。先将腿移到床上，再将右手伸入上方吊环，左手支撑床面。在左手用力撑起的同时，右手腕或前臂向下拉住吊环，臀部提起，向床上转移。

3）直角转移　轮椅与床成直角，其间距离约 30cm，关闭手闸。四肢瘫患者躯干控制能力差，需用右前臂勾住轮椅把手以保持平衡。将左腕置于右膝下，通过屈肘动作，将右下肢抬起，放到床上。用同样方法将左下肢放到床上。打开轮椅手闸，向前推动轮椅紧贴床缘，再关闸。双手扶住轮椅扶手向上撑起，同时向前移动到床上（图 36-17）。

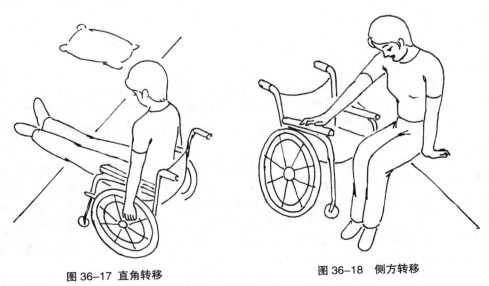

图 36-17　直角转移　　　　　　　　图 36-18　侧方转移

4）侧方转移（从左侧转移）　轮椅与床成 30°，关闸。左手支撑床面，右手支撑扶手，同时撑起躯干并向前、向左侧方移动到床上（图36-18）。

5）平行转移（左侧身体靠床） 轮椅与床平行放置，关闸；卸下扶手将双腿抬上床（方法同直角转移）；躯干倾向床缘，将右腿交叉置于左腿上，应用侧方支撑移动的方法，一手支撑在训练床上，另一手支撑在轮椅扶手上，头和躯干前屈，双手支撑起躯干并向床移动。

2. 轮椅→坐便器 从坐便器的侧方转移，方法同侧方转移上床训练。从坐便器的前方转移是将轮椅直对坐便器，两腿分开，像骑马一样骑在坐便器上。

三、后期的运动疗法

本期的康复目标主要是：①站立和步行训练；②轮椅操作训练的最终阶段（抬前轮，上、下台阶）；③应用动作训练；④回归社会与家庭的全身调整。

（一）轮椅应用动作训练

轮椅上下台阶、上下坡道、狭窄场所的转换方向、抬前轮和蛇行前进等实用性技巧动作，是脊髓损伤患者真正回归社会所必须掌握的技术。对于脊髓损伤患者来讲，轮椅是替代其下肢的终生伴侣。即使是具有实用性拄拐步行能力的患者，在距离较长或路面复杂等许多场合都需要使用轮椅。因此，脊髓损伤患者轮椅操作技术的高低是其康复水平以及将来生活质量高低的重要标志。

如何理解轮椅的重要性，使患者从心理上、感情上、操作技巧的熟练程度上与轮椅结合为一体，是摆在康复医生和治疗师面前的重要课题。具体技术见第二十二章第四节。

（二）站立及行走训练

在条件允许时，要鼓励患者站立、步行。其原因在于：①防止体位性低血压，改善血管运动功能以促进血液循环；②可以防止下肢发生关节挛缩；③使骨质疏松减少到最低限度，减少发生骨折的危险；④缓解痉挛；⑤防止泌尿系感染，保护肾功能。

不同损伤水平的患者，其活动能力大致如下：

$C_2 \sim C_4$ 损伤 起立床站立。

$C_5 \sim C_7$ 损伤 平行杠内站立。

$C_8 \sim T_2$ 损伤 平行杠内步行。

$T_3 \sim T_{12}$ 损伤 治疗性步行。

L_1 及以下损伤 具有功能性步行能力。

1. 平行杠内站立训练 患者由于损伤平面以下丧失了姿势感觉和平衡反应能力，需重建站立位的姿势感觉。为了用视觉代偿丧失了的姿势感觉，在平行杠的一端放一面矫形镜。患者的抬腿动作要借助于背阔肌、斜方肌和肩胛肌的协同作用来完成。新的姿势感觉需要通过这些肌肉重建。

（1）四肢瘫患者的站立训练 ①患者在轮椅上支撑前移，直到足跟接触地面。治疗师面对患者站立，两脚分开跨过患者的双下肢，双手放在患者的腰带上或臀部。患者头转向一侧，双臂抱住治疗师的颈部。②治疗师双膝抵住患者双下肢，并以下肢为支点，将患者向前拉起成站立位，使其身体垂直，双脚完全负重。③治疗师再将患者臀部向前拉，以使患者伸展头、双肩和躯干。身体平衡后，将手扶在平行杠上。④治疗师转到患者后方，一手抵住臀部使髋关节维持伸展，另一手辅助躯干上部伸展。

治疗师帮助患者找到平衡点，鼓励患者在不依靠他人的情况下保持平衡。患者能够做到后，就可进行抵抗性训练，以改善身体的平衡和协调性。

四肢瘫患者进行站立训练时，偶可发生血管运动功能紊乱，必要时可以临时使用腹带，以防血液瘀积在内脏血管。

（2）截瘫患者的站立训练　治疗师面对患者站立，患者坐在轮椅上，身体前倾，双手握住平行杠，肘抬高至与腕垂直做支撑动作。双手向下支撑，防止身体前倾；双脚负重后，髋关节过伸展，同时头与双肩后伸，双手沿平行杠稍向前移动，保持站立。在此基础上练习单手握杠进行平衡训练、重心转移训练等。

2. 平行杠内基本动作训练　患者能够独立完成平行杠内站立时，治疗师将双手扶在患者的两侧髂嵴上面支持骨盆，协助患者在步行训练之前，首先掌握借助于背阔肌控制骨盆的基本动作。

（1）骨盆向一侧倾斜训练　以上抬左腿动作为例，患者左手在左侧髋关节稍前处握住平行杠，右手在距离左手前方大约15cm处握住平行杠，左手用力向下支撑，同时保持肘关节伸直，左肩下降，将下肢向上提起，达到左脚离开地面的程度。以相同方法双侧交替练习。

（2）双脚同时离地的骨盆控制训练　双手在髋关节稍前处握住平行杠，做支撑动作，肘关节伸直，双肩下降，患者完全或部分地将身体支撑起来，双脚同时或交替抬离地面，做旋转躯干和倾斜骨盆的动作，以锻炼骨盆的控制能力。

（3）躯干抵抗性训练　为了提高平衡能力、肌力和控制能力，应进行站立位和支撑动作时克服治疗师对躯干施加外力或对骨盆来自从上向下施加压力时上提下肢的抗阻力训练。

3. 平行杠内步行训练　脊髓损伤患者可以应用三种步态行走，即摆至步、摆过步和四点步。患者首先要掌握平行杠内的步行技巧，这是将来借助于拐杖行走的基础。平行杠中步行训练方法见第二十二章。

4. 拐杖步行训练　各种拐杖的步行方法与平行杠内步行的方法基本相同，但需要更加熟练的技巧。患者只有掌握了在平行杠内步行的动作要领，才能开始进行拐杖步行训练。在拐杖步行训练之前，先进行拐杖平衡训练，方法同平行杠内平衡训练，然后进行摆至步和四点步练习，最后练习摆过步。具体方法见第二十二章。

5. 上、下阶梯训练　上、下阶梯需要有良好的腹肌功能。$L_1 \sim L_2$损伤患者有能力完成此动作。患者上、下阶梯时，既可向前移动，又可向后退。训练时阶梯两侧都要有扶手，或一侧有扶手，另一侧使用拐杖。

（1）从前方上阶梯（以右侧扶手左侧拐杖为例）　患者面对阶梯站立，右手向前伸出，在距脚约15cm处抓住扶手，然后将左手所持的拐杖放至上一层阶梯。拐杖应与右手扶手同高，以免做支撑动作时发生躯干扭转。双上肢用力支撑，臀部向后提高，双下肢向前摆动。双脚落到上一层阶梯时立即使髋关节和躯干过伸展，以找到身体的平衡点。

（2）后退上阶梯（以一侧扶手一侧拐杖为例）　患者背朝阶梯站立，一手向后抓住扶手，另一手将拐杖放至上一层阶梯，左右手对齐。双臂支撑，臀部向上向后提起，双脚落在上一层阶梯。

（3）下阶梯　左手握住阶梯的扶手，保持身体直立。右手拐杖支撑在同一台阶的边缘处，左右手对齐；做支撑动作，提起双脚并向前摆动至下一级台阶；双脚着地后，立即过伸髋关节，双肩后撤以保持平衡。

6. 安全卧倒和重新爬起训练

（1）安全卧倒　面向垫子站立。双拐轮流向前移动，直到髋关节和躯干充分屈曲，伸手即可触及地面为止。用右手的拐杖保持平衡，左手放开拐杖，支撑在地面上。再用左手支撑保持平衡，右手放开拐杖，撑在地面上。两手交替向前移动，直到身体俯卧于地面（图36-19a~d）。

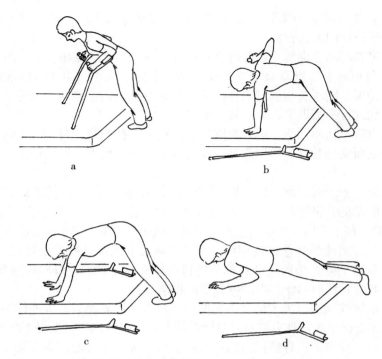

图 36-19　安全卧倒的方法（a→b→c→d）

（2）重新站立　与卧倒方法相同、方向相反（图 36-20a~f）。

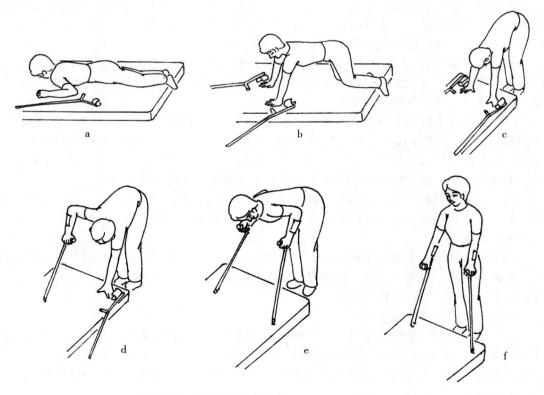

图 36-20　重新站立的方法（a→b→c→d→e→f）

第五节 作业疗法

在康复过程中，作业疗法师从身体、心理到日常生活活动能力，全方位地对患者进行评价，指导患者针对存在的问题，以医学的、工学的、社会的、教育的、职业的等综合手段进行康复，使其回归社会。通过康复小组的共同努力，部分患者虽然截瘫、四肢瘫，但仍有能力和机会从事教师、律师、业务管理、科学研究、企业管理等职业；截瘫患者上肢功能良好，通过职业培训中心的教育，可以从事计算机操作、打字、文秘或技术工等工作。

一、治疗目标的确立

患者和康复小组共同确立治疗的目标是非常重要的。康复小组初期的目标与患者往往有分歧，如果患者考虑的问题是现实的，就应尊重他的想法。就作业疗法而言，脊髓损伤患者的康复治疗目标应包括：①强化上肢（肩、肘、腕）肌力；②维持、扩大关节活动度，预防关节挛缩；③提高身体耐力；④训练使用外力驱动型矫形器、腕关节驱动式抓握矫形器、自助具等特殊器具；⑤达到最大限度的日常生活活动的自理；⑥协助解决因身体障碍而产生的心理、社会的适应问题；⑦有意义地回归家庭、社区以及社会，重新就业等。

二、治疗方法

截瘫与四肢瘫残存的功能差别较大，因此作业疗法中具体的措施亦不相同。以下就脊髓损伤患者不同时期的治疗要点介绍如下。

（一）急性期

由于患者多有牵引或是颈固定架，必须强调不得进行肩关节周围的抵抗运动。脊柱的屈曲、伸展、旋转运动为禁忌。卧床期的治疗包括如下内容。

（1）进行上肢关节的被动运动。

（2）在肌力、能力及耐力允许的范围内对诸关节进行主动运动和辅助主动运动。

（3）对腕关节和肘关节周围肌进行再教育训练

（4）对肘关节进行等长性抗阻运动训练。

（5）必要时设计、制作并训练患者使用夹板、自助具等，以辅助患者进食、写字、洗漱、看书、看电视等日常生活活动。

（二）离床期

本期康复治疗的重点包括如下内容。

（1）坐轮椅的正确姿势和耐力训练。

（2）进行木工等作业，完成渐增抗阻力运动，以增强上肢残存肌力。

（3）强化训练与上肢支撑有关的肌群的肌力。

（4）强化肱二头肌肌力，练习轮椅减压动作、转移动作等。

（5）训练腕关节伸肌，练习抓握、矫形器（夹板）的使用。

（6）对腕关节可以完成背伸的患者要利用指长屈肌的腱效应作用代偿抓握，即利用腕关节完全背伸时手指屈曲，腕关节完全掌屈时手指伸展。

（7）日常生活活动的训练 使用自助具练习独立进食、洗漱、入浴，集尿器的使用，排尿的管理，穿脱衣服，利用转移板进行身体的转移，写字、打电话、操作计算机和信息交流技术等都是作业疗法中的重要部分。

（8）心理支持 通过初期阶段同类疾病的老患者介绍经验、交流解决问题的办法以及组织集体训练或小组活动等方式，给予患者心理支持，消除焦虑与烦恼。

（9）设计、制作并训练使用辅助具 脊髓损伤患者需要很多有效的自助具，作业治疗师可以根据患者存在的问题设计、制作自助具，如固定铅笔、牙刷、打字棒等用的万能袖袋；训练使用可动或腕支持器和腕关节驱动式抓握支具。有关生活、学习、工作用辅助具或各种夹板等分别参见第三十二章和第三十三章。

（三）后期

进入此期，工作重点转入各种作业活动和职业活动的评价与训练，具体包括如下内容。

（1）在条件允许的情况下进行驾车的评价与训练。

（2）木工、印刷机、车床等电动工具的使用。

（3）各种游戏活动，如下棋、打牌等。

（4）丰富的作业活动，如雕刻、铜板作业、编织等。

（5）在出院前到家庭进行访问，设计房屋的改造，如增加坡道、扶手、洗澡间的设施等。

（6）家属的教育与指导工作。

（7）对患者就业的可能性及职业的选择进行评价。

（8）通过让患者完成手工艺或其它作业活动，评价患者的意志、认知能力、适应性、态度、兴趣、职业取向等。

（9）对患者的注意力，使用夹板、自助具的情况，动手的能力，正确性、速度、耐力、工作习惯等水平进行观察。

（10）根据以上各种资料，作业疗法师与职业介绍所、职业培训中心共同研究患者的就业、就业前教育和培训等问题。

不同损伤水平患者的训练目标与训练计划归纳见表36-8。

表 36-8 不同脊髓损伤水平患者的训练目标与训练计划

损伤水平	训练目标	训练计划
C_5 损伤	1. 利用辅助具进食 2. 使用手控电动轮椅 3. 在他人帮助下完成从床到轮椅的转移	1. 肌力训练（三角肌、肱二头肌） 2. 制作和训练使用进食自助具 3. 长坐位及平衡训练 4. 关节活动度维持训练
C_6 损伤	1. 徒手翻身、坐起 2. 自己穿简单的衣服 3. 利用头上方三脚架或横木做转移动作 4. 用抓捏支具抓捏物品	1. 徒手翻身训练 2. 坐起训练 3. 肌力训练（伸腕肌） 4. 驱动轮椅训练 5. 转移训练
C_7 损伤	1. 生活基本自理 2. 独立完成坐位时的减压 3. 用滑板做各种转移动作	1. 动作训练 2. 各种转移训练 3. 肌力训练（三角肌、胸大肌、肱三头肌、背阔肌）
$C_8 \sim T_2$ 损伤	1. 独立床上活动 2. 独立轮椅活动 3. 独立处理大小便 4. 独立穿衣、写字、使用通讯工具	1. 加强上肢强度和耐力训练 2. 坐位减压训练 3. 练习轮椅后轮平衡和上、下马路沿，技巧性轮椅操作技术训练
$T_3 \sim T_{12}$ 损伤	1. 生活自理 2. 轮椅上独立 3. 治疗性步行	1. 站立平衡训练 2. 平行杠内迈步训练 3. 摆至步和摆过步训练
$L_1 \sim L_2$ 损伤	1. 能进行 $T_3 \sim T_{12}$ 损伤患者的一切活动 2. 利用膝、踝关节矫形器和肘拐、手杖进行功能性步行	1. 步行训练 2. 上、下楼梯训练 3. 上、下坡训练 4. 跌倒爬起训练
$L_3 \sim L_5$ 损伤	1. 能进行 $L_1 \sim L_2$ 损伤患者的一切活动 2. 社区功能性步行	1. 配戴踝关节矫形器，四点步、摆至步、摆过步训练 2. 其它训练计划同 $L_1 \sim L_2$

第四篇　临床康复

第三十七章　截肢的康复治疗

第一节　概述

截肢（amputation）是将没有生命、丧失功能或因局部疾病严重威胁生命的肢体截除的手术，其中包括截骨（将肢体截除）和关节离断（从关节分离）两种。

一、截肢的原因

1. 四肢的恶性肿瘤，以肉瘤为主。
2. 外伤及后遗症。
（1）复杂骨折功能预后不良。
（2）血管损伤造成肢体坏死。
（3）烧伤、冻伤功能预后不良。
3. 末梢循环障碍　动脉硬化症、脉管炎、糖尿病等导致四肢坏死。
4. 炎症性疾病　气性死疽、慢性化脓性骨髓炎功能预后不良。
5. 先天性畸形
6. 神经性疾病　脊髓损伤、脊椎裂等出现四肢压疮感染且经久不愈。

二、常见类型

通常按截肢部位分类：
1. 上肢截肢（图37-1）　肩胛胸廓截肢、肩关节离断、上臂截肢、肘关节离断、前臂截肢、腕关节离断、腕掌关节离断、掌骨截肢、指骨截肢。
2. 下肢截肢（图37-2）　骨盆截肢、髋关节离断、大腿截肢、膝关节离断、小腿截肢、足部截肢。

三、治疗师在截肢康复中的作用

对截肢的患者来说，康复的目的是通过假肢辅助，尽最大可能代偿因截肢而丧失的功能，尽早地回归社会。

截肢对患者造成的最大困难，从表面看来只是因缺失肢体而造成的功能和能力的丧失，所以很容易导致人们只是考虑如何使患者获得这些能力，而忽视了患者的不同年龄、不同生活经历、不同职业和社会背景，忽视了截肢对他们的日常生活、业余休闲等社会活动带来的广泛的不同程度的影响。因此，在进行评价、制订康复目标和设计训练计划时必须根据患者的具体情况进行分析，不可片面单调和千篇一律。

治疗师是使假肢成为患者身体一部分的关键性角色，加之在长时间训练中与患者密切

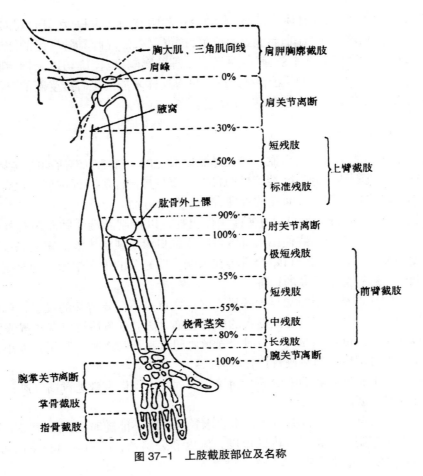

图 37-1　上肢截肢部位及名称

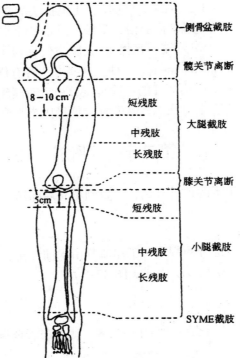

图 37-2　下肢截肢部位及名称

接触,往往最早了解到患者身体、心理状态的变化和假肢的适合程度。所以,对于截肢的康复,治疗师在康复小组中占有非常重要的位置,这就要求治疗师具备广泛的知识,熟悉骨科临床、假肢设计、制作与交付体系、截肢对患者心理的影响,以便确切地分析、判断患者出现的各种问题,及时合理地设计康复治疗方案。只有这样才能使患者接受新的身体构图,将假肢看作自己身体的组成部分去接受它、使用它。

四、断端的管理

截肢术后断端微小血管的出血、渗血是难以避免的,加之肌肉活动的减少,循环作用的低下,往往造成断端浮肿。断端管理的目的主要是控制浮肿,促进创口愈合,早日形成成熟的断端,以便穿戴假肢。断端的管理有以下几个方面。

1. 软包扎法(soft dressing) 用弹性绷带包扎,以控制断端浮肿和断端外形。从截肢术后直到创口愈合,断端始终使用灭菌敷料吸收创口渗血或渗出液。末端轻度加压,即包扎一定强度的弹力绷带。当创口愈合后再在末端予以充分的加压塑形,同时制作石膏接受腔的临时假肢,进行穿戴假肢的训练。

这种方法的缺点是控制断端浮肿效果不好;优点是不需要特殊的设备,可以随时观察和处置创口。常用于创口感染可能性大的患者和临时假肢处方后还没有穿戴假肢的患者。

2. 硬包扎法(rigid dressing) 为促使静脉血回流和预防血肿,利用弹性小的材料(主要是石膏绷带)对术后的断端进行包扎的方法。

(1)优点 ①通过对断端组织的全面接触和固定,可以有效地预防浮肿;②可以减轻疼痛;③可以促进创口的愈合。

(2)缺点 ①对缠绕石膏绷带的技术要求较高;②不能随时观察断端特别是创口的状况;③由于不能控制石膏接受腔内的温度、湿度和分泌物,因而创口感染的可能性较大;④给断端的必要处置带来困难。

3. 半硬包扎法(semi-rigid dressing) 克服了硬包扎法的缺点,保留了控制术后浮肿的优点。常用的有 Unna 软膏(用氧化亚铅、凝胶、甘油和水混合后涂在纱布上,覆盖在残端再进入接受腔,可以减少对残端的摩擦)、长腿空气夹板(long leg air splint)和环境控制法(controlled environment treatment)三种。这些方法各有优缺点,在临床上可以根据疾病的诊断,疾病导致的断端感染坏死的危险程度,患者对断端的管理能力和患者的认知功能状况、判断力和理解力、全身状态以及残存功能等因素综合考虑。

第二节　评价

截肢的康复计划从对患者的评价开始,一直到出院后随访,要不间断地进行。

一、评价的流程

截肢的评价包括对假肢部分的判定,工作流程由术前评价、术后评价、临时假肢阶段的评价、假肢配戴评价和出院后评价组成(图 37-3)。

二、评价要点

对截肢患者进行全面的、综合的评价十分必要,因为患者全身状况对残端的功能和回归

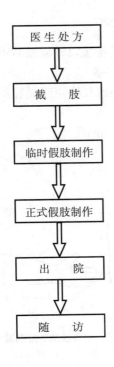

图 37-3　评价的流程

社会都有直接的影响。截肢评价的特殊性在于术前、术后均应评价,尤其是术后评价对假肢的设计与制作具有重要的意义。

（一）术前评价内容

1.一般情况　姓名、性别、年龄、既往史、合并症、截肢部位、职业及工作环境、住址及居住环境、生活方式、兴趣、习惯等等。

2.体检　关节活动度、肌力、身长、体重、周径、肢体长、过敏试验、步行能力、感觉等。

（二）术后评价内容

1.体检　重复术前检查内容。

2.残端检查　残端长度、左右径、前后径、周径、残端形状、皮肤状态、疼痛、幻肢痛与残端痛等。

3.假肢适合判定　假肢各部件的标准检查、各部件位置关系、接受腔的适合检查等。

4.日常生活活动能力的评价。

（三）评价方法

1.身长　对双下肢截肢患者用测量指极方法代替（即双上肢水平外展,两手中指末端的间距）。

2.体重　体重的变化会影响到四肢

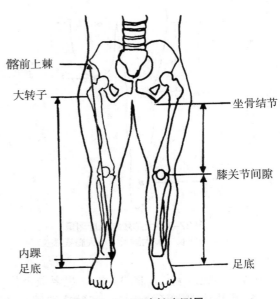

图 37-4　下肢长度测量

周径。截肢术后应对患者进行自我管理的指导。

3.上、下肢长度测量　需截肢者的上肢或下肢长度的测量是设计假肢时不可缺少的项目。测量时采用的标定点与对正常人的测量方法不同（图37-4）。

4.截肢残端长度的测量　残端长度分实长和有效长两种。在决定接受腔形状时，使用有效长。

（1）上臂残端长（图37-5）　测量从腋窝前缘到残端末端的距离。

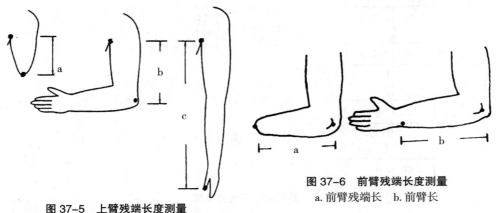

图37-6　前臂残端长度测量
a.前臂残端长　b.前臂长

图37-5　上臂残端长度测量
a.上臂残端长（有效长）　b.上臂长　c.上肢实长

（2）前臂残端长（图37-6）　测量从尺骨鹰嘴沿尺骨到残端末端的距离。

（3）大腿残端长（图37-7）　患者取立位，测量从坐骨结节沿大腿后面到残端末端的距离。

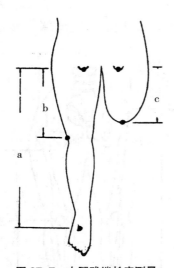

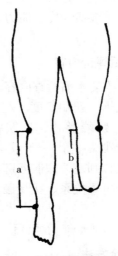

图37-7　大腿残端长度测量
a.下肢实长　b.大腿长　c.大腿残端长

图37-8　小腿残端长度测量
a.小腿长　b.小腿残端长

（4）小腿残端长（图37-8）　患者取坐位，测量从髌韧带中央到残端末端的距离。

5.截肢残端周径的测量　截肢残端周径的测量与正常人的标定点不同。截肢术前及术后均应在相同的标定点测量。测量目的是为了判断残端的浮肿状态、判定断端的成熟度以及与假肢接受腔的适合程度。接受腔的适合程度与断端周径有密切的关系，测量时要尽量减少误差。评价时应注意记录评价时间（上午、下午），一天内大腿周径可有 5~10mm、小腿周径可有 10~15mm 的变化。

（1）上臂残端（图 37-9） 从腋窝每隔 2.5cm 测量一次，直至断端。

（2）前臂残端（图 37-10） 从尺骨鹰嘴向下每隔 2.5cm 测量一次，直至断端。

（3）大腿残端（图 37-11） 从坐骨结节开始每隔 5cm 测量一次，直至断端。

（4）小腿残端（图 37-12） 从胫骨外侧髁起每隔 5cm 测量一次，直至断端。

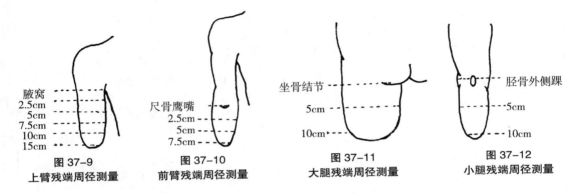

图 37-9 上臂残端周径测量　　图 37-10 前臂残端周径测量　　图 37-11 大腿残端周径测量　　图 37-12 小腿残端周径测量

6. 残端左右径的测量测量 大腿残端时，患者取立位，在坐骨结节水平测量从大腿内侧水平位至大腿外侧面的距离。测量小腿残端时，患者取坐位，测量髌韧带中央部的宽度（图 37-13）。

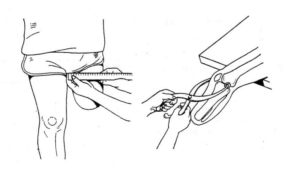

图 37-13　残端左右径测量

7. 残端前后径的测量 大腿截肢的患者一般测从长收肌到坐骨结节的距离，令患者坐在硬面的平台上，测量长收肌肌腱的前缘到台面的距离。如果测量从股直肌到臀大肌的距离，在设计接受腔时决定臀大肌沟和股直肌沟的深度时可以利用。测量方法是将测量器放在臀大肌和股直肌处，令患者完成等长收缩，用测量器轻轻按在上面可以测出前后径（图 37-14a）。小腿截肢的测量方法是患者取坐位，测量髌韧带中央到腘窝的距离（图 37-14b）。

8. 残端疼痛的评价 残端疼痛的原因一般可以分为幻肢痛、神经瘤和残端循环障碍三种。无论属于哪种情况，只要存在疼痛就不仅影响患者的步行，而且会对安装假肢带来一定的困难。因此，应确定是由什么原因引起的，并要采取相应的措施予以解决。

表 37-1 上肢截肢评价记录表

姓名：	年龄：		性别：男 女			病案号：		
职业：	利手：左 右		身高：		cm		体重：	kg
截肢日期：	年 月 日			安装假肢时间：		年	月	日
截肢原因：	交通事故□	工伤□		疾病□		先天□	其他：	
截肢部位	肩□	肘□	上臂□	前臂□		左□	右□	两侧□
截肢长度	左： cm	短□	极短□	标准□		长□		极长□
	右： cm	短□	极短□	标准□		长□		极长□
残端周径								

残端状态	形状：圆锥形□		圆柱形□		其他：
	骨端突出部：有□ 无□		浮肿：有□		无□
	皮肤	手术创面：愈合□ 未愈合□		粘连：有□	无□
		瘢痕：有□ 无□	位置：		程度：
		骨粘连：有□ 无□			
	一般状态	干燥□ 湿润□	变色：有□		无□
		感觉：正常□	减弱□	过敏□	
	软组织	量：适量□ 少□	过剩□		
		硬度：柔软□ 松软□	僵硬□		
		萎缩：有□ 无□	其他：		
	血液循环	皮肤颜色：正常□	白□	红□	青紫□
		皮肤温度：正常□	高□	低□	
	疼痛	自发痛□ 压痛□	幻肢痛□	神经痛□	
	幻肢	有□ 无□			
		部位： 可移动性：	程度：		
	变形	有□ 无□			
	关节活动度（肩胛骨、肩、肘）				
	肌力				
假肢	接受腔类型				
	背带种类				
	控制系统				
	假肢终端的类型				
	钩状手的开与合				
	屈伸活动度				
	假肢舒适度				

检查者 _____

检查日期 _____

表 37-2　下肢截肢评价记录表

姓名：		年龄：		性别：　男　　女		病案号：			
职业：		利手：左　右			身高：　　　　　cm		体重：　　　　　kg		
截肢日期：　　年　　　月　　　日				安装假肢时间：　　年　　　月　　　日					
截肢原因：交通事故□		工伤□		疾病□		先天□		其他：	
截肢部位		大腿□　　　膝□　　　小腿□　　　左□　　　右□　　　两侧□							
截肢长度		左：　　cm　　短□　　极短□　　标准□　　长□　　极长□							
		右：　　cm　　短□　　极短□　　标准□　　长□　　极长□							
残端周径									
残端状态		形状：　圆锥形□　　　　　圆柱形□　　　　　其他：							
		骨端突出部：有□　　无□　　浮肿：有□　　无□							
	皮肤	手术创面：愈合□　　未愈合□　　粘连：有□　　无□							
		瘢痕：有□　　无□　　位置：　　　　　程度：							
		骨粘连：有□　　无□							
	一般状态	干燥□　　　湿润□　　　变色：有□　　无□							
		感觉：正常□　　减弱□　　过敏□							
	软组织	量：适量□　　少□　　过剩□							
		硬度：柔软□　　松软□　　僵硬□							
		萎缩：有□　　无□　　其他：							
	血液循环	皮肤颜色：正常□　　白□　　红□　　青紫□							
		皮肤温度：正常□　　高□　　低□							
	疼痛	自发痛□　　压痛□　　幻肢痛□　　神经痛□							
	幻肢	有□　　无□							
		部位：　　　可移动性：　　　程度：							
	变形	有□　　无□							
	残端负重能力	左：　　　　　kg　　　　　　右：　　　　　kg							
	关节活动度（髋、膝）								
	肌力								
假肢	接受腔类型								
	屈伸活动度								
	假肢舒适程度								
坐位平衡		良好□　　　可□　　　差□							
立位平衡	安装假肢前	良好□　　　可□　　　差□							
	安装假肢后	良好□　　　可□　　　差□							
步行		可□　　不可□　　使用辅助具（单拐、双拐、手杖）　上下台阶□　　坡道□							
		速度：　　　m/min　　行走距离：　　　km　　步态：							

检查者 _____

检查日期 _____

表 37-3 上肢截肢者日常生活活动能力评价记录表（双上肢功能活动）

序号	日常生活活动	使用假手		未使用假手	
		常规使用	有时使用	不需要	不满意
	更衣活动				
1	穿、脱假肢				
2	系鞋带				
3	假手握牙刷，将牙膏挤在牙刷上				
4	从衣架上取或挂衣物				
5	假手拿毛巾洗健手				
6	假手握指甲刀剪指甲				
7	戴或摘下手表				
8	开关拉链时假手抓住衣服				
9	穿、提裤 / 裙				
10	系皮带				
11	穿袜子				
12	戴手套				
	进食活动				
1	假手持勺进食				
2	假手持玻璃杯从水龙头灌水				
3	端碗进食				
4	打开牛奶瓶（盒）盖				
5	在面包片上涂果酱				
6	用手剥橘子皮				
7	假手拿鸡蛋将鸡蛋打在碗里				
8	端托盘				
9	削水果皮				
10	其他（打开爆米花包装、剥糖纸等）				
	家务劳动				
1	用毛巾擦干餐具				
2	使用畚箕和扫帚				
3	整理床铺				
4	叠毛巾				
5	穿针引线				
6	手工缝制				
7	使用缝纫机				
8	用钩状手提桶				
9	打开罐头				
10	打开瓶子				
11	使用别针				
12	一手抱住容器（盆等），另一手搅拌				
13	蔬菜加工（削皮、切）				

续表

序号	日常生活活动	使用假手		未使用假手	
		常规使用	有时使用	不需要	不满意
14	铲雪、扫树叶				
15	手提物品袋				
16	包装包裹或礼品盒				
17	晒、晾衣服				
18	使用钱包				
19	使用电话				
20	握手				
	学校／办公室活动				
1	削铅笔				
2	用尺子画线				
3	使用曲别针				
4	用剪刀剪手中的纸				
5	用钩状手携带纸				
6	使用胶水（固定、打开胶水瓶、涂抹胶水）				
7	将打印纸放进打印机				
8	一手捧书，另一手在黑板上写字				
9	翻书页				
10	折叠信纸并放进信封				
	娱乐活动				
1	握住自行车车把				
2	握鼓槌敲鼓				
3	双手抓球				
4	双手抛球				
5	洗牌、发牌				
6	钓鱼，包括放鱼饵、将鱼从鱼钩上取下				
7	打羽毛球				
8	打乒乓球				
9	打高尔夫球				
10	用桨划船				
11	手持照相机照相				
12	手持乐器演奏（注明乐器种类）				
13	一手持钉，另一手握锤敲打				
14	一手持木，另一手握锯锯木				
15	使用扳手				
16	开车				

第四篇 临床康复

检查者 _____

检查日期 _____

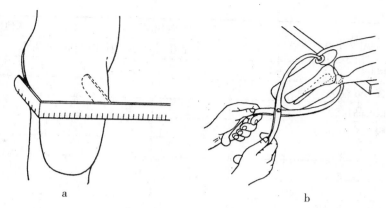

图 37-14　残端前后径测量

（1）幻肢痛　一般上肢截肢比下肢截肢更容易出现幻肢痛，大多在 6 个月到 2 年的时间内逐渐消失。

（2）神经瘤　容易造成疼痛的是与周围组织粘连或是瘢痕内的神经瘤，在体重支撑部位的神经瘤会造成穿戴假肢的困难。

（3）残端循环障碍　注意观察浮肿的程度、皮肤温度和皮肤的颜色并详细记录。

9. 关节活动度的评价　截肢手术前关节活动度的测量与正常者相同，但手术后由于关节测量尺的移动臂附着的肢体被截除而失去了骨性标志，很容易出现测量的错误，故应特别注意自始至终地评价和维持断端关节的正常活动范围，防止大腿截肢出现的髋关节屈曲和外展挛缩。在测量髋关节屈曲挛缩的角度时，应先令其伸展，当骨盆出现前倾后再测量屈曲挛缩的角度。在测量髋关节外展挛缩的角度时，要注意髋关节的屈曲、外旋等代偿动作，应使髋关节内旋、骨盆下掣出现后再测。测量髋关节的内旋、外旋比较困难，一般以大转子为标定点，即大转子的位置与正常相比，向前方偏移为内旋，向后方偏移为外旋（表 37-1 和表 37-2 分别为上下肢截肢综合评价表）。

10. 日常生活活动能力的评价　一侧上肢截肢穿戴假肢后日常生活活动能力的评价参见表 37-3。

此外，对于上肢截肢患者，治疗师还应对手的灵巧性、动作速度、解决问题的能力及工作潜力进行评价。

第三节　运动疗法

一、假肢装配前的训练

（一）保持功能位

截肢患者由于残端肌肉力量不平衡，很容易导致关节挛缩。一旦出现挛缩，将对假肢设计、安装及步行训练带来严重影响。因此，早期保持患肢的功能位，避免容易出现的错误体位是非常重要的。如小腿截肢的患者，常在大腿下面垫一枕头，使髋、膝关节呈屈曲位，这种错误体位应予避免，其功能位是髋、膝关节伸展。大腿截肢的患者要避免在两腿中间摆放

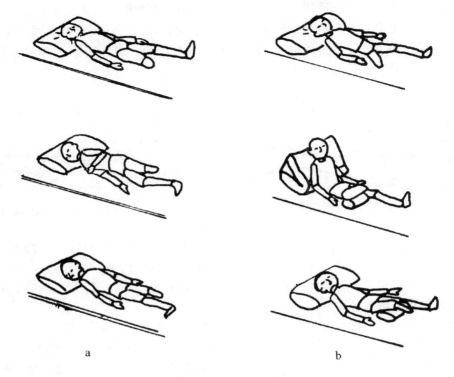

a   b

图 37-15　截肢患者功能位与错误体位的关系

枕头,以免出现髋关节外展的情况,应取患侧在上方的侧卧位,使患肢髋关节保持在内收的功能位;大腿截肢的患者髋关节容易出现屈曲,有人喜欢在挂腋拐步行时将残端放在扶手上,这种做法对将来的步行极为不利,应尽量采取俯卧位,保持髋关节伸展。图 37-15a 为功能位,图 37-15b 为不良体位。

(二)残端训练

1.促进残端角质化的训练　为促进残端皮肤角质化,取治疗用泥,于截肢的残端进行挤压,每日 10~20 次,或将残端放在泥上做按压及支撑等动作,训练残端皮肤。取细沙在残端处揉搓,每日 5 次,每次 2 分钟,每次间隔 5 分钟。再令患者将残端置于细沙内挤压、旋转 1 分钟左右,如无皮肤破损可反复进行 4~5 次。当残端已形成角质层,可用米粒代替治疗泥与细沙进行相同方法的训练,进一步提高残端皮肤的耐磨性。

2.残端负重训练　截肢后的患者要尽早进行残肢负重训练,可以用保护垫将残端包扎后练习,如双下肢截肢的患者,可以借助于自制支撑架练习残端负重的步行(图 37-16)。单腿截肢的患者在平行杠内将木凳调至相应的高度,凳上垫一软垫,身体重心向残肢转移从而使残端适应负重。

(三)维持与改善关节活动度训练

1.髋关节活动度训练　患者取俯卧位,治疗师一手置于

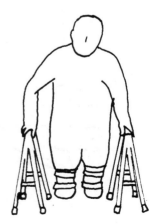

图 37-16　残端负重训练

患者臀部，另一手固定大腿残端，利用双手向下和向上反方向用力扩大髋关节的活动范围（图37-17）。对髋关节出现挛缩的患者，除进行手法治疗外，还需做持续被动牵拉训练。患者取俯卧位，用宽尼龙带将患者臀部固定在治疗台上，根据患者肌肉力量情况和可耐受的程度，利用沙袋的重量进行牵拉。

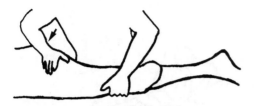
图37-17 髋关节被动伸展训练

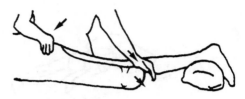
图37-18 膝关节活动度训练

训练中应防止粗暴手法，施加力量的速度要缓慢，防止关节及其周围软组织的损伤。对病程较长的患者，要注意有无骨质疏松的合并症，防止出现病理性骨折。

沙袋的重量不可过大，要在患者可以接受的情况下设计外力。随时观察关节角度有无改善和是否出现肿胀等异常变化。

2.膝关节活动度训练 患者取仰卧位，治疗师双手拇指抵于膝关节近端，利用其余四指合力使膝关节被动伸展。患者取俯卧位，在膝关节下方垫一软枕，治疗师一手固定臀部，另一手置于残肢远端向前下方施加外力，使膝关节尽量伸展，并在活动受限的角度维持外力，扩大活动角度（图37-18）。患者取坐位，用宽尼龙带固定患者大腿于治疗台上，治疗师双手固定残端，令患者用力屈曲膝关节与治疗师相对抗完成等长运动，当患者感到疲劳时，令其放松，治疗师迅速做膝关节被动伸展。

训练手法要根据患者情况进行调整，不得粗暴。实施手法时要注意保护残肢皮肤，不得磨损。

（四）增强肌力训练

1.大腿截肢的肌力训练 大腿截肢容易出现髋关节屈曲、外展、外旋位挛缩，训练中应加强伸肌和内收肌、内旋肌的肌力训练，常用方法有以下几种。

（1）患者取仰卧位，在训练床上置一矮凳，凳上放软枕，患肢断端置于软枕上，将臀部抬起，反复训练提高臀大肌的肌力（图37-19a）。

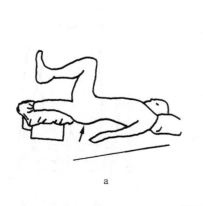
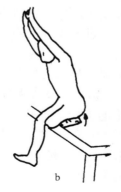
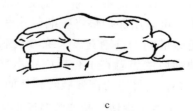

a

b

c

图37-19 大腿截肢的肌力增强训练

（2）患者取坐位，断端下方垫一软枕，患者双上肢上举，练习骨盆上提及臀部离床的动作（图37-19b）。

（3）患者取侧卧位，患肢在上方，断端内侧置于矮凳上。用断端支撑，反复练习骨盆上抬及离开床面的动作，提高大腿内收肌群的肌力（图37-19c）。

2.小腿截肢的肌力训练　小腿截肢容易出现膝关节的屈曲挛缩，应进行增强伸肌肌力的训练。一般使用徒手抵抗运动和利用重锤的等长运动训练。

徒手抵抗运动是患者将膝关节置于训练床的一端，固定膝关节上方，治疗师双手紧握患者小腿残端，令患者完成膝伸展运动，治疗师予以抵抗，反复进行，提高伸肌肌力（图37-20）。

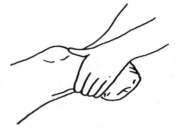

图37-20　小腿截肢的肌力增强训练

利用重锤的等长运动，患者取坐位，膝关节呈伸展位，残端系一牵引绳，通过滑轮绳的另一端加沙袋，沙袋的重量加至患者不能保持伸展的最大量。

首次训练时将沙袋适量减重，让患者保持膝伸展位6秒钟，然后休息2~3分钟，每日训练一次，每次训练3组。1周后测量患者伸展位可承受的力量，调整沙袋重量后继续训练。

（五）平衡训练

1.坐位平衡训练　大腿截肢的患者常伴有坐位平衡功能下降。可让患者坐在平衡板上，双手交叉向前方平举，治疗师位于患者身后，一手扶持患者肩部，另一手扶持患者骨盆，双手交叉用力，使平衡板左右摇摆，诱发患者头部、胸部和双上肢的调整反应（图37-21）。这种训练将有效地提高患者的坐位平衡能力。

2.膝手卧位平衡训练　当患者坐位平衡反应出现后，可进行膝手卧位平衡训练，在患者保持膝手卧位的状态下，让身体重心向患肢移动，同时施外力破坏患者的身体平衡，诱发患者的调整反应能力。在平衡能力提高的基础上，可进行健侧下肢和另一侧上肢抬起的两点支撑训练。

3.跪位平衡训练　当膝手卧位平衡反应出现后，让患者呈跪位，治疗师双手扶持患者骨盆，协助患者完成重心左右移动、患肢负重、身体调整反应等各项训练（图37-22）。

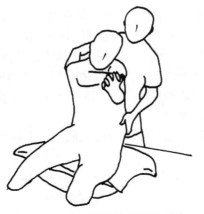

图37-21　坐位平衡反应诱发训练

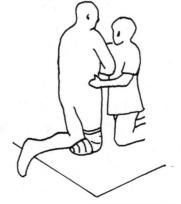

图37-22　跪位平衡反应诱发训练

（六）疼痛与肿胀的处理

1.疼痛　一般有两类，一是幻肢疼痛，即感到已被切除的肢体有痉挛、挤压、烧灼样疼痛感，发生率为5%～10%，幻肢痛原因不明。治疗可用氯乙烷、好得快等喷射残端，敏感点普鲁卡因封闭，周围神经普鲁卡因封闭及理疗等；另一类是残端痛，应查明原因，常见的为神经瘤，可局部普鲁卡因封闭、穴位刺激、经皮电刺激及超声波处理等，症状不能缓解者可考虑手术切除神经瘤。

2.肿胀　即使是正常人，在下午或高温时下肢的周径也会出现增大的倾向。截肢患者残端血液循环较差，如有轻度肿胀休息后自行缓解，可不做特殊处理，一般情况下穿戴假肢会使肿胀有所改善。如果穿戴假肢后出现肿胀加重、色素沉着、皮肤干燥三大特征则被称为断端综合征，要对假肢的结合部、接受腔进行检查。一般吸着式接受腔存在死腔，行走中假肢处于摆动相时，负压导致断端负重、软组织增厚、血管异常增殖。解决的办法可用绷带缠绕，改善静脉回流，减轻肿胀，包扎时不得水平缠绕，以免影响循环，应远端紧、近端松，每4小时改缠一次，夜间可持续包扎（图37-23）。

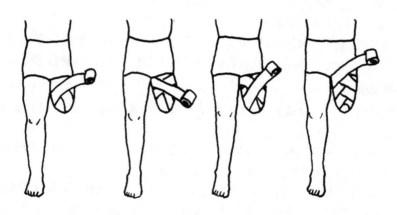

图37-23　下肢截肢残端包扎方法

二、假肢装配后的训练

（一）假肢穿脱训练

1.髋关节离断患者假肢穿脱训练　训练目标为掌握独立穿脱假肢的方法，达到生活自理。患者靠墙站立，或靠近家具等物品，用一侧上肢扶持，保持单腿站立位，另一手固定假肢（图37-24）。然后骨盆向患侧倾斜，压入接受腔，假肢略呈外旋位。当骨盆与接受腔充分接触后，迅速将假肢固定带系好，假肢呈轻度内旋位，最后系好肩部固定带。脱假肢方法相同，顺序相反。训练髋离断患者独立穿脱假肢必须在掌握单腿站立平衡的基础上进行。穿脱假肢时必须靠墙或稳定的物体，以保证安全。

2.大腿假肢的穿戴方法　患者取坐位，在断端包裹绸布，插入假肢接受腔内；再从阀门孔将绸布拉出；关闭阀门（图37-25）。

3.小腿假肢的穿戴方法　患者取坐位，穿上断端衬套（图37-26a）；膝关节屈膝40°以上，穿上内衬套，将断端插入假肢接受腔；系好固定带（图37-26b）。

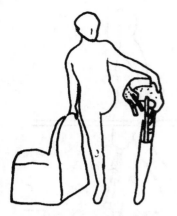

图 37-24 髋关节离断
假肢的穿脱方法

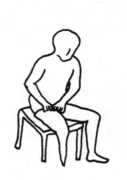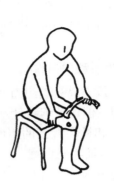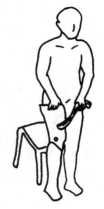

图 37-25 大腿假肢的穿戴方法

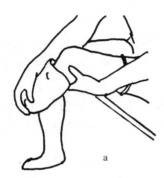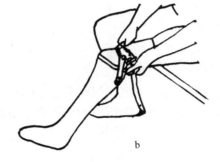

a   b

图 37-26 小腿假肢的穿戴方法

（二）站立位平衡训练

配戴假肢后，让患者立于平行杠内，手扶双杠，反复练习重心转移，体会假肢承重的感觉和利用假肢支撑体重的控制方法，然后练习双手离开平行杠的患肢负重及单腿平衡等。在患者能较好地掌握平衡的情况下，进行接抛球训练，治疗师可根据患者的能力将球抛向上、下、左、右各个方向，使患者在改变体位时也能掌握身体的平衡，还可在平行杠内放一平衡板，让患者站在平衡板上进行接抛球训练。

（三）步行训练

患者将重心向假肢侧转移、控制能力训练等均应与穿脱假肢、步行训练同时进行。患者在进行独立步行时往往产生不安和恐惧，这也是造成步态异常的重要原因。另外，由于拄拐步行患者过分依赖拐杖，使得独立步行迟迟不能掌握。因此，训练中如条件许可，应在治疗师的辅助下，利用治疗师双手代替拐杖进行步行训练。治疗师在保护患者安全的情况下，指导步行的节律与协调性。随着步行能力的提高，逐渐减少辅助量，这样会使患者尽快达到独立步行的水平。

如步行时重心向假肢侧转移不充分，可让患者用患侧上肢提沙袋步行，不仅可以使重心向假肢侧转移，还可以改善身体平衡状态。沙袋的重量依患者的肌力、平衡能力而定，一般在患者体重的 1/10 以下范围调整。如患者两侧下肢步幅不等，则可在地面上画脚印、横线、放置障碍物等，要求患者按标记行走，使其假肢的摆动和控制形成习惯（图 37-27）。

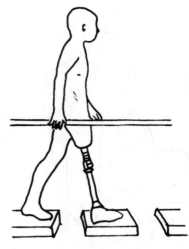

图 37-27　异常步幅的调整训练

（四）日常生活动作训练

截肢患者在没有特殊合并症的情况下，一般都可以达到生活自理。但设计训练计划要根据年龄、性别、职业、家庭状况和社会背景的不同因人而异，一般情况常对以下几个方面实施训练。

1. 站起与坐下训练　开始时患者手扶单杠练习下蹲起立的膝关节控制动作，在此基础上练习从椅坐位站起，健侧足向后伸重心移至健侧，用健侧支撑站起。坐下时应尽量靠近椅子，重心向健侧下肢转移，然后屈曲假肢的膝关节完成坐下动作。

2. 上、下阶梯训练　上阶梯时健侧先上，在健侧足踏到上一级台阶并在髋、膝关节伸展的同时将假肢提上同一级台阶。下阶梯时假肢侧先下，即利用健侧支撑的同时假肢向下迈一级，然后健侧跟着迈到下一层。

3. 上、下坡路训练　上坡时健侧下肢步幅比正常大，假肢侧为了弥补足背屈受限向前迈出时步幅较正常小。下坡时假肢侧先迈出小步幅的步子，然后健侧大步幅迈出，在重心向前移动的同时使假肢膝关节屈曲。

第四节　作业疗法

运动疗法通常对下肢截肢患者进行穿戴假肢前后的训练；而作业疗法治疗师对下肢截肢患者进行功能的使用训练和立位、步行、耐力及职业前训练。对上肢的假肢穿戴前训练、心理调整、假肢穿戴和使用训练、耐力及职业前评价等都是作业疗法的工作内容。

一、假肢装配前训练

（一）心理调整

截肢患者很容易伴有心理障碍。对截肢手术准备充分的患者反应较轻；突然截肢的患者反应较大，常表现为郁闷、敌意、拒绝、无用感等。年长的患者手术后可能会出现狼狈、惊慌失措的表现，年轻患者会有颓废、沮丧的情绪。因此对截肢的患者无论是手术前、手术后还是康复的过程中，都要多给予鼓励，使其充满信心。

另外还要使患者接受这种变化，并把假肢看成是自己身体的一部分，充分地利用假肢。这个问题解决得好，假肢训练效果就会好，这种心理调整过程非常重要。

（二）保持断端良好形态

为了改善远端的静脉回流，减轻肿胀，使松弛的组织收缩，让患者习惯于残端持续的被包扎感觉，为装配假肢准备良好的残端，应在拆线后立即用弹力绷带包扎，上臂截肢用宽 10cm，长 2~4.5m 的绷带，为了使残端保持圆锥形，用远端紧、近端松的方法缠裹，但注意不要造成循环障碍，起床后或步行前可以重新缠裹，每 4 小时重缠一次，夜间也不解除。具体方法见图 37-28。

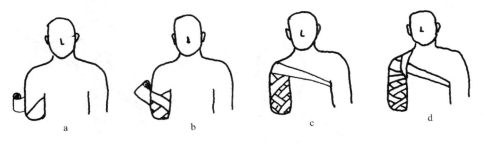

图 37-28　上肢截肢残端包扎法（a→b→c→d）

（三）维持关节活动范围和增强肌力训练

截肢后由于主动肌与拮抗肌的肌力不平衡，加之残端肢位不正确，短期内就可能导致关节在非功能位上的挛缩，造成假肢配戴和使用上的困难。为了防止关节的挛缩，应在手术后尽早进行良肢位摆放、维持关节活动范围及增强肌力的训练。

1.肩胛胸廓关节活动度训练　上肢截肢患者假肢动作的操作经常依靠肩胛胸廓关节的运动来完成。肩关节离断、上臂截肢由于手术的影响或术后没能及时进行维持关节活动度的训练，往往会造成肩胛胸廓关节的挛缩，导致患者假肢操作训练的困难。

训练方法：患者取坐位，治疗师一手固定截肢侧肩胛骨下角，另一手固定上臂残端（如肩关节离断患者，可固定肩胛骨上缘），让患者主动完成肩胛骨的向上移动（耸肩）、向外移动（外展）、向下移动（下降）、向脊柱方向移动（内收）。如果活动受限，治疗师应予以协助，使其达到正常活动范围（图 37-29）。训练时患者的躯干要保持稳定，防止出现代偿动作，运动的范围要充分。

2.肩关节活动度训练　患者取坐位，双侧上肢外展、上举，尽量靠近头部，然后返回原位置，再从前方上举，上臂触头部，返回原位置后，双侧完成后伸动作。最后上肢自然下垂，做向内、向外的旋转运动。以上训练每日 2 次，每次 5 分钟，可有效地维持肩关节的正确活动范围，为假肢的安装创造条件。

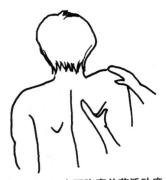

图 37-29　肩胛胸廓关节活动度训练

3.上臂截肢的肌力训练　上臂截肢后，为能较好地适应假肢的使用，应提高残肢肌力，开始训练时可以由治疗师有计划地对上肢残端各运动方向施加外力，让患者用力对抗治疗师的外力，在不产生肢体运动的情况下（等长运动），让患者分别完成向前（屈曲）、向后（伸展）、向外（外展）、向内（内收）的运动，做肌肉全力收缩，每天 3 次，每次各方向的运动持续 3~10 秒，每次间隔休息 2~3 分钟。训练中治疗师施加阻力的方向要与残端肢体成直角，施加阻力的部位与姿势应适当变换。

为了提高患者上肢的肌肉耐力，可以用滑车、重锤练习残肢抗阻力的运动（等张运动），重锤的重量定为患者连续运动 10 次所能对抗的最大阻力，牵引力的方向应与肢体垂直，运动速度不宜过快，肌肉收缩到极限后维持 2~3 秒钟。每日做 3 次，每次间隔休息 2~3

分钟，每周测量记录肌力增长的情况，调节重锤的重量后进行第二阶段训练（图 37-30）。

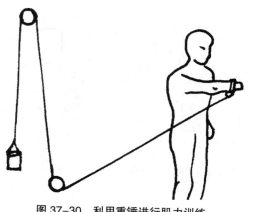
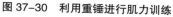

图 37-30　利用重锤进行肌力训练

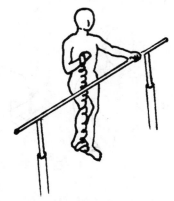

图 37-31　利用弹簧进行肌力训练

4. 前臂截肢的肌力训练　前臂截肢的肌力训练方法与上臂截肢相同。此外，还可利用弹簧和橡皮带练习。患者在平行杠前取立位，用一只脚固定弹簧的一端，另一端固定在前臂断端，利用对抗外力的方法增加肌力（图 37-31）。

（四）利手交换训练

鼓励患者在假肢配戴前应用健手进行日常生活活动，如果被截的是利手，应进行利手交换训练，通过训练完全可以在精细动作、协调动作方面达到利手的要求。

（五）知识教育

对患者进行有关截肢和假手方面的知识宣讲，协助患者根据个人目的和要求选择装饰手或是功能手。

（六）促进残端成熟

鼓励患者在残端愈合期间多用残端活动，当创口愈合后对残端实施手法按摩，达到促进循环、防止瘢痕组织粘连、减少残端过敏和浮肿的目的，克服畏惧残端接触的心理。

（七）预防继发异常

防止和矫正由于截肢后重心变化造成的脊柱侧弯等姿势异常。

二、装配假肢后的训练

（一）肩关节离断假肢穿脱训练

用健手将假肢接受腔放到残端，利用墙壁或桌子将其固定，健手绕到背后抓住胸廓固定带，拉到胸前加以固定，再将健手向背后插入肩固定带（图 37-32），完成假肢的穿戴动作。与以上动作相反，可完成脱拆假肢的动作。

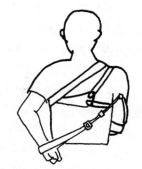

图 37-32　肩关节离断假肢的穿戴方法

（二）前臂假肢穿脱训练

将前臂假肢置于桌上，固定带下垂于桌边。患肢的残端插入接受腔，将患肢上举，固定带在身后下垂。健侧上肢后伸，插入固定带环内，完成假肢的穿戴（图 37-33）。脱假肢时，用假手将健侧肩部的固定带脱下，将假肢平放在桌面上，按穿戴前的要求摆放好，为再次穿戴做好准备。

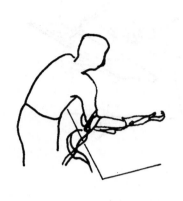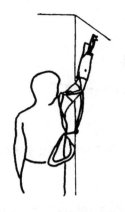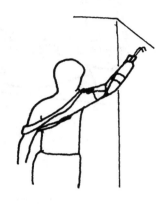

图 37-33 前臂假肢的穿戴方法

（三）上臂假肢的基本操作技术

1. 锁定技术 肘关节 90° 屈曲时肘关节控制锁打开；前臂不动，肩部前突，断端向后用力时肘关节控制锁关闭。

2. 钩状手开合技术 在肘关节锁住状态下，肩胛骨前屈，钩状手打开；肩胛骨后伸，钩状手关闭。

3. 钩状手定位技术 ①手移动到最方便抓持的位置；②判断钩状手的固定片和移动片；③使固定片靠近物品，活动片与固定片平行（图 37-34）。

（四）假手持物练习

假手持物时要从大物品开始练习，如用宽 4cm 的方木块练习抓、放的动作，逐渐过

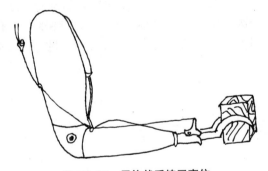

图 37-34 用钩状手练习定位

渡到利用跳棋、象棋等游戏进行训练。随着动作的熟练，加大动作的难度，如采用柔软物品、一次性纸杯等进行抓放训练。最后练习握持表面光滑、形状复杂的物品，如玻璃杯、钢笔、皮夹、电话等（图 37-35）。

第四篇 临床康复

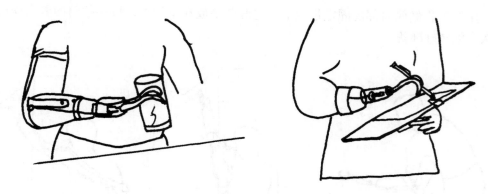

图 37-35　钩状手持物训练

第五节　假肢装配及使用的有关问题

假肢装配后如出现过度肿胀或僵硬，严重的疼痛，受压部位皮肤磨损，接受腔与残端松动或过紧，体重负荷后髋、膝关节不稳定等情况，应及时请医生处理；假肢不得放在明火旁或高温处，以防止变形；使用前应检查配件有无松动与丢失，如负压阀、辅助皮带等；假肢脱下后要放在离床近的位置，且应直立摆放，不得在假肢上面压放其它物品。假肢接受腔易被汗水污染导致残端出现汗疮疹等皮肤疾病，故应采取以下措施：接受腔每日一次用中性肥皂洗刷里层，再用热水、干布擦拭，充分晾干（皮制品除外）。保持肢体残端干燥、清洁，经常使用护肤霜保护皮肤的弹性。

第三十八章　脑瘫的康复治疗

第一节　概述

一、定义

脑性瘫痪简称脑瘫（cerebral palsy，CP），是指胎儿在出生前、出生过程中或出生后一个月内，由各种原因引起的非进行性、永久性（可变化）脑损伤所致的大脑功能不良综合征，主要表现为中枢性运动障碍及姿势异常。脑瘫不是单一的疾病，而是由于脑损伤而导致的综合征。现在已不把癫痫、智力障碍、行为异常、情绪障碍、精神障碍、中枢性视听觉障碍、语言障碍等看作是脑瘫的合并症，而看作脑受损伤后的必然结果。运动和姿势异常也只是其中一个方面。关于脑瘫的定义，在不同的时期，各国学者有不同的论述，但无论哪一种定义都具有以下三要素，诊断脑瘫也必须符合这三要素。

1. 发育时期　脑瘫是脑在生长发育过程中受到损伤而引起的。成人脑出血也可以出现相同的症状，但不诊断为脑瘫。

2. 非进行性　病变是非进行性的，临床症状也是非进行性的。脑水肿、脑肿瘤的某些症状是进行性的。

3. 永久性　脑瘫不是一过性的疾病，尽管通过系统康复治疗可以有所变化和改善，但各种功能障碍将伴随患者一生。脑炎患者可出现运动障碍，但它会随着脑炎的治愈而消失。

二、脑瘫的原因

1. 出生前的原因　染色体异常、风疹、梅毒、巨细胞病毒感染、放射线、一氧化碳中毒、母亲重度贫血、妊娠中毒症及胎盘异常等。

2. 围产期的原因　颅内出血、早产、过期分娩、胎盘异常、脐带绕颈、小儿心肺异常、新生儿呼吸障碍、痉挛、高胆红素血症及分娩外伤等。

3. 出生后的原因　中枢神经系统感染、头部外伤、呼吸障碍、心脏停跳及持续痉挛等。临床上造成脑瘫的最常见的三大原因为窒息、早产、核黄疸。

三、脑瘫的分类

（一）按临床特点分类

1. 痉挛型（spasticity）　最常见的一种类型。临床特点为腱反射亢进、肌张力增高，由此而造成的全身肌张力失衡导致上肢屈肌张力增高，下肢伸肌张力增高，头、颈、躯干的姿势异常，进而出现关节的挛缩与变形，严重地影响患儿的运动功能。

2. 手足徐动型（athetosis）　因肌张力的变化患儿出现难以控制的不随意运动，咀嚼、吞咽困难，言语障碍，表情异样，常因情绪变化使症状加重。安静时减弱，入睡时消失。

3. 僵直型（rigidity） 肌张力高，呈铅管状或齿轮状。

4. 共济失调型（ataxia） 上、下肢动作不协调，辨距不良，步态不稳等。

5. 震颤型（tremor） 四肢震颤，静止时出现，自主运动时消失。

6. 肌张力低下型（atonia） 全身肌张力低下，关节活动范围增大，无站立、行走能力，随年龄增长肌张力逐渐增强，可能变成手足徐动或痉挛型。

7. 混合型（mixed） 表现为多种类型同时存在。

8. 不可分类（unclassified） 分类有困难者。

（二）按瘫痪部位分类

单瘫ⓐ、截瘫ⓑ、偏瘫ⓒ、双瘫ⓓ、双重偏瘫ⓔ、三肢瘫ⓕ、四肢瘫ⓖ（见图 38-1）。

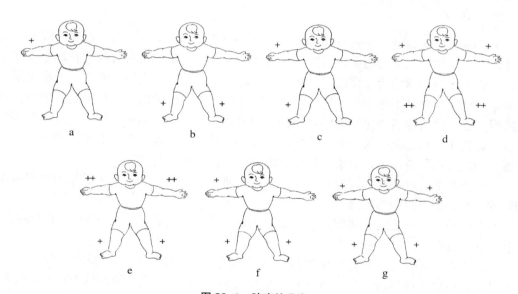

图 38-1 脑瘫的分类

（三）按损伤程度分类

1. 分级

一级 行动几乎不受限，无需照顾。

二级 行动轻度到中度受限，需要部分协助或使用支具。

三级 行动中度到重度受限，需要较多的帮助。

四级 无实用性行动，需终生照顾。

2. 各级患者所占比例 一级 10%~20%；二级 30%~40%；三级 30%~40%；四级 10%~20%。

四、常用术语

• 反射（reflex） 与意志无关的对刺激的应答。

• 反应（reaction） 伴随着意识现象对刺激的应答。

• 运动（movement） 身体的部分或全部随着时间的经过而出现的空间及相对位置关系的变化，如屈曲、伸展、外展、内收等。

• 动作（motion）　通过运动而达到的结果。运动所指向的目标是被确定的，其中包含着行为者的意图和地点的知觉内容，如"取下架子上的东西""从椅子上站起来"等。

• 行为（behavior）　从表面可以客观地观察到的对刺激的整体反应，除外部的如物理、化学、身体、精神的刺激外，也包括内在的如食欲（摄取行动）、性欲（性行为）等。

• 成长（growth）　体格增大。

• 成熟（maturation）　机体的构造与功能趋向某种程度的稳定。

• 发育（development）　机体的构造与功能向分化、多样化、复杂化发展。

• 运动发育（motor development）　小儿的运动行为伴随着年龄的增长而变化的过程。因此，运动发育也可以说是运动功能伴随着成长向分化、多样化、复杂化发展的过程。这个过程包含着成长和成熟，并在其基础上结合学习所获得的经验而进一步变化，是遗传因素与环境因素相互作用的结果。

• 反射运动（reflex movement）　在完整的反射弧中，通过刺激感受器而引起的运动。当刺激的方式确定后，所产生的应答运动模式也是单纯的、定型的，如膝跳反射、跟腱反射等等。

• 随意运动（voluntary movement）　通过人的意志控制的、有目的的骨骼肌收缩而产生的运动。

五、运动发育

婴幼儿中枢神经系统的抑制功能主要是从出生到 3 岁这个阶段发育的。原始反射按照发育的顺序不断被抑制，高级神经反射逐渐成熟，协调的运动功能也逐渐发育完成。

（一）全身运动

• 新生儿期　正常新生儿几乎不出现自发的全身运动，整天呈睡眠状态，当受到莫勒反射或非对称性紧张性颈反射的影响时出现运动。俯卧位时髋关节和膝关节屈曲，即使是仰卧位也呈屈曲位，髋关节轻度外展，双手拇指握在手掌中，头部可以左右轻微地活动。

• 2 周 ~1 个月　俯卧位时，头可以瞬间抬起，全身仍处于屈曲位姿势。

• 3~4 个月　牵拉上肢缓慢地将小儿从仰卧位拉起时，头可以与躯干呈一直线。俯卧位用肘关节及前臂支撑上半身，头部可以呈垂直位观看周围事物。

• 5~7 个月　俯卧位时可以用双手手掌支撑地面，肘关节呈伸展位，胸部离开地面，腹部和下肢与地面接触。可以完成从仰卧位到俯卧位的翻身，以及用前臂支撑向前爬行。

• 8~11 个月　不用任何支撑，独立完成坐位。可以完成从仰卧位到俯卧位再到坐位的姿势变换。可以扶着东西站立（8~10 个月），11 个月时可以不扶东西站立。

• 12 个月　可以步行，最初用双手揪着走，然后用一手拉着，继而改为独立步行。开始时双脚分开，以扩大支撑面，由于稳定性差，用抬高双侧上肢的姿势行走。

• 15 个月　上抬的双手下降到腰的高度。

• 18 个月　上肢可以与躯干平行，随后在步行中出现左右摆动。步行是小儿运动发育的关键，由于小儿成长的过程、环境、性格、营养等条件不同，个体差异较大。发育快的8~10 个月可以步行，发育慢的也可以延迟到 1 岁半至 2 岁。一般在 3 岁左右可以单脚站立，保持平衡 2 秒钟。跳跃动作 5~6 岁才能完成。

（二）上肢运动

上肢的运动主要是推、打、抓、放物体的动作。出生后到 2 个月是双手紧紧地握着。一般情况小儿不能朝向物体的方向推、打；特殊情况下可能会出现向物体的方向做出动作的表示。

- 3 个月出现手指的动作。把双手放到面部，吸吮手指。
- 4 个月伸开紧握的双手，用手推、打或抓周围的玩具，无论什么都往嘴里放。
- 6 个月用一只手推有目标的物体，两手交换拿东西。
- 8~9 个月可以较好地完成拿东西的动作，当两手分别拿着东西时，可以将一手的东西放下，再拿取另一件。
- 10~12 个月从全手抓握的动作变为拇指与食指、中指的对指，拇指与食指的对指完成捏的动作。投掷动作要到 2 岁半左右才能出现，大约在 3 岁左右投掷物品可以逐渐达到一定的距离、力度和准确性（表 38-1）。

表 38-1　神经发育简表

发育阶段		发育月龄	运动行为			感觉		
			A	B	C	D	E	F
			运动	言语	手的功能	视觉	听觉	触觉
大脑皮质	VII	早 36 个月，平均 72 个月，迟滞 96 个月	上肢出现灵活、精细动作	可用完整的词汇组成正确的语句	由于优势大脑半球的支配，可写字	读书	可以理解完整的词汇和简单的文章	可以用手触摸判断物品
	VI	早 22 个月，平均 46 个月，迟滞 67 个月	充分地交替动作，步行和踢腿	可以组成简单的句子	可以使用双手，一侧手呈优势	认识个别符号和文字	可以理解一般语言	用触觉识别物品
	V	早 13 个月，平均 28 个月，迟滞 45 个月	解除上肢掌握平衡的步态	具有少量的词汇	两侧同时的皮质性对立	可以区别相似的标志	可以理解少量的词	可以利用触觉区别相似但又有不同之处的物品
	IV	早 8 个月，平均 16 个月，迟滞 26 个月	将上肢上举与肩同高或更高以掌握平衡的步态	简单的会话	两手皮质性的对立	能立即看到摇摆物	理解简单的语言	可以利用触觉认识立体物品
中脑	III	早 4 个月，平均 8 个月，迟滞 13 个月	用手和膝支撑呈膝手卧位	能发出有意义的声音	为抓东西而握手	可以识别图形中细微部分	可以听出有意义的声音	识别刺激的感知
桥脑	II	早 1 个月，平均 2.5 个月，迟滞 4.5 个月	俯卧位可用前臂支持身体	遇危害时表现为哭泣	自发地张开小手	对摇摆物可追视，会往上看	听到声音会转头寻找声音音源	出现对刺激的感知
延髓脊髓	I	出生	不伴有躯干运动的上、下肢运动	哭声	抓握反射	对光反射	惊吓反射	巴宾斯基征

第二节　评价

　　脑瘫患儿由于年龄、身体障碍的部位、肌张力的大小与分布、智力障碍的程度、缺陷的种类与性质、家庭状况等条件不同，其障碍程度和临床症状差异很大。确切地把握障碍特点和充分地理解脑瘫是中枢神经系统成熟与发育过程的障碍是非常重要的。

　　由于上述原因，评价脑瘫患儿仅靠一个综合的评价表是难以概括的，为此 Levitt 提出以下六项评价内容：①姿势（含肌张力）、移动和随意运动；②感觉（视觉、听觉、触觉、本体感觉）、平衡觉及知觉的发育程度；③发音、言语及其它交流手段；④认知；⑤日常生活活动能力；⑥情绪与社会性问题。

　　本节将重点讲述神经反射发育、运动发育、Vojta 姿势反应、日常生活活动能力等评价方法。肌张力和感觉检查方法分别见第七章、第十二章。

一、神经反射发育的评价

　　神经反射发育分成四个阶段，即脊髓水平、脑干水平 1、脑干水平 2（中脑）、脑皮质水平。一般而言，0~2 个月为脊髓水平阶段，脑干水平的神经反射在 4~6 个月出现或发育，中脑水平的神经反射在出生以后会出现初期的表现形式，10~12 个月发育达到成熟的水平。皮质水平的反射发育标志着平衡反应发育成熟，人类进化到两足动物的阶段。只有在这种水平上的反射呈阳性时，才可能出现高水平的、复杂的运动功能。神经反射发育的评价结果记录于表 38-2 中。

二、运动发育的评价

（一）粗大运动发育的评价（表 38-3）

（二）上、下肢运动月龄的评价

　　运动月龄评价（motor age test，MAT）是以 72 个月内正常婴幼儿的运动功能发育水平为标准，与患儿的运动功能进行比较的评价方法，用运动商（motor quotient，MQ）来表示。运动商的计算公式如下：

$$MQ= MA/CA \times 100\%$$

　　其中，MA 为实际测得的运动月龄（motor age，MA），CA 为实际月龄（chronological age，CA）。此项评价可以了解患儿运动月龄的客观阶段，实际测得的运动月龄与月龄水平之比。如患儿实际月龄（CA）10 个月，但实际测得的运动月龄（MA）仅有 7 个月，则 MQ 为 70%，说明患儿运动发育迟缓，仅达到 7 个月的运动发育水平，即实际运动发育月龄仅相当于同龄儿的 70%。

　　上、下肢运动月龄的评价见表 38-4 和表 38-5。每一个实际月龄中均有具体的运动月龄动作，如下肢运动月龄评价中，4 个月的运动月龄是由两项动作组成的。每一个动作代表 2 个月的运动月龄，在记录栏中以 "2" 表示。每完成一项累加 2 个月。再如实际月龄 10 个月一栏中是在 7 月运动月龄的基础上，再加三个运动项目，评价表中相对应的是 1、1、1，表明每完成一项动作可以加 1 个月，如三项均完成，可在前一月龄 7 个月的基础上加 3 个月，则实际测得的运动月龄为 10 个月；如果仅完成一项，则运动月龄为 7+1=8 个月。 评价

表 38-2 反射发育评价记录表

姓名		性别		出生日期（年龄）				病案号	

科室		病房 / 床				临床诊断			

反射		年　月　日		年　月　日		年　月　日	
		阴性	阳性	阴性	阳性	阴性	阳性
脊髓水平	屈肌收缩反射						
	伸肌伸张反射						
	交叉伸展反射①						
	交叉伸展反射②						
脑干水平1	非对称性紧张性颈反射						
	对称性紧张性颈反射						
	紧张性迷路反射仰卧位						
	紧张性迷路反射俯卧位						
	联合反应						
	阳性支持反射						
	阴性支持反射						
脑干水平2	颈部调整反应						
	躯干旋转调整反应						
	头部迷路性调整反应①						
	头部迷路性调整反应②						
	头部迷路性调整反应③						
	视觉调整反应①						
	视觉调整反应②						
	视觉调整反应③						
	两栖动物反应						
主动运动反射反应	莫勒反射						
	兰道反射						
	保护性伸肌伸张反应						
脑皮质水平反应	俯卧位倾斜反应						
	仰卧位倾斜反应						
	膝手位反应						
	坐位平衡反应						
	跪位平衡反应						
	迈步反应						
	足背屈反应						
	压扳反应						

检查者＿＿＿＿＿＿＿＿　　　　检查日期＿＿＿＿＿＿＿＿

表 38-3　粗大运动发育检查记录表

姓名		性别		出生日期（年龄）		病案号	
科室		病房 / 床			临床诊断		

发育水平及检查项目	月	日	月	日	月	日
0~2 个月						
1. 俯卧位：头转动						
2. 竖颈反射出现						
3. 直立位：头摇摇晃晃地保持垂直						
4. 直立位：阴性支持反应阳性						
5. 俯卧位：迷路性调整反应阳性						
6. 俯卧位：视觉性调整反应阳性						
7. 俯卧位：头从地面抬起在 45° 维持						
8. 仰卧位：交替踢脚						
3~5 个月						
9. 莫勒反应阳性						
10. 俯卧位：用前臂支撑，头和胸与地面成 90°						
11. 直立位：可用双足支撑一部分体重						
12. 俯卧位：上肢伸直支撑						
13. 牵拉上肢至坐位，头不向后仰						
14. 可以独立维持坐位						
15. 俯卧位：可以翻身						
16. 俯卧位：紧张性迷路反射阳性						
17. 仰卧位：紧张性迷路反射阳性						
18. 俯卧位：对称性紧张性颈反射阳性						
19. 俯卧位：非对称性紧张性颈反射阳性						
6~8 个月						
20. 坐位：脊柱可以伸展						
21. 直立：下肢伸展，基本可以支撑体重						
22. 可以维持 5 秒钟独立坐位						
23. 仰卧位：自发地抬头						
24. 颈调整反射阳性						
25. 开始完成身体对身体的调整反应						
26. 仰卧位：迷路性调整反应阳性						
27. 仰卧位：视觉性调整反应阳性						

第四篇　临床康复

发育水平及检查项目	月	日	月	日	月	日
28. 俯卧位：兰道反射阳性						
29. 坐位：前方的保护性伸展反应阳性						
30. 上肢保护性伸展（降落伞反应）反应阳性						
31. 俯卧位与仰卧位：平衡反应阳性						
32. 坐位：向一侧倾斜时出现迷路性调整反应阳性						
33. 坐位：向一侧倾斜时出现视觉性调整反应阳性						
34. 仰卧位：向俯卧位翻身						
35. 俯卧位：侧向转动						
36. 俯卧位：膝手爬行						
37. 坐位：侧方保护性伸展反应阳性						
38. 立位：身体上、下运动						
39. 60 秒独立维持坐位						
40. 俯卧或坐位：变换成膝手卧位姿势						
41. 膝手卧位：平衡反应阳性						
42. 坐位：在辅助下站起						
43. 膝手卧位或俯卧位：变换为坐位						
44. 立位：抬起一条腿						
9~11 个月						
45. 膝手卧位：膝手位移动						
46. 坐位：后方的保护性伸展反应						
47. 维持稳定的独立坐位 10 分钟						
48. 坐位：抓着家具站起						
49. 立位：独立完成从立位到地面的坐位						
50. 立位：抓着家具步行						
51. 牵拉一只手步行						
52. 坐位平衡反应阳性						
53. 独立站立						
12~15 个月						
54. 独立步行						
55. 爬上台阶						
56. 立位：投球						
57. 步行：起步、停止、转弯						

续表

发育水平及检查项目	月 日	月 日	月 日
58. 仰卧位：独立完成起坐、站立			
59. 后退步行			
16~19 个月			
60. 笨拙地跑步			
61. 横向步行			
62. 单手扶着上台阶			
63. 爬下台阶			
64. 立位：自己坐到小椅子上			
65. 总想爬上大人用的椅子			
66. 立位：有辅助的情况下取单脚平衡			
67. 平衡反应阳性			
20~23 个月			
68. 单手扶着下台阶			
69. 蹲着玩，再站起来			
70. 跳			
24~27 个月			
71. 独立上、下台阶			
72. 在平衡木上站立，做迈步动作			
73. 踢球			
74. 从最下一层台阶上跳下			
28~31 个月			
75. 用足尖走路			
76. 投球 2~3 米远（伸直上肢）			
77. 在平衡木上走几米			
78. 仰卧位：像大人一样直着坐起来			
32~35 个月			
79. 利用脚蹬子骑三轮车			
80. 两脚交替上台阶			
81. 单腿站立取平衡			
82. 足跟 – 足趾步行			
83. 双上肢交替摆动步行			
84. 跑			

检查者签名 _____

第四篇 临床康复

表 38-4　上肢运动月龄检查记录表

姓名		性别		出生日期（月龄）				病案号	
科室		病房 / 床				临床诊断			
月龄（CA）	检查项目	实际测得运动发育月龄（MA）							
		月	日	月	日	月	日		
		（－）	（＋）*	（－）	（＋）	（－）	（＋）		
4 月	握拨浪鼓（摇响）	4	4	4	4	4	4		
7 月	握 2.5cm 木块（任意状态）	1	1	1	1	1	1		
	使用拇指	1	1	1	1	1	1		
	将 2.5cm 木块放于另一手中	1	1	1	1	1	1		
10 月	将直径 0.6cm 串珠用拇指与另一指捏起	3	3	3	3	3	3		
12 月	将串珠捏起放于 5cm 直径的瓶中	1	1	1	1	1	1		
	叠起 2 个 3.7cm 木块	1	1	1	1	1	1		
18 月	叠起 3 个木块	6	6	6	6	6	6		
21 月	叠起 5 个木块	3	3	3	3	3	3		
24 月	叠起 6 个木块	1	1	1	1	1	1		
	翻书页（6 页中翻 4 页）	1	1	1	1	1	1		
	穿 1.2cm 直径的串珠	1	1	1	1	1	1		
30 月	叠起 8 个 3.7cm 木块	3	3	3	3	3	3		
	能抓住蜡笔胡乱地写	3	3	3	3	3	3		
36 月	叠起 9 个 3.7cm 木块	3	3	3	3	3	3		
	捏起串珠放入 5cm 直径的瓶中：10 个 30 秒	3	3	3	3	3	3		
48 月	动作同上，10 个 25 秒	3	3	3	3	3	3		
	用笔画圈圈	3	3	3	3	3	3		
	依次用拇指或其他手指按三角形排列的电钮（健手 9 个，10 秒内）	1.5	1.5	1.5	1.5	1.5	1.5		
	同上，患手 8 个（10 秒内）	1.5	1.5	1.5	1.5	1.5	1.5		
	将 45 根木钉在 180 秒内插入木钉盘	3	3	3	3	3	3		
60 月	用铅笔画四边形	6	6	6	6	6	6		
	捏串珠放入直径 5cm 瓶中（10 个 20 秒）	6	6	6	6	6	6		

续表

月龄（CA）	检查项目	实际测得运动发育月龄（MA）					
		月	日	月	日	月	日
		（−）	（+）*	（−）	（+）	（−）	（+）
66月	缠线（20秒），线轴直径2.5cm，长3.7cm，线长180cm	0.6	0.6	0.6	0.6	0.6	0.6
	将45根木钉在140秒内插入木钉盘（木钉直径2cm，长4cm）	0.7	0.7	0.7	0.7	0.7	0.7
	在60秒内用镊子将5个木钉插入木钉盘（镊子长15cm）	0.7	0.7	0.7	0.7	0.7	0.7
	依次按三角形排列的电钮：健手10个（10秒）	0.7	0.7	0.7	0.7	0.7	0.7
	同上，患手9个（10秒）	0.7	0.7	0.7	0.7	0.7	0.7
	按一字排列的两个电钮10秒6个	0.7	0.7	0.7	0.7	0.7	0.7
	按垂直排列的两个电钮10秒6个	0.7	0.7	0.7	0.7	0.7	0.7
	拧螺丝，健手55秒	0.6	0.6	0.6	0.6	0.6	0.6
	同上，患手60秒	0.6	0.6	0.6	0.6	0.6	0.6
72月	用笔画五角星	0.6	0.6	0.6	0.6	0.6	0.6
	15秒内缠线180cm	0.6	0.6	0.6	0.6	0.6	0.6
	在35秒内用镊子插5根木钉	0.6	0.6	0.6	0.6	0.6	0.6
	130秒内插45根木钉	0.6	0.6	0.6	0.6	0.6	0.6
	依次按三角形排列的电钮：健手11个（10秒）	0.6	0.6	0.6	0.6	0.6	0.6
	同上，患手10个（10秒）	0.6	0.6	0.6	0.6	0.6	0.63
	按一字排列的两个电钮（10秒8个）	0.6	0.6	0.6	0.6	0.6	0.6
	按垂直排列的两个电钮（10秒7个）	0.6	0.6	0.6	0.6	0.6	0.6
	拧螺丝，健手50秒	0.6	0.6	0.6	0.6	0.6	0.6
	同上，患手55秒	0.6	0.6	0.6	0.6	0.6	0.6
结果	上肢运动月龄（MA）						
	实际月龄（CA）						
	上肢运动商（U.M.Q）						

注：*（−）表示不使用矫形器；（+）表示使用矫形器。

检查者签名＿＿＿＿＿＿

表 38-5 下肢运动月龄检查记录表

姓名		性别		出生日期（月龄）			病案号		
科室		病房 / 床			临床诊断				

月龄（CA）	检查项目	实际测得运动发育月龄（MA）					
		月　　日		月　　日		月　　日	
		（−）	（+）*	（−）	（+）	（−）	（+）
4 月	靠物坐位	2	2	2	2	2	2
	颈部竖起身体坐直，可以调整头的位置	2	2	2	2	2	2
7 月	坐位（不靠物持续 1 分钟）身体倾斜不得超过 45°	3	3	3	3	3	3
10 月	翻身（两侧）	1	1	1	1	1	1
	扶物站立（30 秒）	1	1	1	1	1	1
	爬行（1 分钟内 1.8m）	1	1	1	1	1	1
12 月	膝手位移动（15 秒内 1.8m）	1	1	1	1	1	1
	扶物站起，扶物原地站立	1	1	1	1	1	1
15 月	步行（6 步）可停住，然后再迈出脚重新开始步行	3	3	3	3	3	3
18 月	跑（15m 内不得跌倒）	1	1	1	1	1	1
	自己上下阶梯（方法不限）	1	1	1	1	1	1
	能坐带扶手的椅子	1	1	1	1	1	1
21 月	下台阶（方法不限）	1.5	1.5	1.5	1.5	1.5	1.5
	上台阶（两手或单手扶扶手）	1.5	1.5	1.5	1.5	1.5	1.5
24 月	连续快跑（15m 内不得跌倒）	1.5	1.5	1.5	1.5	1.5	1.5
	下台阶（双手或单手扶扶手，但不能用肘支撑）	1.5	1.5	1.5	1.5	1.5	1.5
30 月	双脚同时跳	6	6	6	6	6	6
36 月	双脚交替上下阶梯（无辅助上下 6 层阶梯）	3	3	3	3	3	3
	从台上往下跳，双足保持平衡（15cm 高度）	3	3	3	3	3	3
42 月	单腿站立（2 秒钟）	6	6	6	6	6	6
48 月	跑步跳远（30cm 以上，助跑 1.8m 两足同时落地并保持平衡）	3	3	3	3	3	3
	原地跳远（15cm 以上，并保持平衡）	3	3	3	3	3	3
54 月	单腿跳（前方 4 次）	6	6	6	6	6	6
60 月	交替单腿跳（3m）	2	2	2	2	2	2
	单腿站立（8 秒）	2	2	2	2	2	2
	在宽 2.5cm 的画线上行走 3m，足印踩在线上	2	2	2	2	2	2
72 月	从 30cm 台阶上向下跳（脚尖先着地，然后脚跟着地，保持平衡）	6	6	6	6	6	6
	闭眼单腿站立，两侧交换时不得睁眼	6	6	6	6	6	6
结果	下肢运动月龄（MA）						
	实际月龄（CA）						
	下肢运动商（L.M.Q）						

注：*（−）表示不使用矫形器；（+）表示使用矫形器。

检查者签名＿＿＿＿＿＿

表的使用方法是在注明评价日期后，根据检查结果在相应的位置画圈做好标记。将累加实际测得的运动月龄与患儿月龄共同套入运动商公式即可。

（三）米拉尼评价法（Milani-Comparetti）

米拉尼等人认为运动功能与神经反射之间有着相互影响的关系。因此，将它们组合在一起进行对照检查，评价会具有特殊的意义，于是制订了米拉尼运动发育评价表（表38-6）。评价表由上下两部分组成：上半部是1~24个月内小儿的运动发育情况，表中的图或文字与月份相对应，可显示小儿各项运动功能应出现的时间；下半部是1~24个月小儿的神经反射发育情况，表中的黑框部分显示小儿各项神经反射应出现和消失的时间。

表中有用罗马字标示的五条粗黑箭头线和用大写英文字母标示的13条细黑箭头线，分别说明运动与反射、反应之间的关系，具体内容说明如下。

1. 粗黑箭头线

Ⅰ. 抓握反射不消失，肘支撑运动不能出现。

Ⅱ. 非对称性紧张性颈反射不消失，躯干旋转调整反应不能出现。

Ⅲ. 莫勒反射不消失，上肢保护性伸展反应和平衡反应不能出现。

Ⅳ. 对称性紧张性颈反射不消失，爬行运动不能出现。

Ⅴ. 足趾抓握反射不消失，不能出现站立支撑动作。

2. 细黑箭头线

A. 躯干矢状面上的调整反应，抑制全身屈曲运动模式，易化伸展运动模式。如不及时出现就会影响小儿坐位运动发育。

B. 躯干旋转调整反应不出现，就会影响小儿身体的旋转和翻身运动。

C. 俯卧位的平衡反应不出现，就会影响小儿肘伸展、双手支撑运动。

D. 侧方的上肢保护性伸展反应不出现，就会影响小儿坐位的维持。

E. 对称性紧张性颈反射不消失，就会影响膝手卧位的运动发育。

F. 仰卧位和坐位平衡反应不出现，就不能掌握独立坐位。

G. 前方上肢保护性伸展反应不出现，膝手卧位平衡就难以维持。

H. 坐位平衡反应和膝手卧位平衡反应不出现，爬行运动就不能发育。

I. 后方上肢保护性伸展反应不出现，就不能完成躯干旋转扶物站起动作。

J. 膝手卧位的平衡反应和立位的平衡反应不充分，就不能完成独立步行。

K. 和 L. 立位平衡反应不出现，就不能掌握正确的步态。

M. 立位的平衡反应不充分，跑的运动功能就不能发育。

脑瘫患儿的康复治疗方案可根据以上关系予以制订。盲目训练对患儿的运动功能发育是极其不利的。

三、Vojta 姿势反应评价法

脑瘫患儿的康复应掌握"三早"的原则，即早期发现、早期诊断、早期治疗。虽然部分患儿家长在孩子出生后1~6个月时即能够发现其发育异常，但及时、系统地进行康复治疗的患儿为数极少。虽然此时对于患儿做出明确诊断可能具有一定困难，但只要排除需卧床静养的疾病外，无论病因及诊断如何，均应及时进行康复治疗。如重度紧张性手足徐动型脑瘫儿在出生后1~2个月时往往可见角弓反张姿势，若能及时使其维持全身屈曲姿势，即可在某种程度上改善其反张程度。对以屈肌张力增高，头向一侧倾斜或躯干前屈、头向后仰等不良姿势的

表 38-6 自发动作与诱发反应的相互关系（米拉尼评价表）

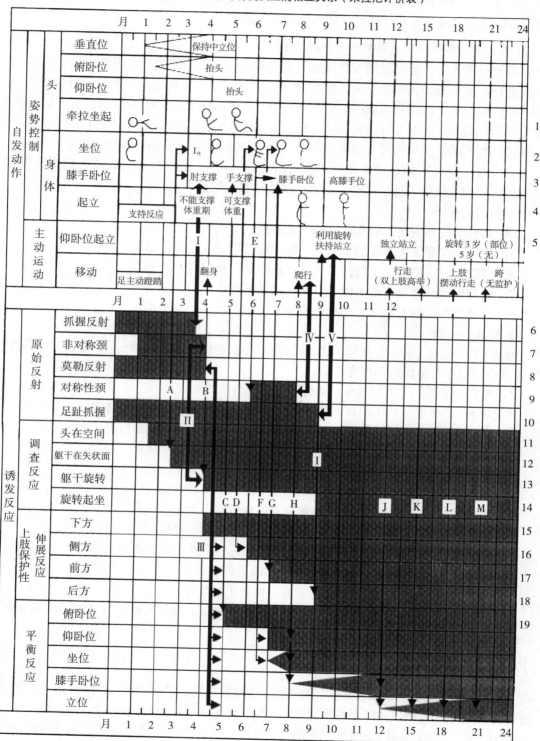

患儿如能及时进行正确的功能训练并在日常生活中予以注意,也可以收到理想的效果。

由此可见,早期发现和早期诊断脑瘫对于患儿的康复治疗具有积极的意义。Vojta 姿势反应评价方法通过高度概括的 7 项姿势反应的检查对 1 周 ~14 个月婴幼儿的神经系统和运动发育进行跟踪性的检查,有助于早期发现脑瘫患儿在神经反射及发育方面的异常。在 Vojta 姿势反应评价方法中还提出了早期诊断的标准,并为早期康复治疗指出了明确的方向。因此,该评价方法是当前所见到的落实"三早"原则的最具体的措施。目前虽然对于 1 岁以内诊断不明确的患儿进行早期治疗持有不同的观点,但笔者认为,当发现小儿神经、运动发育弛缓或出现异常时,即使被筛选出来的小儿不能诊断为脑瘫,由于所采用的运动方案与小儿的正常发育相吻合,故对促进小儿的生长发育有利而无害。Vojta 评价法在落实"三早"原则、缓解脑瘫的障碍程度、促进小儿正常生长发育等方面都发挥着及其重要的作用。为此,将 Vojta 评价法介绍如下。

(一)Vojta 反应

【检查方法】 将小儿置于直立位。治疗师用两手支撑小儿躯干迅速提起并向侧方倾斜于水平位(先使上侧手指伸开)。

【正常反应】

1. 1~10 周 两上肢呈 moro 样运动,伸展、外展,以上侧上肢为著。上侧下肢髋、膝关节屈曲,踝关节背屈、内翻;下侧下肢伸展,踝关节背屈、外翻,足趾屈曲(图 38-2a)。

2. 11 周 ~4 个月 上肢 moro 样运动减少,伸展、外展,手指分开;下肢屈曲(图 38-2b)。

3. 4~7 个月 四肢屈曲,手指伸展,踝背屈、外翻,足趾屈曲(图 38-2c)。

4. 7~9 个月 上肢屈曲然后伸展,下肢髋关节屈曲,膝关节屈曲较小使下肢呈前伸状态,踝关节背屈,足趾中立位(图 38-2d)。

5. 9~14 个月 上侧上下肢外展、伸展,踝背屈(图 38-2e)。

【异常反应】

1. 上肢痉挛性屈曲,手握拳,肩回缩(图 38-3a)。

2. 上侧上肢肘关节痉挛性伸展,有时伴有握拳(图 38-3b)。

3. 上侧上肢肩后撤,肘屈曲,手指张开(图 38-3c)。

4. 上侧上肢内旋、伸展(图 38-3d)。

5. 上侧下肢屈曲弛缓。

6. 躯干肌张力低下(图 38-3e)。

7. 各相反应均晚于发育月龄。

(二)拉起反应

【检查方法】 将小儿置于仰卧位,头呈中立位。检查者以拇指伸入小儿手掌,其余 4 指掌握腕部(注意不要触碰手背),将小儿从床上缓慢拉起成 45°。

【正常反应】 根据出生后时期的不同,具有 5 种不同反应。

1. 1~6 周 头后仰,两下肢呈静止的半屈曲、轻度外展位,全身处于无反应状态(图 38-4a)。

2. 7 周 ~6 个月 躯干屈曲,头颈位于上部躯干延长线上,两下肢稍向腹部屈曲。6 个月时,头颈前屈,下颌可抵胸,下肢屈曲,大腿可抵腹(图 38-4b、c)。

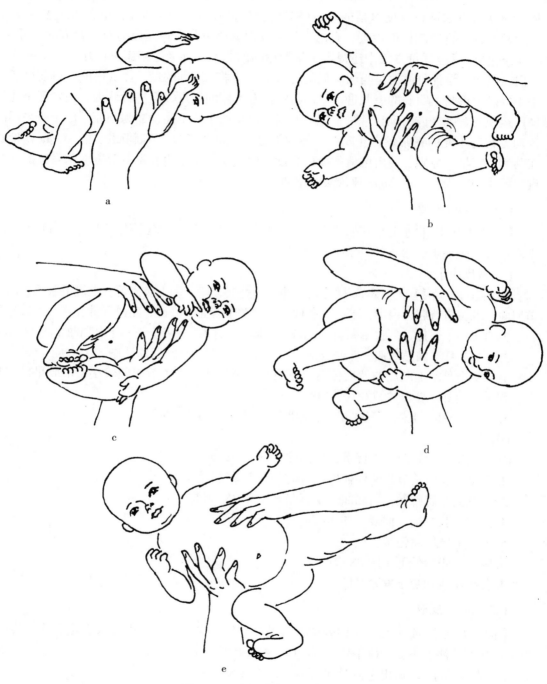

图 38-2　Vojta 反应的正常发育
a. 0~10 周　b. 13 周　c. 4~7 个月
d. 7~9 个月　e. 9~14 个月

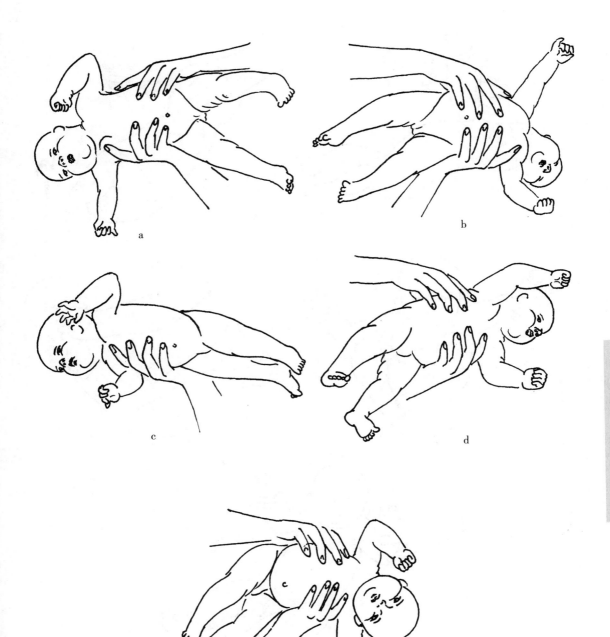

图 38-3　Vojta 反应的异常表现（a~e）

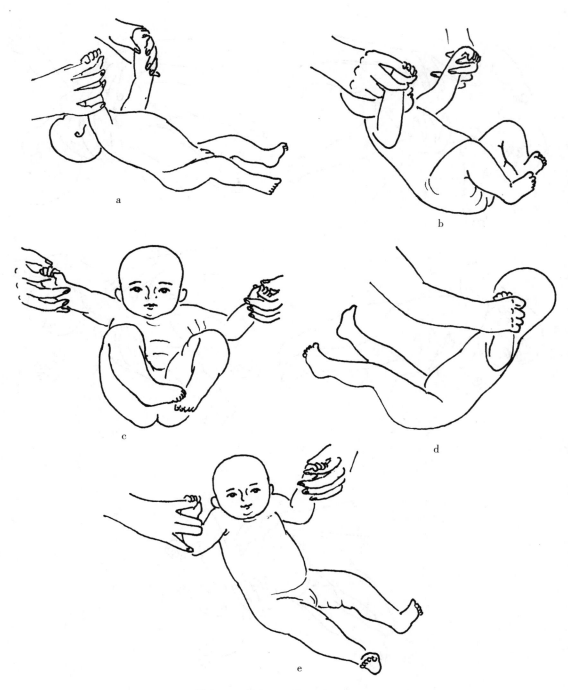

图 38-4 拉起反应的正常发育
a. 4 周 b. 3 个月 c.6 个月 d. 7~9 个月 e. 9~14 个月

3. 7~9 个月 头、躯干、下肢屈曲缓解，膝关节呈半伸展位，重心向臀部转移，用坐骨结节支撑体重。上肢屈曲，用力将头抬高。利用下肢伸展调整身体的平衡（图 38-4d）。

4. 9~14 个月 躯干屈曲的中心点为腰骶部，下肢外展，膝伸展。上肢用力主动拉起，逐渐达到用足跟支撑（图 38-4e）。

【异常反应】 异常反应是指除正常反应以外的、刻板的反应，或较正常反应有 3 个月以上的延迟。拉起反应较常见的异常反应如下（图 38-5）。

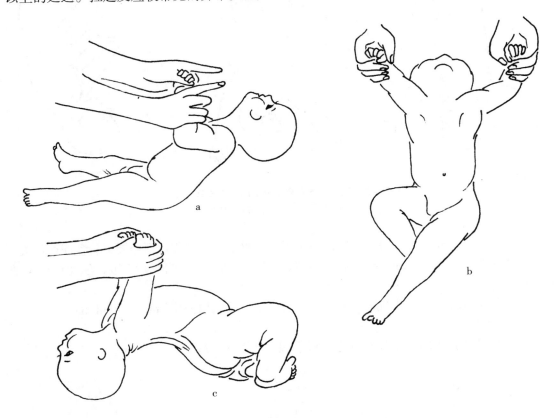

图 38-5 拉起反应的异常表现（a ~ c）

1. 头后仰，下肢屈曲、外展（图 38-5a）。
2. 一侧或两侧下肢内收、内旋，踝关节跖屈呈剪刀样改变（图 38-5b）。
3. 临床表现晚于实际月龄。
4. 头与下肢反应不在同一月龄段。
5. 躯干角弓反张（图 38-5c）。

（三）Peiber 倒立悬垂反应

【检查方法】 将 5 个月以前的小儿置于仰卧位，5 个月以后的小儿置于俯卧位。检查者将小儿手指伸开，再用手握住小儿双膝，急速倒立提起。

【正常反应】

1. 1~6 周 6 周的婴儿双上肢呈拥抱状；6 周以后手指伸展，双上肢外展，颈部伸展，骨盆屈曲（图 38-6a）。

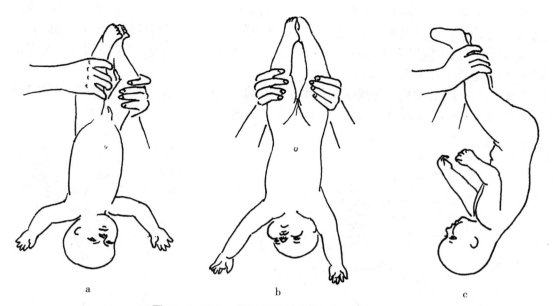

图 38-6 Peiber 倒立悬垂反应的正常发育（a~c）
a. 4 周　b. 7~9 个月　c. 大于 9 个月

2. 4~6 个月　双上肢伸展、后伸，手指张开，躯干于胸腰移行部伸展，骨盆屈曲消失。

3. 7~9 个月　双手指张开，双上肢伸展、上举，躯干于腰骶移行部对称性伸展（图 38-6b）。

4. 9 个月　以后双上肢伸展、上举，头与躯干主动向屈曲位抬起（图 38-6c）。

【异常反应】

1. 上肢伸肌张力增高呈伸直状态，双手握拳（图 38-7a）。

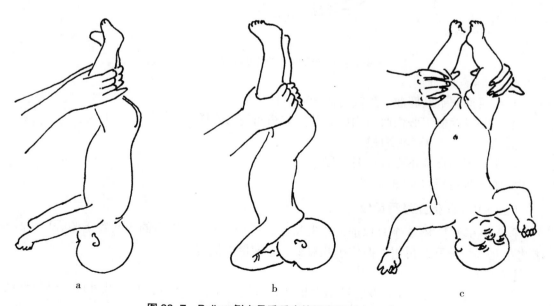

图 38-7 Peiber 倒立悬垂反应的异常表现（a~c）

2. 躯干角弓反张（图 38-7b）。

3. 颈部不能伸展。

4. 一侧或两侧上肢屈曲。

5. 头部与躯干呈非对称性姿势（图 38-7c）。

6. 所出现的反应均晚于发育月龄。

（四）Collis 倒立垂直反应

【检查方法】 将小儿置于仰卧位，使小儿头部向着检查者，检查者握住小儿一侧大腿迅速提起。

【正常反应】

1. 1 周~7 个月 自由侧下肢髋、膝、踝各关节均呈屈曲位（图 38-8a）。

2. 大于 7 个月 自由侧下肢髋关节屈曲，膝关节伸展（图 38-8b）。

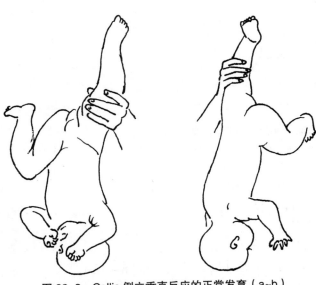

图 38-8 Collis 倒立垂直反应的正常发育（a~b）
a. 1 周~7 个月 　 b. 大于 9 个月

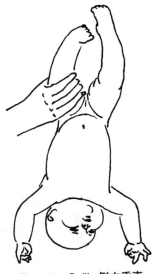

图 38-9 Collis 倒立垂直
反应的异常表现

【异常反应】

1. 自由侧下肢伸展，足跖屈（图 38-9）。

2. 自由侧下肢伸展倾向，即先伸展后屈曲。新生儿至 2 个月的婴儿下肢伸展后迅速屈曲为正常，屈曲缓慢为异常。

（五）Collis 水平反应

【检查方法】 将小儿置于侧卧位，检查者握住一侧上、下肢，当感觉到小儿上、下肢向躯干收缩时再将其从床上水平提起，注意先张开手指。

【正常反应】

1. 0~6 周 上肢 moro 样运动，下肢轻度屈曲（图 38-10a）。

2. 7 周~4 个月 上肢自然屈曲，下肢可进行正常的屈伸运动。

3. 4~6 个月 上肢旋前向床面做支撑动作，下肢维持屈曲位（图 38-10b）。

4. 6~12 个月 下肢出现外展运动，向床面做支撑动作（图 38-10c）。

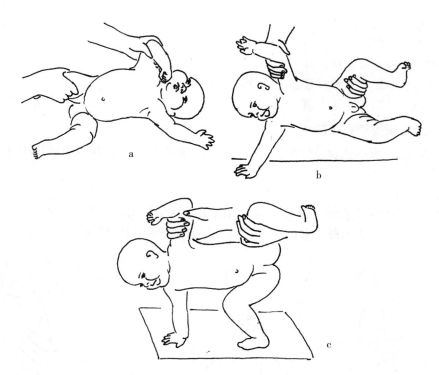

图 38-10 Collis 水平反应的正常发育（a~c）

a. 0~6 周　　b. 4~6 个月　　c. 9 个月

【异常反应】

1. 下方的下肢伸展，踝关节跖屈（图 38-11a）。

2. 下方的上肢伸展，握拳（图 38-11b）。

3. 下方手、足不规则运动（图 38-11c）。

4. 下方足趾缓慢地屈伸，伸展时足内翻，足趾伸展、外展（图 38-11d）。

5. 下方的手握拳，肩后掣，肘屈曲（图 38-11e）。

（六）Landau 反应

【检查方法】 以手掌支撑小儿腹部，水平托起维持于俯卧位。

【正常反应】 根据出生后时期不同，小儿具有 4 种反应。

1. 1~6 周　头部下垂、四肢、躯干呈迟缓状态的屈曲位（图 38-12a）。

2. 7 周 ~3 个月　头颈对称性伸展，躯干与四肢轻度屈曲（图 38-12b）。

3. 6 个月　头颈对称性伸展，躯干在胸腰移行部伸展，下肢轻度外展，屈曲成直角，上肢保持自然放松（4、5、6 个月上、中、下胸椎伸展，7、8 个月下肢屈曲近 90°，8 个月以后下肢伸展）（图 38-12c）。

4. 8 个月　下肢可以柔软地维持在伸展位，上肢自然下垂。即使被动地将其头部屈曲仍能维持以上姿势（图 38-12d）。

【异常反应】

1. 头部向一侧偏歪，躯干侧弯，上肢姿势不对称（图 38-13a）。

2. 头部上仰，下肢伸展呈角弓反张姿势（图 38-13b）。

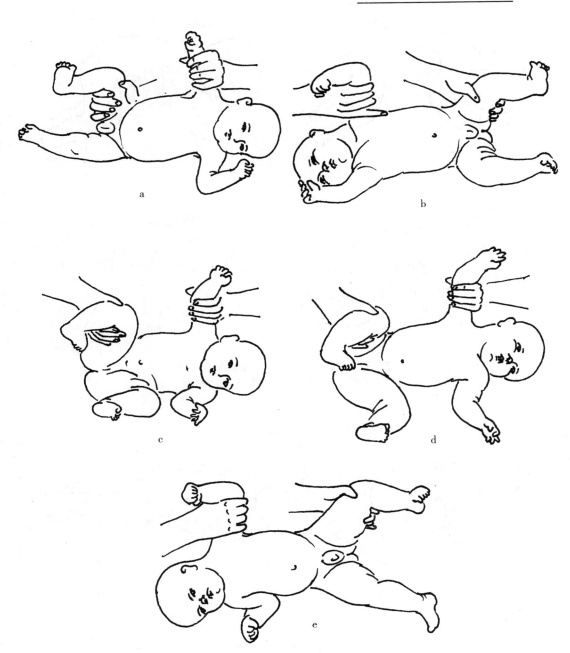

图 38-11　Collis 水平反应的异常表现（a~e）

第四篇　临床康复

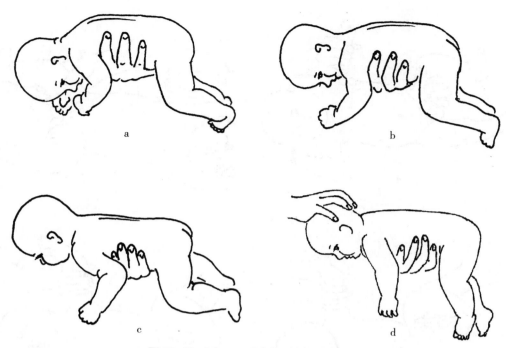

图 38-12　Landau 反应的正常发育（a~d）

a. 1~6 周　b. 7~12 周　c. 6 个月　d. 8 个月

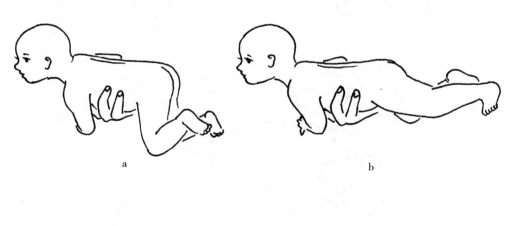

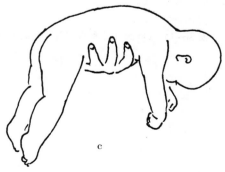

图 38-13　Landau 反应的异常表现（a~c）

3. 头部下垂，躯干肌张力低下，下肢伸展，上肢后掣。

4. 上肢前伸，双手握拳。下肢伸展，头部下垂（图 38-13c）。

（七）立位悬垂反应（axillare）

【检查方法】 将小儿置于垂直位。检查者在小儿背后用两手支撑腋下将小儿垂直提起。注意不要碰触小儿背部。

【正常反应】

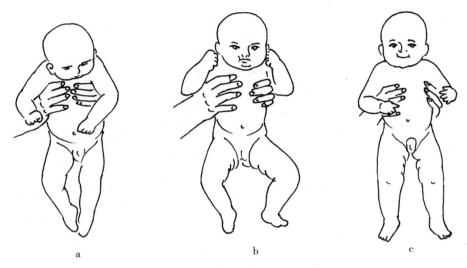

图 38-14 立位悬垂反应的正常发育（a~c）
a. 1 周 ~3 个月 b. 3~7 个月 c. 大于 8 个月

1. 1 周 ~3 个月 双下肢无反应呈屈曲位（图 38-14a）。

2. 3~7 个月 双下肢主动向腹部屈曲出现联带运动模式（图 38-14b）。

3. 大于 8 个月 双下肢自然下垂呈伸展位，即使前后摆动 30°~40° 也能维持以上姿势不变（图 38-14c）。

【异常反应】

1. 下肢伸展、内收、内旋，踝关节跖屈（图 38-15a）。

2. 做前后摆动时，双侧或一侧下肢摆动的幅度明显增大，为小脑功能障碍的特征（图 38-15b）。

四、日常生活活动能力评价

日常生活活动能力的评价采用中国康复研究中心脑瘫患儿日常生活活动能力评价记录表（表 38-7）。

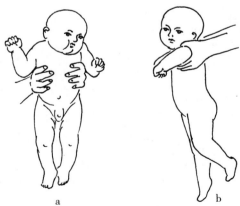

图 38-15 立位悬垂反应的异常表现（a~b）

表 38-7 中国康复研究中心脑瘫患儿日常生活活动能力（ADL）评分标准

姓名		性别		年龄		病案号	
科室		病房 / 床			临床诊断		

动作		得分					动作		得分				
		月 日	月 日	月 日	月 日	月 日			月 日	月 日	月 日	月 日	月 日
一、个人卫生动作							四、排便动作						
1	洗脸、洗手						1	能控制大小便					
2	刷牙						2	小便自我处理					
3	梳头						3	大便自我处理					
4	使用手绢						五、器具使用						
5	洗脚						1	电器插销使用					
二、进食动作							2	电器开关使用					
1	奶瓶吸吮						3	开、关水龙头					
2	用手进食						4	剪刀的使用					
3	用吸管吸引						六、认识交流动作						
4	用勺叉进食						（七岁后）						
5	端碗						1	书写					
6	用茶杯饮水						2	与人交谈					
7	水果剥皮						3	翻书页					
三、更衣动作							4	注意力集中					
1	脱上衣						（七岁前）						
2	脱裤子						1	大小便会示意					
3	穿上衣						2	会招手打招呼					
4	穿裤子						3	能简单回答问题					
5	穿、脱袜子						4	能表达意愿					
6	穿、脱鞋												
7	系鞋带、扣子、拉锁												

动 作	得 分					动 作	得 分				
	月 日	月 日	月 日	月 日	月 日		月 日	月 日	月 日	月 日	月 日
七、床上运动						6 蹲起					
1 翻身						7 能上、下台阶					
2 仰卧位⇆坐位						8 独行 5m 以上					
3 坐位⇆膝立位						**总 分**					
						检查者签名					
4 独立坐位											
5 爬											
6 物品料理											

评分标准：满分 100 分 50 项

能独立完成	每项 2 分
能独立完成，但时间长	每项 1.5 分
能完成，但需辅助	每项 1 分
两项中完成一项或即使辅助也很困难	每项 1 分
不能完成	每项 0 分
轻度障碍	≥ 75 分
中度障碍	50~74 分
重度障碍	0~49 分

八、移位动作

动 作	得 分				
1 床⇆轮椅或步行器					
2 轮椅⇆椅子或便器					
3 操作手闸					
4 乘轮椅开、关门					
5 驱动轮椅前进					
6 驱动轮椅后退					

九、步行动作（包括辅助具）

动 作	得 分				
1 扶站					
2 扶物或扶步行器行走					
3 独站					
4 单脚站					
5 独行 5m					

第四篇 临床康复

第三节 运动疗法

一、常用的脑瘫治疗技术及其应用

促进或易化正常的运动发育过程，最大限度地提高日常生活活动能力是脑瘫患儿的康复目标。康复治疗以各种神经发育治疗技术为主要手段。现对影响较大且常用的神经发育学治疗技术简述如下。

（一）Bobath 疗法

Bobath 认为运动功能的整合中枢包括脊髓、脑干、中脑、大脑皮质四个水平，下位中枢受上位中枢控制。脑瘫患儿除运动发育迟缓外，由于上位中枢丧失了对下位中枢的抑制作用而出现各种脱抑制或释放症状，如原始反射的亢进、异常姿势和运动模式，进而干扰了小儿的正常运动发育。因此，脑瘫患儿与正常小儿相比，不仅具有诸多方面的发育迟缓，而且还伴随着异常的发育。在对脑瘫患儿进行治疗时，不仅仅要促进正常的运动发育，还应注意防止出现或抑制已经出现的异常动作模式。

Bobath 疗法是通过抑制异常的姿势反射、肌张力及运动模式，易化各种正常的姿势反射、平衡反应，以建立和强化正常的姿势和运动。训练中，强调按照正常的运动发育顺序进行训练（如抬头→翻身→爬→坐→跪→站→行走）。

（二）引导式教育

引导式教育又称 Peto 疗法，由匈牙利教授 Peto 创立。Peto 提出一位患儿所需要的各种训练治疗（粗大运动、感觉运动及日常生活活动技能）和特殊教育应由一人（称为引导者）全面、统一负责并实施。引导者将障碍水平相似的患儿放在一起，以小组的形式进行训练。训练中，引导者将指令编成有节律的语言，如："抬起胳膊，抬高！抬高 !1!2!3!"带领患儿一边做动作一边说，然后由患儿自己一边做动作一边说。通过这种有意向的行为控制，逐渐形成和建立自动的和下意识的运动行为。

（三）Vojta 疗法

Vojta 疗法主要是通过压迫刺激脑瘫患儿身体的特定部位（诱发带），诱导患儿产生翻身和匍匐爬行两种反射性运动的方法。通过对诱发带不断进行压迫刺激，使上述反射性运动模式反复出现，达到抑制异常反射和运动，促进正常反射和运动，并最终使这些反射运动变成为主动运动的治疗目的。

（四）感觉整合疗法

该疗法运用有计划的和有控制的感觉输入，诱发出特定的适应性反应，建立多种感觉输入、运动输出和感觉反馈三者间的协调活动。感觉整合训练是将感觉、知觉、运动以及运动的协调性整合在一起进行综合训练的方法。

（五）Rood 疗法

Rood 疗法强调肌张力的正常化和正常的肌肉活动。该法通过特殊的感觉刺激，易化正常的感觉运动控制。治疗中的所有活动都必须有目的，即为了诱发有意识控制的动作，所采用的刺激均应有目的性，使主动肌、拮抗肌、协同肌等反射性地按正常顺序进行活动。通过反复地进行感觉运动训练，建立、加强和巩固正常的运动模式。

脑瘫的姿势和运动异常有三个特点：未熟性（发育障碍）、异常性（原始反射释放）、紊乱性（神经交互抑制障碍）。在训练中，治疗师应充分考虑以上特点，掌握治疗原则，根据患儿的不同情况确定康复目标，设计训练计划。制订治疗方案时，应根据患儿存在的具体问题或障碍、各种疗法的特点以及患儿的反应，灵活地选择各种治疗技术以期达到最佳的治疗效果。

二、治疗原则

• 抑制和易化训练相结合　训练中应根据患儿的具体情况适时采用抑制和易化技术，在抑制异常姿势和运动模式的基础上采用易化技术以促进和建立正常的姿势和运动模式。

• 重视患儿神经反射的发育　正常的反射发育是运动发育的基础。治疗师在患儿活动的过程中应抑制其原始反射，诱发出正常的反射，为建立正常的反应及正常的运动发育打下基础。

• 根据神经发育学的顺序及规律促进运动发育　即按照头→尾、近端→远端、内侧→外侧，抬头→翻身→爬→坐→跪→站→走的发育顺序进行。

• 根据患儿个体情况制订治疗方案　脑瘫患儿的症状是非常复杂的，如上所述，因其年龄、障碍部位、肌张力、认知功能水平、神经反射发育水平、运动异常状态和家庭、社会背景不同，在临床中的表现差异较大。治疗师要从中枢神经系统发育的角度，结合患儿的具体情况设计治疗方案。

• 重视母亲的作用　脑瘫患儿的康复训练是一个长期的过程。在此期间，患儿的母亲必须和治疗师紧密配合，并在治疗师的指导下进行家庭训练，对患儿的各种障碍进行全天管理，使康复训练具有连续性，从而巩固训练效果。

三、治疗方法

本节从对患儿神经反射发育的评价及其与运动发育的关系入手，找出患儿问题的本质，并结合具体情况，设计训练方案旨在抑制原始反射和异常运动模式，并诱发出正常反应与运动功能。在训练中不是消极地使用反射性抑制体位，而是以反射性主动运动模式抑制不良姿势和异常的运动模式。重点掌握基本动作，并与全天日常生活活动密切结合。严重的患儿可以适当地使用矫形器。合理使用以上措施可以有效地缓解、改善患儿的症状。

（一）姿势矫正

虽然在脑瘫治疗中，大量临床实践证明单纯静态的姿势控制对促进运动功能发育无效，但是脑瘫患儿的治疗也决不是仅仅依靠几个小时的训练就可以取得良好效果的。在日常生活中随时注意矫正异常姿势，保持正确体位是预防关节挛缩和畸形的重要手段。由于脑瘫类型较多，异常姿势的临床表现也各不相同。治疗师应根据患儿各关节的异常体位，设计出正确的姿势模式，借助于母亲、老师或利用专用器具落实到日常生活活动中去，以巩固运动训练的成果。现根据解剖部位将脑瘫患儿常见的异常姿势归纳如下（见表38-8）。

表 38-8　脑瘫儿常见异常姿势

解剖部位	常见异常姿势
头	屈曲、伸展、侧屈
躯干	过伸展（角弓反张）、屈曲、侧弯
肩关节	屈曲、内收、内旋
肘关节	屈曲
腕关节	掌屈、尺偏
手指	屈曲
髋关节	屈曲或伸展、内收、内旋（剪刀样改变）
膝关节	屈曲或过伸展
踝关节	跖屈、内翻、背屈、外翻

为了便于理解如何设计正常的姿势，现举例如下。

1. 伸肌张力增高的患儿

【异常姿势】 头伸展、侧屈；躯干过伸展（角弓反张）；肩关节内收、内旋；肘关节屈曲；腕关节掌屈、尺偏；手指屈曲；髋关节伸展、内收、内旋；膝关节伸展；踝关节跖屈、内翻（图 38-16）。

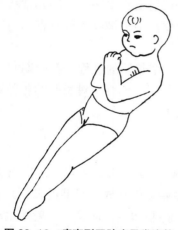 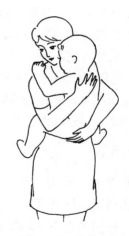

图 38-16　痉挛型四肢瘫异常姿势　　　图 38-17　矫正姿势的抱法

【矫正姿势】

（1）抱法　让患儿骑跨在母亲腰部，躯干略屈曲，趴在母亲怀里，双手搭在母亲的双肩上。控制患儿头在中立位，躯干略屈曲，肩关节外展外旋，肘关节伸展，髋关节屈曲外展，膝关节屈曲。因为这种抱法与患儿原有的异常姿势完全相反，所以是对患儿极为有利的反射性抑制体位（图 38-17）。

（2）仰卧位　将患儿置于布吊床上，玩具挂在上方。这种体位可以有效地将过伸展的躯干屈曲，伸展的髋、膝关节屈曲，跖屈内翻的踝关节背屈（图 38-18）。

（3）侧卧位　如患儿头向右侧屈，应呈右侧在下方的侧卧位，上方的下肢屈曲，置于方垫上，用布带予以固定。将玩具放在面部前方，诱发患儿上肢伸展（图 38-19）。

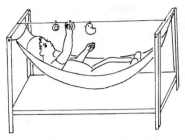

图 38-18 仰卧位矫正姿势

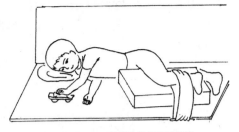

图 38-19 侧卧位矫正姿势

（4）坐位 使患儿髋关节、膝关节均呈屈曲位，全脚掌着地，治疗师用双手将其两腿分开，用前臂控制患儿，使其双肩内收，上肢伸展（图 38-20）。

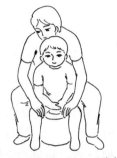

图 38-20 坐位矫正姿势

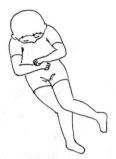

图 38-21 屈肌张力增高患儿的异常姿势

2. 屈肌张力增高的患儿

【异常姿势】 全身屈曲内收，头前屈；躯干屈曲；肩前突；肘屈曲；髋关节、膝关节屈曲、内收、内旋（图 38-21）。

【矫正姿势】

（1）抱法 母亲一手置于患儿两腿之间，另一手从患儿一侧腋下通过，固定另一侧肩关节。利用双手与母亲躯干形成的合力，矫正患儿的全身屈曲模式。髋关节、膝关节均呈伸展、外展姿势（图 38-22）。

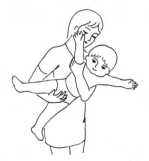

图 38-22 矫正屈肌张力增高
异常姿势的抱法

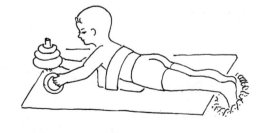

图 38-23 俯卧位矫正屈肌张力增高
异常姿势的方法

（2）俯卧位 患儿俯卧在治疗床上，胸部下方垫楔形垫或枕头，使屈曲的躯干呈伸展位；髋、膝关节呈伸展位；踝关节背屈；上肢伸展（图 38-23）。

（3）坐位　患儿呈长坐位，母亲在其身后用双手协助控制双膝关节，使患儿躯干伸展；膝关节伸展，双上肢伸展。也可以让患儿骑跨在滚筒上，达到外展髋关节和伸展膝关节的目的（图38-24）。

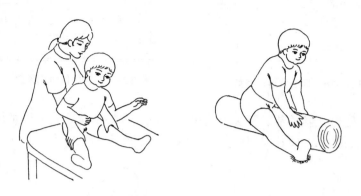

图38-24　坐位矫正屈肌张力增高异常姿势的方法

（二）促进正常运动发育的基本动作训练

根据患儿的发育水平，治疗师通过手法，抑制应该消失的原始反射和异常的运动模式，易化应该出现的反射及运动模式，是治疗脑瘫的唯一有效的方法。治疗中常用的抑制与易化技术是互为因果、相辅相成的。原始反射不被有效地抑制，高级的反射就不可能出现，运动功能将因失去神经反射的支持而停止发育。原始反射的抑制又有赖于易化技术对反射性运动模式的诱发。因此，易化与抑制技术在治疗中不可截然分开，而科学合理的组合是取得良好疗效的关键。以下结合神经反射与运动功能的发育顺序举例说明基本动作的训练方法。

1. 头的控制训练　头的控制是患儿维持坐位和进行各项运动的基础。正常婴儿神经反射发育在1~2个月时，俯卧位的迷路性调整反应和视觉性调整反应即为阳性。此时小儿可在俯卧位的状态下抬头并维持在45°。如患儿以上两种反应呈阴性，应对其进行俯卧位视觉调整反应易化训练：治疗师或母亲仰卧在床上，患儿在其身上呈俯卧位，治疗师或母亲用双手控制患儿胸部诱发其做抬头动作；也可以将患儿放在床上呈俯卧位，利用玩具、奶瓶等物品诱发抬头动作。对障碍严重的患儿，可在胸部下方摆放楔型垫，并在脊柱两侧施以刺激手法（图38-25）。

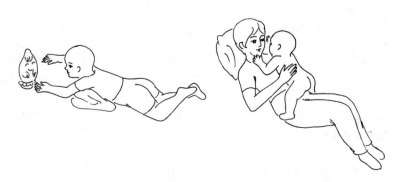

图38-25　俯卧位视觉调整反应易化训练

当小儿发育到 3、4 个月时，头部可获得较好的控制，否则应对其进行头部控制训练。治疗师辅助患儿利用颈部和躯干的屈肌完成从仰卧位坐起的动作。治疗师呈跪位，用双膝夹住患儿屈曲的下肢，双手握住其上肢诱发患儿出现头部前屈、下颚向胸骨靠近的坐起动作（图 38-26）。对手足徐动型等屈肌群启动困难的患儿，可使其躯干伸展，利用髋屈肌的力量坐起。对重度全身伸肌张力增高呈角弓反张的患儿，可以利用治疗师的手指刺激其胸大肌、腹直肌诱发屈肌模式或被动地将患儿控制在头部屈曲、肩胛骨外展位使屈肌群处于容易收缩的状态。本训练适用于各种类型的手足徐动型脑瘫以及伸肌模式与屈肌模式转换困难的患儿，不适用于痉挛型，特别是痉挛型四肢瘫以屈肌占优势的患儿。

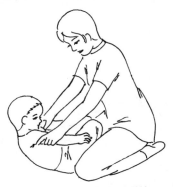

图 38-26　头部控制训练

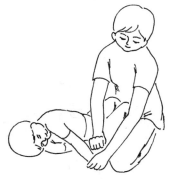

图 38-27　躯干旋转训练

2. 躯干旋转训练　腹外斜肌对于翻身、匍匐爬行以及维持坐位都具有重要意义。因此，通过躯干旋转提高对腹外斜肌的控制能力可以作为翻身、坐位练习的前期准备训练。现以向右侧旋转为例加以说明。患儿呈仰卧位，将右侧下肢在左侧下肢的上方交叉或将其双下肢屈曲呈膝立位。治疗师用膝关节予以固定，防止骨盆向右旋转。用右手将小儿的右上肢轻轻地按向内收位。左手握住患儿的左上肢，令患儿头向右侧转动的同时协助其完成躯干的屈曲与向右侧的旋转（图 38-27）。本训练是从头部的主动或被动前屈开始的躯干旋转的辅助主动运动，可有效地易化躯干旋转调整反应。训练中应注意动作的要点是在躯干前屈的同时进行旋转，对条件允许的患儿可以在此基础上进行坐起训练。要防止错误地变换为躯干侧屈的被动运动。

3. 腹支撑训练　本训练是为了获得头部的稳定和腰背肌控制能力的训练，也是患儿练习坐位前期的基本训练之一，对于全身屈肌模式向伸肌模式随意转换有困难、上肢运动功能障碍、肩胛骨内收功能低下以及不能脱离紧张性迷路反射影响的患儿都具有特殊的意义。训练可分为两个阶段。第一阶段为患儿取俯卧位，由于紧张性迷路反射的影响，其髋关节屈曲，骨盆上抬，肩胛骨外展，上肢屈曲，治疗师用手控制骨盆使髋关节伸展，双上肢伸展至背后，治疗师用手支撑患儿的上臂或肩部，使肩胛骨内收、躯干后伸，同时令患儿抬头并尽量后伸。此时治疗师可用指尖刺激双侧肩胛骨中间部位和骶棘肌以诱发腹支撑运动（图 38-28）。当以上动作能熟练掌握后，可进行第二阶

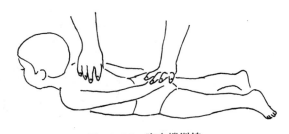

图 38-28　腹支撑训练

段的训练，本阶段的训练要点是头部与躯干的分离控制，即躯干在保持上翘的同时，头部进行中立位、前屈、后伸和左右旋转等各种姿势的训练。

4.翻身训练　脑干水平的非对称性紧张性颈反射如不能被抑制，躯干旋转调整反应就不能出现。躯干旋转调整反应是身体旋转和翻身动作的基础。因此，训练患儿翻身动作应从抑制非对称性紧张性颈反射、易化躯干旋转调整反应入手。腹支撑训练的第二阶段为头部与躯干的分离运动训练，如能较好地掌握，就可以抑制头在空间的位置对身体肌张力分布的影响。躯干旋转训练可有效地易化躯干旋转调整反应。因此，翻身动作是在第4、5项训练的基础上进行的。现以从仰卧位向右侧翻身为例予以说明。首先头用力向右侧旋转，左侧上肢上举、内收超越身体中线，躯干上部顺势向右侧转动，全身轻度屈曲完成侧卧位。头继续

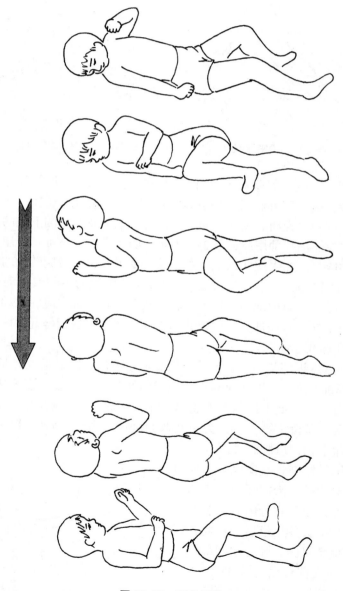

图 38-29　翻身训练

向右侧旋转，全身轻度伸展，在身体旋转中变为俯卧位。在完成动作的最后阶段应将右上肢抽出，如右上肢活动有困难时，仅在此阶段予以辅助。从俯卧位继续将头向右侧旋转，右侧上肢或下肢支撑地面即可成为左侧在下方的侧卧位。在此基础上轻轻地去掉屈曲模式，即可变为仰卧位（图 38-29）。通过以上训练可完成一个翻身动作，一般患儿完成从俯卧位到仰卧位动作多无困难，而从仰卧位到俯卧位时，常因伸肌张力高，向屈肌模式转换发生困难。在临床中经常看到患儿翻身时身体后翘，下肢向后踢，这种异常模式对躯干控制和坐位练习极为不利，应予以抑制。另外，翻身训练对躯干、头部控制均有较高要求，如能打好基础，对以后的坐位维持，步行和各项日常生活动作训练均有重要意义，否则，不仅会严重影响患儿的运动功能，而且矫正也非常困难，应予以重视。

5. 肘支撑训练　这是颈、肩控制的基础训练，同时也是膝手位上、下肢随意运动训练的重要组成部分。患儿肘关节 90° 屈曲，前臂支撑呈俯卧位。肘与肩在一条垂线上，上臂与地面垂直。在维持以上姿势的情况下抬头目视前方，然后练习头在各种位置上的保持以及颈的屈曲、伸展、侧屈、旋转等运动。对完成有困难的患儿可以对其上臂予以辅助，协助抬头或用指尖刺激患儿的斜方肌。开始练习时还可以在胸部垫楔形垫、枕头等物品（图 38-30）。

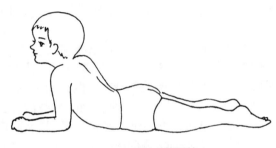

图 38-30　肘支撑训练

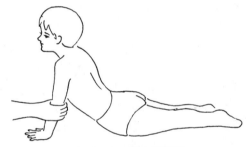

图 38-31　手支撑训练

6. 手支撑训练　当肘支撑熟练地掌握后，将肘关节伸展进入手支撑练习。本练习的目的、作用与肘支撑大体相同，是在强化颈、肩、上肢肌肉控制训练的基础上，提高肘关节、腕关节以及手的控制能力，抑制对称性紧张性颈反射。训练时患儿取俯卧位，双手指伸展、外展平放在地面上，两手的距离与肩同宽，肘关节伸展，肩、肘、手在一条垂线上，腹部以上躯干必须抬起离开地面。开始训练时，一般需治疗师对其肘关节的控制予以辅助或使用肘关节矫形器（图 38-31）。在患儿维持以上姿势的基础上，练习头部各方向的运动以抑制对称性紧张性颈反射。

7. 膝手卧位训练　本训练是在手支撑动作熟练掌握后进行的训练项目，其目的、作用与手支撑训练相同。患儿髋关节和膝关节屈曲 90°，用双手和膝关节支撑体重，手和膝关节分别在肩和髋关节的正下方，上肢与大腿始终保持与地面垂直（图 38-32）。部分患儿常因上肢与下肢的控制能力低下或对称性紧张性颈反射阳性，抬头时上肢伸肌张力增高，下肢屈肌张力增高，从而出现髋关节与膝关节成锐角，臀部后坐的问题，使膝手卧位姿势遭到破坏。膝手卧位姿势的稳定是小儿爬行的基础，应在治疗师的辅助下反复练习。当患儿能较好地维持膝手卧位时，治疗师协助完成头的各方向转动，抑制对称性紧张性颈反射及非对称性紧张性颈反射，易化平衡反应。在不能正确掌握以上姿势的情况下不得进入爬行训练，以免造成错误的运动模式，为日后的矫正训练带来困难。

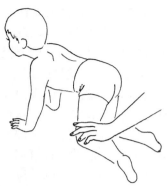

图 38-32　膝手卧位训练

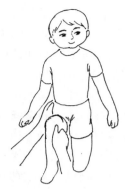

图 38-33　单腿跪位训练

8. 坐位训练　坐位平衡反应是大脑皮质水平的反应。正常儿大约在出生后 10~12 个月出现，并维持一生，是小儿维持坐位的基本条件。应在训练患儿坐位的同时予以易化。维持稳定的坐位是患儿上肢活动、站立、行走的基础，在患儿获得翻身、手支撑、膝手卧位的能力后，通过治疗师的辅助完成长坐位、椅坐位。当患儿可以独立完成时，治疗师对其头部、肩部、躯干施加外力，破坏其稳定，诱发患儿头与躯干的调整反应以及上肢的保护性伸展反应。

9. 跪位及单腿跪位训练　跪位是患儿站立及行走的必要条件，尤其单腿跪位更为重要，现以左膝负重训练为例加以说明。患儿左侧髋关节充分伸展，膝关节着地支撑体重，膝关节、踝关节 90° 屈曲，足尖着地，右侧髋关节、膝关节、踝关节 90° 屈曲，大腿与地面平行，小腿与地面垂直，全足底着地。当跪位能力不充分时，会出现右侧髋关节内收，膝关节超越正中线向左侧倾斜，同时左侧髋关节内旋、屈曲，不能维持跪位。此时治疗师一手置于患儿右侧大转子部，向左侧推、按，另一手将右膝向外侧固定（髋外展位），使小儿体会维持单腿跪位的运动感觉（图 38-33）。

痉挛型和下肢痉挛的手足徐动型脑瘫患儿较难掌握上述动作，必须反复训练。无痉挛的手足徐动型脑瘫患儿容易掌握，可不做专门训练。

10. 站立及立位平衡训练　站立是步行的基础，无论对于哪种类型的脑瘫，站立都是最重要的训练项目，所需要的时间也是最多的。由于家长与患儿期盼着站立和步行能力的提高，往往忽略发育的程序和必要的基本功训练，采取不适当的训练如盲目地进行抓物站立或利用辅助具勉强行走等，对具有独立步行潜力的患儿极其有害。

站立是在具有较好的坐位平衡及单腿跪位平衡的基础上进行的。患儿位于站立架内，双腿分开，可抑制髋关节内收、内旋与踝关节跖屈、内翻，将其双手放在站立架的台面上，抑制肘关节屈曲。治疗师通过头、躯干、肩、骨盆的控制调整患儿的姿势（图 38-34a）。当患儿能保持正确姿势后，将其上肢离开台面或设计一些游戏解除上肢对台面的依靠，然后逐渐减少下肢外展的角度，提高站立的难度。对伴有屈肌痉挛模式的患儿，为了防止过多地依靠站立架，可令其背靠在墙上，治疗师用脚固定患儿足面，使其全脚掌着地。根据患儿存在的问题，可用小腿固定其膝关节，使其髋、膝关节伸展（防止膝关节过伸展），或用双手固定双肩，使其躯干伸展、肩胛骨内收等手法调整其立位姿势（图 38-34b）。在可以维持正确姿势的前提下，令患儿脱离器械的辅助，治疗师根据患儿的平衡能力，按辅助量由大到小的顺序分别对骨盆、大腿上部、膝关节、小腿上部进行辅助，直至能维持独立站立，在此基础上再进行立位平衡训练，具体方法见第二十一章。

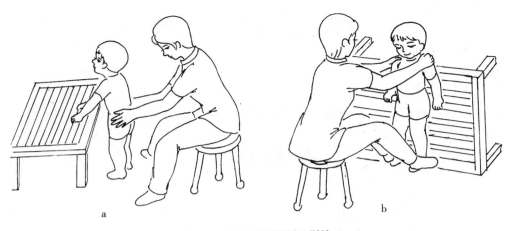

图 38-34 立位姿势矫正训练

11. 步行训练（图 38-35） 独立步行必须具备正常的立位平衡反应、双侧下肢交替协调运动和一侧下肢支撑体重等基本条件。对脑瘫患儿进行步行训练以前必须做认真的评价，根据评价结果判断患儿步行可能达到的水平，如独立步行、拄拐步行还是终生依靠轮椅生活。在做出判断以前应充分考虑到患儿发育的特点，尽最大努力争取达到独立步行。应当严格地设计训练方案，使其尽量接近正常的步态。否则，因患儿年龄小，难以理解训练的要求，往往因追求独立行走而忽略步态训练，一旦形成错误的运动模式或养成不良的步行习惯就很难矫正。除少数重度脑瘫患儿外，大部分患儿通过综合康复治疗是可以达到独立步行水平的。如何制订远期目标和近期训练计划是关系到患儿终生的大事，康复工作者和家长应取慎重的态度。有关训练方法见第二十二章。

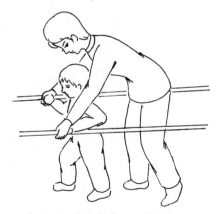

图 38-35 步行训练

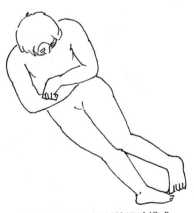

图 38-36 应抑制的运动模式

（三）Bobath 训练方法在脑瘫中的应用

1. 痉挛型四肢瘫脑瘫的康复训练

【应抑制的运动模式】（图 38-36）

（1）全身性屈曲、内收。

（2）颈部、躯干前屈。

第四篇 临床康复

（3）双侧肩胛带前突、上提。

（4）上肢内收、内旋，肘关节屈曲，前臂旋前。

（5）躯干侧屈。

（6）踝关节跖屈。

【应易化的动作要点】

（1）坐位、抬头，头向两侧转动，头部的控制能力。

（2）躯干抗重力伸展。

（3）髋关节正常屈曲和外展、外旋的复合动作。

（4）双上肢外展、伸展。

（5）双上肢伸展，支撑体重。

（6）腕关节背伸和抓握动作。

（7）躯干旋转和颈部、躯干肌群对身体重心移动的反馈。

（8）为辅助坐位平衡，双足底着地，支撑体重。

【训练方法】　痉挛型四肢瘫的患儿存在的主要问题是：脊柱后凸，头部前屈，身体主动运动功能差，因此，即使坐轮椅也不能自我调整姿势，而是靠在后面的靠背和轮椅的扶手上。由于骨盆固定在后倾位，身体的重心不是落在坐骨结节连接上而是落在骶骨上。因此，躯干不能前倾，髋关节屈曲也有困难，足部不能稳定地放在脚踏板上；由于背部抵在靠背上，骨盆和双下肢向前方滑动。针对以上问题，应采取如下训练。

方法1　把患儿放在长凳上，治疗师在其后方，从患儿双肩的前面用双手固定患儿的骨盆，并从后面抵住其背部，将肩胛骨固定在内收位，双下肢于外展位。再让患儿从坐位向后仰呈卧位，治疗师继续控制肩胛骨，然后双手绕到患儿的腰部，尽量使其脊柱伸展，并做小范围的旋转，扩大躯干的活动度（图38-37）。

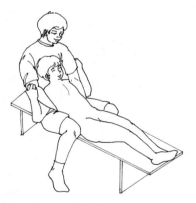

图38-37　抑制痉挛模式的方法

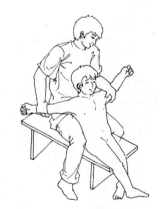

图38-38　易化上肢分离运动的手法

方法2　当治疗师感到患儿躯干的活动度增加和上肢屈曲、内收抵抗减少时，再让患儿上半身慢慢坐起，由坐骨结节支持体重，在脊柱充分伸展的情况下，呈坐位姿势，并进一步做脊柱伸展、躯干前倾的练习，与躯干的活动相配合，抑制患儿两上肢屈曲、内收模式，让其双上肢上举的同时肘关节伸展。在这种姿势下，躯干、双侧胸大肌都得到充分的牵拉，躯干腹侧的痉挛受到抑制；双侧肩胛带的后伸及上肢的伸展、外旋都较容易完成，反复进行这种训练是重要而且有效的方法（图38-38）。

方法3　继续训练的要点是治疗师的双手移到患儿的双侧肘关节，使患儿的双上肢向后保持在伸展位，一边施加小范围的躯干旋转，一边使后倾的骨盆呈垂直位。治疗师口头指示，让患儿完成脊柱伸展及抬头动作，与治疗师的手法相配合（图38-39）。

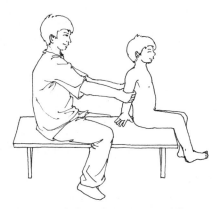

图38-39　易化躯干伸展训练

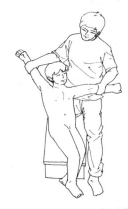

图38-40　重心侧方转移训练

方法4　重心向侧方转移训练。当重心向右方转移时，右侧躯干最大限度地伸展，同时诱导患儿头向左侧调整（图38-40）。

方法5　重心向左侧移动时，与上述动作要点相反，同时配合上肢的伸展、外展、外旋，这个训练也可以改善患儿的平衡功能，因此要反复多次地训练。

方法6　治疗师坐在患儿的后方，让其双上肢后伸，扶在凳上。上肢伸展，支撑体重，提高上肢的伸展支撑能力，治疗师双手的辅助改到双侧肩胛带，抑制屈肌的痉挛。然后治疗师的手下移至患儿的肘关节，在防止肘关节屈曲的同时，使手指进一步伸展，掌心确实起到支撑作用。

方法7　治疗师将患儿的姿势调整为以上模式后，绕到背后扶持患儿双侧肩关节，调整躯干的对称性，在用坐骨结节和双手掌支撑体重的情况下做前后运动。在身体前倾时，髋关节保持屈曲、外展的同时增加膝关节和踝关节的活动范围。

方法8　一侧上肢保持原姿势，另一侧上肢外展。治疗师扶持其前臂，诱导完成躯干的旋转运动，重心移向一侧坐骨结节，让患儿体验运动感觉和上肢的各种运动（图38-41）。

方法9　治疗师扶持患儿的两侧肩胛带，做小范围的躯干旋转运动，上肢自由摆动，这样可以缓解上肢的痉挛，较容易地完成前方上举等动作练习。

【说明】　以上一系列的动作可以根据患儿的情况选择使用，也可以将前面或中间部分省略，直接做后面的坐位时头的调整反应、躯干的控制训练。治疗中如稍有改善就应改为轮椅的操作、脱穿衣服、吃饭动作、桌前动作等训练，掌握实用功能，提高日常生活动作能力，同时要根据患儿情况设计一些与治疗相配合的桌椅，以巩固疗效。

2. 双重瘫型脑瘫的康复训练　此类型脑瘫的特征是上半身的障碍比较轻，作为代偿性动作上半身的动作往往过度，因而引起

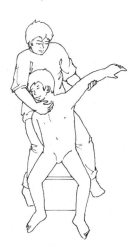

图38-41
躯干旋转训练

下半身的联合反应和肌张力增高，导致下肢内收、内旋位的关节挛缩，坐位时因骨盆后倾导致脊柱伸展困难，立位时则骨盆前倾导致胸椎后凸、腰椎前凸。现举例说明该类型脑瘫训练方案的设计。

【应抑制的运动模式】

（1）全身性屈曲内收。

（2）躯干不对称，骨盆旋转。

（3）双下肢屈曲内收。

（4）上肢过度的代偿动作。

【应易化的动作要点】

（1）躯干的屈伸与旋转。

（2）躯干与髋关节的伸展。

（3）双侧上、下肢的外展、外旋。

（4）姿势与运动模式的多样化。

【训练方法】

方法1　患儿仰卧位，治疗师坐在患儿对面。在不勉强的情况下尽量使患儿双下肢外展，治疗师用双腿维持其外展位，用双手向上方托患儿背部，使患儿最大限度地伸展脊柱和髋关节（图38-42）。

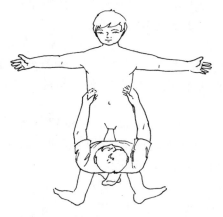 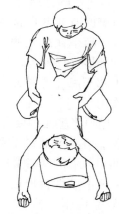

图38-42　抑制全身性屈曲、内收模式　　　图38-43　躯干痉挛的抑制训练

方法2　治疗师控制躯干下部，通过手法使患儿躯干出现被动的旋转运动，逐渐扩大躯干的活动度，当躯干可以活动时，在可动范围内反复进行自主的控制。通过这种训练可以扩大胸廓的活动度，改善呼吸功能。

方法3　患儿仰卧在滚桶上，治疗师利用滚桶向一侧滚动，易化一侧躯干的牵张和髋关节及上肢的外展、外旋模式。如患儿在滚桶上将体重向左侧移动时，治疗师牢牢地将其下肢和骨盆固定住，利用患儿的体重将左侧躯干牵张。同时，利用左上肢的重量将胸大肌和上肢屈肌群牵张，使因痉挛而短缩的肌群得以放松（图38-43）。反复进行仰卧位训练，可以破坏患儿全身性屈曲模式。

方法4　使患儿俯卧在滚桶上，治疗师抓握双踝，移动身体，滚桶随之前后滚动，促进脊柱和髋关节伸展（图38-44）。治疗师通过双足抑制患儿髋关节的屈曲、内收、内旋，通过滚桶的转动刺激，易化全身抗重力伸展运动。

【说明】　通过以上一系列的训练使患儿掌握躯干的控制，并与坐位平衡练习相结合为立位和步行训练作好准备。

3.痉挛型偏瘫型脑瘫的康复训练　此类型脑瘫往往不仅有运动障碍，常伴有触觉过敏，注意力障碍和行为异常，认知、精神发育障碍，问题比较复杂。由于患儿常有患侧忽视，导致一侧功能得到改善，另一侧被废用。患儿长期应用异常的运动模式，对运动的感觉往往是错误的，加之痉挛和联合反应的影响，患儿常出现上肢屈肌张力增高、下肢伸肌张力增高。年龄较大的患儿甚至伴有腕、肘、膝、踝等关节的挛缩，是康复训练中较为困难的一种类型。现举例说明治疗方案的设计。

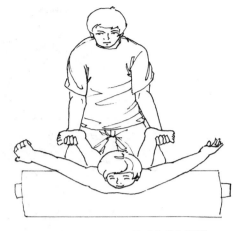

图 38-44　易化全身抗重力控制运动

【应抑制的运动模式】

（1）患侧肩胛带与骨盆向后方旋转。

（2）患侧躯干短缩。

（3）患侧上肢屈曲、内收，肘屈曲，拇指内收，四指屈曲。

（4）髋关节屈曲。

（5）膝关节过伸展。

（6）踝关节跖屈、内翻，足趾屈曲、内收。

（7）健侧活动过度或因代偿动作导致患侧出现联合反应。

【应易化的动作要点】

（1）患侧肩胛带向前突。

（2）患侧上肢向前方、侧方、后方运动。

（3）患侧躯干的支撑与活动度。

（4）患侧下肢的活动度及抗重力伸展。

（5）手掌及足底的触觉。

【训练方法】

方法 1　患儿仰卧位，易化对称性姿势。治疗师将其两肩胛带推向前方，头部保持正中位，患手与健手一起放到胸前或摸脸，使患儿意识到患手的存在。

方法 2　双下肢应交替进行踢腿运动，以修正骨盆的旋转，并且用双手触摸下肢，诱发动作完成。

方法 3　当患侧上、下肢痉挛明显时，呈患侧在上方的侧卧位，治疗师用手法抑制患侧肩胛带后缩和上肢屈肌痉挛。

方法 4　治疗师用手控制肩胛带，在上肢痉挛缓解的状态下，由侧卧位变为双肘支撑的俯卧位，并诱导患儿体重向患侧转移。在患儿肩胛带周围肌群能够控制的情况下，用肘关节支撑体重，双手交叉，治疗师一手扶持患儿双手以诱导双侧肘关节的分离运动，指示患儿用手摸脸、嘴等使其增加对患手的认知（图 38-45）。

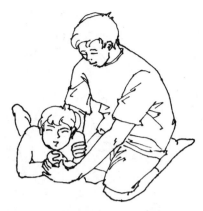

图 38-45　患侧躯干的支撑与活动度训练

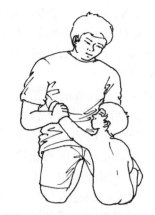

图 38-46　坐位平衡易化训练

如患儿上肢屈肌痉挛较重，不要勉强牵拉，首先使患侧躯干伸长，在患侧出现调整反应（头与躯干向对侧调整）时患侧上肢屈肌痉挛即可得到抑制。然后，治疗师将患肢维持在伸展位。

方法 5　从抑制患侧屈肌痉挛，到反复易化保护性伸展反应，可以提高患侧上肢的伸展性和支持性，促使对称性的坐位姿势和坐位平衡发育（图 38-46）。

方法 6　立位时治疗师协助患侧上肢维持在外展、外旋位，另一只手修正骨盆向后方旋转，同时向下方施加压迫刺激，促使患侧下肢负重（图 38-47）。

【说明】　保持住患侧身体不向后方旋转的姿势，使由于上肢联合反应而出现的屈曲痉挛模式，以及由于骨盆后缩而导致的膝关节过伸展和踝关节跖屈、内翻的伸肌痉挛模式受到较好的抑制，为对称性步行创造条件。

4. 手足徐动型脑瘫的康复训练　此类型脑瘫的特征是姿势性肌张力的变化，不随意运动和躯干与四肢近端的稳定性低下导致的协调性障碍，与其它类型相比，症状的程度不一，残存功能程度不等，容易受环境和情绪的影响；伴有痉挛的手足徐动型脑瘫由于躯干的非对称性和头部不能控制，常导致胸廓变形和侧弯，下肢内收、内旋、屈曲。对肌张力低下的患儿，康复治疗可通过压迫、抵抗、体重负荷提高其紧张度。对肌张力高的患儿，则应抑制其摇摆并控制在正常范围内，提高躯干的稳定性，改善头部及躯干上部的活动。现举例说明能维持坐位但双侧上肢障碍严重的手足徐动型脑瘫患儿训练方案的设计。

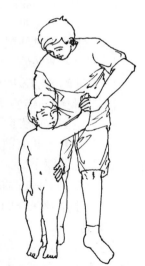

图 38-47　患侧下肢负重训练

【应抑制的运动模式】

（1）头、颈、躯干的非对称性。

（2）肩胛带后缩或上提。

（3）胸椎和腰椎过伸展。

【应易化的动作要点】

（1）头部控制在正中位。

（2）双侧肩胛向前方、下方的控制。

（3）颈、躯干保持对称性姿势。

（4）坐位平衡的控制。

（5）双侧上肢分离、选择运动。

（6）双手正常运动感觉的反馈。

【训练方法】 患儿常坐在轮椅上呈向后方的全身性过伸展，上半身紧紧地靠在后面的靠背上呈非对称性的扭转。有的患儿将头转向一侧，上肢钩在轮椅后靠背的扶手上，用以防止身体向前方下滑。针对以上问题设计如下训练方法。

方法1　治疗师站在患儿的后方，双手固定其腹部及骨盆。双上肢固定患儿的肩胛带以抑制肩胛带的后伸，用胸部固定患儿的头后部以抑制颈部的过伸展，使患儿稍向后倾斜（图38-48）。

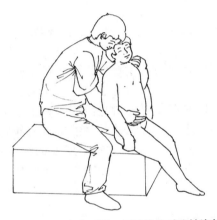

图38-48　抑制头、颈、躯干的非对称性姿势

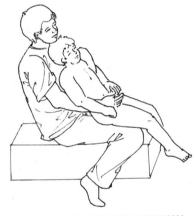

图38-49　抑制胸腰椎过伸展训练

方法2　治疗师坐在长凳上，在固定骨盆的前提下强迫头部前屈以抑制胸椎和腰部的过伸展，同时调整躯干上部使双侧对称（图38-49）。

方法3　对躯干向一侧侧弯的患儿，治疗师一手固定患儿的双上肢，使其内收，另一手将侧弯侧的骨盆向下压，然后将固定的双上肢向侧弯的对侧旋转，牵拉侧弯侧躯干（图38-50），破坏全身性伸展模式。

方法4　根据患儿的反应，做双侧的旋转以改善躯干的活动度。

方法5　治疗师固定患儿骨盆，调整躯干的对称性，为了防止躯干的痉挛，可以将双上肢上举。

方法6　治疗师维持骨盆位置和身体的对称，设计患儿前倾、上肢支撑的坐位姿势，治疗师的身体紧紧地贴在患儿的上半身抑制过伸展，并且向前方变换患儿的体位（图38-51）。

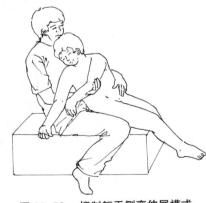

图38-50　抑制躯干侧弯伸展模式

方法7　治疗师从患儿的前方固定骨盆，用腹部使其头部保持前屈，抑制颈部、躯干过伸和不对称的姿势，让患儿练习重心前移并用双手、双脚支撑体重。在患儿能较好完成

的情况下，逐渐改变姿势呈立位，重心转移到双脚上，治疗师继续用腹部控制患儿的头部使之前屈，进一步抑制其颈部、躯干的过伸展和肩胛带后伸。

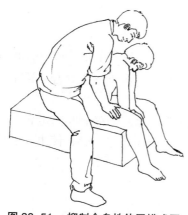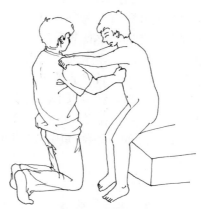

图 38-51　抑制全身性伸展模式图　　　　　38-52　易化双膝关节活动范围训练

　　方法 8　当患儿抑制效果可以持续时，治疗师的辅助量应减少，用一只手使患儿上半身向前倾，另一只手向后方推按腰部，增大患儿双膝关节的运动范围（图 38-52）。

　　【说明】　在患儿坐下时，应抑制伸肌亢进，同时易化对称的坐位姿势和坐位平衡，注意矫正头部的控制。患儿从坐位站起时，可能会由于膝关节和髋关节的抗重力伸展，造成腰椎过伸展而出现伸肌的亢进。因此，要利用患儿变换体位的方法，反复训练起立动作。当患儿基本掌握起立动作后，治疗师要在患儿的前方协助其在继续以上治疗的基础上练习步行。

第四节　作业疗法

　　作业疗法对于不同障碍程度的脑瘫患儿具有不同的治疗目标。轻度障碍的脑瘫患儿应达到功能的独立；中度障碍的患儿要达到在辅助具或护理者的帮助下获得部分功能的独立；对于重度脑瘫患儿，作业疗法旨在最大限度地减少护理人员在护理患儿时的工作量。

一、进食训练

　　婴幼儿依靠大人喂饭进食，重度脑瘫患儿则可能终生需要依赖他人喂养。脑瘫患儿进食中的潜在问题包括：咀嚼、吞咽、嘴闭合障碍，不会用嘴从匙中取食，不能保持正确的坐姿，不能从盘中取食后送至口边，不能控制流涎和液体入量等。脑瘫影响面部、舌、软腭时可导致患儿嘴闭合障碍，使患儿不会用嘴从匙中取食并出现咀嚼、吞咽障碍。这些问题通常由语言治疗师负责处理，OT 治疗师负责进食动作训练。OT 治疗师与语言治疗师在治疗上要密切配合。

（一）进食体位

　　抑制躯干和肢体肌张力增高，避免或抑制原始反射和不自主运动出现，头居中、躯干对称是脑瘫患儿进食中摆放体位时的基本原则，在此基础上，根据患儿年龄及具体情况可选择不同的体位。喂饭者应坐在患儿的正对面，幼儿可坐在喂饭者的膝上，背抵靠墙（图

38-53a）；少年或成年脑瘫患者可坐在有转角的位置上如墙角、三角形座椅（图 38-53b）或普通座椅上进食。坐在椅上时，头、躯干端正，下肢髋、膝、踝关节均保持屈曲 90°。桌面与患儿肘关节同高，使患儿可以将前臂放在桌面上，增加上肢的控制能力和稳定性。桌边紧靠患者胸部可以减少盘或碗到口的距离。可在桌子上安装一个扶手便于患儿在进食中把持以保持姿势的对称性和稳定性。

注意喂饭者不应坐在患儿旁边，否则患儿必须转头取食。转头动作使姿势对称性丧失，并刺激引发非对称性紧张性颈反射，转头也会使吞咽变得更加困难。

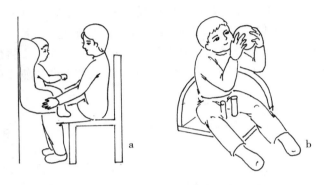

图 38-53　脑瘫患儿进食体位（a~b）

（二）取食动作训练

手功能好坏是完成取食动作的关键。香肠、薯条、饼干、香蕉等食品便于用手抓握；对于手抓握功能丧失的患儿进行早期进食训练时，可选择黏稠度较大的食品，如土豆泥、稠粥、米糊等，使其不易从匙上滑落以代偿因手控制能力差而不能握稳匙的问题，也可借助于自助具独立完成取食动作，如使用万能袖带代替手的抓握，固定盘子或饭碗可采用防滑垫或湿抹布，也可使用底部有负压吸引结构的盘子或碗，使用盘挡以防盘中食品被推出。各种进食自助具请参见第三十二章。如果训练或帮助患儿完成从盘或碗中取食并送至口边的动作，助者应坐在患儿身后以便于采用自然的进食动作模式进行训练。

（三）饮水动作训练

脑瘫患儿由于唇、舌控制障碍常常导致口水外流。针对这种情况，初期可给患儿食用较稠、厚的流食或半流食，如米汤糊、奶昔、蛋羹等，有助于控制液体外流。脑瘫患儿饮水时常常不能控制一次进水量，为此可给患儿使用吸管或有盖子的杯子饮水以控制每次进入口中的水量，或在杯子里只放少量的水。使用双耳杯可以通过双手增加持杯的稳定性，并保持姿势的对称性。手足徐动型患儿使用加重的杯子饮水有助于控制震颤，使饮水动作易于完成。有关饮水自助具请参见第三十二章。

二、穿衣训练

儿童的穿衣技能是在粗大运动和精细运动的发育过程中逐渐掌握的。1 岁时可以配合家长穿脱衣服；3 岁时可以自己穿脱宽松的衣裤；4 岁时能系大扣子；6 岁时能做系鞋带等复杂、精细的动作。因此，要根据发育特点进行穿脱衣训练。脑瘫患儿由于躯体功能障碍（如肢体控制障碍、平衡功能障碍以及不能眼随手动等）、认知（注意、记忆）障碍或知觉功能障碍（肢体失用、躯体构图障碍、空间关系障碍等），所以不能在稳定的体位上随意控制肢体，不能正确认识身体结构，不能区分衣服的前后或上下，不能理解自身和衣服之间的空间、定向关系，其结果表现为穿衣不能。

重度脑瘫患儿需要依赖他人为其穿、脱衣裤。在这种情况下，训练旨在教给护理者一些穿、脱衣技术和提出合理建议，使穿、脱衣更快、更容易。

（一）穿衣时的体位

在穿、脱衣过程中应避免引起或加重痉挛。因此，给脑瘫患儿穿衣时要特别注意选择体位。由于患儿在仰卧位容易诱发出躯体角弓反张的异常姿势（图38-54），故如果需要在卧位下穿衣时应采取俯卧位，可让患儿趴在护理者的双腿上，双髋、双膝关节屈曲并分开（图38-55）。如需要在仰卧位穿衣，应在患儿枕部垫一个枕头，将髋、膝关节保持在屈曲位。帮助患儿在坐位穿衣时，应保持坐位平衡，髋关节屈曲，躯干前倾。

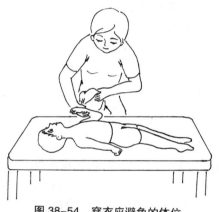

图38-54　穿衣应避免的体位

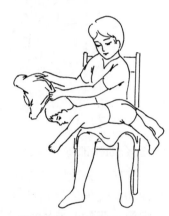

图38-55　正确的穿衣体位

痉挛型脑瘫患儿开始学习自己穿衣服时，为避免身体出现僵直，通常采取侧卧位，使颈、髋、膝关节保持屈曲状态。

（二）穿衣动作

护理者在帮助患儿穿上衣时，如果患儿上肢屈曲痉挛，应缓慢将其上肢伸展，再将衣袖套上，不可用力过猛牵拉上肢，否则反而会加剧上肢屈肌痉挛。如双下肢伸肌痉挛，应缓慢地将膝关节屈曲，以便患儿能在坐位时穿、脱裤子或鞋。患儿应穿着简单、宽松的服装。患儿尖足严重穿鞋有困难时，可将鞋后帮打开，将足从后方穿进（图38-56）。

理解身体的各部位、服装的结构以及身体在空间中的位置是正确穿衣的重要前提。如果患儿不知道何为上肢、上肢在哪里或衣服的袖子在哪里，就不可能执行诸如"将胳膊伸到袖子里"一类的指令。教学中可采用多种游戏活动，在游戏活动中让患儿学会认识身体和服装的结构以及身体的空间定位。可利用玩具娃娃让患儿学习区分身体的前后，然后将所学知识运用到自身。给娃娃穿衣服，使患儿知道各种服装的用途，应穿在何部位。可在娃娃的服装上设计各种扣子、拉链、尼龙搭扣以及皮带扣或鞋带等，为患儿提供练习系扣、带等精细动作的机会（图38-57）。

对于衣服前后穿反或穿鞋时不分左、右脚的患儿，可在衣服或鞋上做些醒目的标志起到提示的作用。如在衣服的前襟缝上一个色泽鲜艳的卡通动物，在每只鞋面上分别画上一种动物的一半，两只鞋穿对时，两只鞋上的图形便可以组合成一个完整的图案。

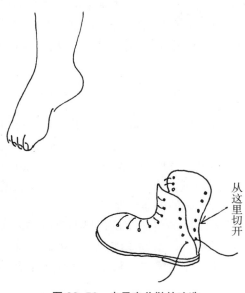

图 38-56　尖足患儿鞋的改造

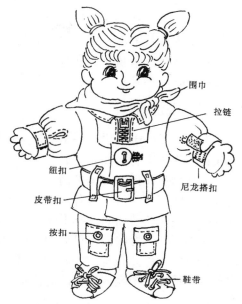

围巾

拉链

纽扣

皮带扣

按扣

尼龙搭扣

鞋带

图 38-57　在娃娃服装上练习各种系扣、带的方法

三、如厕训练

　　如厕训练适用于 2 岁以上的患儿。脑瘫患儿可能会在如厕过程中的各个环节出现问题，如大小便失禁，不能稳坐在坐便器上，不能自己独立地坐到和离开坐便器，不能自己清洁擦拭和不会脱穿裤子等。训练的目的是要使患儿知道什么时候需要大便或小便，并学会"忍住"即控制大小便且不将大小便解在裤子里以保持身体清洁、干燥；在需要大小便时能够及时告诉他人；自己可以独立地去厕所，上、下坐便器（便盆），松解裤子，按常规方式和标准清洁擦拭，最后穿上裤子。重度脑瘫患儿可能终生需要他人来帮助、脱穿裤子或使用便盆，但他们能够学会用语言、手势、表情或姿势告诉你什么时候需要坐便并尽量"忍住"，直到坐到坐便器上。这对于建立自尊心和培养患儿的独立性具有非常重要的作用，在康复训练中绝不应忽视，必要时可使用尿裤。为增加患儿坐在坐便器上的稳定性和安全性，应在坐便器侧方或前方安装扶手，或者将坐便器放入方形或三角形的架子中，根据需要还可安装高靠背（图 38-58）。

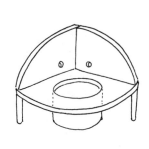

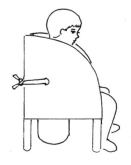

图 38-58　三角形坐便器

坐便器的高度以患儿坐时双足底完全与地面接触为宜。安装扶手也有助于患儿上、下坐便器。清洁擦拭需要患儿具有良好的手功能、平衡功能以及身体知觉功能,如果患儿不能从卫生纸卷上取纸,应将卫生纸分装并平放,以方便取用。采用自动冲洗坐便器则可使患儿不需要依赖他人进行清洁。能够独立地脱、穿裤子有助于轻度脑瘫患儿建立自信,使其敢于在学校或公共场所的环境里使用厕所。可采用松紧带或尼龙搭扣代替皮带、扣子、拉链等,裤子宜宽松、简单,不宜穿着多层。

四、洗澡训练

洗澡对于孩子来说是一个清洁、放松和玩耍的过程,因此是一项很快乐的活动,脑瘫患儿也不例外。保持身体坐位平衡及对头和躯干的控制是脑瘫患儿能够洗澡的必要条件。因此,帮助患儿保持身体平衡或将其置于某种有利于控制头和躯干的体位是解决患儿独立洗澡的主要问题。可安装各种扶手,使用防滑垫。为防止躯干后倾,可让患儿坐在橡胶游泳圈中,使髋关节屈曲,躯干前倾,有效地抑制躯干、下肢的伸肌紧张。

在不同的发育阶段,可分别采用盆浴或淋浴以达到不同的目的。发育早期阶段多采用盆浴,可以为患儿在洗浴的同时提供一个游戏或玩耍的机会;借助于浮力,脑瘫患儿能够比较容易地在水中完成有目的的活动。从辅助量和安全的角度考虑,淋浴更适用于重度脑瘫患儿。

五、学习与交流

重度脑瘫患儿由于构音障碍而使其语言难以被理解,造成交流上的困难。此外,手的功能障碍可能使患儿不能握笔写字。为此,患儿可以使用交流辅助工具表达自己的愿望、要求,完成书写作业,与他人进行交流。辅助交流工具可以是一本书、一块画板(画有各种物品或动作,供患儿在需要时指认),也可以是计算机。计算机是脑瘫患儿学习和与外界交流的重要工具,通过计算机互联网(internet),患儿不出家门就可以收发电子邮件,在电子公告栏上发布信息,在网上与他人交谈、聊天以及查询所需要的信息。互联网使重度躯体残疾的脑瘫患儿不再与世隔绝,他们与所有人一样享有获取信息、相互交流、沟通思想与情感的权利。脑瘫患儿常常不能以正常的方式使用计算机键盘或鼠标,可采用开关进行操作。开关的操作方式根据患儿具体情况可选用手、脚、头或颏部进行。有关内容参见第三十二章。

第三十九章　手外伤的康复治疗

第一节　概述

手部创伤的原因很多，如切割、砸伤、挤压、碾压、撕脱、绞轧、爆炸、刺伤、烧伤、咬伤等，其中以切割和压砸伤最多见。

手外伤发生率的不断增高促进了手外科的发展。随着手外科中显微镜下手术、关节移植以及肌腱修补术的发展，作业疗法专业以其独特的专科技术手段参与到手康复治疗的全过程。作业治疗师需要和手外科医生密切配合，共同商讨制订术后治疗方案。

一、手、腕部常见急性损伤

（一）指端缺损

指端缺损大都为利器切割所致，这类外伤在手部开放性损伤中较多见，一般为末节手指指腹部皮肤缺损或侧方皮肤缺损。伤情较严重者可同时有末节指骨、指甲的全部或部分缺损（指端横断）。

（二）手、腕部切割伤

手、腕部最简单的切割伤深度不超过皮下组织。若切割较深，就可能同时有肌腱、神经、血管的损伤。

（三）手、腕部挤压挫裂伤

此种损伤皮肤都有大小不等的挫裂伤口。有时伤口虽小，而深层组织破坏广泛，出血较多且易在伤口内积蓄，可合并有骨折和关节脱位。

（四）手部皮肤撕脱

手部皮肤撕脱伤是手外伤中比较严重的一种。临床上这种损伤常见于手被卷入转动的机器内所致，严重者手部皮肤整个连同皮下组织像脱手套一样被完全撕脱下来，故又称手部皮肤脱套伤。由于手指部的血管、神经、肌腱均位于皮下，皮肤一旦被撕脱，血管、神经同时可被损伤，严重者可连同肌腱一起抽出。

（五）手指关节侧副韧带损伤

掌指关节与指间关节两侧均有副韧带加强，以限制关节的侧方活动。当手指受到超负荷的侧方外力作用时，可引起一侧副韧带的损伤乃至断裂。这种损伤有时也能引起该关节的暂时性半脱位，双侧副韧带损伤则不多见。

二、手外伤后的功能障碍

因组织缺损、神经损伤、瘢痕挛缩、肌腱粘连、关节僵直、肌肉瘫痪和萎缩、伤口长期不愈等，可造成手的粗大运动功能（力性抓握、非抓握）及精细运动功能（精细抓握）和感觉功能的障碍。

三、康复目标

手外伤的作业疗法康复治疗目标是通过夹板疗法、功能性作业活动训练以及适应性代偿疗法，帮助患者恢复、增强手功能，阻止、减轻创伤或疾病所带来的影响，使患者的手重新获得最大功能，以尽早适应并参加到家庭、工作及社会中去。

四、基本治疗原则

无论是手部关节、神经还是肌腱受到损伤后，均应遵循基本的康复治疗原则。这些原则包括：早期介入，减轻肿胀，保持关节位置正确，保护未愈合组织，增加和保持 ROM，增加和恢复肌力，恢复感觉，改善手的协调性以及增强耐力等。

第二节 关节损伤的康复治疗

最常见的手外伤是关节及其周围软组织的损伤，手指关节常见的损伤有侧副韧带损伤，关节脱位及骨折脱位。关节损伤的主要康复原则如下。

- 活动练习必须轻柔并且在患者能够耐受的范围内。
- 在任何情况下，活动练习都不应引起疼痛或肢体肿胀。
- 控制水肿。
- 保持手部诸关节和肢体正常的关节活动范围，预防关节僵硬和纤维化。
- 锻炼手内肌。
- 活动 PIP 关节时，要固定 MP 关节和 DIP 关节。

一、韧带损伤

（一）功能解剖特点

指间关节的侧副韧带起自上节指骨两侧远端，止于下节指骨两侧近端。掌指关节的副韧带位于关节的两侧，起自掌骨小头的两侧，止于第一节指骨底的两侧。它们都从两侧加固关节，维持指间关节和掌指关节的稳定，使其只能做屈伸运动，而不至于在运动时发生侧倾。

掌指关节的侧副韧带，在掌指关节伸直时比较松弛，而在屈曲时最紧张；指间关节的侧副韧带，在伸直时最紧张，在屈曲时最松弛。这样，当人们在抓握东西时，就会四指并拢，相互紧贴，团成一个整体以增加抓握时的力量；掌指关节在伸直时韧带比较松弛，所以当掌指关节伸直时便于分指，这增加了手指在工作时的灵活性，使人类在进化过程中手既有稳定性，又有灵活性。

这一解剖生理特点造成了侧副韧带松弛时常易引起掌指关节和指间关节损伤的这样一种弱点。所以，临床遇到掌指关节的侧副韧带损伤，多半是在掌指关节伸直的情况下发生的；而指间关节的侧副韧带损伤，又多半是在指屈曲位上发生的。

因为指侧副韧带与各指关节囊相互紧贴，所以指侧副韧带损伤时，常并发指关节囊的撕裂伤，有时也可以发生小的撕脱骨折。

（二）康复治疗方法

1. 指间侧副韧带损伤　指间关节为单向屈伸活动的关节，不允许有过多的侧方活动。在侧方受到挤压外力时，可造成关节侧副韧带损伤，重者韧带断裂，关节脱位，或有撕脱性骨折发生。桡侧副韧带损伤多于尺侧。此种损伤早期多被忽略，易误诊为一般的扭挫伤。

【评价】　伤后关节出现明显的撕裂样剧痛。局部出血、水肿，可以使指间关节发生梭形肿胀，关节活动受限，韧带断裂者在伸指时发生侧方活动。损伤处有明显压痛点，被动侧方加压试验时疼痛加重，若韧带完全断裂，则出现侧方不稳定。一般认为，侧方偏斜＞15°即有侧副韧带损伤，＞20°时侧副韧带完全断裂。要与对侧指间关节对比检查。

【治疗】　作业疗法介入的目的是：①通过关节制动避免进一步损伤，促进韧带损伤的早期愈合；②维持正常的关节活动度。侧副韧带部分撕裂时，仍可以支持关节囊，故可用制动疗法。侧副韧带完全断裂时，则需要早期行手术修复，缝合撕裂组织，术后立即予以制动。

（1）制动方法　将关节固定于最有利于韧带愈合的位置，用指背侧夹板将 PIP 关节置于 15°~20° 屈曲位。使用背侧夹板可使手掌面暴露且不妨碍 MP 关节和 DIP 关节活动，背侧夹板的支持作用亦强于掌侧夹板；亦可先使用休息位夹板若干天，待疼痛和水肿得到控制后，再将 PIP 关节固定。

（2）制动时间　一般需要 10~14 天，但确切的时间取决于损伤部位的疼痛、肿胀程度以及关节状况。如果关节不稳，则提示损伤范围较大，因此，至少需要制动 3 周时间。此后，可利用邻近健指支持、制动伤指 1~2 周。

2. MP 关节侧副韧带损伤　示指至小指 MP 关节桡侧副韧带损伤较多见。损伤机制为 MP 关节过伸展而致韧带损伤。多由于手指戳伤及侧方打击等引起。除早期肿痛外，晚期一般无明显症状。由于掌指关节附近有骨间肌和蚓状肌稳定关节，故关节不稳定现象较为少见。

【评价】　关节肿胀、疼痛、手掌及手背侧瘀斑、伤侧压痛点明显，屈伸活动一般不受限。加大伤侧张力时疼痛加剧。

【治疗】

（1）MP 关节制动　夹板设计从 PIP 关节至前臂中部。MP 关节置于 45°~50° 屈曲位。制动时间大约为 2~3 周。确切的时间仍取决于疼痛与肿胀的程度。

（2）功能训练　为了预防关节僵硬，恢复正常功能，在解除制动后应立即开始 ROM 的训练。

3. 拇指 MP 关节侧副韧带损伤　拇指 MP 关节侧副韧带损伤多见于尺侧。由于拇指尺侧受到间接外力的作用，力作用于近节指骨，掌指关节内侧副韧带张力加大，致使韧带损伤。

【评价】　检查可见拇指 MP 关节周围软组织肿胀，以内侧明显，局部压痛较著。当加大 MP 关节内侧张力时，疼痛加剧，并伴有关节内侧方异常活动（图 39-1）。

【治疗】　治疗目的是为手指捏物时提供一个稳定的关节。治疗方法及程序如下。

（1）手术治疗　手术缝合断裂组织。

（2）关节制动　术后关节制动 5~6 周。

（3）功能训练　拇指 MP 关节的主动运动和主动辅助运动训练在结束关节制动后立即开始。拇指侧副韧带损伤病程较长，损伤的韧带达到稳定状态需要 12 周。因此，训练强度和训练量须逐渐增加至患者能够耐受的极限。

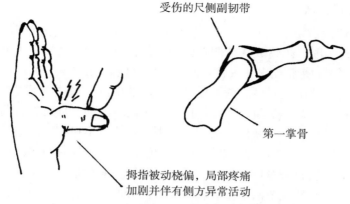

受伤的尺侧副韧带

第一掌骨

拇指被动桡偏，局部疼痛
加剧并伴有侧方异常活动

图 39-1　拇指 MP 关节侧副韧带损伤

二、关节脱位

PIP 关节脱位多见于运动员之间身体相互接触的体育项目中，由于手指关节受过伸及侧方外力所致。脱位可以呈掌侧、背侧及侧方脱位。发生关节脱位时，总是伴随周围软组织损伤。损伤机制不同决定了损伤部位和脱位方向。

（一）PIP 关节背侧脱位

此种脱位较常见，为过伸损伤所致。PIP 关节背侧脱位时，主要伤及掌板，可以是近端膜状部分撕裂，也可以是掌板自中节指骨基底处撕裂，后者有时伴有小片撕脱骨折。侧副韧带不一定都断裂。

【评价】 损伤关节有过伸畸形，局部肿胀、疼痛。脱位后由于指背腱膜及侧束张力增加，可致 PIP 关节过伸，DIP 关节稍屈曲畸形。

【治疗】 急性损伤复位后，以夹板固定指间关节于 20°~30° 屈曲位，时间 3 周。3 周后可允许伤指屈曲活动，再用背侧夹板限制 PIP 关节过伸，时间为 1~2 周。此后，可自由屈伸。小的撕脱骨折不需要特殊处理。一定要正确地使用夹板，如果处理不当，PIP 关节背侧脱位可以导致"鹅颈"畸形。

如果 PIP 关节背侧脱位患者的 PIP 关节长期处于屈曲位，则可能导致 PIP 关节屈曲挛缩。这种情况一旦发生，就需要通过相当长的时间使用系列塑型夹板和动力夹板来逐渐纠正畸形。必要时进行手术矫治。术后仍要继续使用伸展夹板 6 个月，预防畸形复发。此后，再配戴夜用夹板若干周。

（二）PIP 关节侧方脱位

【评价】 多由于 PIP 关节受到旋转、角度或剪力等外力作用所致，造成一侧副韧带及掌板附着点部分断裂。有关节囊等软组织夹在近端指骨头与中节指骨基底之间。

【治疗】 用夹板将 PIP 关节固定在 20° 屈曲位，为时两周。然后再将其与邻近健指固定在一起 1~2 周。必要时采用背侧夹板限制 PIP 关节伸展以保护掌板。PIP 关节可进行主动活动，但在侧方外力作用下关节显示不稳定时，需要再制动 3 周时间。

（三）PIP 关节掌侧脱位

掌侧脱位较少见。近节指骨头从伸指腱束的裂隙间突出。脱位后多伴伸指肌腱中央腱束撕裂。晚期形成"纽孔"畸形。

【评价】　有明显的外伤史和损伤以后的剧烈疼痛。通过询问损伤病史及一般检查，不能肯定原发脱位的方向时，可在指神经阻滞麻醉下进行被动活动检查，以明确诊断。DIP关节及拇指的指间关节单纯脱位很少见。

【治疗】　牵拉复位后，为了使伸肌腱束得以愈合，需制动损伤关节于伸展位4~6周。然后，在控制过度屈曲的夹板保护下（需要2周时间）进行功能训练，夹板在夜间和训练空隙时间使用。如夹板设计不合理，会导致"纽孔"畸形或PIP关节屈曲挛缩。因此，在进行受伤关节的训练时，要注重关节的伸展训练。治疗师要仔细观察患者在训练中是否能够很好地伸展手指。如果伸指仍然困难，有必要进一步利用夹板以帮助功能恢复或纠正畸形。

第三节　外周神经损伤的康复治疗

一、概述

手的感觉是十分精细而复杂的。手的正常感觉功能使人得以用手操作物品和体验各种物品的品质，保护自己免受伤害刺激。人的手一旦失去了正常的神经支配，就如同废手一般，因此必须尽最大可能帮助外周神经损伤患者恢复功能。

（一）手部的神经支配与分布

手部的运动及感觉神经包括正中神经、尺神经和桡神经。

正中神经起源于臂丛神经内、外束。主要分支支配的肌肉有旋前圆肌、桡侧腕屈肌、掌长肌、指浅屈肌、拇长屈肌、指深屈肌桡侧半、旋前方肌、部分大鱼际肌及第一、第二蚓状肌（图39-2）。皮肤感觉方面，正中神经分布到桡侧三个半手指的皮肤。示指、中指中节与远节为其单一神经分布区（图39-3）。

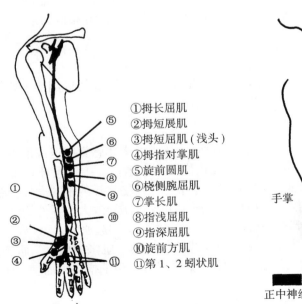

①拇长屈肌
②拇短展肌
③拇短屈肌（浅头）
④拇指对掌肌
⑤旋前圆肌
⑥桡侧腕屈肌
⑦掌长肌
⑧指浅屈肌
⑨指深屈肌
⑩旋前方肌
⑪第1、2蚓状肌

图39-2　正中神经分支支配肌肉示意图

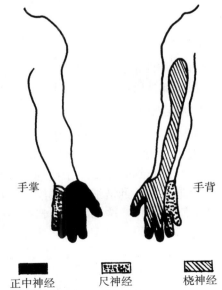

手掌　　手背

正中神经　　尺神经　　桡神经

图39-3　正中神经、尺神经、桡神经感觉分布示意图

第四篇　临床康复

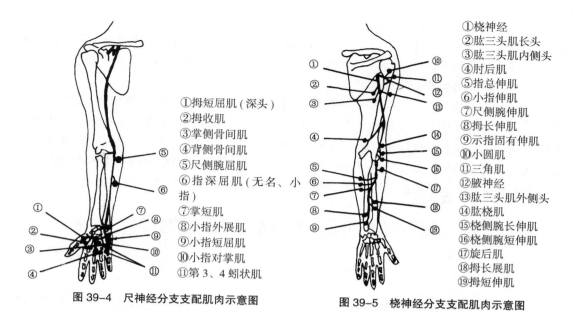

①拇短屈肌（深头）
②拇收肌
③掌侧骨间肌
④背侧骨间肌
⑤尺侧腕屈肌
⑥指深屈肌（无名、小指）
⑦掌短肌
⑧小指外展肌
⑨小指短屈肌
⑩小指对掌肌
⑪第 3、4 蚓状肌

图 39-4　尺神经分支支配肌肉示意图

①桡神经
②肱三头肌长头
③肱三头肌内侧头
④肘后肌
⑤指总伸肌
⑥小指伸肌
⑦尺侧腕伸肌
⑧拇长伸肌
⑨示指固有伸肌
⑩小圆肌
⑪三角肌
⑫腋神经
⑬肱三头肌外侧头
⑭肱桡肌
⑮桡侧腕长伸肌
⑯桡侧腕短伸肌
⑰旋后肌
⑱拇长展肌
⑲拇短伸肌

图 39-5　桡神经分支支配肌肉示意图

　　尺神经起于臂丛神经内侧束。前臂主要分支支配尺侧腕屈肌，环指、小指指深屈肌，小指外展肌及第一背侧骨间肌。在腕关节以下支配小鱼际肌，小指外展肌，小指短屈肌，小指对掌肌，掌、背侧骨间肌，第 3、4 四蚓状肌，拇内收肌及拇短屈肌的深头（图 39-4）。皮肤感觉方面，尺神经前臂背侧皮支主要分布到小鱼际及小指尺、背侧皮肤。其终末分支仅分布到手尺侧一个半手指的皮肤，单一感觉分布只限于小指远端两节手指（图 39-3）。

　　桡神经发自臂丛神经后束，所支配肌肉的主要功能为伸肘关节，伸腕关节，伸指及伸拇等。在肘关节以上发出肌支，支配肱桡肌及桡侧腕长伸肌。在前臂，桡神经在进入旋后肌之前分成浅、深两支，浅支支配桡侧腕伸短肌外，主要为皮肤感觉支。深支支配所有伸指肌群（图 39-5）。此部位桡神经损伤，临床仅表现伸指、伸拇功能障碍。感觉支分布在腕及手的桡、背侧和桡侧一个半或两个半手指的背侧。其单一神经分布区为第 1、2 掌骨间背侧皮肤（图 39-3）。

（二）损伤原因

　　手部外周神经损伤可由直接创伤（如切割伤、枪伤、烧伤等）、间接创伤（如骨折）、急慢性疾患（如腕管综合征、关节炎症性疾患等）所致。

（三）功能障碍

　　1.感觉障碍　由于传入纤维受损，痛觉、温度觉、压觉及本体感觉减退或消失。出现功能倒错时，可发生疼痛及感觉异常。正中神经提供拇指、示指、中指及环指桡侧的感觉。由于手的桡侧部分主要用于精细抓握和捏物，正中神经损伤将导致手的大部分感觉丧失，使手失去从事各种精细活动的能力。桡神经的感觉分支损伤导致大鱼际外侧部分及拇指桡、背侧感觉障碍。这一区域受到损伤后很容易形成神经瘤，引起剧痛。

　　2.运动功能障碍　出现该神经支配的某些肌肉或肌群瘫痪，肌张力低下，肌肉萎缩。桡神经损伤引起的主要后果是运动功能丧失，即不能伸腕关节和手指，因而使 ADL 能力下降。

　　3.自主神经功能障碍　表现为无汗、少汗或多汗，皮肤温度降低或增高、色泽苍白或紫绀，指甲干燥脆裂等。

二、评价

除了主动及被动 ROM 测量、肌力、握力及捏力的检查，应重点进行神经损伤的检查，以了解感觉异常的部位和性质。

可绘制一张手的草图来记录手部的感觉障碍。根据神经分布，划分出不同的区域并标以数字，在反应正确的区域打上"√"（图 39-6）。

三、作业疗法

（一）治疗目的及作用

1. 作业疗法分三个阶段进行　即早期、恢复期和慢性期。短期目标的设定取决于当前所处的阶段。

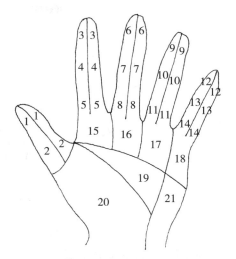

图 39-6　手的感觉障碍定位记录图

（1）早期　损伤早期指伤后至第 3 周。运动、感觉及自主神经功能均丧失。此阶段的治疗重点在于预防继发于失去神经支配的各种问题或并发症。

（2）恢复期　当神经支配一开始出现即进入恢复期阶段。治疗重点是在有限的神经再生前提下，最大限度地恢复其功能。

（3）慢性期　患者的运动、感觉及自主神经功能的恢复最终会达到一个平台阶段，此时大多数患者将回到自己的生活中去。仅有少量恢复的高位损伤或合并多种神经损伤的患者，此时需要治疗师帮助提出代偿方法，以克服残疾带来的日常生活能力障碍。因此，此期的工作重点和目标应是：①维持和增强肌力，维持正常肌群的力量，尤其是替代瘫痪肌功能的肌群的肌力，增强功能有所恢复的肌群的肌力；②矫正畸形；③环境评价与改造。

2. 作业疗法在手部神经损伤康复治疗中的作用　①在不同的治疗阶段，为患者提供必要的矫形器（夹板）、适合于患者需要的各种作业和环境的改造。②通过各种治疗性活动如游戏、计算机等，恢复和增强肌力。③感觉再教育。

（二）桡神经损伤的治疗

桡神经高位损伤（肘关节以上）导致肘关节不能伸展和旋前，发生垂腕、垂指、垂拇畸形。损伤发生在前臂时，临床仅表现为伸指、伸拇功能障碍。典型的"垂腕"畸形见图 39-7。

1. 夹板的应用　桡神经损伤时，患者不能同时伸腕、伸指关节和向桡侧外展拇指。这种情况有必要使用夹板，其目的和作用如下。

（1）使腕关节保持在稳定的伸展位，协助抓握和加强握力。

（2）在工作时，配戴使用 Cook-up 夹板将腕关节置于伸展位，防止腕部伸肌过度牵拉。

（3）使用系列塑型夹板或动力型腕关节伸展夹板矫正腕关节畸形。

（4）使用动力夹板，借助于弹力橡皮条或弹簧的牵引替代 MP 关节伸展。

2. 治疗性作业活动　为促进损伤的桡神经恢复功能，所要选择的作业活动应具有以下要素：①在进行抓握时能够保持腕关节稳定；②腕关节和手指同时伸展；③改善手的协调性和增强肌力。桡神经损伤功能再训练的治疗性活动举例如下。

● 制作陶器：在转盘上将陶制品成型时腕及手指保持伸展。

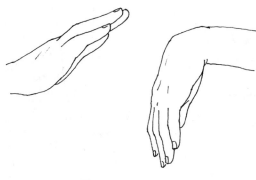

图 39-7 垂腕畸形

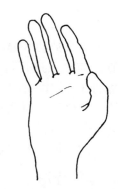

图 39-8 "猿手"畸形

- 擀面：腕和手指同时伸展。
- 用刨子打磨刨光木板：腕关节伸展。
- 打字：腕关节伸展。
- 挂在墙上的棋类游戏：保持腕、肘关节伸展。
- 各种使用键盘的计算机游戏。
- 飞标游戏：在肘关节伸展以及运动控制存在的情况下，飞标投掷有助于促进腕及手指同时伸展。
- 桌上足球或篮球游戏：在腕关节伸展时，手指伸展轻轻敲击键盘。

（三）正中神经损伤

肘关节骨折与脱位、前臂或腕部直接切割或撕脱伤，或前臂骨折不适当外固定致肌肉缺血挛缩等原因常造成正中神经损伤。正中神经在前臂或腕部水平损伤后，由于大鱼际肌麻痹、萎缩变平，拇指不能对掌及因第 1、2 蚓状肌麻痹致使示指与中指 MP 关节过度伸展，形成"猿手"畸形（图 39-8）。正中神经在肘关节水平损伤时，临床上表现为拇指、示指屈曲功能受限，拇指、示指、中指及环指桡侧半感觉消失。因此，正中神经损伤将使手的精细功能受到严重影响，丧失技巧性活动的能力，如系鞋带、写字等。

1. 夹板的应用

（1）对抗或抵消"猿手"畸形　夹板使拇指呈对掌位，手指及掌指关节呈屈曲位，以利于抓握。

（2）预防或矫正关节屈曲挛缩　12 周以后，用动力型弹簧圈夹板主动地伸展示指与中指 IP 关节。拇指"虎口"挛缩可通过静态的"虎口"系列夹板对抗矫正。

2. 治疗性作业活动　正中神经损伤患者在拿起一件大或小的物品时，由于感觉功能丧失，表现出动作笨拙。因此，对于正中神经损伤患者的感觉刺激和感觉再训练十分重要。由于拇指的稳定性作用丧失，力性抓握受到影响。拇指的掌侧外展功能丧失使患者不能张开手去抓握大的物品如饮料瓶子。因此，在早期治疗阶段，在选择作业活动时，应考虑包含整个上肢参与的活动。随着功能进展恢复，三点抓握应成为康复治疗的重点。有助于正中神经功能恢复的治疗性作业活动举例如下。

- 精细抓握训练，如刺绣、拿小钉子、写字、绘画。
- 粗大功能训练，如制陶、揉面、计算机和键盘游戏。

　　在治疗后期阶段，应增加能够增强肌力的活动，如提重物、做木工活等。正中神经损伤将导致永久性大鱼际肌瘫痪麻痹，使拇指不能对掌。拇对掌肌肌腱转移能够恢复拇指的功能，但只有在感觉存在的前提下拇指肌腱转移才有意义。在多数情况下，肌腱变更行走路线需要进行肌力训练，也可以使用拇指对掌活动夹板。

（四）尺神经损伤图

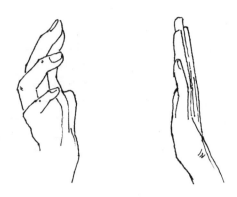

39-9　"爪形手"畸形

　　尺神经高位损伤（肘关节水平）时，尺侧腕屈肌，环指、小指指深屈肌，小指外展肌及第一背侧骨间肌均受影响，但因环指、小指指深屈肌亦麻痹，故"爪形手"畸形不明显。腕部切割伤常合并有尺神经损伤。尺神经在腕部水平损伤时，小鱼际肌、骨间肌、第3、4蚓状肌、拇内收肌及拇短屈肌的深头均麻痹。此时由于骨间肌麻痹及环指、小指指深屈肌张力的影响，在晚期可出现"爪形手"畸形（图39-9）。

　　尺神经损伤主要影响运动功能。患者不能抓握较大的物品，且由于拇指内收肌失去尺神经支配，使得拇指与示指不能完成侧捏如开门时手持钥匙的动作。在拇指内收肌瘫痪后，欲捏住物品时会出现拇指 IP 关节屈曲和 MP 关节过伸展，此种现象称为 Froment 氏征，是屈拇长肌代偿拇内收肌而产生的结果。

　　尺神经损伤时，小指和环指尺侧半皮肤感觉消失。由于尺侧皮肤感觉障碍导致手尺侧缘的稳定性下降，写字等活动必然受到影响。

　　1. 夹板的应用　尺神经损伤引起的爪形手，其 MP 关节过伸展，IP 关节屈曲。故可用一夹板支持 MP 关节于屈曲位，防止过伸展，使长伸肌在手内肌麻痹时作用于 IP 关节。

　　2. 治疗性作业活动　尺神经损伤导致手的稳定性、力量和协调性丧失，使打字、敲击键盘及握球拍一类的体育运动受到影响。

　　早期应进行上肢的作业活动训练。随功能逐渐恢复，所要选择的作业活动应能够达到以下治疗目的：①改善抓握能力和抓握力量；②改善手指协调性；③改善手指灵巧性。作业活动中应包含圆柱状抓握、拇指侧捏和对掌、IP 关节伸展、手指内收、外展等动作要素。

　　由于尺神经损伤患者手的尺侧缘感觉缺失，有必要进行书写作业活动训练。

（五）正中神经合并尺神经损伤

　　正中神经损伤合并尺神经损伤，临床上较多见。损伤晚期由于患手大、小鱼际肌都麻痹，萎缩变平，出现手掌完全变平的"猿手"畸形。全手掌皮肤感觉全部丧失，所有手指末节背侧及拇指背侧皮肤感觉丧失。因此，两者合并损伤可以导致很严重的残疾。"猿手"畸形可采用动力型夹板使患者伸展手指并改善功能。感觉再教育对于正中神经和尺神经损伤患者具有极为重要的意义。

（六）感觉再教育

　　感觉再教育是外周神经损伤康复的一个重要工作内容。再生的神经束在与原有的神经束对接时发生部分错位，使得感觉中枢对于一个以往所熟悉的相同刺激产生了与受伤前不同的解译。感觉再教育的目的就是促使大脑重新理解这些改变了的信号，促使感觉恢复正常。感觉再教育的开始时间晚于运动功能再教育的时间（图 39-10）。如果伤肢仍然疼痛或有开放性伤口、肿胀或感觉过敏，应首先寻找原因，进行脱敏治疗或药物、手术治疗。一般来讲，当触觉在近节手指恢复时，便可以开始进入感觉训练的程序。感觉训练的方法参见第三十章。

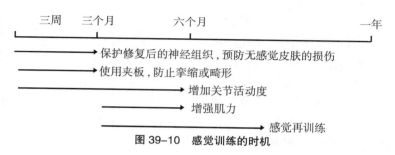

图 39-10　感觉训练的时机

第四节　肌腱损伤的康复治疗

手部肌腱损伤，主要发生在手指部，尤其以手指背部的伸指肌腱断裂最为多见。在手腕和手掌处，除与腱鞘炎并发损伤或由于切割伤而引起肌腱断裂外，一般很少有肌腱损伤。

一、功能解剖特点

手指部肌腱有位于掌侧面的屈指肌腱和位于背侧面的伸指肌腱。

（一）指浅屈肌腱

在腕横韧带以上就分为四个腱条，通过腕管和指腱鞘，每条腱在各指的近节指骨中部分成两股，分别止于第 2~5 指的第二节指骨底部掌侧面的两边。

（二）指深屈肌腱

在腕横韧带上也分为四个腱条与指浅屈肌腱同行，通过腕管和指腱鞘，在中节指骨底部经过指浅屈肌腱裂开形成的裂隙，止于第 2~5 指末节指骨基底部掌侧。

指浅屈肌腱和指深屈肌腱的作用是屈指，但在指固定不动的情况下，还有屈掌和屈腕的作用。

（三）指总伸肌肌健

在腕背侧韧带以上分为四条腱，从腕背侧韧带的深面通过，经手背指腱鞘，到达第 2~5 指背面。当行到近节指骨背面时，移行成宽扁的腱膜，包绕近节指骨背面，形成指背腱膜；腱膜再向远端延伸，其中间的纤维至中节指骨背面，而两侧的纤维就向中间聚拢并延续，止于第 2~5 指末节指骨底的背面。此四条腱在掌骨小头处，有一横行的纤维系带将其固定，有防止肌肉收缩时肌腱滑脱的作用。此肌的作用是伸第 2~5 指，在指固定的情况下，有伸腕的作用。

（四）拇指肌腱

拇长展肌腱、拇长伸肌腱和拇短伸肌腱，都从腕背侧韧带深面的桡侧通过。拇长展肌腱止于第 1 掌骨底桡侧。拇短伸肌腱止于近节指骨底背面。拇长伸肌腱止于拇指末节骨底背面。它们有伸拇指和外展拇指的作用；在指固定的情况下，有使腕倾向桡侧的作用。

二、肌腱修复的分期

损伤的肌腱在修复过程中要经过四个时期。了解分期，对治疗肌腱断裂有指导意义。

（一）支架形成期

肌腱损伤后 1 周内，在损伤的肌腱周围会出现半透明、呈胶冻状的物质。它包绕了损伤肌腱断端，形成一个修复的盖膜，所以这个修复愈合时期叫做支架形成期。

（二）结缔组织形成期

损伤后 1~2 周，肌腱周围的胶冻样物质被增生的结缔组织所代替，使损伤肌腱的断端之间及其周围被结缔组织所填充而形成最原始的连接。这时，结缔组织增生是主要的，所以称此期为结缔组织形成期。

（三）胶原纤维形成期

损伤后 3 周左右，胶原纤维增生，代替了结缔组织，使新生的组织成分和结构接近于正常人的肌腱组织，至此肌腱的修复过程已完成，修复后的肌腱也比较牢固。这个阶段以胶原纤维的增生为主，所以此期称做胶原纤维形成期。

（四）水肿吸收期

损伤后 3~6 周，损伤肌腱周围组织的炎性渗出物被吸收，损伤肌腱完全修复。此期以炎症消退、肿胀消除为主，所以此期称做水肿吸收期。

明确损伤肌腱的修复过程，对于肌腱损伤的治疗是很重要的。因为肌腱损伤以后的制动休息时间、功能锻炼量和强度、锻炼时的活动范围大小以及各个时期采取的不同治疗措施等，都与肌腱修复过程中的组织演变有着密切关系。所以，对肌腱修复过程中的组织变化如果能心中有数，就可以克服治疗过程中的盲目性。如果采用科学的治疗方法，动静结合并适时恰当地安排功能锻炼，则对增进治疗效果、避免不良后果有实际意义。

三、作业疗法

作业疗法在肌腱损伤的康复中的目的及作用包括：①促进肌腱愈合；②减少粘连；③预防关节僵硬；④恢复肌腱滑动。

（一）指屈肌腱的康复

1. 康复早期　手术后 1~3 周为制动期。肌腱损伤修复术后局部需固定 3 周左右，其间必须避免被修复肌腱张力的增加以保护缝合的肌腱得以愈合。在此期间一般都有肌腱周围粘连形成，造成肌腱活动度减小或丧失，使手指及腕部活动受限。因此，在此期间既要制动休息又要防止肌腱粘连带来的不利影响。对于指屈肌腱手术修复后的患者，需用腕背侧动力型夹板或石膏托将其固定在适当位置，即将手放在夹板中，使腕关节屈曲 40°；MP

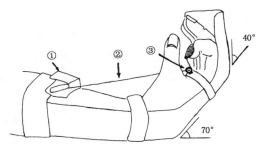

①固定或弹簧控制　②弹力橡皮条　③滑轮
图 39-11　动力型夹板用于手指屈肌腱的早期活动

关节屈曲 70°，可主动屈曲至 90°，限制背伸；IP 关节可以完全屈曲，但背伸限制于 0°。另外，用弹力橡皮条牵引各指末节或指甲，橡皮条的滑轮设在掌心靠近近端掌横纹处（图 39-11）。在进行肌腱滑动练习时，嘱患者主动伸直手指，然后放松让橡皮条将手指被动地带回至屈曲位。根据生理学研究分析，如此"主动伸展 – 被动屈曲"（避免被动伸指和主动屈指）的模式既可以带动手指肌腱的滑动，又不会在缝合处产生过大的拉力。如果橡皮条拉力过大，可以在手指伸直的同时，轻轻将橡皮条往前拉，以减少拉力。使用这种动力夹板，患者的手指被屈曲至极点。如果患者不坚持手的活动，则很容易发生屈曲挛缩。因此，要通过定时主动伸展 IP 关节，防止 IP 关节挛缩。

　　远端关节的被动运动和主动运动，有助于牵拉粘连的肌腱，增加其向远端滑动的幅度。而被动运动无助于增加粘连肌腱向其近端滑动的幅度，只有该肌腱近端肌肉主动收缩才可能奏效。

　　此间，可以放松橡皮条，十分谨慎地进行手指和腕关节的被动运动。为了消除肿胀，减少粘连，常需要理疗的配合，如冷疗和超声波治疗。

　　2. 康复中期　术后 4~6 周进入此阶段。动力夹板上的橡皮条可以拆除。患者在夹板的保护下可以进行主动活动，但不允许进行任何抗阻力活动。治疗师可以延长卸下夹板的时间，活动腕关节，协助患者进行抓握活动。术后第 5 周，可将夹板进行适当修改：减少腕关节屈曲，使至中立位；减少 MP 关节的背伸限制，改平伸位。具体情况要视患者恢复程度以及合作程度而定。在此阶段，治疗师要积极进行辅助主动运动和被动活动等。动作要轻柔、缓慢，防止拉断肌腱。亦要对瘢痕进行处理，软化瘢痕组织可用按摩、超声波、各种热疗等。

　　3. 康复后期　术后 6~12 周进入此阶段。虽然神经功能未完全恢复，但创伤基本愈合。肌腱已基本愈合，可以承受拉力，但肌腱滑动及肌力等未完全恢复。因此在此阶段，着重进行恢复力量的训练，进行抗阻力运动或活动。做较大幅度的关节伸展，增加肌腱滑动，减少粘连。8 ~ 9 周以后，可以开始进行手指灵巧性训练，选择或设计特别的作业活动。必要时为患者设计辅助具并进行使用训练。

　　术后 12 周以后，多数患者可以返回工作岗位。有些患者因肌腱粘连或肌力低下等仍需要继续锻炼。个别患者可能需要接受第二期的重建手术，包括肌腱松解术。

（二）指伸肌腱的康复

　　指伸肌腱损伤的康复比指屈肌腱损伤的康复要简单、容易一些。肌腱修复手术后，根据损伤的部位不同，将其固定在伸展位。如在 DIP 关节水平的肌腱损伤（引起槌状指畸形），将 DIP 关节固定在伸展位；在 PIP 关节水平损伤（引起"纽孔"样畸形），要将 PIP 关节固定在伸展位；MP 关节到腕关节之间的肌腱损伤，则 MP 关节伸展，腕关节背伸 40°~45°。制动时间约为 4~6 周，具体时间视部位不同以及恢复的情况而灵活掌握。

　　制动期间，可以进行与肌腱修复无关的关节活动。在肌腱基本愈合，即大约在伤后或术后 5~7 周后，可以开始进行屈曲主动运动和主动辅助运动，仅在功能训练休息期间使用保护性夹板。由于指屈肌的力量在正常情况下强于指伸肌的力量，故有力的屈曲可导致修复的肌腱再次断裂。因此，进行主动活动时，一定要轻柔、小心谨慎。

　　将 PIP 关节用胶带缠绕固定于完全屈曲位，然后患者做屈曲和伸展 MP 关节的活动练习。由于此法专用于指长伸肌进行活动并且将伸肌的力量置于 MP 关节水平，因此有助于促进指伸肌腱恢复功能。

　　动力型伸展夹板可用于康复的任何阶段。通过弹力橡皮条使手指主动屈曲和被动伸展，使伸肌肌腱得以在适当的体位上休息和愈合。

　　功能性电刺激亦可作为促进肌腱滑动的方法。

　　总而言之，凡肌腱断裂者，都需要制动休息和进行功能锻炼。解决好这种动和静的矛盾，是肌腱损伤康复疗效的关键。因此，明确损伤肌腱的修复分期和了解各个时期的组织学变化特点，成为肌腱断裂治疗时选择康复治疗措施的依据；特别是在动静结合的前提下，对选用功能活动的量、强度以及方法均是至关重要的，要因人因伤而灵活掌握。

第四十章　类风湿性关节炎的康复治疗

1858年Garrod首先提出类风湿性关节炎这个名称，它是以慢性对称性关节炎为主要临床表现的全身性自体免疫性疾病。关节损害系由于渗出性增殖性滑膜炎形成的慢性肉芽组织所致。早期关节肿痛，晚期导致关节强直、畸形和严重功能障碍。有些病例可呈关节外某些器官受累的临床表现。本病虽不直接引起死亡，但能造成严重残疾，是康复医学中的重要防治对象。

类风湿性关节炎多见于青壮年，约80%发病年龄在20~45岁左右，女性多于男性，女、男发病比例大约为3:1。本病的病因尚不清楚，可能与自体免疫、遗传、感染以及精神因素有关。

第一节　概述

一、受累关节的症状和体征

受累关节以手、足小关节为主。继手、足小关节受累后，渐向上侵犯腕、肘、肩及踝、膝、髋等关节（图40-1）。发病开始时，先有晨起关节僵硬、肌肉酸痛，适度活动后僵硬现象减轻。晨间关节僵硬的程度和持续时间常和疾病的活动程度相一致。数周后，由于关节滑膜增厚，滑液增加和关节处软组织肿胀，受累关节肿大日渐显著，局部有压痛，周围皮肤温热，但不一定发红。由于关节主动或被动活动都感疼痛而致关节活动受限，气候寒冷、气压低下、湿度升高或劳累后症状加重。初起时，可能仅1~2个关节受累，往往是游走性的，以后发展为对称性多关节炎，呈慢性固定性。少数患者病变长期停留在1~2个关节（常见于膝关节）。手部近端指间关节最常发病，其次为掌指关节及腕关节，远端指间关节受累极少见。指间关节呈梭形肿大，手指屈曲、握拳活动受限。足部以趾、跖趾关节最常发病，其次为跟、距、舟骨和第5跖骨基底部。患足常肿痛难以着地行走。症状缓解与复发多次交替，最终关节僵硬、畸形。膝、肘、腕部、手指都固定于屈曲位。早期的关节畸形多由于肌肉保护性痉挛引起，随着关节附近肌肉萎缩和僵硬，畸形加重，加上关节囊和韧带的破坏，常造成病理性脱位。

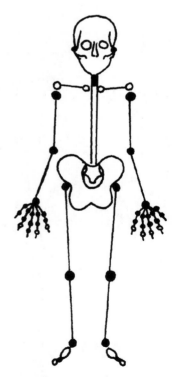

图 40-1　类风湿性关节炎的好发部位

二、诊断标准

由美国类风湿病协会提出的类风湿性关节炎的诊断标准如下。

（一）典型的类风湿性关节炎

确定诊断要求具备下列标准中的至少 7 项。标准 1~5 关节症状或体征必须至少持续 6 周。

1. 早晨僵硬感。

2. 至少 1 个关节活动时有疼痛或压痛。

3. 至少 1 个关节有肿胀（不仅是骨质增生，而且软组织增厚或积液）。

4. 至少有另 1 个关节肿胀（两个关节受累症状的间歇期不超过 3 个月）。

5. 两侧同名关节对称性肿胀，近侧指间关节、掌指关节、跖趾关节有症状时，并不要求两侧绝对对称，但远端指间关节受累不适合此项标准。

6. 皮下结节位于骨突之上、伸肌表面或邻近关节的部位。

7. 类风湿性关节炎的典型 X 线改变不仅有退行性变，而且必须包括受累关节邻近的局限性或明显的脱钙。退行性变不能排除任何类型的风湿性关节炎。

8. 凝集试验阳性。在两个实验室用任何方法均证明类风湿因子为阳性，并且正常对照组的阳性率不大于 5%。

9. 滑膜液中有极少量黏蛋白沉淀（液体混浊，含有碎屑）。滑膜炎性渗出液含白细胞数超过 2000/μL，没有结晶，可代替本条标准。

10. 具有下列 3 种或 3 种以上滑膜特有的组织学改变：绒毛显著肥厚；滑膜表面细胞增生；慢性炎性细胞浸润（以淋巴细胞或浆细胞居多），有形成"淋巴样结节"的倾向；表面和腔隙中纤维蛋白沉积；有细胞坏死灶。

11. 结节的中心区有细胞坏死的肉芽肿，外包有增殖的单核细胞"栅栏"、胶原纤维和慢性炎性细胞浸润。

（二）明确诊断的类风湿性关节炎

此诊断需具备上述标准中的 5 项。标准 1~5 项的关节症状、体征至少必须持续 6 周。

（三）大致是类风湿性关节炎

这一诊断需具备上述标准中的 3 项。标准 1~5 项的关节症状、体征至少有 1 项须持续 6 周以上。

（四）可能是类风湿性关节炎

应具备下列标准中的 2 项，而且关节症状持续时间至少 3 周。

1. 早晨僵硬感。

2. 触痛或活动时疼痛。

3. 有关节肿胀病史或所见。

4. 皮下结节。

5. 血沉或 C– 反应蛋白升高。

6. 虹膜炎（除儿童类风湿性关节炎外，此项标准价值不大）。

三、残疾分级

由美国类风湿病协会提出的残疾分级标准如下。

1级：功能完好如常人，进行各种活动无困难。

2级：虽有单个或多个关节不适或功能受限，但仍能完成日常生活活动。

3级：功能受限，部分完成或不能完成正常工作或仅能完成部分生活活动。

4级：功能大部分或完全丧失，需卧床或限于依靠轮椅行动，生活自理能力丧失或仅保留极少部分。

四、药物及手术治疗

类风湿性关节炎治疗的目的为：①控制炎症，缓解症状；②保持关节功能，防止畸形；③修复受损关节以减轻疼痛和恢复功能。

（一）药物治疗

1. 水杨酸盐类药物 轻症治疗首选阿司匹林，开始 0.6g，每日 4 次。有时每日需达 4~6g 始能奏效，但大多不易耐受。

2. 非激素类抗炎药物 如布洛芬、消炎痛等。一般此类药物胃肠道副作用小，可用于阿司匹林无效或不能耐受大剂量者。可与阿司匹林并用，以减少后者的用量。消炎痛睡前加服一次，可减轻次晨起床后的晨僵症状。

3. 糖皮质激素 口服宜小量 10mg/ 日；表现血管炎者 40~60mg/ 日；单发大关节炎可以醋酸强的松龙关节腔内注射，4~6 周 1 次，剂量依病情而定。

4. 免疫抑制剂 适用于上述药物治疗无效病例。

（二）手术治疗

对一两个关节受损较重，且水杨酸盐类药物治疗 6 个月无效者，可试用早期滑膜切除术。病变进入后期且病变已静止，关节尚有一定的活动度，但有明显畸形的病例可行截骨术矫正畸形。破坏严重的负重关节可行关节融合术。对关节强直或破坏、功能障碍而肌力尚可者，可行关节成形术或人工关节置换术。其它还有肌腱修复、腕管减压手术等以改善关节功能。

第二节　评价

作业治疗师通过对患者进行评价和治疗，达到以下目的：①改善患者日常生活活动能力；②防止功能丧失；③帮助患者提高适应能力。为了能够适应类风湿性关节炎所带来的生活上的种种不便，治疗师要教给患者日常生活中解决问题的各种技能。因疼痛、疲劳、肌力和耐力丧失或 ROM 下降而影响日常生活能力者均可以成为作业疗法的治疗对象。

一、肌力和耐力

抗阻力性等张运动会加重受累关节的炎症反应和疼痛，因此检查肌力应以等长收缩的形式进行。此外，在检查肌力时应将围绕关节的不同肌群进行比较以查明是否存在力量失衡的情况。检查耐力时，应记录患者在进行日常活动时的耐受极限。在日常活动中，患者必须学会在疲劳之前休息。因此，患者必须掌握自查耐力的方法。

二、关节活动范围

类风湿性关节炎的患者 ROM 受限。早期是由于关节肿胀、关节囊和韧带张力增高所致，后期则是由于肌肉和结缔组织挛缩造成。在疾病的活动期，仅检查主动 ROM。因类风湿性关节炎患者具有典型的晨间关节僵硬的特征，故有必要记录晨间僵硬的持续时间和 ROM 检查时间。检查方法参见第四章。

三、疼痛

疼痛是类风湿性关节炎的常见症状，也是导致 ROM、捏、抓握以及作业活动能力受限的常见原因。疼痛的程度可根据在活动中的表现加以判断，仅在提取重物时感到疼痛为轻度疼痛；主动运动时出现疼痛为中等度疼痛；即使在休息时也感到疼痛为重度疼痛。

四、手功能

手的抓握功能和非抓握功能均要进行评价。类风湿性关节炎患者的手的抓握功能（握和捏）由于畸形将受到影响。

手功能检查内容应包括：①握力和捏力测量；②手指的灵巧性测量；③功能活动中手的使用状况评价。

五、手和腕部的畸形

手、腕部畸形的原因尚不明了。滑膜的炎症、滑膜的增厚使关节囊内压力增大，周围的支持韧带被牵拉。由于长时间持续紧张，使得韧带结构遭到破坏。当滑膜炎症缓解，水肿消退后，韧带因不可逆转的破坏而呈松弛状态。韧带的变化使肌腱力矩及作用力方向发生变化，最终导致关节畸形。

（一）腕关节畸形

腕骨和尺骨的早期滑膜炎迅速导致腕关节屈曲挛缩的形成，最终导致握力丧失。近排腕骨的慢性炎症和腕骨间韧带的破坏可引起尺侧腕关节向掌侧半脱位，最终导致尺侧伸腕肌向掌侧移位，其功能因此而变成为屈肌的力量和作用。桡腕关节的侵蚀性滑膜炎可导致桡骨远侧的腕骨半脱位（图 40-2）。

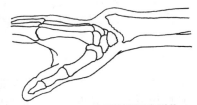

图 40-2 腕关节掌侧半脱位

慢性炎症导致桡、尺侧韧带破坏，尺侧伸腕肌掌侧移位。上述结构的破坏及桡侧肌群（桡侧屈腕肌、桡侧伸腕短肌以及桡侧伸腕长肌）作用凸现，使近排腕骨出现尺侧半脱位，而远排腕骨则向桡侧方向转移，其结果形成桡偏（图 40-3）。

（二）掌指关节畸形

掌指（MP）关节是类风湿性关节炎的主要病变部位。尺侧偏斜畸形是 MP 关节病变结果的特征性表现（图 40-3）。它的形成可由于：①滑膜增生使得 MP 关节周围组织特别是桡侧副韧带被长时间牵拉；②屈指肌腱在腱鞘的嘴部向尺侧方向牵拉；③尺侧手内肌短缩，产生一个持续向尺侧牵拉的力。三种相同方向上的拉力

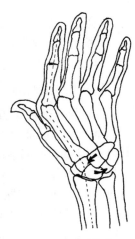

图 40-3 腕桡偏与手指尺偏

导致 MP 关节向尺侧偏斜并形成畸形。

桡骨侧副韧带张力的检查方法：MP 关节 90°屈曲位时，依次将每一个手指推向尺侧。正常情况下，此时手指应无或产生很小的侧方运动。如果桡侧副韧带由于牵拉受损而异常松弛时，手指便能够很容易地被推向尺侧。

（三）指间关节畸形

类风湿性关节炎患者有两种特征性的指间关节畸形，即鹅颈畸形和纽孔畸形。

1. 鹅颈畸形

【典型表现】 手指 PIP 关节过伸展、DIP 关节屈曲（图 40-4）。MP 关节滑膜炎是导致鹅颈畸形最常见的原因。慢性滑膜炎所引起的疼痛导致手内肌反射性痉挛，对伸指肌腱产生异常牵拉，由此引起 MP 关节屈曲、PIP 关节过伸展。当 PIP 关节过伸时，

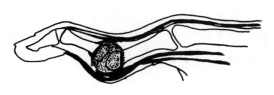

图 40-4 鹅颈畸形

由于屈指深肌腱紧张牵拉又使 DIP 关节轻度屈曲，从而形成鹅颈畸形。

长期的鹅颈畸形可造成 PIP 关节背侧关节囊挛缩，致使主动、被动屈指均受限。

【检查】 鹅颈畸形分活动型和固定型两类。将 MP 关节置于伸展位，令 PIP 关节屈曲。若能完全屈曲，则表明是活动型畸形，用以防止过伸展的掌板仅仅轻度受到牵拉；如果 PIP 关节屈曲在 MP 关节伸展位时受限或消失，但在 MP 关节屈曲位时则可以完成者，表明畸形为固定型，由手内在肌紧张所致。

固定的鹅颈畸形也可以由继发于 PIP 关节局部炎症的侧副韧带粘连所致。在这种情况下，无论 MP 关节处于何种位置，PIP 关节都不能屈曲。

2. 纽孔畸形

【典型表现】 PIP 关节屈曲、DIP 关节过伸展（图 40-5），为指伸肌的两侧束作用减弱并下滑至掌侧所致。屈指时，PIP 关节从下滑的两侧束间突出；伸指时，两下滑的侧束受到牵拉，对 PIP 关节反起到屈曲作用；远侧指间关节有过伸现象，形成纽孔畸形。

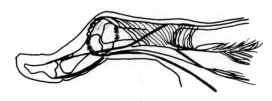

图 40-5 纽孔畸形

【检查】 检查侧束是否存在短缩，可固定 PIP 关节于伸展位，试行被动屈曲 DIP 关节。若难以屈曲，则表明有短缩。

（四）拇指畸形

Nalebuff 描述了五种类型的拇指畸形。最常见的类风湿性关节炎所引起的拇指畸形为拇指 MP 关节屈曲合并 IP 关节过伸展。其原因是 MP 关节的关节囊和侧副韧带受到牵拉所致。在捏拿和抓握活动中，为了使拇指和示指指垫的相对位置尽量接近正常，常常会出现代偿性的拇指外展。第二种类型的拇指畸形源于腕掌（CMC）关节滑膜炎，表现为 MP 关节过伸展，IP 关节屈曲，CMC 关节半脱位或呈内收脱位。第三、四种类型的拇指畸形较为少见，滑膜炎病变起自 MP 关节。第三种类型的畸形因尺侧副韧带作用减弱使 MP 关节向侧方偏斜并继发引起 CMC 关节内收。第四种类型的畸形与第二种类型较相似，只是没有 CMC 关节受累。第五种类型的畸形以指骨的严重畸形（即塌陷和变短）、因软组织松弛

致使整个拇指不稳定为特征。

六、功能活动

由于关节活动受限，类风湿性关节炎患者的功能活动将大大受到影响。检查方法除采用"加拿大作业活动状况测量"，让患者自己表述亟待解决的能力障碍外，根据类风湿性关节炎的特点，还可采用专为生活在社区环境中的类风湿性关节炎患者设计的功能状况指数（The Functional Status Index）进行评价。此评价方法不仅包括了基本的日常活动内容，且包含了活动中的疼痛和困难程度。其信度、效度高，为了解患者基本情况、进行治疗前后的对比提供了依据（表 40-1）。

表 40-1 类风湿性关节炎患者功能状况指数

评分标准：
辅助：1 分 = 独立；2 分 = 轻度疼痛；3 分 = 人力帮助；4 分 = 人力和辅助具均需要；5 分 = 不能完成活动
疼痛：1 分 = 无疼痛；2 分 = 轻度疼痛；3 分 = 中度疼痛；4 分 = 重度疼痛
困难：1 分 = 无困难；2 分 = 轻度困难；3 分 = 中度困难；4 分 = 重度困难
评价的时间范围：过去 7 天的情况

活动	辅助	疼痛	困难	注释
1. 移动能力				
室内行走				
上楼梯				
从椅位上站起				
2. 自理能力				
穿裤子				
系衣扣				
洗全身				
穿衬衫或套头衫				
3. 家务				
吸尘				
手伸进低位橱柜中				
洗衣服				
整理院子				
4. 手功能				
写字				
打开容器				
拨电话				
5. 社会活动				
工作				
驾车				
参加会议				
探亲访友				

第四篇 临床康复

治疗师要了解住宅和工作单位中建筑及室内结构障碍及其对患者的不利影响，然后提出改造方案或建议，帮助患者重新或最大限度地获得生活或工作的独立性。

第三节 作业疗法

类风湿性关节炎的发展过程分为急性期、亚急性期、非炎症期直至进入慢性期阶段。急性期阶段康复的主要目标是通过休息和药物疗法减轻疼痛和控制炎症，其他目标包括维持关节活动度、肌力；随着炎症缓解，患者进入亚急性期，康复的重点是扩大关节活动度，增强肌力和耐力，恢复和扩大 ADL 能力；炎症得到控制后，康复目标应转移到恢复日常生活能力和工作能力，重点教育患者使其重新掌握控制自理生活的方法。慢性期阶段，症状虽去，但畸形永驻。作业疗法的治疗目的如下：

- 维持关节活动度
- 预防关节畸形
- 维持或增强肌力
- 维持或增强作业活动能力
- 建立活动和休息平衡的生活习惯
- 教给患者解决问题的方法，使其能在日常生活和工作中根据实际情况改变常规的活动方式以保护关节，节约能量，同时达到最高水平的日常生活能力。

一、维持关节活动度

在急性期，关节活动度的训练需要在疼痛已经得到控制以及晨间僵硬已经缓解的前提下才可以进行。治疗师指导患者进行主动的关节活动度练习，每日 3~4 次。所有的关节每天至少进行 1 次全关节活动范围的活动。

由于关节内肿胀，关节周围组织已经处于极度被牵张的状态。因此，急性期不宜再进行牵拉性治疗，以免进一步加重结构损伤。炎症控制后，可以进行动作轻柔的关节被动活动以防止肌肉和结缔组织短缩而成固定畸形。在进行活动之前，先给予温热治疗以改善局部循环和缓解局部疼痛。一般来说，由于关节活动练习所引起的疼痛和不适在停止训练后 1 小时内应缓解。否则，提示运动量过大或时间过长，则活动量和次数均应减半。在达到新的关节活动范围时可采用夹板加以维持。要防止进行可能增加畸形的任何被动活动，如对于掌侧半脱位的腕关节不宜做背伸动作。

二、预防关节畸形

关节保护的原则如下，患者需要在治疗师的指导下掌握并应用这些原则。
- 维持肌力和关节活动度。
- 避免可能引起畸形的体位和力量。
- 做事时，利用最强的大关节。
- 负重时，要求负重关节处于最稳定的解剖和功能平面上。
- 采用正确的运动模式。
- 避免过长时间保持一种姿势。

- 避免做超出自身能力又无法立刻停止的动作。
- 疼痛应作为停止活动的信号。

关节的炎症常常因活动而加重。严重的关节炎症不仅使疼痛加剧，而且也导致关节和肌腱进行性的破坏。通过制动使关节得到休息的方法可以有效地减轻炎症和缓解疼痛。因此，使用固定夹板是类风湿性关节炎急性期治疗中的重要手段，它不仅有助于减轻炎症和缓解疼痛，而且能够保护关节，保持解剖对线，防止由于关节的不稳定而加重受损。由于关节炎症引起关节囊内水肿，水肿使关节囊结构受到牵拉并最终导致畸形。使用夹板可以促进炎症的消退，间接地预防或减轻关节畸形。

夹板的类型、位置以及佩戴时间表根据使用夹板的目的进行设计。常规使用的夜用休息位夹板，腕关节保持在10°~30°背伸，轻度尺偏，手指略微屈曲自然排列（图40-6）。轻度腕关节滑膜炎使用腕关节夹板即可，使拇指能够自由活动。在急性期，固定夹板可昼夜使用，定时卸下进行关节活动。情况改善时，应缩短佩戴时间。

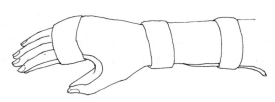

图 40-6　夜用休息位夹板

三、维持或增强肌力

由于等张收缩不增加关节内压力且很少引起关节运动，故在急性期采取等长收缩练习是维持和增强肌力的最好方法。有研究报告显示，每天至少做6个等长收缩，每个等长收缩维持6秒能够有效地达到增强肌力的效果。

一旦炎症得到控制，就应立即进行等张和等速运动练习。在不引起疼痛和疲劳的极限范围内，可以进行短时间轻柔的抗阻力练习。在进行活动时，要坚持运用关节保护原则。水疗亦可用于类风湿性关节炎患者增强肌力和耐力。

四、维持或增强作业活动能力

关节保护、节省能量以及使用辅助具是类风湿性关节炎患者在进行各种活动时所要采用的主要原则和方法。

患者学会如何在进行各种作业活动中保护各关节十分重要。由于手和腕关节受累，在选择行走辅助具时要考虑到应当避免腕和手部诸关节负重，在步行器上安装一块平板，将上肢置于其上，从而避免受累关节的负重。患者要学会寻找任何能够替代抓握或在功能活动中省力的方式方法。如拧水龙头或拧门把时可以利用增加力臂的原理达到省力的目的。因此，通过简单变通的方法就能够最大限度地提高患者的独立性并且减少对关节的压力。应尽量避免加重关节畸形的活动，开罐头时用固定在架子上的开启器而不用手拧；拧毛巾时，不是拧干而是挤压干。应尽量使用大关节，如提油漆桶时，不要用四指钩状提起，而是一手掌托住油漆桶底，另一手提桶，且将提把置于手掌中。

在进行各种功能活动时，要学会利用保存或节约能量的原则。能量保存原则参阅本册第三十一章第四节。将常用的物品放在固定且便于拿取的位置；尽可能采取坐位工作；使用轻便电器和方便包装食品等都是节能、省力的方法。

为了尽量达到生活自理，类风湿性关节炎患者常使用辅助具以代偿 ROM 受限或肌力低下。安装在各种用具上的加长、成角或加粗的手柄，可以使关节活动范围受限者或肌无力者仍然能够完成梳头、刷牙、持勺及取物等功能活动。当严重的类风湿性关节炎侵犯多关节，造成严重的关节畸形和肌力低下时，应考虑使用电动轮椅。

重新安排类风湿性关节炎患者的家居和工作环境，也有助于提高日常生活和工作能力。例如，提高床或椅子的高度可以减少站起时作用于髋关节和膝关节关节面上的压力，因而减少了站起时所需付出的努力；在床边、浴室及楼梯上安装扶手也是提高患者能力和独立性的手段。

五、合理安排活动与休息的比例

为了达到活动与休息的平衡，类风湿性关节炎患者每天的时间都需要计划。疾病处于活动期时以休息为主。病情缓解时，活动要适当增加。疲劳不仅不能保护关节，而且也需要较长的恢复（即较长的制动）时间。频繁而短时间的休息比一段长时间的休息更有益。

第四十一章　肩关节周围炎的康复治疗

第一节　概述

肩关节周围炎诊断较笼统、含混，没有确切的定义。由于患者症状大体相同，都以肩关节疼痛、活动受限为主诉，而且患者年龄常见于 40~60 岁之间，所以不少书籍中将肩关节周围炎与五十肩等同起来。

肩关节是人体中活动范围最大、最灵活，但又最不稳定的关节，因而成为人体最易出现疼痛和活动受限的关节。由于肩关节生理学上的需要，其稳定性主要依赖关节周围的肌肉、韧带来维持，故受损伤的机会多，受软组织退行性改变的影响大，所以肩关节疼痛就成为中老年患者的常见病、多发病之一，加之肩关节疾病症状类似，缺乏鉴别诊断的手段，有时不易截然分离，便笼统地诊断为肩关节周围炎。

这种诊断，不免使人感到过于粗糙和缺乏科学性。在临床中发现，除较容易鉴别的颈椎病、结核、风湿性关节炎、肿瘤、肩袖断裂等疾病外，就肩周炎本身而论，也存在着病因、病理、病变部位和疾病转归的差异。因此，肩关节周围炎从治疗需要的角度出发，可以做出以下几种疾病的鉴别诊断：①冈上肌腱炎；②肱二头肌长头肌腱炎；③钙化性滑囊炎；④五十肩等。

一、冈上肌腱炎

（一）解剖与发病机制

冈上肌位于斜方肌深面，起自肩胛骨的冈上窝，肌束向外经肩峰和喙肩韧带的下方，止于肱骨大结节上部，肩峰与冈上肌腱之间有肩峰下滑囊，以缓冲两者之间的摩擦。

当上肢外展至 90° 时，肩峰与肱骨大结节之间的间隙最小，冈上肌很容易受到肩峰与大结节的挤压、摩擦。因此，肩关节频繁地外展或外展用力过猛，均可以使冈上肌损伤，或继发创伤性炎症。

（二）诊断要点

1. 多见于中年以上及体力劳动者。
2. 肩部外侧疼痛，可放散到颈部甚至手指。
3. 有明显的压痛点，常在冈上肌止点或肱骨大结节部。
4. 具有典型的疼痛弧征。外展 60° 以下无疼痛，60°~120° 时疼痛加重、活动受限，超过 120° 时疼痛减轻并可自动上举。
5. 可伴有三角肌、冈上肌、冈下肌的肌肉萎缩。
6. 急性疼痛期间肩部安静，大多数患者可在数周内治愈。

7. 痛点局部封闭治疗有效。

8. 因少数患者可演变为"五十肩"，故应在疼痛缓解后开始运动疗法。

二、肱二头肌长头肌腱炎

（一）解剖与发病机制

肱二头肌长头以长腱起自肩胛骨盂下结节，通过肩关节囊，经结节间沟下降，短头于内侧起自肩胛骨喙突，两头在臂的下部会合并以一个腱止于桡骨粗隆。

当肩关节外展、外旋时，肱二头肌长头肌腱在其腱鞘内滑动幅度最大，最容易因反复磨擦导致损伤，滑膜层发生水肿等炎症反应，日久肌腱可变性、碎裂或粘连，以致限制肩关节活动。

（二）诊断要点

1. 发生于中年以上；多见于从事剑道、棒球、体操、投掷等体育运动者。

2. 运动时肩关节前面疼痛，休息后缓解，夜间疼痛加重，影响睡眠。

3. 早期肩关节活动无明显受限。

4.Yargason 试验阳性。患侧肘关节屈曲，对抗治疗师的阻力进行前臂的旋后，于结节间沟部发生疼痛。

5.Speed 试验阳性。患侧肘关节伸展，对抗治疗师的阻力进行肩关节屈曲，于结节间沟部发生疼痛。

三、钙化性滑囊炎

（一）解剖与发病机制

肩关节周围有许多滑液囊，其中最大的为肩峰下囊和三角肌下囊，两个滑囊的底部附着于冈上肌、大结节的前方和结节间沟的表面。肩峰下滑囊可由直接外力导致急性损伤性滑囊炎，也可因冈上肌腱退行变受到影响，但钙化性滑囊炎的发生机制尚不明确。

（二）诊断要点

1. 突发的剧痛，大多数患者夜间不能入睡。

2. 肩峰下及三角肌有广泛压痛。

3. 急性期可见肩部及三角肌前缘肿胀。

4. 肩关节活动范围逐渐减小甚至完消失。

5. 肌萎缩。冈上肌和冈下肌出现较早，晚期三角肌也会出现萎缩。

6.X 线检查显示钙化影像。

7. 如行局部注射治疗可能会使急性疼痛延长和肩关节挛缩。

四、五十肩

（一）解剖与发病机制

不少的书籍中记载"五十肩"是肩关节周围炎的俗称。实际上"五十肩"是肩关节周围炎的一部分，将它们等同起来是不妥的。

"五十肩"是一种原因不明的肩关节常见疾病，大部分患者发病年龄在 50 岁左右，无诱因发病，经过大约一年左右的时间，部分患者未经任何治疗也可以自然治愈而不再复发。

（二）诊断要点

1. 发病年龄在 50 岁左右，女性为多。
2. 无诱因的肩关节疼痛，活动受限。
3. 肩关节活动受限以外展、外旋、伸展、内旋、屈曲、上举运动为主。
4. 肩关节疼痛一般不剧烈，常以背侧为重。
5. 病程较长者可出现肩关节周围肌肉废用性萎缩。
6. 大部分患者在一年左右时间内症状自然缓解。

第二节　评价

　　肩关节周围炎患者的主要问题是疼痛，关节活动受限，由于废用性肌萎缩而导致肌力低下。因以上功能障碍造成日常生活活动能力的下降，如不能梳头、洗澡、更衣、从事家务劳动，体力劳动者甚至影响正常工作，治疗的主要方法是运动疗法和作业疗法。

　　以下客观评价方法均可以获得具体数值，应详细记录以便治疗前后进行对照分析。

一、关节活动度的评价

　　颈椎、肩关节各方位的运动均应进行关节活动度的测量（评价方法见第四章）。

二、徒手肌力检查

　　肩胛带、上肢各运动模式的肌力检查。因疼痛、关节活动受限等原因不能配合或检查方法变更均应在评价表格中记录（检查方法见第五章）。

三、简易上肢功能评价

　　因肩关节疼痛或关节活动范围受限，可能对运动速度、动作的协调性带来一定影响，评价时将用本法所测得的分值予以记录，以便与末期评价进行对照（评价方法见第十五章）。

四、日常生活活动能力评价

　　主要观察对上肢动作的影响，如个人卫生动作、进食动作、更衣动作等（评价方法见第十三章）。

五、鉴别诊断要点

（一）生理学运动评价

　　1. 主动运动检查　观察关节活动受限的方向及程度。

　　2. 被动运动检查　体会运动终末的抵抗手感，分析疼痛与运动范围的关系以及判断肩周炎的分型。如患者的患侧上肢置于体侧，肘关节屈曲 90°，对其肩关节进行内旋、外旋被动运动检查，出现疼痛者，再进行其他运动方向的主动运动和被动运动检查，显示所有的运动方向均受限，而受限的程度与运动的方向有关者，属于关节本身的障碍，诊断为关节囊型肩周炎。无疼痛症状者，在进行其他运动方向的检查时，如果活动受限只发生在一个特定的方向，则为关节囊外的障碍，即非关节囊型肩周炎。

3. 抵抗运动检查　利用等长性抵抗运动检查，观察肌力的大小与疼痛的程度。判断肌肉、肌腱的病变部位。

（二）关节的副运动检查

检查包括分离、压迫、滑动。

第三节　运动疗法

一、急性期

疼痛剧烈时应服用消炎镇痛药，局部保持安静，此时不宜做运动疗法。疼痛不剧烈的患者，可以做等长肌力训练，或在不使疼痛加重的活动范围内进行等张肌力训练。冈上肌腱炎、肱二头肌长头肌腱炎疼痛剧烈者，可用局部封闭疗法。

二、缓解期

（一）等长性肌力训练

肩关节在固定状态下，进行肩的内收、外展、内旋、外旋、上举等模式的等长性肌力训练，以维持和增强肩关节周围肌的肌力。这种训练可以在治疗师的帮助下，也可以在家里自己进行（图 41-1）。

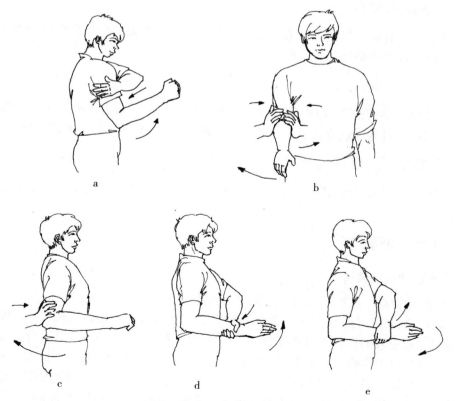

图 41-1　等长性肌力训练（a~e）

（二）寒冷疗法与主动运动的组合治疗

当疼痛不能缓解时，可以使用寒冷疗法，利用冰、冷水、氯乙烷、干冰等，使低温作用于疼痛部位。例如，肱二头肌长头肌腱炎的痛点在肩峰突起下方靠后，也可以利用指压法寻找痛点，用冰钳夹住冰块进行痛点按摩。按摩时间不可过长，不得在一处长时间停留。皮肤表面湿润后用干毛巾擦拭，反复治疗。一般治疗时间以皮肤呈鲜红色，有麻痛、迟钝感，疼痛消失为度。治疗中如发现皮肤稍有变白，应立即停止。复原后再做治疗，大致约 5~10 分钟。每日 1 次，两周为一疗程。寒冷治疗后，可根据对患者疼痛程度的评价进行主动运动，往往会有较好的抑制疼痛的效果。

（三）关节松动手法治疗

通过关节副运动检查，判定关节囊内存在运动障碍者，根据障碍的分型和程度，选择相应的手法进行治疗（详见第二十七章）。

（四）徒手伸张法训练

肩关节挛缩的患者可采用以下徒手伸张法进行训练。

1.患者仰卧，治疗师一手置于肩关节上方，另一手握住患侧屈曲的肘关节，双手交替用力，使肩关节沿肱骨纵轴上、下运动。之后，握肘关节的手稍向近端移动，进行上臂屈曲、伸展的动作。治疗师固定肩部的手向外侧移动，向躯干方向施加固定的压力，另一手握肱骨近端，做肱骨头向内、外的活动。然后，治疗师一手沿躯干纵轴向下用力，固定肩关节，另一手握住屈曲的肘关节（肱骨远端）并向外牵拉，同时利用治疗师的腹部抵住患者上臂逐渐使肩关节外展（在可以耐受的程度内进行）。

2.患者仰卧，肩关节外展，肘关节屈曲。治疗师一手握住肘关节，利用同侧前臂和肘关节固定患者的上臂和肩关节。另一手握住患者的腕关节，在向外牵拉肘关节的同时进行内旋、外旋的训练。

3.患者俯卧，治疗师一手固定其肩关节，另一手握住肘部，利用双手相反方向的力进行肩关节伸展训练。

（五）扩大关节活动范围的辅助主动运动

1.滑轮法　健手辅助患手完成肩关节的辅助主动运动。根据肩关节活动受限的运动模式，调整滑轮的方向和位置，如上举困难可以将滑轮置于患者的前上方（图 41-2）。

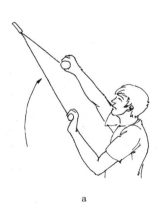
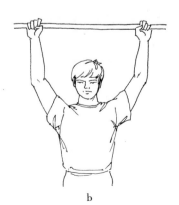
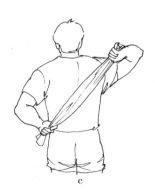

a　　　　　　　　　　b　　　　　　　　　　c

图 41-2　扩大关节范围的辅助主动运动（a~c）

2. 棍棒操

（1）双手抓握体操棒（或一般木棍），用健手协助患侧上肢完成上举至头的上方，然后将体操棒放在头后，如此反复练习。

（2）将体操棒（或毛巾）置于身体后方，双手抓握，利用健侧上肢带动患侧上肢进行肩关节伸展动作。

（3）双手抓握体操棒两端，利用健侧上肢协助患侧完成肩关节外展动作。

（六）肩关节主动运动训练

1. 放松摆动训练　患者双手抓握沙袋或哑铃，躯干轻度屈曲，肩关节充分放松，进行前后摆动和左右摆动的训练，对关节挛缩有显著的治疗作用（图 41-3）。

2. 牵拉训练　患上肢上举，抓握高处的横梁或扶手，再用下肢屈曲的方法牵拉肩关节，使肩关节的活动范围得到改善。

3. 游泳　首先在水中进行上肢体操，待活动度有所改善后开始游泳，速度不宜过快，最后改为仰泳。游泳既可以扩大关节活动范围，又可以增强上肢肌力。

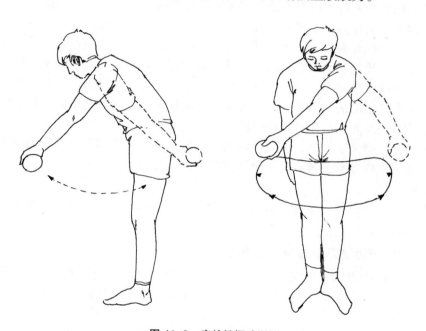

图 41-3　肩放松摆动训练

第四十二章　腰痛的康复治疗

腰部疼痛是各科疾病中常见的症状，据统计曾患有腰部疼痛的患者占世界人口的70%~80%，其中绝大多数患者为软组织性下腰痛。近年来，腰痛患者有普遍增多的趋势，可能与生活方式改变导致运动量减少，某一种姿势维持时间过长以及腰部保健知识缺乏等有关。由于造成腰部疼痛的原因比较复杂，患病后应请医生检查，明确诊断，采取相应的治疗手段。本章的重点是对因腰痛产生的肌肉保护性痉挛，活动受限，在异常姿势下的固定或代偿，从而导致疼痛恶性循环的患者，提供如何利用运动疗法减轻疼痛，缓解痉挛，改变引起腰痛的活动和机械刺激因素，使姿势与动作正常化，达到减轻和消除疼痛、防止复发目的的评价与治疗的具体方法。

第一节　概述

引起腰痛的原因性疾病涉及骨科、外科、内科、妇科、泌尿科等等。仅骨科临床中常见的具有腰痛症状的疾患就有腰椎间盘突出、胸腰椎结核、变形性脊椎病、强直性脊柱炎、椎管狭窄、马尾神经肿瘤、转移瘤、化脓性脊柱炎等等。由此可见，腰痛涉及范围广，治疗方法各异。当今随着社会老龄化而出现的老人特有的腰痛和年轻人因姿势不良、躯干肌失衡导致的姿势性腰痛又是应予以特殊注意的常见病。为了对腰痛进行鉴别诊断和理解各种手法的治疗原理，本节对引起疼痛的原因予以简单介绍。

一、伤害刺激感受器

人体大部分组织中都具有一种神经末梢，它在组织功能不全时表现得特别敏感，被称为伤害刺激感受器。这种感受器的自由神经末梢使人们能够感觉到疼痛。腰部伤害刺激感受器分布在皮肤、皮下组织、椎间关节和骶髂关节的纤维性关节囊。在后纵韧带、黄韧带、棘间韧带、骶髂韧带以及椎体、椎弓的骨膜、筋膜、腱膜及附着的肌腱和包裹神经根的被膜囊、脊髓的硬膜也可以看到。脊椎韧带伤害刺激感受器的分配，根据韧带不同而不同，后纵韧带最密，前纵韧带和骶髂韧带比较少，黄韧带和棘间韧带最少。因此后纵韧带比前纵韧带敏感，黄韧带和棘间韧带最不敏感，而拥有最丰富的伤害感受器的韧带是在神经根与脊髓相邻的部位。椎间盘、髓核、纤维环中不含有这种感受器。

二、疼痛发生的机制

在正常状态下，这种伤害刺激感受器处于相对不活动状态。但是当周围的组织受到一定的压力而变形或是受到损伤时（如压迫、牵伸、磨擦、断裂），组织承受了一定程度的机械力的作用或是外伤、炎症、坏死、代谢异常（特别是局部缺血）等原因使组织中释放出刺激性化学物质，这种物质在周围的组织中达到一定浓度时，就会激活伤害感受器。

（一）化学性物质

疼痛取决于化学性物质的浓度是否对伤害感受器产生了充分的刺激，如活动性的慢性类风湿性关节炎、强直性脊柱炎、结核及其他细菌性炎症的感染过程所引起的疼痛。这种疼痛的特点呈持续性，运动可能会使疼痛减轻，但不能维持，过度运动使疼痛加重，疼痛与体位无关。

（二）机械性压力

疼痛是由含有伤害刺激感受器的组织紧张、机械变形、损伤以及能使伤害感受器兴奋的机械力的作用引起的。诱发疼痛并不需要使含有感受器的组织发生实质性损伤，只要对韧带、关节囊组织施加的压力可以导致其变形就可以产生疼痛。这种疼痛随着作用力的停止而消失，常常是单纯姿势变化所引起的。例如，长时间的坐位可以引起腰痛，变为站立位疼痛就可以消失；对某一手指给予过度的压迫，即向伸展位过伸直至出现疼痛。此时，疼痛感受性组织是一种简单的机械的变形，如果继续用力，疼痛就会加剧。如果继续维持这种疼痛的关节度，疼痛就会弥漫扩大，这表明机械变形被增强和扩延。如果此时将手指缓慢地返回到原来的放松位上，疼痛就可以消失。上述情况清楚地说明了引起疼痛的原因。这种疼痛的出现与消失，实际上只是一种感觉，并没有发生病理改变。间歇性疼痛往往是因为对伤害感受器施加了一种压力，或是使其变形的一种机械的力而产生的。使用药物治疗或预防由于机械变形而引发的疼痛是无效的。

（三）创伤

组织受到外力的撞击，会产生突发性锐痛。组织在修复的过程中会产生继发性化学刺激而呈现持续性的钝痛。随着纤维蛋白的形成（创伤后第 5 天），创伤组织逐渐愈合，肿胀消退，20 天后纤维修复完成。如果此阶段不活动，就会使胶原纤维随意排列而导致修复不良，患者再活动时，就会由于短缩的瘢痕受到牵拉而出现疼痛。

第二节 评价

一、问诊

问诊包括主诉，现病史以及有关资料，重点应了解以下情况。

- 什么情况下发生的疼痛（跌倒、搬重物、运动中扭伤）？
- 疼痛发生的时间，是持续性痛，还是间歇性痛？
- 疼痛发生的经过，症状出现的部位和目前疼痛的部位，疼痛有无向臀部或下肢放射？
- 安静时疼痛还是活动时疼痛？
- 是否经过治疗，做过什么治疗？效果如何？
- 影响症状轻重的体位如何？
- 所从事的工作、工种。

二、视诊

- 观察坐位、立位的脊柱形态（侧弯、后凸、前凸）。
- 观察移动动作的方式。

- 观察步态（足跟步行、足尖步行、跛行）。
- 观察运动受限的程度。

三、触诊

- 检查肌张力有无异常。
- 检查压痛部位。

四、运动试验

1. 躯干关节活动度检查　包括脊柱的屈曲、伸展、侧屈、旋转的活动度。一般不记录关节度数，分为正常、轻度受限（仅完成全关节活动范围的 3/4）、中度受限（仅完成全关节活动范围的 1/2）和重度受限（仅完成全关节活动范围的 1/4 或不足 1/4）。

2. 躯干运动试验　以下各种运动模式均应反复进行，观察对疼痛的影响。

（1）卧位　屈曲、伸展。

（2）立位　屈曲、伸展、侧屈、侧方滑动。

3. 直腿抬高试验　患者仰卧，患侧下肢在膝关节伸展状态下抬高（髋关节屈曲），以判断有无坐骨神经痛（图 42-1）。

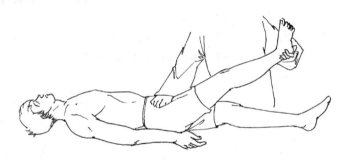

图 42-1　直腿抬高试验

4. 弓弦试验　患者仰卧，髋关节 90° 屈曲，膝关节被动伸展。如有坐骨神经放射性疼痛，疑为椎间盘突出、后根疾患等。

5. 直腿抬高加强试验　弓弦试验无明显阳性征时，可以在直腿抬高的姿势下，使踝关节被动背屈（图 42-2）。

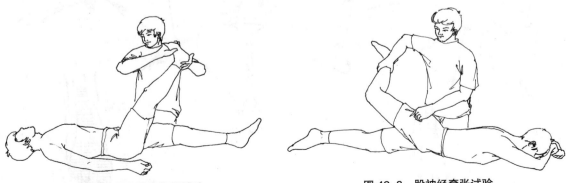

图 42-2　直腿抬高加强试验　　　　**图 42-3　股神经牵张试验**

6. 股神经牵张试验 患者取俯卧位，膝关节 90° 屈曲，检查者一手按压其臀部，另一手将髋关节被动伸展，如有高位椎间盘病变，大腿前面出现疼痛（图 42-3）。

7. 立位腰椎屈曲试验 患者取立位，躯干前屈，上肢下垂，测量指尖与地面的距离。

8. "4" 字试验 患者仰卧，检查髋关节的内旋、外旋，以排除髋关节的病变，一侧下肢髋关节屈曲、外展、外旋，膝关节屈曲。如髋关节因疼痛导致外展、外旋不充分，则考虑为骶髂关节病变（图 42-4）。

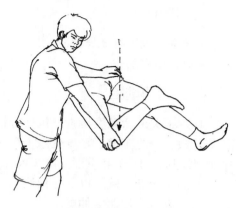

图 42-4 "4" 字试验

五、神经学检查

因腰部疾患可导致下肢肌力低下，所以必须进行肌力、腱反射及感觉检查。L_4~S_1 损伤常影响踝关节背屈、拇指屈伸。

（一）L_4 水平（图 42-5）

【肌力】 胫前肌（腓深神经）：治疗师对第 1 跖骨头背侧、内侧施加抵抗，令患者抗阻力完成踝关节背屈、内翻动作。

【反射】 膝腱反射（由 L_{2-4} 神经根参与，以 L_4 为主）

【感觉】 L_4 皮肤感觉区位于小腿内侧（以胫骨前嵴为界）。

（二）L_5 水平（图 42-6）

【肌力】

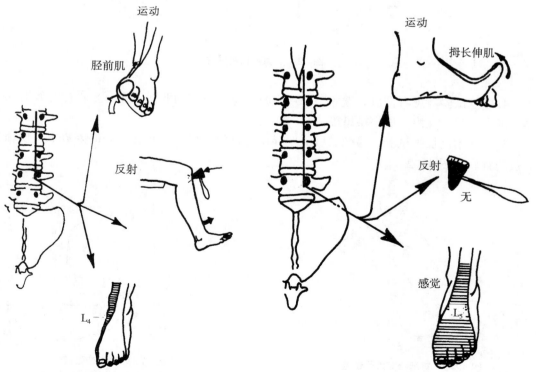

图 42-5 L_4 水平神经学检查　　　图 42-6 L_5 水平神经学检查

1.拇长伸肌（腓深神经） 令患者足拇趾背伸，治疗师用手拇指指端在患者拇趾的趾甲处施加抵抗。

2.臀中肌（臀上神经） 患者取侧卧位，治疗师一手固定骨盆，另一手置于患者膝关节外侧方，令患者在下肢外展的同时施加抵抗。

3.趾长伸肌、趾短伸肌（腓深神经） 患者取坐位，固定跟骨，令患者足趾背伸，治疗师手拇指对其足趾向跖屈方向施加抵抗。

【反射】 无确切反映 L_5 的反射检查。胫骨后肌的腱反射为 L_5 反射，但难以引出，即便出现也很微弱。

【感觉】 L_5 皮肤感觉区位于小腿外侧和足背（以胫骨前嵴为界）。

（三）S_1 水平（图 42-7）

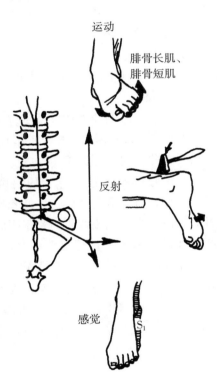

【肌力】

1.腓骨长肌、腓骨短肌（腓浅神经） 固定踝关节，令患者足部跖屈、外翻。治疗师用手掌对第 5 跖骨头施加抵抗。

2.腓肠肌、比目鱼肌（S_1、S_2，胫神经） 足跟抬起，足尖站立。

3.臀大肌（S_1，臀下神经） 患者取卧位，膝关节屈曲，令其髋关节伸展，治疗师施加抵抗。

【反射】 跟腱反射。

【感觉】 S_1 的皮肤感觉区位于外踝、足外侧及足底。

六、双下肢长度和周径的测量

判断有无因腰部疼痛而造成双下肢长度的改变。测量左、右大腿的周径（膝上缘 10cm、15cm、20cm）和小腿周径（最粗的部位）以判断有无肌萎缩。

七、X 线、CT、MRI 检查

X 线检查一般需拍正位片、侧位片、左斜位片、右斜位片，如有必要可以加拍最大前屈位、最大后伸位片。对单纯软组织疾病引起的下腰痛意义不大。X 线平片上的某些异常改变不一定与症状、体征相关。有报告 X 线平片上出现后关节异常、椎间盘退行性变、峡部裂、脊柱裂等现象者在伴有腰痛症状或无症状人群中概率相同。

CT 和 MRI 在临床应用后，可以更加准确地对腰痛做到早期诊断。但是 CT 及 MRI 在无腰痛病史的人群中也有较高的阳性发现，例如，对 60 岁以上及以下无症状人群进行 MRI 检查发现分别有 1/4 和 1/3 有椎间盘突出症，无症状 60 岁以上者有 20% 符合椎管狭窄标准。CT 和 MRI 检查假阳性率随年龄增加而增加。故一般主张从严掌握 CT 及 MRI 检查指征，临床中常作为排除肿瘤和炎症等特殊病变，以及手术前进行的检查。

图中标注：运动　腓骨长肌、腓骨短肌　反射　感觉　S_1

第三节　运动疗法

腰痛的治疗可以分为保守治疗和手术治疗两类。治疗的原则应以保守疗法为首选，但是对疼痛持续时间过长，疼痛频繁地发作，强烈的神经症状以及明显的肌肉萎缩的患者应选择手术治疗。本节重点对保守疗法举例介绍如下。

一、放松

腰痛的急性期，安静卧床是最重要的治疗措施。仰卧位，髋、膝关节轻度屈曲（30°左右）。一侧性疼痛出现强烈的神经根压迫症状的情况下或椎间盘突出术后腰部有手术创伤的患者大多不愿意采取仰卧位的姿势。

侧卧的放松体位是患者最多取的体位，具体方法如下。

1. 脊柱不要出现扭曲，成正直的侧卧位（图 42-8）。

2. 上、下肢的前方放置枕头。

3. 治疗师轻轻摆动患者躯干使其充分放松，消除任何不舒适感。

4. 治疗师一手置于患者的髂嵴，一手

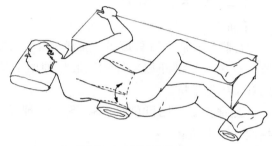

图 42-8　侧卧放松体位

置于骶部，将骨盆前后旋转，使腰椎做轻度、小范围的屈曲、伸展活动，治疗师边观察患者的表情，边感觉腰背肌的紧张程度。如果没有神经根压迫症状和疼痛、麻木感，则可逐渐扩大活动范围，直至双手重叠置于髂嵴上，以每秒 2~3 次的速度做局部缓解痉挛的手法。在局部存在肌肉痉挛的情况下，做关节活动度训练和肌力增强训练都是有百害而无一利的。无论患者疼痛程度如何，放松必须予以充分考虑。

腰痛的病因比较复杂，是否需要卧床，须根据诊断区别处理。Mckenzie 治疗方法和 Mobilization 手法常对急性腰痛显示出立竿见影的效果。

二、温热疗法

温热疗法可以通过物理刺激，达到促进血液循环、缓解肌紧张、减轻疼痛的目的。

三、关节活动度训练

将消除疼痛、扩大活动范围作为治疗目标时，要特别注意检查脊柱的活动度。有时粗略检查可能认为脊柱活动度正常，而实际上不少患者由于脊柱上部、下部的代偿，掩盖了局部的活动受限。此时，改善局部活动的手法就是取得疗效的关键。

关节活动度训练以放松手法开始，不做抗重力的活动。随着活动范围的扩大、疼痛的缓解，逐渐过渡到抗重力运动。

（一）俯卧位体位疗法

患者双上肢置于体侧，头向一侧倾斜，呈俯卧位，该体位可以自动地将腰椎恢复成前凸状态。一般静卧维持 5~10 分钟。

（二）伸展俯卧位体位疗法

可以完成 5~10 分钟俯卧的患者，利用双肘、双前臂支撑床面，抬起上部躯干成伸展俯卧位，骨盆和双下肢贴在床面上。这种体位自动地增加了腰椎前凸，如能坚持，应进行 5~10 分钟的体位治疗。急性期患者如因疼痛不能耐受，也可以间断完成。

（三）腰背肌伸展训练

可以完成前面两项训练的患者，在俯卧位下，双手置于靠近肩关节的下方，手掌向下，双上肢肘关节伸展，将上半身撑起，骨盆以下利用重力向下方用力，紧贴床面，然后双上肢肘关节屈曲，上半身返回到床面，如此反复进行 10 次。最初 2~3 次可以慎重地试探性进行，如无困难，剩下的几次要尽量完成最大范围的伸展。

最后 2~3 次的运动应在伸展位维持数秒，可获得良好效果。中心性腰痛的患者，当完成最大伸展时可能会出现疼痛，这种疼痛与初诊时的疼痛不同，随着训练会逐渐消失。

（四）立位伸展训练

患者立位，双脚分开与肩同宽，双手插腰，拇指在前方，四指置于腰部，以双手为支点，上半身尽量后仰，然后返回直立位，如此反复 10 次。

（五）伸展关节松动手法

患者取俯卧位，治疗师双手交叉两手掌置于腰椎的横突，对称地施以轻度的压迫，可以迅速使其放松。手应置于同一棘突上，做 10 次有节律的重复。实施手法时要根据患者可以承受的程度逐渐加强。本手法适用于中心性或双侧性症状的患者。

（六）屈曲持续旋转、关节松动手法

患者取仰卧位，治疗师一手固定患者的肩关节使其保持在床上的位置不动，另一手扶持髋、膝关节均呈屈曲位的下肢并向侧下方按压使腰椎呈侧屈、旋转的体位。治疗师利用手感在旋转终末位上持续 30~40 秒。

（七）Cailliet 腰痛体操

分析腰痛的原因，要特别重视腰向前弯曲时伴有的不良姿势、肌力低下和软组织的短缩。Cailliet 腰痛体操的目的就是要强化躯干肌的肌力，改善软组织的弹性，增强骨盆的旋转。体操强调卧位、坐位、立位各种姿势的训练方法。对不良姿势引起的腰痛，本套体操设计了骨盆倾斜运动、腹肌增强运动、腰椎伸展运动、股二头肌伸张运动、跟腱伸张运动、髋屈肌伸张运动、腰 - 骨盆节律性训练、侧屈运动等等。

1. 仰卧位骨盆倾斜运动

（1）第一阶段 髋关节与膝关节屈曲的仰卧位（图 42-9a）。

（2）第二阶段 腰部下塌与地面用力接触（图 42-9b）。

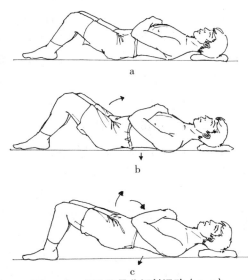

图 42-9 仰卧位骨盆倾斜运动（a~c）

（3）第三阶段　腰椎尽量用力保持与地面接触，臀部抬起，在维持腰部用力牵拉的状态下，完成骨盆的倾斜（图42-9c）。

2.腰椎伸张运动　患者取仰卧位，双侧髋关节、膝关节屈曲向胸部靠拢，骨盆旋转的同时，腰椎进行伸张运动（图42-10）。

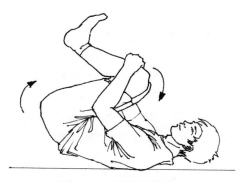

图42-10　腰椎伸张运动

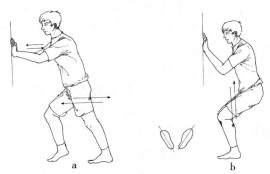

图42-11　跟腱伸张运动（a、b）

3.跟腱伸张运动　患者取立位，两下肢前后分开，双手扶墙面，躯干前倾，利用上、下肢的屈伸，完成身体前后移动（图42-11a）。第二种方法是双侧足跟站在一条直线上，前脚掌略分开。双手扶墙面，利用下蹲和起立的动作牵拉跟腱。完成动作时，足跟不得离开地面（图42-11b）。

四、McKenzie 力学诊断治疗方法

McKenzie 力学诊断治疗方法具有独特风格，便于患者自我训练，简单易行而且有效。McKenzie 将机械性腰痛分为姿势综合征、功能不良综合征和间盘移位综合征三种类型。

（一）姿势综合征

【临床特点】　正常结构在运动终点受到持续、过度的牵伸，最终发生疼痛。此综合征患者通常是 30 岁以下、缺乏体育活动、长时间坐位者。其临床特点是：无阳性体征，无运动受限，无病理改变，无放射痛，运动不使症状加重，改变姿势或体位可使疼痛缓解。疼痛局限，常在脊柱中线附近，一种姿势持续时间过长则出现疼痛。检查时常发现，患者采取不良姿势并维持在运动终点时出现疼痛。

【治疗原则】　姿势矫正。

（二）功能不良综合征

【临床特点】　短缩的结构在运动终点受牵拉，当完成全关节活动范围的运动时，发生即时性疼痛。此综合征除创伤的原因外，往往是由于不良姿势习惯导致某些结构适应性短缩，或创伤后胶原纤维瘢痕组织挛缩。因此，这是一种过度牵拉短缩的软组织引起的疼痛。其临床特点是：一般患者在 30 岁以上，活动范围缩小，疼痛总是在活动终点发生，不会在运动过程中出现，也不会产生放射性疼痛。间断性疼痛仅在短缩组织运动终末时出现，因此疼痛在试验时出现，试验后症状不加重。

【治疗原则】　姿势矫正，牵拉短缩的组织结构。牵伸训练需要一定的力度，因此可能

会引起不适或疼痛，但不应出现疼痛的外周化，牵伸引起的疼痛在除去外力后迅速消失。牵伸训练应反复进行，一般以每隔两小时做 10 次为宜。注意训练后不得出现持续性疼痛。

（三）间盘移位综合征

【临床特点】 解剖结构破裂或结构移位，导致间盘内和间盘周围的张力改变，从而引起疼痛。其临床特点是：男性患者多于女性，年龄在 20~55 岁，疼痛通常呈持续性，弯腰、久坐时疼痛加重，某些运动或体位使疼痛加重，还有些运动或体位会使疼痛减轻甚至消失。步行和卧床可以使疼痛缓解。常见脊柱呈后凸或侧弯畸形，伴有运动功能的缺失。

【治疗原则】

1. 减轻间盘移位程度

（1）轻度后方移位者　应用伸展模式。

（2）重度中央后方移位者　俯卧体位疗法。病情允许的情况下，加伸展俯卧体位疗法和立位伸展训练。

（3）重度后外侧移位者　侧方移位的矫正，加腰背肌伸展训练、立位伸展训练。

（4）前方或前外侧移位者　应用屈曲模式，如仰卧屈膝位腰椎伸张运动。

2. 维持缓解的状况

（1）维持脊柱前凸。

（2）坐位时使用腰部支撑靠枕。

（3）经常做腰部伸展练习。

3. 恢复功能，预防复发

（1）改善坐姿，坐位时保持脊柱前凸。

（2）每隔一小时变换体位。

（3）运用正确的方式抬举重物。

（4）最初出现症状时，尽早使用曾经有效的训练模式进行训练。

第四十三章　骨质疏松的康复治疗

随着社会现代化与老龄化进程的加速，人们日常的运动量越来越少，因运动量不足而导致的骨质疏松有上升趋势，老年人表现得尤为突出。由于目前通过运动负荷、体育活动可以使减少的骨量增加的报告很多，所以运动疗法已逐渐成为治疗骨质疏松的基本方法。

第一节　概述

一、定义

骨质疏松是 Pommer 在 1885 年提出的。对其认识始终存在着不少模糊概念，1990 年在丹麦举行的第三届和 1993 年在香港举行的第四届国际骨质疏松研讨会上规定了骨质疏松的定义并得到世界的公认：原发性骨质疏松症是以骨量减少、骨的微观结构退化为特征，是骨的脆性增加，易于发生骨折的一种全身性骨骼疾病。

二、分类

1. 原发性骨质疏松症　是随着年龄的增长，必然发生的一种生理性退行性病变。
2. 继发性骨质疏松症　是由疾病或药物等因素导致的骨质疏松。
3. 特发性骨质疏松症　多见于 8~14 岁的青少年或成人，多伴有家族史，女性多于男性。妇女妊娠及哺乳期所发生的骨质疏松也列入此类。

三、运动疗法的意义

运动疗法是根据患者障碍的性质与程度不同而设计的独特手法及训练法，通过患者自身的主动运动和治疗师的被动手法及辅助主动运动，达到治疗疾病的目的。

骨质疏松患者由于椎体压缩骨折、脊柱变形、不良姿势而导致的慢性腰背疼痛，或由于长期卧床导致的肌肉萎缩、关节活动受限、运动功能低下等，均可以通过运动疗法取得良好的效果。

第二节　评价

运动疗法具有很强的科学性与技术性。为了充分发挥疗法的效果，减少因盲目训练而导致的合并症，必须严格按照运动处方实施。医生开据骨质疏松的运动处方时，首先要判定骨质疏松的程度，测定骨盐浓度和是否存在运动障碍。然后与患者共同研究，提出通过训练可能达到的标准和具体的训练方案。由于高龄骨质疏松患者较多，所以评价不仅仅要测量骨盐浓度，拍摄脊柱、胸部 X 线片，而且要对四肢关节特别是髋关节、膝关节、心肺功能等进行全面检查。本节主要介绍的是有关骨质疏松程度的评价方法。

一、X 线骨密度估计法

（一）典型 X 线片表现

骨质疏松的典型 X 线表现见于长骨的海绵质部分。疏松区骨小梁数目减少，但清晰。早期能保存应力线上的骨小梁（如椎体垂直方向的小梁及股骨上端弓形小梁），小梁间隙加宽、骨密度减低、骨皮质变薄、骨浓度亦低。骨折、畸形及椎体骨刺均不多见。骨质疏松的 X 线征出现较晚，骨内钙盐须丧失 30%~50% 方能出现阳性征。

（二）形态学测量法

1. 皮质指数测量法　目前多采用 Barnett 氏测量法。拍照股骨及手的正位片。测量出股骨中段横径及同一部位的内、外皮质的厚度，将两侧皮质厚度的和除以中段横径，得出股骨分数。以同样方法测量第 2 掌骨中段，得出手骨分数。股骨分数与手骨分数之和称为周围分数，如分值小于 88%，则认为是周围型骨质疏松。

在腰椎侧位中线断层片上分别测量第 3 腰椎椎体前部和中部的高度。中部值除以前部值，得出腰椎分数，此值小于 80%，则为脊柱型骨质疏松，同时存在周围型和脊柱型骨质疏松者，称混合型骨质疏松。

2. 骨小梁形态分度法　该法主要测量腰椎及股骨颈的变化。

（1）腰椎骨小梁形态分度法　正常椎体的骨小梁纵横紧密交叉，骨密度减低时首先表现在张力线骨小梁（横行骨小梁）减少，因而应力线骨小梁（纵行骨小梁）被衬托得更加明显，进一步发展则张力线骨小梁消失，应力线骨小梁变粗，进而应力线骨小梁也减少甚至消失。因此，腰椎骨小梁 X 线表现按骨质疏松由轻到重可分为三度：一度纵行骨小梁明显，二度纵行骨小梁增粗，三度纵行骨小梁不明显。

（2）股骨颈骨小梁分度法　该法将股骨上端骨小梁分为 6 个区（图 43-1）。

骨密度从高到低分为 7 度，各度骨小梁密度减低的分布如下：

7 度　六个区骨小梁密度均匀；

6 度　第六区骨小梁密度减低；

5 度　第六、五区骨小梁密度减低；

4 度　第六、五、四区骨小梁密度减低；

3 度　第六、五、四、三区骨小梁密度减低；

2 度　第六、五、四、三、二区骨小梁密度减低；

1 度　六个区骨小梁密度均减低。

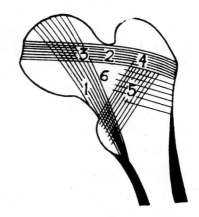

图 43-1　股骨颈骨小梁 6 个分区

二、骨形态计量学检查

此方法可以提供骨结构、骨含量的形态学依据，动态监测骨质疏松症的发展以及评价治疗效果，但是由于取活检会给患者带来痛苦，又不能客观地反映患者全身骨骼情况，所以只作为特殊情况下鉴别诊断的手段。

三、生化检查

随着生化检测水平的提高，对多种参与骨代谢的激素、酶和矿物质已能进行精确的定量。检测指标也从尿、便及血清中的钙、磷水平发展到代谢产物如尿羟脯氨酸、尿肌苷等，酶如血清总碱性磷酸酶和骨碱性磷酸酶等，血清钙的调节因素如维生素 D 的活性代谢产物、甲状旁腺激素、降钙素等一系列生化指标。目前，由于更多的放射免疫方法和酶免方法的应用，大大提高了检测的特异性和敏感性。

四、骨密度的定量测定法

骨密度定量测定是反映骨质疏松程度、预测骨折危险的重要依据。高科技的各种测量仪器和测量方法不断被研制开发，测量精度高、无创且易操作。主要方法包括单光子吸收测量、双能量 X 线骨密度测量（DEXA）以及定量 CT 测量（QCT）。鉴于篇幅所限，其应用在此不做介绍。

第三节　预防与运动疗法

一、骨质疏松的预防

骨量在人的一生中不断地发生变化。骨量在成长期逐年增加，大约到 30 岁达到高峰，然后随着年龄的增长骨量慢慢减少，骨量减少大约以每年 0.3% ~0.5% 的速度进行。闭经妇女及长期卧床患者的骨量急速地下降。老年人年骨量减少率为 1%，闭经妇女年减少率约为 2% ~3%。由此可见，上述人群更易出现骨质疏松的情况。

为了预防骨质疏松，从 10~20 岁时就要考虑提高骨量的峰值，40 岁左右就要研究设计延缓骨量减少的有效措施。大量实验证明，运动负荷的增加，不仅可以减缓骨量的丢失，而且可以明显地提高骨盐含量。

早在 1977 年 Jones 等对网球运动员的利手与非利手骨盐浓度进行测量。男性利手高于非利手 34.9%、女性利手比非利手高 28.4%。Granheh 等在 1986 年对举重运动员与同年龄男性腰椎骨盐浓度进行了比较，结果显示运动员大约高出 36%。

1990 年日本林泰史等对门球选手的桡骨骨盐浓度进行测试，结果也比同年龄人高 20%~30%。另外，Wickham 在 1989 年对 65 岁以上高龄者 1688 人进行了 15 年观察，结果表明因骨质疏松使股骨颈骨折的危险明显增加，其原因与其说是钙的摄取不足，不如说是日常活动量的低下更为确切。

（一）预防方法

1. 坚持体育锻炼　每日做两次预防骨质疏松的运动（Goodman 练习法），运动分仰卧位和坐位、站立位两部分（图 43-2）。

仰卧位每日做两组，每组各动作完成 5~10 次，站立位、坐位训练每日做数组，具体方法如下。

（1）仰卧位

第一节　患者取仰卧位，上肢上举，置于头部两侧，尽力将上肢向上，下肢向下做伸展动作，同时腹部回收，背肌用力伸展（图 43-2a）。

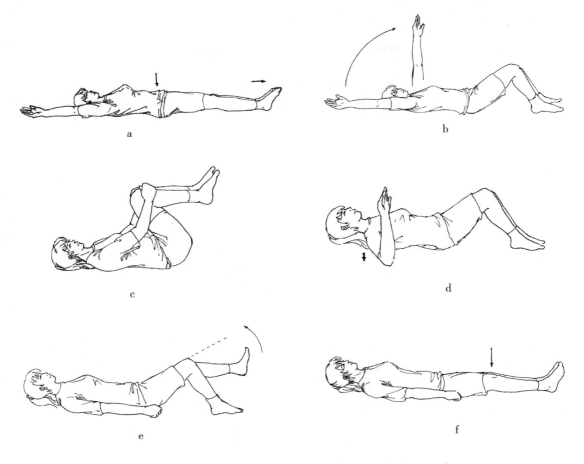

图 43-2　仰卧位预防骨质疏松的运动（Goodman 练习 a~f）

第二节　双下肢屈曲，背肌伸展，一侧上肢摆动至与躯干呈垂直的位置然后向床面用力按压（图 43-2b）。

第三节　双手抱膝，背肌伸展，双腿靠近胸部（图 43-2c）。

第四节　双下肢屈曲，肩关节外展 90°，肘关节屈曲 90°，用上臂向床面用力按压（图 43-2d）。

第五节　背肌伸展，做一侧膝关节的屈伸动作（图 43-2e）。

第六节　背肌、腹肌、大腿肌肉收缩，另外背肌伸展，两手、两膝用力向床面按压（图 43-2f）。

（2）立位、坐位（图 43-3）

第一节　患者背部靠墙站立，上肢上举，尽力做背伸动作（图 43-3a）。

第二节　面对墙站立，双脚前后略分开。双上肢平举与肩同高，背肌伸展，上肢用力推墙（图 43-3b）。

第三节　双手扶木椅靠背，上身保持正直，背肌伸展，完成膝关节轻度屈曲动作（图 43-3c）。

第四节维持上身垂直的坐位姿势（图 43-3d）。

2.室外散步、开展体育活动，对骨量增加有益。

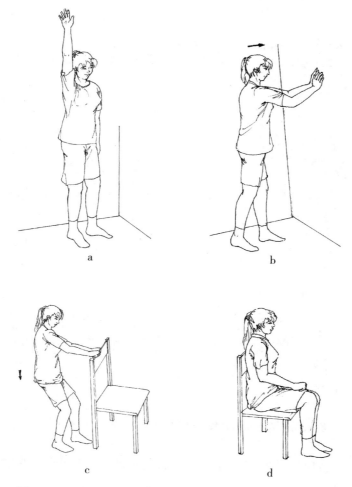

图 43-3   立位、坐位预防骨质疏松的运动（Goodman 练习 a~d）

3.已经出现骨质疏松的患者要注意运动训练的科学性，否则不仅不能提高骨密度，反会由于方法不当导致腰椎压缩骨折。

4.高龄骨质疏松患者在运动训练中要严格按照康复医生设计的处方进行，并且要定期到康复门诊复诊调整处方。

5.对肌肉萎缩、肌力弱、平衡功能低下的患者，要使用拐杖加强保护，防止跌倒造成骨折。

6.骨质疏松严重者要配戴矫形器，防止脊柱变形或椎体的压缩骨折。

7.维持抗重力的姿势，为了改善骨密度，每天最少做 2 个小时负重站立和肌肉收缩练习，如膝手卧位、靠墙站立、起立床上的站立训练、平行杠内的步行训练等。

（二）注意事项

要避免做以下的运动和姿势（图 43-4）。

- 不良的坐位姿势。
- 躯干屈曲动作。
- 为练习腹肌而进行的仰卧起坐动作。

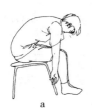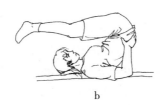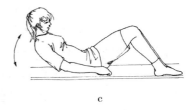

图 43-4　禁忌的运动（a~c）

- 高龄患者要避免快速的弯腰动作和弯腰抬重物的活动。

二、运动疗法

（一）急性期

所谓急性期是指急性腰背疼痛，伴有新的椎体压缩骨折。

治疗原则：卧床休息 1~2 周。

卧位姿势：仰卧时，膝关节保持轻度屈曲位，膝关节下方垫一软枕。俯卧位时，将枕头置于腹部，上肢伸向前方。侧卧位时，位于下方的上肢肩关节屈曲 90°，肘关节屈曲，前臂置于枕旁，髋、膝关节屈曲，膝关节处夹一软枕（图 43-5）。

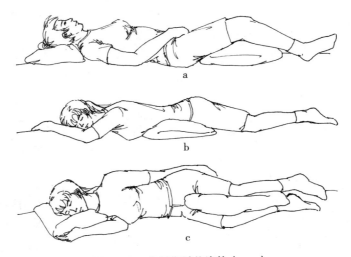

图 43-5　急性期卧位姿势（a~c）

1. 四肢肌力训练　可从急性发病开始，随症状缓解逐渐加量。

（1）上肢肌肉的等张运动训练。

（2）下肢肌肉的等长运动训练。

（3）腰背肌的等长运动训练。

2.腰背部的温热疗法　可在一周后开始,每次 20~30 分钟。常用方法有中药热敷、蜡袋疗法、红外线疗法以及泥疗。

3.按摩　做轻手法,常用按法与摩法,缓解肌肉的紧张,减轻疼痛。

4.起立床训练　从第 3、4 周开始逐渐适应体位变化,从起立床 45°、15 分钟、每日 3 次开始,起立床的角度以 15°、时间 15 分钟交替增加直至 90°,维持 30 分钟即可练习下地行走。

5.矫形器的使用　早期为了对患者进行心理治疗,同时辅助腰背肌,可以配戴软围腰。合并脊柱变形者还可以配戴硬性围腰。矫形器虽然对维持正确姿势有一定效果,但长时期使用会使能力下降,因此要在条件允许的情况下尽快解除矫形器。

6.骨质疏松治疗体操　第 3、4 周可以根据病情进行治疗性体操和平行杠内步行训练。

按照医生的指示进行,一般每日一组,每组中每一动作完成 10 次(见图 43-6),出现疼痛时停止训练并复诊。

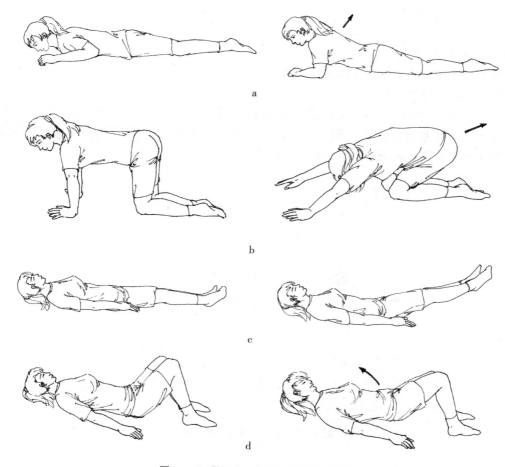

图 43-6　骨质疏松的治疗体操(a~d)

第一节　俯卧位背肌训练(图 43-6a)。患者俯卧,肘关节屈曲,双手置于肩关节前下方,利用背肌收缩完成肘支撑、上部躯干抬起的动作。

第二节　膝手卧位背肌训练(图 43-6b)。患者膝手卧位,重心向后方移动,臀部尽量向后上方运动，然后返回原姿势。

第三节　抬腿式腹肌训练（图43-6c）。患者仰卧，双下肢交替进行膝伸展、髋屈曲的抬腿动作。

第四节　搭桥式腹肌训练（图43-6d）。患者仰卧，双上肢置于身体两侧，将手掌放在床面上。双膝关节屈曲，以全足底着床。利用腹肌收缩的力量将臀部抬起，尽量使髋关节充分伸展。

（二）慢性期

此期强调患者日常生活中的正确姿势和运动疗法的重要性，禁止对椎体造成破坏性的错误训练。

1. 患者取坐位，髋、膝关节屈曲90°，双脚自然平踏于地面。双肘关节屈曲，轻握拳，躯干伸展，挺胸，收腹，双侧肩关节尽力向后伸展（做挺胸动作）。

2. 患者取俯卧位，双上肢自然置于身体两侧，腹部垫一软枕，然后做头和上半身向上抬的动作，训练腰背肌，也可在背部放置沙袋做腰背肌抗阻力练习。

3. 患者立位，一手扶持椅背以维持身体平衡，下肢前后分开。为了避免腰部紧张，向前迈出的下肢膝关节呈屈曲位。另一手持哑铃等重物，使关节尽力伸展。然后，双手握哑铃，双上肢同时外展，上举过头，双手哑铃并拢，然后慢慢放下，每一哑铃的重量0.45~0.9kg，不要超过2.25kg。患者合并下肢疼痛或平衡功能障碍，可改为坐位进行。

4. 背部肌肉抗阻力练习　在头上方悬吊一根弹力带，双上肢上举握住弹力带的两端，用力向下牵拉，上肢完成内收动作，还可以将弹力带的中点踩在脚下，双手握住两端做上肢外展动作；或将弹力带从身体后方通过，双上肢上举过头。以上动作可提高腰背肌肉的力量（图43-7）。

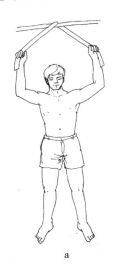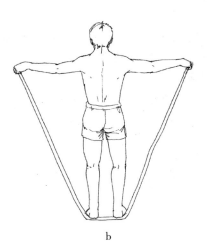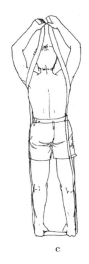

a　　　　　　　　　　b　　　　　　　　　　c

图43-7　背部肌肉抗阻力练习（a~c）

（三）按功能、能力和社会因素设计骨质疏松患者的康复训练计划

1. 功能水平的康复方案

（1）物理疗法　以缓解疼痛为主，采用温热、冷疗、干扰电、超声波、微波等。

（2）水疗 全身涡流浴，水中步行。

（3）呼吸训练 以腹式呼吸为主的呼吸训练，提高呼吸能力。

（4）伸展训练 全身性的伸展训练，提高机体的柔韧性。

（5）主动运动 腰痛体操等全身性主动运动，改善姿势，提高肌力。

（6）肌力强化 通过肌肉收缩，加大骨的负荷，同时提高肌力。首先利用自身的体重，慢慢过渡到徒手抵抗，再利用器械调整抵抗力。

（7）全身调整训练 利用功率自行车改善呼吸和循环功能，提高耐力。

（8）按摩 按摩和关节松动术相结合使疼痛缓解，同时使全身得到松弛。

2. 能力水平的康复方案

（1）基本动作训练 通过翻身、起坐、膝手卧位、跪位、单腿跪位、立位等反复进行的动作，加大骨纵轴的负荷，改善肌力及平衡能力，提高基本动作能力。

（2）步行训练 采用各种步态进行训练，如正常步行、足尖步行、足跟步行、上下楼梯、上下坡路，提高平衡能力、肌力和步行的实用性。

（3）日常生活动作训练 结合不同的障碍特点，进行日常生活动作训练。

3. 针对社会不利因素的康复

（1）根据家庭与社区的条件开展趣味性强的活动，有效地调动本人和家属的积极性。

（2）指导家属和护理人员对骨质疏松症的理解和护理方法。

（3）适合患者障碍特点的家庭环境的改造。

（四）禁忌证及注意事项

1. 绝对禁忌

• 限制身体活动的卧床患者。

• 持续或不稳定的冠心病患者。

• 急性心肌梗死不稳定状态者。

• 安静时血压舒张压在 120mmHg 以上，或收缩压在 200mmHg 以上者。

• 运动时产生异常血压反应并伴有症状者。

• 严重的房性或室性心律不齐者。

• 近期内发生体循环、肺循环的血栓症者。

• 血栓性静脉炎患者。

• 体温升高者。

• 非代偿性的心力衰竭者。

• 活动性心肌炎者。

• 严重的大动脉狭窄者。

• 急性全身性疾病患者。

2. 相对禁忌

• 安静时血压舒张压在 110mmHg 以上，收缩压在 180mmHg 以上者。

• 低血压者。

• 代偿状态的心力衰竭者。

• 难以控制的糖尿病患者。

• 影响活动的关节疾病患者。

- 伴有症状的贫血患者。

（五）矫形器的应用

骨质疏松最常出现的问题是脊柱变形、椎体压缩骨折，因此在康复治疗中配戴适合的矫形器也是矫正姿势、预防骨折的重要措施。常用的矫形器有以下四种。

1.Tewelt 矫形器　此矫形器的特点是前面胸托，腹托与后面腰托呈三点固定，使脊柱保持伸展位，有效地控制脊柱的屈曲。常用于骨质疏松伴有新发生的压缩骨折及疼痛剧烈者（图 43-8）。

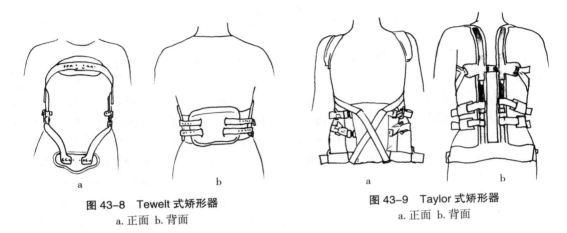

图 43-8　Tewelt 式矫形器
a. 正面 b. 背面

图 43-9　Taylor 式矫形器
a. 正面 b. 背面

2.Taylor 带式矫形器　此矫形器的特点是脊柱可以进行一定程度的背伸动作，屈曲也未被完全控制。适用于骨质疏松脊柱变形者（图 43-9）。

3.腰骶部围腰　采用中等硬度的材质，配戴后可通过增加腹内压和改善下腰部肌肉的支持作用，加强胸椎下段和腰骶椎的稳定性。适用于骨质疏松脊柱轻度变形的姿势矫正，以及预防椎体出现压缩骨折（图 43-10）。

4.弹性围腰　采用弹性材质。虽能限制脊柱的过度屈伸，但仍可自如地侧弯及旋转。适用于轻度骨质疏松患者，预防脊柱变形（图 43-11）。

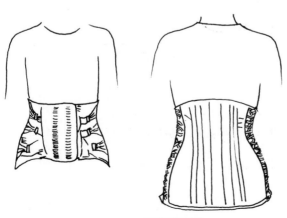

图 43-10　腰骶部腰围
a. 正面 b. 背面

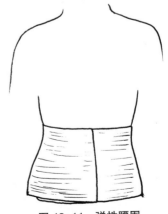

图 43-11　弹性腰围

第四十四章　心脏疾病的康复治疗

第一节　概述

心脏康复所采取的是一个分期、多学科参与的康复方案。康复小组的成员包括医生、护士、PT 师与 OT 师、营养专家、心理医生、社会工作者以及职业咨询顾问，从运动、心理、职业等角度对患者进行全面的康复，帮助患者最终返回有意义的生活。其中，PT 师的责任包括：①评价患者对于运动或活动的生理反应；②监视患者进行运动和行走；③准确地记录患者的康复进展和反应；④协助进行对患者及其家属的教育；⑤为患者出院以及出院后继续实施康复计划做准备。本章重点介绍冠心病患者发生急性心肌梗死后的康复治疗。

心肌梗死是指心肌的不可逆转性坏死，通常是因较大的冠状动脉管壁损伤或粥样硬化斑块破裂后引起血栓形成所致，多见于 40 岁以上中老年患者，常有冠心病心绞痛、高血压、高血脂、肥胖或长期大量吸烟史或冠心病家族史。急性心肌梗死的诊断要点包括以下几点。

一、症状及体征

重度、持续性心绞痛；烦躁不安；大汗淋漓；面色苍白或紫绀；恶心、呕吐；患者常有濒死感。心尖 S_1 低钝或闻及收缩期杂音；心律不齐以早搏比较多见；发热。

二、心电图检查

与梗死部位相对应的导联上出现心肌坏死的波形。典型的坏死性 Q 波伴有损伤性 ST 段上抬或呈单向曲线及 T 波高尖或倒置（表 44-1）。

表 44-1　心肌梗死的心电图定位

梗死部位	心电图改变
下壁	II、III、aVF
前间隔	$V_1 \sim V_3$
前壁	$V_3 \sim V_4$　Q 波出现、ST 段抬高、T 波倒置
前侧壁	$V_4 \sim V_6$
广泛前壁	$V_1 \sim V_6$、aVL
侧壁	I、aVL
后壁	V_3　R 波高宽，ST 段下移，常伴下壁或侧壁心肌梗死
右心室	V_1 和 V_4r　ST 段抬高，常伴下壁心肌梗死

三、实验室检查

1. 血清酶升高　肌酸磷酸激酶同功酶发病后 6 小时升高；谷草转氨酶发病后 6~12 小时升高，24~48 小时达高峰；乳酸脱氢酶同功酶发病后 8~12 小时升高，2~3 天达高峰。

2. 肌红蛋白升高　梗死后 4 小时升高，24 小时恢复正常。

3. 血糖升高。

4. 白细胞计数增高，分类中性增多，嗜酸性粒细胞减少或消失；血沉增快。

四、康复治疗的意义

急性心肌梗死危险期渡过后，患者的心功能以及体力活动能力下降，影响日常生活与工作学习。康复治疗可以有效地改善和恢复心功能和体力活动能力，因此，康复治疗是急性心肌梗死治疗过程中重要的组成部分。

第二节　评价

一、阅读病历

康复评定的第一步就是全面、仔细地阅读病历，要从病历中获得重要信息如现病史、体检结果及诊断、实验室检查结果（心肌酶、胆固醇、甘油三酯等）、特殊检查结果（胸部 X 线、心电图、心导管检查等）、临床治疗情况（用药及手术）以及康复小组其他成员的报告。

二、谈话

阅读病历后，治疗人员应当与患者进行一次谈话。经过详细的询问，治疗人员对于患者目前的功能水平、以往的生活方式以及可能影响心脏康复计划实施的有关因素形成一个总体印象。这对全面估计预后、选择康复措施十分有用。谈话中应了解的内容包括：患者的康复目标、家庭及社会支持背景、以往的生活方式、娱乐活动的兴趣所在以及爱好，工作种类、每周平均工作时间、工作态度以及工作压力，心绞痛的疼痛部位、性质、持续时间、频率、诱因、缓解或减轻疼痛的方法以及疼痛影响日常活动的程度等。

三、体检

（一）心率和脉搏

心动过速（HR>100 次 / 分）可见于发热、焦虑等；心动过缓（HR<60 次 / 分）可与用药（如 β 肾上腺素能受体阻滞剂）、迷走神经兴奋有关，心肌梗死时也可以出现心动过缓。脉搏不齐提示存在心律失常。在心脏康复的过程中，运动训练以及活动对于心率的影响应作为观察康复疗效的一个指标进行常规监测；心率也是判断运动强度的重要指标。

（二）血压

应激、疼痛、缺氧、药物、冠心病均可引起血压增高；长期卧床、某些药物、心律失常、休克或心肌梗死可使血压下降。体位（仰卧或直立）以及运动训练对血压的影响，在康复过程中亦应严密监测。

（三）呼吸

视诊时要注意观察呼吸的频率、胸廓的形状、胸壁的运动形式，如有呼吸困难，要注意呼吸困难的表现形式（端坐呼吸困难、劳力性呼吸困难、阵发性呼吸困难等）；听诊注意有无呼吸音减弱、消失、啰音（水泡音、哮鸣音），充血性心力衰竭的患者常可闻及水泡音。

四、功能评价

（一）递增负荷运动试验

患者出院前应进行低水平运动试验；在门诊康复期和社区康复期，为准确了解患者的心功能恢复情况，重新制订运动处方以便进一步指导康复训练，也需要做运动试验。可根据患者的实际情况选择不同的试验方案，具体方法详见第十六章。

（二）行走试验

在没有条件进行运动试验的情况下，可进行 6 分钟行走试验，即要求受试者在平地尽全力快速行走并记录其 6 分钟所走的距离，作为判断疗效的指标。常用于患者在康复治疗前和治疗后进行自身对照。

（三）心功能分级（表 16-10）

第三节 运动疗法

急性心肌梗死的康复方案分为三个阶段进行，即住院期（Ⅰ期）、门诊期（Ⅱ期）及社区康复期（Ⅲ期）。

一、住院期康复（Ⅰ期）

（一）康复目标

要根据每一个患者的具体病情制订出切合患者实际情况、切实可行的目标。

1. 减轻长期卧床对身体的不利影响，防止各种并发症。
2. 促进体力恢复，促进 ADL 能力的恢复。
3. 减轻和缓解焦虑与抑郁。
4. 出院时低水平运动试验阴性，或可以按正常节奏连续行走 200 米或上下 1~2 层楼梯且无不适症状或体征。心功能水平 / 体力活动能力达到 3~5METs。

（二）治疗

1. 开始时间 急性心肌梗死患者住院期康复开始时间，一般在发病后 2 周以内，最早可在心肌梗死发病后第 2 天即可开始。

2. 适应证与禁忌证 患者生命体征稳定且无下列禁忌证（表 44-2）是准许进入 Ⅰ 期康复治疗的依据。

3. 治疗方案 选择 Ⅰ 期康复运动方案的基本原则是低强度运动、逐渐增加代谢量、安全。运动处方中的活动种类则根据不同运动所需的代谢当量（METs 值）来选择。1MET

相当于每公斤体重每分钟消耗 3.5~4mL 的氧。大多数住院患者的运动或活动从 2~3METs 开始，出院时达到 3~5METs。初期训练活动包括自理活动、保持直立坐位、上肢或下肢的活动。

表 44-2　Ⅰ期和Ⅱ期康复的禁忌证

1. 不稳定型心绞痛
2. 安静休息时 ST 段下降＞ 3mm
3. 安静时收缩压 >200mmHg 或舒张压＞ 100mmHg
4. 体位性血压下降≥ 20mmHg
5. 中度到重度主动脉瓣狭窄
6. 房性或室性心律失常
7. 窦性心动过速（＞ 120 次 / 分）
8. 充血性心力衰竭
9. 三度房室传导阻滞
10. 急性心肌炎或心包炎
11. 栓塞或血栓性静脉炎
12. 急性全身性疾病或发热（体温超过 38℃）
13. 未控制的糖尿病
14. 骨科疾病

（1）训练原则
- 被动运动→主动运动→抗阻力运动。
- 远端关节→中间关节→近端关节。
- 肢体→躯干。
- 卧位→坐位→站立位。
- 逐渐增加行走距离→上下楼梯。

（2）活动量　可以通过改变运动的种类、延长该运动的时间、改变体位来增加。康复训练开始时，每日 2~4 次，每次 5~10 分钟。随着耐力的不断提高，训练时间可延长至 20~30 分钟，训练频率则应减少至每日 1~2 次。当患者体力情况改善后，应采用准备活动（热身）→耐力有氧运动→整理运动的训练模式。

（3）代表方案　急性心肌梗死患者住院期康复的七个阶段方案由美国亚特兰大 Grady 医院的 Nanette Wenger 等医生设计提出（表 44-3）。方案包括三个部分，即监护下运动、监护室 / 病房活动以及教育娱乐活动。患者按照方案进行训练，而在某一阶段上所需要的时间，则根据患者对于运动的反应而定。

4. 运动监测

（1）心率　在运动前、运动中及运动停止即刻都要测量心率。正常人的心率随工作负荷增加而呈线性增加。心率是监测心肌耗氧量以及心肌做功情况的重要指标。在病理情况下，某些药物会影响安静和运动时的心率，如 β 肾上腺素能受体阻滞剂以及某些抗高血压药物，可使患者安静时心率缓慢，运动时心率增加也不明显。严重心肌功能障碍时，心率对于运动负荷的反应表现迟钝，负荷增加时心率反应缓慢甚至不增加。因此，采用观察心率的方法来监测伴有上述情况的患者具有一定的局限性，需要选择其它生理指标进行监测。

Ⅰ期康复所设计安排的活动，其运动强度均在低水平范围内，不会引起明显的心率加快。一般来说，在站立位安静心率的基础上心率增加 10~20 次 / 分为正常反应；运动时心率增加少于 10 次 / 分，提示可增加运动强度；运动时心率增加超过 20 次 / 分，心率不能随工作负荷的增加而加快甚至反而减慢时，应终止当前的训练或活动。伴有焦虑的患者在运动开始前会有一个小幅的心率加快，运动开始后心率则恢复正常。

表 44-3　急性心肌梗死七个阶段康复方案

场所	阶段	监护下运动	监护室 / 病房活动	教育娱乐活动
监护室	1	①主动和被动活动卧床患者所有肢体关节 ②教患者自己做踝关节屈伸运动，每小时 1 次	①部分自理，自行进餐 ②将腿垂于床边 ③应用床边便器 ④坐在椅子上，15 分钟 / 次，1~2 次 / 日	①介绍监护病房 ②个人急救及社会援助
	2	主动活动所有肢体关节、坐在床边	在椅子上坐 15~30 分钟，2~3 次 / 日	①介绍康复小组组成、康复程序、戒烟教育 ②需要时给予宣教材料 ③计划转出监护病房
普通病房	3	①热身运动（2METs）：伸展运动、柔软体操 ②慢步走 15 米（50ft），然后返回	①随时随意坐到椅子上 ②乘坐轮椅至病房、教室 ③在病房内行走	①正常心脏的解剖和生理功能 ②动脉粥样硬化和心肌梗死的发病机理 ③手工活动（1~2METs）
	4	①关节活动和柔软体操（2.5METs） ②中速行走 23m（75ft），并返回 ③教患者自测脉搏	①情况允许时离床 ②走到厕所 ③在监护下走到病房教室	冠心病危险因素及其控制方法
	5	①关节活动和体操（3METs） ②患者自测脉搏 ③练习下几级台阶 ④行走 92m（300ft），2 次 / 日	①走到候诊室或电话间 ②必要时在病房走廊里行走	①安排合理的饮食 ②节省体力的方法 ③简化工作的技巧 ④手工活动（2~3 METs）
	6	①继续以上活动 ②下楼（乘电梯返回） ③行走 153m（500ft），2 次 / 日 ④指导家庭作业（运动）	①监护下温热淋浴或盆浴 ②在监护下去作业疗法科、教室	①心脏病发作时的处理：药物、运动、手术、对症治疗 ②回归家庭时的家庭、社会适应性调整 ③随时进行手工活动
	7	①继续以上活动 ②上楼 ③行走 153m（500ft），2 次 / 日 ④继续家庭运动，传授门诊患者康复锻炼方案	继续上述所有的活动	①计划出院：提出有关药物、饮食、活动、复诊时间、复工、社区资源建议 ②提供教学资料和药物卡 ③随时进行手工活动

（2）血压　在运动前、运动中以及运动终止即刻要常规测量血压。心率血压乘积（心率 × 收缩压）是反映心肌耗氧量的重要指标，因此运动过程中血压变化的观察能够提供有价值的临床信息。健康人收缩压随着工作负荷的增加而增加，舒张压则无论在安静时还是运动达到最大负荷时变化均很小。异常血压反应包括：①运动时血压不升高；②高血压

性反应（收缩压＞ 200mmHg，舒张压＞ 110mmHg）；③收缩压下降 10~20mmHg。出现上述异常情况应立即终止训练。

（3）心电图　要对患者安静状态下、运动中以及运动终止后的恢复期的心电图进行动态观察。观察心率变化、有否出现心律失常以及 ST 段移位情况。室性心率失常（室性期前收缩、室性心动过速、室颤）与冠心病和猝死密切相关。ST 段下移提示心肌供血不足，心肌缺血的程度则视冠状动脉病变程度和患者用力水平而不同。有些患者安静时 ST 段正常，随着全身用力程度的增加 ST 段呈压低表现；而有些患者即便是在安静时或运动后恢复期 ST 段下移都持续存在。

（4）症状与体征　心脏病患者无法耐受当前运动强度时，会出现一系列缺血性的表现。因此，治疗人员在康复训练的过程中，要密切注意患者有无下列症状和体征：①持续呼吸困难；②头晕或精神恍惚；③心绞痛；④严重跛行；⑤面色苍白、出冷汗；⑥过度疲劳；⑦全身协调性下降；⑧肺部啰音。还要注意运动终止以后是否存在持续疲劳与失眠。患者出现上述任何一种情况时，应立即终止当前的训练并在下一阶段训练中减少运动强度。

（5）自觉用力程度分级　自觉用力程度分级（rating of perceived exertion scale，RPE）由 Berg 提出，在临床中已广泛应用。RPE 是运动强度的主观评价指标。该法是根据运动者在进行作业的过程中主观感觉用力（费力）的程度进行分级，用数字 6~19 表示不同的程度，最低为 6 级，最高为 19 级，总共 14 级。Berg 在修改 19 级分级法的基础上又提出了 10 级分级法（表 44-4）。用力程度的判断实际上是运动者的局部和全身症状在主观上的反应。研究显示，RPE 与心率和耗氧量具有高度相关性。心率越快、耗氧量越大，主观感觉用力程度亦越大。由于应用 β 肾上腺素能受体阻滞剂以及钙通道阻断剂可以使心率减慢，患者在运动时心率加快的反应将被掩盖，故此时采用 RPE 分级方法进行监测是可靠、可信的手段。

表 44-4　自觉用力程度分级（RPE）

19 级分级法		10 级分级法（修改）	
6		0	不用力
7	非常轻	0.5	极轻（刚有感觉）
8		1	很轻
9	很轻	2	轻
10		3	中
11	较轻	4	较强
12		5	强
13	稍费力	6	
14		7	很强
15	费力	8	
16		9	
17	很费力	10	极强
18		×	极量
19	非常费力		

对心率、血压、心电图、症状和体征以及 RPE 等进行综合监测，为准确地判断运动

耐受水平提供了最安全的方法，仅仅依赖某一种手段进行监测和判断是不可靠的，也是极不安全的。表44-5列出了在运动中与心脏病发作有关的高危因素。

5. 注意事项

• Ⅰ期康复方案为患者初期恢复阶段设计了逐级递增且安全的活动。方案中的活动设计是以其代谢量的大小为根据的。改变活动项目及方法都可能使患者的代谢消耗量发生变化，甚至有可能发生心血管意外的反应。因此，虽然Ⅰ期康复方案中所包含的项目简单，但必须保证患者严格遵循设计方案进行训练，保证每一项内容的准确性。

表44-5　运动中心脏病发作高危因素

项　　目	高　危　因　素
病史	多发性心肌梗死
	左心功能不全
	慢性充血性心力衰竭病史
	休息或不稳定型心绞痛
	严重心律失常
	冠状动脉造影显示左冠状动脉主干或三支血管动脉粥样硬化
运动试验反应	低运动耐受性（＜4METs）
	未用药的情况下低峰值心率（＜120次/分）
	心肌严重缺血（ST下移＞2mm）
	心率慢或低运动负荷时即出现心绞痛
	异常的收缩压反应（随运动负荷增加而降低）
	严重心律失常，特别是伴有左心功能不全
康复训练	运动强度超过运动处方极限

• 憋气可以导致胸腹腔压力增加，进而导致静脉回流受阻以及心输出量下降。此外，当等长收缩的力量大于20%最大随意收缩时就可以增加心脏后负荷（压力负荷），心室射血阻力增大，此时，可观察到外周血管阻力增加，收缩压与舒张压骤然升高。左心室缺血性疾病的患者不能适应上述变化而容易出现心律失常和心绞痛。因此，在康复训练过程中，应选择动态活动，尽量避免做等长运动；注意呼吸的节律性，避免憋气。

• 为保证患者的合理休息时间，要做好运动疗法与作业疗法的治疗安排。训练应在进餐一小时后开始，不要在情绪紧张时进行康复训练。要使患者理解有氧运动前的准备活动、结束后的整理运动以及活动与休息之间平衡的重要性，出院后仍要继续保持正确的运动方式。

6. 出院计划

（1）出院前评价　出院前应对患者进行低水平运动负荷试验。主要目的有三点：其一，通过测试了解患者的心功能情况及体力活动能力；其二，为继续Ⅱ期康复、制订精确的运动处方提供客观依据；其三，有助于确保患者回家安全，减少患者对活动会引起心肌梗死复发或猝死的恐惧心理。运动试验中，最大负荷强度约3METs左右，最高心率在120次/分以下。试验一定要在有经验的心脏专科医生直接参与下，并在严密地监护下进行。有关运动试验方案请参阅本书第十六章。

（2）出院前教育　为保证康复治疗的连续性，出院前要向患者介绍有关家庭锻炼方案的内容、活动指南、锻炼中的自我监测方法、用力失耐受时的表现以及锻炼时的注意事项等。

二、门诊或家庭康复（Ⅱ期）

心脏康复的第Ⅱ期为患者出院回家后的早期阶段，通常指出院后 8~12 周内。Ⅱ期心脏康复又称恢复期康复。对于近期心肌梗死或刚刚实施了冠状动脉旁路手术的患者，应当安排他们继续到康复医院，在康复专业人员的监护下，按照为其制订的康复处方进行训练；随着心功能水平的提高，可逐步减少在门诊训练的次数（开始每周去医院训练一次，在家里训练两次），患者可在家中按照运动处方在自我监测下锻炼。对于病情稳定、低危心脏病患者，出院后就可以根据医生所制订的运动处方在家进行锻炼，但应定期检查身体。

（一）康复目标

1. 进一步提高心功能水平与体力活动能力至 5~7METs。
2. 逐步恢复日常生活及工作能力。
3. 建立新的、健康的生活方式与习惯。

（二）门诊康复训练方案

1. 训练方法　每次训练均应包括准备活动、训练活动和整理活动三部分。准备活动和整理活动是通过逐渐增加或减少运动强度使心血管系统逐渐适应，有助于减少心律失常的发生，也有助于改善氧供和乳酸堆积。此外，准备活动还可以改善所有关节的活动度以及肌肉的柔软度。整理运动对于预防静脉瘀血、直立性低血压及恶心等具有重要作用。

训练内容以轻体力活动为主，包括行走、蹬车、医疗体操，各种运动能力在 5METs 上下的自理活动、家务活动以及休闲活动（表 16-9）。

运动强度保持在 40%~50%HRmax，每周训练 3~4 次；每次持续时间从最初的 10~15 分钟，直至 30~60 分钟。在此阶段，运动能力至少应达到 5METs 以满足基本日常生活活动的需要。

训练的内容既可采用单一形式（如行走），也可采用多种形式。如为后者，则应采用循环式训练法。循环式训练法是指耐力训练和力量训练交替进行，将不同种类的活动编组轮流进行，各种训练之间只有短暂的休息或不休息。例如患者根据运动处方，依次进行跑台、蹬车、上肢功率计以及滑轮负重训练，通过轮流采用上述不同的运动方式，使身体的各个部位得到有效的恢复性锻炼。还可以采用间歇式训练方法。所谓间歇式训练方法是指一组强度较大的活动训练与休息或与一个持续训练（长时间、慢速度，至少 15~20 分钟的运动强度保持在靶心率范围内）交替进行。在持续训练的基础上进行间歇训练的好处是可以允许患者同时得到高强度的工作负荷训练和耐力训练。将循环式训练方法与间歇式训练方法相结合在心脏康复中运用普遍。

2. 训练监测　心电图监测、急救护理以及具有康复监护专门培训的工作人员为患者提供一个重要的安全网络。训练中，要定时观察心血管系统对于运动负荷的反应情况。观察项目包括心率、心律、血压、主观用力程度以及有否用力失耐受的症状、体征。此期应常规进行监测。心肌梗死发作不久或刚刚实施了冠状动脉旁路手术的患者很容易出现心律失常，因此，在门诊康复训练时应对患者进行连续医疗监护（远程心电图监护系统）；患有严重的心血管疾病者（如左心室功能障碍、室性心律失常等）也需要进行连续监测以保证安全。随着不断进步，监测手段逐渐以患者的自我监测为主。因此，患者需要学会在安全的范围内使自己达到和保持运动处方所规定的运动水平，适时终止运动。

3.继续教育 除运动康复外，对患者进行心脏康复的教育也是十分重要的一环。教育内容包括：冠心病的病理生理改变；训练的目标；训练的基本原理；自我监测方法；危险因素的预防；改良不利于心脏健康的生活习惯。

（三）家庭康复训练方案

1.训练方案 在实施家庭方案的最初两周，患者将继续维持出院时的训练水平。对于在运动中无不适症状或不良反应者，其训练持续时间和频率均可逐渐增加。在家中进行康复训练除了可以取得康复效果外，还可以缓解焦虑。表44-6为美国心脏协会心脏康复中心推荐的家庭锻炼方案，运动强度、运动时间以及运动频率需要根据患者的不同情况分别制订。

表 44-6 心脏康复家庭锻炼方案

姓名 _____ 日期 _____

项目	方法
仰卧位运动	1. 下肢外展 2. 上肢伸直抬起 3. 抱膝
坐位运动	4. 手摸脚趾 5. 下肢外展 6. 上肢外展 7. 上肢前屈后伸
站立位运动	8. 上肢回旋运动 9. 躯干侧弯运动 10. 踮脚尖 11. 膝关节稍弯曲 12. 躯干旋转
	每一种运动重复_____次，_____次/日 1. 准备活动：伸展活动和慢速行走_____分钟
行走训练	2. 检查热身活动心率后，在原步行速度基础上加速行走（达到靶心率）_____分钟。其间定时监测心率，控制心率不至于过快或过慢 3. 整理活动：减速行走_____分钟

运动处方靶心率_____次/分

2.运动监测 在家中进行锻炼的患者必须掌握自我监测的方法并定时到康复医院做跟踪复查。患者家属应得到心脏康复方面的教育培训。

（四）心脏康复运动处方

运动处方包括运动的类型、运动强度、持续时间、每周训练次数以及治疗中的注意事项等内容。

1. 运动类型　即训练应采用的方法，包括有氧运动、肌力增强训练及放松训练。

（1）有氧运动　指利用大的肌群进行持续、有节律的运动，身体所需的能量从吸入氧中获得，如行走、慢跑、跑步、游泳、划船、原地蹬自行车等。行走、慢跑和蹬自行车等运动由于速度和代谢能量的消耗相对恒定，故运动强度易掌握，比较容易制订运动处方和便于监测。技巧性运动如游泳、滑冰、滑雪的代谢消耗量则视每个人的技术水平而各不相同；耐力性运动的运动强度更是多变且不易掌握。因此，技巧性运动和耐力性运动不适于康复初期的冠心病患者。随着患者心功能水平和运动耐力的提高，才可以逐渐将技巧性运动和耐力性运动加入到训练方案中。

（2）力量训练　为了保证正常的生活活动和工作，需要提高上肢肌力和耐力。病情稳定并且一直进行有氧训练的患者进入到Ⅱ期康复阶段，可进行中等工作负荷（30%~40%的最大随意收缩）、抗低或中等阻力、高重复性的等张肌力增强训练，每周2~3次。肌力训练过程中应严密监视，指导患者在运动过程中有节律地呼吸，避免憋气。经过肌力及耐力训练，患者能够不增加心脏负担而承担力量性工作。对于有症状的冠心病患者，应避免抗高阻力的肌力训练及无氧运动。

（3）放松训练　放松训练以缓解全身或局部肌肉的紧张为目的，缓慢呼吸、肌电生物反馈训练都是有效的放松训练方法。通过放松训练，患者安静或活动时的心率变缓、心脏缺血性改变及症状可以得到一定程度的缓解。

2. 运动强度　确定运动强度是制订运动处方的关键，强度过小，收不到训练效果；强度过大，有可能诱发心脏病发作。因此，应根据个人具体情况，规定训练时应达到的和不宜超过的强度。运动强度通过递增负荷运动试验来确定。运动强度一般设定在患者体力活动能力的40%~85%之间。体力较差者，开始应设定在体力活动能力的40%~60%之间，逐渐增加到60%~70%。美国运动医学会提出三种确定和监测运动强度的方法：心率、RPE和体力活动的METs值。

（1）根据心率确定运动强度　心率与运动强度之间有很好的线性关系，故可用靶心率代表运动强度。靶心率指在心脏康复训练时所应达到和保持的心率，用靶心率控制运动强度简便易行。有3种方法确定靶心率：①首先通过极量运动试验确定最大心率（HRmax），然后确定HRmax的百分比为靶心率，即靶心率=HRmax×% HRmax。70%~85%HRmax水平相当于60%~80%的体力活动能力或耗氧量水平，极量运动试验所得结果精确，但耗时、收费高且危险性较大；②对于未做运动试验或没有条件做运动试验的患者，其HRmax通常采用推测值，用公式220-年龄计算，进行上肢运动时，HRmax推测值应采用220-年龄-11的公式计算，靶心率则为HRmax的百分比；③根据karvonen公式计算靶心率，即靶心率=安静心率+60%~80%（最大心率-安静心率）。由于心脏疾病患者存在心律失常、心脏停搏等合并症的高风险，因此运动强度在监测下不应超过85%HRmax，无条件监视时不应超过75%。一般要求达到靶心率以后，保持5~15分钟以上。

采用间歇训练法时，只要训练中平均心率达到靶心率水平，则心率可以在±10%的靶心率范围内上下波动。如果心率持续加快超过靶心率>4次/min，要降低运动（工作）强度；如果目前的运动强度不能使心率达到靶心率水平，则应及时增加工作负荷即运动强度。

心率与运动强度之间的关系有时也受环境因素、心理因素或疾病的影响。因此，在下列情况中心率不能作为制订安全的运动强度的指标：①做等长运动；②上肢承担重劳作；③气温过高或过低；④慢性充血性心力衰竭；⑤服用 β 肾上腺素能受体阻滞剂；⑥安装起搏器。

（2）根据自觉用力分级指标确定运动强度　Berg 的自觉用力分级在评估心脏康复各阶段患者对于运动强度的主观反应中具有重要作用。采用 19 级评分法时，低于 12 级相当于最大体力活动能力的 40%~50%；12~13 级相当于最大体力活动能力的 60%~70%；14~16 级相当于最大能力的 75%~95%。因此，患者需要学会根据 12~16 级之间的主观感觉来判断运动强度。心率与自觉用力分级相结合，为患者提供了一个调节工作负荷的有效方法。随着患者自我监测能力的提高，自觉用力程度在训练或活动中将会成为判断运动强度的主要指标。

（3）根据耗氧量确定运动强度　通常以最大耗氧量（VO_2/max）的百分比表示运动强度。人体运动时，运动强度越大，耗氧量也就越大。最大耗氧量的百分比可根据下列公式进行计算：

最大耗氧量的百分比 =（实测心率 - 安静心率）/（最大心率 - 安静心率）

结合使用心率表进行 24 小时监测和记录，就可以计算出一天当中各种活动的最大耗氧量百分比，即运动强度。

（4）根据 METs 值确定运动强度　METs 值由耗氧量换算得到，所反映的是机体的耗氧量水平和能量代谢水平。由于不同年龄、性别、体重的人从事同一强度的活动时，其 METs 值基本相同，故 METs 值可用来确定运动强度；METs 值也是用来评价心功能水平的指标，并据此指导患者的日常生活活动和职业活动。然而，单一根据 METs 值来确定运动强度存在一定弊端。为了达到平均运动强度，常需要采用间歇式训练。例如，为达到 7METs 的运动强度（慢跑），患者必须用一部分时间散步（5METs），一部分时间跑步（10METs），而高运动强度对于刚开始参加康复训练的某些患者来说具有一定的危险性。因此，在尚未掌握患者的运动反应情况之前，运动强度应当维持在低水平范围内。此外，技术水平、环境（如冷、热、湿度、海拔、风或地形变化）、服装或心理压力都可以使某一强度活动的 METs 值发生变化。因此，在制订、评价运动强度时，应综合考虑心率、自觉用力程度和 METs 值的结果。为了保持相同水平的靶心率或自觉用力程度，当训练取得进步时应及时增加工作负荷的 METs 水平。

3. 持续时间　每一次训练的时间根据患者的耐力有所不同，一般在 15~60min 之间。有效的有氧运动强度，持续时间不得少于 5min。中等运动强度及运动持续时间对于患者来说最为理想，即训练前 10min 准备活动；随之至少 20~30min 的规定训练强度的运动；训练后 10min 的整理恢复活动。训练持续时间长短与运动强度成反比，强度大则持续时间可相应缩短，强度小则时间相应延长。过长的训练时间不但不能产生额外的训练效果，还可能出现骨科合并症以及其它过度训练所引起的合并症。随着训练的进步，应增加运动量，先延长训练时间，再提高运动强度。必须注意，对于心脏康复的患者，准备活动和整理活动的时间在任何情况下都不得减少。

4. 频率　活动的频率取决于运动强度和持续时间。中等运动强度及持续时间的情况下，平均 3~5 次 / 周的训练适合于体力活动能力＞ 5METs 的患者；1~2 次 / 日训练适于体力活动能力在 3~5METs 之间的患者；而对于体力活动能力低于 3METs 者，训练持续时间 5 分钟，每日可以进行数次。注意两次训练之间的间隔时间不得超过 2 天，否则训练不能出现累积效应，影响训练效果。

5. 注意事项　心脏康复患者进行训练时应避免出现以下情况：①做静力练习及憋气；②负荷过重；③温度过冷或过热（桑拿浴或冰涡流浴）；④超过靶心率；⑤心律失常超过 6~8 次 / 分仍运动；⑥感冒时运动；⑦活动停止时即刻进食；⑧日常生活中情绪急躁。

三、社区康复（Ⅲ期）

患者在完成Ⅰ、Ⅱ期心脏康复方案的训练后，如病情稳定、心绞痛发作减少、运动中出现的心律失常可用药物控制，则可进入第Ⅲ期心脏康复流程。此外，进入Ⅲ期康复的患者，其心功能水平至少应达到 5METs。Ⅲ期康复应在专业治疗师的指导下进行，治疗师应具备开运动处方、进行运动监测以及急救等方面的专业知识。

（一）康复目标

1. 巩固Ⅱ期康复治疗成果，控制危险因素。
2. 增强体力活动能力和心血管功能。
3. 心功能水平或体力活动能力达到 6~7METs。
4. 恢复病前的生活与工作。

实施Ⅲ期康复方案之前，应对患者进行体检、心电图检查以及递增负荷运动试验。各种临床检查和运动试验应常规、定时进行。运动试验每 3 或 6 个月进行一次。

（二）康复治疗

Ⅲ期康复持续时间为数月，亦可无限期。随着不断进步，患者从在治疗师监视下锻炼逐渐过渡到自己根据自身情况随时调整运动方案进行锻炼。制订运动处方的方法同Ⅱ期康复。锻炼种类包括耐力训练、力量训练、作业活动等。耐力训练即有氧代谢训练，包括行走、慢跑、游泳、骑车、登山、太极拳等。力量训练即无氧代谢训练，包括循环力量训练和等长收缩，以器械训练为主要方式。作业活动包括家庭卫生、厨房活动、园艺活动、在附近购物等。在选择作业活动时，应结合患者的生活和工作背景以及患者的愿望，有针对性地进行恢复锻炼，以提高康复效果。

运动强度保持在 70%~80%HRmax，持续时间 ≥ 45 分钟 / 次，3~4 次 / 周。

第四十五章　呼吸系统疾病的康复治疗

各种原因导致的不能有效地增加肺通气量常常是影响患者进行功能活动的重要因素。呼吸系统的运动疗法旨在改善肺的通气功能，提高呼吸效率。呼吸系统的运动疗法不仅用于肺部疾患的康复，也用于胸、腹部术后预防肺部并发症，颈髓与上段胸髓损伤、进行性肌萎缩症、肌萎缩性侧索硬化症、格林巴利综合征等呼吸肌肌力减弱或麻痹的康复。因此，呼吸训练是康复治疗师必须掌握的基本技术。本章重点讲述有关限制性通气障碍、阻塞性通气障碍以及胸部手术后的康复训练技术。

第一节　概述

一、限制性通气障碍

由于肺的扩张或回缩受限而引起的通气不足为限制性通气障碍。限制性通气不足时，①静态肺容量：肺总量、肺活量、潮气量、功能残气量及残气量均降低（图 17-6）；②动态肺容量：呼气流速和每分最大自主通气量基本正常，第一秒用力呼气量绝对值随肺活量减少而减少，但所占用力肺活量的百分比数正常或有所增加。

（一）病因

1. 肺内疾患　常见于肺广泛纤维化（如矽肺、石棉肺、弥漫性间质性纤维化）、肺淤血、间质水肿；肺不张、气道阻塞、肺叶或肺段切除。

2. 胸廓及胸膜腔疾患　常见于胸壁皮肤硬化（如硬皮症、大面积胸壁烧伤形成的焦痂和瘢痕组织）、纤维性胸膜增厚、僵硬性脊柱炎、严重的脊柱畸形、胸膜腔大量积液、气胸等。

3. 呼吸肌收缩减弱或丧失　常见于脊髓灰质炎、脊髓高位损伤、多发性神经炎、重症肌无力、药物中毒、低血钾等。

（二）主要存在的问题

1. 肺扩张受限使肺泡通气量减少。

2. 肺和胸廓弹性阻力增大，特别是吸气时弹性阻力增大使呼吸肌做功增加，耗氧量也就增多。

3. 上述两种情况进一步恶化致使氧供给不足，ADL 活动受限。

（三）康复治疗目标

1. 增加肺泡通气量。

2. 恢复肺和胸廓的正常弹性阻力，减少呼吸肌做功及耗氧量。

3. 改善呼吸功能不全对全身的影响。

二、阻塞性通气障碍

由于呼吸道阻塞或狭窄，使气道阻力增加而引起的通气不足为阻塞性通气障碍。阻塞性通气不足时，肺总量、功能残气量和残气量增加；肺活量（特别是用力肺活量）、潮气量降低（图17-6）；每分钟最大自主通气量减少，第一秒用力呼气量（FEV_1）和用力呼气中期流速明显降低。

（一）原因

1. 上呼吸道阻塞或狭窄　常见于异物、肿瘤、喉头水肿、白喉等。
2. 下呼吸道阻塞或狭窄　常见于慢性支气管炎、支气管哮喘、慢性阻塞性肺气肿等一类慢性阻塞性肺疾病（COPD）。

（二）主要存在的问题

1. 呼吸道阻塞使肺泡通气量减少。
2. 气道阻力使非弹性阻力增加，导致呼吸肌做功和耗氧量增加。
3. 由于肺泡通气量减少使氧的弥散量减少、肺泡通气/血流比值失常，引起低氧血症性呼吸功能不全。

（三）康复治疗目标

1. 去除或减轻气道阻塞的原因，增加平均肺泡通气量。
2. 降低气道阻力，使呼吸肌做功和耗氧量减少。
3. 改善呼吸功能不全对全身的影响。

三、胸部和上腹部手术后

开胸术、肺叶或肺段切除术、全肺切除术、胸廓成型术后如未能及时进行呼吸训练，常出现肺部并发症。腹部外科手术，特别是上腹部外科手术后，肺部合并症发病率极高，术后肺活量减少至术前的40%~50%，即使一周后也只能恢复到60%的水平；个别的上腹部术后肺活量甚至减少到术前的25%。

（一）主要常见问题

1. 肺泡通气量减少。
2. 耗氧量增加。
3. 动脉氧分压（PaO_2）降低。
4. 咳嗽能力下降。
5. 支气管分泌物潴留。
6. 肺不张。
7. 胸廓成型术后肩关节 ROM 受限。
8. 其他如肺栓塞、肺水肿、气胸、胸膜粘连等呼吸系统并发症等。

（二）康复治疗目标

1. 改善通气功能，促进残余肺膨胀，恢复正常的呼吸运动。
2. 降低呼吸肌运动耗氧量。
3. 恢复咳嗽能力，促进排痰。
4. 防止出现肺不张、肺炎、胸膜粘连等肺部并发症。

第四篇　临床康复

第二节 评价

呼吸系统评价的内容及方法详见第十七章。视诊应重点观察患者的姿势与体位、胸廓有无畸形、呼吸运动有无异常（腹式呼吸、胸式呼吸、呼吸频率及幅度、辅助呼吸肌参与情况）、有无紫绀等缺氧体征。问诊重点了解呼吸困难的程度（表17-4），咳嗽、咯痰的情况，既往史、家族史、吸烟史等。检查包括胸部触诊和听诊、呼吸肌肌力和耐力检查、运动试验（6分钟、12分钟或100米行走试验、运动负荷试验）、肺功能检查。应根据患者的具体病情及恢复阶段选择检查项目。

第三节 呼吸训练

一、呼吸训练的目的

1. 恢复腹式呼吸模式。
2. 减少呼吸肌做功，降低呼吸肌耗氧量，提高呼吸效率。
3. 改善呼吸肌力量。
4. 清除支气管腔内分泌物，减少引起支气管炎症或刺激的因素。
5. 提高全身体力，尽可能恢复活动能力。

二、呼吸训练方法

呼吸训练包括放松训练、恢复生理性呼吸运动形式、呼吸肌增强训练及维持和扩大胸廓活动度训练。临床中，应根据患者的症状选择不同的训练方法。

（一）放松训练

呼吸功能障碍的患者容易对活动产生紧张心理，因害怕窒息而持续用力，引起上肢、颈、肩、面部肌肉的过度紧张。过度紧张使全身耗氧，呼吸肌做功增加，进一步加重呼吸困难，形成恶性循环。因此，训练患者全身放松是呼吸运动疗法中一项重要的基本内容。在进行呼吸训练和排痰前，首先必须使全身放松。放松训练包括采取放松体位和肌肉放松训练。进行放松训练前，将紧缚患者身体的皮带、背带、领带或胸罩松解。

1. 放松体位 呼吸功能障碍者通过采取舒适放松的体位可以使膈肌充分运动，从而进行有效的腹式呼吸，或部分代偿因膈肌运动减弱或丧失所致的通气障碍。如下肢抬高时仰卧位和半卧位使腹肌放松，因而有利于膈肌下降，腹部膨隆；前倾坐位或立位时，患者双上肢支撑于腿上、床边或桌面上，其目的均为固定肩胛带，将胸廓向上、向外提拉以增加胸廓容量（图45-1）。

2. 肌肉放松训练 首先要确定呼吸辅助肌如颈部斜角肌、胸锁乳突肌以及肩胛带周围肌是否存在过度紧张的情况。肌肉放松训练应在安静的环境下进行，治疗师向患者示范肌肉紧张与放松之间的区别，先从容易观察到的肌肉开始练习，如肘关节屈肌，然后是肩、颈、面部和腹部的肌肉，让患者交替地完成肌肉紧张与放松，放松时间要相对长些。当患者能在治疗师的口令下抬高肢体并很轻松地回到原来的位置，训练即告成功。肩胛带及上胸部肌肉的放松训练方法如下。

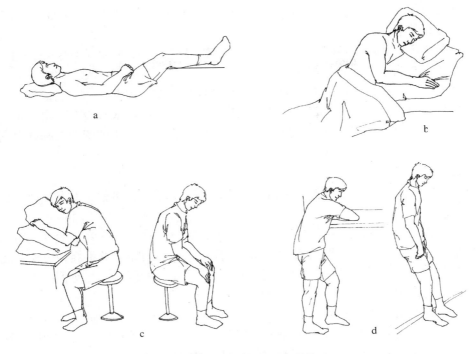

图 45-1　有利于腹式呼吸的体位
a. 仰卧位　b. 半卧位　c. 坐位　d. 立位

（1）取坐位，耸肩，收缩所有上臂肌肉，然后慢慢放松，延长放松时间。

（2）取坐位，头及肩部尽量向前低（第一相），然后伸展躯干、颈部及头部（第二相）。第一相时呼气，第二相时吸气。

（3）取坐位，躯干保持伸展并稍前倾。手指置于肩上做环绕肩部的运动，吸气时向前、向上，呼气时向后、向下。

（4）取坐位，双脚分开，躯干伸展，双手放在膝上。左侧上肢外展，躯干向左旋转，同时吸气，然后放松呼气，恢复至起始位姿势。以同样动作完成向右旋转的动作。

（5）取立位，双脚分开，吸气时双臂上举，呼气时躯干及上肢向左侧弯屈，再向前方，随后双上肢向下方摆动。每侧重复 3~4 次。

（6）取立位，双脚稍分开，吸气时，双臂向前摆动与肩同高，呼气时向后摆动并逐渐弯曲髋、膝关节和脊柱，与上肢摆动协调一致，直至半蹲位呼气结束。

治疗师应注意观察协助患者抑制颈部、肩胛带周围肌肉及躯干的不必要的动作。肌紧张难以缓解时，可增加温热疗法或按摩。

（二）呼吸运动形式的训练

腹式呼吸是人体正常情况下最有效的呼吸形式。慢性阻塞性肺部疾病如肺气肿以及限制性肺部疾患等，其正常的腹式呼吸形式减弱甚至消失，致使肺通气量减少。为代偿肺通气量下降，即使在安静时辅助呼吸肌也参与呼吸运动。辅助呼吸肌参与呼吸运动使做功和耗氧量增加，进一步加重了缺氧。腹式呼吸有利于残余肺的再膨胀，防止出现肺不张。因此，加强或重建生理性的腹式呼吸，减少或抑制动用辅助呼吸肌是慢性阻塞性肺疾患以及限制性通气障碍疾患康复的重要目标。呼吸运动形式的训练可以分为腹式呼吸和胸式呼吸两类。

1. 训练前的准备

（1）取基本体位（45°仰卧位），松解领带、皮带、衬衫领扣，必要时解开衣服暴露腹部。

（2）痰多的患者训练前先行排痰。

（3）每种训练实施前应向患者说明，使其充分理解动作要领。

2. 腹式呼吸训练　对患病时间较长的慢性病患者来说掌握腹式呼吸有一定困难，因此可以吸气、呼气分别训练，掌握后再进行吸气、呼气结合训练，在训练中鼓励患者利用膈肌进行呼吸运动，尽量不采用胸式呼吸。

（1）吸气训练

【手的位置】　治疗师第2~5指的掌侧面置于患者的上腹部，尽量靠上方，但不触及胸骨（图45-2）。

【方法】　教患者掌握用鼻吸气、用嘴呼气的自然换气模式。在患者自然呼气结束、转换成吸气前，及时地用四个手指向患者的后上方压迫。然后将压迫的手轻轻放松，使腹部膨隆完成吸气动作。在吸气过程中，手指要进行多次、短促的压迫，促使膈肌收缩。当达到最大吸气位时，用嘴自然地呼气。

【注意事项】　由于吸气时的压迫不是抗阻力运动，因此，不要限制吸气运动而使患者过早地出现疲劳。此外，患者为抵抗压迫而过度用力会强化胸式呼吸、躯干伸展及腹压代偿，故治疗师的压迫手法要轻柔，让患者尽量放松，体会要领。

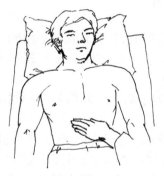 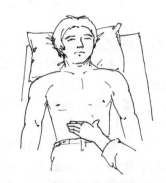

图 45-2　腹式呼吸吸气强调的部位　　　　图 45-3　腹式呼吸呼气强调的部位

（2）呼气训练

【手的位置】　治疗师的拇指与四指分开，轻轻地插在肋弓上（图45-3）。

【方法】　在平静呼气即将结束前令患者用嘴呼气。此时治疗师采用手法的目的在于抑制胸廓扩张。因此，在呼气过程中令患者收缩肋弓而避免出现幅度较大的肋弓运动，治疗师不要用手掌强压腹部，而是轻轻地用手协助完成正常的运动形态（以不出现皮肤移动为度）。呼气结束时可见腹部下沉。随之用鼻自然地吸气。

【注意事项】　过度地努力呼气后，往往会增加胸式呼吸的成分并因此而破坏正常的呼吸形式。治疗师用手辅助时只用指腹，手掌应离开腹部，以免扩大被刺激部位，使患者产生不快感。

（3）呼气与吸气相结合的训练　当吸气与呼气训练在某种程度上可以分别完成时，应将两种方法组合起来进行。

【手的位置】　治疗师的拇指与 4、5 指放在肋弓上，2、3 指的中节指骨背侧抵于上腹部（图 45-4）。

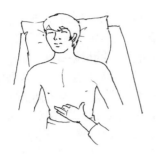
图 45-4　腹式呼吸的促进手法

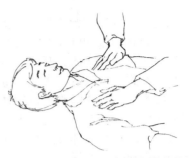
图 45-5　上部胸式呼吸强调的部位

【方法】　用 2、3 指辅助吸气，1、4、5 指辅助呼气，方法同上。

【注意事项】　为了使刺激更加集中，手指应避免接触无关部位，仅使肋弓和上腹部得到手法刺激。

（4）缩唇呼气　即在平静呼气末时将嘴唇紧缩以增加呼气时的阻力，使支气管内保留一定的压力，用以防止细支气管过早闭合或塌陷，从而使肺泡内气体排出量增加，肺内残气量减少。常用于慢性阻塞性肺气肿的患者。

3. 胸式呼吸训练　胸式呼吸训练主要用于胸部外科手术和腹部手术后，也用于限制性通气障碍患者的康复治疗。常用的胸式呼吸训练方法包括上部胸式呼吸训练、下部胸式呼吸训练及部分呼吸训练。

（1）上部胸式呼吸

【手的位置】　治疗师双手置于上胸部前面，2~5 指掌侧面指尖抵在锁骨前（图 45-5）。

【方法】　治疗师在患者吸气前，先向下方进行瞬间的压迫，当手向上方抬起时吸气，吸气的过程中施以轻压迫手法。吸气结束转为呼气时，仅轻轻地接触，不施加压迫手法。在吸气前再施以瞬间的压迫。以同样的步骤反复进行。

【注意事项】　上部胸式呼吸运动范围小，过度地努力很容易出现躯干和肩胛带的代偿运动，故一般不使用，仅在肋膈角粘连而依赖胸式呼吸时进行。

（2）下部胸式呼吸

【手的位置】　治疗师双手置于下胸部两侧，手指沿着肋骨走行放置（图 45-6）。

【方法】　施手法的时机与（1）相同，向内施加压迫，使肋骨产生较大幅度的前后方向的运动。

【注意事项】　在进行压迫时，如果治疗师的拇指外展会使压迫刺激分散；此外，手掌与患者胸廓前面接触，不仅使刺激无法集中，不能正确地诱导运动方向，而且还会误导躯干伸展，出现代偿运

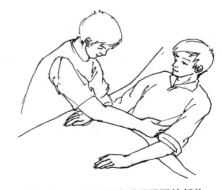
图 45-6　下部胸式呼吸强调的部位

动。因此，运用手法时，应注意拇指不得外展，手掌不得与胸廓接触。

（3）部分呼吸训练　部分呼吸训练包括一侧上部胸式呼吸和一侧下部胸式呼吸训练。

上部胸式呼吸训练常用于肺上叶切除术后，手法要领与上部胸式呼吸相同。一侧下部胸式呼吸训练用于一侧上部胸廓成形术后。训练时多取患侧在上方的侧卧体位。如有胸腔积液，可以结合体位疗法进行治疗。

4. 应当侧重的训练　在此应强调，由于胸部手术种类不同，训练重点应有所区别。如开胸术后，为预防肺不张和肺炎等综合征，应做全肺的呼吸训练并重点训练手术侧。肺叶切除术后，为促使残存肺膨胀，呼吸训练的重点应与切除术的部位一致，如右上叶切除后将重点训练右上部胸式呼吸。一侧肺切除后，为了弥补患侧肺功能丧失，应加强健侧肺的训练。胸廓成形术后，吸气时胸腔负压使胸廓塌陷，呼气时隆起，为了防止通气效率低下和疼痛，使手术部位得到充分休息，不得进行手术部位的呼吸训练。例如，左上胸部的手术使用砂袋固定，不做左上部胸式呼吸训练，而将左下部胸式呼吸作为重点进行训练。

（三）肌力增强训练

肺功能不全常伴有呼吸肌肌力低下。改善呼吸肌肌力和耐力可以提高呼吸效率。呼吸肌训练指以膈肌为主的呼吸肌群的训练。训练要点是力图通过最大吸气和最大呼气，使呼吸肌得到最大收缩。训练常采用抗阻力运动。抗阻力训练可采用徒手方法，亦可采用增加呼气或吸气时气流阻力的设备（呼气训练筒和吸气训练筒）。

1. 膈肌抗阻力训练　吸气时施加阻力使吸气难度加大，使吸气肌（膈肌）做抗阻力运动。如将手置于腹部并向下施加压力，于腹式呼吸吸气相做全运动范围的最大抗阻力运动，重复 10 次；亦可用砂袋置于患者腹部进行抗阻力运动（图 45-7）。

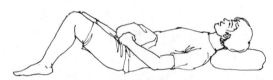

图 45-7　腹式呼吸抗阻力运动方法

2. 下部胸式呼吸肌肌力训练　采用系布带法，取幅宽约 5cm 的柔软布带，在患者胸廓下部缠绕，于腹前交叉，非训练侧的布带末端绕到对侧臀部下方固定，另一端由对侧手从正中线向远端牵拉，吸气时轻轻牵拉可以产生促进效果，用力牵拉即可产生抗阻力运动，呼气时牵拉可以起到辅助呼气的作用（图 45-8）；双侧下部胸式呼吸肌肌力训练，则双侧同时牵拉布带加压（图 45-9）。

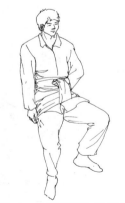

图 45-8　一侧下部胸式呼吸肌
肌力增强训练（系带法）

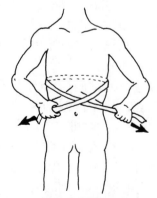

图 45-9　双侧下部胸式呼吸肌
肌力增强训练（系带法）

3. 非特定部位的呼吸肌肌力训练　可以选用性能不同的呼气训练筒和吸气训练筒。临床上，最常采用一种称为增加死腔呼气压（increased dead space expiratory pressure，IDSEP）的训练筒训练呼气肌，其疗效显著。具体方法如图45-10 所示，努力地进行最大吸气和最大呼气保持3~5秒/次，30分钟/日，5次/周，5周为一疗程。呼气肌抗阻力训练中，必须深吸气才能克服阻力。因此，深呼吸也是呼吸肌训练的一种方法。此时要注意，肺通气过度可导致呼吸性碱中毒，出现头晕、头痛等症状。

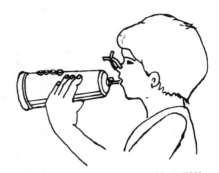

图 45-10　应用增加死腔呼气压训练筒进行呼气肌训练

进行呼吸肌耐力训练时，5~30分钟/次，3~7次/周，训练4~16周。负荷强度是30%~60%的最大吸气压，或腹式呼吸时腹部放500~3000克的重物，这种呼吸训练简单易行且疗效明显，是临床中常用的方法。

（四）胸廓活动度扩大训练

胸廓的节律性运动是实现正常肺通气的动力。因此，胸廓弹性是呼吸时能否达到最大吸气和最大呼气的重要因素。胸椎及肩胛带周围的挛缩和病变（如手术造成的斜方肌中下部纤维、大小菱形肌、背阔肌和前锯肌损伤，胸廓柔韧性不良，术后姿势异常以及肩关节活动受限）均可导致胸廓活动受限，是限制性通气障碍的原因之一。利用手法使肋骨进行上、下和旋转的活动，使胸椎维持伸展和旋转、肩胛带下掣（下沉）和内收方向的活动度，是恢复和维持胸部扩张性和胸廓弹性的重要手段。常用手法包括肋骨扭转法、胸廓扭转法及背部过伸法。

1. 肋骨扭转手法　治疗师的一手放在胸廓的下面，指尖置于脊椎的横突，另一手置于前胸壁，手掌的根部靠近胸骨缘，然后双手同时相对用力（沿肋骨走行方向用力），在胸廓后方的手从胸廓下部向上部扭转。每根肋骨依次行手法治疗，上位与下位肋骨的运动方向相反（图45-11）。

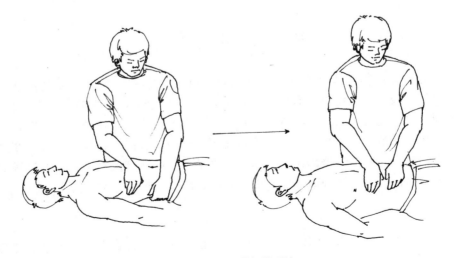

图 45-11　肋骨扭转手法

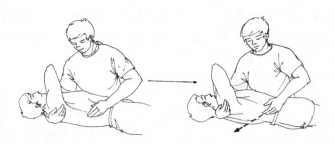

图 45-12 胸廓扭转手法

2.胸廓扭转手法 治疗师一侧前臂插入患者肩下，从背后达对侧腋窝附近，另一手固定胸廓下部，然后固定手沿图中箭头方向斜向上背部加压，另一侧上肢肘关节屈曲将患者躯干向前方旋转，但不要将患者抬起，使胸廓产生扭转的力（图 45-12）。

3.背部过伸展手法 令患者双手抱肘。治疗师一手置于患者肩胛骨下角，指尖达横突，腕关节屈曲将患者上胸部托起，另一手帮助患者上肢上举至头顶，同时令患者深吸气（图 45-13）。对老人及长期卧床、服用激素等患者采用徒手胸廓伸张手法要慎重，防止出现病理性骨折。此外，躯干的屈曲、伸展、旋转、侧屈和颈、肩、肩胛骨的关节活动度也与胸廓活动度有密切的关系。

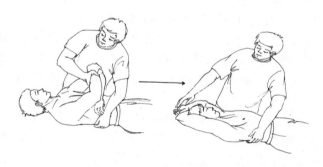

图 45-13 背部过伸展手法

第四节 排痰技术

支气管腔内分泌物潴留影响肺的通气和 O_2 和 CO_2 的弥散。利用分泌物清除技术（排痰技术）清除呼吸道内分泌物可有效地改善患者的肺通气和气体交换功能，在进行呼吸训练或有氧训练之前先行排痰，将会提高训练效果。排痰技术包括体位引流、叩打、振动及分泌物清除几个环节。其步骤包括：①确定排痰的部位；②确定排痰的体位；③排痰前准备，如放松训练；④叩击排痰部位；⑤压迫与振动；⑥咳嗽将痰咯出；⑦通过触诊和听诊确认痰是否排出；⑧记录排痰的部位、量、颜色、性状及气味等。

一、体位引流

体位引流指通过改变患者的体位使肺段支气管与主支气管垂直，利用分泌物的重力作用将分泌物清除的方法。

（一）确定引流部位

当用耳朵听诊不能判断病变部位（分泌物所在部位）时，可以通过触诊，即手掌轻轻放在胸部，或用叩诊或听诊器判断。治疗师应熟悉肺段、肺叶的解剖，并能从体表判断其位置（图 45-14）。病历中常以"S"代表肺段。各肺段的表示如下：S_1：上叶尖段；S_1+2：上叶尖后段；S_2：上叶后段；S_3：上叶前段；S_4：中叶外段（右），上叶上舌段（左）；S_5：中叶内段（右），上叶下舌段（左）；S_6：下叶背段；S_7：下叶内基底段；S_8：下叶前基底段；S_9：下叶外基底段；S_{10}：下叶后基底段。

（二）设计引流体位

治疗师应熟知各肺段支气管走行，根据病变部位决定相应的有效引流排痰体位（图 45-15，表 45-1）。

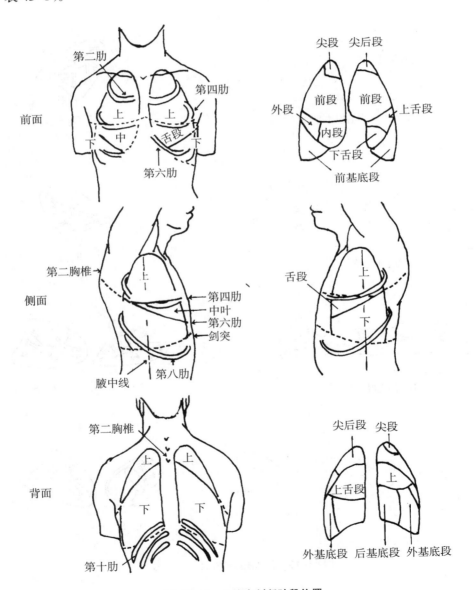

图 45-14　从体表判断肺段位置

第四篇　临床康复

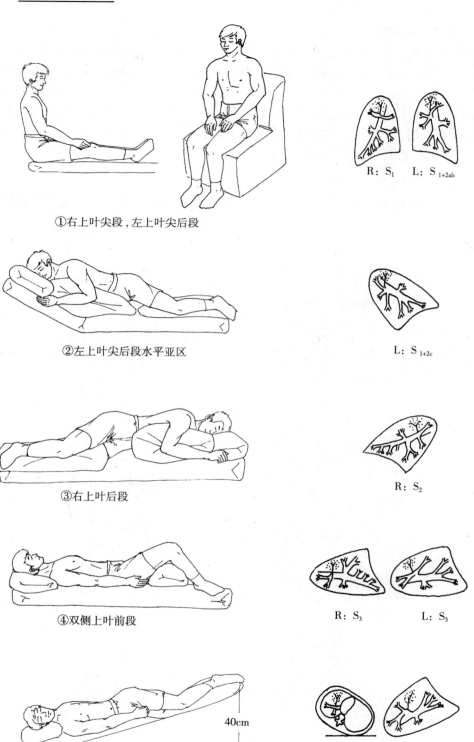

①右上叶尖段，左上叶尖后段

R：S_1 L：S_{1+2ab}

②左上叶尖后段水平亚区

L：S_{1+2c}

③右上叶后段

R：S_2

④双侧上叶前段

R：S_3 L：S_3

⑤左上叶上、下舌段

L：S_4 S_5

40cm

图 45-15 各肺段排痰体位（①～⑩）

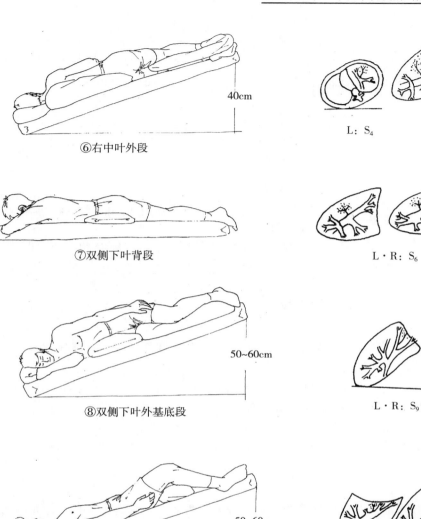

⑥右中叶外段

L: S₄　　　S₅

⑦双侧下叶背段

L·R: S₆

⑧双侧下叶外基底段

L·R: S₉

⑨双侧下叶前基底段

L·R: S₈

⑥双侧下叶后基底段

L·R: S₁₀

图 45-15　各肺段排痰体位（①～⑩）

第四篇　临床康复

表 45-1　各肺段引流排痰体位

肺叶	肺段	引流体位
右上叶	尖段	直坐
	前段	仰卧，右侧垫高
	后段	左侧卧位，面部向下转 45°，以枕支持体位
左上叶	尖后段	直坐，微向前或右倾斜，或俯卧，床头抬高 30cm
	舌段	仰卧，向右转体 45°，床尾抬高 40cm，呈头低足高位
右中叶		仰卧，向左转体 45°
肺下叶（左、右）	背段	俯卧，腹部垫枕
	前基底段	仰卧，大腿下方垫枕，双膝屈曲，床尾抬高 50~60cm，呈头低足高位
	外侧基底段	侧卧，患侧在上，腰部垫枕，床尾抬高 50~60cm，呈头低足高位
	后基底段	俯卧，腹部垫枕，床尾抬高 50~60cm，呈头低足高位

（三）体位引流的适应证和禁忌证

1. 适应证

（1）不能用自己的力量有效地将痰咯出者。如体力虚弱（老人、长期卧床）、胸部术后、疼痛等不能用力咳嗽者。

（2）痰量多（痰量在 300~400mL/ 日）且黏稠、痰液位于气管末端者。如慢性支气管炎、肺气肿、哮喘伴有感染、肺脓肿恢复期等。

（3）支气管内长期潴留分泌物不能排清者，如支气管扩张。

（4）痰量多者在各种特殊检查前的准备，如气管或支气管插管、支气管镜、纤维镜、支气管造影。

2. 禁忌证及注意事项

（1）排痰时间不宜太长。分泌物少者，每天引流 2 次；分泌物多者，每天可引流 3~4 次。每个部位 5~10 分钟，若需引流多个部位，时间不得超过 45 分钟。

（2）引流应在饭前进行。

（3）存在下列情况者，应禁用体位引流排痰

- 循环系统　肺水肿、充血性心力衰竭、高血压。
- 腹部肥　胖症、腹部膨胀、裂孔疝、恶心、进食后不久。
- 呼吸系统　严重的呼吸困难、咯血、高热。

（4）存在下列情况者，应慎用侧卧位引流

- 血管　腋 – 股血管搭桥术。
- 肌肉骨骼　关节炎、近期肋骨骨折、肩滑囊炎、肌腱炎。

二、叩击法

治疗师的手呈杯状与胸壁形状吻合，于呼气时在与肺段相应的特定胸壁部位进行有节律的快速叩击（在一次呼气相内进行多次叩击），叩击时发出"嘭嘭"音。每一部位叩击 2~5 分钟（图 45-16）。手呈杯状进行叩击使空气的振动波容易传到肺实质，促使支气管末端的分泌物松动，有助于进入支气管腔内。叩击与体位引流结合将使排痰具有方向性并更

加有效。由于叩击是力量直接作用于胸壁的，因此如患者存在出凝血障碍、肋骨骨折、脊柱不稳、退行性骨疾病（骨质疏松）等情况时应禁用此法。

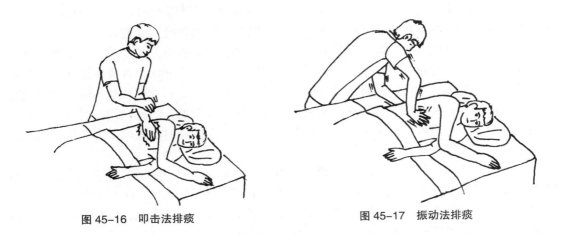

图 45-16　叩击法排痰　　　　　　　　　图 45-17　振动法排痰

三、振动法

深吸气后，治疗师于呼气相时用手对胸廓进行快速、细小的弹性压迫。每一部位振动 5~7 次。胸廓的振动部位与病变肺段相一致。也可利用电震颤器代替手法，以振动频率 13Hz，一次振动 30 秒至 1 分钟为宜（图 45-17）。振动法有助于纤毛系统清除分泌物，常用于叩击法之后。振动法比叩击法的冲击力量小，故不易引起支气管的收缩，可以产生与轻叩法相同的效果。使用禁忌证同叩击法。

四、将分泌物从呼吸道清除

通过体位引流、叩击及振动等方法使分泌物松动并移至气道后，最后一步就是将分泌物从气道清除出去。咳嗽是清除气道内分泌物最常用的方法，患者深吸气后突然收腹，大声咳嗽、张嘴呼气是慢性阻塞性肺疾病患者清除气道分泌物所使用的方法。患者突然迅速地收腹深吸气后用力发出"哈、哈、哈"的呼气声音，借助于有力的呼气所产生的快速气流（＞ 25m/ 秒）将分泌物清除出去。必要时，治疗师在患者咳嗽的同时施加压迫和振动，进一步辅助清除分泌物。

第五节　有氧运动

疾病或手术恢复期患者可在监视下进行定量行走、蹬车及上下楼梯等有氧活动以增强全身力量和耐力。根据患者情况，也可选择慢跑、游泳、划船等锻炼。运动强度根据最大心率确定，一般取最大心率的 50%~70% 为靶心率。开始训练时 5 分钟即可，随全身耐力改善逐渐增加活动时间。通常以 20~30 分钟 / 次为宜，出现中等度呼吸急促时即应停止。具体方法参见第四十四章有关内容。

第六节　作业疗法

训练患者在日常生活活动、工作以及休闲活动中使用缓慢的腹式呼吸和缩唇呼气技术，在呼气过程中收缩腹肌，在吸气过程中放松腹肌，增强呼吸控制能力。

此外，通过呼吸训练、简化工作程序或方法、调整活动强度及采用节省能量技术等方法，增加患者日常生活活动、工作以及休闲活动的独立性。COPD 患者要避免能够引起呼吸困难的动作或体位如弯腰或将上肢上举过头顶；可以穿松紧口的鞋代替系带鞋以避免弯腰系鞋带的动作；将常用物品放在易拿到的地方；保持简单的发型；刮胡子时取坐位并将肘支撑在桌子上；患者洗澡时取坐位，水温不宜过热；在洗澡时不要做大力、快速的运动如用毛巾搓、擦等动作。

日常生活活动依赖上肢运动，肩胛带肌群（如胸大肌、胸小肌、背阔肌、前锯肌、斜方肌）又是辅助呼吸肌，因此加强上肢肌力和功能活动有助于提高 ADL 能力和改善呼吸运动。上肢上举过头的动作或活动有助于扩张胸廓及吸气；上肢于上举位开始并回至身体两侧的动作或活动则有助于呼气。可采用与上述动作有关的活动进行练习。应避免可能引起灰尘的活动，避免需要长时间维持双上肢于头顶上方的活动或与弯腰有关的活动。

对于年轻或尚具有工作潜力的患者，应评价其工作能力，进行工作任务分析和适应性改造并提供模拟工作环境，为重返工作岗位做准备。对于已退休的患者，可培养其兴趣爱好，增加休闲活动的内容。

第四十六章　烧伤的康复治疗

第一节　概述

火焰、热液体、化学物品和电流是引起烧伤的主要原因。损伤后果及处理方法视热源及组织损伤的部位、深度和广度而不同。

一、烧伤的分度与临床表现

火焰可以引起全身大面积、深达肌肉或骨骼的重度烧伤。多见于发生在儿童的热液体烫伤，常限于局部，损伤可深可浅。化学性烧伤的严重程度取决于化学物质渗入的深度以及存留在局部的时间长短。电烧伤的表现较独特，通常可见进、出点，而两点间的皮肤表面可表现正常，但在电流通过皮肤下时，其两点间的肌肉、神经及血管已受到损害。

无论何种烧伤，其损伤基本分为两大类——由急性烧伤直接引起的损伤以及各种原因引起的并发症。

烧伤引起的局部反应包括组织的破坏、炎症反应和组织的修复。当局部损害严重或大面积烧伤时，可伴有全身性损害（血浆渗出可使血量减少，坏死组织分解产物被吸收入血引起全身中毒等）和抗损害反应（调节循环血量和排出毒性产物等），如未及时救治，可出现严重的全身机能和代谢障碍。早期主要有休克、水及电解质平衡失调、急性肾功能衰竭和呼吸功能不全等；以后可因感染引起败血症或脓毒血症。

根据高温对皮肤的损害程度，将烧伤分为三度（图46-1）。

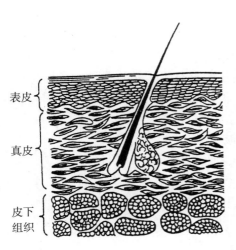

烧伤深度		损害程度	
I°	一度烧伤	表皮的棘细胞层烧伤	
II°	二度烧伤	浅层真皮烧伤	非全层皮肤烧伤
		深层真皮烧伤	
III°	三度烧伤	皮肤及附属器完全损坏	全层皮肤烧伤

图 46-1　烧伤深度示意图

（一）一度烧伤

一度烧伤损害主要累及表皮的棘细胞层（变性反应），基底细胞无明显改变。真皮细胞层有充血、血浆渗出和少量炎性细胞浸润。外部表现为红、肿、热、痛，如太阳灼伤。通常2~3天可痊愈。

（二）二度烧伤

这是深达真皮的烧伤，根据损害深度，又分为浅二度和深二度烧伤。

1.浅二度烧伤　表皮有明显的变性和坏死，但部分基底细胞仍保存。真皮层和皮下组织的毛细血管通透性增加，血浆渗出比一度烧伤要重。渗出的血浆不仅使皮下组织和真皮水肿，而且渗出液还积聚在表皮的棘细胞层和基底层之间或表皮与真皮之间，形成大小不等的水疱。浅二度烧伤的主要特征是水疱形成，患者感到剧烈的疼痛。浅二度烧伤如治疗适当，表皮可由残留的基底细胞再生修复，痊愈后不留疤痕。

2.深二度烧伤　表皮绝大部分坏死，仅有极少数基底细胞残留，真皮亦受损害，只留下部分皮肤附属器（毛囊、汗腺、皮脂腺）。烧伤的表皮和真皮发生凝固性坏死而呈黄白色，皮下组织有明显的炎症变化（充血、水肿、炎细胞浸润等）。皮肤附属器是表皮再生的基础，创面可以愈合；但由于真皮层遭到破坏，由肉芽组织增生填补，复修后留下疤痕。

（三）三度烧伤

三度烧伤又称全层烧伤。皮肤及其附属器完全被破坏，形成焦痂。更严重者深及肌肉和骨骼。焦痂呈黑褐色或黑色，干燥、坚硬如皮革样。感觉神经末梢被破坏，故疼痛不如二度烧伤剧烈。焦痂下面的组织有明显充血、水肿和炎细胞浸润。

焦痂对创面有保护作用，可以防止感染。一般在2~4周后，开始溶解脱落。在焦痂溶解过程中，创面变得非常潮湿和污秽，又有利于细菌的生长繁殖；焦痂的分解，还能产生大量毒素，造成机体中毒。因此，临床上应选择适当的时机切除焦痂。

焦痂切除或脱落后，留下肉芽组织的创面，如果创面较小，可由周围的表皮长入而愈合，留下疤痕。如果烧伤面积大，则创面必须植皮，否则长不出表皮，不能愈合。

二、烧伤面积的评价

对烧伤的程度的判断，除了烧伤累及的深度，还要对受累的体表面积进行计算。烧伤面积以占全身体表面积的百分比表示。常采用"九分法"计算（图46-2），即头和颈部占9%（各占4.5%）；每一上肢占9%（前后表面各占4.5%）；躯干的前表面占18%；后表面占18%；每一下肢占18%（前后表面各占9%）；外生殖器占1%，总计100%。通过上述简单的计算，烧伤面积可得到接近实际的估计。

三、烧伤的后果

烧伤所致的障碍有：①重度皮肤挛缩导致的关节运动受限；②废用性或神经麻痹导致的肌力低下；③皮肤感受器破

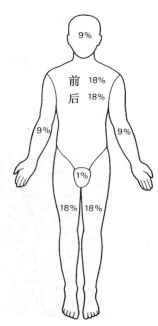

图46-2　九分法计算皮肤烧伤面积

坏和神经损伤导致的感觉障碍；④身体部位的缺损，主要是手指的缺损；⑤毁容；⑥合并症如视觉障碍、神经血管损伤、骨折等；⑦心理障碍。

四、烧伤康复小组

烧伤患者入院后，及时组成康复医疗小组，根据烧伤康复的阶段和烧伤部位不同，小组成员可进行调整。在急性期，矫形外科医生、营养师、PT 师、OT 师及护理人员是康复小组的主要成员；心理医生、社会工作者等则在恢复期扮演重要角色。面部烧伤对于能力的影响较小，但引起的社会问题较多。为了使患者能够回归社会，社会工作者、心理医生、患者家属和朋友在此类烧伤患者的康复过程中将发挥重要作用。

烧伤康复小组通常由以下成员组成：①烧伤科医生，或矫形外科医生；②相关专业的医生，如心血管专科医生、呼吸专科医生、儿科医生等；③专科护士；④ PT 师；⑤ OT 师；⑥临床心理医生；⑦社会工作者；⑧假肢技师。

第二节　急性期处理

一、复苏

大面积的 II°、III°烧伤时，大量血浆从烧伤创面渗出，渗出的速度在最初 8 小时内最快，渗出量在 36~48 小时达最高峰，水肿最明显，此时易发生休克。如治疗不及时或不当，可引起致命性的并发症——急性肾功能衰竭或死亡。因此，要及时和足量补充液体和电解质以纠正水及电解质紊乱。

完全复苏的体征包括神志清楚、成人尿量 30~50mL/h（小儿为 1.5~2.5mL/kg·h），中心静脉压正常及有关生命体征正常。特大面积的烧伤应仔细监测肺动脉压、心输出量和血气分析。

呼吸道严重吸入性烧伤应给予气管插管，通过呼吸机维持呼吸。

二、营养补充

烧伤的患者，由于肾上腺皮质激素分泌增多，蛋白质的分解和糖异生作用增强；创面渗出使蛋白质大量丢失；食欲不好，消化吸收功能差，营养物质吸收减少；而组织细胞的再生修复需要大量的蛋白质。因此，烧伤患者应有足够的营养支持，大面积烧伤患者不能仅仅依靠自觉进食来维持代谢需要，要用鼻饲维持高营养。

三、焦痂切开

焦痂切开用于肢体 III°烧伤。焦痂压迫，加之组织水肿，致使焦痂下组织压力增高时，应立即行焦痂切开。焦痂切开的指征为不能触摸到脉搏，或一侧肢体触摸不到脉搏而另一侧很容易摸到。如一侧肢体比对侧凉，毛细血管再充盈时间长，表明有外周缺血的可能，也应立即松解焦痂。胸壁烧伤，当焦痂限制胸壁活动、妨碍呼吸时，也应立即将胸壁焦痂切开。

四、创面处理

（一）清创

应在烧伤后 1~4 天内进行。应尽早切除失活组织，以避免痂下脓毒感染，促进创面愈合，使用水浴（淋浴或盆浴）容易清除敷料和坏死组织。

（二）抗感染

烧伤后 24 小时内就会有以葡萄球菌和链球菌为主的细菌生长，5~7 天后则有革兰阴性杆菌生长。局部抗菌可采用甲磺灭脓、醋酸高磺胺、0.5% 硝酸银、庆大霉素、1% 磺胺嘧啶银等药物。在局部用药的同时，应注意全身抗菌药的应用。大面积烧伤患者应住消毒隔离病房，治疗人员进入病房之前需洗手，穿戴隔离衣、帽及手套。

（三）覆盖创面及植皮

清创后，应将创面用生物移植物覆盖。常见的移植物有患者自体皮肤，同种异体皮肤、异种异体移植物以及人造皮肤。上述移植物均可消除创面的炎性反应，减轻疼痛，减少创面的挛缩，以及促进肉芽组织生长。除自体移植物外，其余移植物均为临时性创面覆盖物，10~14 天左右都将被排斥。只有组织相容才不发生排斥反应，所以烧伤患者要进行自体皮肤移植。

第三节　作业疗法

一、烧伤康复中作业疗法的治疗目的

1. 预防挛缩和畸形。
2. 促进创伤愈合。
3. 使患者尽可能达到 ADL 自理。
4. 对患者及其家属进行相关知识的教育以促进恢复。
5. 提供心理支持。

二、实施方法

（一）预防挛缩和畸形

1. 制作和使用夹板，使患者的肢体维持在功能位以防止挛缩畸形。
2. 对烧伤的上肢进行主动或被动的关节活动范围的训练，维持和提高上肢的功能水平，特别是手的功能。
3. 通过运动和早期进行各种日常生活活动，维持肌力和耐力。

（二）促进创伤愈合

1. 使用夹板防止出现畸形，即将肢体固定在对抗畸形的体位。
2. 将肢体置于减少浮肿和促进循环的体位上。
3. 使患者保持最大限度的活动以促进循环和改善健康状况。

（三）使患者尽可能达到 ADL 自理

1. ADL 训练。
2. 自助具的设计与使用。
3. 假肢和矫形器的穿脱与应用训练。

（四）对患者和家属进行教育

1. 向患者和家属说明康复治疗的计划与治疗的方法。

2. 指导家庭护理，包括：运动计划的按排；皮肤和瘢痕的管理；夹板和加压绷带的使用和护理。

3. 向患者及其家属说明患者的能力状况和障碍程度。

（五）提供精神心理支持

1. 在初期即与患者建立和谐的关系。

2. 帮助和支持患者，使其能够承受和适应畸形和功能受限的结果。

3. 帮助患者保持或恢复个性与自尊。

4. 早期进行关节松动的治疗，促进肢体的使用，尽早达到日常生活自理。

三、作业治疗

烧伤患者的作业治疗分为植皮前、植皮期间和植皮成活后三个阶段。

（一）植皮前阶段

【目的】 植皮前阶段工作重点是：①预防挛缩畸形；②预防受伤部位和非受伤部位关节 ROM 受限和肌力低下；③给予心理支持。

【评价】 本阶段需重点了解患者以下几方面的情况：①烧伤深度和面积；②主动和被动 ROM；③ ADL 能力状况。

【治疗】 挛缩畸形是烧伤所引起的最常见的问题。为了避免出现挛缩畸形，从烧伤后第一天起就应给予充分的注意。

1. 挛缩形成的原因 挛缩是跨越或围绕关节的支持结构如皮肤、肌肉、肌腱和关节囊等结缔组织缩短的结果。烧伤导致挛缩的原因大体有四个方面：

（1）工作疏忽 在集中精力抢救患者生命的过程中，为了适应器械或治疗上的方便，将未烧伤肢体放置在不适当的位置可以造成永久性挛缩。例如：为将就狭窄的床位或便于维持静脉输液将两上肢紧靠躯干放置，可造成两肩内收挛缩；为减轻水肿而不适当地抬高患肢，会引起髋关节屈曲挛缩；忽视将仰卧位患者的足部保持中立位，可以导致踝关节屈曲挛缩。

（2）继发于创面和植皮片收缩 移植皮片和皮肤的收缩可形成永久性挛缩。最常见的有颈前部烧伤瘢痕和移植皮片收缩所引起的颈部屈曲挛缩，手背和手指的烧伤可造成腕部和近节指骨过伸挛缩以及中节和远节指骨屈曲挛缩。

（3）继发于肥厚性瘢痕 肥厚性瘢痕是关节活动范围丧失以及口部和颈部毁容的主要原因。

（4）舒适体位 为了减轻痛苦和不适，善意地将肢体放置于避免创面或新近植皮部位紧张的舒适体位，但可能由此引致关节挛缩。因此必须认识到，将烧伤部位放置在最舒适体位实际上是错误的，有害而无利。

2. 挛缩的预防

（1）体位 保持正确的体位有助于预防挛缩。患者在卧床期间应始终保持正确体位。总的来说，患者体位应与烧伤部位收缩方向相反，即所谓的抗挛缩畸形位。表 46-1 为身体各部位可能出现的畸形以及抗畸形体位的一般放置原则。

表 46-1 身体各部位抗畸形体位

烧伤部位	可能出现的畸形	抗畸形体位
头面部	眼睑外翻、小口畸形	戴面具，使用开口器
颈前部	屈曲挛缩	颈部轻度过伸展或中立位
肩	上提、后撤、内收、内旋	肩外展 90° 并外旋
肘	屈曲并前臂旋前	肘处于伸展位
手	手背部烧伤——MP 过伸展，PIP 和 DIP 屈曲，拇指 IP 屈曲并内收，掌弓变平（鹰爪）。	腕背伸 20°~30°，$MP_{70}°$，PIP 和 DIP 均为 0°，拇指外展及对掌位
	手掌部烧伤——PIP 和 DIP 屈曲，拇指 IP 屈曲并内收	MP、PIP 和 DIP 均为 0°，拇指外展，腕背伸 20°~30°
躯干	脊柱侧凸，脊柱后凸	伸直位
髋	屈曲、内收	髋关节保持中立至外展 15° 位
膝	屈曲	完全伸展位
踝	足跖屈并内翻	足保持背屈位

（2）夹板的应用 为了对抗创面的收缩，正确体位的保持常常需要借助于夹板。例如：预防颈前部皮肤烧伤引起的屈曲挛缩畸形可采用热塑材料制成的颈部成型夹板帮助颈部处于伸展位（图 46-3）。烧伤累及腋窝，上肢应取外展外旋位，可采用"飞机夹板"防止出现肩内收、内旋挛缩畸形（图 46-4）。手背部烧伤需要使用图 46-5 所示夹板以防止"鹰爪"畸形的出现。

夹板应在创面清洗和更换绷带以后使用。夹板可用肥皂水或酒精进行清洗和消毒以保持清洁和干燥。根据创面的愈合情况，随时调整和修改夹板的外形。

（3）功能锻炼 早期坚持不懈地进行全关节活动范围的主动锻炼，包括烧伤区和非烧伤区，是防止挛缩畸形的基本方法。功能锻炼通常在水疗或换药、换绷带时进行。功能锻炼应遵循小量多次的原则，每一个关节至少重复 10 遍 / 次，3~4 次 / 日。

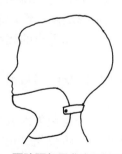

图 46-3 预防颈部屈曲挛缩畸形的夹板

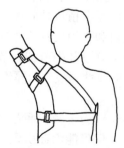

图 46-4 预防肩内收、内旋挛缩畸形的夹板

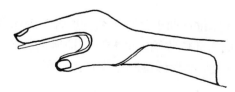

图 46-5 预防"鹰爪"畸形的夹板

（二）植皮阶段

【目的】　预防关节活动受限和挛缩畸形继续作为这一阶段的工作重点而贯穿始终。

【治疗】　植皮术后，新移植的皮肤依赖局部渗出的血浆提供营养而存活，直到真皮内的毛细血管爬行增生至新移植的皮肤中。在此阶段，运动可以破坏毛细血管与新移植皮肤的连接，继而导致移植皮片死亡、皮肤移植失败。因此，皮肤移植后 5~7 天内，接受植皮的部位要绝对禁止运动。在植皮术后，采用夹板来固定接受植皮的部位，使其维持在预定体位并限制植皮部位的运动，从而促进植皮的成活与生长。

为了维持植皮部位的肌力，患者可自行等长收缩练习。植皮术后 5~7 天，患者可以开始进行缓慢的主动运动；7~10 天以后，可以进行抗阻力运动练习。

选择适当的 ADL 活动和趣味活动，如皮革工艺、马赛克工艺、编织工艺等，促进患者身体能力和耐力水平的提高。

（三）植皮成活后阶段

【目的】　植皮成活后的主要治疗目的包括：①扩大受伤关节的活动范围，增强肌力；②预防肥厚性瘢痕的形成；③提高植皮部位的耐受水平；④ ADL 独立；⑤恢复自信，帮助患者完成回归社会的心理调整。

【评价】　植皮成活后阶段的主要评价内容包括：①测量主动及被动关节活动范围；②检查肌力；③检查植皮部位的耐受水平；④观察在进行自理活动和家务劳动时是否需要自助具。

【治疗】

1. 肥厚性瘢痕的治疗　肥厚性瘢痕的预防是此阶段作业治疗的重点。一般来说，烧伤创面愈合的早期效果较好。但是，在几个月后，在深达真皮层的烧伤部位，平滑的皮肤移植物或创面愈合后会形成高出周围皮肤、坚硬发红的肥厚收缩性瘢痕。

（1）肥厚性瘢痕的形成　肥厚瘢痕在创面自然愈合或Ⅱ°、Ⅲ°烧伤部位进行皮肤移植 6~8 周以后显现。正常愈合过程包括肉芽组织形成和成纤维细胞出现，按受力方向产生胶原纤维，然后上皮细胞过度生长。烧伤创面的愈合以真皮内细胞形成伴毛细血管增生以及肉芽组织水肿为特征。烧伤创面内胶原纤维跨越烧伤创面呈不规则排列，其大量增生和堆积导致肥厚性瘢痕的形成。此外，还有大量的肌成纤维细胞的增生，它具有会收缩的肌动蛋白丝的平滑肌细胞的特性。过量的肌成纤维细胞和胶原纤维的不规则排列，造成真皮显著地收缩，即在瘢痕形成后发生挛缩。初期形成的红色、高出周围皮肤表面的硬块被称为不成熟或活动性瘢痕。成为成熟性瘢痕需要经历若干年的时间。

（2）肥厚性瘢痕的影响　①皮肤瘙痒。②皮肤水疱和破损。③当肥厚瘢痕跨越关节时，由于瘢痕的收缩（多位于屈侧）导致关节活动严重受限。④面部和颈部受累则导致毁容。⑤大面积肥厚性瘢痕可降低皮肤的出汗散热效应，影响体温调节。

（3）压力治疗　瘢痕在活动期可受机械性压迫而发生变化。在增殖的瘢痕中，胶原蛋白纤维呈不规则排列。若局部持续加压，可使胶原蛋白纤维有序地平行排列，但其机制尚不清楚。有人认为加压 15~40mmHg，即超过毛细血管压，使瘢痕内血管受压而导致血液供应减少，从而限制了对于胶原组织的氧和营养的供应，降低了肌成纤维细胞的活性；同时使瘢痕内水分减少，也即减少了瘢痕组织中的基质。因此，要通过持续加压使增殖肥厚的瘢痕组织退化并加速瘢痕的成熟。一旦肥厚性瘢痕成熟且出现畸形，患者就需要接受手术治疗。一个与未烧伤肤色接近，不高出邻近皮肤表面且质地柔软的成熟瘢痕是最理想的结局。

压力疗法是预防肥厚性瘢痕的常用方法。在未穿压力衣之前，可暂时以弹力绷带加压。使用弹力绷带加压的缺点是包扎力量不均匀时易使新生的皮肤起水泡而破损、溃烂。

利用压力衣进行持续而受控制的压迫可以防止瘢痕增生和收缩，使瘢痕平滑、柔软。要获得最佳的治疗效果，须遵循如下原则。①尽早使用压力衣。通常在烧伤创面愈合、皮肤水肿消退后或皮肤移植后 2 周使用。②必须 24 小时穿着压力衣，仅在按摩、局部用药以及洗涤时暂时脱下。每天脱下的时间不得超过 30 分钟。③患者须定期门诊复查，及时了解瘢痕的情况。成人每 6~8 周复查一次，小儿每 3~4 周复查一次。④压力衣应每天手洗以保持弹性和清洁。⑤压力衣应穿着 12~18 个月直至瘢痕成熟，即瘢痕柔软、平滑、呈粉红或白色。⑥压力衣为弹性材料制成。作业治疗师可根据患者的部位量体裁衣，为其制作合适的压力衣。患者应备有 2~3 件压力衣便于每天换洗。通常每 3 个月更新一次压力衣。压力手套则需要每 6~8 周更新一次。当压力衣弹性丧失或患者身材变化时，应及时重新测量尺寸制作或订购新的压力衣。由于压力衣穿着费劲，在公共场所也不美观，故患者有时不愿接受。为此，治疗师要向患者和家属详细解释并使其理解持续、长期穿着压力衣的必要性。

2. 心理支持　烧伤患者在不同的阶段会产生恐惧、罪恶感、愤怒以及焦虑等心理障碍。在烧伤的治疗过程中，患者表现得很依赖，心态却冷漠或有退缩现象。因此，在恢复期应重视患者社会心理的调适。作业治疗师应不断地培养烧伤患者面对现实的勇气，不要过多或过少地赞赏，也不要表现出过多的同情；应使其意志更加坚强，逐步增加责任感。通过参加各种活动，使其适应改变，努力配合治疗，提高自信。

主要参考文献

1. 奈良勲,黑澤和生,竹井仁編集,系统别・治療手技の展开。協同醫書出版社,1999.

2. Neistadt ME & Crepeau EB（eds）. Occupational Therapy. 9th edition. Willard & Spackman's, 1998.

3. 二瓶隆一,木村哲彦,陶山哲夫。頸髓損傷のリハビリテーション。協同医書出版社,1998。

4. Kielhofner G. Conceptual Foundations of Occupational Therapy. 2nd edition. F.A. Davis Company, 1997.

5. Trew M & Everett T. Human Movement. 3rd Edition. Churchill & Livingstone, 1997.

6. Mckenzie R. Treat your own back. 5th Edition. Spinal Publications New Zealand LTD. 1997.

7. Trombly CA（ed）. Occupational Therapy for Physical Dysfunction. 4th edition. Williams & Wilkins, 1995.

8. O' Sullivan SB & Schmitz TJ（eds）. Physical Rehabilitation Assessment and Treatment. 3rd edition. F.A. Davis Company, 1994.

9. Davies PM. Steps to Follow. Springer-Verlag, 1994.

10. 宮下充正,武藤芳照. 運動療法ガイド。日本医事新報社,1994。

11. 田口順子. 運動療法。金原出版株式会社,1993。

12. Giles GM（ed）. Brain injury Rehabilitation. Chapman & Hall, 1993.

13. Turner A., Foster M. & Johnson SE（eds）. Occupational Therapy and Physical Dysfunction. Churchill & Livingstone, 1992.

14. Reed KL & Sanderson SN. Concept of Occupational Therapy. 3rd edition. Williams & Wilkins, 1992.

15. 細田多穂,柳澤健. 理学療法ハンドブック。協同医書出版社,1991。

16. Arnadottir G. The Brain and Behavior. The C.V. Mosby Company, 1990.

17. Bobath B. Adult Hemiplegia: Evaluation and Treatment. 3rd edition. William Heinemann Medical Books LTD. 1990.

18. Scully RM & Barnes MR（eds）. Physical Therapy. J.B. Lippincott Company, 1989.

19. 上田敏,千野直一,岩倉博光。リハビリテーション基礎医学。医学書院,1986。

20. Vojta V. 著,富雅男,深瀬宏 译. 乳児の脳性運動障害。医歯藥出版株式会社,1986。

21. Pedretti LW. Occupational Therapy: Practice Skills for Physical Dysfunction. 2nd edition. The C.V. Mosby Company, 1985.

22. 上田敏. リハビリテーションと看護。文光堂株式会社,1985。

23. 安藤德彦,大桥正洋,石堂哲郎,木下博。脊髓損傷マニュアル。医学書院,1984。

24. McKenzie R. The Lumbar Spine: Mechanical Diagnosis and Therapy. Spinal Publications Limited. 1983.

25. Sullivan PE. Markos PD., Minor MA. An Integrated Approach to Therapeutic Exercise. Reston Publishing Campany. 1982.

26. Fess EE., Gettle Ks., Strickland Jw. Hand Splinting. The C.V.Mosby Company, 1981.

27. Barnes MR., Crutchfield CA., Heriza CB. Reflex in Motor Development. In: The Neurophysiological Basis of Patient Treatment. Strokesville Publishing Company, 1978.

28. Hoppenfeld S. Physical Examination of the Spine and Extremities. Prentice-Hall, Inc. 1976.

29. Brunnstrom S. Movement Therapy in Hemiplegia. Harper & Row, Publishers. 1970.

30. Knott M & Voss DE. Proprioceptive Neuromuscular Facilitation: Patterns and Techniques. Harper & Row Publishers, 1968.

图书在版编目（CIP）数据

运动疗法与作业疗法 / 于兑生，恽晓平编著. -- 2 版. --北京：华夏出版社有限公司，2022.2

ISBN 978-7-5080-7857-1

Ⅰ. ①运… Ⅱ. ①于… ②恽… Ⅲ. ①康复医学－运动疗法②康复医学－作业－疗法 Ⅳ. ①R493

中国版本图书馆 CIP 数据核字（2020）第 020702 号

华夏出版社微信平台

新浪微博:@华夏出版社

华夏康复微信平台

新浪微博:@华夏出版社医学部

运动疗法与作业疗法（第二版）

编　　著	于兑生　恽晓平
责任编辑	梁学超　张晓瑜
责任印制	顾瑞清
出版发行	华夏出版社有限公司
经　　销	新华书店
印　　刷	三河市少明印务有限公司
装　　订	三河市少明印务有限公司
版　　次	2022 年 2 月北京第 2 版 2022 年 2 月北京第 1 次印刷
开　　本	787×1092　1/16 开
印　　张	43.5
字　　数	1067 千字
定　　价	149.00 元

华夏出版社有限公司　　地址：北京市东直门外香河园北里 4 号　　邮编：100028
网址：www.hxph.com.cn　　电话：（010）64663331（转）

若发现本版图书有印装质量问题，请与我社营销中心联系调换。